W0253517

Die

Blutdrüsenerkrankungen des Weibes

und ihre Beziehungen zur

Gynäkologie und Geburtshilfe.

Von

Dr. Bernhard Aschner,
Privatdozent an der Universität Halle a. S.

Mit 42 Textabbildungen und 12 farbigen Tafeln.

Springer-Verlag Berlin Heidelberg GmbH
1918.

Ursprünglich erschienen bei J. F. Bergmann 1918

ISBN 978-3-642-51269-8 ISBN 978-3-642-51388-6 (eBook)

DOI 10.1007/978-3-642-51388-6

Dem Andenken meines Lehrers und Förderers

Johann Veit

gewidmet.

Vorwort.

Das vorliegende Buch soll eine Darstellung der innersekretorischen Störungen des weiblichen Organismus geben, soweit sie für den Geburtshelfer und Gynäkologen von Interesse sind.

Wir besitzen zwar umfangreiche Darstellungen der Lehre von der inneren Sekretion von allgemein medizinischen Gesichtspunkten aus in dem bereits in dritter Auflage erschienenen Biedlschen Werke, in Faltas Buch über die „Erkrankungen der Blutdrüsen", in dem Handbuch von Mohr und Stähelin und in dem großen Sammelwerk der v. Rosthornschen Schule „Die Erkrankungen des weiblichen Genitales in Beziehung zur inneren Medizin", Nothnagels Suppl. VI. u. VII., endlich in dem von Wagner v. Jauregg und G. Bayer herausgegebenen Lehrbuch der Organotherapie. Doch berücksichtigen alle die genannten Werke naturgemäß den spezialistisch-gynäkologischen Standpunkt nur nebenher, so daß gerade die für uns praktisch wichtigsten Probleme wie die Frage der ovariellen Blutungen, der Myombildung, der Schwangerschaftstoxikosen usw. nur ganz vorübergehend besprochen werden konnten.

Die erste größere für unser Spezialfach bestimmte Bearbeitung dieses Themas von Novak enthält im wesentlichen nur die Literatur bis 1910. Auch die meisterhafte Monographie von Seitz (nach einem Referate auf dem 15. Kongreß der Deutschen Gesellschaft der Gynäkologie in Halle 1913) enthält großenteils nur die Literatur bis 1912 und erstreckt sich vorwiegend auf das rein geburtshilfliche Gebiet.

Da nun gerade veranlaßt durch das Referat von Seitz in den letzten Jahren trotz des Krieges eine Fülle von neuen wichtigen Arbeiten hinzugekommen ist, scheint mir eine neuerliche Zusammenfassung unseres Wissens über die Bedeutung der innersekretorischen Störungen für das Gesamtgebiet der Geburtshilfe und Gynäkologie geboten.

Da unseren Fachgenossen die einschlägige experimentelle Literatur in vollem Umfange noch nicht geläufig sein kann, und da diese Daten zum Verständnis klinischer Fragen oft unerläßlich sind, mußte ich solche ausgiebig mit aufnehmen. Ich habe mich aber bemüht, bezüglich der älteren Literatur jedesmal auf die bereits vorhandenen Arbeiten hinzuweisen und nur dort ausführlicher zu werden, wo die in den Sammelwerken angeführten experimentellen Angaben bereits überholt sind, oder wo ich auf Grund eigener Untersuchungen von der Anschauung namhafter Autoren abweiche.

Auch in klinischer Hinsicht sollen vorwiegend die neuesten Fragestellungen einer Betrachtung unterzogen werden.

Besonderes Gewicht wurde darauf gelegt, zu zeigen, wie viele anziehende und dankbare Probleme und Arbeitsmöglichkeiten unser Fach noch bietet. Es möge dies nicht, wie so vielfach geschieht, dahin mißdeutet werden, daß man mit der Lehre von der inneren Sekretion anfangen könne, was man will, und schließlich auch die allerentgegengesetztesten Dinge auf ein und dieselbe Weise erklären könne. Zu solch einer skeptischen Beurteilung der Lehre von der inneren Sekretion konnte man wohl gelangen, wenn man die zahllosen, oft tatsächlich kritiklosen Anwendungsversuche mancher Autoren gesehen hat. Die Schwierigkeit einer richtigen und dann auch wirklich nutzbringenden Verwertung dieser Lehre besteht eben darin, daß dazu tatsächlich eine große Summe von eigener klinischer und experimenteller Detailerfahrung dazu gehört. Auf rein literarischem Wege, wie dies in manchen Sammelreferaten versucht wird, läßt sich eine richtige Einschätzung aller hierher gehörigen Tatsachen niemals erreichen. Daß dabei oft die Grenzen des eigenen Spezialfaches überschritten und Erfahrungen namentlich aus der internen Medizin, Dermatologie und Neurologie herangezogen werden müssen, liegt in derNatur der Sache. Ein wesentlicher Gesichtspunkt, der für die Abfassung des vorliegenden Werkes mit richtunggebend war, ist die Einführung des Konstitutionsbegriffes in die Betrachtung der innersekretorischen Störungen. Es wird sich zeigen, daß die konsequente Durchführung dieses Gedankens ungemein klärend und vereinfachend auf die Auffassung aller hierher gehörigen Krankheitsbilder wirkt.

Noch ein Wort über die Auswahl der beigegebenen Abbildungen. Ein Teil davon betrifft menschliche Objekte, der andere Teil stammt von tierischen Präparaten, deren Wert und Unentbehrlichkeit ich darin erblicke, daß man an ihnen einwandfrei alle gewünschten Entwicklungsstadien, sowie Zustände von Unter- und Überfunktion der innersekretorischen Drüsen, frei von allen beim Menschen ja oft unvermeidlichen störenden pathologischen Nebeneinflüssen demonstrieren kann.

Präparate von Tieren gleichen Wurfs sind für die Lösung mancher beim Menschen bisher unlösbarer Fragen (z. B. Schwangerschafts- und Kastrationsveränderungen der Zirbeldrüse, Milz, Leber usw.) geradezu entscheidend geworden.

Ein anderer Teil der Abbildungen bezweckt, die zum Verständnis menschlicher Verhältnisse unumgänglich notwendige vergleichend-anatomische Basis zu geben, welche z. B. für die interstitielle Eierstocksdrüse in dieser Weise noch nirgends zu finden ist.

Ähnliches gilt für die in der Hypophysenpathologie namentlich durch Cushing und seine Mitarbeiter heraufbeschworene Begriffsverwirrung.

Als Rechtfertigung für dieses Unternehmen möge mir meine mehr als zehnjährige intensive Arbeit auf diesem Gebiete dienen, welche es mir ermöglicht hat, nicht nur literarisch, sondern auch praktisch durch eigene Experimente und klinische Beobachtung genaueren Einblick in die einschlägigen Tatsachen zu bekommen.

Möglichste Vollständigkeit der Quellenangaben im Text und im Literaturverzeichnis wurde angestrebt, soweit sich dies mit der immerhin vorhandenen Raumbeschränkung und den Arbeitsschwierigkeiten im Kriege vereinbaren ließ. Allenfalls in dieser Richtung Versäumtes soll späterhin nachgeholt werden.

Im Felde, August 1917.

Inhaltsverzeichnis.

Seite

I. Einleitung 1

Das Konstitutionsproblem in der Geburtshilfe und Gynäkologie. . . . 1

Nervöse und humorale Störungen. — Stellung der innersekretorischen Erkrankungen unter den konstitutionell bedingten Störungen 2

Historische Entwicklung und Bedeutung der Lehre von der inneren Sekretion in der Geburtshilfe und Gynäkologie. — Verknüpfung der meisten physiologischen und pathologischen Zustände und Vorgänge mit der inneren Sekretion des Ovariums, der Plazenta und der übrigen Blutdrüsen. — Anschluß an die bisher über diesen Gegenstand vorhandenen zusammenfassenden Spezialwerke. — Weiterentwicklung der dort niedergelegten Ansichten auf Grund der neuesten Literatur und eigener Untersuchungen 4

Neuere Probleme der Lehre von der inneren Sekretion überhaupt und ihre Beziehungen zu unserem Fach: Interstitielle Eierstocksdrüse, ovarielle Blutungen, plazentare Theorie der normalen und pathologischen Schwangerschaftsveränderungen, Berichtigung der herrschenden Ansichten über Hypophyse und Zirbeldrüse. — Das „Eingeweide- und Stoffwechselzentrum im Zwischenhirn" als Regulator normaler und pathologischer innersekretorischer Vorgänge. — Stellung des Ovariums zum vegetativen Nervensystem. — Die Berechtigung, von der inneren Sekretion der Leber, der Milz und der hämatopoetischen Organe zu sprechen; deren enge Beziehungen zur Genitalfunktion 8

Fortwährend im Fluß begriffene Weiterentwicklung unserer Anschauungen über Konstitutionsanomalien. Unmerkliche Übergänge unter diesen, daher praktisch oft schwierige Abgrenzung von Eunuchoidismus, Pseudohermaphroditismus, Infantilismus, Status hypoplasticus, Status thymicolymphaticus, asthenisch-enteroptotischem Habitus usw. 19

Bedeutung dieser Konstitutionsanomalien für die Ausbildung und Funktion des Genitales (Amenorrhöe, Sterilität, Dysmenorrhöe, ovarielle Blutungen, Schwangerschaftstoxikosen usw.) 20

Einfluß der inneren Sekretion auf die Ausgestaltung des weiblichen Beckens 21

Fortschritte, Leistungen und Zukunftsaussichten unserer spezifischen, therapeutischen Hilfsmittel:
- a) Organotherapie 21
- b) Röntgentherapie 23
- c) Wiedereinführung des Aderlasses 23

Zusammenhang mit den übrigen klinischen Spezialfächern 24

II. Die innersekretorischen Erkrankungen des Ovariums . . . 25

A. Neuere Probleme aus der Morphologie und Pathologie des Ovariums . 25

1. Die interstitielle Eierstocksdrüse 25
   (Anhang im Literaturverzeichnis: Neuere Literatur über Transplantation und Röntgenbestrahlung der Ovarien).
2. Das Corpus luteum 46
   (Anhang im Literaturverzeichnis: Neuere Literatur über Chemie des Ovariums, Wirkung der Ovarialextrakte im Tierexperiment und in der Organotherapie.)

Seite

B. Klinik der innersekretorischen Erkrankungen des Ovariums 57

1. Ovarielle Blutungen 58
a) Die Pubertätsblutungen 60
b) Die ovariellen Blutungen bei der erwachsenen Frau (frühere Endometritis haemorrhagica, Metropathia haemorrhagica, Retroflexionsblutungen usw.) . 67
c) Klimakterische Blutungen (ovarielle Uterushypertrophie, früher chronische Metritis) 74
d) Blutungen bei Entzündung der Adnexe (Adnexblutungen) 80
e) Blutungen bei Neubildung der Ovarien 83
2. Das Myom 84
Die Myombildung als Folge krankhafter Ovarialfunktion. Chemische und nervöse Abhängigkeit des Uterus vom Ovarium und umgekehrt. Degeneration der zurückgelassenen Ovarien nach Uterusexstirpation. — Allgemeinstörungen bei Myom als Folge von krankhafter Eierstockstätigkeit: Herzstörungen (Myomherz), Anämie, Stoffwechselstörungen. Das Myom als Konstitutionskrankheit.) (Anhang im Literaturverzeichnis: Neuere Literatur über das Parovarium und die interstitielle Uterusdrüse.)
3. Die Dysmenorrhöe. 103
(Mechanische, nervöse und innersekretorische Theorie. — Fernwirkung der menstruellen Ovarialsekrete auf den Gesamtorganismus. Menstruelle Toxämie. — Zusammenhang zwischen Nase und Genitale. — Wechselwirkung zwischen Ovarialsekretion und vegetativem Nervensystem. Entstehung der Dysmenorrhöe auf konstitutionell degenerativer Basis. — Therapie der Dysmenorrhöe.)
4. Die Chlorose 116
(Die verschiedenen bisherigen Theorien. — Erklärung aller auf humoralem und nervösem Wege entstandenen Symptome durch die angeborene Konstitutionsanomalie mit besonderer Beteiligung des Ovariums und des blutbildenden Apparats.) (Milz.) — Therapie: Allgemeinmaßnahmen, Organotherapie, Röntgenbestrahlung, Aderlaß.
5. Die Osteomalazie 135
(Beziehungen zur Rachitis. — Theorie vom nervösen Ursprung der Erkrankung, neuromuskuläre und Knochensymptome. — Hervorstechende Rolle des Ovariums in der Ätiologie, Erfolge der Kastration. Stoffwechselveränderungen, Säuretheorie. — Der daneben bestehende polyglanduläre Symptomenkomplex. — Therapie: Kastration, Organotherapie, Röntgenbestrahlung, medikamentöse Behandlung.)
6. Die Pubertas praecox (Hypergenitalismus, Menstruatio praecox) 153
(Erkrankungen der Keimdrüsen, der Nebennieren, der Zirbeldrüse, der Hypophyse oder des Zentralnervensystems als innersekretorische oder nervöse Ursachen der vorzeitigen Geschlechtsentwicklung. — Primäres oder sekundäres Auftreten sexueller Frühreife bei gewissen „Vegetationsstörungen“, wie z. B. Chondrodystrophie, Rachitis, Kretinismus, Chlorose, Riesenwuchs).
7. Die Aplasie der Ovarien 158
8. Die Kastration beim Weibe (Einwirkung auf Wachstum, Stoffwechsel, Blutdrüsen und Nervensystem) 158
a) Frühkastration 158
b) Spätkastration 161
9. Der Eunuchoidismus beim Weibe 169
(Schwierige Abgrenzung des weiblichen Eunuchoidismus vom Status hypoplasticus, Pseudohermaphroditismus secundarius, Chlorose, Infantilismus usw.)
10. Die Hypoplasia ovarii 175
(Status hypoplasticus, seine verschiedenen Typen und seine Beziehungen zu Infantilismus, Chlorose, Status thymicus, Status thymicolymphaticus und anderen ähnlichen Konstitutionsanomalien bzw. Vegetationsstörungen. — Zusammenhang mit dem enteroptotisch-asthenischen Habitus. — Genitalhypoplasie, Amenorrhöe und Sterilität).
11. Der Hermaphroditismus und Pseudohermaphroditismus 189
a) Der echte Hermaphroditismus 189
(Übergänge zwischen Mißbildung und innersekretorischen Störungen. — Bedeutung der innersekretorischen Keimdrüsenanteile für diesen Zustand und für das Zustandekommen der sekundären Geschlechtscharaktere überhaupt.

Seite

b) Der Pseudohermaphroditismus 192
Pseudohermaphroditismus secundarius (Halban) und seine Übergänge zum Eunuchoidismus. — Bedeutung der Erkrankungen der Nebenniere, der Hypophyse, des Ovariums (Tumoren, Mißbildungen) und insbesondere des Zentralnervensystems (Hirsutismus bei Geisteskranken) für das Zustandekommen der verschiedenen Formen und Abstufungen des Pseudohermaphroditismus.)

12. Der Späteunuchoidismus (multiple Blutdrüsensklerose) 196
(Infantilisme regressif, retrograde puberty als Teilerscheinung der Insuffisance pluriglandulaire (Claude und Gougerot) bzw. der multiplen Blutdrüsensklerose (Falta) oder Bindegewebsdiathese mehrerer Blutdrüsen (Wiesel). — Überwiegen der zerebralen Symptome bei allen diesen Störungen, woraus mit großer Wahrscheinlichkeit auch auf eine zerebrale Ursache für den Späteunuchoidismus und die multiple Blutdrüsensklerose geschlossen werden muß (trophisches Zentrum, Regulationszentrum für die innersekretorischen Drüsen im Zwischenhirn.)
(Degeneratio genitosclerodermica (v. Noorden), Pädatrophie (Thompson), N Nanisme type sénil, Progeria (Hutchinson, Hastings, Gilford, Variot und Poronot) als ebenfalls hierher gehörige Krankheitsbilder. — Genitalatrophie bzw. Dysovarie bei der Sklerodermie, Adipositas dolorosa, Lymphadenia dolorosa und ihren Übergängen zur Pseudoleukämie. — Therapeutische Aussichten.)

13. Die vorzeitige Ovarial- und Uterusatrophie 203
(Klimacterium praecox. — Kraurosis vulvae. — Pathologische Laktationsatrophie der Ovarien und des Uterus, Laktationsamenorrhöe. — Infektionskrankheiten, Vergiftungen, Blutdrüsenerkrankungen und Erkrankungen des Zentralnervensystems als Ursache der vorzeitigen Ovarialatrophie.)

14. Ovarielle Störungen im Klimakterium 207
(Der klimakterische Symptomenkomplex in seiner Beziehung zur Ovarialtätigkeit, zu den übrigen Blutdrüsen und zum vegetativen Nervensystem. — Überwiegen der Sympathikusreizerscheinungen durch den Ausfall des vagotonisierenden Ovariums. — Herz- und Gefäßerscheinungen, Darmstörungen, Alterationen der Haut, der Knochen und Gelenke, der Sinnesorgane, Stoffwechselstörungen. — Organotherapie, Aderlaß und Röntgenbehandlung bei klimakterischen Störungen.)

15. Rückblick auf die innersekretorischen Erkrankungen des Ovariums 216
(Hyper-, Hypo- und Dysfunktion des Ovariums als Krankheitsursache. — Die meisten innersekretorischen Erkrankungen des Ovariums sind konstitutionell bedingt, wie die Blutdrüsenerkrankungen überhaupt fast ausnahmslos Konstitutionskrankheiten sind. — Innere Sekretion und Stoffwechsel als humorale Faktoren auf der enen Seite, der neurogene Faktor auf der anderen Seite).

III. Plazentare Erkrankungen 219

A. Theoretische Grundlagen der Lehre von der inneren Sekretion der Plazenta . 219

1. Halbansche und Veitsche Theorie 221
Zottenverschleppung, Plazenta und Milchsekretion. — Hyperämie- und hämorrhagieerzeugende Wirkung der Plazenta. — Fernwirkungen der Plazenta auf den mütterlichen Organismus überhaupt.)
2. Schwangerschaftsveränderungen des Blutes und der blutbildenden Organe . . 225
3. Serodiagnostik der Schwangerschaft 228
(Abderhaldensche Reaktion.)
4. Stoffwechselveränderungen während der Schwangerschaft 236
a) Eiweißstoffwechsel 238
b) Fettstoffwechsel (Lipoidstoffwechsel und Schwangerschaftsveränderungen der innersekretorischen Drüsen) 240
c) Kohlehydratstoffwechsel 242
d) Mineralstoffwechsel 244

B. Pathologie der plazentaren Erkrankungen 245

1. Schwangerschaftsalbuminurie und Schwangerschaftsniere 245
(Konstitutionelle Nierenschwäche und abnorme Plazentarfunktion. — Die Schwangerschaftsmetamorphose der Niere ist mit der Schwangerschaftsveränderung der Blutdrüsen in Parallele zu setzen.)

Seite

2. Anatomische und funktionelle Störungen der Plazentarfunktion, welche von Albuminurie begleitet sein können 249
   a) Die vorzeitige Lösung der Plazenta bei normalem Sitz 249
   b) Die Blasenmole 252
   c) Die Breussche Hämatommole 252
   d) Das Chorioepitheliom 253
   e) Der habituelle Abortus 253
3. Die aneklamptischen Schwangerschaftstoxikosen 254
   a) Hyperemesis gravidarum 254
   b) Die Chorea gravidarum 255
   c) Die Schwangerschaftsdermatosen 255
   d) Blutdrüsen-, Stoffwechsel- und Nervenkrankheiten während der Schwangerschaft als Ausdruck der „Plazentarvergiftung“ 256
4. Die Eklampsie 256

IV. Die Erkrankungen der übrigen Blutdrüsen in ihren Beziehungen zu den sexuellen Vorgängen 262

1. Erkrankungen der Schilddrüse (Basedow, Struma, Myxödem, Kretinismus) . 263
2. Erkrankungen der Epithelkörperchen (Tetanie, Chorea gravidarum, Osteomalazie) 270
3. Erkrankungen des Thymus (Status thymicus, Status thymicolymphaticus, Status hypoplasticus) 272
4. Erkrankungen der Hypophyse (Akromegalie, hypophysärer Riesenwuchs, Dysplasia adiposogenitalis, hypophysärer Zwergwuchs) 274
5. Erkrankungen der Zirbeldrüse (Pubertas praecox) 289
6. Erkrankungen der Nebenniere (angeborene Störungen bei Mißbildung der Genitalien, Pubertas praecox und heterosexueller Ausbildung der sekundären Geschlechtscharaktere, Addisonsche Krankheit) 298
7. Erkrankungen des Pankreas (Pankreasdiabetes, Pankreasnekrose) 301
8. Erkrankungen der Milz (Chlorose, perniziöse Anämie der Schwangeren) . . . 303
9. Erkrankungen der Leber (menstrueller Ikterus, Schwangerschaftsikterus, akute gelbe Leberatrophie, Cholelithiasis, Schwangerschaftsleber, Verhalten der Leber bei Schwangerschaftstoxikosen und Eklampsie) 308
10. Erkrankungen der Niere (Schwangerschaftsalbuminurie, Schwangerschaftsniere, Verhalten der Niere bei Eklampsie) 312
11. Erkrankungen der Brustdrüse (mammäre Eklampsietheorie) 313

V. Hirn und Genitale 314

Das „Eingeweidezentrum im Zwischenhirn“ als Regulator sexueller Vorgänge unter normalen und pathologischen Verhältnissen 314

Verzeichnis der Literatur 323

Verzeichnis der Abbildungen.

Fig. 1. Interstitielle Zellen aus dem Hoden des Hundes.
„ 2. Interstitielle Eierstocksdrüse beim Hunde vor erlangter Geschlechtsreife.
„ 3. Interstitielle Eierstocksdrüse des Kaninchens.
„ 4. Interstitielle Eierstocksdrüse des Meerschweinchens.
„ 5. Corpora lutea beim Meerschweinchen, interstitielle Eierstocksdrüse durch erstere stark in den Hintergrund gedrängt.
„ 6. Interstitielle Eierstocksdrüse eines geschlechtsreifen Hundes im Beginne der Brunst.
„ 7. Ovarium eines virginellen Hundes am Ende der Brunst. Das Corpus luteum hat die interstitielle Eierstocksdrüse verdrängt.
„ 8. Ovarium eines Hundes am Ende der Schwangerschaft; die interstitielle Eierstocksdrüse ist von den gelben Körpern verdrängt worden.
„ 9. Ovarium eines Hundes mit Schwund der interstitiellen Eierstocksdrüse.
„ 10. Ovarium einer jungen Katze mit sehr deutlich ausgebildeter interstitieller Eierstocksdrüse.
„ 11. Ovarium eines einjährigen noch nicht geschlechtsreifen Affen mit sehr deutlicher interstitieller Eierstocksdrüse.
„ 12 und 13. Ovarien von 3 Monate alten Kindern mit deutlich ausgebildeter interstitieller Eierstocksdrüse.
„ 14. Ovarium eines 14 jährigen Mädchens vor der Geschlechtsreife. Die interstitielle Eierstocksdrüse schon in Rückbildung begriffen.
„ 15. Ovarium eines 16 jährigen Mädchens, 3 Monate nach Eintritt der ersten Menstruation. Reste von gelben Körpern; interstitielle Eierstocksdrüse schon stark reduziert.
„ 16. Ovarium einer 20 jährigen nulliparen Frau mit normalem Genitale. Von interstitieller Drüse nichts mehr zu sehen.
„ 17. Ovarium einer 23 jährigen Frau mit chronischer Entzündung der Adnexe; stärkere Ausbildung von Luteinzellen infolge der chronischen Hyperämie.
„ 18. Klimakterisches Ovarium. Reste von gelben Körpern, interstitielle Drüse fehlt.
„ 19. Ovarium am Ende der Schwangerschaft. Stark ausgebildete interstitielle Eierstocksdrüse bzw. Follikelatresie.
„ 20. Kleinzystisch degeneriertes Ovarium bei juveniler (chlorotischer) Blutung.
„ 21. Hämatometra nach Ovarialextraktinjektion beim Meerschweinchen.
„ 22 a und b. Hyperämie und Hämorrhagie am Genitale nach subkutaner Plazentarextraktinjektion beim Meerschweinchen.
„ 23 a und b. Künstliche menstruelle Veränderungen am Uterus des Meerschweinchens im mikroskopischen Bild.
„ 24 a und b zeigt die zu Fig. 22 und 23 zugehörigen Ovarien.
„ 25 a und b. Künstlich erzeugtes Wachstum und künstliche Milchsekretion an der Brustdrüse des Meerschweinchens nach Plazentarextraktinjektionen.
„ 26. Vorzeitige Lösung der Plazenta bei normalem Sitz mit der charakteristischen durch das Hämatom bedingten Delle.
„ 27. Vorzeitig gelöste Plazenta bei normalem Sitz; periphere Delle.
„ 28. Schnitt durch eine menschliche Schwangerschaftshypophyse: Pars intermedia minimal entwickelt.
„ 29. Schnitt durch die Hypophyse des Hundes, Pars intermedia dem Hinterlappen eng anliegend; topographische Beziehung zum Infundibulum.
„ 30 und 31. Der hypophysiprive Habitus am Hunde.
„ 32 und 33. Infantilismus des weiblichen Genitales nach Hypophysenexstirpation beim Hunde.

Fig. 34 und 35. Vergleich zwischen dem mikroskopischen Bild des normalen geschlechtsreifen Ovariums und dem infantil gebliebenen Ovarium des hypophysipriven Hundes.
„ 36 und 37. Vergleich zwischen der normalen Zirbeldrüse und der nach Kastration atrophisch gewordenen Zirbeldrüse bei Katzen von gleichem Wurf. (Mikroskopische Schnitte.)
„ 38 a, b, c. Vergleich zwischen der Zirbeldrüsenform beim virginellen, kastrierten und graviden Tier. (Katzen von gleichem Wurf.)
„ 39 a, b, c. Vergleich der Zirbeldrüsenform beim jungen Stier, beim erwachsenen Stier und beim kastrierten Rind (Ochse).
„ 40 a und b. Vergleich zwischen der Zirbeldrüse eines 16jährigen jungen virginellen Mädchens und der einer 16jährigen Erstgebärenden am Ende der Schwangerschaft.
„ 41 a, b, c, d. Vergleich zwischen der Zirbeldrüsenform nulliparer, gravider und nicht trächtiger Muttertiere von Büffelkühen.
„ 42 a und b. Vergleich der Zirbeldrüsenformen bei der nulliparen und graviden Kuh.

Einleitung.

Einer unserer bedeutendsten klinischen Lehrer pflegte zu sagen: „Je größer unser Wissen ist, desto kleiner werden unsere Lehrbücher sein." Und in der Tat, wenn man die Entwicklung der klinischen Fächer in den letzten Jahrzehnten überblickt, so drängt alles trotz der Unzahl neu aufgefundener Tatsachen immer mehr zu der Erkenntnis, daß es gar nicht so vielerlei grundverschiedene Krankheiten gibt, wie auf den ersten Blick die Fülle der Namen und Kapitel in den medizinischen Lehrbüchern glauben machen könnte.

Bei allen Krankheiten spielt ja der konstitutionelle Faktor neben der von außen kommenden Schädlichkeit eine ausschlaggebende Rolle. Es soll gezeigt werden, daß bei einer früher ungeahnt großen Gruppe von Krankheitszuständen das konstitutionelle Moment derart im Vordergrunde steht, ja fast allein maßgebend ist, daß man (trotz Martius Vorschlag, den Ausdruck „Konstitutionskrankheiten" lieber ganz fallen zu lassen) doch mit einem gewissen Recht von „Konstitutionskrankheiten" sprechen kann. Indem sich nun schon jetzt einige immer wiederkehrende Typen von Konstitutionsanomalien mit umfangreichem Symptomenkomplex erkennen lassen, hat unsere Auffassung vom Wesen und von der Behandlung gerade der häufigsten Krankheiten eine außerordentliche Vereinfachung und Klärung erfahren, ein Prozeß, der täglich noch weiter fortschreitet.

Um nur einige Beispiele dafür zu geben, sei daran erinnert, daß nach neueren Erfahrungen gut etwa 90 % aller Herzleiden, ebenso aller Magendarmerkrankungen (Obstipation, Hyperazidität, Ulcus ventriculi et duodeni, Atonia ventriculi, chronische Dyspepsie usw.) „funktioneller" Natur sind, wie man früher gesagt hat, d. h. nervös-konstitutioneller Art sind.

Der von Eppinger und Heß zusammengefaßte konstitutionelle Symptomenkomplex der Vagotonie ist unter anderen zweifellos geeignet, mit einem Schlage eine ganze Serie von anscheinend heterogensten und die verschiedensten Organbezirke betreffenden Störungen zu erklären, die früher je nach ihrer Organzugehörigkeit von dem Vertreter des betreffenden klinischen Spezialfaches als einzelstehende Erkrankungen aufgefaßt und behandelt worden sind. Heute weiß man aber, daß vorzeitiger Ausfall der Kopfhaare, Seborrhöe, Akne, chronischer Schnupfen, Zahnkaries, Atonia ventriculi, Hyperazidität, Obstipation, Hämorrhoidalknoten, Herzneurose mit respiratorischer Pulsverlangsamung, Neigung zu Krampfadern und Plattfuß, Hyperhidrosis der Hände und Füße, bei Frauen Fluor albus als Ausdruck der Hypersekretion der uterinen Drüsen, schließlich ein im einzelnen Falle wechselnder Anteil asthenisch-enteroptotischer Erscheinungen an dem betreffenden Individuum in manifestem oder latentem Zustande zu erwarten sind.

Manche Spezialfächer haben den Anschluß an diese allgemeine Konstitutionslehre noch nicht voll gefunden und mühen sich immer noch mit vorwiegend lokaler Therapie ab, während allgemeine, aufs Ganze gerichtete Maßnahmen leichter, sicherer und dauernder Heilungen herbeiführen könnten.

Die große Vereinfachung in der Ätiologie, Diagnostik und Therapie, welche die konsequente Durchführung solcher Prinzipien mit sich bringen würde, liegt auf der Hand.

Noch eine ganze Reihe anderer Krankheitsgruppen fallen unter den Sammelbegriff der neurasthenisch-asthenischen Veranlagung, von denen für unser Fach die Enteroptose mit all ihren Folgeerscheinungen (Retroflexio, Prolaps, schmerzhafte Unterleibssensationen aller Art) ganz besondere Wichtigkeit erlangt hat. Hat sich doch gezeigt, daß mindestens etwa jede dritte Frau, die den Frauenarzt aufsucht, an Enteroptose leidet und einen sehr großen Teil ihrer Beschwerden aus dieser Ursache hat.

Eine zweite große Gruppe von Konstitutionsanomalien neben dem nervös-asthenischen Habitus bildet die an Umfang immer mehr zunehmende Klasse der Blutdrüsenerkrankungen im weitesten Sinne des Wortes.

Auch hier tritt an vielen Orten immer mehr die Erkenntnis in den Vordergrund, daß viele Zustände, die man früher für erworben oder durch exogene Schädlichkeiten entstanden gedacht hatte, zum großen Teil auf konstitutionelle Momente zurückgeführt werden müssen, namentlich auch in der Gynäkologie, wofür vielleicht eines der schlagendsten Beispiele die neuere Auffassung der Endometritis haemorrhagica als einer ovariellen Funktionsstörung auf konstitutioneller Basis angeführt werden kann.

Die Beispiele für solche gestern noch als Erkrankungen sui generis aufgefaßte und morgen schon als Teilerscheinungen einer Konstitutionsanomalie aufgefaßte Störungen ließen sich unschwer vermehren. Vgl. die diesbezüglichen (im Literaturverzeichnis näher angeführten) Arbeiten von Martius, J. Bartel, R. Schmidt, F. Kraus, F. Müller, J. Tandler, Stiller, F. Mathes, J. Novak, F. Chvostek, Pfaundler, Falta, Eppinger und Heß.

Ganz von selbst heben sich unter den Konstitutionskrankheiten zwei große Gruppen ab. Auf der einen Seite die nervösen, auf der anderen Seite die humoralen Störungen. Beide jedoch, wie wir sehen werden, durch fließende Übergänge und oft untrennbare innere Zusammenhänge verbunden. Diese Tatsache allein müßte schon den noch immer bestehenden Streit über: „Innere Sekretion oder Nerveneinfluß" dahin beilegen, daß eines ohne das andere nicht oder doch nicht in gleicher Weise bestehen könne.

Der Ausdruck „humorale" Störungen bedarf noch einer Erläuterung. Ich möchte darunter alle innersekretorischen Erkrankungen, alle Stoffwechselstörungen und die Erkrankungen des Blutes zusammenfassen. Und glaube dies mit um so größerer Berechtigung tun zu können, als es sich z. B. gezeigt hat, daß die vielfachen Versuche einer allzu scharfen Abgrenzung innersekretorischer Leistungen und ihre Beschränkung auf die „echten Drüsen ohne Ausführungsgang"[1]) sich nicht mehr aufrecht erhalten läßt.

So sind wir durch eine Reihe von neueren und neuesten Tatsachen gezwungen, auch die Leber und die Milz, vielleicht auch die Speicheldrüsen und die Brustdrüse zu den mit innerer Sekretion begabten Organen, also zu

[1]) In phylogenetisch früheren Stadien haben diese bekanntlich übrigens auch Ausführungsgänge gehabt (z. B. Ductus thyreoglossus, Hypophysengang usw.).

den „Blutdrüsen" zu rechnen und von da aus ist es nur ein kleiner selbstverständlicher Schritt, auch den gesamten übrigen hämatopoetischen Apparat, nämlich neben dem als innersekretorischer Drüse bereits anerkannten Thymus auch noch die Lymphdrüsen und das Knochenmark unter die Blutdrüsen mit einzubeziehen. Diese Organe sind doch gewiß für die Blutmischung von allergrößter Bedeutung und auch ihre Erkrankungen, ich erinnere nur an die Chlorose, bilden zahlreiche Übergänge und unlösbare Zusammenhänge mit den Erkrankungen der eigentlichen innersekretorischen Drüsen ohne Ausführungsgang.

Sehr entschieden möchte ich auch dafür eintreten, daß die Bedeutung funktioneller Erkrankungen für das Zustandekommen schwerer organischer Störungen höher eingeschätzt wird als bisher: Wir sehen ungemein häufig, daß die sogenannte funktionelle Hypersekretion und Hyperazidität des Magens früher oder später zu Ulcus ventriculi oder duodeni führt.

Wir sehen auch, daß sich bei Individuen ähnlicher Kategorie eine jahrzehntelang bestehende Herzneurose in Angina pectoris, Arteriosklerose und Myodegeneratio übergeht.

Aus dem gleichen Grunde dürfen wir auch die Möglichkeit nicht in Abrede stellen, daß die gemeiniglich als ziemlich leicht bewerteten „funktionellen Herz- und Gefäßstörungen" bei Anomalien der Ovarialsekretion (Myom, Klimakterium) in schwere dauernde Schädigungen der Herznerven und des Herzmuskels übergehen können. Damit wäre eine reale Basis für die bislang noch unklaren klimakterischen Herzstörungen und insbesondere für das Myomherz gegeben.

Es verschieben sich demnach auch die Grenzen dessen, was man früher als eigentliche „Konstitutionskrankheiten" aufgefaßt hat.

Während man früher unter diesem Begriff (vgl. noch Novak: Über die wechselseitigen Beziehungen zwischen Konstitutionsanomalien und Veränderungen des weiblichen Genitales. Nothnagels Pathol. u. Therap. Suppl. VI. 1912) dabei in erster Linie an Stoffwechselstörungen, wie Fettsucht, Gicht, Diabetes mellitus und insipidus dachte, ist nach neuerer Erkenntnis die Zahl konstitutioneller Erkrankungen eine so große, daß sich die Konstitutionslehre schon als eigener Wissenschaftszweig herauskristallisiert hat.

Wir verstehen darunter nicht mehr nur die Lehre von den Vegetationsstörungen im Sinne von Kundrat, Virchow, Hansemann und Paltauf, sondern auch die ganze große Zahl von neurogenen oder humoralen, meist wohl angeborenen Krankheitsdispositionen des Gesamtorganismus ebensowohl wie der einzelnen Organkomplexe (Systemerkrankungen).

Die Abgrenzung des Anteils, welchen humorale oder nervöse Faktoren bei jeder dieser Störungen haben, läßt sich schon zum großen Teil, wenn auch noch nicht überall durchführen.

Fettsucht und Diabetes mellitus z. B. können innersekretorischer oder neurogener Natur sein. Der Diabetes insipidus ist wohl ausschließlich neurogener Natur und zwar, wie ich von der bisherigen Auffassung abweichend zeigen konnte, nicht nur vom Boden des vierten Ventrikels, sondern vom Zwischenhirn (Corpora mamillaria) auslösbar.

Die Symptome der Gicht auf bestimmte neurogene oder innersekretorische Momente zurückzuführen, gelingt bis jetzt allerdings noch nicht. Es ist aber gar kein Grund, von vornherein die Möglichkeit in Abrede zu stellen, daß nicht auch die Störungen des Purinstoffwechsels ebenso wie die des Eiweiß-, Fett-, Kohlehydrat- und Mineralstoffwechsels aus neurogenen oder innersekretorischen bzw. humoralen Ursachen überhaupt hergeleitet werden können.

Das gleiche gilt auch für die Hämophilie, wie überhaupt für alle Anomalien der Blutgerinnung, und noch manche andere in ihrer Pathogenese noch unerforschte konstitutionelle Erkrankungen.

Nach diesen allgemeinen Vorbemerkungen über die gegenwärtige Entwicklungsrichtung in der Gesamtmedizin möchte ich darangehen, den Anteil zu besprechen, welchen die Lehre von der inneren Sekretion speziell in der Geburtshilfe und in der Gynäkologie sich erobert hat.

Im einzelnen soll dann der Versuch angebahnt werden, auch in unserem Fach das Einteilungsprinzip von den humoralen und neurogenen Störungen konsequent durchzuführen. Es wird dabei nötig sein, nicht nur den Kreis der auf konstitutioneller Basis entstanden gedachten innersekretorischen Störungen zu erweitern, sondern insbesondere den etwas einseitig gewucherten Theorien von der chemischen Korrelation in der Aufstellung ausgesprochen neurogener (insbesondere zentral ausgelöster) Krankheitsbilder ein Gegengewicht zu bieten.

Die erste bedeutsame hierher gehörige Tatsache in unserem Fache war wohl die Entdeckung Fehlings (1887) von der Bedeutung der Eierstöcke für den Vorgang der Knochenerweichung, therapeutisch gesprochen, die Entdeckung von der heilenden Wirkung der Kastration auf die Osteomalazie.

Aber die bewußte, verallgemeinernde Anwendung der Lehre von der inneren Sekretion ließ noch lange auf sich warten. Erst am Beginn unseres Jahrhunderts begann sie sich anfangs langsam und aus bescheidenen Anfängen heraus, dann aber rasch so sehr an Inhalt und Umfang zu erweitern, daß es heute kaum mehr ein Kapitel in der Geburtshilfe und Gynäkologie gibt, welches ohne Zuhilfenahme innersekretorischer Vorgänge erklärt werden kann.

Ja, ich möchte fast sagen, daß kaum ein anderes Fach die Voraussetzung dazu geboten hat, so gründlich von der Lehre der inneren Sekretion durchsetzt zu werden, wie gerade die Geburtshilfe und Gynäkologie.

Denn schon die für unser Fach wichtigsten physiologischen Erscheinungen wie Pubertät, Menstruation, Gravidität, Laktation und Klimakterium können in ihrem normalen und pathologischen Verhalten ohne die Annahme innersekretorischer Vorgänge kaum mehr gedacht werden.

Um so mehr erst sind eine ganze Reihe von Erkrankungen oder Krankheitsdispositionen verständlich geworden, seitdem man das Ovarium und die Plazenta ebenso wie die übrigen Blutdrüsen als treibende Momente erkannt hat.

Die verschiedenen Formen der Schwangerschaftserkrankungen, des Infantilismus, der Hypoplasie, der Chlorose, der Osteomalazie, des Eunuchoidismus und Pseudohermaphroditismus, namentlich beim Weibe gehen dadurch erst in allerletzter Zeit einer Klarstellung entgegen.

Viele früher als rein lokale Uteruserkrankungen aufgefaßte Zustände wie die Pubertätsblutungen, die klimakterischen und die ovariellen Blutungen überhaupt, das Myom und der Fluor albus werden derzeit nicht nur auf gestörte innersekretorische Einflüsse des Ovariums zurückgeführt, sondern werden wohl als Teilerscheinungen einer gestörten Allgemeinkonstitution überhaupt anerkannt werden müssen.

Um nur die wichtigsten für den Werdegang und die rasch zunehmende Ausbreitung dieser Lehre charakteristischen Tatsachen und Probleme anzuführen, sei darauf hingewiesen, daß die ersten bewußten Anfänge innersekretorischer Forschung in unserem Fach mit Knauers und Halbans Transplantationsversuchen am Ovarium einsetzen.

Auf Grund der sich sehr bald vermehrenden Tierexperimente und einschlägiger klinischer Beobachtungen konnten dann Sellheim, Bucura, Hegar, Kehrer, Foges, Cramer, Marshall, Steinach u. a. noch weitere Beweise dafür erbringen, daß die Ausgestaltung und Funktion der primären und sekundären Geschlechtscharaktere des Weibes tatsächlich auf die innere Sekretion des Ovariums zurückzuführen sind.

Die Born-Fränkelsche Theorie versuchte dann einen großen Teil dieser innersekretorischen Leistungen des Ovariums, namentlich das Zustandekommen der Menstruation und der Einidation dem periodisch wiederkehrenden Corpus luteum zuzuschreiben.

Unabhängig davon haben Bouin und Ancel 1901 die interstitielle Eierstocksdrüse beschrieben und als funktionell wichtige innersekretorische Drüse angesprochen.

Wallart, Seitz, Stöckel, L. Fränkel und seine Schüler F. Cohn, Wolz, Schäffer u. a. haben dann diese Untersuchungen an einer größeren Reihe von Tiergattungen wie auch am Menschen fortgeführt und sind zu sehr interessanten, wenn auch noch in mancher Hinsicht widerspruchsvollen und unabgeschlossenen Ergebnissen gelangt. Bedeutung und Regelmäßigkeit des Vorkommens der interstitiellen Eierstocksdrüse bei Mensch und Tier unterliegt auch heute noch einer sehr schwankenden Beurteilung und es soll versucht werden, in vorliegender Arbeit auch gerade hierfür einige allgemeine Gesichtspunkte aufzustellen, welche vielleicht geeignet sein dürften, die auf diesem Spezialgebiet sich ganz besonders bemerkbar machende Unsicherheit und zahlreiche daran geknüpfte falsche Hypothesen zu beseitigen.

So fragte mich vor nicht allzu langer Zeit einer unserer bedeutendsten Physiologen, ob man die interstitielle Eierstocksdrüse herauspräparieren könne, etwa wie das Corpus luteum. Solche und ähnliche Äußerungen haben mich zur Überzeugung gebracht, daß die allermeisten Ärzte eine interstitielle Eierstocksdrüse überhaupt noch gar nicht gesehen haben, wiewohl allgemein die weitgehendsten Schlüsse und Theorien auf ihr Vorhandensein basiert werden. Gehen doch viele Autoren so weit, ihr nach Analogie mit den Leydigschen Zwischenzellen im Hoden die wichtigste Rolle für die Ausgestaltung und Erhaltung der primären und sekundären Geschlechtscharaktere zuzuschreiben. Ob dies mit Recht geschieht, ist an Hand der neueren Forschungen zum mindesten sehr fraglich geworden.

Die möglichste Klarstellung dieses Begriffes unter Zugrundelegung der bisher noch so wenig bekannten großen Übersichtspräparate scheint mir vor allem notwendig zu sein.

Zu den anerkannt wertvollsten und gesichertsten Tatsachen auf diesem Gebiete gehört unstreitig die von Hitschmann und Adler ausgebaute Lehre von der zyklischen menstruellen Umwandlung der Uterusschleimhaut unter dem Einfluß der innersekretorischen Tätigkeit des Ovariums. Sie hat nicht nur das Verständnis grundlegender physiologischer Vorgänge ermöglicht, sondern auch die Auffassung der abnormen Uterusblutungen zur Zeit der Pubertät, des Klimakteriums und auch in der ganzen Zwischenzeit (ovarielle Blutungen, Blutungen bei Retroflexio uteri oder Entzündung der Adnexe, Myom- und Polypenblutungen) in richtige Bahnen gelenkt, Errungenschaften, um die sich wohl in erster Linie neben den beiden genannten Autoren Pankow, Schickele, Seitz, Theilhaber, A. Mayer, R. Schröder u. a. verdient gemacht haben.

Gerade die als eine der wichtigsten Erkenntnisse anzusehende Tatsache, daß alle nicht mit der Gravidität oder einem malignen Neoplasma zusammenhängenden Uterusblutungen in letzter Linie ovariellen Ursprungs sind, ist erst allerjüngsten Datums und vielfach noch gar nicht Gemeingut aller Frauenärzte, von denen viele noch immer von Blutungen

„metritisch verdickter Uteri“ oder von „endometritischen“ Blutungen sprechen und demgemäß therapeutisch vorgehen.

Aber selbst diejenigen, welche schon die ovarielle Ursache der Blutungen anerkennen und sie mit Röntgenstrahlen, allenfalls auch organotherapeutisch behandeln, teilen sich noch in drei Richtungen, von denen die eine, entsprechend der alten, jetzt modernisierten Pflügerschen Auffassung, dem Follikelapparat (Bucura, Verf. u. a.) [bis zu einem gewissen Grade auch R. Meyer (Die Eizelle als Regulationszentrum)] die menstruations- bzw. blutungsauslösende wie überhaupt die wesentliche innersekretorische Tätigkeit im Ovarium zuerkennt, während L. Fränkel, Seitz, L. Loeb, Bouin, Ancel, Villemin, Regaud, Dubreuil, R. Meyer, Ruge, R. Schröder, W. Miller, Schickele u. a. dem Corpus luteum die hauptsächlichste innersekretorische und blutungsauslösende Tätigkeit im Ovarium zuschreiben.

Allem Anschein nach geht aber aus tierischen Experimenten und klinischen Beobachtungen jetzt doch immer deutlicher hervor, daß der gelbe Körper die retardierende Rolle im Eierstock spielt, also die vollständige Ausreifung des Follikels und die Uterusblutung hemmt, so daß erst bei Rückbildung oder Wegfall des Corpus luteum Menstruation oder atypische Blutungen auftreten können (Sandes, Prenant, Skrobansky, Halban, Tandler und Groß, Verf. u. a.).

Neben dem Ovarium und seinen verschiedenen Gewebsanteilen spielt die zweitwichtigste Rolle als innersekretorisches Organ in der Genitalsphäre die Plazenta.

Auf ganz verschiedenen Wegen und unabhängig von den anderen sind Halban und J. Veit zu der grundlegenden Erkenntnis gelangt, daß alle diejenigen tiefgreifenden Erscheinungen im mütterlichen Organismus, welche wir als Schwangerschaftsveränderungen bezeichnen, auf die innersekretorische Tätigkeit der Plazenta zurückzutühren sind, eine Tatsache, die wohl im allgemeinen uns jetzt schon in Fleisch und Blut übergegangen zu sein scheint, die aber im einzelnen z. B. gerade in der Frage der Schwangerschaftsniere noch lange nicht genug richtig erfaßt und angewendet worden ist.

Ja selbst für die Eklampsie und die übrigen Schwangerschaftstoxikosen hat man bis in die allerletzte Zeit die jetzt wohl allgemein anerkannte plazentare Ätiologie noch geleugnet (vgl. Novak, Bedeutung des weiblichen Genitales für den Gesamtorganismus, Nothnagels Suppl. VI. S. 658. 1912).

Halban hat bekanntlich auf Grund klinischer Beobachtungen und Schlußfolgerungen den Beweis erbracht, daß es von der Plazenta ausgehende „Reizstoffe“ sind, welche die Schwangerschaftsveränderungen im mütterlichen Organismus hervorrufen, namentlich aber das Wachstum des Uterus und der Brustdrüsen schließlich auch die Milchsekretion auslösen. Die Plazenta zeigt darin nach Halban einen weitgehenden Parallelismus mit dem Ovarium, was durch spätere klinische und experimentelle Arbeiten vollinhaltlich bestätigt worden ist.

Unter Zugrundelegung der Ehrlichschen Seitenkettentheorie ist unabhängig davon J. Veit seit 1901 für die Idee eingetreten, daß Elemente der Chorionzotten, sei es in korpuskulärem (Zottendeportation), sei es im chemisch abgebauten Zustande (Synzytiolyse) in die mütterliche Blutbahn verschleppt und dort nicht nur mechanische, sondern auch chemische Reaktionen (Synzytiolysine) auslösen können. Wie später näher ausgeführt werden soll, geht die ganze Serodiagnostik der Schwangerschaft bis auf die Bestimmung des antitryptischen Index und die Abderhaldensche Theorie von den Schutzfermenten auf diese Lehre zurück.

In weiterer Folge lassen sich von dem Grundgedanken, daß das Blut der Mutter von plazentaren Elementen überschwemmt wird, sämtliche Schwangerschaftsreaktionen im Körper der Frau überhaupt erklären. Es ist dann sehr leicht, nicht nur die bekannten Graviditätsveränderungen der Schilddrüse, der Hypophyse, der Epithelkörperchen, der Nebennieren, des Pankreas usw. begreiflich zu finden, sondern man muß dann sogar auch eine analoge Umwandlung bei sämtlichen anderen innersekretorischen Drüsen auch bei solchen, bei denen man bisher noch im Zweifel darüber war, als etwas Selbstverständliches postulieren. — Die vieldiskutierte Frage, ob es eine konstant auftretende Schwangerschaftsleber, Schwangerschaftsmilz, Schwangerschaftsniere und Schwangerschaftszirbeldrüse gibt, erscheint dann als überflüssig und ist a priori schon mit ja zu beantworten. Klinische und experimentelle Untersuchungen der letzten Zeit haben außerdem auch das vollkommene Zutreffen dieser Schlußfolgerungen in der Wirklichkeit ergeben.

Wenn man als eine der greifbarsten und universellsten Ausdrucksformen der Schwangerschaftsveränderungen im mütterlichen Organismus die Lipoidanreicherung nicht nur des Blutes, sondern aller mütterlichen Gewebe in der Schwangerschaft in Betracht zieht, dann wird auch die Annahme nicht schwer fallen, daß fast alle mütterlichen Organe eine Schwangerschaftsveränderung durchmachen, selbst solche, die mit der inneren Sekretion direkt nichts zu tun haben, wie z. B. Gehirn und Herz.

Was ist da näherliegend, als auch ein Großteil der Schwangerschaftspathologie auf Rechnung einer gestörten oder übermäßigen Plazentarfunktion zu setzen. Wieder war es J. Veit, der es sich sozusagen zur Lebensaufgabe gemacht hatte, diese Idee unablässig zu propagieren und trotz anfänglicher Widerstände setzt sich jetzt immer mehr die Lehre durch, daß die Hyperemesis, die Schwangerschaftsalbuminurie und die Eklampsie plazentare Vergiftungserscheinungen sind, mögen sie nun als Stoffwechselstörung (Eiweißzerfallstoxikosen), als anaphylaktische Erscheinung oder innersekretorische Störung seitens der Plazenta aufgefaßt werden. Es berühren sich hier eben, wie Schittenhelm und Seitz sehr treffend gesagt haben, die Probleme des Stoffwechsels, der Immunitätslehre und der inneren Sekretion. Ausgangspunkt ist und bleibt aber immer die Absonderung plazentarer Elemente ins mütterliche Blut und die Reaktion des letzteren darauf. Es ist zweifellos, daß dieser Gedanke uns auch weiterhin zur Klarstellung noch vieler ungelöster Probleme führen muß.

Trotz der jetzt allgemein durchgedrungenen Anerkennung der Lehre von der inneren Sekretion einer Plazenta wird diese in den wenigen bisher vorliegenden Gesamtdarstellungen über Pathologie der inneren Sekretion (Biedl, Novak, Falta) nur sehr kurz, ja fast nebensächlich abgehandelt. Am meisten hat sich bisher Seitz bemüht, den großen Wirkungsbereich der Plazenta abzugrenzen. Doch ist bis heute immer noch nicht klargestellt, wie viel von den tiefgreifenden Veränderungen des Eiweiß-, Fett-, Kohlehydrat- und Mineralstoffwechsels (Knochenwachstum) in der Schwangerschaft auf Rechnung der Plazenta selbst zu setzen ist und inwieweit mittelbar oder unmittelbar die anderen Blutdrüsen dabei im Spiele sind. Kaum irgendwo als auf diesem Gebiet kann man so viel Subjektivismus in der Auffassung begegnen, wie hier. Mit unglaublicher Leichtigkeit wird oft unter Nichtbeachtung zahlreicher anderer, teils gleichgerichteter, teils direkt entgegengesetzter Tatsachen, z. B. von einem Hyperthyreoidismus oder Hypothyreoidismus als Ursache der Schwangerschaftstoxikosen gesprochen, namentlich von französischen, italienischen und englischen Autoren. Aber auch von den ausgezeichnetsten

Forschern werden mit einer oft sehr weitgehenden Bestimmtheit z. B. das verstärkte Knochenwachstum oder die stärkere Behaarung in der Gravidität der Hypophyse zugeschrieben, wo wir doch wissen, daß z. B. die Schilddrüse mindestens ebensolchen Anteil am Knochenwachstum und die Nebenniere an der Behaarung hat, wie die Hypophyse. Es ist dies nur ein Beispiel für viele, aber was wäre naheliegender als in allen diesen Fällen zunächst an die Plazenta als treibende Kraft zu denken und dann erst unvoreingenommen die in Betracht kommenden Einflüsse der übrigen Blutdrüsen abzuwägen. Namentlich aber von einer Beurteilung der direkten Plazentarwirkung auf den Stoffwechsel sind wir noch ziemlich weit. Hier sind erst die Grundlagen vorhanden, der weitere Ausbau ist Sache der Zukunft.

Aber nicht nur Gynäkologie und Geburtshilfe sind von der Blutdrüsenlehre ganz durchsetzt, sondern auch die übrige Gesamtmedizin. Am klarsten hat diese neue Errungenschaft und ihr Verhältnis zu unserem Spezialfach darin ihren Ausdruck erhalten, daß in der letzten Tagung der deutschen gynäkologischen Gesellschaft zu Halle 1913 das Thema „Die Beziehungen zwischen innerer Sekretion und Schwangerschaft" als eines der Hauptreferate auf die Tagesordnung gesetzt worden ist.

Damals erst kam einem Großteil unserer Fachgenossen zum Bewußtsein, wie mächtig dieser junge Wissenschaftszweig schon angewachsen war, trotzdem bereits vorher das Biedlsche Handbuch über innere Sekretion, das Faltasche Buch über die „Erkrankungen der Blutdrüsen" und das große Sammelwerk der v. Rosthornschen Schule: „Die Erkrankungen des weiblichen Genitales in Beziehung zur inneren Medizin", Nothnagels Suppl. VI, VII schon vorgelegen hatten.

Neben der großen Zahl von Einzelvorträgen zu diesem Thema war die Erkenntnis von der großen Bedeutung nicht nur der Keimdrüsen, sondern auch aller übrigen Blutdrüsen für die normale Entwicklung und Funktion der Fortpflanzungsorgane in erster Linie dem meisterhaften Referat von L. Seitz zu verdanken. Seither hat sich das Interesse für dieses Wissensgebiet noch bedeutend vermehrt und der beste Beweis für seine weitere Entwicklungsfähigkeit ist der Umstand, daß in den letzten Jahren trotz des Krieges eine solche Fülle von wichtigen neuen Arbeiten noch hinzugekommen ist, daß eine neuerliche Zusammenfassung unseres diesbezüglichen Wissens geboten ist.

Ein kurzer Überblick über die noch zu besprechenden extragenitalen Blutdrüsen mit ihren Wechselbeziehungen untereinander, zur Geschlechtssphäre und namentlich zum Nervensystem wird diese Forderung näher beleuchten.

Die Drüsen mit innerer Sekretion, welche zur Besprechung kommen sollen, sind: die Schilddrüse, die Epithelkörperchen, der Thymus, die Hypophyse, die Zirbeldrüse und die Nebennieren, das Pankreas, die Leber, die Niere und die in den neueren Monographien mit Unrecht noch etwas vernachlässigte Milz.

Aber auch die Brustdrüsen, die Speicheldrüsen (L. Mohr) und die Darmschleimhaut müssen im Zusammenhang damit genannt werden.

Anhangsweise soll auch das Parovarium, die Glande myométriale, die Paraganglien, die Karotis- und die Steißdrüse besprochen werden.

Wenn wir nach gewissen gemeinsamen Zügen eine Gruppierung dieser Drüsen versuchen, so möchte ich auf Grund von entwicklungsgeschichtlichen und funktionellen Erwägungen von dem bisherigen Schema dahin etwas abweichen, daß ich zur Gruppe der sog. branchiogenen Drüsen, also den Epithelkörperchen und dem Thymus noch die Schilddrüse nebst Vorder- und Zwischenlappen der Hypophyse hinzurechne.

Wenn auch die Schilddrüse und die beiden genannten Hypophysenanteile aus Vorderdarm und Mundbucht entstehen, so rechtfertigt sich diese Zusammenfassung praktisch vielleicht noch dadurch, daß alle diese Drüsen in bezug auf das Längenwachstum, den Kalkstoffwechsel und die Entwicklung der Geschlechtsorgane den weitgehendsten Parallelismus zeigen; ja die Hypophyse steht darin der Schilddrüse und dem Thymus viel näher als die Epithelkörperchen, indem frühzeitiger Ausfall einer jeden der erstgenannten drei Drüsen Zwergwuchs mit Entwicklungshemmung des Skelettes und der Geschlechtsorgane zur Folge hat. Ausfall jeder einzelnen dieser Drüsen zieht mangelhafte Verkalkung der Knochen nach sich. Auch die sonstigen Veränderungen im Stoffwechsel, im Blutbild (Lymphozytose), in der histologischen Beschaffenheit der übrigen Organe, in der Psyche, bei Alterationen dieser vielleicht als „Kopfdarmgruppe“ zu bezeichnenden vier Blutdrüsen sind ganz verwandte.

Besonderen Wert möchte ich namentlich auf die Verbreitung richtiger Kenntnisse über die Hypophyse legen, die durch ihre vielfachen Beziehungen zur Genitalsphäre auch für unser Fach großes Interesse gewonnen hat.

Wenn ich gerade in diesem Kapitel in mancher Hinsicht von den Anschauungen namhafter Autoren, insbesondere Biedls und Cushings abweiche, so hoffe ich dies durch die jetzt auch schon in die Lehrbücher der Physiologie als gültig aufgenommenen Resultate meiner einschlägigen Untersuchungen rechtfertigen zu können.

Es wird nicht schwer sein zu beweisen, daß nicht sowohl der in letzter Zeit allzu sehr in den Vordergrund geschobene Zwischenlappen es ist, sondern vielmehr der Vorderlappen der Hypophyse, welcher Wachstum, Stoffwechsel und Genitalentwicklung in so ausgesprochener Weise beherrscht.

Ziemlich neu dürfte für die Mehrzahl der Leser auch die Beweisführung sein, daß der dritte Ventrikel des Gehirns samt seiner Umgebung ein eminent wichtiges Zentrum für Eingeweide (Genitale) und Stoffwechsel enthält, welches tatsächlich viele bisher der Hypophyse allein zugeschriebenen Symptome wie z. B. Fettsucht, Glykosurie, Polyurie, Kopfschmerz, Schlafsucht, Anomalien der Schweißsekretion, vasomotorische Störungen und nicht zuletzt hochgradige Störungen der Genitalfunktion hervorrufen kann. Durch den Nachweis autonomer, sympathischer und sensibler Zentren und Bahnen am Boden des dritten Ventrikels konnte ich 1912 die seinerzeit von Erdheim auf Grund pathologisch-anatomischer Überlegungen aufgestellte Hypothese von der Existenz eines „trophischen“ Zentrums im Zwischenhirn zur Tatsache erheben.

Trotz des damit erbrachten Nachweises, daß die vegetativen Zentren und Bahnen nicht nur wie man bisher angenommen, bis zum vierten Ventrikel, sondern weiter nach vorne bis zum phylogenetisch ältesten Hirnanteil, dem dritten Ventrikel reichen, gibt es immer noch zahlreiche Autoren, welche entweder in Unkenntnis der vorliegenden Tatsachen oder aus Voreingenommenheit die gezwungensten Theorien über das Zustandekommen von Genitalstörungen, Glykosurie oder Diabetes insipidus als Folge von Erkrankung des beim Menschen verschwindend kleinen Hypophysenzwischenlappens aufzustellen suchen.

Ausfallserscheinungen nach Exstirpation des Hinterlappens der Hypophyse sind bisher nicht einwandfrei festgestellt worden.

Dagegen hat die praktische Bedeutung seines Extrakts des Pituitrins (Hofbauer, E. Kehrer, Hofstätter und Foges, Blair Bell, Vogt, Schmid, Klotz, Bab, Guggisberg, Neu u. a.) in der Geburtshilfe und Gynäkologie außerordentlich viel dazu beigetragen, die Lehre von der inneren Sekretion beim praktischen Arzte populär zu machen.

Auch die vielfältigen Wirkungen dieses Mittels auf die gesamte glatte Muskulatur, das Nervensystem und die übrigen Drüsen des Körpers hat man versucht, dem schon mehr als rudimentären Zwischenlappen der Hypophyse zuzuschreiben, aber, wie später gezeigt werden soll, mit so wenig stichhaltigen Argumenten, daß man wohl davon absehen kann.

Hinterlappen der Hypophyse und Zirbeldrüse, welche beide aus dem Medullarepithel der dritten Gehirnkammer abstammen, lassen sich zwanglos als zweite Gruppe der Blutdrüsen an die „Kopfdarmgruppe" anreihen und zwar nicht nur aus der eben erwähnten entwicklungsgeschichtlichen Analogie, sondern vor allem auch aus rein funktionellen Gründen, da sie nämlich beide ihr Sekret nicht nur in die Blutbahn, sondern auch direkt in die Lymphbahnen des Zentralnervensystems abgeben können und so Gelegenheit haben, unmittelbar auf das „Stoffwechsel- und Eingeweidezentrum im Zwischenhirn" einzuwirken. Die Ähnlichkeit ihrer morphologischen Struktur, das häufige Vorkommen von Fettsucht, Polyurie und Glykosurie bei Erkrankungen beider Drüsen, wohl meist durch Beeinträchtigung des Zwischenhirns hervorgerufen, sind weitere Analogien, die eine Zusammenfassung rechtfertigen. Die wohl vielbesprochenen, aber noch wenig geklärten Beziehungen der Zirbeldrüse zur vorzeitigen Geschlechtsentwicklung dürften zum großen Teil auch in der Beeinträchtigung des Zwischenhirnzentrums zu suchen sein, wiewohl ich auch makroskopische Schwangerschafts- und Kastrationsveränderungen in der Zirbeldrüse selbst den von Biach und Hulles beschriebenen mikroskopischen Kastrationsveränderungen der Zirbel an die Seite setzen konnte.

Akromegalie, Dysplasia adiposogenitalis, Riesenwuchs und Zwergwuchs können in einzelnen ihrer Symptome unter Annahme einer Hypophysenerkrankung allein oft nicht erklärt werden. Daß z. B. bei der Akromegalie und beim Riesenwuchs manchmal zuerst geschlechtliche Hyperaktivität und dann Erlöschen der Keimdrüsenfunktion eintritt, läßt sich unter Annahme einer Reizung und nachherigen Schädigung des Zwischenhirns durch den wachsenden Tumor, der ja oft gar nicht der Hypophyse angehört, zwanglos verstehen. Experimentelle und klinische Beweise dafür liegen genügend vor und sollen in den betreffenden Kapiteln ausführlicher erörtert werden.

Dasselbe gilt für die Dysplasia adiposogenitalis, welche oft gar nicht durch einen Hypophysentumor, sondern durch einen Hydrozephalus des dritten Ventrikels, Meningitis serosa oder andere Hirnleiden hervorgerufen wird.

Es wird uns dies dahin führen, den Zusammenhang zwischen Keimdrüsentätigkeit und Gehirn überhaupt in einer von dem Herkömmlichen etwas abweichenden Weise zu betrachten.

Wir werden dabei auf längst bekannte, aber im Zusammenhang viel zu wenig erfaßte und gewürdigte Tatsachen stoßen, wie z. B. die weitgehende Abhängigkeit der Menstruation von zerebralen und psychischen Vorgängen u. dgl.

Es sind dies Dinge, die auch von den Psychiatern längst postuliert, aber meines Wissens noch lange nicht genug deutlich ausgesprochen und gründlich bis ins einzelne durchforscht worden sind.

Ansätze zu einer derartigen Auffassung von den vegetativen Funktionen des Gehirns finden sich hinsichtlich des Stoffwechsels bei Psychosen vor allem in Arbeiten der Antonschen Klinik (Kaufmann), ferner bei Pötzl, Eppinger und Heß, Rosenfeld, Seige, Paghini, Löwe u. a.

Ganz besonders hat auch Reichardt in Würzburg wiederholt darauf hingewiesen, daß zahlreiche vegetative Erscheinungen, wie rasch zunehmende Fettsucht, rasche Abmagerung, Störungen im Eiweiß-, Kohlehydrat-, Wasser-, Salz- und Mineralstoffwechsel bei gewissen Gehirnkrankheiten gar nicht gut anders erklärt werden können als durch direkte Schädigung vegetativer Zentren im Gehirn.

Genauere Angaben über den Sitz dieser Zentren werden allerdings nirgends gemacht, trotzdem so zahlreiche Momente seit langem schon auf das Mittel- und Zwischenhirn als das fehlende Verbindungsglied zwischen den kortikalen Eingeweidezentren (auch Genitalzentren) und denen im verlängerten Mark fast mit zwingender Notwendigkeit hinweisen.

Selbst Falta ist noch geneigt aus den Kaufmannschen Befunden der Störungen des Stoffwechsels und auch der Wärmeregulation bei Gehirnkrankheiten auf eine Beteiligung der Blutdrüsen zu schließen, statt an die viel näher liegende Beeinträchtigung der dem Wärmeregulationszentrum benachbarten vegetativen Zentren im Hirnstamm (Zwischenhirn) zu denken.

Viele bisher dunkle Konstitutionskrankheiten, für welche man bisher meist den Verlegenheitsausdruck: „insuffisance pluriglandulaire" (Claude und Gougerot), „multiple Blutdrüsensklerose" (Falta), „Bindegewebsdiathese mehrerer Blutdrüsen" (Wiesel) oder auch „thyreo-testikulär-hypophysär-suprarenal-hepatozirrhotisches Syndrom" gebraucht hat, dürften sich aller Wahrscheinlichkeit nach als verschiedenartige Störungen in der Funktion der gemeinsamen nervösen Zentralstelle für alle diese Blutdrüsen herausstellen, vor allem schon aus dem Grunde, weil sich in der Anamnese solcher Kranken so gut wie ausnahmslos hereditär-neuropathische bzw. psychopathische Belastung oder erworbene Gehirnleiden nach Lues oder anderen Infektionskrankheiten nachweisen lassen.

Unterscheiden doch die französischen Autoren nicht weniger als sieben verschiedene Kategorien von pluriglandulären Blutdrüsenerkrankungen. Daß ein einheitlicher Gesichtspunkt in dieser verwirrenden Fülle künstlicher Einteilungsbegriffe dringend nottut, ist klar.

Falta hat den ersten Schritt zu einer solchen Vereinfachung versucht, ihn aber noch nicht wirklich getan, indem er neben den primären Erkrankungen der Blutdrüsen noch den „vegetativen" bzw. den „vasomotorisch-trophischen Neurosen" einen großen Spielraum läßt und bezüglich der „zentralen Projektionsfelder im Gehirn" nur sagt, daß das Problem durch Verlegung der eigentlichen Ursache ins Hirnzentrum nur verschoben, wenn auch noch nicht aufgeklärt wird. Es könne aber nicht geleugnet werden, daß auf diese Weise für manche Krankheitsbilder die Auflösung des Symptomenkomplexes erleichtert oder überhaupt erst möglich gemacht wird.

Eine Anwendung dieses auf den dem Nachweis eines „Eingeweide- und Stoffwechselzentrums im Zwischenhirn" beruhenden Erklärungsprinzips auf die verschiedenen Arten der polyglandulären Erkrankungen (Sklerodermie, Adipositas dolorosa, Recklinghausensche und Raynaudsche Krankheit, Späteunuchoidismus (Falta), Infantilisme reversif (Brissaud) usw.) wird von Falta jedoch noch nicht durchgeführt, sondern er begnügt sich mit der Analyse der einzelnen Symptome von seiten der (wahrscheinlich sekundär betroffenen) Blutdrüsen und des peripheren vegetativen Nervensystems.

Als eines der frühesten und hervorstechendsten Symptome dieser sog. polyglandulären Erkrankungen wird regelmäßig eine mehr oder minder hochgradige Beeinträchtigung der Keimdrüsentätigkeit bei Männern und Frauen geschildert, welche einerseits sehr oft zu dem geläufigen Trugschluß geführt hat, daß die Keimdrüse die Ursache für die ganze Erkrankung sei, andererseits manche Autoren, z. B. Falta dazu veranlaßt hat, ein eigenes allerdings schwer abzugrenzendes Krankheitsbild in Form des Späteunuchoidismus aufzustellen, bei welchem auch in vorgerücktem Alter noch primäre und sekundäre Geschlechtscharaktere sich zurückbilden.

Nun wissen wir aus dem Tierexperiment, daß nach Exstirpation der Schilddrüse, der Thymus, der Hypophyse oder der Nebenniere, ein Stehenbleiben der Geschlechtsorgane auf kindlicher Entwicklungsstufe und Abschwächung bzw. Ausbleiben der sekundären Geschlechtscharaktere nur dann erfolgt, wenn die Exstirpation einer der genannten Blutdrüsen in der Zeit vor der Geschlechtsreife erfolgt. Am erwachsenen Tier können hochgradige regressive Veränderungen am Genitale niemals mehr durch Exstirpation einer dieser Blutdrüsen eintreten, sondern nur durch Schädigung des Gehirnes selbst (eigene Untersuchungen).

Es spricht alles dafür, daß dieses Gesetz auch für den Menschen gilt, daß also durch Erkrankung einzelner Blutdrüsen vielleicht wohl Herabsetzung der Keimdrüsentätigkeit (Amenorrhöe, Sterilität u. dgl.) entstehen kann, aber niemals so weitgehende Veränderungen, daß man von einem „Späteunuchoidismus" sprechen kann.

So wird man auch die hochgradigen Veränderungen an den primären und sekundären Geschlechtscharakteren bei Akromegalen vorgerückteren Alters (Genitalatrophie, Ausfall der Bart-, Scham- und Achselhaare) mit größter Wahrscheinlichkeit als zerebrales Symptom auffassen müssen.

Daß die Nebennierenrinde entwicklungsgeschichtlich den Keimdrüsen sehr nahe steht, erklärt schon zum großen Teil die engen Beziehungen, welche zwischen Mißbildungen am Genitale, insbesondere dem Pseudohermaphroditismus und Nebennierenrindentumoren bestehen.

Auch die vorzeitige Geschlechtsentwicklung und das Auftreten abnormer, oft heterosexueller Behaarung (Hirsutismus) wird mit Veränderungen in der Nebennierenrinde in Zusammenhang gebracht, welche sich darin ähnlich den malignen Keimdrüsentumoren und merkwürdigerweise auch der Zirbeldrüse verhält; bei letzterer darf man vielleicht wieder an eine direkte Beeinflussung des „nervösen trophischen Zentralorgans für Eingeweide und Stoffwechsel" denken. Von geringerer praktischer Bedeutung für unser Fach sind die Erkrankungen des Nebennierenmarkes in Form der Addisonschen Krankheit und in Form der Hypoplasie des chromaffinen Systems beim Status thymicolymphaticus bzw. hypoplasticus.

Das Adrenalin als Produkt des Nebennierenmarkes soll nicht nur wegen seiner ausgedehnten pharmakologischen Verwendbarkeit eingehend besprochen werden, sondern auch wegen seiner theoretischen Bedeutung als Mittel zur Funktionsprüfung des Gleichgewichtszustandes unter den innersekretorischen Drüsen bzw. des mit ihnen in unlösbarer Verknüpfung stehenden vegetativen Nervensystems.

Daß auch das Ovarium eine Stellung in diesem System verdient, indem es den Vagustonus erhöht, und bei seinem Ausfall (Kastration, Klimakterium, manche Fälle von Hypoplasie) Reizerscheinungen von seiten des Sympathikus hervortreten läßt, ist gleichfalls eine Erkenntnis der neuesten Zeit (Cristofoletti, Adler, Verf., Stolper, Schickele u. a.).

Ein ebenso interessantes als praktisch wichtiges, hierher gehöriges Kapitel ist die Osteomalazie, bei welcher mit einem ziemlichen Grade von Wahrscheinlichkeit Hyperfunktion des Ovariums, daher erhöhter Vagustonus und infolge davon außerordentlich erhöhte Toleranz gegen Adrenalin besteht.

Mit dem erhöhten Vagustonus sehr gut übereinstimmen würde die jetzt wieder zu neuem Leben erweckte Säuretheorie der Osteomalazie.

Verwickelt wird das Problem aber noch dadurch, daß neuerdings wieder Rachitis und Osteomalazie als ein und dieselbe Krankheit angesehen werden und daß bei beiden Hyperplasie der Epithelkörperchen gefunden worden ist. Nimmt man aber mit Erdheim, Stöltzner u. a. dabei eine Insuffizienz der Epithelkörperchen an, so könnte letztere zur Erklärung der häufig vorhandenen erhöhten Reflexerregbarkeit herangezogen werden.

Widerspruchsvoll bliebe dabei nur, daß die Insuffizienz der Epithelkörperchen auf das vegetative System im Sinne einer Sympathikusreizung (Reflexerhöhung) wirkt, analog wie sonst Ausfall des Ovariums, das aber in diesem Fall gerade im Sinne einer Überfunktion zur selben Zeit vagotonisierend wirkt (erhöhte Adrenalintoleranz).

Sollte nicht auch hier des Rätsels Lösung in der nervösen Zentralstelle zu suchen sein, statt in jeder einzelnen an dieser ebenfalls polyglandulär-nervösen Stoffwechselerkrankung beteiligten Blutdrüse.

Ist doch auch wegen des oft gleichzeitigen Vorkommens von Basedow, Myxödem, Addison und Akromegalie schon die Schilddrüse, die Nebenniere und die Hypophyse mit der Osteomalazie in Zusammenhang gebracht und auf der anderen Seite wieder seit langem schon das Zentralnervensystem als eigentlicher Ausgangspunkt für die ganze Erkrankung hingestellt worden (Pommer, v. Recklinghausen u. a.).

Für eine Lokalisation solcher Störungen im Gehirn war allerdings bisher kein Anhaltspunkt vorhanden gewesen. Jetzt können wir versuchen, sie im „Stoffwechsel- und Blutdrüsenzentrum" des Zwischenhirns zu erblicken.

Mit ziemlicher Berechtigung kann man also die Nebennierenrinde mit der Keimdrüse und das Nebennierenmark mit der gleichfalls neurogenen Zirbeldrüse und dem Hypophysenhinterlappen zu je einer Gruppe zusammenfassen.

Als vierte Gruppe könnte man Pankreas, Brustdrüse, Speicheldrüse, Leber, Milz und Niere bezeichnen, welche alle die Eigenart haben, daß ihre Haupttätigkeit in einer äußeren Sekretion bzw. Exkretion zu bestehen scheint.

Die Milz ist in erster Linie hämatopoetisches Organ. Aber es unterliegt gar keinem Zweifel, daß nicht nur das in dieser Eigenschaft schon lange bekannte und studierte Pankreas eine wichtige innere Sekretion besitzt, sondern, wie gleich gezeigt werden soll, auch die drei anderen genannten Drüsen.

Über die Beziehungen des Pankreas zum Genitaltrakt sind nur eine Anzahl von Daten bekannt, welche sich hauptsächlich auf die Feststellung morphologischer Veränderungen am Pankreas in den verschiedenen Phasen des Geschlechtslebens (Gravidität, Kastration usw.) beziehen.

Eine große Literatur existiert dagegen über den Einfluß des Diabetes auf die Schwangerschaft und umgekehrt sowie die Genitalfunktion überhaupt. Als mehr oder minder selbstverständlich wird in allen sich damit beschäftigenden Arbeiten stillschweigend vorausgesetzt, daß wirklich auch das abnorm funktionierende Pankreas die Ursache des Diabetes abgibt. Nach unseren derzeitigen Kenntnissen über den Ablauf des Zuckerstoffwechsels im Organismus und seine weitgehende regulierende Beeinflussung durch die Leber (als Glykogenbildungsstätte und Depot), ferner durch das Nebennierenmark (als Mobilisator des Glykogens), endlich durch die Niere (als Regulator der Blutkonzentration und vielleicht auch des Blutzuckergehaltes) ist es mehr als wahrscheinlich, daß nur ein geringer Teil der Diabeteserkrankungen wirklich vom Pankreas ausgeht. Nebst den genannten Drüsen ist vor allem der Einfluß des Zentralnervensystems zu berücksichtigen, um so mehr, als wir jetzt wissen, daß die Zuckermobilisierung auf zentralem Wege nicht nur, wie man dies bisher angenommen hat, vom vierten Ventrikel

(Claude Bernard), sondern auch vom dritten Ventrikel und der ganzen dazwischen liegenden Strecke des Hirnstammes ausgelöst werden kann (Aschner).

Der fast regelmäßig in der Anamnese von Diabetikern wiederkehrende Hinweis auf neuropathische Veranlagung müßte mehr als bisher berücksichtigt werden. Dann dürfte auch die Erklärung der oft widerspruchsvollen und auffallenden Erscheinungen von seiten des Genitales beim Diabetes befriedigender ausfallen und auf geringere Schwierigkeiten stoßen.

Die dem Pankreas in der Funktion der Verdauungsdrüse ziemlich nahestehende Leber wird merkwürdigerweise in den bisher erschienenen Werken über innere Sekretion noch nirgends als Blutdrüse anerkannt und besprochen.

Schon das äußere Sekret der Leber, die Galle, geht zum Teil bereits unter normalen Verhältnissen, noch mehr aber unter pathologischen Umständen in den allgemeinen Kreislauf über und hat dort Gelegenheit, wie ein Hormon zu wirken. Es sei nur an die Giftigkeit der gallensauren Salze für das Herz und an ihre peristaltikanregende Kraft (Vergleich mit der Wirkung des Hormonals) erinnert.

Von der glykogenbildenden Tätigkeit der Leber, welche als eine der ersten innersekretorischen Tatsachen durch Claude Bernard bekannt geworden ist und ihren engen Beziehungen zum Zuckerstoffwechsel war schon die Rede.

Ganz besonders aber verdient die Leber als innersekretorisches Organ angesichts ihrer reichen Beziehungen zur Genitalsphäre betrachtet zu werden:

Chvostek hat bekanntlich eine menstruelle Leberhyperämie beschrieben.

Merkwürdigerweise wird noch darüber diskutiert, ob es auch eine Schwangerschaftsveränderung der Leber gibt. Würden nicht schon die Beobachtungen am Tiere uns mit voller Klarheit beweisen, daß die Leber zur Zeit der Schwangerschaft vergrößert, hyperämisch, mit einem Worte sich im Zustand erhöhter Tätigkeit befindet, so müßte schon der bloße Gedanke daran, daß ja alle übrigen Organe des Körpers, vor allem die Drüsen und das Blut von der allgemeinen Umwälzung bzw. Vitalitätssteigerung in den mütterlichen Geweben zur Zeit der Schwangerschaft betroffen werden, uns zur Annahme einer Schwangerschaftsleber im Sinne von Hofbauer führen. Warum sollte gerade die Leber, welche nächst dem Darmkanal sicher das allerwichtigste Organ des Stoffwechsels darstellt, davon eine Ausnahme machen? Es wird sich zeigen lassen, daß die Leber auch auf künstlich einverleibte ovarielle und plazentare Substanzen mit Anschwellung und Hyperämie reagiert, wie dies in natürlicher Weise zur Zeit der Menstruation und Schwangerschaft der Fall ist (eigene Untersuchungen). Die Lehre von den Stoffwechselveränderungen in der Schwangerschaft hat ja auch zum Teil schon den Ort und die Ursachen dafür in der Leber gesucht und es sprechen auch die häufigen Leberveränderungen bei Schwangerschaftstoxikosen (Eklampsie, Schwangerschaftsniere) bis zu einem gewissen Grade dafür. Leber und Plazenta dürften wohl in erster Linie die veränderten Bedingungen des Kohlehydrat- und Eiweißstoffwechsels, der Fettverbrennung und Lipoidbildung während der Schwangerschaft regulieren.

Von diesen Gesichtspunkten aus bedarf die ganze Lehre von den Stoffwechselvorgängen in der Schwangerschaft einer gründlichen Revision und es ist nicht zu viel gesagt, wenn Stöckel behauptet, „daß gegenwärtig der biologische Umbau der gesamten Geburtshilfe vor sich geht“.

In einer ähnlichen Wandlung befinden sich unsere Anschauungen über die innersekretorische Rolle der Milz, welche ebenso wie die Leber um ihre Anerkennung als Drüse ohne Ausführungsgang zu kämpfen hat. Sehr treffend haben französische Autoren die Milz eine „glande parahépatique" genannt, eine Bezeichnung, welche durch die Forschungsergebnisse der allerletzten Jahre einen immer tieferen Sinn erhält. Milz und Leber korrespondieren nicht nur als blutbildende Organe in der Erzeugung und Vernichtung von weißen und roten Blutkörperchen und Blutplättchen, sondern sind auch Hauptzentren für den damit innig zusammenhängenden Eisenstoffwechsel. Bei der starken Reaktion von Leber und Milz auf eingedrungene blutfremde Elemente mittels Phagozytose und Erzeugung von Antikörpern sind beide Drüsen auch als wichtigste Stätten für die Immunitätsvorgänge zu betrachten.

Merkwürdigerweise war bis vor kurzem über Menstruations- oder Schwangerschaftsveränderungen der Milz fast gar nichts bekannt, wo es doch von vornherein sehr nahe lag, daß die Milz als eines der empfindlichsten Reagenzien im Körper (Milztumor bei Infektionen oder Vergiftungen) auf ovarielle oder plazentare Reizkörper deutliche Ausschläge geben werde.

In der Tat konnte ich gemeinsam mit Linnert an der Veitschen Klinik sowohl eine deutliche Brunsthyperämie als auch ganz besonders eine Schwangerschaftshypertrophie der Milz bei Tieren als etwas ganz Regelmäßiges feststellen.

Beim Menschen müssen wir mit zwingender Notwendigkeit dasselbe erwarten.

Die einzige bis jetzt in dieser Hinsicht beschriebene Tatsache ist das von Chvostek u. a. vermerkte häufige Vorkommen eines schmerzhaften Milztumors bei der Chlorose, einer Erkrankung, die ja mit größter Wahrscheinlichkeit auf einer Störung der Wechselbeziehungen zwischen der Milz (Eisenstoffwechsel) und dem Ovarium (Dysfunktion desselben) besteht.

Auch eine Reihe von anderen Momenten (Genitalveränderungen nach Milzexstirpation, Milzveränderungen nach Kastration, Schwangerschaftshyperämie der Milz (eigene Untersuchungen) und die neu entdeckten Beziehungen der Milz zum vegetativen Nervensystem, zum Eiweiß-, Fett-, Kohlehydrat- und Mineralstoffwechsel im allgemeinen, zur Lipoidbildung und Eisenverwertung im besonderen, lassen eine bis jetzt noch fehlende kritische Zusammenstellung der für unser Fach wichtigen einschlägigen Tatsachen als notwendig erscheinen.

Die praktische Bedeutung des aus Milzextrakt gewonnenen Hormonals für die Erregung der Darmperistaltik könnte vielleicht durch Anwendung auf den Uterus als Wehenmittel noch erhöht werden. In theoretischer Hinsicht haben aber die Arbeiten der letzten Jahre ergeben, daß es sich dabei keineswegs um spezifische Wirkungen der Milz, sondern um in allen Organen des Körpers verbreitete, allerdings verschieden stark wirkende Substanzen (Histamine) handelt.

Fraglich ist bis jetzt noch, ob die Niere eine innere Sekretion im gewöhnlichen Sinne besitzt. Was noch am ehesten dafür spricht, das sind ihre morphologischen und funktionellen Veränderungen zur Zeit der Gravidität. Es ist noch nirgends mit voller Deutlichkeit ausgesprochen worden, daß die von Leyden als „Schwangerschaftsniere" bezeichnete und von J. Veit als durch synzytiale Reizstoffe entstanden gedachte Graviditätsumwandlung der Niere gar nichts anderes ist, als die auch in den meisten übrigen Drüsen zur Zeit der Schwangerschaft auftretende Lipoidanreicherung bzw. Verfettung.

Daß diese Veränderungen in der Niere einen ganz besonders hohen Grad erreichen und sogar zur Funktionsstörung (Schwangerschaftsalbuminurie, Ödeme, Hyperemesis, Eklampsie usw.) führen können, wird nicht wundernehmen, wenn man bedenkt, daß die Niere ja als Filter für das gesamte

Blut dienen muß und daher mit den „blutfremden“ plazentaren Reizstoffen in die innigste Berührung kommt.

Die auch schon normalerweise vorhandene Schwangerschaftsveränderung der Niere läßt sich morphologisch durch Fettfärbung sehr leicht nachweisen und ist der Schwangerschaftsmetamorphose von Hypophyse, Schilddrüse, Nebenniere usw. gleichzusetzen.

Endlich muß trotz mancher gegenteiliger Anschauung die Mamma mit in den Kreis der innersekretorischen Drüsen eingezogen werden.

Wohlbekannt, aber noch Gegenstand von mancherlei Meinungsverschiedenheiten ist der wachstumsfördernde Einfluß von Ovarium und Plazenta (allenfalls auch Fötus) auf das Wachstum und die Sekretion der Brustdrüsen.

Umgekehrt ist ein gewisser, allerdings noch nicht recht geklärter Einfluß der Brustdrüse auf den Uterus und das Ovarium keineswegs von der Hand zu weisen. Die Laktationsamenorrhöe, die Laktationsatrophie des Uterus sind ebenso deutliche auffallende, als bis jetzt noch unerklärliche Hinweise dafür.

In demselben Sinne würden die organotherapeutischen Erfahrungen mit Brustdrüsenextrakt (Mammin) sprechen, wenn sie sich auch bei eingehender Prüfung als stichhaltig erweisen sollten.

Sehr wenig bekannt, aber doch überaus beachtenswert für das Verständnis der Brustdrüsenfunktion scheint mir die Tatsache, daß nach Exstirpation der laktierenden Brustdrüse reichlich Zucker im Harn auftritt (Porcher, eigene Versuche).

Es wird Gegenstand weiterer Untersuchungen sein müssen, ob dies nur eine Ausscheidung des ursprünglich für die Milchbereitung bestimmten Zuckers bedeutet oder ob der Wegfall der inneren Brustdrüsensekretion die Ursache ist. Im letzteren Falle würde sich dann die Brustdrüse ähnlich dem Pankreas verhalten.

Oder sollte der Einfluß des Nervensystems hierbei doch mitspielen?

Es soll hier nochmals darauf hingewiesen werden, daß sehr viele Autoren hinsichtlich der Frage: „Innere Sekretion oder Nerveneinfluß?“ vielfach sozusagen das Kind mit dem Bade ausgeschüttet haben, indem sie, wie auch schon Novak mit Recht hervorgehoben hat, ganz übersahen, daß mit der Organtransplantation auch eine aus ihrem Zusammenhange mit den zugehörigen Nerven losgelöste Drüse zwar funktionsfähig bleiben kann, daß aber damit keineswegs gesagt ist, daß Quantität und Qualität des innersekretorischen Produktes dieselben bleiben. Im Gegenteil, denn man weiß ja, daß z. B. die äußeren Sekrete der Drüsen darin ganz außerordentlich vom Nerveneinfluß abhängig sind (Speicheldrüsen). Dasselbe ist für die Schilddrüse, für die Leber, Milz, Niere und Nebenniere erwiesen.

Daß die überaus zahlreichen Nervenendigungen im Ovarium darauf keinen Einfluß haben sollten, wäre mehr als unwahrscheinlich und auch die gelungensten Transplantationen von Ovarien zeigen trotz oft jahrelang erhaltener Funktion doch sehr weitgehende regressive Veränderungen an Follikelapparat und interstitieller Drüse und verfallen schließlich alle trotz ausreichender Gefäßversorgung der Resorption.

Hierher gehört auch die sehr interessante Frage, ob und in welcher Weise die nach Uterusexstirpation im Körper der Frau zurückgelassenen Ovarien degenerieren (Molimina menstrualia, Ausfallserscheinungen dabei). Eine wesentliche Rolle des wegfallenden Nerveneinflusses dabei ist auf Grund der experimentellen Ergebnisse mehr als wahrscheinlich (eigene Versuche, näheres darüber vgl. S. 41).

Zu den neueren noch wenig bearbeiteten Problemen gehören die Wechselbeziehungen des hämatopoetischen Apparates (Milz, Knochenmark, Lymphdrüsen, Thymus, Leber usw.) zum Stoffwechsel und zu den innersekretorischen Drüsen im allgemeinen, zu den Keimdrüsen im besonderen. Auch hier tut kritische Sichtung und Aufzeigung der weiteren Forschungsmöglichkeiten dringend not. Von der Graviditätsveränderung sämtlicher Bestandteile des Blutes soll ausführlich die Rede sein; daß sie in ihren morphologischen und serologischen Eigentümlichkeiten ganz unter dem Einfluß der Plazentarstoffe steht, wurde schon erwähnt.

Unsicherer beginnen unsere Kenntnisse zu werden, wenn man nach dem Einfluß der verschiedenen ovariellen Zustände auf die Blutbeschaffenheit, namentlich auf das Blutbild fragt.

Eine Reihe von Autoren (Heimann, Adler u. a.) berichten über vermehrte Lymphozytose nach Ausfall der Ovarialtätigkeit oder Hypoplasie des Ovariums und wollen dieses Verhalten anscheinend auch differentialdiagnostisch verwerten. Demgegenüber sei darauf hingewiesen, daß es sich dabei aber nicht um ein spezifisches Symptom handeln kann, weil wir Lymphozytose und Neutropenie auch beim Basedow, beim Status thymicolymphaticus und den meisten anderen Blutdrüsenerkrankungen sehr häufig finden können (Borchardt, Falta).

In Wirklichkeit scheint aber die Sache so zu liegen, daß Ausfall oder Unterfunktion irgend einer Blutdrüse Lymphozytose zur Folge hat, ebenso wie die Exstirpation einer jeden Blutdrüse kompensatorische Hypertrophie bei den anderen innersekretorischen Drüsen auslöst. J. Bauer spricht mit Recht neuestens geradezu von einem degenerativen (weißen) Blutbild in den verschiedensten Zuständen auf konstitutionell degenerativem Terrain.

Eine Sonderstellung scheint dagegen bis zu einem gewissen Grade das vermehrte Auftreten eosinophiler Zellen bei Hyperfunktion des Ovariums (Osteomalazie, ovarielle Blutungen) insofern einzunehmen, als dies nach den Ergebnissen von Falta, Eppinger und Heß, sowie Neußers immer als ein Zeichen von erhöhtem Vagustonus zu gelten hat. Die Eosinophilie würde dann ebenso wie bei Hyperfunktion des Ovariums (Adler) auch bei Hyperfunktion der übrigen vagotonisierenden Blutdrüsen, also des Pankreas und der Epithelkörperchen eintreten müssen.

Bei Ausfall des Ovariums (Kastration, Klimakterium) und in der Gravidität scheint dagegen eine Verminderung der eosinophilen Zellen nicht selten vorzukommen, was mit einer erhöhten Erregbarkeit des Sympathikus einherginge (Adler).

So sehen wir ein inniges Ineinandergreifen von humoralen Prozessen (Stoffwechselvorgänge, Blutbildung und Immunitätsprozesse, innere Sekretion) und dem Nervensystem.

Über den Zusammenhang zwischen Blutdrüsen und vegetativem Nervensystem sind grundlegende Untersuchungen außerhalb unseres Spezialfaches besonders von H. H. Meyer, Eppinger, Falta, Rudinger und Heß, O. Loewi, A. Fröhlich u. a. gemacht worden.

In unserem Fache selbst konnten neuere Arbeiten der Schautaschen Klinik in Wien (Cristofoletti, Adler, Verfasser und Stolper) den Nachweis erbringen, daß tatsächlich auch dem Ovarium eine Stellung im System der innersekretorischen Drüsen zukommt, welche in bezug auf die Beeinflussung des vegetativen Nervensystems etwa der des Pankreas und der Epithelkörperchen gleichzusetzen wäre.

Vergleiche das nachfolgende bekannte für den Kohlehydratstoffwechsel geltende Schema von Falta, Eppinger, Rudinger und Heß (Schema I)

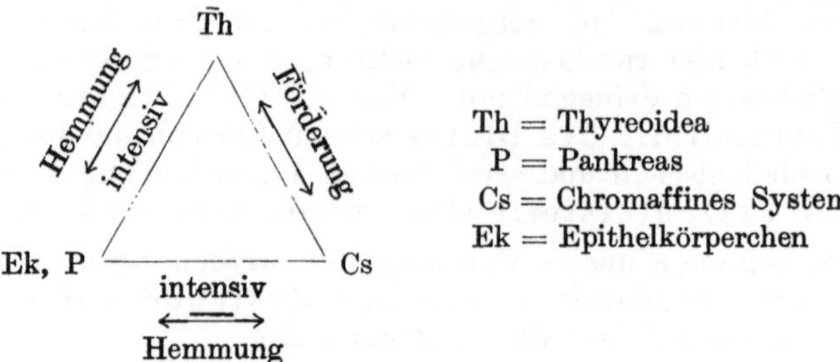

und das von mir seinerzeit durch Einführung von Ovarium und Hypophyse (Vorderlappen) erweiterte Schema II:

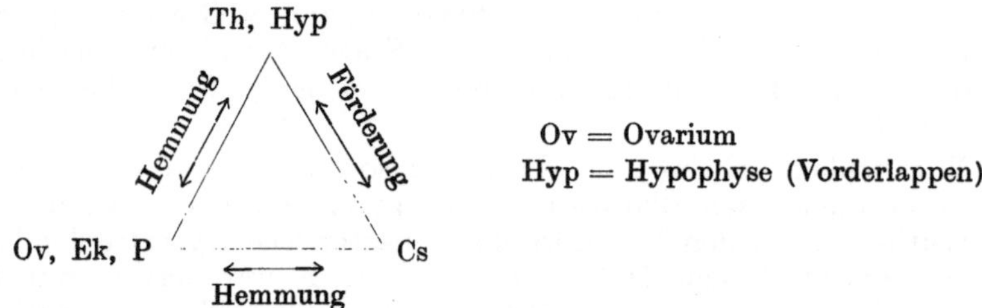

Die von Schickele, Keller und Seitz etwas angefochtenen bzw. nicht ganz bestätigten diesbezüglichen Ergebnisse der Wiener Autoren beruhen jedoch in der Hauptsache auf Richtigkeit, wovon ich mich bei Entstehung der betreffenden Arbeiten an Ort und Stelle immer wieder überzeugen konnte.

Schickele beschreibt übrigens selbst als ein nach Kastration oder im Klimakterium ziemlich regelmäßig auftretendes Symptom die Blutdruckerhöhung, manchmal auch Pulsbeschleunigung, Temperatursteigerung, Dinge, die wohl mit größter Wahrscheinlichkeit als Reizsymptome von seiten des Sympathikus aufgefaßt werden müssen. Ob auch die übrigen sog. vasomotorischen Phänomene der sog. Ausfallserscheinungen (Wallungen, Schweiße usw.) auf Sympathikusreizung zurückzuführen sind, ist bei der einigermaßen selbständigen Stellung, welche die Vasomotoren zwischen den autonomen und sympathischen Nervensystem einnehmen, nicht sicher, wenn es auch nicht unwahrscheinlich klingt.

Von Interesse für das Verständnis dieser Dinge ist es vielleicht, daß gerade am Boden des dritten Ventrikels neben sensiblen, autonomen und sympathischen Zentren auch ganz ausgesprochen vasomotorische Zentralorgane vorhanden sind (Zentren für Schweißsekretion usw.).

Hier liegt noch ein weites und wenig erforschtes Arbeitsgebiet für Klinik und Experiment vor uns. Die intensivere Beschäftigung damit wird vielleicht dazu führen, unsere noch ganz rudimentären Kenntnisse über den Einfluß der nervösen Zentralorgane, insbesondere des Hirnstammes mit seinen vegetativen Zentren zu erweitern und es ist gar nicht von der Hand zu weisen, daß man auf diesem Wege wieder auf den so oft behaupteten (Gall, Möbius, Anton, Luciani u. a.) und ebenso oft geleugneten (R. Wagner u. a.) Zusammenhang zwischen Kleinhirn und Keimdrüsen zurückkommt.

Namentlich von einer intensiveren Fühlungnahme mit den bis jetzt noch immer etwas zu sehr abseits unseres Faches stehenden Psychiatern und von ausgiebigerer Einsichtnahme in ihr für den forschenden Gynäkologen oft so überaus interessantes Material sind wertvolle Ergebnisse für die nächste Zeit zu erwarten.

Erst nach Berücksichtigung aller dieser fast die gesamte experimentelle und klinische Medizin umfassenden Tatsachenkomplexe kann man sich mit einiger Aussicht auf Erfolg an das Studium der jetzt zu einer eigenen Wissenschaft gewordenen „Konstitutionslehre“ (Kundrat, Virchow, Hansemann, Kolisko, Paltauf, Martius, Tandler, F. Kraus, F. Müller, Stiller, His, Pfaundler, Bartel, Hart, R. Schmidt, F. Chvostek, Falta, F. Mathes, J. Novak, Eppinger und Heß, J. Bauer) heranmachen.

Für uns Frauenärzte macht es schon die alltägliche Praxis zum Bedürfnis, genauesten Einblick in diese Verhältnisse zu haben. Wer nicht speziell darauf geachtet hat, wird sich von der ungeheuren Häufigkeit der Konstitutionsanomalien kaum einen richtigen Begriff machen können.

So konnte ich seinerzeit zu meiner Überraschung, ohne die Statistiken von Mathes näher zu kennen, am Krankenmaterial der Hallenser Frauenklinik feststellen, daß ungefähr jede dritte Frau, welche zum Frauenarzte kommt, an Enteroptose leidet, eine Zahl, welche hinter der von Mathes in seinem grundlegenden Werk über die asthenische Enteroptose aufgestellten sogar noch etwas zurückbleibt.

Fast ebenso häufig sind namentlich in gewissen Gegenden höhere oder geringere Grade von plattem Becken, die auf dem Boden einer allgemeinen konstitutionellen Minderwertigkeit besonders von Breus und Kolisko, Wiedow, Sellheim u. a. in neuerer Zeit auf gestörte Funktion einzelner Blutdrüsen zurückzuführen gesucht worden sind. Breus und Kolisko haben eine großzügige Grundlage für dieses Unternehmen geschaffen. Bis wir aber so weit sein werden, die verschiedenen Beckenformen nach dem Anteil, den jede einzelne Blutdrüse bzw. Konstitutionsanomalie an ihrer Gestaltung hat, zu klassifizieren, ist noch viel intensive Arbeit notwendig.

Ähnliches gilt für das Studium der verschiedenen Formen des Infantilismus und der Hypoplasie (vgl. die Einteilung von G. Anton).

Durch das oft sehr ausgesprochene Auftreten heterosexueller Merkmale wird die von manchen Autoren versuchte scharfe Abgrenzung des Eunuchoidismus (Peritz, Wolff, Josefsohn, Tandler und Groß, Falta, Biedl) vom Pseudohermaphroditismus oft fast zur Unmöglichkeit.

Namentlich beim Weibe sind so viel fließende Übergänge zwischen Infantilismus und Hypoplasie mit und ohne „heterosexuelle Geschlechtsmerkmale, mit und ohne „eunuchoide“ Skelettproportionen (d. h. Überwiegen der Unterlänge über die Oberlänge des Körpers), daß alle Versuche, ein Analogon zum eunuchoiden Typus des Mannes aufzustellen, daran zu scheitern scheinen. Es mag dies vielleicht mit der geringeren Differenzierung des weiblichen Körpers überhaupt zusammenhängen. Tatsächlich findet sich in der ganzen Literatur auch nirgends eine auch nur einigermaßen charakteristische Abbildung eines weiblichen Eunuchoids, wie sie beim Mann so häufig zu finden und leicht zu erkennen ist.

Soll man die schlanken, hochgewachsenen, hypoplastisch infantil aussehenden Individuen als weibliche Eunuchoide bezeichnen? Dafür würde sprechen, daß die spärlichen Beschreibungen von weiblichen Frühkastraten aus dem Orient in ähnlichem Sinne lauten.

Oder soll man die sog. Viragines, also Frauen mit robustem, mehr an den Mann erinnernden Skelett, tiefer Stimme und männlichem Behaarungstypus am Stamm und Extremitäten als weibliche Eunuchoide ansehen? Wären diese nicht besser als Pseudohermaphroditismus secundarius nach Halban aufzufassen?

Keinesfalls können letztere ohne weiteres als selbstverständlich zugleich mit dem infantilhypoplastischen Typus, (Status hypoplasticus nach Bartel) unter ein und denselben Begriff des Eunuchoidismus eingereiht werden, wiewohl beide Typen häufig, aber durchaus nicht immer Genitalhypoplasie in den verschiedensten Abstufungen, ferner Amenorrhöe und Sterilität aufweisen.

Die heterosexuellen, in unserem Falle also ausgesprochen virilen sekundären Geschlechtsmerkmale als asexuelle Speziescharaktere anzusehen, wie dies Tandler und Groß auf anderem Gebiet vorgeschlagen haben, ist hier nicht leicht möglich, weil gerade hinsichtlich des Behaarungstypus bei Viragines mehr minder ausgesprochene männliche Behaarung zu finden ist, wie schon in dem Volksausdruck Mannweib gelegen ist, ebenso wie beim männlichen Eunuchoiden häufig die weibliche Behaarungsform, insbesondere die spärliche Behaarung des Stammes vorhanden ist. Will man nicht den Tatsachen Gewalt antun, so muß man wohl eher von einem Umschlagen der Geschlechtscharaktere nach der Seite des anderen Geschlechtes sprechen, als von einer Annäherung an eine gemeinsame Speziesform. Von einer solchen Tendenz im Sinne von Tandler und Groß kann man vielleicht bei der Frühkastration mit einer gewissen Berechtigung sprechen, aber nicht bei den zahlreichen Spielarten des sog. Eunuchoidismus, weder bei dem des Mannes, noch bei dem des Weibes.

Mehr als dies bisher geschehen ist, verdient auch die Chlorose von den Gynäkologen studiert zu werden, wenn man bedenkt, daß weitaus der größte Teil der darüber vorhandenen Literatur von Pathologen und Internisten stammt. Nur so war es möglich, daß erst seit relativ kurzer Zeit v. Noorden seine bekannte Theorie der Chlorose aufstellen konnte, dahingehend, daß der chlorotische Symptomenkomplex in einer durch Anomalien der Ovarialtätigkeit ausgelösten Schwäche der blutbildenden Organe bestehe. Welcher Art diese Anomalien der Ovarialtätigkeit sind, ob es sich um Über- oder Unterfunktion, oder was das Wahrscheinlichste ist, um Dysfunktion handelt, darüber berichtet die großenteils internistische Literatur fast nichts. Die Gynäkologen hingegen sprechen von amenorrhoischen oder blutenden (Pubertätsblutungen) Hypoplasien mit dem zeitweiligen Vermerk der begleitenden Anämie (Adler, Schickele). Von einem ätiologischen Zusammenhang mit der Chlorose ist dort wieder fast niemals die Rede und es liegen deshalb auch seit den spärlichen Berichten aus Virchows und Kundrats Zeiten keine speziellen Untersuchungen über die morphologische Beschaffenheit chlorotischer Ovarien vor.

Die Symptome der Amenorrhoe, Dysmenorrhoe und Sterilität verpflichten uns ebenso wie die Uterusblutungen aus konstitutioneller Ursache, als moderne Frauenärzte auch genauen Einblick in die Erkrankungen der übrigen Blutdrüsen zu gewinnen.

Die Genitalsymptome bei Basedowscher Krankheit und bei den verschiedenen Formen des Hypothyreoidismus (Kropf, Myxödem, Kretinismus usw.) sind uns schon seit langem geläufig.

Hinsichtlich der Indikationen und Kontraindikationen der ovariellen Röntgentherapie beim Basedow sind wir aber genötigt, neuerlich dazu Stellung zu nehmen.

Die Beziehungen zwischen Tetanie, Chorea gravidarum, Osteomalazie (Rachitis) mit der Schwangerschaft und Menstruation sind gleichfalls noch Gegenstand der Bearbeitung.

Addisonsche Krankheit, Diabetes mellitus und insipidus, die verschiedenen Formen der Fettsucht und des Zwergwuchses, des Status thymicolymphaticus und hypoplasticus beeinflussen gleichfalls Entwicklung und Funktion der Genitalsphäre so tiefgreifend, daß ohne die Kenntnis dieser Zustände eine richtige klinische Beurteilung so manchen Falles von Amenorrhoe, Sterilität, Dysmenorrhoe usw. unmöglich wäre.

Das gleiche gilt für die Erkrankungen der Hypophyse und Zirbeldrüse (Akromegalie, Riesenwuchs, Zwergwuchs, Dysplasia adiposogenitalis, vorzeitige Geschlechtsentwicklung usw.), für welche ebenso wie bei den sog. polyglandulären Erkrankungen (multiple Blutdrüsensklerose, Sklerodermie, Adipositas dolorosa, Akroparästhesie usw.) mit größter Wahrscheinlichkeit auch die Mitbeteiligung des „Eingeweide- und Stoffwechselzentrums" im Zwischenhirn an der Erkrankung in Frage kommt.

Noch ungeschrieben ist auch ein größeres zusammenfassendes Werk über die praktische Bedeutung der Organotherapie in der Frauenheilkunde, etwa in der Art, wie es für die Gesamtmedizin in dem von Wagner, v. Jauregg und G. Bayer herausgegebenen Lehrbuch der Organotherapie angebahnt ist.

Die bis vor kurzem großenteils rein empirische ovarielle Substitutionstherapie ist auch heute noch nicht so weit zur Klärung gekommen, daß man sich vollkommen darüber einig wäre, ob die Extrakte des ganzen Ovariums oder die des gelben Körpers wirksamer sind. Es soll an Hand experimenteller und klinischer Beobachtungen gezeigt werden, daß bei unvoreingenommener Betrachtung doch die subkutanen Injektionen von Ovarialextrakten weitaus das wirksamste sind (Adler, Verfasser u. a.).

Noch wirksamer in bezug auf die Hervorrufung von Hyperämie und Hämorrhagie, also menstruationsfördernd müßten nach dem Ausfall der Tierexperimente Plazentarextrakte sein (eigene Versuche). Ihre Anwendung in der Praxis ist noch Sache der Zukunft.

Viel besprochen wurden die von Iscovesco 1909 begonnenen, von Fellner 1911 fortgeführten und von Herrmann bis zu einem gewissen Abschluß gebrachten Versuche, aus dem Ovarium und Corpus luteum die wirksamen Substanzen in Gestalt von mehr oder minder rein dargestellten Lipoiden zu isolieren.

Tatsächlich konnten die genannten Autoren ebenso wie W. Lindemann beim Tier auffallendes Wachstum der Brustdrüsen und Geschlechtsorgane damit erzielen.

Doch reicht die hyperämisierende Wirkung der Lipoidextrakte nicht im entferntesten an den der wässerigen Ovarial- und Plazentarextrakte heran, geschweige denn daß damit der Menstruation analoge intrauterine Hämorrhagien und Milchsekretion erzielt werden konnten, wie dies bei den wässerigen Extrakten der Fall ist. Es scheint sich also hier nur um eine, wenn auch beträchtliche Teilwirkung zu handeln. Die übrigen wirksamen Substanzen zu finden und zu isolieren, wäre gleichfalls Sache der zukünftigen Forschung.

Seitz, Wintz und Fingerhut nehmen übrigens neuestens an, daß im gelben Körper zweierlei Lipoide existieren sollen, von denen das eine die Blutung fördert, das andere sie hemmt. Gleichgültig für den Organismus scheint die Einverleibung auch noch so gereinigter artfremder Lipoide jedoch keineswegs zu sein (Temperatursturz, anaphylaxieartige Erscheinungen).

Größte Wirksamkeit mit Unschädlichkeit zu vereinigen ist die Aufgabe, die sich hier bietet. Vielleicht können entsprechend präparierte Extrakte aus der in großen Mengen ja leicht zu beschaffenden menschlichen Plazenta neben das praktisch bisher noch am besten verwertbare flüssige Ovarin (Poehl) treten (Basch, Verfasser).

Eine zweite Gruppe von praktisch wichtigen Blutdrüsenextrakten sind die als Styptika verwendeten Mittel, denen gleichzeitig eine starke wehenerregende Tätigkeit zukommt, ich meine das Pituitrin, das Adrenalin, das Mammin und vermutlich auch das Hormonal.

Zweifelsohne hat sich von allen diesen in der Frauenheilkunde das Pituitrin am besten als blutungstillendes und kontraktions- bzw. wehenerregendes Mittel bewährt, wovon schon die ungeheure Literatur über diesen Gegenstand (es dürften bisher gegen 5000 Publikationen darüber vorliegen) Kunde gibt. Doch auch hier gibt es noch genügend widerspruchsvolle Angaben, indem die einen damit Blutungen stillen, die anderen Amenorrhöe damit beseitigen konnten.

Die wirksamen Substanzen in allen diesen wehenerregenden Mitteln scheinen organische Basen (Amine) zu sein, deren graduelle Abstufung nach Wirksamkeit und Vorkommen in den verschiedenen Organen des Körpers sich sehr gut mit einer der modernen Blutgefäßdurchströmungsmethoden auswerten läßt, wie Lindemann und ich das am Kaninchenohrpräparat zeigen konnten.

Die wehenerregende Wirkung auf den gebärenden Uterus ging regelmäßig parallel den experimentell ausgewerteten Ergebnissen. Noch nicht erprobt, aber sehr viel versprechend ist in dieser Hinsicht das namentlich in großen Dosen überaus wirksame Hormonal, von dem man bis jetzt merkwürdigerweise nur die Wirkung auf die Darmperistaltik, nicht aber auf den Uterus studiert hat.

Die am längsten bekannten und am vielseitigsten verwendeten Schilddrüsenpräparate haben auch in der Frauenheilkunde, namentlich von französischer Seite mehrfach Anwendung gefunden. Den gerade hier oft sehr subjektiven Anschauungen und dem daraus meist folgenden therapeutischen Optimismus gegenüber ist die größte Skepsis am Platze, wenn wir auch in den Schilddrüsenpräparaten an sich ein allgemein sehr stark wirksames pharmakologisches Mittel in der Hand haben.

Eine ganze Anzahl von bisher weniger bekannten Organpräparaten verdient auch von den Frauenärzten erprobt zu werden, so z. B. das Lienin (Milzextrakt), mit welchem von verschiedenen Autoren bei Chlorose und Amenorrhöe gute Erfolge gesehen worden sind.

Ein den Frauenärzten noch ganz unbekanntes, aber anscheinend sehr wirksames Mittel besitzen wir in dem Cöliacin (Merck), dem Extrakte des Ganglion coeliacum, mit welchem schwerste, sonst durch kein anderes Heilverfahren beeinflußbare Fälle von Sklerodermie mit polyglandulären Symptomen, insbesondere auch von seiten des Ovariums geheilt worden sind (Kölle, Verfasser). Einen dieser Fälle kenne ich genau aus eigener Anschauung.

So gibt es sicher noch eine ganze Reihe von organotherapeutischen Mitteln, deren systematische Durchforschung im Experiment und Erprobung am Krankenbett greifbare Erfolge in der Frauenheilkunde verspricht. In welcher Richtung sich solche Versuche mit Aussicht unternehmen lassen dürften, soll ebenfalls in den betreffenden Kapiteln erörtert werden.

Ein gleichfalls noch sehr entwicklungsfähiges Gegenstück zu der eben besprochenen Organsubstitutionstherapie bildet die Röntgenbestrahlung der innersekretorischen Drüsen im allgemeinen, der Keimdrüsen im besonderen.

Durch die grundlegenden Versuche von M. Fraenkel, Halberstädter, Reifferscheid, Krönig, Bumm u. a.) ist man sich im großen und ganzen über den Wirkungsmechanismus der Röntgenstrahlen gegenüber den Uterusblutungen und Myomen im klaren. Man weiß, daß die Wirkung auf dem Wege über die Ovarien erfolgt, indem dort die funktionierenden Elemente geschädigt werden. Man weiß auch, daß der Follikelapparat in erster Linie der zerstörenden Wirkung unterliegt, glaubt aber dennoch vielfach auch das gerade den Röntgenstrahlen gegenüber sehr resistente Corpus luteum zur Erklärung der Erscheinungen heranziehen zu müssen.

Noch weniger fundierte Behauptungen werden über das Verhalten der interstitiellen Eierstocksdrüse nach Röntgenbestrahlung aufgestellt, indem selbst ein so guter Kenner dieser Gewebsart wie Wallart in einer jüngst mit Hüssy gemeinsam veröffentlichten Arbeit zu dem Ergebnis gelangt, daß die interstitielle Eierstocksdrüse nach Röntgenbestrahlung „hypertrophiere". Es läßt sich an Hand großer Übersichtspräparate leicht zeigen, daß die interstitielle Eierstocksdrüse beim erwachsenen Weibe außerhalb der Gravidität normalerweise überhaupt nur in höchst rudimentären, kaum nennenswerten Resten vorkommt. Erst wenn durch irgend eine Schädlichkeit (Entzündung, chronische Hyperämie oder Röntgenbestrahlung) die bei der erwachsenen Frau sonst äußerst reduzierte Follikelatresie wieder vermehrt wird, dann kann man auch von einer Zunahme der Thekaluteinzellen als Begleiterscheinung des Zugrundegehens von Follikeln sprechen, keineswegs aber von einer Hypertrophie der interstitiellen Eierstocksdrüse als einer nennenswerten selbständigen Erscheinung.

Alle Spekulationen, welche mit einer weitgehenden Einwirkung der Röntgenstrahlen auf die Tätigkeit der interstitiellen Eierstocksdrüse bei der erwachsenen Frau rechnen, müssen deshalb als verfehlt betrachtet werden.

Die auch für die männliche Keimdrüse so naheliegende und sich jetzt doch langsam durchsetzende Anschauung, daß die generativen Elemente, also hier der Follikelapparat, auch die hauptsächlichste innersekretorische Funktion besorgen, finden wir auch durch die Ergebnisse der Röntgentherapie bestätigt, wie noch des näheren ausgeführt werden soll. Man kann nicht einmal von einem vikariierenden Eintreten der interstitiellen Eierstocksdrüse für die nach Röntgenbestrahlung zugrunde gegangenen Follikel sprechen, wie das bei der männlichen Keimdrüse der Fall zu sein scheint, da ja die Thekaluteinzellen sich durchaus nicht so lange und in so regelmäßigen Verbänden angeordnet erhalten, wie die Leydigschen Zwischenzellen des Hodens, vielmehr sehr bald nach der völligen Resorption des zugehörigen atretischen Follikels verschwinden.

Relativ wenig erprobt ist noch die Röntgenbestrahlung bei den ovariellen Blutungen jugendlicher Personen (Pubertätsblutungen), vielleicht weil sich mancherlei Bedenken dagegen erheben ließen. Sicherlich sollen diese aber bei jenen Fällen wegfallen, in welchen man angesichts lebensbedrohender Metrorrhagien selbst bei jugendlichen Personen Uterus oder Ovarien exstirpieren mußte.

Auch die Röntgenbestrahlung der übrigen Blutdrüsen kann für den Gynäkologen direkt oder indirekt von Wichtigkeit werden. Hierher gehört das Für und Wider der Röntgenbestrahlung von Schilddrüse oder Ovarien bei basedowkranken Frauen mit Genitalbeschwerden.

Auf eine ganz neue mir sehr aussichtsreich erscheinende Form der Chlorosebehandlung möchte ich noch hinweisen und das ist die Röntgenbestrahlung der überaus häufig bei diesen Kranken vergrößerten und schmerzhaften Milz, nach Analogie mit den so günstigen Erfolgen bei anderen Anämien konstitutioneller Natur.

Als ein wieder zu neuem Leben erwecktes wertvolles therapeutisches Hilfsmittel muß auch der Aderlaß genannt werden, den Engelhorn neuestens wieder mit so gutem Erfolge bei Pubertätsbeschwerden (Dysmenorrhöe, Chlorose) und bei klimakterischen Störungen angewendet und empfohlen hat. Da wir uns ja zum großen Teil wieder zu der alten, jetzt modernisierten Humoralpathologie bekennen, dürfte auch der Aderlaß in seiner zweifellos noch lange nicht genügend erfaßten und ausgenützten vielseitigen Wirksamkeit viel mehr zu Ehren kommen als in den vergangenen Jahrzehnten.

Damit wären im großen und ganzen Umfang und Art der zahlreichen Probleme skizziert, welche als Tagesfragen in der jetzigen Entwicklungsrichtung der Geburtshilfe und Gynäkologie liegen und den Inhalt dieses Buches ausmachen sollen.

II. Die innersekretorischen Erkrankungen des Ovariums.

A. Neuere Probleme aus der Morphologie und Pathologie des Ovariums.

1. Die interstitielle Eierstocksdrüse.

So lange der tiefgreifende Einfluß des Ovariums auf die Ausgestaltung und Funktion der weiblichen Geschlechtsorgane sowie der sekundären Geschlechtscharaktere aus den Beobachtungen an Menschen und Tieren auch bekannt ist, so spricht man doch von einer inneren Sekretion des Ovariums erst seit kaum zwei Jahrzehnten. Alles was man früher an der Hand operativer und klinischer Erfahrung, namentlich aus den Folgen der Kastration abgeleitet hat, bezog sich auf das Ovarium im ganzen. Auch die ersten experimentellen Untersuchungen, welche die Abhängigkeit der Menstruation und des Wachstums von Uterus und Brustdrüsen vom Eierstock dartun sollten, bezogen sich noch auf das Ovarium in seiner Gesamtheit.

Erst nachdem so durch die Untersuchungen von Knauer, Halban, Cramer u. a. dargetan worden war, daß es sich tatsächlich nicht, wie man früher glaubte, um nervöse oder durch Vermittlung nervöser Organe bedingte (Pflüger, F. Kehrer), sondern um chemische Wechselbeziehungen handelte, begann man sich die Frage vorzulegen, welche Gewebsbestandteile im Ovarium die innersekretorische Funktion ausüben, ob nur einer von den drei wichtigsten oder ob alle drei in Betracht kommen und wie sich die verschiedenen Funktionen auf die betreffenden Anteile verteilen.

Die ursprünglichste Auffassung war wohl in Analogie mit der männlichen Keimdrüse die, daß dem generativen Anteil, also dem Follikelapparat auch die Ausgestaltung und Erhaltung der weiblichen Geschlechtsmerkmale zufalle, ähnlich wie die funktionstüchtige männliche Keimdrüse unwillkürlich auch mit den sonstigen Attributen der Männlichkeit in Zusammenhang gebracht wird. Es ist nicht ganz klar, warum man diese ursprüngliche und so naheliegende Annahme auf längere Zeit verlassen hat. In der letzten Zeit allerdings nähert man sich dieser Auffassung wieder (Bucura, Verfasser, bis zu einem gewissen Grade auch R. Meyer) auf dem Umwege über zwei andere Haupttheorien, die im folgenden näher besprochen werden sollen.

Die eine Richtung nimmt an, daß das Corpus luteum, die andere, daß die interstitielle Eierstocksdrüse den wesentlichen innersekretorischen Anteil des Ovariums bilde.

Es wird sich zeigen, daß weder die eine, noch die andere Theorie imstande ist, alle Erscheinungen in befriedigender Weise zu erklären, daß aber ganz besonders die Anschauungen über die interstitielle Eierstocksdrüse einer gründlichen Revision bedürfen. Man ist geneigt, ihr in gleicher Weise wie den Leydigschen Zwischenzellen im Hoden den weitaus wichtigsten Einfluß auf die biologischen Fernwirkungen des Ovariums zuzuschreiben, ohne daß die Mehrzahl der darüber Urteilenden sich über die morphologischen Grundlagen der interstitiellen Eierstocksdrüse einigermaßen klar wäre. So wurde von einem unserer hervorragendsten Biologen die Frage aufgeworfen, ob man die interstitielle Eierstocksdrüse nicht aus dem Ovarium herauspräparieren könne, wie etwa das Corpus luteum. Wieweit sich eine solche Fragestellung vom Tatsächlichen entfernt, beweist ein Blick auf Fig. 2, welche dartut, daß die interstitiellen Zellen ähnlich wie die Leydigschen Zwischenzellen im Hoden (Fig. 1) in zahllosen kleinen Nestern in dem Ovarialgewebe verstreut sind und daher von einem mechanischen Herauspräparieren keine Rede sein kann.

Aber auch Forscher, die sich speziell mit diesem Thema intensiv beschäftigt haben, wie z. B. L. Fraenkel und seine Schüler, ferner Wallart, Seitz u. a., divergieren in ihren Ansichten darüber, ob die interstitielle Eierstocksdrüse überhaupt konstant bei allen Tiergattungen und in jedem Lebensalter vorkomme oder nicht. Beim Menschen (Wallart, Seitz, Stöckel, Schottländer) wird noch vielfach angenommen, daß die interstitielle Eierstocksdrüse auch im erwachsenen Zustande außerhalb der Gravidität irgend eine nennenswerte Rolle spiele, z. B. bei der Menstruation, eine Ansicht, die sich mit dem Wesen und der Entstehung der interstitiellen Eierstocksdrüse nicht gut vereinigen läßt und auch an der Hand von Übersichtsbildern sehr leicht zu widerlegen ist. Ganz unhaltbar ist die weit verbreitete Anschauung, daß bei der therapeutischen Beeinflussung der Ovarien mit Röntgenstrahlen an der erwachsenen Frau die interstitiellen Zellen im Sinne einer Schädigung beeinflußt werden und daß so das Nachlassen der Blutungen, das Kleinerwerden der Myome u. dgl. erfolge.

Die Ursache über die so lang vorherrschende Unklarheit liegt zum großen Teil darin, daß die meisten Autoren immer nur einzelne Nester, wie sie um je einen Follikel gruppiert sind, herausgegriffen und dargestellt haben, anstatt zu zeigen, in welcher Dichte diese interstitiellen Zellen auf je einem Gesamtdurchschnitt des Ovariums vertreten sind. Eine vergleichende Darstellung solcher Durchschnitte, aus den verschiedenen Lebensaltern des Weibes entnommen (vgl. Fig. 12 bis 20), zeigt auf den ersten Blick, welch fundamentaler Unterschied im Vorkommen der interstitiellen menschlichen Eierstocksdrüse vor und nach der Pubertät besteht und daß sie mit Ausnahme der Gravidität eigentlich dann so gut wie belanglos wird. Es sind solche Übersichtsbilder in genügender Deutlichkeit auch nur zu erhalten, wenn man sich dazu der Fettfärbung, am besten mit Sudan am Gefrierschnitt bedient.

Wie auf anderen Gebieten, so hat uns auch hier die Heranziehung vergleichend-physiologischer und experimenteller Methoden schneller vorwärts gebracht, als die rein klinisch beschreibende, kasuistische Betrachtungsweise.

Die daraus resultierende Erkenntnis von der weitgehenden Gleichartigkeit im Grundbauplan der Ovarien sämtlicher Metazoen, insbesondere aber der Wirbeltiere hat überaus klärend und korrigierend auf so manche bisher gar nicht oder nur schwer verständliche Tatsachen gewirkt.

Die Zahl der in einem Ovarium entstehenden Eizellen ist bekanntlich eine außerordentlich große. Während nun Fische und Amphibien dementsprechend auch tatsächlich eine ganz enorme Zahl von Nachkommen produzieren, ist die Fortpflanzung bei den höheren Wirbeltieren eine sehr beschränkte und es kann deshalb nur ein verschwindend kleiner Teil der angelegten Eizellen zur Reife und Befruchtung gelangen. So wird die Zahl der Eier im menschlichen Ovarium des Neugeborenen auf 4 Millionen, nach v. Hansemanns Berechnung aber nur auf 40—60000 Eier geschätzt. Tatsächlich zur Reife gelangen beim Menschen ca. 600 Eier während des ganzen Lebens, von denen wieder nur ein sehr geringer Teil Aussicht auf Befruchtung hat. Über das Schicksal der nicht ausgestoßenen Eier ist Näheres eigentlich nur von den Säugern allgemein bekannt.

Die einschlägigen Verhältnisse bei den anderen Wirbeltieren harren noch einer ausführlicheren modernen Bearbeitung und können, so interessant sie wären, hier nicht näher erörtert werden. (Vgl. die Arbeiten von Swammerdam, Waldeyer, His, Brunn, Strahl, G. Ruge, Bühler, Ganfini u. a.)

Additional information of this book

(Die Blutdrüsenerkrankungen des Weibes; 978-3-642-51269-8; 978-3-642-51269-8_OSFO1) is provided:

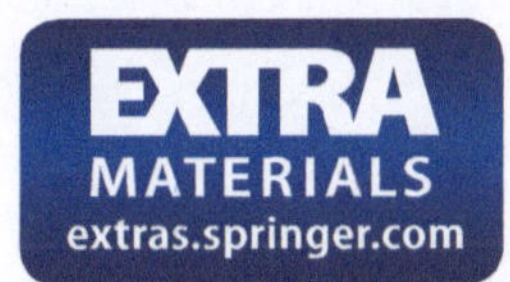

http://Extras.Springer.com

Im Säugetiereierstock also kennt man schon seit Jahrzehnten (Waldeyer, His u. a.) als physiologischen Vorgang die regressive Metamorphose der Follikel in allen Stadien der Reifung unter dem Namen der sog. Follikelatresie, der aber bis vor kurzem von rein morphologischem Interesse war.

Von physiologischen Gesichtspunkten aus wird dieser Vorgang erst seit dem Beginn dieses Jahrhunderts betrachtet, als die französischen Forscher Bouin und Ancel (1901) darauf aufmerksam gemacht hatten, daß man unter der Gesamtheit aller atretischen Follikel eines Ovariums die sog. interstitielle Eierstocksdrüse als Analogon der Leydigschen Zwischenzellen im Hoden anzusehen habe. Es gebührt den beiden genannten Autoren auch das Verdienst, nicht so sehr die einzelne Zelle als solche (Kornzelle, Wanderzelle, Plasmazelle, Markzelle u. dgl.), unter welchen Namen sie lange Zeit die Morphologen beschäftigte, ins Auge gefaßt zu haben, als vielmehr, wie eben erwähnt, die Gesamtheit aller dieser Zellen in ihrer Masse, Anordnung und Verbreitungsweise.

Limon, ein Schüler Bouins, hat auch schon sehr instruktive Übersichtsbilder von der interstitiellen Eierstocksdrüse der Nagetiere mit Osmiumfärbung geliefert, wie sie bei späteren Autoren kaum wieder in solcher Deutlichkeit anzutreffen sind, sehr zum Nachteil der weiteren Erkenntnis, namentlich für die Ovarien der Säuger.

Limon stellte fest, daß die genannten Gewebselemente in reich vaskularisierten Zellverbänden nach Art einer endokrinen Drüse angeordnet sind, ähnlich wie die Zellen der Nebenniere oder des Corpus luteum. Seine Untersuchungen beschränken sich auf die Gruppe der Nagetiere (Kaninchen, Ratte, Maus, Meerschweinchen), der Insektivoren (Maulwurf, Igel) und Chiropteren. Man findet bei diesen Tieren sowohl im jugendlichen als im erwachsenen Zustand eine reiche interstitielle Drüse in einer Ausbreitung, wie sie bei anderen Ordnungen sonst nicht vorkommt (vgl. Fig. 3, 4 und 5).

Die Entwicklung dieses für das Verständnis der menschlichen Eierstocksdrüse wichtigen und bei diesen Tieren weitaus die Hauptmasse des Ovariums einnehmenden Gebildes erfolgt in der Weise, daß in den ersten Wochen nach der Geburt schon sich Halbmonde und vollständige Zellringe von fettkörnchenhaltigen Zellen der Theca interna herumlegen, die von Monat zu Monat dichter und zahlreicher auftreten und schließlich durch Aneinanderlagerung miteinander verschmelzen (Fig. 3, 4 und 5). Seinen Höhepunkt erreicht die Entwicklung dieses „interstitiellen Gewebes“ bei den Nagetieren zur Zeit der Geschlechtsreife, es bleibt aber während der Dauer des ganzen Lebens erhalten. Es ist nicht zu viel gesagt, wenn man angibt, daß etwa $^1/_{10}$ der Masse des Ovariums vom Kaninchen oder Meerschweinchen aus interstitieller Eierstocksdrüse besteht und man muß sich eigentlich wundern, daß diese Bildungen erst so spät zur allgemeinen Kenntnis gelangt sind. In früherer Zeit begnügte man sich damit, diese Zellhaufen als „falsche, gelbe Körper“ (v. Kölliker, van der Stricht) oder auch Corpora lutea atretica zu bezeichnen, weil sie wegen ihrer fettigen Einlagerungen den Zellen des echten gelben Körpers (vgl. Fig. 4) zum Verwechseln ähnlich sind. Auch die chemische Verwandtschaft beider Zellarten ist, wie wir sehen werden, eine ziemlich nahe, und es gehen ja auch schließlich interstitielle Drüse und gelber Körper beide aus dem Follikel hervor, das eine Mal aus dem zur Reife gelangten, das andere Mal aus dem vorzeitig geschrumpften Follikel. Beide Gebilde enthalten, und das kann gegenüber den zahlreich geführten Streitigkeiten gar nicht genug hervorgehoben werden, sowohl Theka- als Granulosazellen, nur jedesmal in verschiedenem Anteil. Beim Corpus luteum überwiegen die Granulosazellen, bei der interstitiellen Eierstocksdrüse die Thekazellen.

Wenn bei dem Prozeß der Follikelatresie die Eizelle und die Membrana granulosa zugrunde gegangen ist, bleibt die aus Fettkörnchenzellen gebildete Theca interna der atresierenden Follikel bestehen und bildet durch Verschmelzung mit den gleichartigen Nachbargebilden das interstitielle Gewebe, welches nicht mehr regellos wie gewöhnliche Stromazellen durcheinander liegt, sondern in wohl charakterisierten Nestern und Strängen angeordnet ist. Ihre reichliche Versorgung mit Kapillaren und ihre regelmäßige Gruppierung um die Gefäße überhaupt weist auf ihre innersekretorische Natur hin, so daß Limon schon findet, daß die Bezeichnung „interstitielles Gewebe“ kaum mehr gerechtfertigt ist, sondern vielmehr den Namen „interstitielle Eierstocksdrüse“ vorschlägt.

Zu den gleichen Resultaten wie Limon und Bouin bezüglich der Struktur und der mutmaßlichen innersekretorischen Funktion der „interstitiellen Drüse“ gelangte F. Cohn gelegentlich seiner Untersuchungen über die Entwicklung des Corpus luteum aus dem Granulosaepithel der Follikel beim Kaninchen (1903).

Lebhafter beschäftigte dieses Thema die öffentliche Meinung, als L. Fränkel 1905 eine über zahlreiche Tierspezies ausgedehnte Untersuchungsreihe zum ersten Mal veröffentlichte. Nicht weniger als 45 verschiedene Gattungen aus der Klasse der Säugetiere, Huftiere, Karnivoren, Nagetiere, Insektivoren, Chiropteren und Affen wurden dazu benützt. Fränkel kam zu dem überraschenden Resultat, daß die interstitielle Eierstocksdrüse unmöglich eine größere allgemeine wichtige Funktion ausüben könne, und zwar aus folgenden Gründen:

1. Wegen der großen Inkonstanz dieses Gewebes. Vielen und gerade den hochstehenden Säugern, insbesondere den Menschen und den menschenähnlichen Affen, sollte es ganz fehlen; desgleichen soll es in einigen Familien der gleichen Ordnung vorkommen, in anderen wieder nicht; ja sogar in der einzelnen Gattung soll sein Vorkommen kein konstantes sein. (Beispielsweise kommt nach Fränkel beim Wolf eine interstitielle Eierstocksdrüse vor, beim Hund aber nicht oder doch nicht konstant.)

2. Wegen der außerordentlichen Verschiedenheit in Verbreitung und Aussehen. Es ist oft ein hochorganisiertes, fast den ganzen Eierstock einnehmendes Gewebe (Nagetiere), bald sehr wenig gegenüber dem gewöhnlichen Bindegewebe differenziert (Hund).

3. Wegen der Tatsache, daß die interstitielle Drüse aus zugrunde gehenden, nicht zu ihrer eigenen Funktion gelangenden Organen (den atretischen Follikeln) hervorgeht und noch dazu, wie oben erwähnt, inkonstant ist.

4. Das inkonstante Vorkommen und Aussehen der interstitiellen Eierstocksdrüse soll in Widerspruch stehen mit der sonst stets gleichen Funktion des Eierstocks bei allen Säugern, welche lebende Junge zur Welt bringen.

5. Wird von Fränkel noch auf den Vergleich mit dem Corpus luteum hingewiesen, welches im Gegensatz zu der so wechselvollen interstitiellen Drüse bei den aufgezählten Säugern stets in gleicher Weise wiederkehren und überall den gleichen Bau und die gleiche Konstanz haben soll.

L. Fraenkel hat somit das große Verdienst, das Problem der interstitiellen Eierstocksdrüse zum ersten Mal auf breiter, vergleichend anatomischer Basis untersucht zu haben. Aber er betont schon selbst, daß sein Material kein lückenloses ist. Es macht sich dies in der Tat darin bemerkbar, daß er, wie aus seinen Versuchsprotokollen hervorgeht, fast stets nur erwachsene Tiere untersucht hat und dieses Moment ist, wie wir sehen werden, vielfach von ausschlaggebender Bedeutung.

Ich kann nämlich auf Grund eigener Untersuchungen zeigen, daß bei einer Anzahl von Säugetiergattungen die interstitielle Eierstocksdrüse, vorwiegend in der Jugend bis zur beginnenden Geschlechtsreife sich findet, also eine „Pubertätsdrüse“ im engeren Sinne des Wortes ist und im erwachsenen Alter bedeutend zurückgeht.

So erklärt es sich unter anderem auch, daß Fränkel bei verschiedenen Individuen derselben Klasse oder Ordnung, ja sogar derselben Spezies, die interstitielle Drüse das eine Mal findet, das andere Mal aber nicht. Alter und Ernährungszustand sind, wie wir sehen werden, für Aussehen und Verbreitung dieses Gewebes so wesentlich, daß die Nichtberücksichtigung dieser Bedingungen zu Widersprüchen führen muß, wie sie Fränkel begegnet sind.

Damit bedarf auch der Schlußsatz Fränkels, daß das Vorkommen der interstitiellen Eierstocksdrüse ein ganz regelloses und inkonstantes sei, einer ausführlichen Revision.

Ich konnte diesbezüglich zeigen, daß sowohl ontogenetisch als auch phylogenetisch das Auftreten der interstitiellen Eierstocksdrüse ein durchaus gesetzmäßiges ist, und daß sie mit dem Corpus luteum in einem gewissen Reziprozitätsverhältnis steht.

Auch die Untersuchungen von Fränkels Schülerin Anna Schaeffer, 1911, bewegen sich noch in den gleichen Bahnen, indem die Auswahl des Materials auf die von Fränkel selbst gemachten Einwände noch keine Rücksicht nahm. Auch diese an Ovarien von 50 verschiedenen Tierspezies vorgenommenen Untersuchungen betrafen fast ausnahmslos erwachsene Tiere und führten zu folgenden Resultaten: Das Vorhandensein von interstitiellem Drüsengewebe soll im allgemeinen nicht an bestimmte Tierklassen gebunden sein. Vielmehr sollen schon innerhalb derselben große Differenzen sich finden und die Inkonstanz der interstitiellen Eierstocksdrüse sich sogar auf das einzelne Tier in verschiedenen Altersstadien erstrecken.

An Hand meines Untersuchungsmaterials kann ich aber nachweisen, daß auch diese „Inkonstanz“ bei ein und demselben Individuum eine gesetzmäßige ist, d. h. daß die interstitielle Drüse zu ganz bestimmten Zeiten des Lebens vorhanden ist und zu ganz bestimmten Zeiten eben fehlt.

Aber nicht nur das Vorkommen, sondern auch die Qualität der interstitiellen Drüse hat A. Schäffer stets sehr wechselnd gefunden. Die Ursache dafür scheint mir darin zu liegen, daß Fettfärbungen, besonders mit Sudan, gerade in den strittigen Fällen nicht gemacht worden sind und so sicher vielfach bei nicht elektiver Färbung die interstitielle Drüse für indifferentes Bindegewebe gehalten worden ist.

Danach kommen Widersprüche zustande, wie z. B. der, daß der Hund keine interstitielle Drüse besitzen soll, wohl aber die nahe verwandten Spezies Canis latrans und Canis lupus.

Auch Pferd, Schwein und Kuh sollen keine interstitielle Drüse besitzen, ebenso wie die Affen und der Mensch und zwar deshalb, „weil sie ein periodisch wiederkehrendes Corpus luteum haben" (Bouin und Aurel).

Eine zweite Gruppe von Säugern, welche nach der Ansicht von Bouin und Ancel kein periodisch wiederkehrendes Corpus luteum besitzen, sollen gewissermaßen zum Ersatz dafür eine stark ausgeprägte interstitielle Drüse haben.

Diese auf den ersten Blick recht bestechende Theorie der beiden französischen Forscher, welche von fast allen nachfolgenden Autoren widerspruchslos angenommen worden ist, hat doch bei näherem Zusehen ihre Schwierigkeiten.

So gehören in die zweite Gruppe vor allem die Nagetiere, bei welchen zwar tatsächlich die interstitielle Drüse besonders gut ausgebildet ist, dagegen ist aber die Annahme, daß bei der dreiwöchentlich und regelmäßig spontan auftretenden Brunst der Meerschweinchen das zugehörige Corpus luteum fehlt, sicher irrig. (Zahlreiche eigene Untersuchungen.) Es widerspricht dieser Umstand entschieden der Bouin-Ancelschen Theorie.

Sehr unwahrscheinlich mutet auch die Angabe an, daß die Katze zum Unterschied von anderen, nahe verwandten Spezies sich so verhalten soll wie die Nagetiere, indem auch die Katze kein periodisches Corpus luteum, dagegen eine, wenn auch nicht konstante, so doch öfters ausgeprägte interstitielle Drüse haben soll.

In Wirklichkeit liegt die Sache so, daß nicht nur die Katze, sondern auch alle übrigen Raubtiere in der Jugendzeit eine gut ausgebildete interstitielle Drüse haben und gelbe Körper zu der zweimal im Jahre stattfindenden Brunstzeit spontan auftreten. Man muß wohl auch diese gelben Körper trotz der großen Brunstintervalle als regelmäßige bzw. periodische auffassen und es entspricht ihnen auch der Brunstzyklus in der Uterusschleimhaut.

Der von verschiedenen französischen Autoren lange Zeit geführte Streit, ob Follikelsprung und die Bildung gelber Körper bei gewissen Tieren spontan, oder erst auf sexuelle Reizung (Begattung) hin auftritt, ist insofern belanglos geworden, als sich nachweisen läßt, daß bei allen in Betracht kommenden Tieren Follikelsprung und Bildung von gelben Körpern auch spontan auftreten können. Es ist also auch nach dieser Seite hin die Bouin-Ancelsche Theorie unhaltbar geworden.

Von vornherein ist sie schon dadurch unwahrscheinlich, daß sie extreme Verschiedenheiten im morphologischen und physiologischen Verhalten unter den verschiedenen Spezies nahe verwandter Gattungen annimmt. Es wird sich zeigen, daß die morphologischen Grundlagen dazu unvollständig und die einschlägigen physiologischen Tatsachen widerlegt sind.

Auch das Ergebnis der Untersuchungen Ganfinis, daß die Bedeutung der interstitiellen Zellen im Ovarium zunimmt, je höher man in der Tierreihe hinaufsteigt, hat nur bedingte Richtigkeit. Bei Fischen, Amphibien, Reptilien und Vögeln ist, wie sich deutlich zeigen läßt, die Rolle der interstitiellen Zellen eine sehr untergeordnete. Niemals kommt es zu breiten Aneinanderlagerungen durch Verschmelzung von atretischen Follikeln wie im Säugetiereierstock. Bei den Säugern hinwiederum nimmt, wie ich zeigen konnte, die Bedeutung der interstitiellen Drüse gerade entgegengesetzt der Annahme Ganfinis um so mehr ab, je höher man von den niedrigsten Säugern bis zu den Primaten hinauf steigt.

Ein zweiter italienischer Forscher, Cesa-Bianchi, gelangt bezüglich des Vorkommens der interstitiellen Drüse zu dem Resultat, daß sie im strengen Sinne des Wortes als wohlbegrenztes drüsiges Organ mit typischer Struktur sich nur bei einer relativ kleinen

Zahl den verschiedensten Ordnungen angehörender Säugetiere findet, und daß auch bei derselben Spezies ihr Vorhandensein nach dem Alter des Tieres schwankt.

In funktioneller Hinsicht macht Cesa-Bianchi die ganz unbewiesene Annahme, daß die interstitielle Drüse den Geschlechtstrieb und die sekundären Geschlechtscharaktere zu wahren habe. Auch soll bei Winterschlaftieren ein „Saisondimorphismus" insofern vorhanden sein, als die interstitielle Drüse im Winterschlaf nur spärlich ausgebildet ist, daß sie dagegen zur Zeit des Erwachens und während des Sommers zu großer Bedeutung gelangt. Es würden sich dann solche Ovarien ähnlich wie Maulwurfshoden verhalten, was übrigens auch der starken Abmagerung und dem großen Fettverbrauch der Tiere im Winterschlaf entspräche.

Jegliche funktionelle Bedeutung wird der interstitiellen Eierstocksdrüse von Aimé abgesprochen. Sie soll nach ihm auch bei den Säugern ganz inkonstant vorkommen und bei manchen Gattungen (Schwein, Schaf, Pferd) während des extrauterinen Lebens überhaupt fehlen.

Für eine solche funktionelle Wichtigkeit treten dagegen Regaud und Dubreuil ein. Ein Beweis dazu wird nicht erbracht.

Um Klarheit über diese widerspruchsvollen Angaben zu gewinnen, habe ich systematische Untersuchungen über die Ovarien der gesamten Wirbeltierreihe angestellt und konnte finden, daß es sich durchaus nicht um so rein zufällige und regellose Verhältnisse handelt, wie es nach den bisher vorliegenden Daten den Anschein erweckt, sondern daß ziemlich einfache Gesetzmäßigkeiten im Vorkommen der interstitiellen Eierstocksdrüse bestehen, die vielleicht auch einen Schluß auf die jeweilige funktionelle Bedeutung zulassen.

Bei Fischen, Amphibien, Reptilien und Vögeln kann man von einer interstitiellen Eierstocksdrüse im Sinne der französischen Autoren überhaupt nicht gut sprechen, da in den Ovarien dieser lebhaft ovulierenden Tiere alles auf rasche Reifung und Ausstoßung oder frühzeitige Atresie und rasche Resorption des Follikelinhaltes hinarbeitet. Die Thekazellen wuchern bei dieser Gelegenheit nicht annähernd so stark wie bei den Wirbeltieren, so daß es niemals zur Entstehung von flächenhaften Gebilden mit drüsenartiger Anordnung kommt wie bei den Säugern.

Am leichtesten zu demonstrieren ist die interstitielle Eierstocksdrüse bei den Nagetieren, z. B. beim Kaninchen oder Meerschweinchen (Fig. 3, 4 und 5).

Wenn man das Ovarium unseres gebräuchlichsten Versuchstiers, eines erwachsenen Kaninchens, schon mit freiem Auge am Durchschnitt betrachtet, so fällt einem die gelbe Färbung der Schnittfläche auf. Sie rührt von dem reichen Pigmentgehalt der Fettkörnchenzellen her, aus welchen sich die interstitielle Eierstocksdrüse zusammensetzt. Fertigt man von solchen Ovarien dünne Gefrierschnitte an und färbt sie mit Sudan und Hämatoxylin, so hebt sich mit auffallender Deutlichkeit als hellrote Masse die interstitielle Eierstocksdrüse vom blauen Untergrund ab (vgl. Fig. 3), ein Bild, welches die meisten Fachkollegen, auch Theoretiker, die es zu sehen bekamen, vollständig neu anmutete, trotzdem in den letzten 10 Jahren so häufig die Rede davon war, besonders gelegentlich der Dosierungsversuche mit Röntgenstrahlen. Tatsächlich sind derartige Übersichtspräparate seit Limons nach Osmiumpräparaten hergestellten Zeichnungen nirgends mehr abgebildet.

Gut neun Zehntel des Ovariums sind beim erwachsenen Tier von diesem Gewebe eingenommen, welches in radiär angeordneten Läppchen über die Rinde und das Mark des Ovariums verteilt liegen. Es besteht aus großen, polygonalen Zellen mit bläschenförmigem Kern und einem Protoplasma, welches ganz von lipoidförmigen Körnchen erfüllt ist. Die Details der einzelnen Zelle sind genügend oft beschrieben und abgebildet worden. Es sei hier nun nochmals auf die reiche Vaskularisation dieses Gewebes hingewiesen, welche so weit geht, daß fast jede Zelle an einer oder mehreren Seiten von Kapillaren umgeben ist.

Bei oberflächlicher Betrachtung dieses dem erwachsenen Tiere entnommenen Präparates mag einem wohl der Gedanke kommen, daß die Nester und Zellstränge, welche mit der Nebennierenrinde eine weitgehende Ähnlichkeit haben, durch Verschmelzung gelber Körper entstanden seien, oder gar von den embryonalen Marksträngen sich herleiten könnten.

Verfolgt man aber die Entstehung der interstitiellen Eierstocksdrüse der Nager schon von der Geburt an in allen Stadien bis zur Geschlechtsreife, so kann man deutlich in den ersten Monaten nach der Geburt Degenerationserscheinungen an Eizelle und Granulosa zahlreicher Graafscher Follikel und in verschiedenen Abstufungen Verdickung und Verfettung der Theca interna beobachten. Die Zellen der letzteren heben sich als rote Ringe oder Halbmonde rings um die blaugefärbte Granulosa ab (vgl. auch Fig. 10). Bei jüngeren Tieren sind diese Zellringe der Theca interna noch recht schmal und umgreifen häufig nur einen kleinen Teil der Peripherie des Follikels. Auch sieht man eine Anzahl von massiven atretischen Follikeln in Form von lebhaft rot gefärbten kreisförmigen oder ovalären Feldern, Gebilde, die man bis vor kurzem noch unzutreffenderweise als falsche gelbe Körper (Corpora lutea spuria sive atretica) bezeichnet hat. Bei älteren Stadien, etwa im sechsten oder siebenten Monat, sieht man immer häufiger, daß die hyperplastische Theca interna der einzelnen atresierenden Follikeln mit denen der Nachbarschaft verschmilzt, wodurch dann beim geschlechtsreifen Tier die charakteristischen Streifen- und bandförmigen Züge von Zellen zustande kommen. Die Reste des eigentlichen atresierenden Follikels sind schließlich nur mehr an scholligen Überbleibseln der Eizelle, oder der Glasmembran als solche zu erkennen.

Treten dann zur Zeit der Brunst oder Schwangerschaft die Corpora lutea (vera) auf, so erfüllen sie weitaus den größten Teil des Ovariums und drängen schon aus räumlichen Gründen das übrige interstitielle Gewebe stark in den Hintergrund. Auch nimmt die Färbbarkeit der Fettkörnchen zu dieser Zeit meist ab (vgl. Fig. 5).

Der große Reichtum an gelben Körpern entspricht der großen Anzahl lebender Jungen, welche die Nagetiere bei ihrer kurzen Tragzeit (etwa 2 Monate) zur Welt bringen. Und da die neue Konzeption immer bald im Anschluß an die erfolgte Geburt stattfindet, muß es auch stets eine lebhafte Neuproduktion von zahlreichen sprungreifen Graafschen Follikeln geben, was an der Oberfläche solcher Ovarien durch zahlreiche, stecknadelkopfgroße, wasserhelle, vorgebuchtete Bläschen zu erkennen ist. Hand in Hand mit der gesteigerten Reifung geht auch eine vermehrte Atresie der Follikel einher, welche die reiche Ausbildung des oben beschriebenen interstitiellen Gewebes im Gefolge hat.

Ganz ähnliche Verhältnisse finden sich bei Ratte, Maus und Meerschweinchen (vgl. Fig. 4 u. 5). Das Präparat von Fig. 5 ist auch deshalb bemerkenswert, weil es die oben erwähnte Hypothese von Bouin und Ancel zu widerlegen imstande ist, daß die Tiere mit gut ausgebildeter interstitieller Drüse kein spontan entstandenes Corpus luteum der Brunst (Corps jaune périodique) besitzen sollen. Das Präparat stammt von einem isoliert aufgezogenen, sicher ganz virginellen geschlechtsreifen Meerschweinchen und enthält trotzdem (also spontan entstandene) Corpora lutea der Brunst.

Es läßt sich auch hier nur wieder feststellen, daß die Dichtigkeit der interstitiellen Substanz und damit die Intensität der vorangegangenen Follikelatresie der großen Fruchtbarkeit dieser Tiere entspricht.

Insektivoren und Chiropteren zeigen analoge Verhältnisse.

Die Anwendung dieser neuen Betrachtungsweise erleichtert uns bedeutend Auswahl und Beurteilung des Materials in den nun folgenden Tierklassen, welchen bisher das regelmäßige Vorkommen einer richtigen interstitiellen Eierstocksdrüse fast durchwegs abgesprochen worden war.

Durch langjähriges experimentelles Arbeiten an Hunden habe ich ein Material von über 250 weiblichen Tieren dieser Art gewonnen und durch jedesmaliges Beobachten des Genitales unter den verschiedensten normalen und pathologischen Verhältnissen in allen möglichen Altersstufen eine ziemliche genaue Kenntnis des Hundeovariums erworben.

Es läßt sich zeigen, daß der Hund eine sehr gut ausgebildete interstitielle Eierstocksdrüse besitzt, welche namentlich in der Zeit vor der Geschlechtsreife an Reichhaltigkeit der Entwicklung sich dem Zustande nähert, wie wir ihn bei den Nagetieren vorfinden (vgl. Fig. 2). Allerdings sind die entsprechenden Zellstränge nicht in so breiten massiven Feldern beisammen, wie etwa beim Kaninchen, sondern sind in Form eines mehr feinmaschigen Netzwerks über Rinde und Mark des ganzen Ovariums verbreitet. Auch sind die einzelnen Zellen nicht so groß und bläschenförmig wie bei den Nagetieren und können daher ohne Fettfärbung nur schwer erkannt werden. Verwendet man aber die erfahrungsgemäß beste Präparationsmethode mit Sudanfärbung am Gefrierschnitt, so kann man ohne Schwierigkeiten erkennen, daß alle charakteristischen Eigenschaften der interstitiellen Eierstocksdrüse vorhanden sind. Zwischen den Ureiern und Follikeln sind die mit Sudan rotgefärbten Zellen teils im Stroma eingelagert, teils bilden sie in kreisförmigen Flächen die Endstadien atretischer Follikel oder umgeben halbmondförmig die Reste der Eizelle und die Membrana granulosa. Mehr langgezogene, spindelförmige Zellzüge sind durch Verschmelzung solcher Gebilde und durch Deformation infolge des Wachstumsdruckes der neugebildeten Follikel und des fibrillären Bindegewebes entstanden.

Fig. 2 zeigt besonders deutlich die große Ähnlichkeit des Gesamteindruckes mit Fig. 1, den Leydigschen Zwischenzellen des Hodens.

Der Prozeß der Follikelreifung nimmt beim Hunde zur Zeit der Geschlechtsreife (gegen Ende des ersten Lebensjahres) stetig zu und das interstitielle Gewebe wird immer dichter, so daß schließlich das ganze Ovarium von rotgefärbten Fettkörnchenzellen durchsetzt ist, welche die Anordnung in Nester und Stränge nur mehr sehr schwer erkennen lassen, sondern vielmehr ganz diffus wie die übrigen Stromazellen über Rinde und Mark des Ovariums verstreut sind (vgl. Fig. 6). In diesem Stadium bereitet sich ein völliger Umschwung im Lebensprozeß der interstitiellen Drüse vor.

Platzt nämlich einer oder mehrere von den sprungreifen Follikeln zur Zeit der ersten Brunst, so hat die interstitielle Drüse ihre Rolle ausgespielt. Aus den geplatzten Follikeln werden Corpora lutea; wenn die zugehörigen Eizellen befruchtet worden sind, Corpora lutea der Schwangerschaft, wenn sie nicht befruchtet worden sind, Corpora lutea der Brunst und damit schwindet die interstitielle Eierstocksdrüse derart, daß man sie wenigstens mit der sonst angewendeten Methodik nicht mehr auffinden kann.

Da diese Verhältnisse für den Vergleich mit dem menschlichen Ovarium wichtig sind, sei auf Fig. 7 hingewiesen, welche einen Durchschnitt durch das Ovarium eines einjährigen, virginellen, brünstigen Hundes zeigt. Es enthält ein Corpus luteum und im übrigen Ovarium ist von Fettkörnchenzellen kaum mehr etwas zu sehen. Es macht fast den Eindruck, als ob die gesamten Lipoidstoffe des Ovariums für den Aufbau des Corpus luteum verbraucht worden wären.

Ähnliches trifft für das Ovarium des graviden Hundes (vgl. Fig. 8) zu. Der Hund hatte 8 Junge, welchen auch tatsächlich fünf Corpora lutea in dem einen und drei Corpora lutea in dem anderen Ovarium entsprachen. Man sieht weitaus den größten Teil des Ovariums von den gelben Körpern ausgefüllt. Für das übrige Gewebe ist fast überhaupt kein Platz vorhanden und die schmalen Streifen des Stromagewebes, welche die Corpora lutea voneinander trennen, enthalten nichts von interstitieller Drüse.

Anscheinend steht dieser Befund einigermaßen im Gegensatz mit den von Seitz, Wallart, R. Meyer, Keller u. a. gemachten Angaben über die Zunahme der interstitiellen Eierstocksdrüse während der Schwangerschaft beim Menschen. Es scheint eben auch hier, daß beim Hunde, wie bei allen vielgebärenden Tieren in der Schwangerschaft die Follikelatresie unterdrückt und das ganze Material auf die Corpora lutea verwendet wird.

Vielleicht ist dann sogar die Hypertrophie der Theca interna während der Gravidität beim Menschen als ein atavistischer Vorgang zu betrachten, der bis zu einem gewissen Grade an das Vorhandensein der zahlreichen Corpora lutea bei den Tieren erinnert.

Auch außerhalb der Gravidität sowohl im geschlechtsreifen Alter als insbesondere bei älteren Tieren (Klimakterium) ist die interstitielle Drüse nur in so geringen Spuren erhalten, daß diejenigen Untersucher, welche meist nur erwachsene Tiere vor sich gehabt haben, die Existenz einer interstitiellen Drüse daselbst überhaupt in Abrede stellen.

Das gleiche trifft auch für die katzenartigen Raubtiere zu. Nach A. Schäffer soll nämlich weder die Wildkatze noch die Hauskatze eine interstitielle Drüse besitzen, dagegen wird eine solche von ihr bei Tiger und Leopard beschrieben. L. Fränkel selbst hingegen findet bei der Hauskatze ein ausgesprochenes epitheloides Gewebe, beim Löwen aber nicht.

Auch hier lassen sich die Widersprüche damit aufklären, daß beim jugendlichen Tier die interstitielle Eierstocksdrüse gut entwickelt ist, beim erwachsenen Tier aber großenteils durch das Corpus luteum verdrängt wird.

Tafel-Fig. 10, welche das Ovarium einer halbwüchsigen, etwa 5 monatlichen Katze abbildet, zeigt das Verhalten der interstitiellen Drüse in der Zeit vor der Geschlechtsreife. Es ist dies ein Stadium, in welchem noch deutlich die Entstehung des interstitiellen Gewebes aus den (rotgefärbten) Zellringen der Theca interna zu erkennen ist. Stellenweise, namentlich bei etwas älteren Tieren tritt dann Verschmelzung und mehr drüsenartige Anordnung dieser Gebilde ein.

Additional information of this book

(Die Blutdrüsenerkrankungen des Weibes; 978-3-642-51269-8; 978-3-642-51269-8_OSFO2) is provided:

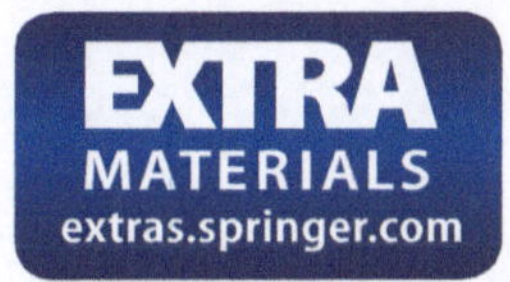

http://Extras.Springer.com

Auch hier bestätigt sich wieder das von mir aufgestellte Gesetz, daß die Katze als ein Tier, welches viele Junge auf einmal zur Welt bringt, eine Dichtigkeit in der Anordnung der atretischen Follikel bzw. des interstitiellen Gewebes aufweist, wie sie bei den weniger fruchtbaren größeren Säugern und beim Menschen unter normalen Verhältnissen niemals vorkommt.

Während der Brunst und Schwangerschaft wird das Bild des Ovariums so wie bei Hunden und Nagetieren durch die zahlreichen großen Corpora lutea beherrscht. Auch außerhalb dieser Zeit hat das erwachsene Tier keine oder verhältnismäßig wenig epitheloide Zellen im Ovarium, wodurch eben die Anschauung von der Inkonstanz der interstitiellen Drüse zustande gekommen ist.

Einen Übergang von den bisher besprochenen zu den höheren Säugern und zum Menschen bildet das Schwein insofern, als es noch bei jedem Geburtsakt zahlreiche Junge zur Welt bringt und außerdem sehr häufig wirft. Der Bau seines Ovariums ist gleichfalls ein von dem der übrigen hier besprochenen Tierspezies etwas abweichender, indem dasselbe schon sehr frühzeitig, und zwar bereits in den ersten Wochen des Lebens, zahlreiche, bis zur Erbsengröße zystisch erweiterte Follikel zeigt. Ob es sich hierbei um eine zystische Follikelatresie im Sinne von L. Seitz oder um eine überstürzte Follikelreifung handelt, ist noch nicht entschieden. Jedenfalls nimmt dieser Prozeß in den ersten Lebensmonaten schon so zu, daß das ganze Ovarium eine traubige Beschaffenheit annimmt und fast nur aus stecknadelkopf- bis erbsengroßen Zysten zu bestehen scheint, wie man es unter gewissen pathologischen Verhältnissen bei Kindern, seltener beim Weibe findet.

Am Durchschnitt findet man dann in den Bindegewebssepten zwischen den einzelnen Follikelhöhlen zahlreiche, in die Länge gezogene Zellringe und flächenförmige Anhäufungen von Fettkörnchenzellen, deren Herkunft von der Theca interna ohne Schwierigkeit festgestellt werden kann. Eine Verschmelzung dieser Gebilde untereinander findet kaum mehr statt; trotzdem ist die Gesamtmasse dieses als interstitielle Eierstocksdrüse anzusehenden Gewebes, besonders in Anbetracht des schmalen, dafür übrig bleibenden Raumes noch relativ groß.

Es entspricht dies wieder der mit der großen Fruchtbarkeit dieser Tiere verbundenen Steigerung der Follikelproduktion und Follikelatresie, allerdings nur während der Zeit vor der Geschlechtsreife.

Gegen Ende des ersten Lebensjahres schon treten Corpora lutea auf und damit ist auch bei diesen Tieren die Rolle der interstitiellen Drüse zu Ende. Beim erwachsenen Tier breitet sich zwischen den zahlreichen großen zystisch erweiterten Follikeln ein dichtes fibrilläres Bindegewebe aus, in welchem häufig mehrere Corpora lutea liegen. Von interstitiellem Gewebe ist fast nichts mehr zu sehen.

Die Wiederkäuer (Rind, Schaf, Ziege) und das Pferd zeigen an ihren Ovarien ein von dem früher beschriebenen wesentlich abweichendes Bild.

Solche Ovarien nehmen nur verschwindend wenig Fettfarbstoffe an und in der Tat findet man nur spärliche, äußerst fettarme atresierende Follikel, auch schon beim jungen Tier. Zur Ausbildung einer irgendwie nennenswerten interstitiellen Drüse kommt es während des extrauterinen Lebens nicht. Wenn manche Autoren, z. B. Aimé annehmen, daß eine solche während des intrauterinen Lebens vorkommt, so müßte erst der Beweis erbracht werden, daß es sich auch hier um Vorgänge handelt, welche mit der Follikelatresie zusammenhängen. Derartige Untersuchungen wären noch wünschenswert.

Zur Zeit der Geschlechtsreife, etwa im dritten Halbjahr, stellt sich das erste Corpus luteum ein. Die gelben Körper, namentlich bei der Kuh, sind bekanntlich auffallend groß (bis kirschgroß), fast ganz massiv und gewöhnlich nur in der Einzahl, höchstens Zweizahl vorhanden.

Das übrige Ovarium enthält außer ganz spärlichen Resten atretischer Follikel keine interstitiellen Zellen. Solche Ovarien sind denen des erwachsenen Weibes sehr ähnlich, da auch diese zum großen Teil aus fibrillärem Bindegewebsstroma mit verhältnismäßig wenig Follikeln bestehen und nahezu keine interstitiellen Zellen enthalten.

Wenn man berücksichtigt, daß die Kuh zu denjenigen Tieren gehört, welche in der Regel nur ein Junges zur Welt bringen, so ist die mangelhafte Ausbildung der interstitiellen Drüse erklärlich.

Schafe und Ziegen, welche ein bis drei Junge auf einmal zur Welt bringen können, haben daher auch in der zweiten Hälfte des ersten Lebensjahres etwas mehr von atresierenden

Follikeln herstammende Thekazellen aufzuweisen. Mit dem Auftreten des ersten Corpus luteum werden auch diese auf ein Minimum reduziert.

Beim Pferd trifft dasselbe zu wie für das Rind. Interessant ist nur die außerordentliche Größe der Corpora lutea, welche oft über Walnußgröße erreichen.

Ganz den Verhältnissen beim Menschen angenähert ist schon der Zustand, wie man ihn im Affenovarium vorfindet. Bei jugendlichen Tieren findet man in ausgesprochenster Weise alle die verschiedenen Elemente, aus deren Verschmelzung auch bei den niederen Säugern die interstitielle Drüse hervorgeht (vgl. Fig. 11). Ring- und kreisflächenartige Zellanhäufungen von obliterierenden und zystisch atresierenden Follikeln heben sich deutlich durch ihre starke Sudanfärbung von dem übrigen Bindegewebsstroma und von den Graafschen Follikeln ab. Zu einer Verschmelzung der einzelnen Elemente kommt es aber kaum. Zur Zeit der Geschlechtsreife verschwindet auch hier die interstitielle Drüse und macht dem Corpus luteum Platz.

Auch diesmal wieder die verhältnismäßig geringe und nur auf die Jugendzeit beschränkte interstitielle Drüse, wie sie den nur wenige Junge gebärenden Säugern entspricht.

Es läßt sich also durchgehends bei den Säugern ein Parallelismus zwischen der Fertilität bzw. der mit jedem Geburtsakt zur Welt gebrachten Anzahl der Jungen und der Intensität der Follikelproduktion bzw. der damit Hand in Hand gehenden Follikelatresie, der Vorstufe der interstitiellen Eierstocksdrüse nachweisen. Diejenigen Tiere also, welche zahlreiche Junge gleichzeitig gebären, haben demnach eine gut ausgebildete interstitielle Eierstocksdrüse während der ganzen Zeit vor der Geschlechtsreife, teilweise auch noch darüber hinaus (Nager, Insektivoren, Chiropteren und Raubtiere).

Im Gegensatz dazu stehen die Huftiere, die Affen und der Mensch. Wenn man von den oben beschriebenen eigenartigen Verhältnissen beim Schwein absieht, finden wir hier mit jedem Geburtsakt nur ein bis zwei lebende Junge zur Welt kommen und tatsächlich dementsprechend eine bei weitem schwächere Follikelproduktion. Infolgedessen ist auch die Follikelatresie derart herabgesetzt, daß man ein ausgesprochen drüsenförmig angeordnetes, über das ganze Ovarium gleichmäßig verteiltes interstitielles Gewebe überhaupt nicht mehr findet.

Die interstitielle Eierstocksdrüse befindet sich somit bei dieser zweiten Gruppe von Säugern in einem mehr rudimentären Zustande, wie er dem ersten Auftreten dieser Drüse kurz nach der Geburt bei Nagern und Raubtieren entspricht.

Ihr Äquivalent der interstitiellen Drüse besteht demnach hauptsächlich in der ersten Zeit vor der Geschlechtsreife in einer deutlichen Zunahme verfetteter atresierter Follikel, welche vereinzelt im Bindegewebsstroma als Ringe oder Kreisflächen liegen und fast nie zu parenchymatösen Gebilden konfluieren.

Mit dem Auftreten des ersten Corpus luteum zur Zeit der Pubertät wird auch dieses Rudiment einer interstitiellen Drüse bis auf spärliche Reste vom Corpus luteum der Menstruation verdrängt.

Je höher man daher in der Tierreihe hinaufsteigt, desto mehr dominiert nicht nur phylogenetisch, sondern auch ontogenetisch das Corpus luteum zu ungunsten der interstitiellen Eierstocksdrüse.

Über die Bedeutung der interstitiellen Eierstocksdrüse beim Menschen ist seit etwa 10 Jahren ebenfalls schon sehr viel geschrieben worden.

Additional information of this book

(Die Blutdrüsenerkrankungen des Weibes; 978-3-642-51269-8; 978-3-642-51269-8_OSFO3) is provided:

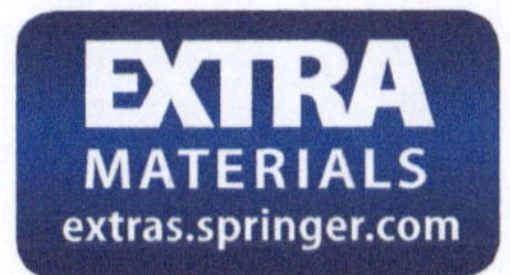

http://Extras.Springer.com

Viele Autoren haben ihr eine wesentliche Rolle für die Erhaltung der Integrität des Genitalapparates zugeschrieben (Marshall und Jolly, Cesa-Bianchi u. a.), andere wieder stellen die Vermutung auf, daß sie die zyklischen Vorgänge im weiblichen Genitale beeinflusse, wie z. B. Biedl und Steinach.

Trotzdem wird man mit der Behauptung nicht fehlgehen, daß weitaus die Mehrzahl nicht nur der Ärzte überhaupt, sondern auch der Gynäkologen, das in Rede stehende Gebilde nur vom Hörensagen kennt, denn sonst hätten solche Theorien nie zustande kommen können. Viel zur Verwirrung der Begriffe beigetragen hat nicht nur die mangelhafte Kenntnis der einschlägigen morphologischen Verhältnisse überhaupt, sondern auch die unberechtigte Übertragung der aus der tierischen Physiologie gewonnenen Schlüsse auf den Menschen. Nichtsdestoweniger habe ich die ausführliche Darstellung der Morphologie der tierischen interstitiellen Drüse für unerläßlich gehalten, weil nur so das richtige Verständnis für die komplizierteren Verhältnisse beim Menschen gewonnen werden kann.

Ebensowenig wie es also angeht, aus bloßen Analogien mit der männlichen Keimdrüse den Zwischenzellen zu weit gehende Funktionen zuzuschreiben, ist es nach der anderen Seite hin zutreffend, von vorneherein Vorkommen und Bedeutung der interstitiellen Drüse beim Menschen überhaupt in Abrede zu stellen.

Die Deutung der jetzt doch schon in größerer Zahl vorliegenden diesbezüglichen klinischen Befunde ist aber auch nur unter Zugrundelegung richtiger morphologischer Vorstellungen möglich.

Eine interstitielle Eierstocksdrüse in jener dichten, flächenhaften Anordnung, wie sie bei den Nagetieren vorkommt, wo sie ja bis zu neun Zehntel des Ovariums einnimmt, dürfen wir beim Menschen allerdings nicht erwarten. Aber ihr Äquivalent, bzw. die Elemente, aus denen sie sich dort entwickelt und zusammensetzt, nämlich die lipoidhaltigen Zellen der Theca interna atresierender Follikel, finden wir zu gewissen Zeiten des menschlichen Lebens in ganz ausgesprochener Weise wieder.

Bereits im fünften Embryonalmonat, deutlicher jedoch im siebten und achten Lunarmonat kann man an den menschlichen Ovarien Wachstumserscheinungen und sogar Rückbildungsvorgänge an den Follikeln mit den entsprechenden charakteristischen Veränderungen in der Theca interna feststellen (Wallart, Seitz, Runge u. a.). Es treten in letzterer zuerst vereinzelte und deshalb besonders scharf umgrenzte Fettkörnchenzellen auf, welche später ähnlich, wie wir es bei der Entwicklung des Nagerovariums gesehen haben, zuerst halbmondförmige, dann kreisförmige Ringe um die degenerierende Membrana granulosa der Follikel bilden.

Merkwürdigerweise sind schon sogar in so frühen Stadien individuelle Verschiedenheiten im Zeitpunkt und in der Intensität des Auftretens der interstitiellen Zellen zu beobachten. Eine Gesetzmäßigkeit habe ich an meinem bisherigen Material von über 50 Föten und Neugeborenen bisher noch nicht feststellen können. Ernährungszustand der Mutter und des Kindes, ferner die Todesursachen scheinen ausschlaggebende Faktoren zu sein.

Beim Neugeborenen finden wir noch ganz ähnliche Zustände wie bei den frühgeborenen Kindern, nur sind in der Regel die Reifeerscheinungen an den Follikeln schon viel weiter vorgeschritten.

Im Alter von 2 bis 5 Monaten nimmt nicht nur die Größe des kindlichen Ovariums im ganzen rasch zu (es erreicht um diese Zeit oft Haselnuß- bis Kirschgröße), sondern es entwickeln sich auch die Graafschen Follikel und damit die interstitielle Eierstocksdrüse in ganz ausgesprochenem Maße (vgl. Tafel-Fig. 12 und 13). Die Bilder, welche man von der interstitiellen Eierstocksdrüse dieses

Lebensalters erhält, stehen an Ausbildung derjenigen beim Affen kaum nach. Die Drüse setzt sich aus den verschiedensten Formen atretischer Follikel zusammen, eine Verschmelzung der letzteren untereinander findet allerdings nicht mehr statt.

Der Fettgehalt solcher Ovarien schwankt in sehr weiten Grenzen und ist noch mehr als bei totgeborenen Kindern vom Ernährungszustand bzw. den durchgemachten Erkrankungen und der Todesart abhängig. Ich konnte darin die Erfahrungen früherer Autoren (Wallart, Seitz, Runge u. a.) bestätigen und feststellen, daß auszehrende Krankheiten den Fettbestand bis aufs äußerste reduzieren können, so daß man mit Hilfe der Sudanfärbung eine interstitielle Drüse oft nicht mehr nachweisen kann. Hingegen sind Krankheitsprozesse, welche Hyperämie der Bauchhöhle hervorrufen, imstande, einerseits überstürzte Follikelreifung bis zur kleinzystischen Degeneration zu erzeugen, welche dem Ovarium schon mit freiem Auge ein geradezu siebartig durchlöchertes Aussehen gibt (vgl. Tafel-Fig. 13) und andererseits gesteigerte Follikelatresie hervorzurufen, welche sich in einer gleichfalls mit freiem Auge schon wahrnehmbaren Zunahme der Sudanfärbung kundgibt. Die beiden letzteren Prozesse können an ein und demselben Objekt vorkommen, aber auch einzeln in Erscheinung treten. Hauptsächlich bei Darmkatarrhen und bei Diphtherie wurde dieses Vorkommnis von früheren Autoren beschrieben; ich konnte es aber auch bei allen möglichen anderen Erkrankungen (Ekzem, Tuberkulose, Osteomyelitis usw.) beobachten. Wiewohl es gerade bei Kindern schwierig ist, nicht pathologisch veränderte Ovarien zu gewinnen, kann man den Befund, wie er in Tafel-Fig. 12 dargestellt ist, auf Grund von Beobachtungen an 26 Fällen dieses Lebensalters wohl als den durchschnittlichen und daher der Norm angenäherten hinstellen.

In der zweiten Hälfte des ersten Lebensjahres ändert sich außer der fortschreitenden Größenzunahme an der Struktur des Ovariums nur wenig.

Ovarien aus dem 3., 5., 7., 9. und 14. Lebensjahre zeigen, daß allmählich immer breitere Massen von indifferentem Stromagewebe sich zwischen die atresierenden Follikel einschieben und schon in diesem Lebensalter an den Zustand erinnern, wie wir ihn beim erwachsenen Weibe finden (vgl. Tafel-Fig. 14).

Die wiederholt von manchen Autoren ausgesprochene Ansicht, daß die interstitielle Eierstocksdrüse beim Menschen ihren Höhepunkt zur Zeit der Geschlechtsreife erlange, kann ich an der Hand meines Materials keineswegs bestätigen. Es zeigt sich vielmehr, daß die interstitielle Eierstocksdrüse ihre höchste Entwicklung in den allerersten Lebensjahren zeigt, vor der Pubertät schon merklich abnimmt und mit dem Eintreten der Menstruation, d.h. des ersten Corpus luteum, auf ein Minimum reduziert wird, wie wir dies auch bei den höheren Säugetieren (Huftiere, Carnivoren, Affen) gesehen haben.

Als Beweis dafür möchte ich die beifolgende Abbildung (Tafel-Fig. 15) vom Ovarium eines 16jährigen Mädchens anführen, dem ich noch eine Reihe ähnlicher an die Seite stellen könnte.

Die betreffende Patientin war etwa 3 Monate nach Eintritt ihrer ersten Menstruation wegen hochgradiger Hämatometra und Hämatokolpos an Scheidenatresie operiert worden und ging an einer Infektion rasch zugrunde. Im Ovarium dieses zweifellos im Beginn der Geschlechtsreife stehenden Mädchens ist außer den Resten zweier in Rückbildung begriffener Corpora lutea von atretischen Follikeln oder sonstigen Äquivalenten der interstitiellen Eierstocksdrüse nur recht wenig zu sehen. Während die Zahl der atretischen Follikel am Durchschnitt des kindlichen Ovariums oft 10 bis 20 beträgt (vgl. Tafel-Fig. 12 u. 13), sind auf dem makroskopisch viel größeren Ovarialdurchschnitt des 14jährigen

Additional information of this book

(Die Blutdrüsenerkrankungen des Weibes; 978-3-642-51269-8; 978-3-642-51269-8_OSFO4) is provided:

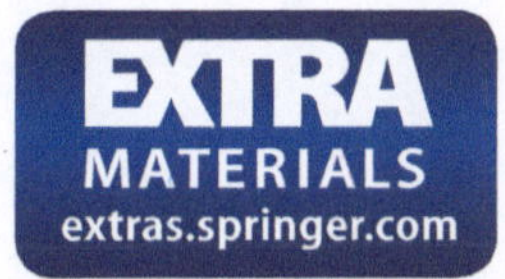

http://Extras.Springer.com

Mädchens schon auffallend weniger dicht stehende und viel dünnwandigere Thekazellringe zu sehen (vgl. Tafel-Fig. 14).

Auf dem gleich großen Ovarialdurchschnitt des 16jährigen Mädchens sind überhaupt kaum 5 bis 6 mit Sudan färbbare atretische Follikel zu finden (vgl. Tafel-Fig. 15) und das auch nur an der follikelreichsten Stelle.

Wallart und Seitz gaben an, daß das interstitielle Drüsengewebe progressiv bis zur Pubertät zunehme, und sogar über diesen Zeitpunkt hinaus bis ans Ende des zweiten Dezenniums. Nach obigen Ausführungen muß diese Angabe insoweit modifiziert werden, als eben schon vor der Pubertät die interstitielle Drüse stark reduziert wird und am Ende des zweiten Dezenniums normalerweise schon kaum mehr in Betracht kommt (vgl. Tafel-Fig. 16).

Es ist deshalb auch schwer zu verstehen, auf welche Weise zur Zeit der Menstruation eine Zunahme der interstitiellen Drüse zustande kommen soll, wie dies Seitz, Wallart und Schottländer annehmen. Man müßte sich dazu vorstellen, daß gerade in den wenigen Tagen des Menstruationseintrittes eine Menge von Follikeln atresieren, die in den nächsten Tagen darauf wieder spurlos verschwunden sind. Da aber nach angestellten Beobachtungen der Prozeß der Follikelatresie schon nach Analogie mit der Follikelreifung, dem Entstehen und Vergehen des Corpus luteum doch immerhin 2 bis 4 Wochen dauern und auch in der Zwischenzeit bemerkbar sein muß, ergibt sich daraus die Schwierigkeit dieser Annahme. Die tatsächliche Untersuchung an über 90 Ovarien der erwachsenen Frau mit Rücksicht auf den Menstruationstermin zeigte mir auch, daß weder zur Zeit der Menstruation eine Zunahme, noch in der Zwischenzeit eine Abnahme der beim erwachsenen Weibe ohnehin höchst spärlich und vereinzelt auftretenden atretischen Follikel zu bemerken ist.

An den Ovarien der erwachsenen Frau muß man oft viele Gesichtsfelder durchmustern, bevor man überhaupt nur einen einzigen atretischen Follikel als Äquivalent der interstitiellen Drüse findet.

Anders, und das hat vielleicht bei manchen früheren Autoren zu Täuschungen Anlaß gegeben, verhält sich das Ovarium in Fällen, wo die Genitalhyperämie nicht so vorübergehend ist, wie bei der Menstruation, sondern langandauernd und intensiv, wie z. B. in der Gravidität oder bei chronisch entzündeten (hyperämischen) Adnexen (vgl. Tafel-Fig. 17).

Ist schon im normalen Ovarium der erwachsenen Frau das Vorkommen atretischer Follikel ein äußerst spärliches, so sinkt die Ausbeute an interstitiellen Zellen im Klimakterium fast auf Null herab (vgl. Tafel-Fig. 18). Wohl wird Follikelatresie bis ins Senium hinein beschrieben, aber sie tritt so vereinzelt auf, daß Fettfärbungen klimakterischer Ovarien, von Corpus luteum-Resten abgesehen, gänzlich negativ ausfallen.

Aufmerksam gemacht auf das Vorkommen einer der tierischen interstitiellen Drüse ähnlichen Formation im menschlichen Eierstock wurde man zuerst durch die gesteigerte Follikelatresie und die damit verbundene Vermehrung der Theka-Luteinzellen während der normalen und pathologischen Schwangerschaft. So haben Stöckel (1901), Wallart und Seitz (1964) auf die Wucherungen der Theca interna bei der Blasenmole aufmerksam gemacht und Wallart hat in solchen Fällen bereits von einem Vorkommen der interstitiellen Eierstocksdrüse beim Menschen gesprochen. Wallart hatte ferner die Ovarien von fünf Wöchnerinnen untersucht und schließt aus seinen Befunden, daß in der Gravidität auch schon normalerweise eine Umwandlung der Theca interna vieler Follikel in ein epitheloides Gewebe stattfinde und daß zu dieser Zeit eine Massenproduktion von Luteingewebe überhaupt vor sich gehe.

Auch Seitz und Böshagen fanden an Ovarien von Frauen verschiedenen Lebensalters, daß fast nur bei Schwangeren die Wucherungen der Theca interna an den in Rückbildung begriffenen Follikeln so stark seien, daß selbst kleine Follikel einen dichten Kranz von Luteinzellen besitzen. Auch die in den Resten völlig zurückgebildeter Follikel oder gelber Körper (Corpora atretica, fibrosa und albicantia) übrig gebliebenen Luteinzellen sollen in der Schwangerschaft besonders hypertrophieren und dadurch deutlicher hervortreten. Am Ende des Rückbildungsprozesses erscheinen die erwähnten Luteinzellen dann einzeln oder in Haufen in das normale Stroma eingelagert.

L. Fränkel stellt sich auf den Standpunkt, daß man als interstitielle Eierstocksdrüse nur das großzellige, dicht angehäufte und drüsenartig angeordnete Parenchym auffassen könne, wie wir es bei den Nagern kennen gelernt haben und kommt daher zu dem Schluß, daß sich im menschlichen Ovarium bei verschiedenstem Lebensalter nirgends Anhäufungen von typisch gelagerten interstitiellen Zellen fänden.

Nur beim Fötus fand er zwischen den Eiballen und den Pflügerschen Schläuchen die interstitiellen Zellen recht groß und in einer gewissen Ordnung aufgestellt, doch nicht so gut und gleichmäßig mit Kapillaren versehen wie bei den Tieren. Beim Neugeborenen schon war das interstitielle Gewebe der Rinde durch äußerst zahlreiche Primordialfollikel verdrängt.

Die starke Auflockerung und Verbreiterung der Theca interna vieler halbreifer, reifer und atretischer Follikel im Ovarium der Graviden will Fränkel nicht dem großzelligen interstitiellen Parenchym der Tiere gleichsetzen, auch nicht die mächtig gewucherten Luteinzellen, in Form von Bändern und Ausstreuungen einzelner Zellen über große Teile des Ovariums bei Blasenmole und Chorioepitheliom.

Fränkel kommt demnach zu dem Schlusse, daß beim erwachsenen Weibe die interstitielle Drüse nicht einmal andeutungsweise vorhanden sei, da er die Analogie zwischen den Thekaluteinzellen des Menschen mit den entsprechenden Bildungen der Tiere nicht ohne weiteres anerkennen will. Er empfindet allerdings selbst das Unbefriedigende dieser Auffassung und kann die Kluft zwischen den Verhältnissen beim Menschen und den übrigen Säugern nicht überbrücken.

Hält man jedoch daran fest, daß die Follikelatresie ein physiologischer Vorgang ist und ihre Produkte mit der interstitiellen Drüse identisch sind, so muß man auch zugeben, daß letztere beim Menschen während der Schwangerschaft eine ganz besondere Ausbildung erlangen. Aus den Untersuchungen von Wallart und Seitz geht unzweifelhaft hervor, daß die Follikelatresie und die damit verbundene Thekaluteinzellenwucherung in der Schwangerschaft gegenüber dem nicht graviden Zustand ganz bedeutend vermehrt ist.

Es hängt damit die Frage zusammen, ob die Ovulation während der Schwangerschaft bestehen bleibt, ob neue Follikel gebildet werden und ob sie Fortschritte in ihrer Entwicklung allenfalls bis zur Reife durchmachen.

Den ersten Teil der Frage anlangend, läßt sich heute wohl mit ziemlicher Sicherheit behaupten, daß eine Ovulation während der Schwangerschaft in der Regel nicht stattfindet.

Dagegen spricht alles dafür, daß während der Schwangerschaft eine fortwährend neue Heranreifung von Follikeln stattfindet, welche, wenn sie eine gewisse Größe erreicht haben, der Atresie verfallen. Es atresieren zuerst die größeren Follikel, selbst dann, wenn sie schon die Befruchtungsfähigkeit erlangt haben, dann werden die mittleren und kleineren Follikel von der Degeneration ergriffen. Es geht dies so weit, daß man mit Stratz sagen kann: „Finden wir in einem Ovarium, von pathologischen Zuständen abgesehen, alle Follikel atretisch, so können wir annehmen, daß es sich um Schwangerschaft handelt."

Die Details der dabei sich abspielenden histogenetischen Vorgänge hat Seitz aufs eingehendste beschrieben. (Als wesentlich sei hier nur erwähnt, daß die Follikelflüssigkeit resorbiert wird und die Wände des Follikels hierauf zusammensinken. Die Thekazellen verfetten und vergrößern sich und hüllen schließlich die Glasmembran mit den Resten des Eies und der Granulosazellen ein.) Seitz konnte dann auch die Entstehung der Thekaelemente aus den

Stromazellen und ebenso auch wieder rückläufige Verwandlung jener in diese direkt beobachten.

Die Markstränge, welche namentlich von älteren Autoren wegen ihres ähnlichen Aussehens mit den interstitiellen Zellen öfters identifiziert wurden, kommen nur bei Föten und ganz jungen Kindern vor und können schon deshalb nichts mit dem interstitiellen Gewebe Erwachsener zu tun haben.

Seitz unterscheidet dabei zwei Formen der Atresie: die zystische Form und die obliterierende Form. Die Follikel sollen über Erbsengröße erreichen und dann der Atresie verfallen. Schon mit freiem Auge kann man an ihnen die gelbliche Farbe ihrer Wandung sehen.

Bei der zystischen Form, wie sie hauptsächlich bei den mittleren und größeren Follikeln auftritt, unterbleibt die Resorption der Follikelflüssigkeit, Ei- und Granulosaepithel gehen zugrunde und dann tritt erst die Wucherung der Theca interna hervor. Bei der obliterierenden Form erfolgt zuerst die Resorption des Liquor folliculi, die Wände der Höhle kollabieren und bilden dabei die verschiedenartigsten Figuren von der Sternform bis zur plattgedrückten Sichelform.

Nach meiner Erfahrung (vgl. Tafel-Fig. 19) scheint die zystische Form in der Gravidität zu überwiegen, während die obliterierende Form öfter an jugendlichen Ovarien zu sehen ist (vgl. Tafel-Fig. 12).

Die Wucherung der Thekaluteinzellen im Ovarium der schwangeren Frau fand Seitz bereits im zweiten Graviditätsmonat und beobachtete ihre Zunahme bis kurz vor der Geburt. Im Wochenbett geht die Rückbildung der Theca interna vor sich, und zwar meist in Form der hyalinen Degeneration. Ein gewisser Teil der Thekazellen soll sich dabei zu gewöhnlichen Stromazellen zurückbilden.

Seitz hält es schließlich für wahrscheinlich, daß die hauptsächlich nur während der Schwangerschaft angetroffenen Luteinzellenwucherungen kein spezifisches Sekret produzieren, sondern nur eine unter dem Einfluß der Schwangerschaftshyperämie entstehende Hypertrophie und Hyperplasie der Fettkörnchenzellen darstellen, eine Meinung, der sich auch F. Cohn, A. Schaeffer, R. Meyer und R. Keller anschließen.

Wallart, der in noch viel ausgedehnterem Maße das Vorkommen einer interstitiellen Drüse beim Menschen anerkennt, sieht ebenfalls die Gravidität als dasjenige Stadium an, in welchem die interstitielle Drüse überhaupt zur höchsten Entwicklung gelangt. Er beschreibt das in physiologischer Beziehung interessante Vorkommen von gelben Pigmentkörnern im Protoplasma der Luteinzellen, welche mikrochemisch Eisenreaktion geben. Es wird auch darauf hingewiesen, daß das Luteinpigment wahrscheinlicherweise vom Blutfarbstoff abstammt und auch in der Milch gefunden wird.

Daran anknüpfend haben in jüngster Zeit Neumann und Herrmann die reichlichen mit der Milch ausgeschwemmten Lipoide überhaupt von den Ovarien allein herleiten wollen, eine Annahme, die sicher zu weit geht, da ja die gesamten inneren Organe während der Gravidität im Zeichen einer erhöhten Lipoidproduktion stehen.

Wallart mißt also der interstitiellen Eierstocksdrüse beim Menschen eine weit höhere funktionelle Bedeutung zu als die übrigen Autoren, schon deshalb, weil er auch ihre Ausbildung bei jugendlichen Individuen genau verfolgt hat. Ihm schließt sich diesbezüglich Benthin an.

E. Wolz meint, daß das während der Gravidität so reich entwickelte Theca interna-Gewebe nicht auf die alleinige Wirkung der Hyperämie (plazentare Reizwirkung?) allein zurückgeführt werden könne. Da außerdem seine Bedeutung für die Granulosa und das Ei bei der Follikelatresie nicht mehr in Betracht kommen kann, könne es sich unmöglich um etwas anderes handeln, als um eine innersekretorische Drüse, die allerdings nicht konstant, wie bei den Tieren vorhanden, sondern vielen zeitlichen und individuellen Schwankungen unterworfen sein soll.

Eigene Untersuchungen an 41 Fällen von Graviditätsovarien aller Stadien führten zu dem Ergebnis, daß fast jedesmal das eine von den beiden Ovarien in der Schwangerschaft vom Corpus luteum zum größten Teil ausgefüllt wird. Der Rest zeigt etwas mehr Fettkörncheneinlagerung als gewöhnlich in das Ovarialstroma und meist nur eine sehr kleine Anzahl von mit Sudan färbbaren atretischen Follikeln, ähnlich wie ja bei gewissen Säugetierordnungen während der Gravidität das interstitielle Gewebe in beiden Ovarien von den Corpora lutea fast ganz verdrängt wird.

Das zweite vom Corpus luteum freie Ovarium eignet sich zum Studium der Frage viel besser.

An einer ganzen Anzahl von solchen Ovarien aus der ersten Hälfte der Schwangerschaft (meist Tubargraviditäten und septische Abortus betreffend) läßt sich zeigen, daß die Zunahme der interstitiellen Eierstocksdrüse in den ersten 5 Monaten eine verhältnismäßig geringe ist.

Erst Ovarien am Ende der Gravidität (Tafel-Fig. 19, Sectio caesarea mit Sterilisation) zeigen eine wirklich nennenswerte Zunahme der Thekaluteinzellen.

Es fällt dieses an manchen, aber durchaus nicht an allen Ovarien so auffallende Wachstum der Thekaluteinzellen in eine Zeit, wo auch die anderen innersekretorischen Drüsen des Körpers die stärkste Lipoidanreicherung zeigen (Hypophyse, Nebenniere usw.). Aber auch das Corpus luteum graviditatis erreicht um diese Zeit den Höhepunkt seiner Größe und seines Fettgehaltes.

Vorüber ist dagegen mit dem Verschwinden des Trophoblastes die lipoidspeichernde Rolle der Plazenta, welche vielmehr auf die erste Hälfte der Schwangerschaft beschränkt ist und anscheinend die Schwangerschaftsveränderungen des Ovariums wie auch der übrigen Blutdrüsen in erster Linie auslöst. Man wird also sagen können, daß die Thekaluteinzellenwucherungen während der normalen Gravidität und unter gewissen pathologischen Verhältnissen (Blasenmole, Chorioepitheliom) wahrscheinlich auf fötale bzw. plazentare Reizstoffe zurückzuführen sind (Stoeckel, Seitz, J. Veit, Verfasser u. a.).

Nicht ganz von der Hand zu weisen ist auch die Deutung, daß das gehäufte Auftreten der großen, namentlich zystisch atresierenden Follikel als eine Art atavistischer Bildung aufzufassen wäre, welche an die zahlreichen Corpora lutea graviditatis der vielgebärenden Säugetiere entfernt erinnert.

Mit Rücksicht auf das ähnliche Verhalten bei anderen hyperämischen Zuständen am Genitale ist es also nicht unbedingt nötig, der Zunahme der interstitiellen Drüse bei der Gravidität eine wesentliche funktionelle Bedeutung beizumessen.

Alles in allem finden wir auch am Menschen das von mir aufgestellte onto- und phylogenetische Gesetz bestätigt, daß nämlich die interstitielle Eierstocksdrüse bei Säugern, die viele Junge gleichzeitig gebären, gut, bei solchen, die nur wenig gebären, rudimentär entwickelt ist. Sie ist bei der letzteren Kategorie nur in der Jugendzeit wohl ausgebildet und steht auch hier an Entfaltung hinter der bei niederen Säugern weit zurück.

Dieses phylogenetische Prinzip tritt mit Beginn der Pubertät auch ontogenetisch in Erscheinung, indem nunmehr die interstitielle Eierstocksdrüse von dem Corpus luteum der Menstruation bis auf minimale Reste verdrängt wird.

Additional information of this book

(*Die Blutdrüsenerkrankungen des Weibes; 978-3-642-51269-8; 978-3-642-51269-8_OSFO5*) is provided:

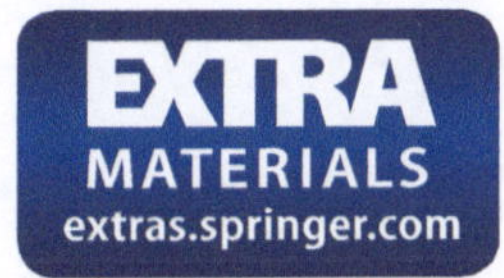

http://Extras.Springer.com

Die meisten bisher über die interstitielle Eierstocksdrüse bekannten positiven Daten sind vorwiegend morphologischer Natur.

Die Angaben über die physiologische Rolle dieses Gewebes sind noch viel unsicherer und spärlicher. Eine Reihe von Autoren hat von vorneherein ohne genügend strenge Kritik aus bloßer Analogie mit den männlichen Zwischenzellen angenommen, daß die interstitielle Eierstocksdrüse die sekundären Geschlechtscharaktere hervorrufen soll.

So hat Steinach in seinen bekannten Untersuchungen auf früh kastrierte Männchen von Meerschweinchen und Ratten Ovarien überpflanzt und dadurch eine in der Tat „somatische und psychische Femination" erreicht. In den transplantierten Ovarien zeigte sich aber bei mikroskopischer Untersuchung, daß der Follikelapparat noch sehr gut erhalten war. Trotzdem schreibt Steinach die „Umstimmung des Geschlechtscharakters" den Zwischenzellen, die er als „Pubertätsdrüse" bezeichnet, zu. Es ist klar, daß dieser Schluß nicht bindend sein kann, und außerdem spricht alles Sonstige dafür, daß gerade die Follikel die wesentliche Wirkung ausüben.

Aus den Transplantationsversuchen vieler Autoren (Knauer, Halban, Bucura, Foges, Adler, Mandl, Harms u. a.) und auch aus den zahlreichen Befunden, die ich aus meinen eigenen Experimenten erhoben habe, geht unzweifelhaft hervor, daß am transplantierten Ovarium die Follikel sich monatelang mehr oder minder gut erhalten können, häufig aber zur zystischen Entartung neigen, anscheinend deshalb, weil das Stroma offenbar infolge der gestörten Zirkulationsverhältnisse mehr derbfibrillären Charakter annimmt, und so vielleicht das Platzen der Follikel hindert. Auch die Entstehung von gelben Körpern in solchen transplantierten Ovarien deutet auf eine gewisse Lebensfähigkeit des Follikelapparates hin.

Ungleich schlechter steht es um das Erhaltenbleiben der Zwischenzellen, die anscheinend ganz von dem fibrillären Stroma erdrückt werden.

Nebst der Zirkulationsstörung scheint an dem Zugrundegehen der Zwischenzellen am transplantierten Ovarium auch noch ein anderes Moment beteiligt zu sein und das ist der Ausfall der Nerven des Ovariums.

Bürger und Mandl haben seinerzeit in umfangreichen klinischen Untersuchungen festgestellt, daß nach Uterusexstirpation trotz Zurücklassung beider Ovarien sich häufig dennoch Ausfallserscheinungen einstellen, und die anatomische Untersuchung solcher Ovarien ergab denn auch wirklich eine Art von bindegewebiger Degeneration, ähnlich wie sie bei Transplantation beobachtet wird.

Eine Erklärung dafür können vielleicht bis zu einem gewissen Grade die Versuche bieten, in welchen ich die zum Ovarium führenden Nerven durchschnitten, die Gefäßversorgung aber belassen habe: 2 bis 3 Monate nach solchen Eingriffen (am Tier) kann man beobachten, daß bei Erhaltung der Eifollikel die interstitielle Drüse isoliert geschädigt wird. Es bildet dieser Versuch ein Analogon zu den Experimenten von Bouin, Ancel und Villemin am Hoden des Hundes, wobei gleichfalls Durchschneidung der im Samenstrang verlaufenden Nerven Zugrundegehen der interstitiellen Zellen bei Erhaltenbleiben der generativen Anteile zur Folge hatte. In erster Linie scheinen diejenigen Nerven von Belang zu sein, welche vom Uterus her an das Ovarium heranziehen. So kann man sich also vielleicht auch die Veränderungen erklären, welche in den nach der Uterusexstirpation zurückgelassenen Ovarien entstehen.

Aus allen diesen Gründen erscheinen auch die Versuche von Marshall und Jolly, ebenso wie die von Louise Mc Ilroy als durchaus unzutreffend. Aus ihren bei Transplantationsversuchen erhobenen histologischen Befunden soll im Gegensatz zu fast allen früheren Autoren hervorgehen, daß bei gelungener Einheilung des transplantierten Ovariums die Follikel vollkommen verschwinden, auch neue Corpora lutea nicht gebildet werden und der Uterus trotzdem nicht atrophiert, wenn nur die interstitielle Eierstocksdrüse in ihrer normalen Struktur erhalten bleibt.

Es ist in diesen Versuchen nicht nur das Zugrundegehen des Follikelapparates bei Erhaltenbleiben der interstitiellen Substanz im Widerspruch mit den Erfahrungen der anderen Autoren, sondern auch die Tatsache, daß gerade der Follikelapparat von allen übrigen Untersuchern (besonders Bucura) als ausschlaggebend für die Erhaltung der Integrität des Uterus befunden wurde. Ja man muß sagen, daß die interstitielle Drüse, die ja aus Follikelhüllen hervorgeht, sich ohne Follikel auf die Dauer gar nicht halten kann, woraus wieder die Haltlosigkeit aller darauf aufgebauten Schlüsse hervorgeht.

Ein weiteres Argument, welches für die innersekretorische Bedeutung der interstitiellen Drüse herangezogen wird, ist die Angabe, daß sie in der Pubertätsphase besonders stark ausgebildet sein soll.

Die Untersuchungen am Menschen (Verfasser) haben jedoch gezeigt, daß sie sich schon lange vor der Pubertät zurückbildet und mit dem Auftreten des ersten Corpus luteum überhaupt ganz minimal wird.

Corpus luteum und interstitielle Drüse müssen überhaupt als gleichsinnig und vikariierend wirkende Gewebsanteile gedacht werden (Seitz, Fraenkel, Biedl). Schon die morphologische Ähnlichkeit ist oft eine ungemein weitgehende, da beide nur in verschiedenen oft wechselnden Anteilen Granulosazellen epithelialer und Thekaluteinzellen von bindegewebiger Herkunft enthalten und es ist dies ja auch in den älteren Bezeichnungen, die man für atretische Follikel gebraucht hat (Corpus luteum spurium oder atreticum) mehr oder minder unbewußt zum Ausdruck gekommen.

Bei niederen Wirbeltieren (Fische, Amphibien, Reptilien und Vögel) gehen die beiden Gebilde derart ineinander über, daß man von einem durchgreifenden Unterschied oft überhaupt nicht mehr sprechen kann.

Aber nicht nur die morphologische Beschaffenheit der ganzen Gebilde mit ihrer radiären Zellanordnung und Blutgefäßversorgung ist eine ähnliche, sondern auch die einzelnen Zellen beider Gebilde haben in histochemischer Hinsicht viele Ähnlichkeiten, indem sie beide Lipoidkörnchen und Pigment in Form des Luteins enthalten (Seitz, Wallart). Trotz der bindegewebigen Herkunft der Zwischenzellen kann ihnen daher analog mit den Zwischenzellen des Hodens der sekretorische Charakter nicht mehr ohne weiteres abgesprochen werden. Ähnlich wie bei den Gliazellen im Hinterlappen der Hypophyse handelt es sich hier nicht mehr nur um reine Stützsubstanz, sondern um Elemente, welche durch den eigenartigen gemeinsamen Mutterboden den eigentlichen Keimzellen in ihrer Beschaffenheit angenähert sind.

Das vikariierende Verhalten beider Gewebsanteile in der Phylogenese läßt sich, wie wir gesehen haben, auch ontogenetisch verfolgen. Namentlich beim Menschen ist ja die interstitielle Drüse am stärksten entwickelt, ehe es zur Ovulation und damit zur Corpus luteum-Bildung kommt. Diese zum ersten Male von Seitz deutlich ausgesprochene Auffassung vermittelt zwischen der Ansicht von Fränkel, der nur dem Corpus luteum und der von Biedl u. a., welche nur der interstitiellen Drüse die Fähigkeit zuschreiben wollen, den Geschlechtstrieb und die Entwicklung der sekundären Geschlechtscharaktere zu beherrschen.

In umgekehrter Reihenfolge trifft dieses Verhalten für die Schwangerschaft zu, wo die interstitielle Drüse erst etwa im dritten Schwangerschaftsmonat sich deutlicher zu entwickeln beginnt, also zu einer Zeit, wo am Corpus luteum oft schon Rückbildungserscheinungen auftreten.

Welche Bedeutung der reichlicheren Entwicklung der interstitiellen Drüse während der Schwangerschaft zukommt, ist derzeit noch nicht zu entscheiden, noch weniger kann man Ursache und Wirkung der quantitativen Schwankungen im Auftreten der interstitiellen Zellen während der Gravidität bis jetzt erklären. Nur so viel geht daraus schon jetzt hervor, daß man von einem Aufhören der ovariellen Tätigkeit während der Schwangerschaft schlechtweg nicht sprechen kann. Die Beeinflussung des vegetativen Nervensystems im Sinne einer Abschwächung des normalerweise vom Ovarium ausgehenden vagotonisierender Wirkung wird dadurch aber trotzdem nicht zur Unmöglichkeit, wie Seitz dies gelegentlich ausgesprochen hat, sondern man wird sich vorstellen müssen, daß ein Teil der ovariellen Tätigkeit (die Ovulation) sistiert, der mit dem Follikelwachstum an sich zusammenhängende Anteil der Ovarialfunktion aber weiterbesteht.

Haben wir in der unter dem Einfluß des wachsenden Eies entstandenen Schwangerschaftshyperämie der Ovarien ein förderndes Moment für die Ausbildung der interstitiellen Drüse gesehen, so gibt es andererseits wieder eine Reihe von physiologischen und pathologischen Zuständen, welche die interstitielle Eierstocksdrüse, bzw. den für sie so charakteristischen Fettbestand des Ovariums zum Schwinden bringen können. Bei Hunger, bei Inanitionszuständen, insbesondere nach auszehrenden Krankheiten, bei manchen Vergiftungen und beim Ausfall anderer innersekretorischer Drüsen (z. B. der Hypophyse) kann die Lipoidsubstanz in den interstitiellen Zellen so weit schwinden, daß sich in Gefrierschnitten fast nichts mehr mit Sudan rot färben läßt (vgl. Tafel-Fig. 9).

Es handelt sich dort um das Ovarium eines Hundes, dem 2 Monate vorher die Hypophyse exstirpiert worden war. Im Gegensatz zu dem Ovarium eines normalen Hundes von gleichem Wurfe (vgl. Tafel-Fig. 2) ist mit Fettfärbung von der interstitiellen Drüse nichts mehr nachzuweisen. Ich möchte trotzdem nicht annehmen, daß die interstitiellen Zellen damit vollständig verschwunden sind, sondern nur feststellen, daß der charakteristische Bestandteil, nämlich das mit Sudan färbbare Fett, großen Schwankungen vor allem in pathologischer Hinsicht unterworfen ist, wogegen, wie oben gezeigt worden ist, die physiologischen Verschiedenheiten als ziemlich gesetzmäßige anerkannt werden müssen.

Nachdem wir so den normalen Lebensgang der interstitiellen Eierstocksdrüse beim Menschen geschildert haben, soll untersucht werden, inwieweit sie bei pathologischen Zuständen am Genitale davon abweicht und allenfalls als ätiologischer Faktor für die gestörte Funktion herangezogen werden kann.

Das bisher in der Literatur vorliegende Material darüber ist noch ein sehr geringes. Im allgemeinen herrscht die Tendenz vor, der interstitiellen Eierstocksdrüse einen viel zu großen Anteil an pathologischen Zuständen (Myom, ovarielle Blutungen, Osteomalazie) beizumessen. Zeigen doch die Bilder von Ovarien der erwachsenen Frau, daß die interstitielle Drüse zu dieser Zeit kaum mehr nennenswert entwickelt ist.

Die von Wallart, Seitz, Schottländer u. a., offenbar nach Analogie mit der Gravidität auch für die Menstruation angenommene Zunahme der interstitiellen Eierstocksdrüse ist, wie oben auseinandergesetzt wurde, theoretisch nicht gut mit der langsamen Entstehungsart dieses Gewebes vereinbar und ich konnte sie auch an zahlreichen Beispielen nicht beobachten.

Es dürfte sich vielmehr in den von den genannten Autoren beschriebenen Fällen um pathologisch veränderte Ovarien handeln, wie wir sie z. B. bei Entzündungen, Blutungen oder sonstigen hyperämischen Zuständen am Genitale vorfinden. Die chronische Hyperämie des Genitales, wie sie z. B. in der Schwangerschaft, ferner bei Darmkatarrhen der Kinder, bei künstlicher Hyperämie nach Organextraktinjektionen oder endlich bei schwacher Röntgenbestrahlung (Reizdosis) angetroffen wird, ist sehr wohl imstande, erhöhte Follikelatresie und damit eine nennenswerte Vermehrung der interstitiellen Zellen herbeizuführen.

So ist es denkbar, daß bei Myom gelegentlich infolge der Hyperämie eine geringe Vermehrung der interstitiellen Zellen vorkommt; die Regel ist dies jedoch, wie ich an mehr als 30 Fällen nachweisen konnte, keineswegs, da es sich ja doch meist um ältere Individuen handelt, bei denen die Follikelproduktion schon merklich herabgesetzt und daher auch die Zahl der frisch atresierenden Follikel eine geringere sein muß.

Die dem Myom, wie wir später sehen werden, ziemlich verwandte „Metropathia haemorrhagica" verhält sich insofern etwas anders, als sie häufig auch schon bei jüngeren Individuen auftritt und meist mit noch stärkerer Hyperämie der Ovarien einhergeht. Hier finden sich atretische Follikel oft um etwas mehr als der Norm entspricht.

Am ausgesprochensten läßt sich diese Wirkung der Hyperämie noch an den Ovarien beobachten, welche von entzündeten Adnexen herstammen (vgl. Tafel-Fig. 17). Damit soll jedoch nicht gesagt sein, daß diese Vermehrung der interstitiellen Zellen die Ursache der sog. Adnexblutungen sei, sondern es ist ungezwungener anzunehmen, daß die Blutungen ebenso wie die Vermehrung der interstitiellen Zellen auf die Hyperämie oder (in letzter Linie) auf das die Hyperämie hervorrufende Agens zurückzuführen sind.

Ähnliches gilt für die „ovariellen Blutungen" überhaupt, nur daß dort häufig noch kleinzystische Erweiterung bzw. Degeneration zahlreicher Follikel hinzukommt, ein Befund, der auch von neueren Autoren (Veit, Kaji, Pölzl, Verfasser u. a.) immer häufiger erhoben wird. Diese erweiterten Follikel sind vielfach wohl von einer fettkörnchenhaltigen Thekaluteinzellenschichte umgeben, dazwischen aber findet man keine Anhäufungen von interstitieller Drüse. Solche Befunde lassen sich namentlich bei den Ovarien von Chlorotischen erheben, besonders dann, wenn so starke Blutungen vorliegen, daß man in der vorröntgenologischen Zeit die Ovarien operativ entfernen mußte (vgl. Tafel-Fig. 20).

Auch bei sonstigen Erkrankungen des nicht graviden Zustandes (Ovarialtumoren, Uteruskarzinom usw.) konnte ein wesentlicher Einfluß der Erkrankung auf die interstitielle Eierstocksdrüse oder umgekehrt bis jetzt nicht festgestellt werden.

Einzelne Autoren (Wallart, Stern) fanden in je einem Fall von nicht puerperaler Osteomalazie eine Vermehrung der interstitiellen Drüse. Daneben liegen eine Anzahl negativer Befunde vor. Daraus auf eine ätiologische Bedeutung der interstitiellen Drüse für das Zustandekommen der Osteomalazie zu schließen, wäre, wie auch Seitz und Falta urteilen, entschieden verfrüht. Es dürfte sich in solchen Fällen eher um eine irgendwie mit der Überfunktion des osteomalazischen Ovars zusammenhängende Folgeerscheinung von länger dauernder Hyperämie handeln, wenn man auch sagen muß, daß die physiologische Wucherung der interstitiellen Zellen in der Gravidität und die häufige Entstehung der Osteomalazie im Anschluß an die Schwangerschaft zu Recht bestehen. Seitz fand in einem Falle von Osteomalazie, der am Ende der Schwangerschaft kastriert werden mußte, die interstitielle Drüse zwar sehr stark entwickelt, doch nicht stärker, als sie auch sonst am Ende der Schwangerschaft gelegentlich vorkommt. Ein abschließendes Urteil darüber ist daher zurzeit noch nicht möglich, doch scheint alles eher gegen als für eine aktive oder gar ausschlaggebende Rolle der interstitiellen Eierstocksdrüse bei der Osteomalazie zu sprechen (v. Franqué).

Von eminent praktischer Wichtigkeit ist das Verhalten der interstitiellen Eierstocksdrüse gegenüber Röntgenbestrahlung. Wenn der interstitiellen Eierstocksdrüse wirklich eine so große Bedeutung für die Entwicklung des Genitales und für die Erhaltung seiner Funktionen zukäme, wie dies von vielen Autoren angenommen wird, so müßte bei der erwiesenermaßen starken Wirkung der Röntgenstrahlen auf den Zustand des Genitales die interstitielle Eierstocksdrüse ganz besonders empfindlich darauf reagieren.

Wir wissen bisher darüber mehr aus den Tierversuchen, als aus den Beobachtungen am Menschen. Specht und Halberstädter haben unter der Leitung von L. Fränkel Kaninchenovarien nach Röntgenbestrahlung untersucht und fanden nebst Veränderungen an den Follikeln und den gelben Körpern auch eine nahezu zu gleicher Zeit auftretende Schädigung der interstitiellen Eierstocksdrüse.

Auch Bergonié und Tribondeau, Bouin und Ancel, Regaud und Lacassague, Rost und Krüger, sowie Levant haben daraufhin Untersuchungen angestellt. Sie kamen zu dem Ergebnis, daß wohl zuerst die Follikel, später aber auch die interstitiellen Zellen durch die Röntgenbestrahlung angegriffen werden, wenn auch nur partienweise.

Zu ähnlichen Erfahrungen gelangte Biedl. Nach kurzdauernder Bestrahlung und Exstirpation des Kaninchenovars nach 14 bis 18 Tagen fand er den Follikelapparat vollkommen degeneriert. Das interstitielle Gewebe zeigte in dieser Phase relativ geringe Veränderungen. Es verbreitete sich anscheinend auf weitere Strecken als in einem unbestrahlten Ovarium und seine Zellen hatten normales Aussehen.

Wurde jedoch stärkere Bestrahlung angewendet und das Ovarium längere Zeit im Körper belassen, so war neben der Zerstörung der Follikel auch die der interstitiellen Drüse eine so weitgehende, daß nur vereinzelte kleine Inseln von interstitiellen Zellen in dem spindeligen Stromagewebe zu finden waren.

Eigene Versuche, die ich nicht nur am Kaninchenovarium, sondern auch an dem dem menschlichen sich doch etwas mehr annähernden Hundeovarium angestellt habe, ergaben, daß zwar in erster Linie die epithelialen Follikelelemente und die Eizellen geschädigt werden, daß man aber im Reizstadium wohl im gewissen Sinne von einer Vermehrung der interstitiellen Drüse sprechen kann. Es kommt eben durch die Einwirkung der Röntgenstrahlen zu erhöhter Follikelatresie und damit auch zu oft sehr auffallender Vermehrung der Thekaluteinzellen.

Bei stärkerer Bestrahlung kommt dann ein Stadium, wo immer noch auffallend viel fettkörnchenhaltige Zellen sich nachweisen lassen, aber ihre Konturen sind etwas verwischt und die Lipoidgranula sind mehr feinkörnig und nicht mehr so stark lichtbrechend. Es erinnert dieser Zustand an die trübe Schwellung parenchymatöser Organe und entspricht schon mehr dem degenerativen Zerfall des Zwischengewebes.

Bei entsprechender Dosierung der Röntgenstrahlen kann man es also dazu bringen, daß weitaus der größte Teil, wenn auch nicht alle Follikel zerstört sind und die interstitielle Drüse überwiegt. Eine vollständige Zerstörung des generativen Anteils, so zwar, daß nur die Zwischenzellen übrig bleiben und die Keimzellen sich später nicht wieder regenerieren, kann ja nach den neuesten Untersuchungen von Simmonds auch am Hoden überhaupt nicht erreicht werden.

Angesichts der Unmöglichkeit, die letzten Reste der Follikel durch Röntgenstrahlen zu zerstören, kann man auf diese Weise überhaupt nicht entscheiden, welche der beiden Gewebsanteile des Ovariums dazu nötig ist, um die Uterusatrophie zu verhindern. Man findet letztere jedenfalls schon bei mäßiger Schädigung der Follikel und sehr stark ausgebildeter interstitieller Drüse, so daß auch dieses Moment dafür spricht, daß in erster Linie der Follikelapparat für die Erhaltung des Uterus sorgt.

Jedenfalls geht aus all dem hervor, wie schwierig es ist, den generativen Anteil mit absoluter Sicherheit zu zerstören.

Beim Menschen liegt die Entscheidung insofern einfacher, als bei Erwachsenen die interstitielle Eierstocksdrüse normalerweise überhaupt kaum eine wesentliche Rolle spielt. Bei pathologisch veränderten Ovarien, wie sie in Fällen von ovarieller Blutung, Myom, Osteomalazie, Chlorose, Metropathia haemorrhagica usw. sich finden, ist sie vielleicht manchmal um ein Geringes mehr entwickelt. Wenn bei solchen Kranken beispielsweise die abnormen Blutungen nach Röntgenbestrahlungen aufhören, so wird es sich mit ziemlicher Sicherheit in erster Linie um eine Abschwächung der Follikeltätigkeit handeln. Die interstitielle Drüse wird auch hier infolge der Follikelzerstörung und Follikelatresie zunächst etwas vermehrt sein.

Die Untersuchung bestrahlter Ovarien beim Menschen bestätigt diese Annahme (Reifferscheid, Seitz, Rost und Krüger, Wallart und Hüssy u.a.).

Merkwürdigerweise liegen über die Röntgenbehandlung der Osteomalazie nur wenig (Fellner und Neumann), über die der Chlorose fast gar keine Versuche vor.

Wallart und Hüssy versuchen sogar den Beweis zu erbringen, daß die interstitielle Eierstocksdrüse der erwachsenen Frau nach Röntgenbestrahlung in ausgesprochenster Weise zunimmt. Sie greifen dazu einen atretischen Follikel mit allerdings sehr stark verdickter Thekaluteinzellenschichte heraus und bilden ihn auch ab. Aber es kann gar nicht genug nachdrücklich darauf hingewiesen werden, daß das Herausgreifen eines einzelnen Follikels uns keine genügende Vorstellung darüber verschaffen kann, ob es sich wirklich um eine Vermehrung des gesamten interstitiellen Gewebes in den betreffenden Ovarien handelt, oder ob eben nur ein oder wenige Follikel eine hypertrophische Thekazellenschichte besitzen. Übersichtsbilder über größere Strecken des Ovariums wären zur Beurteilung dieses Zustandes notwendig.

Trotzdem ist nach allem anzunehmen, daß nach Röntgenbestrahlung eine gesteigerte Follikelatresie Platz greift und es damit zur Vermehrung der interstitiellen Drüse kommt. Vielleicht spielt dieses Moment bis zu einem gewissen Grade auch praktisch insofern eine Rolle, als man ja annimmt, daß die Thekaluteinzellen im gleichen Sinne wie das Corpus luteum wirken und so pathologische Blutungen zu hemmen imstande sind.

Über die Bedeutung der interstitiellen Eierstocksdrüse bei den Erkrankungen der übrigen Blutdrüsen ist fast noch nichts Sicheres bekannt.

Wir hören gelegentlich, daß bei Akromegalie die interstitielle Eierstocksdrüse atrophieren (Tandler), und daß sie bei Osteomalazie besonders stark ausgebildet sein soll. Anspruch auf Allgemeingültigkeit können diese Angaben aber schon deshalb nicht machen, weil wir ja wissen, daß die interstitielle Eierstocksdrüse bei der erwachsenen Frau außerhalb der Schwangerschaft fast überhaupt nicht mehr nachweisbar und daher wohl auch kaum geeignet sein wird, irgend eine nennenswerte Rolle in der Pathologie zu spielen.

Trotzdem ist es geboten, einstweilen auch weiterhin noch auf kontitutionelle und konditionelle Verschiedenheiten in der Ausbildung dieses verhältnismäßig noch wenig studierten Gewebsanteils zu achten.

2. Das Corpus luteum.

Wie sehr die biologischen Grundlagen unseres Faches sich von Generation zu Generation verschieben, kann man auch an den Anschauungen sehen, die vor zwei Jahrzehnten noch über die Bedeutung des gelben Körpers geherrscht haben.

Man hielt das Corpus luteum damals vielfach noch für ein belangloses Rückbildungsprodukt, für eine Art von Narbe des geplatzten, reifen Follikels. Eine ausgesprochene Funktion wurde ihm erst von Prenant 1899 zuerkannt, welcher die Hypothese aufstellte, daß das Corpus luteum die Ovulation hemme und auf diese Weise eine Unterbrechung der Schwangerschaft verhüten soll. Sandes und Skrobansky suchten diese Lehre experimentell zu stützen, doch kommt man erst in neuerer Zeit wieder auf sie zurück, indem man sie in gewisser Hinsicht der Born-Fränkelschen Theorie entgegenstellt.

Bevor wir auf die jetzt im Mittelpunkt der Diskussion stehenden Einzelheiten dieser Lehre näher eingehen, wollen wir noch einen Blick auf das morphologische Substrat des gelben Körpers werfen, was vielleicht zur Klärung der strittigen Fragen beitragen kann.

Die Born-Fränkelsche Theorie in ihrer ursprünglichen Form nimmt bekanntlich an, daß das Corpus luteum die Ansiedlung des befruchteten Eies in der Uterushöhle zu ermöglichen und zu schützen habe. In ihrer weiteren Entwicklung durch Fränkel stellt sie dann den Satz auf, daß das Corpus luteum eine periodisch sich regenerierende Drüse mit innerer Sekretion wäre, die beim Menschen alle 4 Wochen, beim Tiere in entsprechenden Intervallen neu gebildet wird und dem Uterus in zyklischer Weise Ernährungsimpulse zuführen soll, durch welche er verhindert wird, „in das kindliche Stadium zurückzusinken und in das greisenhafte vorauszueilen"; auch soll es die Uterusschleimhaut für die Aufnahme eines befruchteten Eies vorzubereiten haben. Wird ein Ei befruchtet, so bleibt das Corpus luteum noch eine Zeitlang in der prinzipiell gleichen Funktion, der in erhöhtem Maße notwendigen Ernährung des Uterus vorzustehen, um das Ei einzubetten und zu entwickeln. Kommt aber keine Befruchtung zustande, so soll die Hyperämie zur Menstruation führen und der gelbe Körper sich zurückbilden.

Namentlich über die Frage, ob das Corpus luteum die Menstruation hemme oder fördere, wurde im letzten Jahrzehnt viel hin und wider debattiert, ohne daß die Frage zur endgültigen Entscheidung gekommen wäre. Vielleicht eröffnet ein Blick auf die vergleichend-physiologischen Verhältnisse doch die Möglichkeit auf einen Ausweg aus diesem Dilemma.

Betrachtet man also diese Frage nach vergleichend physiologischen Gesichtspunkten, so muß sich einem unwillkürlich der Gedanke aufdrängen, was denn die Rolle des Corpus luteum bei allen denjenigen Tierklassen sei, bei welchen eine Ansiedlung des Eies im Uterus oder eine Menstruation gar nicht in Frage kommt, also bei den Fischen, Amphibien, Reptilien und Vögeln. Daß die genannten Tierklassen Corpora lutea in sehr großer Zahl besitzen, unterliegt keinem Zweifel. Ob und welche Funktion sie dort haben, ist meines Wissens kaum je ernstlich erwogen, geschweige denn untersucht worden. Doch genügt schon die nähere morphologische Betrachtung dieser Gebilde bei den niedrigeren Wirbeltieren, um den jahrelangen Streit, ob das Corpus luteum epithelialer, bindegewebiger oder gemischter Herkunft sei, auf die einfachste Weise beizulegen. Im Gegensatz zu dem vielschichtigen Granulosaepithel der Säuger, umgibt bei den anderen Wirbeltieren nur eine einzige Schichte von Follikelzellen die Eizelle, so daß dort beim Aufbau des Corpus luteum bedeutend mehr Thekaluteinzellen als Granulosaluteinzellen beteiligt sind. Follikelatresie und Corpus luteum-Bildung gehen daher bei diesen Tierklassen fast ineinander über, nur daß in dem einen Fall das Ei vorzeitig zugrunde geht, in dem anderen aber heranreift und ausgestoßen wird. Die morphologischen Überbleibsel beider Vorgänge können oft kaum voneinander unterschieden werden.

Ein gemischter Ursprung der Zellen des Corpus luteum ist nunmehr ja auch für die Säuger von van der Stricht, H. Rabl u. a. erwiesen, entgegen der ursprünglichen Ansicht Sobottas, der einen rein follikulären Ursprung der Luteinzellen annahm.

Es erscheint so der Gegensatz zwischen den epithelialen Granulosaluteinzellen und den bindegewebigen Thekaluteinzellen bedeutend gemildert und es ist jetzt auch begreiflich, daß Corpora lutea atretica den echten gelben Körpern so ähnlich werden können, da sie ja beide gemischter Herkunft sind. Wollte man versuchen, aus dem vergleichend-anatomischen Verhalten dieser beiden Gebilde für ihre Funktion einen allgemeinen Schluß zu ziehen, so könnte es zunächst nur der sein, daß man ihnen vielleicht allzu viel bestimmte Zwecke unterlegt hat. Welche Tatsachen dafür und dagegen sprechen, soll nunmehr untersucht werden.

Der feinere Bau des Corpus luteum, ebenso wie der der interstitiellen Eierstocksdrüse deutet allerdings auf eine innersekretorische Funktion hin, indem aus den drüsenartig angeordneten und vaskularisierten Zellverbänden lipoide Sekretgranula in die Blutgefäße und Lymphspalten abgeführt werden. Auch die weitgehendsten chemischen Analogien lassen sich bereits nachweisen.

Der erste Teil der Born-Fränkelschen Theorie besagt, daß das Corpus luteum die Ansiedlung und Entwicklung des befruchteten Eies im Uterus veranlassen soll.

Zur Stütze dieser Theorie hat Fränkel zuerst an trächtigen Kaninchen gezeigt, daß eine in den ersten sechs Tagen nach der Begattung ausgeführte doppelseitige Kastration die Gravidität zu verhindern bzw. zu unterbrechen imstande ist. Das Ausbrennen aller Corpora lutea hatte denselben Effekt, dürfte aber, wie Schauta seinerzeit mit Recht eingewendet hat, für die spezifische Funktion der gelben Körper deshalb wenig beweisen, weil ja beim Kaninchen in der Gravidität beide Ovarien von den gelben Körpern fast vollständig ausgefüllt sind, so daß eine restlose Entfernung der Corpora lutea ohne schwere Schädigung des spärlichen übrigen Ovarialrestes überhaupt kaum möglich ist. Der Eingriff käme also einer vorübergehenden Kastrationswirkung nahezu gleich.

Gegen die Bedeutung des gelben Körpers für die Eiansiedlung im Uterus spricht auch der allerdings vereinzelte Versuch von Mandl, in welchem einem graviden Kaninchen das linke Ovar unter die Bauchdecke transplantiert wurde. Nach dem Wurfe und nach neuerlicher Begattung entfernte Mandl den rechten Eierstock. Die Schwangerschaft verlief ungestört, trotzdem bei der mikroskopischen Untersuchung das transplantierte Ovarium keine gelben Körper enthalten haben soll. Fränkel nimmt nun an, daß die interstitielle Drüse in diesem Falle vikariierend für die fehlenden gelben Körper eingetreten sein soll, was zwar unserer neueren Auffassung von der synergistisch-vikariierenden Wirkung beider Gebilde entspricht, aber deutlich gegen die spezifische Funktion des gelben Körpers für die Eiansiedlung zeugt.

Durch die Beobachtungen von Kleinhans und Schenk, Bucura u. a. wurde die Wichtigkeit des gelben Körpers für die Einidation noch weiter eingeengt. Ganz widerlegt konnte sie aber noch nicht werden, ebensowenig wie sich strikte positive Beweise dafür erbringen lassen.

So konnten Kehrer, Fellner, Niskoubina, Lindenthal, Füth, Villemin u. a. ebenfalls nur den Nachweis erbringen, daß frühzeitige Kastration fast regelmäßig zur Unterbrechung der Schwangerschaft führt, allerdings bloß innerhalb der ersten 9 Tage (vgl. den bekannten Fall von Essen-Möller).

Mit einer von W. Heape angegebenen Methodik haben Biedl, Peters und Hofstätter versucht, die Rolle des Corpus luteum bei der Eieinbettung zu ergründen. Sie brachten frisch befruchtete Kanincheneier in den puerperalen Uterus eines fremden Kaninchens. Unter zahlreichen Experimenten gelang es nur einmal, eine Weiterentwicklung der Eier in dem fremden Muttertier zu erzielen. Merkwürdigerweise zeigten beide Ovarien weder makroskopisch noch mikroskopisch eine Spur von gelben Körpern, dagegen eine gut entwickelte interstitielle Drüse. Auch dieses Experiment spricht viel eher gegen die Corpus luteum-Hypothese als für dieselbe, wenn auch Biedl, da es sich um einen alleinstehenden Versuch handelt, denselben nicht gegen diese Theorie verwerten will.

Im Gegensatz zu einer Reihe anderer Autoren, welche durch anders lautende Resultate die Wichtigkeit der gelben Körper für die Eiansiedlung zu bestreiten suchten (Mandl u. a.), scheint in neuester Zeit L. Löb wieder starke Stützen zu diesem Teil der Fränkelschen Theorie durch seine Versuche beigebracht zu haben.

L. Löb, dessen Versuche allerdings noch der ausführlichen Bestätigung von anderer Seite harren, teilte die überraschende Tatsache mit, daß es beim Kaninchen und Meerschweinchen gelingt, durch Verletzungen und Einbringen der verschiedensten Fremdkörper in die Uterushöhle deziduaähnliche Wucherungen, also eine Art von künstlicher Plazenta zu erzeugen, aber nur dann, wenn ein Corpus luteum in einem gewissen Funktionsstadium vorhanden ist. Nach Zerstörung der Corpora lutea oder gar nach Exstirpation der Ovarien blieb die deziduale Reaktion des Uterus aus. Diese merkwürdige Schleimhautveränderung ließ sich auch im transplantierten Uterus hervorrufen. Injektionen von Corpus luteum-Extrakt genügen nicht, um die funktionierenden Corpus luteum-Zellen zu ersetzen. In allerletzter Zeit hat Gasbarrini die Löbschen Befunde bestätigt und auch Biedl gibt an, daß er in gelegentlichen Versuchen die Deziduabildung nach Verletzungen der Uterusschleimhaut bei Kaninchen und Meerschweinchen beobachten konnte.

Mir selbst ist dieses Experiment wiederholt mißlungen bei noch nicht ganz ausgewachsenen Meerschweinchen ebenso wie bei erwachsenen Tieren. Im ersteren Falle sind wohl die Corpora lutea noch nicht in Aktion gewesen, im zweiten Falle haben sie sich vielleicht nicht in dem richtigen Funktionsstadium befunden.

Der erste Teil der Born-Fränkelschen Hypothese von der Notwendigkeit des Corpus luteum für die Eieinbettung ist also bis zu einem gewissen Grade durch die Fränkelschen Versuche und durch die Experimente von Löb wahrscheinlich gemacht. Ein strikter Beweis dafür ist noch nicht geliefert worden, die allerdings vereinzelten Versuche von Mandl und Biedl sprechen direkt dagegen.

Betraf der erste Teil der Fränkelschen Theorie das Corpus luteum der Schwangerschaft, so handelt der zweite Teil derselben vom Corpus luteum des nicht befruchteten Eis, also dem Corpus luteum der Menstruation, bzw. der Brunst. Das beim Menschen in vierwöchentlichem Intervall und bei den Tieren in verschiedenen Zeitabschnitten gebildete Corpus luteum menstruationis soll durch seine innere Sekretion die Ernährung des Uterus regulieren und ihn verhindern, „in das kindliche Stadium zurückzusinken und in das greisenhafte vorauszueilen“. Gleichzeitig soll die Uterusschleimhaut in zyklischen Intervallen für die Aufnahme des befruchteten Eis vorbereitet werden. Bleibt die Befruchtung aus, so kommt es zur Menstruation und der gelbe Körper degeneriert. Dezidua und menstruierende Schleimhaut sind ja im wesentlichen identisch.

L. Fränkel nennt daher das Corpus luteum eine „periodisch sich regenerierende Ovarialdrüse“, die der Uterusernährung von der Pubertät bis zum Klimakterium vorsteht.

Als Stütze für diesen Teil seiner Behauptung berichtet Fränkel, daß er bei Operationen an Frauen in 6 von 7 Fällen nach Ausbrennen des frischen Corpus luteum den normalen Eintritt der nächsten Menstruation verhindern konnte. Auch Magnus und Lindenthal machten gleichsinnige Beobachtungen.

Größer ist die Zahl derjenigen Angaben, welche aus dem zeitlichen Verhalten von Follikelsprung und Menstruationseintritt die Wichtigkeit des Corpus luteum für die Menstruation beweisen wollten.

So konnten Ancel und Villemin 10 bis 12 Tage vor der zu erwartenden Menstruation frisch gesprungene Follikel bzw. die ersten Stadien der Corpora lutea beobachten.

In großem Stil wurde das zeitliche Verhalten von Ovulation und Menstruation in den letzten Jahren von Robert Meyer, Ruge, Schröder, W. Miller u. a. untersucht. Man fand tatsächlich an einem sehr reichen Material, daß die ersten Stadien des sich neu bildenden Corpus luteum mit dem Beginn der prämenstrualen Schleimhautwandlung zusammenfallen und daß dem Höhepunkt der Ausbildung des Corpus luteum die Menstruation selbst entspricht. Aus dieser zeitlichen Koinzidenz auch auf einen zwingenden kausalen Zusammenhang zu schließen, ist wohl sehr naheliegend und es ist dies auch von der Mehrzahl der neueren Autoren geschehen (näheres s. u.).

Trotzdem verdienen die Gegenargumente noch volle Aufmerksamkeit und fordern zur Einbringung noch strikterer Beweise heraus. Schon Ahlfeld hatte geltend gemacht, daß die menstruelle Schleimhautwandlung des Uterus bereits während der vollständigen Reife des Eis im Graafschen Follikel und zwar vor dem Follikelsprung beginne. Sie könnte daher nicht vom Corpus luteum ausgelöst werden.

Leopold und seine Schule gaben überhaupt an, daß zwischen Ovulation und Menstruation gar keine gleichmäßigen zeitlichen Beziehungen bestünden und daher auch von einem kausalen Zusammenhang nicht gesprochen werden könnte. Ihre Untersuchungen, größtenteils nur mit freiem Auge angestellt, wurden aber späterhin durch die obengenannten Autoren an Hand mikroskopischer Befunde dahin richtiggestellt, daß der Follikelsprung doch ziemlich regelmäßig etwa 10 Tage vor der zu erwartenden nächsten Menstruation eintreten sollte.

In weiterer Folge schrieb man dem Corpus luteum nicht nur die zyklische Schleimhautwandlung im Uterus, sondern auch die übrigen Begleiterscheinungen der Menstruation im Gesamtorganismus zu. Ausnahmsweise wird allerdings auch die Möglichkeit zugegeben, daß die Luteinzellen des übrigen Ovariums und die Mitwirkung anderer innersekretorischer Drüsen das Corpus luteum in seiner menstruationsauslösenden Funktion ersetzen können.

Wie sehr die ganze Theorie noch auf hypothetischem Gebiet gelegen ist, wird auf einmal klar, wenn man die funktionelle Rolle des Corpus luteum im übrigen Tierreich ins Auge faßt. Der Mensch würde danach eine ganz singuläre Stellung darin einnehmen, indem so gut wie nirgends sonst das Corpus luteum auch nur mit einiger Wahrscheinlichkeit eine solche menstruationsauslösende Funktion zu erfüllen hätte wie sie gerade dem Menschen zugeschrieben wird.

Volle Klarheit über die Intervallänge und die Häufigkeit der tierischen Brunst besteht überhaupt noch nicht, zumindest sind die Kenntnisse darüber sehr spärlich verbreitet. Man kann noch nicht einmal mit Sicherheit Analogien zwischen ihr und der Menstruation aufstellen, und man begnügt sich in der Regel damit festzustellen, daß die tierische Brunst bei wildlebenden Tieren meist ein- bis zweimal im Jahr stattfindet und daß sie durch die Domestikation in der mannigfachsten Weise variiert, meist in ihrem Auftreten beschleunigt wird. Die mit der Brunst verbundene zyklische Schleimhautwandlung wird dabei als das Wesentliche angesehen und sie ist allerdings der Veränderung analog, welche die menschliche Uterusmukosa periodisch eingeht. Man spricht im Tierreich vom sog. Prooestrous entsprechend der prämenstruellen Schleimhautwandlung und von einem Oestrous, welcher der Höhe der menstruellen Schleimhautveränderung entspricht. Da nun der Follikelsprung in weitaus den meisten Fällen erst im Oestrous erfolgt, so entfällt von selbst die Annahme, daß das Corpus luteum für die Auslösung der menstruellen Schleimhautwandlung in Frage kommt. Heape konnte sogar bei manchen Affen Menstruationen beobachten, ohne daß frische Corpora lutea zu finden waren.

Ja Regaud und Dubreuil behaupten sogar, daß der Follikelsprung erst in der Brunst durch den Begattungsakt ausgelöst wird. Eine Hypothese, die sogar von Anhängern der Fränkelschen Lehre übernommen worden ist (Biedl u. a.). Auch vorzeitiges Eröffnen sämtlicher Follikel beim Hund hindert nicht das Eintreten der Brunst (Marshall).

L. Fränkel sucht diesen Widerspruch dadurch auszugleichen, daß er annimmt, im Tierreiche würde der periodische gelbe Körper durch die interstitielle Drüse ersetzt und letztere hätte die zyklische Schleimhautwandlung entweder selbst hervorzurufen oder das Corpus luteum darin zu unterstützen. Nun ist aber bei einer großen Anzahl von Säugetieren im erwachsenen Zustand fast keine interstitielle Drüse mehr vorhanden, ebenso wie beim Menschen. Wie soll man sich dort die Rolle des erst am Ende der Brunst auftretenden Corpus luteum und seines Stellvertreters, der nicht vorhandenen interstitiellen Drüse vorstellen? Es bleibt gar nichts übrig, als entweder die Eizelle selbst (Bucura, R. Meyer, Verfasser) oder die Follikelzellen oder, wie neuestens Novak annimmt, die gesamten organspezifischen Stromazellen des Ovariums dafür verantwortlich zu machen.

Die weitere Konsequenz der Fränkelschen Hypothese, welche die Wichtigkeit des Corpus luteum für die Uterusernährung von der Pubertät bis zum Klimakterium ausdrückt, basiert darauf, daß Fränkel nach Zerstörung sämtlicher Corpora lutea beim Kaninchen Uterusatrophie wie nach doppelseitiger Kastration beobachten konnte. Dieser Versuch konnte übrigens von anderer Seite nicht bestätigt werden und außerdem widerlegte ihn Fränkel selbst dadurch, daß er zeigte, daß solche Tiere später wieder gravid werden konnten.

Ganz ohne jede Beweiskraft ist der Versuch von Villemin, in welchem ein Ovarium in Verbindung mit seinem Stiel verlagert wird, wobei die Corpora lutea zugrunde gehen und der Uterus atrophieren soll. Es ist klar, das weiß man von den Röntgenversuchen her, daß das Corpus luteum der resistenteste Bestandteil des Ovariums ist, und daß zuvor eher noch Follikel und interstitielle Drüse sich zurückbilden.

Logisch unhaltbar sind auch die Schlußfolgerungen, welche Bouin, Ancel und Villemin aus ihren an sich richtigen Versuchen mit Röntgenbestrahlung des Kaninchenovariums ziehen.

Die Autoren finden in ziemlicher Übereinstimmung mit anderen, daß die interstitielle Drüse bestehen bleibt, ja sogar hypertrophiert, so zwar, daß zwei Monate nach der Röntgenbestrahlung das Ovarium fast nur aus interstitiellem Gewebe bestehen soll. Das Ovarium ist dabei im ganzen bis auf die Hälfte verkleinert. Tuben, Uterus, Mammae und äußeres Genitale waren atrophisch wie nach der Kastration.

Der daraus gezogene Schluß aber, daß nur der Verlust des gelben Körpers die Atrophie des Genitales veranlaßt hat, ist ganz unrichtig, denn es sind ja vor allem auch die Follikel zugrunde gegangen. Daß dabei außerdem auch die interstitielle Drüse nicht ganz intakt bleibt, wurde von einer Reihe anderer Untersucher bereits gezeigt.

Ausschlaggebender als die Röntgenversuche sind die Transplantationsversuche von Bucura. Er konnte zeigen, daß das Vorhandensein eines Corpus luteum nicht genügt, um die Kastrationsatrophie zu verhindern, während reifende Follikel ohne Stromazellen und ohne Corpus luteum-Reste dies sehr wohl imstande waren.

Wenn neuerdings Marshall und Jolly, ebenso wie Louise McIlroy, bei Transplantationsversuchen gefunden haben wollen, daß das Keimepithel zugrunde geht, die Follikel vollkommen verschwinden und daß das interstitielle

Gewebe dabei intakt bleiben kann und als solche die Uterusatrophie verhütet, so widerspricht dies zahlreichen anderen und auch meinen eigenen Beobachtungen, daß mit dem Verschwinden der Follikel transplantierter Ovarien auch allmählich ihre Theca interna verschwindet und der Uterus atrophiert (vgl. das vorhergehende Kapitel).

Eine vergleichend physiologische Basis für die ursprüngliche Prenantsche Annahme, daß das Corpus luteum die nächste Ovulation und Menstruation zu hemmen habe, läßt sich zurzeit noch nicht sicher geben. Sie erscheint für den Menschen und die Tiere mit kurzem Brunstintervall (z. B. Nagetiere, Kuh) sehr wahrscheinlich, für die Tiere mit langem Brunstintervall paßt sie keineswegs.

Für die Hemmungstheorie würde die alte, von vielen Operateuren gemachte Beobachtung sprechen, daß häufig wenige Tage nach einseitiger oder doppelseitiger Kastration eine Uterusblutung auftritt. Ebenso die von den Tierzüchtern schon lange gemachte Erfahrung, von Tandler meines Wissens zum ersten Male in der medizinischen Literatur zitiert, daß die bei Kühen ungefähr alle 3 Wochen auftretende Brunst ausbleiben soll, wenn das betreffende Corpus luteum sich nicht zurückbildet, sondern zystisch entartet und bestehen bleibt (Corpus luteum persistens). Wird diese Corpus luteum-Zyste auf vaginalem Wege zerdrückt, so tritt die Brunst wieder ein.

Wie in einem anderen Abschnitt gezeigt wird, können auch künstliche Brunsterscheinungen (Hyperämie und Hämorrhagie des Genitales) durch Einverleibung von Ovarialextrakt viel rascher und intensiver ausgelöst werden als durch den Extrakt des Corpus luteum.

Wir besitzen auch, wie später gezeigt werden soll, bei weitem nicht genügende Anhaltspunkte dafür, daß die hauptsächlichsten dem Ovarium zugeschriebenen innersekretorischen Funktionen, welche den Gesamtorganismus tangieren, vom Corpus luteum ausgehen.

Für das Bestehen eines festen, zeitlichen Zusammenhanges zwischen Ovulation und Menstruation beim Menschen sind gerade in den letzten Jahren von R. Meyer, Ruge, Schröder, J. W. Miller u. a. eine große Anzahl von Beweisen beigebracht worden.

Es sei daran erinnert, daß die ältere Literatur an einem gleichzeitigen Erfolgen von Ovulation und Menstruation festgehalten hat, und zwar dachte man sich, daß der Follikelsprung gegen Ende der Blutung auftreten sollte. Ätiologische Gesichtspunkte dafür suchte erst Pflüger hineinzutragen und er stellte seine bekannte Hypothese auf, dahingehend, daß die Ovarien die Menstruation bedingen, indem die dauernde Volumenzunahme der Follikel auf die im Parenchym verlaufenden Nervenfasern einen Druck ausüben. Wenn dieser Druckreiz durch Summation eine gewisse Höhe erreicht hat, erfolgt reflektorisch die genitale Hyperämie und zwar gleichzeitig die Uterusblutung und das Bersten des Graafschen Follikels. Demnach wären Ovulation und Menstruation als koordinierte, voneinander unabhängige Erscheinungen anzusehen. Dabei hält Pflüger es für möglich, daß Menstruation ohne Ovulation vorkommt und umgekehrt.

Löwenhardt, Williams und Simson nahmen aber schon an, daß die Ovulation regelmäßig 5—8 Tage vor der Menstruation erfolge.

Diese beiden Hypothesen spielen während der ganzen folgenden Zeit die Hauptrolle. Unter den in dieser Richtung forschenden Arbeiten müssen in erster Linie die von Leopold und seiner Schule hervorgehoben werden, die sich bemühten, makroskopische Kriterien für die Altersbestimmung des Corpus luteum zu finden und sie in Beziehung zu den zugehörigen Menstruationsterminen zu bringen. Leopold steht auf Grund seiner Untersuchungen auf dem Boden der Pflügerschen Theorie, indem er annimmt, daß sich typische Corpora lutea nur unter der Wirkung der reflektorisch erzeugten menstruellen Hyperämie bilden. Außerdem hat er aber reife frisch geplatzte Follikel zu allen Zeiten des Menstruationsintervalls gefunden und faßt diese als typische Corpora lutea auf. Die Ovulation tritt nach seiner Meinung während der Dauer der Menstruation ein, im Intervall jedenfalls höchst selten. Das Resultat dieser Untersuchungen war aber insofern ein unbefriedigendes, als feinere mikroskopische Untersuchungen nicht verwendet wurden und deshalb auch trotz 30jähriger Forschungsarbeit keine weitere Klärung des Problems möglich war.

Steht es nun, wie gesagt, zwar ziemlich fest, daß beim Menschen ein bestimmter zeitlicher Zusammenhang zwischen Ovulation und Menstruation besteht in der Weise, daß am 14. Tage nach Ablauf der Menstruation ein Follikel platzt, so ist damit aber noch nicht strikte bewiesen, daß das sich entwickelnde Corpus luteum die zyklischen Veränderungen des Endometriums und alle sonstigen Erscheinungen der Menstruation hervorruft.

Die von L. Fränkel und seinem Mitarbeiter F. Cohn festgestellte zeitliche Koinzidenz zwischen dem Menstruationstermin und der Blütezeit des gelben Körpers fand noch genauere Bestätigung durch die eingehenden mikroskopischen Untersuchungen von Seitz, R. Meyer und C. Ruge II, Schroeder, Keller, W. Miller u. a.

Meyer und Ruge, ebenso wie Schroeder unterscheiden fünf Stadien in der Ausbildung des gelben Körpers.

Berstung des Follikels und Anfänge der Corpus luteum-Entwicklung fallen in die ersten 14 Tage vom Beginn der Menstruation gerechnet, sie gehen mit menstruellen oder Intervallveränderungen der Mucosa uteri einher.

Das Stadium der Vaskularisation und das der Blüte des Corpus luteum sind mit prämenstrueller Uterusschleimhaut verbunden und finden sich in der zweiten Hälfte des Intermenstrums. Die Blüte des Corpus luteum erhält sich bis zum Beginn der Menstruation.

Die Rückbildung des Corpus luteum beginnt meist mit dem Auftreten der Menstruation und ist mit menstrueller oder Intervallmukosa des Uterus verbunden. Blüte des Corpus luteum und frisch geborstene Follikel wurden nie zugleich beobachtet; sie scheinen einander auszuschließen.

Die letztgenannten Autoren fanden also einen weitgehenden Parallelismus zwischen dem jeweiligen Stadium des Corpus luteum und den verschiedenen Etappen der zyklischen menstruellen Schleimhautwandlung im Sinne von L. Fränkel. Das früheste Stadium des Corpus luteum und damit die Ovulation würde dem Schleimhautintervall entsprechen, so daß also die Ovulation 14 bis 15 Tage vor der zu erwartenden Menstruation stattfinden muß. Das binnen der nächsten 2 Wochen rasch zu voller Blüte sich entwickelnde Corpus luteum soll dann die menstruellen Schleimhautveränderungen und schließlich die menstruelle Blutung selbst hervorrufen.

Es ist aber, wie gesagt, durch die genannten, höchst sorgfältigen Untersuchungen jedoch nur bewiesen, daß die Ovulation nicht gleichzeitig mit der Menstruation, sondern im Intervall stattfindet und daß zur Zeit der Menstruation ein Corpus luteum besteht, welches sich nach diesem Termin, vielleicht schon während desselben wieder zurückbildet.

Direkt gegen die die menstruationsauslösende Wirkung des Corpus luteum und eher im Sinne einer hemmenden, das Intervall regulierenden Tätigkeit des gelben Körpers im Sinne von Prenant sprechen eine ganze Reihe von anderen Tatsachen.

Die schwerwiegendsten Argumente hierfür haben Halban und Köhler erbracht, indem sie an mehr als 40 Patienten ausnahmslos die Beobachtung machen konnten, daß nach operativer Entfernung des den gelben Körper enthaltenden Eierstockes die Menstruation 2 bis 4 Tage nach der Operation auftrat, gleichgültig, in welchem Stadium sich das Corpus luteum befand und sie zogen daraus den Schluß, daß das Corpus luteum die Menstruation hemmt. Bei Reimplantation eines solchen den gelben Körper enthaltenden Ovariums trat die Menstruation ungefähr nach dem halben sonst zu erwartenden Termin wieder auf, also später als bei der vollständigen Exstirpation, woraus wieder geschlossen werden kann, daß der gelbe Körper sich an seinem neuen Platze früher zurückbildet als in situ bei normaler Gefäßversorgung.

Trotzdem also Halban und Köhler den Follikelsprung ebenfalls im Menstruationsintervall regelmäßig beobachten konnten, geht aus ihren Versuchen hervor, daß der Fortfall des Corpus luteum die Menstruation beschleunigt. Halban stellt sich vor, daß das sich entwickelnde Corpus luteum möglicherweise die menstruelle Umwandlung der Uterusschleimhaut veranlaßt, daß aber die menstruelle Blutung erst durch den Wegfall bzw. die beginnende Rückbildung des gelben Körpers zustande kommt.

Es liegt in dieser Annahme auch eine gewisse Analogie zu der Halbanschen Hypothese von der Plazentarwirkung auf die Brustdrüsen, indem Halban sich auch vorstellt, daß die Plazenta die Milchsekretion durch Ausgestaltung der Brustdrüse wohl vorbereitet, daß aber die Milchabsonderung erst nach Abgang der Plazenta eintreten kann.

Die Plazenta würde also so wie das Corpus luteum durch ihre Anwesenheit hemmend auf die vorbereitete Absonderung von Milch in dem einen Fall, von Menstruationsblut in dem anderen Fall einwirken.

Wie oben erwähnt, spricht zugunsten der Theorie von der menstruationshemmenden Wirkung des Corpus luteum auch die seit langem von vielen Operateuren gemachte Beobachtung, daß häufig wenige Tage nach Exstirpation eines oder beider Ovarien eine Uterusblutung eintritt.

Auch auf die von Tandler zitierte Beobachtung der Tierzüchter vom Eintritt der ausgebliebenen Brunst bei Kühen nach Zerdrücken des zystisch entarteten und daher abnorm persistierenden Corpus luteum persistens der Kühe sei wegen ihrer besonderen Beweiskraft hier nochmals hingewiesen.

Ganz analoge Beobachtungen über den Einfluß des Corpus luteum auf die Menses sind kürzlich für den Menschen in größerer Zahl von Halban veröffentlicht worden. Es findet sich nämlich oft bei Frauen Amenorrhöe mit einseitiger Corpus luteum-Zyste vergesellschaftet. Wird diese Zyste bei der Untersuchung zerdrückt, oder operativ entfernt, so tritt alsbald die Menstruation ein. Besonders deutlich tritt das in Erscheinung, wenn auf beiden Seiten abwechselnd solche Corpus luteum-Zysten bei amenorrhoischen Frauen auftreten.

Auffallend ist auch die von zahlreichen Autoren gemachte Beobachtung, daß bei den heftigen Genitalblutungen zur Zeit der Pubertät und im Klimakterium wohl sehr häufig kleinzystische Veränderungen des Ovariums, aber so gut wie niemals ein Corpus luteum gesehen worden ist (Veit, Adler, Verfasser, Thaler, Werner u. a.). Wäre das Corpus luteum wirklich ein so eminent hyperämie- und hämorrhagieerzeugender Faktor, so wäre das Auftreten eines oder vieler Corpora lutea gerade bei ovariellen Blutungen zu erwarten.

Bis zu einem gewissen Grade sprechen auch die verschiedenen Effekte der Injektion von Corpus luteum-Extrakt einerseits und Ovarialextrakt andererseits dafür, daß sicher das übrige Ovarium, also wahrscheinlich der Follikelapparat in höherem Grade geeignet ist, Brunsterscheinungen, bzw. menstruelle Blutungen auszulösen, als das Corpus luteum.

Wohl haben in den letzten Jahren Iscovesco, Fellner, Schickele, Herrmann, Lindemann u. a. durch Injektion von mehr oder weniger rein dargestellten Lipoidextrakten aus Corpus luteum an weiblichen Tieren Wachstumserscheinungen, Hypertrophie und Hyperämie am Genitale erzeugen können.

Doch gelang es keinem der genannten Autoren in ähnlichem Maße, wie ich dies seinerzeit beschrieben habe, auch Hämorrhagie, selbst bis zur Ausbildung einer Hämatometra zu erzielen, wie mir dies durch Anwendung von Ovarialextrakt gelungen ist. Auch die von mir mit Ovarialextrakt erreichte Hyperämie und Hypertrophie steht zumindest hinter der von genannten

Autoren mit Corpus luteum-Extrakt erzielten Wirkung nicht zurück. Da es sich in beiden Fällen doch um eine auf das Genitale nahezu elektive Wirkung handelt, erhebt sich die Frage, ob die wirksamen Substanzen spezifischer Natur sind oder nicht. Bis jetzt hat es den Anschein, als ob die reinen Ovarialextrakte eindeutiger wirkten als die Corpus luteum-Extrakte, da erstere bis jetzt immer blutungsfördernd und niemals blutstillend gewirkt haben, letztere dagegen sehr häufig beiderlei Wirkungen auszulösen imstande waren (Hofstätter, Landsberg, Below, Okintschitz u. a.).

So z. B. konnte L. Adler analog seinen und meinen Ergebnissen im Tierversuch durch Subkutaninjektion von Ovarialextrakt die ruhende intervalläre Uterusschleimhaut einer amenorrhoischen Frau binnen kurzer Zeit in eine prämenstruelle verwandeln (Probeauskratzung vor und nach der Injektionsbehandlung). Zu ähnlichen Resultaten gelangten Below, Verf., Landsberg, Okintschitz u. a.

Corpus luteum-Extrakt wirkte dagegen in den Versuchen der zuletzt genannten Autoren blutungshemmend, ebenso nach Beobachtungen von Köhler u. a.

Selbst E. Herrmann, der ja in seinen Experimenten sehr für die wachstums- und hyperämieerzeugende Wirkung der Lipoide des Corpus luteum eintritt, stellt die Veröffentlichung von Heilresultaten bei Metrorrhagie mit Corpus luteum-Extrakt in Aussicht.

Da ähnliche Doppelwirkungen auch mit anderen Organextrakten, z. B. mit Pituitrin, Thyreoidin, Enteroglandol u. a. erreicht werden können, scheint es sich hierbei doch um nicht spezifische Eiweißspaltprodukte zu handeln.

Bemerkenswert sind jedenfalls die praktischen Erfolge Schickeles mit Hyperämisierung des äußeren Genitales bei Kraurosis vulvae und Pruritus (sogar nach Kastration) durch stomachale Einverleibung eines konzentrierten alkoholischen Extraktes von Corpus luteum.

In jüngster Zeit berichtet auch Herrmann über vorzeitige Auslösung der Menstruation durch Einverleibung des aus dem Corpus luteum dargestellten Phosphatides.

Es kommt eben auch sehr auf die verschiedene Gewinnungsart der Organextrakte an, von denen die wässerige Extraktion, wie ich sie meinen Versuchen zugrunde gelegt habe, den natürlichen Verhältnissen noch am nächsten kommt, während die Behandlung mit Hitze, Alkohol, Äther, Aceton u. dgl. doch eine sehr weitgehende chemische Zerlegung der betreffenden Substanzen in sich schließt.

Sehr plausibel für das Verständnis der physiologischen und pathologischen Uterusblutungen klingt die von L. Seitz, Wintz und Fingerhut jüngst aufgestellte Hypothese.

Seitz und seine beiden Schüler haben aus dem Corpus luteum zwei antagonistische Substanzen extrahiert, von denen die eine, das Luteolipoid blutungshemmende, die andere, das Lipamin blutungsauslösende Wirkung haben soll.

In der Tat haben Seitz und seine Mitarbeiter mit dem Luteolipoid blutungshemmende Wirkung während der Menstruation und auch bei Pubertätsblutungen und anderen Menorrhagien erzielen können.

Bei klimakterischen Blutungen wirkte das Präparat nur dann, wenn die Blutgerinnung verlangsamt war. Bei Myomen und Blutungen auf entzündlicher Basis ist es wirkungslos. Dagegen soll es bei Dysmenorrhöen günstige Einwirkung auf die Schmerzen haben.

Das Lipamin (ein in die Reihe der Lipoproteide gehörendes Lezithalbumin) bewirkt im Tierexperiment Hyperämie und Sukkulenz der Genitalien, vermehrt das Wachstum des Uterus und der Ovarien. Bei amenorrhoischen Frauen konnte damit die ausgebliebene Menstruation herbeigeführt werden.

Seitz und seine Mitarbeiter empfehlen daher auch, die Hypoplasie der Genitalien durch fortgesetzte Einspritzungen damit zu behandeln.

Seitz stellt sich nun vor, daß das Lipamin im reifenden und in der Entwicklung befindlichen Follikel vorkommt.

Das Luteolipoid soll sich dagegen hauptsächlich in dem fettreichen gelbgefärbten Corpus luteum auf der Höhe seiner Entwicklung finden.

Demnach würde das blutungsfördernde menstruationsauslösende Lipamin in den jüngeren Stadien des reifenden Follikels überwiegen, das wäre also nach der Menstruation und in der ersten Zeit des Intervalls bis zum Follikelsprung.

Die größte Menge von dem blutungshemmenden Luteolipoid findet sich im Stadium der höchsten Entwicklung des Follikels von der Verfettung der Granulosazellen angefangen bis zur Rückbildung des fertigen Corpus luteum, das wäre also in der zweiten Hälfte des Intervalls.

Nur durch das richtige Einsetzen der beiden Hormone nach Zeit und Menge soll die normale Menstruation zustande kommen. Wird zu wenig Lipamin abgesondert oder erfolgt die Lipoidabsonderung zu früh, so ist die Menstruation zu gering; wird viel Lipamin abgesondert oder setzt die Lipoidabsonderung zu spät ein, so wird die Blutung zu reichlich; fehlt die Lipoidabsonderung bei reichlicher Lipaminabsonderung, dann kommen die schweren, langdauernden unstillbaren, selbst tödlichen Blutungen zustande, wie sie vorwiegend in der Pubertätszeit und im Klimakterium beobachtet werden können. In solchen Fällen ist das richtige Gleichgewicht zwischen Lipamin- und Lipoidabsonderung entweder noch nicht oder nicht mehr vorhanden.

Anatomisch gesprochen entspricht dem Fehlen der Luteolipoide bei schweren ovariellen Blutungen das Fehlen des Corpus luteum in solchen Fällen.

Es heißt dies nichts anderes, als daß der Follikel an sich die Menstruation fördert, das lipoidreiche Corpus luteum sie hingegen hemmt, ein Schluß, den Seitz jedoch nicht selbst gezogen hat.

Vom chemischen Standpunkt bleibt zu erwägen, ob zwei gleichzeitig aus ein und demselben Organ, dem Corpus luteum, extrahierte antagonistische Substanzen auch in natura in dieser Form nebeneinander vorkommen und in dieser Eigenschaft wirksam sind. Es müßte denn das blutungsfördernde Lipamin nur aus Follikeln, das blutungshemmende Luteolipoid nur aus gelben Körpern erzeugt worden sein.

Seitz und seine Mitarbeiter halten es für wahrscheinlich, daß eine gewisse Spezifität vorliegt und daß es sich nicht bloß um künstliche Zerlegungsprodukte handelt, ähnlich den gefäßerweiternden und gefäßkonstringierenden Substanzen, welche sich nach Popielski u. a. aus sehr vielen Organen gewinnen lassen.

Ich kann demnach in der originellen und durch Experimente gut fundierten Hypothese von Seitz nur eine weitere Bestätigung von der Hemmungswirkung des eigentlichen Corpus luteum auf die Menstruation und auf die pathologischen Uterusblutungen erblicken.

Die eigentliche aktive Rolle im Ovarium (Auslösung der menstruellen Schleimhautwandlung, der normalen und pathologischen Uterusblutungen) wird also weder dem Corpus luteum noch der interstitiellen Eierstocksdrüse zugeschrieben werden können.

Vielmehr müssen wir annehmen, daß der für die äußere Sekretion des Eierstockes bestimmte Gewebsanteil, nämlich der Follikelapparat und insbesondere die Eizelle selbst auch die wesentlichsten innersekretorischen Wirkungen ausübt.

Wir nähern uns damit wieder der ursprünglichen Auffassung, nach welcher die Eizelle das Schicksal des Follikels und im weiteren Sinne den Zustand des ganzen Genitales, ja sogar den des Gesamtorganismus unter Umständen beherrscht (R. Meyer).

Hat die Eizelle den geplatzten Follikel verlassen und wird sie in den nächsten 14 Tagen nicht befruchtet, dann tritt die menstruelle Blutung ein, sei es jetzt durch das Absterben der Eizelle selbst (R. Meyer) oder durch die entsprechenden Veränderungen der Granulosazellen (Bucura) des geplatzten Follikels.

Wird die Eizelle jedoch befruchtet, dann bleibt die menstruelle Blutung aus.

In beiden Fällen, ob nun das Ei befruchtet wird oder nicht, erfolgt menstruelle bzw. deziduale Umwandlung der Uterusschleimhaut, die wiederum entweder von der Eizelle selbst oder von den Granulosazellen des reifenden und frisch geplatzten Follikels ausgelöst zu werden scheint.

Eine Stütze für diese Auffassung finden wir insbesondere an den Brunstvorgängen bei der gesamten übrigen Säugetierreihe, bei welchen der Follikel erst dann platzt, wenn schon Brunstveränderungen in vollem Gange sind. Dort kann unmöglich das Corpus luteum mit der Auslösung der Brunst etwas zu tun haben, sondern nur der Follikelapparat, d. h. die Granulosazellen, oder was am wahrscheinlichsten ist, die Eizelle selbst.

Steht schon die Physiologie des Corpus luteum auf schwankendem Boden, so gilt dies um so mehr für die Pathologie dieses Gebildes. Französische Autoren insbesondere haben versucht, den gelben Körper für die allerverschiedensten Störungen des Blutdrüsen-, Stoffwechsel- und Nervensystems verantwortlich zu machen und auch ihre therapeutischen Folgerungen daraus gezogen. Vielfach wurde, auch von deutschen Autoren, der umgekehrte Weg eingeschlagen und aus den Effekten der Einverleibung von Corpus luteum-Extrakt auf eine ätiologische Bedeutung des gelben Körpers geschlossen. Daß solchen Experimenten keine Spezifität und daher auch keine zwingende Beweiskraft zukommt, ist selbstverständlich.

Alles in allem dürfte die Bedeutung des gelben Körpers beim Zustandekommen extragenitaler Erkrankungen nur eine verschwindend geringe sein. Am meisten ließe sich sein Einfluß noch bei der Chlorose geltend machen (vgl. das betreffende Kapitel). Immerhin spielt das Corpus luteum im Leben der erwachsenen Frau eine ungleich größere Rolle als die interstitielle Eierstocksdrüse und es wird sich daher verlohnen, auf das Verhalten des gelben Körpers bei den verschiedenen Konstitutionsanomalien sein Augenmerk zu richten.

B. Klinik der innersekretorischen Erkrankungen des Ovariums.

Wenn man die letzte hierhergehörige große Gesamtdarstellung, nämlich Pfannenstiel-Krömers klassische Arbeit über die Erkrankungen des Eierstocks im Veitschen Handbuch der Gynäkologie durchblättert, so wird man darin fast ausschließlich die pathologisch-anatomische Seite ovarieller Erkrankungen abgehandelt finden. Nach den uns moderne Gynäkologen gegenwärtig am meisten interessierenden Daten über die funktionellen Störungen der Eierstockstätigkeit würde man vergebens suchen.

Es stammt dieses grundlegende Werk eben noch aus einer Zeit, in der schon jede Besprechung der physiologischen Tätigkeit der Ovarien mit den Worten anzufangen pflegte, „daß die Physiologie der Keimdrüsen noch in tiefes Dunkel gehüllt sei". Kein Wunder, daß man sich dann nicht an eine zusammenfassende Darstellung der pathologischen Eierstocksfunktionen heranwagte.

Das hat sich nun, man kann sagen in den letzten 15 Jahren gründlich geändert, indem gerade durch die Anwendung der Lehre von der inneren Sekretion auf die Frauenheilkunde ein so enormes einschlägiges Tatsachenmaterial sich eingefunden hat, daß man wohl sagen kann, daß die Physiologie der Keimdrüsen nicht mehr zu den dunkelsten Kapiteln der Physiologie gehört, ja daß wir in das Wesen der Keimdrüsentätigkeit mindestens eben solchen Einblick gewonnen haben, wie in die innersekretorische Funktion der übrigen Blutdrüsen.

Es ist daher auch an der Zeit, unsere diesbezüglichen Kenntnisse über die krankhaften Veränderungen der Eierstocksfunktion und ihre klinischen Erscheinungen zusammenzufassen und nach bestimmten Gesichtspunkten geordnet zu verwerten.

Wenn wir diesbezüglich in Klinik und Experiment dieselben Forschungsmethoden und Einteilungsprinzipien anwenden, wie sie auch beim Studium der übrigen innersekretorischen Drüsen zum Erfolge geführt haben, so können wir die funktionellen Erkrankungen des Ovariums einteilen in solche, die

1. auf zu geringer Funktion (Hypofunktion),
2. auf übermäßiger Funktion (Hyperfunktion),
3. auf gestörter Funktion (Dysfunktion)

beruhen.

Wenn Falta für die Schilddrüse z. B. den Nachweis geführt hat, daß man in allen Fällen auch ohne den Begriff der Dysfunktion auskommen kann, so wird sich dieses Prinzip gerade bei Abhandlung der ovariellen Erkrankungen keineswegs durchführen lassen. Denn schon rein anatomisch läßt sich sehr häufig zeigen, daß zu vielerlei und verschiedenartige Abweichungen der Eierstockstätigkeit unter den Begriff der Überfunktion zusammengefaßt werden müßten, wollte man ohne die Annahme einer Dysfunktion auskommen.

Ja am Beispiel der Chlorose läßt sich sogar zeigen, daß bei und ein demselben Krankheitsbild das eine Mal Zeichen von Überfunktion (chlorotische Blutungen), das andere Mal Zeichen von Unterfunktion (Amenorrhöe) und das dritte Mal Zeichen von Über- und Unterfunktion in demselben Individuum zu gleicher Zeit vereinigt sein müßten (z. B. Metrorrhagien bei genitalhypoplastischen Chlorotikerinnen).

Nach diesen allgemeinen Vorbemerkungen wollen wir uns gleich mit einer der wichtigsten, auf Funktionsstörung beruhenden Tätigkeitsäußerungen des Ovariums beschäftigen, nämlich mit den ovariellen Blutungen.

1. Ovarielle Blutungen.

Der Name „ovarielle Blutungen" dürfte wohl kaum viel mehr als 10 Jahre alt sein und ist in die Pathologie meines Wissens wohl hauptsächlich von Brenneke, Pinkus, J. Veit, Pankow, Hitschmann und Adler (1907), Seitz und Schickele eingeführt worden.

Wie ich bei früheren Gelegenheiten schon wiederholt und, wie mir scheint, bisher in schärfster Form präzisiert habe, muß man unter ovariellen Blutungen alle diejenigen Uterusblutungen verstehen, welche weder mit einer Gravidität noch mit einem malignen Neoplasma in Zusammenhang stehen.

Es fällt also unter diesen Begriff vor allem die Menstruation als der normale, in regelmäßigen Zyklen wiederkehrende Vorgang, durch dessen krankhafte Variationen und Imitationen hinsichtlich der Intensität, Dauer und des Intervalls dann alle sogenannten atypischen Uterusblutungen heraus zu erklären sind.

Es ist klar, daß man bei Annahme eines zeitlich geregelten Zusammenhangs zwischen Menstruation und Ovulation bzw. Follikelreifung und Corpus luteum-Bildung auch eine Störung der letzteren bei Eintreten atypischer ovarieller Blutungen als Ursache anerkennen muß, eine Tatsache, für welche insbesondere J. Veit und Kaji eingetreten sind, die aber erst in allerletzter Zeit wieder mehr an Boden gewinnt (Halban, Adler, Novak, Verf. u. a.).

Es wird sich auch zeigen, daß das Suchen nach gemeinsamen anatomischen Merkmalen an Ovarien, welche zu atypischen Blutungen führen, nicht ganz so ergebnislos verlaufen ist, wie es nach dem Urteil einiger Autoren den Anschein hatte.

Wenn man auch nicht durchgehends die von J. Veit, Teilhaber, Kaji, Pölzl, Verf. u. a. beschriebene kleinzystische Degeneration der Ovarien bei ovariellen Blutungen finden kann, so wird sich bei Besprechung der einzelnen hierher gehörenden Krankheitsbilder doch zeigen, daß sie in der überwiegenden Mehrzahl der Fälle doch vorhanden ist und als Symptom einer gestörten, d. h. meist überstürzten Follikelreifung anzusehen sein wird, wobei es gar nicht mehr zur vollständigen Ausreifung und zum Platzen des Follikels kommt, so daß auch die regelmäßige Ovulation und Corpus luteumbildung auszubleiben scheint.

Zumindest, und das ist, wie auch Halban, Adler, Latzko, Thaler u. a. bestätigten, ein fast ausnahmslos konstanter Befund, findet man bei ovariellen Blutungen niemals ein Corpus luteum.

Es ist dies auch zugleich einer der schlagendsten Beweise gegen die allgemein verbreitete Annahme, daß das Corpus luteum menstruations-, also blutungsfördernd überhaupt wirkt.

Um gleich das Gegenstück dazu vorweg zu nehmen, sei auch an dieser Stelle daran erinnert, daß Halban, Köhler, Adler und Latzko gerade bei Zysten gefunden haben, nach deren operativer Beseitigung oder unabsichtlicher Zerdrückung bzw. spontaner Rückbildung jedesmal die Menstruation prompt auftrat. Es reihen sich diese höchst wichtigen Befunde sehr gut an die von Tandler mitgeteilte Beobachtung der Tierzüchter an, daß auch bei der Kuh abnorm persistierende Corpus luteum-Zysten (Corpus luteum persistens) die dreiwöchentliche Brunst verhindern und daß letztere erst dann wieder eintritt, wenn diese Zysten durch Zerdrücken auf vaginalem Wege beseitigt sind.

Betrachten wir auf dieser gemeinsamen Basis die verschiedenen Arten der ovariellen Blutungen, so ergibt sich auf den ersten Blick ein recht mannigfaltiges Bild.

Es gehören hierher die sog. Pubertätsblutungen, welche sich teils mit, teils ohne begleitende Chlorose oft bis über das 20. Lebensjahr hinausziehen und somit fließende Übergänge bilden zu jener Gattung von Metrorrhagien, welche wir als ovarielle Blutungen schlechtweg bezeichnen und die sich durch interkurrente Graviditäten häufig noch verstärkt, bis zum Klimakterium erstrecken.

In diesem Abschnitt treten die atypischen Blutungen als sog. klimakterische Blutungen auf, bis die in solchen Fällen meist spät einsetzende Menopause der Sache ein Ende macht.

Wenn man von den eingangs erwähnten Veränderungen der Ovarien absieht, so erwarten wir bei den genannten drei Kategorien von Uterusblutungen im allgemeinen keinen weiteren auffallenden anatomischen Befund am übrigen Genitale.

Wollen wir den von Pankow aufgestellten Begriff der Metropathia haemorrhagica (die frühere Endometritis haemorrhagica u. dgl.) nicht auf alle die genannten sich über die ganze Zeit der weiblichen Geschlechtstätigkeit erstreckenden ovariellen Blutungen beziehen, so scheint es mir aus rein praktischen Gründen richtig, noch diejenigen Fälle von Metrorrhagien herauszugreifen, welche im vierten oder fünften Lebensdezennium gewöhnlich einen in seiner Wand sehr stark verdickten, harten und oft bis aufs Drei- und Mehrfache vergrößerten Uterus aufweisen; Fälle, bei welchen auch heute noch in vielen Kliniken die Bezeichnung „metritisch verdickter“ oder gar „myomatöser Uterus“ gebraucht wird, trotzdem es sich um eine absolut gleichmäßige Massenzunahme ohne alle Myomkeime handelt.

Wie ich weiter unten zeigen will, bilden solche Fälle meiner Meinung nach eine Art von Übergang zu den wirklichen Myomen, die man ja jetzt ebenso auf krankhafte Ovarialfunktion zurückführt (Seitz, A. Mayer, Schickele, Verf.), ob sie nun in gleicher Weise wie die „metritischen“ Uteri abnorm bluten oder nicht.

Aus ähnlichen Gründen sind auch die Blutungen bei Polypen hierher zu rechnen (Schickele).

Nur scheinbare grob anatomische Anhaltspunkte finden wir bei den sog. Retroflexionsblutungen in der Knickung des Uterus und der angeblich damit verbundenen Stauungshyperämie der Ovarien, wobei bekanntlich zahlreiche Retroflexionen keine abnormen Blutungen aufweisen (Hitschmann und Adler).

Endlich gehören hierher die Blutungen bei Entzündung der Adnexe, wohl mit größter Wahrscheinlichkeit durch die aktive Hyperämie der Ovarien und dadurch bedingte Steigerung der Follikeltätigkeit zu erklären.

Alle die eben angeführten Arten von ovariellen Blutungen (die entzündlichen natürlich ausgenommen) haben, so verschieden sie auf den ersten Blick auch aussehen mögen, alle das eine ätiologische Moment gemeinsam, daß sie innersekretorische Störungen der Ovarien im Sinne einer Überfunktion oder allenfalls Dysfunktion darstellen. In weiterer Verfolgung dieses Gedankenganges gelangt man zu dem Schluß, daß die ovariellen Blutungen nicht mehr als lokale Genitalerkrankung aufgefaßt werden dürfen, sondern den vorwiegend konstitutionell bedingten Erkrankungen zuzurechnen sind, eine Tatsache, die vielleicht fürs erste befremdlich erscheinen mag, bei näherer Betrachtung aber immer mehr plausibel wird, wie des genaueren in den einzelnen nunmehr folgenden Abschnitten ausgeführt werden soll.

Naturgemäß werden dann auch Prognose und Therapie durch eine derartige Auffassung entscheidende Einflüsse erhalten.

a) Die Pubertätsblutungen.

(Juvenile, virginelle, menarchische Blutungen.)

Es ist jedem Frauenarzte zur Genüge bekannt, daß schon mit dem Eintritt des Weibes in die Geschlechtsreife sich häufig Menstruationsstörungen in bezug auf Stärke, Dauer und Intervall der Blutungen einstellen, und zwar sowohl im Sinne einer Abschwächung (Oligo- oder Amenorrhöe), als auch im Sinne einer krankhaften Verstärkung der Blutungen (Meno- oder Metrorrhagien).

In den Lehr- und Handbüchern der Frauenheilkunde aber wird meist sehr kurz darüber hinweggegangen und auch in den klinischen Vorlesungen bekam man darüber nur verhältnismäßig selten etwas zu hören.

In der Praxis dann vor die Aufgabe gestellt, solche Patientinnen zu behandeln, beruhigte man sich meist mit dem Gedanken, daß diese Pubertätsblutungen eben eine mehr oder minder häufige Störung des Entwicklungsalters seien, die früher oder später auch ohne Therapie von selbst verschwinden würde, was ja in vielen Fällen auch wirklich zutrifft.

Man dachte auch namentlich bei ausgebluteten und daher blassen Patientinnen an einen vagen Zusammenhang mit der Chlorose, verordnete allenfalls Eisen- und Arsenpräparate, Styptika und allgemeine diätetische Maßregeln, von denen die einfache Bettruhe seitens vieler Autoren als nahezu unfehlbar wirkendes Heilmittel erklärt wurde.

Stellt man aber eine größere Anzahl solcher Fälle zusammen (Schickele und Adler haben einen derartigen Versuch gemacht), so sieht man sehr bald, daß erstens die Chlorose kein Charakteristikum für die Pubertätsblutungen abgibt, weil ja unter den Patientinnen dieser Kategorie auch sehr gut aussehende mit blühender Gesichtsfarbe und gutem Ernährungszustand sind und andererseits die Chlorose bekanntlich öfter zur Amenorrhöe als zur Metrorrhagie Anlaß gibt. Zweitens kann man bei längerer Beobachtung auch sehen, daß auf die üblichen eben kurz angeführten Mittel hin die starken Blutungen wohl meist nachlassen, daß aber doch in einer großen Anzahl von Fällen die Unregelmäßigkeit des Intervalls und starke Blutverluste über die eigentlichen Pubertätsjahre hinaus sich erstrecken und gelegentlich sogar so lebensbedrohende Dimensionen annehmen, daß man in der vorröntgenologischen Zeit dann gezwungen war, Uterus oder Ovarien zu exstirpieren, da die Auskratzung in solchen Fällen in der Regel erfolglos blieb.

Die volkstümliche Vorstellung, daß solche Blutungen mit dem „Wachsen“, also mit der Entwicklung zusammenhängen, läßt sich im wissenschaftlichen Sinne jetzt sehr gut dahin deuten, daß wir zur Zeit der Pubertät ebenso wie zur Zeit des Erlöschens der Keimdrüsentätigkeit im Klimakterium ungemein häufig Störungen in der Funktion der verschiedensten Blutdrüsen begegnen. Es sei hier nur an das Auftreten von Struma, Basedow, Dysplasia adiposogenitalis, Diabetes mellitus und insipidus, Chlorose, Akromegalie, ferner direkte und indirekte Anzeichen von Stoffwechselstörungen (Akne, Fettsucht u. dgl.) zur Pubertätszeit erinnert. Es scheint eben, daß mit dem Einsetzen und Aufhören der für den Körperhaushalt so wesentlichen Keimdrüsenfunktion eine gewisse Labilität im Blutdrüsensystem einhergeht, welche oft zu vorübergehenden oder dauernden Gleichgewichtsstörungen unter den innersekretorischen Drüsen führt.

Gibt es nun bestimmte innere Ursachen für diesen die Pubertätsblutungen auslösenden Mangel an harmonischem Zusammenwirken der übrigen endokrinen Drüsen mit dem Ovarium oder sind es verschiedenartige äußere und daher mehr zufällige Einflüsse, welche zum Auftreten von Pubertätsblutungen führen?

Es gibt, wie gesagt, bisher in der Literatur gar keine eingehende Untersuchung über diese Frage.

Schickele hat gelegentlich der Besprechung von verschiedenen Menstruationstypen eine kleine Anzahl von solchen Fällen (10 Patientinnen) zusammengestellt, denen die abnorm profusen Blutungen, welche die meisten Individuen in hochgradigem Maße schwächen, gemeinsam sind. Die mikroskopische Untersuchung ließ in allen diesen Fällen vollständig im Stiche.

Immerhin scheinen auch hier die Beobachtungen in zwei Kategorien zu zerfallen:

Auf der einen Seite die kräftigen, wohlgenährten Patientinnen, bei denen auch vasomotorische Symptome auffielen; sie hatten manchmal eine ziemlich drüsenreiche Uterusschleimhaut.

Auf der anderen Seite aber die anämischen Patientinnen, bei denen die mikroskopische Ausbeute geringer war, woraus zur Genüge hervorgeht, daß das Wesen der Erkrankung in der Veränderung der Schleimhaut nicht zu finden ist.

Schickele hebt ausdrücklich hervor, daß die Patientinnen dieser Art unter sich durchaus nicht gleichwertig sind: „Ihr Aussehen ist oft sehr verschieden; es sind bald auffallend blasse Gestalten, bald solche mit blühender Gesichtsfarbe unter ihnen; organische Erkrankungen fehlen aber immer.“

Namentlich auf die großen Verschiedenheiten im äußeren Habitus jener Frauen, welche an Menstruationsanomalien leiden, weist Schickele mit Nachdruck hin. Nebst den Ovarien wird auch noch eine abnorme Erregbarkeit des Nervensystems, insbesondere der vasomotorischen Funktionen als wesentlich beim Zustandekommen dieser Blutungen angesehen.

Unter den 10 von Schickele nach drei verschiedenen Gruppen eingeteilten Fällen von profuser und unregelmäßiger Menstruation befinden sich 8 Personen im Alter von 16 bis 23 Jahren, darunter je eine im Alter von 14, eine im Alter von 16, 17, 18, zwei im Alter von 20 Jahren, also Fälle, die man nach dem gewöhnlichen Sprachgebrauch noch zu den Pubertätsblutungen (juvenilen oder virginellen Blutungen) rechnen kann, obzwar Schickele diesen Ausdruck hierfür nicht gebraucht.

Aus den beigebrachten kurzen Krankengeschichten Schickeles läßt sich als weiteres gemeinsames Moment herausheben, daß die genannten 8 Kranken durchwegs Nulliparae, zum Teil noch virginell waren.

Bei zweien findet sich der ausdrückliche Vermerk: „Sehr anämische Person, Hämoglobin 26 bis 30 %, Organe gesund, Genitale normal.“

Es ist wohl mehr als wahrscheinlich, daß es sich dabei um chlorotische Mädchen gehandelt hat doch ist hierüber nichts vermerkt.

Ein anderer Fall betraf eine „kräftige Patientin, in gutem Ernährungszustand und mit gesunden Organen, jedoch mit hochgerötetem Gesicht und lebhaften Augen“.

Auch hier liegt aller Wahrscheinlichkeit nach ebenso wie in den beiden vorangegangenen Fällen eine nicht näher benannte Konstitutionsanomalie vor, gekennzeichnet durch sog. „Glanzaugen“ und vasomotorische Erscheinungen im Gesicht, also das sog. Basedowoid.

Auch in einem vierten Falle wird mäßiger Fettreichtum, stark gerötetes Gesicht, leichte Erregbarkeit und Blutdruck an der oberen Grenze der Norm notiert, angeführt mit dem Vermerk: „Keine organischen Fehler.“

Ich glaube aber, daß sich bei künftigen ebenso interessanten als notwendigen größeren Zusammenstellungen solcher Fälle von Pubertätsblutungen fast regelmäßig ein konstitutionelles ätiologisches Moment im Blutdrüsen- und Nervensystem wird finden lassen, welches dann aber auch als solches deutlich gekennzeichnet und hervorgehoben werden sollte. Solche mit allerlei Degenerationszeichen behafteten Personen mangelhafter Anlage wären „dann nicht mehr einfach als Individuen mit gesunden Organen“ anzusehen.

Schickele ist es allerdings in seiner 1911 erschienenen Arbeit auch hauptsächlich um den Nachweis zu tun, daß die histologischen Veränderungen der Uterusschleimhaut in solchen Fällen gleichgültig sind und daß das Wesentliche in der gestörten Ovarialfunktion, manchmal in Verbindung mit einer fehlerhaften vasomotorischen Innervation gelegen ist.

Auch Adler führt (allerdings nur vier) Fälle von äußerst profusen und lang andauernden Menstruationsblutungen jugendlicher Personen an, unter denen sich zwei anscheinend chlorotische und eine fettsüchtige Patientin mit leichter Andeutung von maskulinem Behaarungstypus befanden.

Adler geht in der Verallgemeinerung dieser Zustände insofern schon etwas weiter als Schickele, als er nicht nur die verstärkten Blutungen „ohne anatomischen Befund" als äußere Zeichen einer Überfunktion bzw. Dysfunktion oder Gleichgewichtsstörung zwischen den einzelnen funktionierenden Bestandteilen des Ovariums ansieht, sondern auf den Einfluß eines wechselnden Tonus im viszeralen Nervensystem noch mehr Gewicht legt, als Schickele auf die nur in einem Teil der Fälle vermerkte, „gesteigerte vasomotorische Erregbarkeit".

Adler hebt schon als gemeinsames Moment eine erhöhte Reizbarkeit des autonomen Nervensystems hervor, gekennzeichnet durch starke Reaktion auf vagotrope Mittel, Eosinophilie und negative Reaktion auf die von mir zuerst zur Funktionsprüfung eingeführten unterschwelligen Adrenalindosen (0,1—0,5 mg).

Ferner fand Adler in der Mehrzahl solcher Fälle eine deutliche Beschleunigung der Blutgerinnung.

Wenn auch die Konstanz dieser Befunde und die von Adler angebahnte Unterscheidung in ausgesprochen sympathikotonische und vagotonische Individuen von Schickele, Keller und Falta etwas bestritten wird, so enthält das Vorgehen Adlers doch den wertvollen Kern, daß er für die ovariellen Blutungen auch außerhalb der Ovarien nach gemeinsamen Merkmalen sucht, welche auf eine Charakteristik der Gesamtkonstitution solcher Individuen abzielen.

Daß Adler wohl gelegentlich ganz allgemein von „blutenden Hypoplasien" spricht, aber noch nicht bestimmte immer wiederkehrende Typen, wie z. B. den am häufigsten wiederkehrenden chlorotischen, ferner den fettsüchtigen Typus als ätiologisch bedeutsame Konstitutionsfehler herausgreift, wird uns bei der Neuheit dieser Betrachtungsweise für den Gynäkologen und dem geringen herangezogenen Material nicht wundernehmen.

Es ist zu hoffen, daß die intensivere Beschäftigung mit dem Spezialgebiet der Pubertätsblutungen auch für die bis jetzt oft ziemlich unbefriedigende Therapie dieser Zustände uns bessere Mittel an die Hand geben wird.

Gewiß hören sehr häufig die Blutungen von selbst auf. In anderen Fällen kommt man mit Bettruhe, Stypticis oder antichlorotischen Maßnahmen zum Ziele.

Gang und gäbe ist es aber auch heute noch, solche oft virginelle Patientinnen wiederholt hintereinander zu kürettieren, was immerhin mißlich genug ist.

Aber auch das genügt oft nicht, um die manchmal lebensbedrohenden Blutungen zum Stillstand zu bringen.

Auch die Röntgenbestrahlung ist bei solchen jugendlichen Personen gelegentlich schon erfolglos versucht worden (Schickele führt einen solchen Fall an), so daß schließlich nichts anderes übrig blieb, als die bei so jungen Personen besonders schwerwiegende Exstirpation des Uterus oder der Ovarien.

Die vorgezeichnete Richtung, in welcher wir Abhilfe davon zu erwarten haben, ist einerseits die verbesserte Technik der Röntgenbestrahlung

(v. Graff), andererseits die rationellere Anwendung organotherapeutischer Mittel.

Hinsichtlich der röntgentechnischen Bestrebungen ist die Arbeit v. Graffs aus der Wertheimschen Klinik von großem Interesse, welcher ausführt, daß die Behandlung der Gebärmutterblutungen jüngerer Frauen und Mädchen mit Röntgenstrahlen bisher eigentlich immer nur nebenher versuchsweise betrieben worden ist.

v. Graff weist auch mit Recht darauf hin, daß es bisher ganz unzweckmäßig war, in der Literatur die Blutungen juveniler Individuen mit den an Zahl weitaus überwiegenden präklimakterischen Blutungen in einem zu erledigen, weil ja eine Blutung in den Entwicklungsjahren klinisch und therapeutisch ganz anders zu beurteilen ist als bei einer vor der Menopause stehenden Frau und daß die Fälle leider gar nicht so selten waren, wo junge Individuen mangels anderer Mittel durch verstümmelnde gynäkologische Eingriffe dauernd zum Krüppel gemacht werden mußten, ganz abgesehen von dem damit verbundenen schweren psychischen Trauma.

v. Graff konnte an Hand seiner Statistik aus der Wertheimschen Klinik nun zeigen, daß es durch die Röntgenstrahlen auch in den schwersten Fällen und selbst bei jugendlichen Personen auf dem Wege der konservativen, temporären Röntgenkastration, aber auch oft ohne diese (d. h. mit geringeren Dosen) möglich ist, unmittelbar Heilung zu erreichen.

Er führt 8 Fälle von Metrorrhagien, bei Frauen bis zu 20 Jahren an, von denen in 5 Fällen dauernde Heilung durch Röntgenbestrahlung erzielt werden konnte. Kompletter Mißerfolg trat in einem Falle ein, wobei anscheinend die verabreichte Röntgendosis noch zu gering war (131 x). In den zwei restlichen Fällen erlebte er Rezidive nach 10 und 5 Monaten vermutlich auch infolge nicht genug gesteigerter Dosierung, die ja naturgemäß bei so jungen Individuen zur Überwindung der großen Vitalität der Keimdrüsen bedeutend stärker sein muß als etwa bei einer vor dem Klimakterium stehenden Frau.

Interessant ist, daß v. Graff in einigen Fällen auch mit Bestrahlung der Schilddrüse bei Pubertätsblutungen Erfolg gehabt hat.

Auch führt er aus, daß die in der Literatur oft zu findende Warnung vor der Intensivbestrahlung jugendlicher Individuen, die sich auf die bisher nicht erwiesene Möglichkeit stützt, es könnten geschädigte Ovula befruchtet werden und zu mißbildeten minderwertigen Früchten heranwachsen, so lange nicht gerechtfertigt ist, als entsprechende Erfahrungen am Menschen fehlen. Es müßte dieser Warnung vielmehr entgegengehalten werden, ob man überhaupt berechtigt ist, in verzweifelten Fällen eine verstümmelnde Operation in Erwägung zu ziehen, ohne vorher einen energischen Versuch mit Röntgenstrahlen gemacht zu haben.

Was die zweite aussichtsreiche therapeutische Richtung, die Organotherapie der Pubertätsblutungen anbelangt, so sind in mehr oder minder empirischer Weise oder auf Grund von mehr oder minder zutreffenden Spekulationen über die Wechselwirkung innersekretorischer Drüsen, speziell von Organextraktwirkungen auf das Genitale verschiedene diesbezügliche Versuche unternommen worden.

Man hat unter der Annahme, daß die Pubertätsblutungen auf mangelhafter Schilddrüsenfunktion beruhen, mit Thyreoideatabletten gelegentlich die Blutungen stillen, gelegentlich aber auch das Gegenteil, nämlich die ausgebliebene Menstruation Amenorrhoischer herbeiführen können.

Es scheint mir jedoch zu weit gegangen, wenn man, wie Sehrt das tut, solche ovarielle Blutungen, die auf Darreichung von Schilddrüsensubstanz aufhören, gewissermaßen als abortive Form des Myxödems betrachtet. Es ist naheliegender, an eine direkte Einwirkung des Schilddrüsenextraktes auf den Uterus oder noch wahrscheinlicher auf die Follikelreifung zu denken. So wie die Schilddrüsensubstanz im Organismus Abmagerung bewirkt, so ist sie offenbar auch imstande, im Ovarium die höchstwahrscheinlich maßgebenden Lipoide der Follikel zum Schwinden zu bringen und damit die hyperämisierende Komponente der Follikeltätigkeit zu beeinträchtigen.

Daß der Schilddrüsenextrakt nebst seinen spezifischen Einwirkungen auf das Ovarium auch an sich ein pharmakologisch stark wirksames Mittel ist, wird noch an anderen Stellen näher besprochen werden.

Auch mit Adrenalin sowohl in lokaler als subkutaner Anwendung wurden gelegentlich Erfolge bei Pubertätsblutungen berichtet (Klein, Littauer, Bauer). Die Wirkung kann analog wie bei den Blutungen post partum als Gefäßwirkung auf den Uterus und die Ovarien oder als Gegenmittel gegen den gesteigerten Vagustonus solcher Individuen erklärt werden. Da (wenn auch vereinzelt) Dauererfolge vorliegen und die theoretischen Voraussetzungen zutreffen, sind Versuche mit Adrenalin bei Pubertätsblutungen jedenfalls gerechtfertigt.

Ungleich zahlreicher sind die Berichte über die Verwendung des Pituitrins bei virginellen Blutungen, wiewohl Hofbauer, der das Mittel ja mit so viel Erfolg in die Geburtshilfe eingeführt hat, sich für gynäkologische Zwecke wenig davon versprochen hat. Über günstige Wirkungen des Pituitrins bei ovariellen Blutungen wird von Gusew, Schickele, Bab, Liepmann, Rieck, Eisenbach, Hofstätter, Hirsch, Aarons, Alcober, Cerrano, Weymersch, Marx, Thumim, H. H. Schmid, Kalledey, Jakob Hirsch Schmit (Linz) u. a. berichtet. Die Wirkung wird als eine die gesteigerte Ovarialtätigkeit vielleicht auf dem Wege der Gefäßwirkung oder des Nervenreflexes herabsetzende anzusehen sein.

An der Schautaschen Klinik habe ich von Adler u. a. wiederholt namentlich bei jugendlichen Personen ganz ausgezeichnete Erfolge mit Pituitrin bei Pubertätsblutungen gesehen, Fälle, in denen Bettruhe, Auskratzungen, Ergotin u. dgl. schon nutzlos angewendet worden waren. Über wenig zufriedenstellende Wirkungen berichten H. Kurdinowsky, Calma, Flatau, Basso, Horatio Wood, Kratochwil u. a.

Sehr eingehend mit dem Studium der Pituitrinwirkung auf gynäkologische Uterusblutungen hat sich besonders Hofstätter befaßt.

Hofstätter gelang es, von sieben „blutenden Hypoplasien" fünf mit Pituitrin dauernd und rasch zu heilen. Doch ist er der Ansicht, daß das Pituitrin in erster Linie seine pharmakodynamische Wirkung auf den Uterusmuskel ausübt und so die Blutungen zum Stillstand bringt. Doch sei in vielen Fällen auch eine reine Hormonwirkung auf das Ovarium anzunehmen. Die Frage, warum solche Individuen bluten, ob Hyper- oder Hypofunktion des Ovariums, Herabsetzung der Blutgerinnung, erhöhte Durchlässigkeit der Uterusgefäße, muskuläre Insuffizienz des Uterus vorliegt, oder Störungen in der Innervation des Ovariums und des Uterus oder tieferliegende Konstitutionsanomalien, allenfalls gar latente Tuberkulose, wagt Hofstätter noch nicht präzis zu beantworten. Doch war ihm auffallend, daß gerade bei diesen Mädchen nicht selten eine gesteigerte Libido, manchmal auch übertriebene Masturbation beobachtet werden konnte, und er nimmt an, daß exzessive sexuelle Reizung psychischer oder somatischer Natur bei einem gewissen Prozentsatz dieser Hypoplasien zu einer Erschöpfung der Follikelbildung führen kann, nachdem anfangs eine überstürzte Reifung von Follikeln provoziert worden war. Solche blutende Hypoplasien ließen sich dann meist ebenso leicht durch Pituitrin wie durch Ovarialextrakt beeinflussen. Nach Aufhören der Blutung soll die sexuelle Übererregung oft von selbst nachgelassen haben, um bei einer stärkeren Blutung eventuell wieder aufzutreten. Merkwürdig ist auch, daß es Hofstätter gelungen ist, mit Pituitrin die gegenteilige Wirkung, nämlich das Eintreten der Periode bei Amenorrhoischen hervorzurufen.

Diese Zusammenhänge sind jedenfalls noch nicht ganz aufgeklärt und lohnen sicher ein eingehenderes Studium.

Ähnlich wie Pituitrin wurde auch das Mammin bei Pubertätsblutungen verwendet. Meckertschianz und Adler haben gute Erfolge davon gesehen. Ebenso Paperna, Kalabin, Amczislawski, Temesvary, Tschernyschew und Merklein.

Die rationellste Organotherapie wäre aber immerhin die, mit antagonistischen Substanzen aus dem Ovarium selbst gegen die Blutungen anzukämpfen.

Nach der in den ersten Kapiteln auseinandergesetzten Anschauung ist das Corpus luteum aller Wahrscheinlichkeit nach das menstruations- und blutungshemmende Moment im Ovarium, und es müßten folgerichtig Extrakte aus dem gelben Körper blutungsstillend wirken können. Below, Okintschitz, Köhler u. a. haben in der Tat über solche Wirkungen bei ovarieller Blutung berichtet.

Besonders schöne Erfolge bei Pubertätsblutungen hat Landsberg an der Veitschen Klinik zu verzeichnen. Er ging von der Voraussetzung aus, daß alle übrigen Organpräparate nur das Symptom bekämpfen, aber nicht den ätiologischen Ausgangspunkt, die Ovarien, berücksichtigten. Da nun eine Menstruation nicht eintritt, solange ein völlig entwickeltes Corpus luteum vorhanden ist und beim Eintreten der Gravidität das Corpus luteum verum die Wiederkehr der Menstruation hindert, ließ er sich von der Firma Hoffmann-La Roche Extrakte aus Corpora lutea graviditatis (nach der alten Nomenklatur Corpora lutea vera genannt) herstellen. Mit diesem „Veroglandol" behandelte er sieben Pubertätsblutungen mit dem Erfolge, daß in allen Fällen die Blutung aufhörte. Es wurde jeden zweiten Tag 1 ccm subkutan injiziert und je nach der Schwere des Falles im ganzen 6—12 Einspritzungen verabfolgt. Diese Fälle, zwei davon waren ganz außerordentlich schwer, wurden noch nach der Entlassung während 2—3 Monaten beobachtet. Die Menstruation trat regelmäßig auf und die Patientinnen waren ohne Beschwerden.

Sollten sich diese Befunde auch weiterhin bestätigen, so wäre damit wieder ein wichtiges Beweisstück dafür geliefert, daß die ovariellen Blutungen im allgemeinen, die Pubertätsblutungen im besonderen auf einer Störung bzw. einem Ausbleiben der Corpus luteum-Bildung beruhen.

Ähnlich gute Erfolge hatte in fünf Fällen Kalledey mit Corpus luteum-Extrakt, wobei in einem Falle alle übrigen vorher angewendeten Mittel erfolglos geblieben waren.

Auch G. A. Wagner aus der Wertheimschen Klinik empfiehlt unter anderem den Corpus luteum-Extrakt zur Behandlung der Pubertäts- und klimakterischen Blutungen.

Zusammenfassend müßte man also bezüglich der Therapie der Pubertätsblutungen vorschlagen, künftighin von größeren operativen Eingriffen (Kastration, Uterusexstirpation) unter allen Umständen abzusehen. Auch die Auskratzung des Uterus wäre tunlichst zu vermeiden, da sie ja bei den meist virginellen Personen einen höchst unangenehmen Eingriff darstellt und außerdem erfahrungsgemäß gerade bei diesen Formen meist nicht den gewünschten Erfolg hat. Viel eher sind Röntgenbestrahlungen, nötigenfalls mit sehr starken Dosen am Platze.

Neben den allgemeindiätetischen Maßnahmen wie Bettruhe, antichlorotische Behandlung u. dgl. dürften Subkutaninjektionen von Corpus luteum-Extrakt und Pituitrin allenfalls noch Mammin mit Aussicht auf Erfolg zu versuchen sein.

Auch in ätiologischer Hinsicht wird es sich lohnen, den juvenilen oder Pubertätsblutungen künftighin etwas mehr Aufmerksamkeit zu schenken und größere Reihen von solchen Kranken nebeneinander zu betrachten.

An Hand der vereinzelten Angaben in der Literatur und eigener, sich auf über 50 Fälle erstreckender Beobachtungen möchte ich schon jetzt die Ansicht aussprechen, daß jedem Fall von Pubertätsblutung eine Anomalie der Gesamtkonstitution zugrunde liegt.

Auch lassen sich schon einige besonders häufig wiederkehrende Typen davon herausgreifen:

Am häufigsten dürfte wohl der chlorotische Typus sein, wiewohl bei Chlorose an und für sich Oligo- oder Amenorrhöe häufiger ist als Metrorrhagie.

Als zweiten Typus möchte ich die verschiedenen Formen von Hyperthyreoidismus (Basedow, formes frustes, Basedowoid usw.) hinstellen.

Drittens gehen manche Formen von leichter Fettsucht und peripherer Gefäßerweiterung mit Pubertätsblutungen (allerdings manchmal auch mit Amenorrhöe) einher.

Schließlich kämen noch alle möglichen anderen asthenisch-hypoplastischen Zustände und Störungen im Gleichgewicht der innersekretorischen Drüsen dafür in Betracht.

Gemeinsam sind aber allen diesen Kategorien die Zeichen von Hypoplasie (bzw. von Degenerationsmerkmalen) am ganzen Körper (z. B. Andeutung maskuliner Behaarung) und insbesondere am Genitale.

Für die Ovarien solcher „hypoplastischer" Individuen haben in den letzten Jahren Bartel und Hermann als charakteristisch die relative Größe, die glatte Oberfläche und Follikelarmut hingestellt.

Demgegenüber möchte ich ergänzend beifügen, daß in denjenigen Fällen von Hypoplasie, wo Pubertätsblutungen (und ovarielle Blutungen überhaupt) vorhanden waren, bei anatomischer Untersuchung stets überstürzte Follikelreifung, wenn nicht gar kleinzystische Degeneration vorhanden war (Veit, Kaji, Pölzl, Verf.).

Das Corpus luteum hat in jenen Fällen, deren anatomische Präparate ich zu Gesicht bekommen habe, noch jedesmal gefehlt (vgl. Tafel-Fig. 20).

Auch die interstitielle Drüse spielt gewiß keine nennenswerte Rolle bei diesem Prozeß, indem schmale Thekaluteinzellsäume sekundär die Rückbildung der zystisch erweiterten atresierenden Follikel begleiten (vgl. ebenfalls Tafel-Fig. 20).

b) Die ovariellen Blutungen bei der erwachsenen Frau (sog. Metropathia haemorrhagica).

Während, wie eingangs erwähnt, zur Zeit der Pubertät und des Klimakteriums ungemein häufig Menstruationsstörungen namentlich in Form von verstärkter Blutung schon seit langem aufgefallen sind und folgerichtig mit dem Einsetzen und Erlöschen der vollen Ovarialfunktion in Zusammenhang gebracht worden sind, hat man die unregelmäßigen Blutungen in der dazwischen liegenden Epoche des weiblichen Geschlechtslebens bis vor ganz kurzer Zeit aus allen möglichen anderen Ursachen erklären zu müssen geglaubt, woran noch die noch vielfach gebräuchlichen Namen der „Metritis" und „Endometritis haemorrhagica", der „glandulären Schleimhauthypertrophie" usw. erinnern.

Erst nachdem Hitschmann und Adler zeigen konnten, daß die früher vielfach als krankhaft angesehenen Drüsenhypertrophien in der Uterusschleimhaut dem normalen prämenstruellen Stadium entsprechen und daß überhaupt normale und pathologische Schleimhautveränderungen des Uterus vom Ovarium abhängig sind, vollzog sich die gründliche Wandlung unserer diesbezüglichen Anschauungen.

Hitschmann und Adler selbst stellten anfangs mehr vermutungsweise, Adler später dann in etwas bestimmterer Form die Behauptung auf, daß nicht nur die typischen Menstruationsblutungen, sondern auch die atypischen Metrorrhagien vom Ovarium ausgelöst würden.

Allgemeiner begann man sich erst für die Frage zu interessieren, als Pankow den Nachweis erbracht hatte, daß weder eine Endometritis noch eine Metritis als Grundlage der unregelmäßigen Blutungen charakteristisch sei. Daß insbesondere auch die Uterusmuskulatur in bezug auf ihr

Verhalten zum Bindegewebe weder im Sinne einer Hypertrophie noch Atrophie konstant Veränderungen zeige. Pankow nannte den Zustand daher nicht mehr „Entzündung", sondern „Metropathia haemorrhagica" und dachte dabei wohl an das „Ovarium" als letzte Quelle der Blutungen. Der Name „Metropathia" aber erweckt bei jenen, die sich mit dem Gegenstande noch nicht intensiver befaßt haben, namentlich also bei den Studenten, immerhin gerade die Vorstellung, welche Pankow bekämpfen wollte, nämlich die, daß die Erkrankung des Uterus das Wesentliche sei und nicht die Ovarien, weshalb es vielleicht besser wäre, unbeschadet der großen Verdienste Pankows um diese Frage, den Namen „Metropathia" fallen zu lassen und einfach von „ovariellen Uterusblutungen" zu sprechen.

Das klinische Bild, unter welchem uns die ovariellen Blutungen des erwachsenen Weibes begegnen, ist ein recht mannigfaltiges.

Bei der überwiegenden Mehrzahl der Frauen tritt die erste Menstruation im durchschnittlichen Alter auf und kehrt von da an in regelmäßigen Abständen unter normalem Blutverlust wieder, ohne das Individuum in wesentlichem Maße zu beeinträchtigen.

Anders stellen sich die Zahlenverhältnisse, wenn man nur die Genitalkranken, also den Frauenarzt aufsuchenden Patientinnen berücksichtigt.

Ebenso wie man bei dieser Auswahl des Menschenmaterials zirka in jedem dritten Falle eine Enteroptose feststellen kann, lassen sich verhältnismäßig häufig kleinere oder größere Abweichungen vom normalen Menstruationstypus feststellen, die sicherlich auf konstitutionelle Momente zurückzuführen sind.

Verkürzte Intervalle (sog. anteponierender Menstruationstypus) mit normalem Blutabgang oder vierwöchentliche Intervalle mit verlängerter Blutungsdauer und profusem Blutverlust leiten allmählich hinüber zu jenen Formen der Menstruation, bei welchen Intervalle unregelmäßig, die Dauer wechselnd und die Intensität so außerordentlich verstärkt ist, daß schwere Schädigungen des Allgemeinbefindens daraus entstehen und man wohl unzweifelhaft nicht mehr von der Menstruation als einem physiologischen Vorgang sprechen kann. Immer aber wird sich in diesen Fällen noch ein gewisser, wenn auch gestörter, Rhythmus offenbar entsprechend einer in ungleichen Abständen wiederkehrenden Ovulation erkennen lassen.

Ist auch dieser abhanden gekommen, es wird dies gerade bei den schwersten Formen zutreffen, dann scheint die Follikelreifung gänzlich überstürzt und die Ovulation demzufolge wahrscheinlich unterdrückt zu sein, da eben die einzelnen Follikel gar nicht zur wirklichen Reife kommen. Bei solchen Individuen folgt dann eine Blutung oft ohne Intervall auf die andere oder es treten außer den regelmäßigen Menstruationen dazwischen noch atypische Metrorrhagien auf.

Schickele hat den Versuch gemacht, die verschiedenen Typen der Menstruation nach ihren Eigentümlichkeiten zu gruppieren und teilt diejenigen, welche vom normalen Verhalten abweichen, in drei verschiedene Gruppen ein.

In die erste Gruppe rechnet er diejenigen, bei welchen die Menstruation in regelmäßigen oder unregelmäßigen Abständen erfolgt, von Anfang meist unregelmäßig, zu klein (2 bis 3 Wochen) oder vorübergehend größer (2 bis 3 Monate); der Blutverlust ist dabei vielfach schwankend, wenn auch im allgemeinen zu profus.

Das Gemeinsame dieser Fälle ist, daß im Laufe verschieden langer Zeit ein regelmäßiger Rhythmus und ein ziemlich gleichmäßiges Verhalten der Menstruation spontan auftritt und normale Zustände sich entwickeln.

In die zweite Gruppe rechnet er die Fälle, in welchen die Menstruation in normalem und regelmäßigem Verlauf auftrat und dann nach verschieden langer Zeit unregelmäßig und ungleichmäßig wurde, gleichzeitig an Intensität zunehmend.

In dieselbe Kategorie gehören auch jene Fälle, in denen die Menstruation regelmäßig geblieben ist, aber an Intensität immer mehr zugenommen hat.

Das Gemeinsame der Fälle dieser Gruppe ist die nachweisbare Zunahme des Blutverlustes.

In die dritte Gruppe gehören jene bekannten, wenn auch seltenen Fälle, in denen der Blutverlust abnorm stark ist und wo trotz der jungen Jahre der Patientin schwere Eingriffe manchmal nicht vermieden werden können. Die Intervalle können dabei regelmäßig oder unregelmäßig sein.

Diese Fälle mit den abnorm profusen Blutungen wurden, da es sich fast nur um Personen zwischen 18 und 21 Jahren handelt, im vorigen Kapitel unter den juvenilen oder Pubertätsblutungen abgehandelt. Die beiden ersten Kategorien enthalten jedoch neben jugendlichen Frauen auch solche im dritten und vierten Lebensdezennium.

Wiewohl nun Schickele einerseits auf Grund seiner Untersuchungen feststellt, daß in der allergrößten Mehrzahl der Fälle trotz anfänglicher Verschiedenheiten im Laufe der Zeit doch eine gleichsam selbsttätige Regelung eintritt, muß er andererseits zugeben, daß auch während des übrigen Lebens die Menstruation nur selten unverändert abläuft, d. h. in demselben Rhythmus und Typus, wie sie nach Erledigung der menarchischen Störungen konstant geworden war. Ja er kommt sogar unter Anführung von entsprechenden Beispielen zu dem Schluß, daß Typus und Rhythmus der Menstruationen innerhalb des Lebens so außerordentlich variabel verlaufen, daß dieser Vorgang gar oft jede andere Bezeichnung eher verdienen würde als die der Periode oder Regel, wenn auch trotz aller Unregelmäßigkeit eine gewisse periodische Folge nicht zu verkennen ist.

Auch ist nach Schickele dieser wechselvolle Vorgang nicht von vornherein durch organische Erkrankungen beeinflußt. Insbesondere waren gynäkologische Erkrankungen sicher nicht vorhanden. Es waren zum Teil „von außen oder psychisch wirkende Momente", welche diese Variabilität hervorriefen, zum Teil solche, die mit der Funktion der Genitalien an sich nichts zu tun haben. Eine große Rolle spielt nach Schickeles Untersuchungen jedenfalls der Einfluß durchgemachter Schwangerschaften auf die Menstruation, aber auch des Nervensystems, die Sekretion der Ovarien und vielleicht auch die des Uterus.

Schickele hebt besonders hervor, daß diese Menstruationsanomalien häufig auch ohne lokale Erkrankung im Bereich der Genitalien großenteils aus rein „funktionellen" Ursachen auftreten, eine Erklärung, die den genannten Autor selbst nicht befriedigt. Er sucht deshalb die Lösung dieser Frage in einer Abgrenzung der Beteiligung von Nervensystem, Ovarien und Uterus an diesen Vorgängen, wofür jedoch auch seiner Meinung nach einstweilen noch nicht die geringste Möglichkeit vorliegt.

Wesentlich einfacher als nach der Abgrenzung so zahlreicher Komponenten zu suchen, scheint es mir auch hier wieder, die bei unserem gynäkologischen Krankenmaterial so außerordentlich häufigen Konstitutionsanomalien und Konstitutionsvarianten zur Erklärung heranzuziehen.

Wenn jede dritte Frau eine Enteroptose hat, also Zeichen des asthenisch-hypoplastischen Habitus aufweist, warum soll sie nicht auch primäre Störungen der Ovarialsekretion oder Störungen in der Wechselwirkung der übrigen Blutdrüsen haben? Man dürfte dann nur nicht ohne weiteres sagen, daß organische Erkrankungen fehlen und daß es sich demgemäß um gesunde Individuen handelt. Statt des etwas unbestimmten Ausdrucks „funktionelle Störungen" müßte man dann konstitutionelle oder innersekretorische Störungen sagen. Natürlich sind auch Störungen des vegetativen Nervensystems, des autonomen ebensowohl wie des sympathischen untrennbar mit Gleichgewichtsstörungen unter den Blutdrüsen verknüpft, alles das zusammen aber auf der Grundlage einer anomalen bzw. degenerativen Körperverfassung.

Ebenso wie Schickele sich die Selbstheilung der menarchischen Störungen so vorstellt, daß die Funktion der Ovarien erst dann in den normalen Rhythmen abläuft, wenn diese Organe mit den anderen innersekretorischen Drüsen regelrecht zusammenarbeiten und (ebenso wie die Vasomotoren aus einem Zustande der Übererregbarkeit in ein Stadium der Ruhe gelangt sind), ebenso wird man annehmen müssen, daß dieses am Ende der Pubertätsjahre erlangte Gleichgewicht bei konstitutionell dazu disponierten Individuen im Laufe des späteren Lebens auch wieder gestört werden kann.

Daß dabei die Gravidität eine ganz besondere Rolle spielt, klingt sehr plausibel und wir müssen auf alle möglichen diesbezüglichen Varianten gefaßt sein, weil ja die Schwangerschaft, wie wir wissen, den Anstoß zu allen möglichen Blutdrüsenerkrankungen geben kann.

Daß auch psychische Reize dabei mitwirken können und andere äußere Einwirkungen (plötzliche Temperaturveränderungen, sexuelle Erregungen, Operationen u. dgl.), die ja in letzter Linie immer wieder das Nervensystem und den Stoffwechsel treffen, ist bei dem engen Zusammenhang der inneren Sekretion mit diesen Faktoren gleichfalls wohl verständlich.

Es scheint mir deshalb auch hier wesentlich, nicht so sehr auf die Verschiedenheit in den veranlassenden Momenten und im äußeren Habitus der betreffenden Patientinnen hinzuweisen, was ja auch bisher uns von einer befriedigenden Erklärung eher entfernt hat, als auf mehr oder minderhäufig sich wiederholende konstitutionelle nervöse oder innersekretorische Störungen, die ja ungleich öfter vorkommen, als wir dies früher jemals angenommen haben.

Daraus ergibt sich schon, daß die ovariellen Blutungen an gar kein bestimmtes Lebensalter gebunden sind und gar keine „organische" Erkrankung im Bereiche des Genitales zur Voraussetzung haben müssen.

Wenn wir dennoch die früher als „Endometritis haemorrhagica" schlechtweg bezeichnete Erkrankung am häufigsten im dritten und vierten Lebensdezennium vorfinden, so werden wir nach den sie am häufigsten veranlassenden Momenten zu suchen haben.

Es geht aus der allgemeinen Definition schon hervor, daß eine scharfe Abgrenzung nach oben oder unten nicht zu erwarten sein wird und daß vielmehr fließende Übergänge zwischen den „juvenilen" Uterusblutungen des zweiten Lebensdezenniums, der „Metropathia haemorrhagica" des dritten und vierten und besonders den „präklimakterischen" Blutungen des fünften Lebensdezenniums bestehen.

Mit der Erkenntnis von der in letzter Linie ovariellen Herkunft solcher Blutungen änderte sich und wird sich noch vieles in der Auffassung und Behandlung dieses Krankheitsbegriffes ändern. Es sind durchaus noch lange nicht alle Gynäkologen vollständig von der vollzogenen Wandlung überzeugt und auch die Therapie gibt ihnen (allerdings, wie wir sehen werden, nur scheinbar) in manchen Fällen recht.

Es ist vielleicht bei den ovariellen Blutungen des dritten und vierten Lebensdezenniums noch mehr verfrüht bzw. noch schwieriger als bei den Pubertätsblutungen bestimmte Typen aufstellen zu wollen, wir müssen uns vorläufig damit begnügen, die auch von Schickele beobachtete Einwirkung äußerer Momente auf die Ovarialtätigkeit zu studieren, aber noch weiter darüber hinaus sie mit der ausschlaggebenden Gesamtkonstitution der betreffenden Kranken in Einklang zu bringen suchen.

So werden äußere Reize, wie z. B. plötzliche Temperatureinwirkungen (kalte oder heiße Bäder zur Zeit der Menstruation), plötzlicher Schreck, sexuelle Erregungen (Heirat) bei normalen Individuen wohl kaum besonders einschneidende und dauernde Veränderungen wie Amenorrhöe oder abnorme Blutungen auslösen, wohl aber bei neuropathisch veranlagten Individuen, also solchen mit „labilem" oder „debilem" Zustand (Falta) des Nervensystems und demnach auch des Blutdrüsensystems.

Wir werden bei genauerer Aufmerksamkeit solche Individuen mit und ohne deutliche degenerative Stigmata ungemein häufig unter diesen Kranken antreffen und sie mit der sicher ebenso häufigen Kategorie der männlichen „Neurastheniker" in Parallele setzen.

Wenn ich wieder von dem mir statistisch am geläufigsten Beispiele der Enteroptose ausgehe und darauf hinweise, daß die bei jeder dritten Frau vorhandene Enteroptose als Teilerscheinung der Asthenie (Stiller, Mathes) auch fast stets von nervösen Symptomen begleitet ist, so wird man die Häufigkeit rein nervöser Einflüsse auf die Uterusblutungen verstehen und diese Kategorie von Kranken vorläufig vielleicht doch als vorwiegend nervös bedingten Typus der ovariellen Blutungen hinstellen dürfen (Sympathikusneurose nach Mathes).

Als zweiten, gleichfalls sehr häufigen Typus möchte ich diejenigen ovariellen Blutungen hinstellen, die im Anschluß an durchgemachte Schwangerschaften (Abortus und Geburten) auftreten.

Es ist allgemein bekannt, daß Schwangerschaften Stärke und Verlauf der Menstruation tiefgreifend beeinflussen können, und zwar im allgemeinen in der Weise, daß die Dauer und Intensität der Menstruation mit der steigenden Geburtenzahl zunimmt, worauf auch Schickele hinweist, daß aber dieser Einfluß oft viel zu wenig berücksichtigt wird.

Früher unregelmäßige Menses können im Anschluß an eine Geburt wieder regelmäßig werden, aber auch umgekehrt können regelmäßige Perioden nach Geburten sich in unregelmäßige verwandeln. Auch die Zeit, nach welcher die erste Menstruation dem Wochenbett folgt, ist von Fall zu Fall verschieden.

Viele Geburten nehmen gar keinen Einfluß auf die Art der Menstruation und plötzlich führt ein ganz normal verlaufender Partus bei ein und derselben Frau zu deutlichen Veränderungen im Ablauf der Periode (Schickele).

So ist die Lehre von der „Endometritis post partum oder post abortum" entstanden, welche die damit verbundenen Blutungen durch entzündliche Vorgänge in der Uterusschleimhaut erklären zu müssen glaubte. Wenn man aber diejenigen Fälle ausschließt, in welchen Plazentarreste im Uterus zurückgeblieben sind oder auch nur größere Blutgerinnsel in Form von sog. Polypen, dann findet man eine ganze Reihe von Fällen, in denen verstärkte oder unregelmäßige Menstruationsblutungen im Anschluß an Schwangerschaft ohne jeden pathologischen Befund in der Uterusschleimhaut angetroffen werden.

Auch die mangelhafte Rückbildung der uterinen Gefäße nach der Schwangerschaft scheidet für die Mehrzahl der Fälle als Ursache der Blutungen aus.

Solche hyaline Gefäßveränderungen bilden sich normalerweise nach der Geburt durch Verklebung und Kollaps der Wände ziemlich rasch zurück (Schickele u. a.). Entfernt man dieses krankhafte Material durch Auskratzung, so hören die unregelmäßigen Blutungen dieser Art dann meistens auf (Subinvolutio vasorum uteroplacentalium).

Wenn man also von diesen eigentlich noch auf plazentare innersekretorische Reizwirkung zurückzuführenden Ursachen mit bekannter anatomischer Basis absieht und nach weiteren erklärenden Momenten sucht, so gelangt man zunächst zur Annahme eines mangelhaften Kontraktionszustandes der Uterusmuskulatur infolge von Subinvolutio uteri post partum.

Den mangelhaften Kontraktionszustand des Uterusmuskels, welchen bekanntlich Teilhaber als Ursache der ovariellen Blutungen überhaupt annimmt, kann man außerhalb der Gravidität sehr schwer nachweisen, wenn auch profuse Menstruationen im Anschluß an Atonia uteri post partum gar nicht so selten sind. Auch die Atonie post partum muß übrigens schon als Zeichen minderwertiger Anlage aufgefaßt werden.

Vielleicht kommt man der eigentlichen Ursache näher, wenn man von der Massenzunahme des Uterus bei vielgebärenden Frauen überhaupt ausgeht. Es scheint dort, daß das ganze Genitale, Uterus, Tuben und Ovarien durch den chronisch hyperämisierenden Einfluß mehrfach aufeinander folgender Geburten an Volumen zunimmt, vielleicht beginnend und ausgehend von einer verstärkten Tätigkeit des Ovariums.

Der auslösende Faktor dieser Störungen kann, wenn zurückbleibende Plazentarreste als hyperämisierendes Moment (vgl. Kapitel III) wegfallen, am ehesten noch darin gesucht werden, daß eben die langdauernde Hyperämie der Ovarien während der Schwangerschaft, wie man das ja schon normalerweise an der zystischen Follikelatresie der Graviden sieht, zu einer ähnlichen überstürzten gleichzeitigen Reifung mehrerer Follikel führen kann. Das neue Corpus luteum und damit auch die Rückbildung des Uterus und die Einhaltung regelmäßiger Intervalle bleibt dabei aus. Die anatomische Bestätigung dieser Annahme an einem größeren Material wäre noch zu erbringen. Sie steht mit unseren übrigen Anschauungen in Einklang, und ich konnte mich allerdings nur gelegentlich einzelner Fälle in autopsia davon überzeugen, daß sie zutrifft.

Solche oft wochenlang andauernde Blutungen im Anschluß an Geburten sind gar nicht so selten. Die gewöhnlich vorgenommene Auskratzung hilft durchaus nicht immer und auch die mikroskopische Untersuchung der Uterusschleimhaut läßt sehr häufig im Stich. Ein Teil dieser Frauen hat auch schon vor der Geburt, manchmal sogar seit Beginn der Menstruation an starken Blutungen gelitten und die Schwangerschaft stellt nur ein auslösendes oder verstärkendes Moment einer schon vorher bestandenen krankhaften Anlage dar, wie eben die Gravidität auch so manche andere latent gewesene Konstitutionsanomalien manifest macht, z. B. die Enteroptose oder irgendwelche Störungen im Blutdrüsensystem. Es ist dann nicht notwendig, eine isolierte Störung der vasomotorischen Nerven oder des Uterus anzunehmen. Auch die Anhäufung von gerinnungshemmenden Substanzen im Uterus (Schickele) gewinnt nur für diejenigen durchaus nicht die Regel bildenden Fälle an Geltung, in welchen solche unregelmäßige Blutungen auf eine Auskratzung hin aufhören.

Hier reihen sich zwanglos diejenigen Blutungen an, welche seit langem mit einer gleichzeitig bestehenden Retroflexio uteri in Zusammenhang gebracht werden. Trotzdem Hitschmann und Adler den ovariellen Ursprung dieser Blutungen postuliert haben, und auch Schickele sich eingehend in diesem Sinne mit der Frage befaßt hat, ist es meines Wissens noch nicht mit voller Deutlichkeit ausgesprochen worden, daß eben die Retroflexio uteri als Teilerscheinung der enteroptotisch-asthenisch-degenerativen Habitus eine fehlerhafte Funktion der Ovarien von vornherein schon wahrscheinlich macht.

Gewiß müssen nicht in jedem Fall von Retroflexio uteri profuse Blutungen vorhanden sein, wie ja auch nicht in jedem Falle von Hypoplasie deutliche menstruelle Störungen nachweisbar sind, aber die Disposition dazu besteht zweifellos.

Man hat früher allgemein die Retroflexionsblutungen als die Folge der durch die Uterusknickung bedingten Stauung im Uterus selbst und in den Ovarien angesehen und tatsächlich auch sehr häufig die Schleimhaut solcher Uteri verdickt und ödematös angetroffen. Nach Entfernung dieser Schleimhaut durch Auskratzung und nach Aufrichtung des Uterus durch Massagen, Pessare oder operative Eingriffe ist oft die Menstruation wieder normal geworden und allenfalls bestehende atypische Blutungen sind verschwunden. Aber in vielen Fällen waren alle diese Maßnahmen erfolglos, ebenso wie ja in zahllosen Fällen Retroflexionen ohne Menstruationsstörungen existieren.

Wenn also Hitschmann und Adler eine lokale ovarielle Ursache schlechtweg und Schickele funktionelle Störungen innerhalb des Uterus oder der Ovarien (durch zu reichliche Erzeugung gefäßerweiternder und gerinnungshemmender Substanzen im Ovarium und ihre abnorme Anhäufung im Uterus) als Ursache der Retroflexionsblutungen annehmen, so möchte ich diese an sich gewiß richtigen Anschauungen noch insoferne auf eine breitere allgemeine Grundlage stellen, daß ich, wie bei allen ovariellen Blutungen, so auch hier das konstitutionelle (nervöse und sekretorische) Moment in den Vordergrund rücken möchte, welches eben durch die begleitende Retroflexio uteri besonders handgreiflich vor Augen geführt wird

Auch Schickele weist schon auf die große Bedeutung der Gesamtindividualität für alle diese Vorgänge hin, wobei das gesamte Nervensystem und die innersekretorischen Drüsen in erster Linie in Betracht kommen. Die betreffende Arbeit Schickeles (1911) liegt um sechs Jahre zurück, und es war damals die Beurteilung besonders der schwerer zu erkennenden Konstitutionsfehler (Basedowoid, Chlorose, Asthenie, Hypoplasie usw.) für die Mehrzahl der Gynäkologen noch lange nicht so selbstverständlich, sicher und zu allgemeinen Schlüssen verwertbar als sie es heute ist, wo die Lehre von der inneren Sekretion erst Gemeingut aller Frauenärzte geworden ist.

Für eine Erklärung der abnormen Uterusblutungen aus nervösen Ursachen namentlich bei der mit Reflexio einhergehenden Enteroptose hat sich ganz besonders deutlich Mathes ausgesprochen, indem er sagt, daß die „Metropathia haemorrhagica" Pankows keine Zustandsänderung des Uterus, sondern eine der ihn versorgenden sympathischen Nervenelemente ist. Die Sympathikusganglien sollen gewissermaßen dabei als „Akkumulatoren" und „Dämpfungsvorrichtungen" fungieren, und wenn diese in einer oder der anderen Richtung ihren Dienst versagen, dann sollen die Blutungen ausbleiben oder unregelmäßig und in gesteigerter Intensität auftreten.

Nach dem heutigen Stande der Dinge wird man die Ursache menstrueller Störungen ebenso aus humoralen, d. h. innersekretorischen, wie auch aus neurogenen Faktoren herleiten müssen.

Ganz besonders sind wir auf die nervöse Theorie in jenen Fällen angewiesen, wo charakteristische anatomische Veränderungen nicht oder nicht deutlich ausgeprägt sind. Diesbezüglich muß man aber immerhin sagen, daß, wenn auch kleinzystische Degeneration gelegentlich vermißt wird, das Fehlen des Corpus luteum doch einen konstanten Befund zu bilden scheint.

Das Gesetz von der Wechselwirkung der innersekretorischen Drüsen mit dem vegetativen Nervensystem muß deshalb auch bei der Erklärung der ovariellen Uterusblutungen volle Anwendung finden.

Es scheint nun, daß das Sekret der Ovarien vorwiegend den Vagustonus erhöht (Osteomalazie) und daß andererseits Vagusreizung die Ovarialsekretion anregt, also menstruationsfördernd wirkt.

Das antagonistische Adrenalin hingegen hemmt die Uterusblutungen.

Ich möchte deshalb nicht so sehr, wie Mathes dies vorschlägt, den Sympathikus als Eingeweidenerven schlechtweg, sondern den Vagus als fördernden Nerven für ovarielle Uterusblutungen hinstellen.

Der Sympathikus würde dann eben als „Dämpfungsvorrichtung“ im Sinne von Mathes wirken.

Bei Konstitutionsfehlern, wie z. B der Retroflexio als Teilerscheinung des enteroptotisch-asthenischen Habitus werden dann auch innersekretorische und nervöse konstitutionelle Störungen im Bereiche des Genitales in gleicher Weise zu berücksichtigen sein.

Da wir nun wissen, daß Enteroptose ungemein häufig, wenn nicht regelmäßig mit Vagotonie einhergeht (Hyperazidität, Hypersekretion und Atonie des Magens, Obstipation, Hypersekretion der Schweiß-, Speichel- und Talgdrüsen usw.), so ist auch die Annahme vagotonischer Zustände am Genitale bei Enteroptose bzw. Retroflexio mehr als wahrscheinlich.

Sie äußert sich in Hypersekretion der uterinen Drüsen (nicht infektiöser Fluor albus) und vor allem in Hyperfunktion des Ovariums mit oder ohne Hyperämie, überstürzte Follikelreifung, bzw. kleinzystische Degeneration, Fehlen des Corpus luteum und verstärkte Uterusblutungen.

Dabei ist es mehr als wahrscheinlich, daß auch der Fluor nicht nur ein Ausdruck nervöser Reizerscheinungen, sondern auch eine Folge erhöhter Ovarialwirkung auf die Uterussekretion darstellt.

Ich glaube also, daß man auf diese Weise dem Verständnis der Blutungen bei Retroflexio uteri noch am nächsten kommen kann.

c) Klimakterische Blutungen (ovarielle Uterushypertrophie).

Hat die Annahme einer chronischen Endometritis als Ursache atypischer Blutungen schon zu zahlreichen Widersprüchen geführt, auf die Dauer wenig befriedigt und schließlich auf Grund der negativen mikroskopischen Untersuchungen ein Ende gefunden, so glaubte man lange Zeit desto sicherer in der namentlich bei Frauen im vierten und fünften Lebensdezennium angetroffenen, oft sehr auffallenden Verhärtung und Verdickung der Uteruswand Anhaltspunkte für die Entstehung von Metrorrhagien gefunden zu haben.

Ist es nicht auffallend, daß man bei jüngeren Frauen mit Vorliebe eine „Endometritis“, bei älteren Frauen eine „chronische Metritis“ als Ursache atypischer Uterusblutungen angenommen hat?

Tatsache ist jedenfalls, daß wir diese Form der Uterusveränderung hauptsächlich bei Frauen im vierten oder fünften Lebensdezennium antreffen und wir besprechen damit schon eine der häufigsten, vielleicht die häufigste Form derjenigen Blutungen, welche gemeiniglich als „Wechselblutungen“ oder (prä-) klimakterische Blutungen bezeichnet werden.

Wenn einzelne Kliniker, in berechtigtem Einschreiten gegen die von unberufenen Laien oft verbreitete Irrlehre, „alle Blutungen vor dem Klimakterium wären harmlose Wechselblutungen“, den Satz aussprechen: „Wechselblutungen gibt es nicht“, so hat dies auch wieder nur sehr bedingte Richtigkeit. Wie des öfteren schon erörtert wurde, ruft bei den dazu disponierten Individuen nicht nur das Einsetzen der Keimdrüsentätigkeit in der Pubertät, sondern auch das Erlöschen der Ovarialfunktion im Klimakterium Gleichgewichtsstörungen im Blutdrüsensystem und damit auch im Ovarium selbst hervor. Die Zahl der dazu disponierten Individuen ist außerordentlich groß, viel größer als man dies früher je für möglich gehalten hätte (vgl. wieder die ungeheure Häufigkeit der Enteroptose).

Ovarielle Störungen verschiedenster Form und davon ausgehende Menstruationsanomalien sind also zur Zeit des Klimakteriums von vornherein häufig zu erwarten.

Wenn wir die sog. „chronische Metritis" als eine besondere Form dieser präklimakterischen Blutungen herausgreifen, so hat dies seinen Grund darin, daß wir in der Lage sind, sie als ein besonders deutliches Beispiel ovarieller Hyperfunktion zu kennzeichnen.

Angeregt durch die Arbeiten von Scanzoni und seiner Schule ist man seinerzeit auf diese eigenartige, halb entzündliche, halb hyperplastische Veränderung des Uterus aufmerksam geworden und hat nach den verschiedensten Ursachen gesucht, um ihr Zustandekommen zu erklären.

Sicher bedingen, wie schon oben erwähnt, zahlreiche Geburten an sich eine Massenzunahme des Uterus, offenbar durch die oft wiederholte hyperämisierende Wirkung auf die Ovarien und den Uterus selbst.

Aber auch entzündliche Vorgänge werden geeignet sein, teils durch die Hyperämie, teils durch die Infiltration eine derartige Hypertrophie des Uterus entweder direkt oder auf dem Umwege über die Ovarien hervorzurufen.

Zweifellos gibt es aber auch zahlreiche Fälle, wo keines von diesen beiden Momenten zutrifft und wo wir eine andere, mit größter Wahrscheinlichkeit primär ovarielle Ursache annehmen müssen.

Während in Frankreich auch heute noch besonders intensiv dem Begriff der „chronischen Metritis" gehuldigt und dementsprechend auch therapeutische Polypragmasie getrieben wird, haben in Deutschland eine Reihe von Forschern mit Erfolg die Unhaltbarkeit dieser Lehre zu erweisen gesucht (Teilhaber, Pankow, Schickele und Keller, Verf., Lauth u. a.).

Aber ganz allgemein findet sich immer noch auch bei neueren Autoren, wenn von ovariellen Blutungen bei Frauen über 30 Jahren die Rede ist, in der überwiegenden Mehrzahl der Fälle beim Genitalbefund der Vermerk vor: „Uterus metritisch verdickt oder vergrößert." So hat z. B. Schickele in seiner Arbeit: „Beiträge zur Physiologie und Pathologie der Ovarien" keinen einzigen Fall von klimakterischer Blutung als Beispiel angeführt, in welchem ein normaler Genitalbefund verzeichnet worden wäre. In einem von den vier als Beispiel angeführten Fällen fand sich entzündliche Adnexerkrankung, in den drei übrigen ein „myomatöser Uterus", was wohl nichts anderes bedeuten wird als „metritisch verdickter" oder, wie ich es nennen möchte, (ovariell) hypertrophischer Uterus.

Ähnliches gilt für die Arbeiten aus der Schautaschen Klinik, die ja über ein ganz besonders großes Material berichten (Bürger und Mandl, Adler).

Auch die Arbeit von Graff aus der Wertheimschen Klinik weist ähnliche Zahlenverhältnisse auf: unter 18 blutenden Uteri bei Frauen über 30 Jahren findet sich nur einmal ein normales Genitale, zweimal ein „vergrößerter" Uterus und fünfzehnmal ein „metritisch vergrößerter" Uterus.

Diese Zahlen sprechen wohl für sich selbst und die Erklärung dafür wird kaum in entzündlichen Vorgängen, viel eher in hypertrophischen Prozessen auf Grund einer krankhaft gesteigerten Ovarialfunktion zu suchen sein.

In den Krankengeschichten der meisten Kliniken, auch solcher, welche selbst sehr intensiv an der Erforschung der ovariellen Blutungen mitgearbeitet haben, kehren die Ausdrücke „metritischer“, „metritisch verdickter“ oder gar „myomatöser“ Uterus noch sehr häufig wieder, in Fällen, wo es sich meist um verstärkte unregelmäßige Blutungen bei diffus vergrößertem und in seiner Wand verdicktem Uterus gehandelt hat und deren Behandlung gewöhnlich nach erfolgloser konservativer Behandlung (Auskratzungen, Ätzungen u. dgl.) mit der meist vaginalen Uterusexstirpation endete.

Ein diagnostisch viel verwertetes Merkmal bildet dabei auch die vermehrte Sondenlänge des Uterus bis aufs Doppelte und darüber hinaus.

Der exstirpierte Uterus zeigt sich am Durchschnitt glänzend weiß, hart, „knirschend“, also ganz so, wie bei der Fibromyomatosis, nur daß eben keinerlei Andeutung von Myomzentren zu sehen ist. Die wirklichen myomatösen Uteri, welche von zahlreichen, meist kleineren Myomkeimen durchsetzt sind, enthalten allerdings als Grundmasse eine ebensolche Wand, wie sie als „chronische Metritis“ beschrieben wurde.

Die histologische Untersuchung solcher Uteri hat nun in vielen Fällen wirklich ein Überwiegen des Bindegewebes über die Muskulatur ergeben und Theilhaber hat darauf seine Lehre von der Insuffizienz des Uterusmuskels als Ursache der Blutungen begründet.

Pankow, dem sich Schickele und Keller anschlossen, hat dann in einer grundlegenden Studie den Nachweis geführt, daß das Verhältnis zwischen Bindegewebe und Muskulatur im Uterus bei der sog. „chronischen Metritis“ ein durchaus inkonstantes ist, indem bald der eine, bald der andere Gewebsbestandteil überwiegt oder normale Struktur vorhanden ist, ohne Rücksicht darauf, ob verstärkte Blutungen vorhanden sind oder nicht.

Auch Gefäßveränderungen stehen mit den Blutungen in keinem sicheren Zusammenhang (Pankow, Ahreiner, Schickele u. a.).

Auch das in den letzten Jahren viel studierte Vorkommen von Lipoiden und Neutralfetten im Uterus (Aschheim u. a.) wurde zur Erklärung atypischer Blutungen herangezogen. Huguenin und seine Schule haben aber ebenso wie Schickele und in jüngster Zeit Aschheim den Nachweis erbracht, daß Fett im Uterus ein ganz gewöhnliches Vorkommen darstellt und mit den Blutungen nichts zu tun hat.

Schickele hat nun seine ansprechende Theorie von der Erzeugung gefäßerweiternder, blutdruckherabsetzender und gerinnungshemmender Substanzen im Ovarium und ihrer abnormen Anhäufung in blutenden Uteri auch auf diesen Spezialfall angewendet und tatsächlich nachweisen können, daß in solchen blutenden Uteri die gerinnungshemmende Wirkung eine besonders intensive ist, in manchen Fällen derart, daß sie diejenige der Ovarien um ein bedeutendes übertrifft. Dies bezieht sich ebensowohl auf die Uteruswand als insbesondere auf die Schleimhaut solcher Uteri.

Nach den Untersuchungen, welche ich seinerzeit gemeinsam mit O. Frankl über das tryptische Ferment in der Uterusmukosa im Anschluß an die ähnliches bezweckenden Arbeiten Halbans ausgeführt habe, muß man aber zu dem Schluß gelangen, daß je hyperämischer, sukkulenter oder parenchymreicher irgend ein Organ, also auch der Uterus ist, desto intensiver die tryptische, gerinnungshemmende und hyperämisierende Wirkung im allgemeinen ausfallen wird.

Nach dieser Auffassung wäre es nur selbstverständlich, daß solche „metritische“ Uteri, weil sie eben hyperämischer (sukkulenter) sind, mehr von den gefäßerweiternden und gerinnungshemmenden Substanzen enthalten als der normale Uterus. Weiter erscheint es auch ohne weiteres begreiflich, daß eine Auskratzung solch einer verdickten Uterusschleimhaut oft nicht von dauerndem Erfolg begleitet sein wird, weil sie ja aus denselben nicht beseitigten Ursachen, aus denen sie ursprünglich entstanden ist, wieder nachwächst. Daß die Schleimhauthypertrophie überhaupt keine notwendige Vorbedingung für atypische Blutungen ist, haben eine Reihe von Autoren ja zur Genüge bewiesen und gezeigt, daß auch oft ganz niedrige drüsenarme Schleimhaut in solchen Fällen vorhanden sein kann (Schickele u. a.).

Pankow, Schickele und Keller haben also ebenso wie Theilhaber aus anderen Gründen die Unhaltbarkeit des früheren Begriffes der „chronischen Metritis" dargetan und demgemäß auch für die oft damit verbundenen Blutungen eine andere Erklärung gesucht.

Schickele nimmt für die meisten Fälle von profusen Blutungen eine Hypersekretion der Ovarien an, läßt aber die Möglichkeit offen, daß sehr wohl das Pathologische in dem Uterus selbst liegen kann und daß auch die Gefäßinnervation im Bereich der Genitalien eine wichtige Rolle spielt.

In einer an der Veitschen Klinik unter meiner Leitung entstandenen Arbeit von Lauth (1914) wird nun der Versuch gemacht, die Blutungen und die Hypertrophie des ganzen Uterus (Wand und Schleimhaut) als Folge einer krankhaft gesteigerten Funktion des Ovariums (Hyperfunktion oder Dysfunktion) anzusehen und dieses Krankheitsbild als Übergangsform zwischen den einfachen ovariellen Blutungen und den Myomblutungen zu kennzeichnen.

Wenn sich auch mancher zunächst gegen die Vorstellung wehren wird, ein Neoplasma wie das Myom mit der einfachen Hypertrophie oder Hyperplasie eines Organs auf gleiche Stufe zu setzen, so wird das Befremdliche dieser Auffassung doch bedeutend gemildert, wenn wir hören, daß beide Prozesse, neoplastische sowohl wie hyperplastische, unter dem Einfluß innersekretorischer Kräfte entstehen können.

Für das Myom hat Seitz dies in klarer Weise auseinandergesetzt, und seine Anschauung ist wohl auch allgemein akzeptiert worden (vgl. das betreffende Kapitel).

Für die Hyperplasie der Organe unter dem Einfluß von Hormonen ist vielleicht das beste Beispiel die Schwangerschaft, bei welcher wir Hypertrophie bzw. Hyperplasie sämtlicher innersekretorischer Drüsen einschließlich des Ovariums und insbesondere Hyperplasie der Brustdrüsen und des Uterus unter dem Einfluß der inneren Plazentarsekretion entstehen sehen.

Eine Verallgemeinerung dieser Prinzipien auf alle neoplastischen bzw. hyperplastischen Vorgänge ist allerdings zur Zeit noch nicht möglich, wenn sie auch sehr viel Anziehendes für sich hätte.

Uterushyperplasie und Myombildung (bei letzterer gehen ja auch beide Prozesse häufig Hand in Hand) wären also beide durch krankhafte Ovarialfunktion zu erklären.

Beide Krankheiten finden wir bei Frauen im vierten und fünften Lebensdezennium, niemals nach der Menopause oder vor der Pubertät entstehend, selten im zweiten oder dritten Lebensdezennium.

Beiden Erkrankungen gemeinsam sind die häufig verstärkten Uterusblutungen, typische sowohl wie atypische. Daneben gibt es aber auch viele Uterushyperplasien, welche ebensowenig mit verstärkten Blutungen einhergehen, wie zahlreiche Myome.

Eine vergleichende histologische Untersuchung der Schleimhaut ebensowohl wie der Uteruswand hat ergeben, daß diesbezüglich keinerlei wesentliche Unterschiede zwischen Myom und Metropathia haemorrhagica bestehen.

Nach van Gieson gefärbte Durchschnitte der Uteruswand haben Lauth und mir in einer größeren Anzahl von Fällen gezeigt, daß genau dieselben Schwankungen im Verhältnis zwischen Bindegewebe und Muskulatur wie bei der „chronischen Metritis" auch beim Myom stattfinden, so zwar, daß gelegentlich beim Myom das Bindegewebe und bei der „Metritis" die Muskulatur überwiegen kann. Man kann demnach den Zustand der Uteruswand bei der „Metritis" wohl mit Recht als einfache Vermehrung der Uterussubstanz auffassen.

Ein weiteres gemeinsames Symptom von Myom und „Metritis" bzw. „ovarieller Uterushypertrophie" sind die bei beiden Erkrankungen fast gleichartigen Veränderungen der zugehörigen Ovarien. Man hat den lange bekannten Ovarialveränderungen beim Myom, seitdem Seitz wieder diese Frage aufgerollt hat, erhöhte Beachtung geschenkt und namentlich bei blutenden Myomen Vergrößerung und einen für das Alter der Frau meist ungewöhnlichen Follikelreichtum, öfters auch gleichzeitiges Vorhandensein vieler halbreifer Follikel oder gar kleinzystische Entartung der Eierstöcke gefunden.

Ganz das gleiche läßt für sich den „hypertrophischen" Uterus nachweisen. Bei Blutungen insbesondere wird sehr häufig das Vorhandensein eines regulären Corpus luteum vermißt, manchmal finden sich auch eine oder mehrere kleine Zysten mit luteinhaltigem Saum, so daß alles auf eine Störung in der Corpus luteum-Bildung als Ursache der verstärkten und unregelmäßigen Blutungen hinweist.

Gemeinsam ist auch beiden Erkrankungsformen die bisher nur für das Myom beachtete Verlängerung und Hinausschiebung des Klimakteriums um mehrere Jahre. Auch hier wird ebenso wie für das Myom die moderne Auffassung den Grund nicht in dem Bestehen einer Uterushypertrophie suchen, sondern vielmehr in der abnorm gesteigerten Vitalität der Ovarien.

Ja die Analogie geht noch weiter. Man findet unter den Frauen dieser Kategorie sehr häufig hochgradig anämische Personen mit leicht gelblicher Hautfarbe, großer Schwäche und des öfteren auch mit Störungen in der Herztätigkeit. Gewiß bieten oft die vorangegangenen großen Blutverluste eine Erklärung für solche Schwächezustände. Vielfach aber namentlich dort, wo gleichzeitige Schilddrüsenanschwellung besteht, drängt sich unwillkürlich der Gedanke an eine toxische Einwirkung des krankhaften Ovarialsekrets (Dysfunktion der Ovarien) auf die Blutbildung und vielleicht auch auf das Herz und Gefäßsystem auf.

Wir kommen auf die Besprechung dieser vielumstrittenen Frage im Kapitel Myom nochmals zurück und ich will hier ebenso wie dort ganz besonderen Wert darauf legen, die klimakterischen Blutungen im allgemeinen und ihre häufigste von „ovarieller Uterushypertrophie" begleitete Form als Ausdruck einer Konstitutionsanomalie hinzustellen. Zugunsten dieser Auffassung spricht nicht nur das gelegentliche Vorkommen von gleichzeitigen Schilddrüsenerkrankungen, sondern auch die vielfachen Beziehungen zu vorangegangener Chlorose oder zu noch bestehenden anderen Anzeichen mangelhafter Anlage (Infantilismus, Hypoplasie), wie sie neuerlich Benthin und H. Freund für das Myom in so auffallender Häufigkeit nachgewiesen haben.

Die Therapie der einfachen ovariellen Blutungen (frühere Endometritis haemorrhagica) und die der mit Uterushypertrophie einhergehenden ovariellen Blutungen (chronische Metritis, ovarielle Uterushypertrophie), welche Pankow unter dem Namen der Metropathia haemorrhagica zusammengefaßt hat, ist im großen und ganzen die gleiche, wie wir sie auch bei den Pubertätsblutungen geschildert haben.

Bettruhe und die üblichen Styptika sind immer noch die schonendsten und daher meist angewendetsten Mittel.

Daneben haben mit wechselndem Erfolge organotherapeutische Versuche eingesetzt (Adrenalin, Pituitrin, Mammin, Corpus luteum-Extrakt usw.).

Der nächste Schritt ist dann die Ausschabung des Uterus.

In manchen Fällen hilft sie zweifellos längere oder kürzere Zeit. Es werden eben, wie Schickele das besonders deutlich gemacht hat, die gerinnungshemmenden und gefäßerweiternden Substanzen fortgeschafft, welche sich in der Uterusschleimhaut angehäuft haben.

Vielleicht kommt auch noch eine nervöse Reflexwirkung des Eingriffes auf die Ovarialsekretion in Frage, die eine rasche Wiederherstellung der früheren Zustände verhindert.

In vielen Fällen wächst die zu Blutungen neigende Uterusschleimhaut aber doch rasch wieder nach und es muß zu eingreifenderen Verfahren geschritten werden.

Einen dauernden wichtigen Platz wird die Uterusausschabung im Rüstzeug des Gynäkologen gegen die Uterusblutungen aber schon deshalb einnehmen, weil man sich oft nur so vom Fehlen oder Vorhandensein eines Karzinoms differentialdiagnostisch überzeugen kann.

Führten die erwähnten Maßnahmen auch bei wiederholter und lang andauernder Anwendung nicht zum Ziele, so griff man zur Exstirpation des Uterus, jetzt ohne, früher noch vielfach mit gleichzeitiger Entfernung der Ovarien, vorwiegend auf vaginalem Wege. Ob und in welcher Weise die nach solchen Operationen zurückgelassenen Ovarien degenerieren, inwiefern ihre Funktion von der Anwesenheit des Uterus abhängig ist und welchen Wert ihre Erhaltung für die Frau besitzt, soll im Kapitel Myom näher erörtert werden.

Die sicherste und schonendste Therapie zugleich ist jetzt die Röntgenbestrahlung geworden, die ja namentlich bei Frauen nahe dem Klimakterium sehr gute und relativ leicht zu erreichende Resultate gezeitigt hat.

Auch die vielfach in ihrer Entstehung noch rätselhaften Erosionen nicht entzündlicher Natur werden sich am ehesten durch ovarielle Störungen erklären lassen, und zwar die blutenden Erosionen ebensowohl wie die nichtblutenden.

Vielfach herrscht noch die umgekehrte Auffassung vor, nämlich die, daß die Erosionen das Primäre und der Ausfluß das Sekundäre ist. Selbst Schickele einer der eifrigsten Verfechter des ovariellen Ursprungs uteriner Erkrankungen steht zum Teil noch auf diesem Standpunkt.

Wenn man aber annimmt, daß der nicht entzündliche Ausfluß (Uteruskatarrh der früheren Autoren) als Hypersekretion der uterinen Drüsen vom Ovarium abhängig ist, so erklären sich auch die hyperämischen Erscheinungen bei Erosionen und die leichte Neigung dieser Schleimhautwucherung zu Blutungen viel leichter.

Zwanglos reihen sich hier, worauf auch schon Schickele hingewiesen hat, die ja ebenfalls leicht blutenden submukösen Myome oder Schleimhautpolypen an.

Gewiß können, wie Schickele ausführt, für einen Teil dieser Gebilde mechanische Ursachen zur Erklärung der Blutungen herangezogen werden;

Zerreißung von oberflächlich liegenden Gefäßen, insbesondere Venen am Ansatz des Stieles kommen bei kleinen und größeren Polypen vor.

Aber daneben gibt es eine große Anzahl von Fällen, wo nach der Entfernung der Polypen die Blutungen weiter bestehen oder sogar an Heftigkeit zunehmen.

Schickele spricht nun die Ansicht aus, daß diese Polypen insoferne zu Blutungen beitragen können, als sie gerinnungshemmende und gefäßerweiternde Substanzen enthalten. In den Fällen, in welchen auch nach der Entfernung der Polypen oder submukösen Myome die Blutungen weiterbestehen, sollten die gerinnungshemmenden und gefäßerweiternden Substanzen im ganzen Uterus die Hauptsache und die Neubildung nur Zufallsbefunde sein.

Ich möchte in dem Entstehen von Schleimhautpolypen ebenso wie in der Hypersekretion zunächst den Ausdruck einer hochgradigen Hyperfunktion und Hypertrophie der Uterusschleimhaut sehen, ähnlich wie man sie bei gewissen Zuständen in der Schleimhaut des Magens oder Rektums (Polyposis) in mehr diffuser Anordnung findet [1]).

Blutungen, Hypersekretion und Schleimhauthypertrophie (Polypenbildung) wären also auf gleiche Stufe zu stellen und alle drei von einer krankhaft gesteigerten Ovarialfunktion herzuleiten.

Mit der Entfernung der Ovarien oder mit dem Aufhören ihrer Funktion sistiert ja auch die Weiterentwicklung solcher Neubildungen ebenso wie die Blutungen (Seitz, Schickele).

Die Frage, ob auch die Hypersekretion der uterinen Drüsen (Fluor albus) nach der Kastration aufhört, wäre noch zu beantworten.

d) Blutungen bei Entzündung der Adnexe (Adnexblutungen).

Seit langem bekannt sind Veränderungen der Menstruation und Auftreten von unregelmäßigen Blutungen im Anschluß an gonorrhoische oder puerperale Entzündungen am Genitale, insbesondere an den Adnexen.

Man stellte sich namentlich in früherer Zeit ungefähr vor, daß die Entzündung Blutandrang zum Uterus und damit auch leichtere Neigung zu Hämorrhagien veranlaßt.

Theoretisch genommen kann also jeder entzündliche Prozeß im kleinen Becken zu solchen Blutungen führen. In der Praxis kommen wohl nebst Para- und Perimetritiden die Entzündungen der Adnexe selbst am meisten in Frage. Wie soll man sich nun das Zustandekommen von verstärkten oder unregelmäßigen Blutungen bei solchen Entzündungsprozessen vorstellen?

Versucht man auf experimentellem Wege solche Bedingungen herzustellen, (am besten geht dies durch künstliche Hyperämisierung des Genitales mit subkutan einverleibten Organextrakten wie Plazentarextrakt, Ovarialextrakt), so sieht man neben elektiver Hyperämisierung oder Hämorrhagie des Uterus, der Tuben und der Ovarien (vgl. Text-Fig. 21 und Tafel-Fig. 22a und b) vor allem eine große Zahl von herangereiften oder gar kleinzystisch erweiterten Follikeln im Ovarium als Ausdruck der durch die Hyperämie gesteigerten Follikeltätigkeit (vgl. Fig. 24a und b). Im Uterus findet man enorm verdickte hyperämische, drüsenreiche Schleimhaut, also ein Bild, welches der prämenstruellen bzw. menstruellen Uterusschleimhaut, manchmal sogar der Hyperplasia endometrii glandularis entspricht (Tafel-Fig. 23a und b).

[1]) Man beachte dabei die Zusammenhänge bzw. Übergänge zwischen innerer Sekretion und Neoplasmenbildung auf konstitutioneller Basis, wie wir sie bei der Myomtheorie wiederfinden werden.

Additional information of this book
(Die Blutdrüsenerkrankungen des Weibes; 978-3-642-51269-8; 978-3-642-51269-8_OSFO6) is provided:

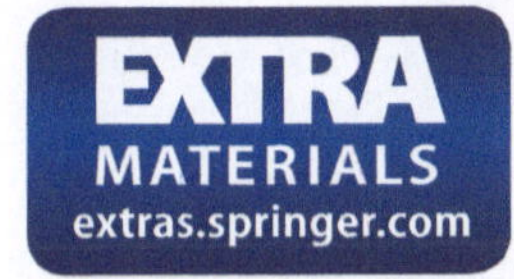

http://Extras.Springer.com

Frische Corpora lutea findet man in solchen Ovarien fast niemals. Die Follikelreifung und Atresie wird eben so überstürzt, daß es vielfach zur Ausreifung der Follikel und regulärer Ovulation gar nicht kommen kann.

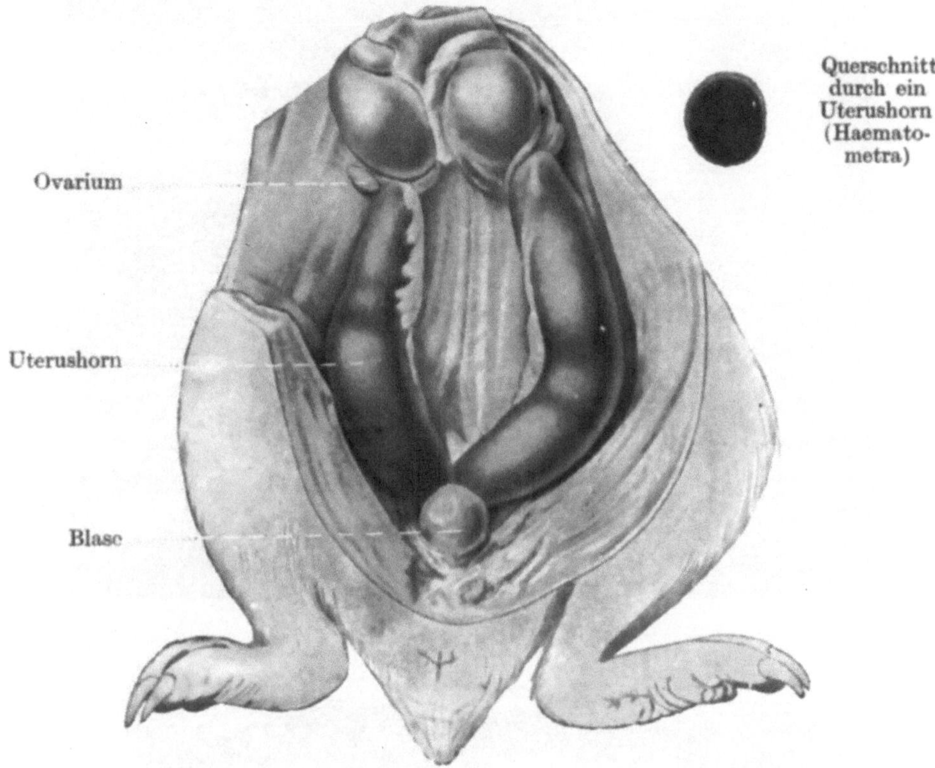

Fig. 21. Natürliche Grösse. Hämatometra nach Ovarialextraktinjektion bei einem virginellen Meerschweinchen.
(Hirschwald, Archiv f. Gynäkol. Bd. 79. H. 3.)

Die ursprünglich kaum gänsekieldicken Uterushörner eines virginellen Meerschweinchens sind durch subkutane Injektionen von wässerigem Ovarialextrakt in fast kleinfingerdicke, ganz mit Blut gefüllte Schläuche umgewandelt worden.

Eine derartig starke Hämorrhagie erzeugende Wirkung kann mit Lipoid- oder Corpus luteum-Extrakt nicht hervorgerufen werden und ist auch bisher noch nirgends abgebildet oder beschrieben worden. Das betreffende Tier war im Laboratorium isoliert aufgezogen worden, so daß ein Zusammentreffen der Injektionsbehandlung mit einer beginnenden Gravidität vollkommen ausgeschlossen werden kann. Die mikroskopische Untersuchung ergab auch nirgends deziduale Umwandlung der Uterusschleimhaut. An den Ovarien war starke Hyperämie und überstürzte Follikelreifung zu sehen. Corpora lutea fehlten. Follikelatresie naturgemäß bei dieser Tierart zumal wegen des vorzeitigen Zugrundegehens der rasch reifenden Follikel sehr stark ausgeprägt (vgl. das ähnliche Ovarium in Tafel-Fig. 23 b).

So erklärt es sich auch, warum man in den entzündlich veränderten Ovarien bei Frauen mit Adnexblutungen eine gewisse Vermehrung der interstitiellen Eierstocksdrüse gelegentlich beobachten kann (Tafel-Fig. 17). Sie ist nichts weiter als der Ausdruck einer krankhaft gesteigerten Follikelatresie und hat als solche mit den Blutungen direkt nichts zu tun; vielmehr werden die

Blutungen von dem intakten Follikel und zwar höchstwahrscheinlich von den Granulosazellen oder Eizellen und nicht von den Thekazellen, ausgelöst.

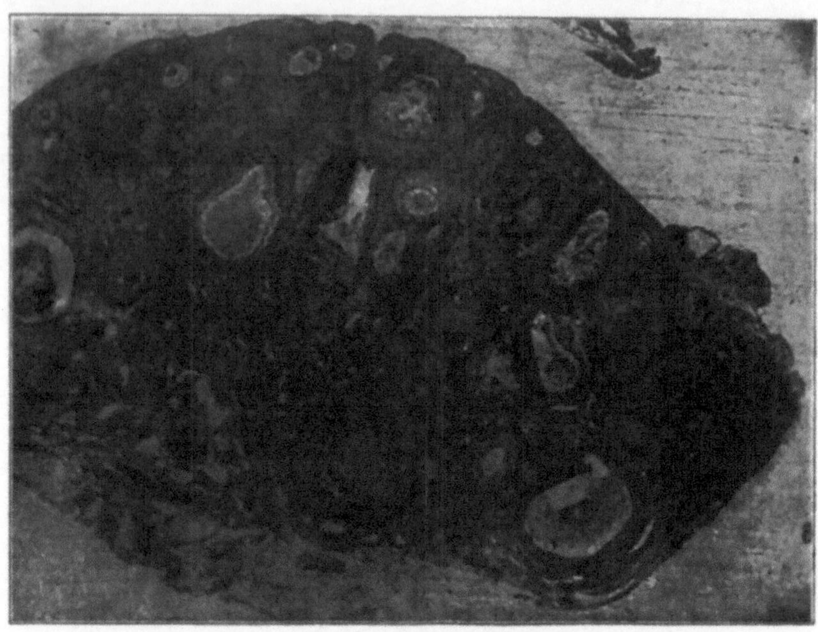

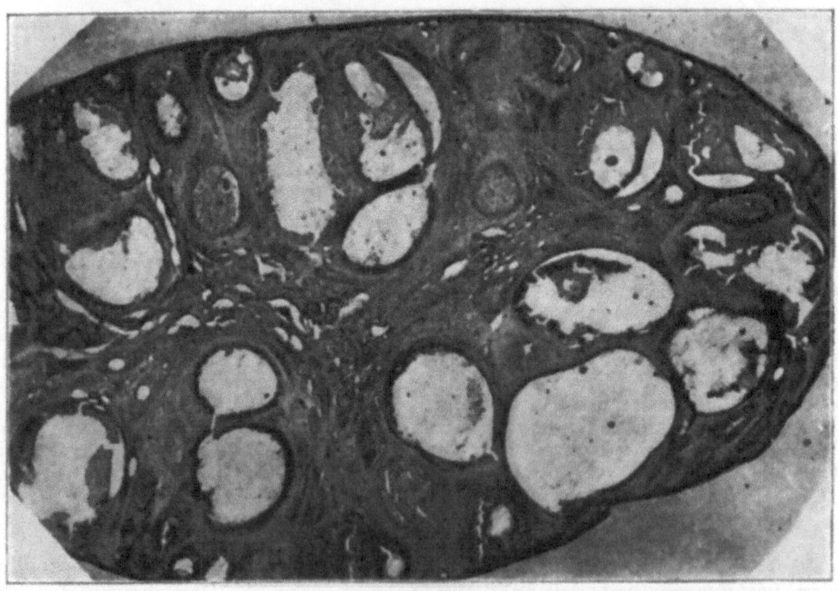

Fig. 24 b.

Fig. 24 a und b zeigen die zu den Uteri in Tafel-Fig. 22 a und b bzw. 23 a und b gehörigen Ovarien.

Fig. 24 a zeigt das normale Ovarium des geschlechtsreifen Kontrolltieres. Man sieht zahlreiche Follikel in allen Stadien der Entwicklung.

Fig. 24 b zeigt zahlreiche gleichzeitig bis zur Sprungreife vergrößerte bzw. kleinzystisch erweiterte Follikel als Folge der starken künstlichen Hyperämisierung des Genitales.

Die überstürzte Follikelreifung allein könnte schon ihrerseits wieder Hyperämie des Uterus hervorrufen. Die Eizellen dieser rasch gereiften Follikel zeigen meistens Degenerationserscheinungen in Form von Vakuolenbildung. Zerfall u. dgl. Die interstitiellen Zellen sind meist vermehrt, was mit dem raschen Entstehen und Vergehen der Follikel im Zusammenhang steht. Solche schon mit freiem Auge an ihrem siebartig durchlöcherten Aussehen zu erkennenden Ovarien erinnern an die kleinzystische Degeneration der Ovarien bei Uterusblutungen. Beim Zusammentreffen der Injektionsbehandlung bzw. der künstlichen Hyperämisierung mit der spontanen Brunst können gleichzeitig Corpora lutea vorhanden sein. An sich fördert die künstliche Hyperämisierung die Corpus luteum-Bildung nicht, vielmehr läßt sie die Follikel nicht zur vollständigen Ausreifung und zum Platzen kommen und bringt sie zur vorzeitigen zystischen Atresie. (Analogie mit dem Fehlen des Corpus luteum bei ovariellen Blutungen.) Auch das abgebildete Ovar zeigt kein Corpus luteum. Im zugehörigen Ovarium der anderen Seite war spärliche Corpus-luteum-Bildung entsprechend einer normalen Brunst.

Es ist naheliegend, daß eine Verwechslung mit solchen Befunden manche Autoren (Wallart, Seitz, Schottländer u. a.) dazu veranlaßt hat, eine Vermehrung der interstitiellen Eierstocksdrüse zur Zeit der Menstruation anzunehmen.

Die Behandlung der Adnexblutungen ergibt sich naturgemäß aus dem Grundleiden selbst. In vielen Fällen werden mit dem Rückgang der Entzündung bei konservativer Behandlung auch die Blutungen aufhören. Bei langandauernden chronischen Adnextumoren wurden außerordentlich häufig die Adnexe einer oder beider Seiten auch bei ganz jungen Frauen entfernt. In den letzten Jahren gewinnt die Einsicht immer größere Verbreitung, daß man namentlich mit Zuhilfenahme aller uns zur Verfügung stehenden konservativen Heilmittel in weitaus den meisten Fällen, namentlich bei jungen Frauen, von einer Radikaloperation absehen kann und wenn schon nicht die ganzen Adnexe, so doch Teile von einem oder beiden Ovarien mit oder ohne Exstirpation der Tuben, zurücklassen kann.

Es ist dies um so schwerwiegender, als ja gerade die entzündlichen Erkrankungen in die Zeit der höchsten Blüte des Geschlechtslebens der Frau fallen.

e) Blutungen bei Neubildungen der Ovarien.

Fälle dieser Kategorie gehören eigentlich zu den Seltenheiten. Viel öfter sehen wir, daß Neubildungen zur Zerstörung des funktionierenden Ovarialparenchyms führen und daß dann Amenorrhöe auftritt. Auch angeborene Neubildungen, wie z. B. Dermoide bedingen häufig Amenorrhöe und Entwicklungshemmung in den betreffenden Ovarien. Nach Exstirpation des Dermoids treten dann oft erst regelmäßige oder gar verstärkte Blutungen auf.

Eine der häufigsten Neubildungen des Ovariums, nämlich die einfachen, dünnwandigen, gewöhnlich hühnereiergroßen Corpus luteum-Zysten führen, wie Halban und Köhler, Adler, Latzko, Werner u. a. in neuerer Zeit gefunden haben, zu Amenorrhöe und erst nach ihrer Beseitigung treten wieder regelmäßige Menses ein.

Wenn man die kleinzystische Degeneration der Ovarien zu den Neubildungen rechnen will, so repräsentieren sie diejenige Form, welche weitaus am häufigsten zu verstärkten und unregelmäßigen Blutungen Anlaß gibt. Ja die Röntgentherapeuten führen sogar als häufige Ursache von Versagern bei Bestrahlung hartnäckiger ovarieller Blutungen das Bestehen solcher kleiner Follikelzysten an (v. Graff u. a.).

Daß Sarkome und Karzinome des Ovariums bei Kindern zum vorzeitigen Auftreten der Menstruation führen können, ist bekannt.

Aber auch im Klimakterium sind, allerdings selten, uterine Blutungen als Folge bösartiger Neubildungen an den Ovarien beschrieben worden.

2. Das Myom.

Noch vor ganz wenigen Jahren wäre es niemandem eingefallen, die Myome unter den Erkrankungen des Ovariums abzuhandeln. Man sah vielmehr das Myom als eine gutartige Neubildung wie jede andere an und erklärte ihr Zustandekommen nach den jeweils herrschenden Theorien entweder aus einer angeborenen Anlage oder aus einer durch lokale Zustände am Genitale bedingten Reizwirkung.

Nebenbei fiel jedoch die relativ große Zahl von Uterusmyomen schon frühzeitig auf, bei welchen die Ovarien neben der bestehenden myomatösen Entartung des Uterus verändert waren.

So. beschrieb Bulius bei 50 Fällen von Fibromyom die Ovarien und fand sie stets abnorm; meistens hatte ihr Dickendurchmesser zugenommen, das Stroma war vermehrt und die Gefäße stets verändert. Dabei war ein Zugrundegehen der Primordialfollikel und das Vorhandensein zahlreicher Corpora fibrosa zu konstatieren. Außerdem bestand, und das ist für unsere sonstige Auffassung besonders wichtig, kleinzystische Degeneration.

Auch Popoff studierte 40 durch Kastration bei Myomerkrankung gewonnene Ovarien, die er gleichfalls stets erkrankt fand, und zwar bald die Albuginea, bald das interstitielle Gewebe, bald die Follikel, letztere kleinzystisch degeneriert oder vollständig geschwunden, wobei das interstitielle Gewebe Wucherungsprozesse zeigte. Unter interstitiellem Gewebe wird wohl kaum das damals (1896) noch nicht bekannte Gewebe der interstitiellen Eierstocksdrüse verstanden sein können, sondern das gewöhnliche Ovarialstroma überhaupt.

Gebhardt in Veits Handbuch führt aus, daß die Ovarien bei Myomen des Uterus stets mehr oder weniger erheblich verändert sind.

Fehling gibt an, daß man den Ovarien äußerlich nicht ansehen könne, ob sie erkrankt sind, daß jedoch hauptsächlich bei Myomerkrankung gerade nicht selten begleitende Ovarialerkrankungen vorkommen.

Ganz derselben Meinung ist Altertum.

Auch Werth hat so gut wie immer krankhafte Veränderungen der Ovarien bei bestehender Myomerkrankung beobachtet, ist jedoch der Ansicht, daß die Entfernung des myomatösen Uterus eine Besserung im anatomischen Zustande des Eierstockes herbeizuführen vermag.

An dem sehr großen Material der Schautaschen Klinik haben Bürger und Mandl diese Frage ebenfalls studiert. An über 400 Fällen fanden sie, daß die Veränderungen der Ovarien bei Myomen in einer auffallend großen Anzahl derart sind, daß man sie in einen gewissen ursächlichen Zusammenhang mit der bestehenden Uteruserkrankung bringen müsse und daß deshalb bei Operationen die Ovarien so häufig mit entfernt wurden. Man wollte eben diese erkrankten Organe nicht im Organismus zurücklassen, ohne Rücksicht auf allenfalls später sich unangenehm bemerkbar machende Ausfallserscheinungen.

Man betrachtete also bis vor etwa 10 Jahren die Ovarialveränderungen bei Uterusmyom als etwas Sekundäres, durch die vom Myom ausgehende Zirkulationsstörung und Hyperämie Bedingtes.

Wohl hatten Trenholme und Hegar schon gezeigt, daß man durch Kastration jederzeit das Wachstum der Myome aufhalten und die bestehenden Blutungen beseitigen könne; ja daß man sogar große Geschwülste durch die Entfernung der Ovarien zur Rückbildung bringen könne. Auch die klinischen Erfahrungen aus der voroperativen Zeit sprachen vielfach in diesem Sinne, indem z. B. das Klimakterium und die Laktationsatrophie oft hemmend auf das Myomwachstum einwirkten.

In mehr hypothetischer Form haben französische Autoren, z. B. Jouin 1897 die Vermutung ausgesprochen, daß bei normalen Frauen eine gewisse „Harmonie" zwischen der Funktion der Schilddrüse und der Eierstöcke vorhanden sei und daß aus einer Störung dieser Harmonie Krankheiten entstehen können. Es wäre nach seiner Meinung zwischen einer Hyperfunktion der Schilddrüse mit begleitender Hypofunktion der Ovarien und einer Hyperfunktion der Ovarien mit begleitender Hypofunktion der Schilddrüse zu unterscheiden. In die erste Gruppe gehöre die Basedowsche Krankheit, die Störungen bei künstlicher und natürlicher Menopause und die Atrophie der Genitalien. In die zweite Gruppe gehörten die Kongestion und die Hämorrhagien (ovarielle Blutungen) der Genitalien und die Uterusfibrome.

Die Krankheiten der ersten Kategorie wären mit Ovarialsubstanz, die der zweiten mit Schilddrüsensubstanz zu behandeln.

Wenn sich auch heute unsere Kentnisse über die Wechselbeziehungen zwischen Ovarium und Schilddrüse erweitert und vertieft haben und wir auch den Einfluß der übrigen Blutdrüsen, sowie der Gesamtkonstitution, mit einschätzen, so hat doch diese schon vor fast 20 Jahren aufgestellte Theorie insofern viel für sich, als sie die atypischen Uterusblutungen und die Myome auf gleiche Stufe stellt und sie beide von einer Überfunktion des Ovariums abhängig sein läßt. Auch A. Hegar hatte übrigens schon 1887 die Vermutung ausgesprochen, daß die Fibrombildung des Uterus die Folge eines Reizzustandes im Ovarium sein könnte und Bulius sieht die Ovarialveränderung als gleichzeitigen Effekt der auch die Neubildung am Uterus hervorbringenden Ursache an.

Ganz scharf hat diesen in der Zwischenzeit vielfach vergessenen Gedankengang auf Grund unserer neueren Kenntnisse von der inneren Sekretion L. Seitz präzisiert, indem er 1911 den Satz aufstellte, daß derjenige Stoff, welcher die Muskelfasern des Uterus zur Proliferation und zur Myombildung anregt, ein qualitativ verändertes Ovarialsekret sei; oder anders ausgedrückt: die Myomhormone stammen aus dem abnorm funktionierenden Ovarium.

Seitz begründet diese alsbald von Schickele, A. Mayer und E. Schneider, Verf. u. a. bestätigte und jetzt wohl allgemein anerkannte Annahme auf folgende Weise:

Aus dem Studium der Wechselbeziehungen zwischen Ovarien und Uterus geht mit voller Klarheit hervor, daß der Uterus in seinem Wachstum von dem Vorhandensein und der Funktion der Ovarien abhängig ist. Bei Aplasie der Eierstöcke soll der Uterus entweder ganz fehlen oder doch nur rudimentär vorhanden sein. Aus Klinik und Tierexperiment wissen wir, daß nach der Kastration der Uterus zu schrumpfen beginnt und daß mit dem Sistieren der Ovarialtätigkeit in der Menopause sich stets die senile Involution der Gebärmutter einstellt. Das gleiche kann durch genügend starke Einwirkung der Röntgenstrahlen auf die Eierstöcke erzielt werden.

Die große Abhängigkeit des Uterus vom Ovarium steht aus diesen und zahlreichen anderen wohlbekannten Gründen jedenfalls außer Frage. Auch weiß man, daß die Einwirkung der Ovarien auf den Uterus nicht oder doch nicht sehr so auf dem Nervenwege zustande kommt, als vielmehr auf chemischem Wege durch die Hormone des Ovariums.

Man weiß ferner, daß ganz ähnlich wie das Wachstum des normalen Uterus auch die Myome durch die Funktion der Eierstöcke weitgehend beeinflußt werden.

Seitz weist darauf hin, daß bisher noch nie eine Myombildung vor der Pubertät beobachtet worden ist, trotzdem wiederholt danach geforscht wurde. Die Myome entwickeln sich erst, wenn das Ovarium seine volle Ausbildung erfahren hat und zwar in der Regel beginnend in der ersten Hälfte der dreißiger Jahre und sie erreichen ihre höchste Frequenz in der zweiten Hälfte und im Anfang der vierziger Jahre.

In der Menopause kommt es nie mehr zur Entwicklung von Myomen, ja im Gegenteil, die aus der Zeit der vollen Geschlechtsfähigkeit stammenden Myome bilden sich oft zugleich mit der Atrophie des Uterus zurück, indem die Muskelfasern allmählich zugrunde gehen und nur das Stützgewebe übrig bleibt. Verkalkungen und andere regressive Veränderungen treten gleichfalls häufig auf.

Seitz zieht daraus den Schluß, daß die Myombildung nur bei voll entwickelten und funktionsfähigen Genitalien vorkommt. Vor und nach diesem Zeitpunkt gibt es keine Myomentwicklung.

Dazu kommt noch, daß man durch direkte Manipulationen am Ovarium imstande ist, das Wachstum der Myome künstlich zum Stillstand zu bringen.

Vor der allgemeinen Verbreitung der Röntgentherapie beim Myom war es gar nicht so allgemein bekannt und selbstverständlich, daß man, wie insbesondere A. Hegar gezeigt hat, durch Kastration die Myomblutungen sofort beseitigen, ja sogar Wachstumsstillstand und Rückbildung der Geschwülste herbeiführen könne.

Auch den Einwand, daß die mit der Kastration zusammenhängende Zirkulationsstörung hemmend auf das Myomwachstum und die Blutungen einwirke, hat Seitz endgültig widerlegt.

Das raschere Wachstum der Myome während der Schwangerschaft steht durchaus nicht in Widerspruch mit obiger Annahme, weil ja erstens das Ovarium entgegen den früheren Anschauungen während der Schwangerschaft in vieler Hinsicht weiter funktioniert und zweitens die allgemeine Hyperämie der Genitalien fördernd auf diese wie auch jede andere Neubildung einwirken muß.

Hierher gehört auch ein von Wallart kürzlich wieder beschriebenes interessantes morphologisches Detail, nämlich die Vermehrung der glatten Muskulatur in den Ovarien bei Myom. Man muß diese Erscheinung wohl auch als Folge der Hyperämie oder der gesteigerten Ovarialtätigkeit auffassen. Wallart fand sie bei dieser Erkrankung fast regelmäßig vor, ganz analog wie bei der Gravidität.

Die häufige Rückbildung der Myome im Wochenbette analog der puerperalen Uterusinvolution ist gleichfalls sehr plausibel.

Daß die Schwangerschaft eine erhöhte Disposition zur Myombildung wie zu jeder anderen Blutdrüsenerkrankung geben kann, ist von vornherein nicht unwahrscheinlich. Notwendig ist die Schwangerschaft für die Myombildung keineswegs, da ja virginelle und nullipare Frauen von der Myombildung ebenso häufig, nach Ansicht mancher sogar häufiger als gebärende Frauen betroffen werden.

So glauben Menge und Fehling neuerdings wieder festgestellt zu haben, daß auch die willkürliche fakultative Sterilität die Entstehung der Myome begünstigt.

Menge hat sich auf Grund von eigenen Beobachtungen auch die Vorstellung gebildet, daß durch die Generationstätigkeit des Uterus namentlich im Wochenbett vielleicht Myomkeime zerstört werden, so daß eine gewisse Fruchtbarkeit des Weibes gewissermaßen ein Schutz gegen die Myombildung sein könnte.

Doch gibt es ja auch bekanntlich vielgebärende Frauen, die trotzdem Myome bekommen.

Den vielfach ausgesprochenen Satz, daß der Zölibat bzw. die sexuelle Inaktivität eine erhöhte Disposition zur Entstehung der Myome abgebe, weil der Uterus seine ihm innewohnenden Entwicklungstriebe auf diese Weise mangels einer Gravidität betätige, möchte ich für einen großen Teil der Fälle auch in der Weise auslegen, daß unter den sexuell inaktiv gebliebenen Frauen sich eine unverhältnismäßig große Zahl von frigiden, mangelhaft veranlagten und deshalb auch zur Geschwulstbildung von vornherein disponierten Individuen befinden wird.

So hat auch H. Freund kürzlich darauf aufmerksam gemacht, daß die mangelhafte Anlage im allgemeinen, wie die der Genitalorgane im besonderen für die Entstehung der Fibromyome eine große Rolle spielt. Unter 300 Myomfällen zeigten 66 Frauen konstitutionelle Abnormitäten bzw. Erkrankungen (Infantilismus, Pseudohermaphroditismus, Chlorose, Hämophilie, Uterus duplex, Rachitis und ererbte Tuberkulsoe).

Für die Entstehung der Geschwulstbildung von besonderer Bedeutung ist die Angabe Freunds, daß ca. ein Drittel der Frauen gleichzeitig mit Tumoren anderer Art behaftet waren. Dieses Moment ist deshalb besonders wichtig, weil auch Bartel (1910) auf das häufige Zusammentreffen von Bildungsfehlern und Geschwülsten überhaupt hingewiesen hatte.

Unter 360 Fällen von mangelhafter Anlage fanden sich 161 Neubildungen, davon nicht weniger als 21 Myome.

Auch Josephson und Benthin haben auf das gleichzeitige Vorkommen von extragenitalen Anomalien, angeborenen Bildungsfehlern am Uterus und Myomen aufmerksam gemacht.

Einer der schlagendsten Beweise für den ovariellen Ursprung des Myomwachstums und der Myomblutungen bildet der rasche Rückgang dieser Erscheinungen nach Röntgenbestrahlung.

Wie gelegentlich der Besprechung der interstitiellen Eierstocksdrüse ausgeführt wurde, richtet sich die Einwirkung der Röntgenstrahlen zunächst auf die Eizelle selbst und das Follikelepithel. Die Follikel atresieren und demzufolge tritt fürs erste eine Vermehrung der Thekaluteinzellen ein, weshalb es für manche Beobachter besonders im Tierexperiment den Anschein hatte, als ob primär durch die Einwirkung der Röntgenstrahlen eine Hypertrophie der interstitiellen Eierstocksdrüse entstünde. Diese Wucherung der Thekazellen ist jedoch aus den genannten Gründen wie überhaupt immer beim erwachsenen Weibe außerhalb der Gravidität etwas durchaus Sekundäres und sie verschwindet einige Zeit nach der Röntgenbestrahlung von selbst, wenn nämlich alle atretischen Follikel resorbiert sind.

Alle jene Theorien, welche deshalb mit einer besonderen Einwirkung der Röntgenstrahlen auf die interstitielle Eierstocksdrüse auch beim Myom rechnen, müssen (zumindest für den Menschen) als haltlos angesehen werden.

Eine sehr auffallende Erscheinung ist der bei myomkranken Frauen oft außerordentlich verspätete Eintritt der Menopause. Während letztere in unseren Gegenden durchschnittlich mit dem 45. Lebensjahre sich einstellt, tritt die Menopause bei Myomkranken und, wie wir im vorigen Kapitel gezeigt haben, auch bei der „ovariellen Uterushypertrophie" oft erst gegen das 50. Lebensjahr und manchmal noch später ein. Es ist dieser Umstand insoferne von großer praktischer Bedeutung, als man früher Frauen mit Myombeschwerden und Blutungen vielfach mit dem Hinweis auf das nahe bevorstehende Klimakterium getröstet hat.

Die verlängerte Fortdauer der Menstruation haben viele Autoren bewußt oder unbewußt der Anwesenheit des Myoms zugeschrieben, während wir heute auch hier in der gesteigerten und verlängerten Vitalität des Ovariums das Primäre suchen.

Ganz von der Hand zu weisen ist aber die Auffassung doch noch nicht, daß auch umgekehrt die Funktion der Ovarien von der Anwesenheit des Uterus beeinflußt wird. Man könnte sich ganz gut vorstellen, daß auch die Ovarien, wenn ihr „Erfolgsorgan", der Uterus, entfernt wird, in eine Art von Inaktivitätsatrophie verfallen.

Bürger und Mandl haben an einem Material von über 400 Patientinnen der Schautaschen Klinik und auch auf experimentellem Wege an Kaninchen und Affen umfangreiche Untersuchungen über diese Frage angestellt und konnten sich dabei auf die bereits vorliegenden klinischen Erfahrungen zahlreicher Autoren beziehen.

Es ist dies eine zwar in den letzten Jahren etwas in den Hintergrund getretene, aber doch für künftige Forschungen so wichtige Frage, daß sie zunächst an Hand der Bürger-Mandlschen Arbeit eingehender besprochen werden soll.

Als einer der ersten sah Brennecke nach Totalexstirpation des Uterus und Zurücklassung der Ovarien in den ersten Monaten nach der Operation vierwöchentliche Beschwerden auftreten. Diese nahmen allmählich ab und waren nach einem halben Jahre verschwunden. Brennecke folgert daraus, daß nach der Uterusexstirpation eine rasche Atrophie der Ovarien eintritt, eine Annahme, die jedoch durch klinische Beobachtung allein nicht zwingend bewiesen werden kann, da die nur in der ersten Zeit nach der Operation aufgetretenen und verhältnismäßig bald sich verlierenden Beschwerden auch darauf zurückgeführt werden könnten, daß das Gleichgewicht der Ovarialfunktion durch die operative Schädigung im Anfang gestört war, sich jedoch allmählich wieder herstellte.

Auch Glävecke berichtete über 14 Fälle von Exstirpation des Uterus mit Erhaltung der Ovarien, wobei in den meisten Fällen regelmäßige Molimina menstrualia auftraten. In jenen Fällen, wo trotz Zurücklassung der Ovarien klimakterische Erscheinungen auftraten, erklärte er es mit einer teilweisen Verletzung der Ovarien während der Operation oder durch gleichzeitig bestehende pathologische Veränderung derselben. Dagegen sah er niemals regressive Veränderungen an der Vagina und Vulva auftreten. Er nimmt jedoch an, daß die Ovarien im Laufe der Jahre an Größe abnehmen und erblickt die Ursache dafür nicht im Verluste des Uterus, sondern in der Beeinträchtigung der Ernährung. Die Ovulation sollte dabei ungestört erhalten bleiben, eine Behauptung, die angesichts der kurzen Beobachtungsdauer in den Fällen Gläveckes durchaus noch nicht sichergestellt ist. Eine Ernährungsbeeinträchtigung der Ovarien gibt er aber jedenfalls zu.

Eine der obigen ganz entgegengesetzte Ansicht äußert in einer sehr ausführlichen Arbeit Grammatikati, der als erster auch histologische Untersuchungen der Ovarien nach Uterusexstirpation am Kaninchen und am Menschen vorgenommen hat. Er gelangt zu dem Schluß, daß die Beschwerden nach Uterusexstirpation bei Zurücklassung der Ovarien schwerer wären als nach Kastration und tritt deshalb für die Mitentfernung der Ovarien ein. Seine histologischen Untersuchungen führten zu dem Ergebnis, daß noch zwei Jahre nach der Operation reifende und geplatzte Follikel in den Eierstöcken vorhanden sein können. Doch besteht in seinen Schlußfolgerungen eine Verwechslung zwischen Molimina menstrualia und Ausfallserscheinungen, welche ja unter Umständen an ein und demselben Fall kombiniert sein können.

Baudron gelangt auf Grund einer größeren Zusammenstellung wieder zu dem entgegengesetzten Schluß, daß nämlich die Ausfallserscheinungen bei Zurücklassung der Ovarien seltener und weniger heftig sind, als nach Uterusexstirpation mit Entfernung der Ovarien.

Auch Mainzer ist der Ansicht, daß die Entfernung normaler oder nur wenig veränderter Eierstöcke ganz besonders stürmische Ausfallserscheinungen im Gefolge habe und daß die aus den Molimina menstrualia hervorgehenden Beschwerden nicht sehr heftiger Natur wären. Auch hielten diese niemals lange an. Die Ausfallserscheinungen bei Zurücklassung der Ovarien sollten erst einige Monate nach der Operation auftreten, dafür aber bedeutend länger anhalten und ganz den natürlichen Ausfallserscheinungen gleichen. Niemals waren jedoch die Erscheinungen dabei so schwer wie nach doppelseitiger Ovariotomie. Das Alter der operierten Frau sollte dabei keinen deutlichen Unterschied ausmachen. Wenn also auch in der Zurücklassung der Ovarien keine absolute Sicherheit gegen alsbald auftretende Ausfallserscheinungen gegeben sind, so sollte man doch bei Uterusexstirpation wegen Myoms oder konzentrischer Hypertrophie (id est chronische Metritis oder ovarielle Hypertrophie des Uterus) die Ovarien entschieden zurücklassen.

In ausführlicher Weise wurde zum ersten Mal gelegentlich des Referates von Zweifel über Myomoperationen am Berliner Gynäkologischen Kongreß im Jahre 1899 die Frage diskutiert, wie man sich bei Myomoperationen den Ovarien gegenüber verhalten soll.

P. Zweifel trat für die Schonung der Ovarien ein, macht sie aber von dem Vorhandensein eines kleinen Uterusrestes abhängig und empfahl in diesem Sinne seine als „Resectio uteri“ benannte Operation.

Die von seinem Schüler Abel ausgeführten Untersuchungen zeigten nämlich, daß die Entfernung des Uteruskörpers die Ovarien zur Atrophie bringt, so daß die Frauen 3 Jahre nach Exstirpation der Gebärmutter ebenso unter den Ausfallserscheinungen zu leiden haben wie Kastrierte. Diejenigen Frauen (3 Fälle), bei welchen ein Rest der Corpusschleimhaut stehen blieb, behielten die Menses im geringen Grade und die Ausfallserscheinungen fehlten.

Auch Chrobak und Segond hatten die Beobachtung gemacht, daß sekundäre Atrophie der Ovarien auf die Entfernung des Uterus folge,

v. Rosthorn stellt gleichfalls die Forderung auf, daß bei allen radikalen Myomoperationen die Ovarien womöglich zurückzulassen sind, „um die Ausfallserscheinungen auf ein Minimum zu beschränken“. Er gibt allerdings zu, daß über den Effekt dieses Vorgehens größere exakte Beobachtungsreihen erwünscht wären, da man erst nach jahrelanger Beobachtung über Dauererfolge nach Zurücklassung der Ovarien sprechen könne. Die zurückgelassenen Eierstöcke werden nach seiner Erfahrung nicht nur meist atrophisch, sondern neigen auch zur Bildung von Follikularzysten und Adhäsionen, so daß sie gelegentlich auch einen Nachteil für das Individuum mit sich bringen und operativ entfernt werden müssen.

Olshausen und Gottschalk sprachen sich ebenfalls für die Erhaltung der Ovarien aus, weil die Ausfallserscheinungen dann doch geringer sind.

Werth leugnete das Abhängigkeitsverhältnis der Ovarien vom Uterus, weil er in 12 Fällen unter Zurücklassung nur eines ganz kleinen Zervixstumpfes gleichfalls keine Ausfallserscheinungen beobachten konnte. Er legt das Hauptgewicht auf die Technik der Operation, welche eine gute Gefäßversorgung der Ovarien anzubahnen hat.

Die Mehrzahl der an der Debatte teilnehmenden Kliniker sprach sich jedoch für die Entfernung der Ovarien aus.

So mußte Amann in einigen Fällen zystisch degenerierte verwachsene Ovarien, welche Beschwerden machten, entfernen. Die zystische Degeneration konnte durch das Zurücklassen eines Uterusstumpfes bei der supravaginalen Amputation nicht verhindert werden. Auch wären die Ausfallserscheinungen nach Entfernung der Ovarien keineswegs so bedeutend, namentlich bei älteren Personen.

Schauta konnte damals über 27 Fälle berichten, von denen 19 mal trotz Zurücklassung der Ovarien in einem Zeitraum von 3 Monaten bis zu 2 Jahren nach der Operation Ausfallserscheinungen eintraten. Er zieht daraus den Schluß, daß die Ausfallserscheinungen bei konservierendem Vorgehen ebenfalls eintreten, allerdings etwas später als sonst, daß aber andererseits die zurückgelassenen Ovarien manchmal auch heftige Beschwerden verursachen können.

Fritsch entfernte sogar prinzipiell bei Myomoperationen die Ovarien, da die Ausfallserscheinungen gar nicht so häufig und sehr gefährlich wären. Dagegen hätte er wiederholt zurückgelassene Ovarien wegen adhäsiver Beschwerden entfernen müssen.

Auch Thorn entfernte regelmäßig die Ovarien jenseits des 40. Lebensjahres, pathologisch veränderte und adhärente in jedem Lebensalter.

Aus dieser Debatte geht also hervor, daß eine Einigung über die Frage der Konservierung der Ovarien bei Operationen und über das Bestehen einer Abhängigkeit der Eierstöcke vom Uterus nicht erzielt werden konnte und daß die meisten Ansichten dahin gingen, erst größere Untersuchungsreihen mit langer Beobachtungsdauer abzuwarten. Daher wurde auch nach dem Berliner Gynäkologenkongreß diese Fragestellung noch wiederholt in der Literatur erörtert.

In ganz entschiedener Weise spricht sich Fehling für die Mitentfernung der Ovarien aus, weil die Ausfallserscheinungen nicht geringer wären, wenn man sie zurückläßt und da er andererseits mehrmals genötigt war, zurückgebliebene Ovarien wegen hochgradiger Beschwerden nachträglich zu entfernen. Dieses Moment wäre um so mehr zu berücksichtigen, als man dem Ovarium äußerlich nicht ansehen könne, ob es gesund sei und tatsächlich gerade beim Myom begleitende Ovarialerkrankungen sehr häufig vorkommen. Die weiter bestehende Ovulation nütze der Frau nichts, im Gegenteil, wüßte man von den Fällen mit angeborenem Uterusmangel, daß man genötigt sein kann, die Ovarien zu entfernen.

In ähnlichem Sinne äußert sich Altertum an der Hand des Hegarschen Materials, der es sogar für günstiger hält, wenn sich die Rückbildungsvorgänge an den Genitalien rascher abspielen. Zumal bei der Myomoperation sollte die vollständige Entfernung der Ovarien durchaus nicht die schädlichen Folgen für die Frau haben, die man gewöhnlich annimmt.

Kitzky fand, daß unter 14 Frauen nur drei nach Zurücklassung der Ovarien bei Uterusexstirpation frei von periodisch wiederkehrenden Beschwerden blieben. Diese Frauen waren auch schon vor der Operation in der Menopause gewesen. Alle übrigen hatten charakteristische Molimina menstrualia. Diese nehmen jedoch allmählich ab, ein Beweis dafür, daß auch im Ovarialgewebe mit der Zeit eine Atrophie oder andere Störungen eintreten, und gehen in die klimakterischen Störungen über.

Diese Auffassung ist deshalb von Interesse, weil sie ausspricht, daß Molimina menstrualia und klimakterische Beschwerden ineinander übergehen können.

Kelly und Buschbeck empfehlen gleichfalls das Zurücklassen der Ovarien bei Uterusexstirpation, um die klimakterischen Beschwerden hintanzuhalten oder wenigstens zu mildern.

Burckhart berichtet über 104 Fälle und kommt zu dem Schluß, daß in 22 % der Fälle nach Zurücklassung der Ovarien bei Uterusexstirpation Molimina menstrualia auftraten. Aber auch das Vorhandensein von Ausfallserscheinungen fand er fast in der gleichen Prozentzahl als nach totaler Entfernung des Uterus und seiner Adnexe und zwar in etwa der Hälfte der Fälle. Auch dieser Autor führt an, daß erst drei Jahre nach der Operation Atrophie des zurückgelassenen Ovariums in einem Falle eingetreten sei. Da eine Schädigung der Gesundheit durch Zurückbleiben der Adnexe nicht beobachtet wurde, empfiehlt er sie zurückzulassen, um so mehr als verschiedene spätere Erscheinungen dadurch gemildert werden.

Amerikanische Autoren treten teils für die Konservierung der Ovarien ein (Beyea, Shober), teils halten sie dieses Vorgehen für schädlich, da fast immer solche Ovarien, namentlich bei Myom, später noch erkrankten.

Döderlein führt in dem Küstnerschen Lehrbuche aus, daß der Fortfall der Ovarien besonders bei dem Klimakterium noch nicht nahe stehenden Frauen sehr lebhaft und äußerst unangenehm empfunden werde, so daß der Fortfall der Myombeschwerden mit täglich sich einstellenden lästigen Ausfallserscheinungen erkauft werden müßte. Man sollte deshalb bei allen in den 30er Jahren stehenden Frauen bei der Uterusexstirpation Ovarialgewebe zu erhalten suchen und die Technik danach einrichten.

Fritsch hält es in seinem Lehrbuch (1901) noch nicht für entschieden, ob man die Ovarien entfernen solle. Allerdings leiden manche junge Myomotomierte sehr durch die Ausfallserscheinungen. Die Psyche scheint etwas beeinflußt zu sein, und bei einer schon vorhandenen Hysterie könnten sich die Erscheinungen noch steigern. Doch hat er andererseits zwei Patientinnen an malignen Ovarialtumoren nach alleiniger Exstirpation des Uterus verloren. Wenn also auch Fälle vorkommen, die nach der Operation mehr zu leiden hatten als früher durch das Myom, so sollte man doch seiner Erfahrung nach beide Ovarien entfernen.

Auch J. Veit betont, daß einzelne junge Frauen nach Entfernung der gesamten inneren Genitalien erheblich mehr unter den Ausfallserscheinungen zu leiden hätten, als nach bloßer Uterusexstirpation, wo derartiges doch seltener, aber immerhin doch auch öfters vorkomme. Sehr bemerkenswert ist ein Fall, den er unter Zurücklassung der Ovarien operierte, in welchem die Patientin gern zu dem Erwerbe ihrer Familie etwas beitragen mochte, jedoch einen so riesigen Fettansatze bekam, daß sie sich kaum bewegen, geschweige denn arbeiten konnte. Das spricht doch sehr für eine Degeneration der zurückgelassenen Ovarien.

Ähnliche Erfahrungen machte J. Veit auch in bezug auf die nervösen Beschwerden. Da also die Erhaltung der Ovarien allein nach Verlust des Uterus nicht immer den gewünschten Erfolg herbeiführt, fordert Veit auch ein möglichst konservierendes Vorgehen in bezug auf den Uterus selbst.

Sehr eingehend äußerte sich nochmals Werth (1902) über diese Frage. An der Hand eines Materials von 118 derartigen Fällen darunter 17 Patientinnen, bei welchen die Nachuntersuchungsdauer 3 Jahre und darüber betrug, und von denen nur zwei frei von Ausfallserscheinungen geblieben waren, zieht er den Schluß, daß das in der Bauchhöhle zurücgebliebene Ovarium, auch wenn es zunächst funktionell leistungsfähig bleibt, doch dem Altersschwunde leichter und früher anheim falle, als es im natürlichen Laufe der Dinge geschieht. Sehr interessant sind 6 Fälle, in welchen er im weiteren Verlaufe eine Menstruationsblutung aus dem zurückgelassenen Stumpfe beobachten konnte, trotzdem bei denselben Frauen Ausfallserscheinungen eingetreten waren. Er nimmt deshalb an, daß die Schwelle, bei welcher eine Herabsetzung der inneren Sekretion des Ovariums vasomotorische Störungen hervorruft, dem normalen Zustande näher liege, als diejenige, bei welcher sich ein Nachlassen des trophischen Einflusses herausstellt.

Die vaginal operierten Fälle wären diesbezüglich ungünstiger daran, indem reichlich die Hälfte aller Fälle in bezug auf Ausfallserscheinungen einen primären Mißerfolg abgeben.

Auch Leopold und Ehrenfreund erlebten in der Hälfte der konservativ operierten Fälle einen primären Mißerfolg, wobei bemerkenswert ist, daß die Wallungen schon zu einer Zeit eintraten, wo die Frauen den Beginn der klimakterischen Epoche nicht erreicht hatten. Allerdings waren die Ausfallserscheinungen bei konservativem Vorgehen nicht so schwer, daß sie auf das Allgemeinbefinden ungünstig eingewirkt hätten.

Einen neuen Gesichtspunkt brachte in diese Frage Jayle hinein, der in solchen Fällen von „Insuffisance ovarienne" spricht. Eine solche käme durch die Operation zustande, indem durch die Operation gewisse Störungen in der Ernährung und Funktion des Ovariums hervorgerufen werden, auch da, wo Palpation und anatomische Untersuchung der zurückgelassenen Ovarien trotz bestehender Ausfallserscheinungen, einen nahezu normalen Befund ergeben.

Bürger und Mandl stellten zuerst experimentell an bis zu 3 Jahren beobachteten Kaninchen fest, daß zweifellos auch in den Ovarien der uterusexstirpierten Tiere weiterhin der Prozeß der Reifung und des Platzens von Follikeln stattgefunden hat. Auch der Rückbildungsprozeß muß, wie die Anwesenheit verschiedener Corpora lutea bewies, sich in annähernd normaler Weise abgespielt haben. Doch waren diese Ovarien in ihrer vollen Weiterentwicklung insoferne gehemmt, als sich histologisch eine deutliche Verschmälerung der Rindenschichte und eine auffallende Verminderung, ja manchmal vollständiges Verschwinden der Primordialfollikel in ihr nachweisen ließ.

Ferner ist die Follikelatresie bei gleichzeitiger Hyperämie stärker ausgebildet als bei den Kontrolltieren. An den reifenden Follikeln bestand auffallende Neigung zu Degenerationserscheinungen.

Dieser Befund konnte ebensogut ein Jahr wie $2^1/_2$—3 Jahre nach der Operation erhoben werden. Auch zeigten solche Tiere analog den von einzelnen Autoren erwähnten klinischen Beobachtungen einen auffallend guten Ernährungszustand und starken Fettansatz.

Es ist also daraus ebenso wie aus dem histologischen Befund mit ziemlicher Sicherheit zu entnehmen, daß nach Exstirpation des Uterus am Ovarium gewisse regressive morphologisch nachweisbare Veränderungen vor sich gegangen sind, die geeignet erscheinen, einen Rückschluß dahin zu ziehen, daß auch die Funktion dieser Organe in gewissem Sinne eine geänderte geworden sein muß.

Zu ähnlichen Ergebnissen gelangten Bürger und Mandl an 6 in gleicher Weise operierten Affen, was insofern von Bedeutung ist, als hier die Verhältnisse im Ovarium sich schon sehr denen beim Menschen nähern.

Histologisch wurden auch in einem Falle die Ovarien einer Frau untersucht, bei welcher 5 Jahre vorher der Uterus wegen Adnextumoren exstirpiert worden war.

Ein Ovarium war bis zu einem Drittel in eine Zyste umgewandelt, der Rest war gleichfalls kleinzystisch entartet, daneben reichliche Follikelatresie.

Das zweite Ovarium erschien zum größten Teil in eine Zyste umgewandelt. Das übrige Gewebe zeigte große Corpora candicantia, einen großen zystisch entarteten Follikel, nirgends jedoch Primordialfollikel oder solche späterer Entwicklungsstufen.

Zur Ausstoßung der Eier scheint es also in keinem der beiden Ovarien mehr gekommen zu sein, wie die nahe der Sprungreife von der Atresie ereilten Follikel beweisen.

Es findet also am menschlichen Ovarium analog mit den beim Tier gefundenen Resultaten nach Entfernung des Uterus selbst nach Jahren noch eine Reifung und Weiterentwicklung von Follikeln statt, und es ist daher möglich, daß ein solches Ovarium seiner Funktion noch nachkommen kann. Hingegen scheint diese Funktion nicht eine der Norm vollkommen entsprechende zu sein, und die Degenerationsvorgänge sind in manchen Fällen so ausgesprochen, daß man bei ihnen doch an ein über kurz oder lang eintretendes Erlöschen der Funktion wird denken müssen (Bürger und Mandl).

Eigene Untersuchungen, die ich an Hunden in dieser Richtung angestellt habe, zeitigten ähnliche Ergebnisse. Nur die Auffassung und Wertung der Befunde ist entsprechend unseren heutigen Kenntnissen eine etwas andere.

Ich möchte glauben, daß nicht nur die Veränderung der Zirkulationsbedingungen, sondern auch ganz besonders der Wegfall der vom Uterus zu den Ovarien ziehenden Nervenstränge von wesentlicher Bedeutung für das weitere Verhalten der Ovarien ist.

Analog wie nach den Versuchen von Bouin und Ancel Durchschneidung der Nerven des Samenstranges zur Atrophie der Zwischenzellen führen soll (die Bestätigung dieser Versuche steht noch aus), konnte ich Rückbildungserscheinungen an der sonst beim Hunde sehr gut ausgebildeten interstitiellen Eierstocksdrüse nachweisen, wenn die zuführenden Nerven des Ovariums bei Erhaltung der Blutgefäße durchschnitten wurden.

An den Follikeln konnte ich gleichzeitig Rückbildungserscheinungen im Sinne einer vermehrten und überstürzten, oft zystischen Atresie wahrnehmen.

Ich glaube also, daß die von den früheren Autoren nach Uterusexstirpation beim Menschen vielfach beobachteten Rückbildungserscheinungen an den Ovarien in einer überstürzten, beschleunigten, aber doch unvollständigen Reifung der Follikel besteht, denen sehr bald die Atresie folgt. Durch diesen Prozeß scheint sich das Ovarium rascher in seiner Vitalität zu erschöpfen, so daß in der meist angeführten Zeit von ungefähr 3 Jahren sämtliche vorhandenen Primordialfollikel aufgebraucht sind und dementsprechend Ausfallserscheinungen auftreten.

Inwieweit diese regressiven Erscheinungen durch die veränderten Zirkulationsbedingungen (Stauungshyperämie), durch den Fortfall der sicherlich bisher unterschätzten Nervenversorgung und inwieweit sie durch die fehlende Organkorrelation mit dem Uterus ausgelöst werden, läßt sich bis jetzt noch nicht abgrenzen. Doch wären solche Untersuchungen sicher von großem Wert und mit unseren heutigen Mitteln schon viel erfolgreicher anzustellen, als vor etwa 15 Jahren, wo die obengenannten Autoren ihre Forschungen angestellt haben. Namentlich unsere erweiterten Kenntnisse über die interstitielle Eierstocksdrüse und über die Beeinflussung der Ovarien durch die Röntgenstrahlen dürften das Eindringen in diese Zusammenhänge erleichtern.

Auch eine Beeinträchtigung des Parovariums käme insofern in Frage, als Bucura wahrscheinlich gemacht hat, daß der Uterus anders reagiert, wenn nur das Ovarium oder nur das Parovarium exstirpiert wird, als wenn beide, wie bei der gewöhnlichen Adnexexstirpation entfernt werden.

Bleibt das Parovarium erhalten, so scheint nach Bucuras Versuchen die Kastrationsatrophie keine so hochgradige zu werden, indem das Uterusbindegewebe besser erhalten bleibt, ja sogar einen gewissen Zellreichtum aufweist.

Vielleicht kommt es also bei der Uterusexstirpation unter Zurücklassung der Ovarien auch darauf an, nicht nur die zuführenden Gefäße und Nerven des Ovariums, sondern auch das möglicherweise mit innerer Sekretion begabte Parovarium nach Tunlichkeit zu schonen.

Nicht außer acht zu lassen wäre aber dabei die uns noch unbekannte, aber doch höchstwahrscheinlich bestehende und mitspielende Rückwirkung des Uterus auf das Ovarium, vielleicht chemisch durch eine Art von innerer Sekretion der Uterusschleimhaut (Fellner), der im Uterus enthaltenen Lipoide oder der sog. Glande myométriale.

Am wahrscheinlichsten dünkt mir noch die bereits erwähnte Auffassung, daß das Ovarium nach Wegfall seines „Erfolgsorgans", für welches es ja in erster Linie da ist, eine Art von Inaktivitätsatrophie eingeht, ähnlich wie ja auch zwischen Ovarium und Brustdrüse noch wenig beachtete nervös reflektorische, chemische oder sonstige Wechselwirkungen bestehen.

Wenn demnach eine gewisse Abhängigkeit der Ovarien vom Uterus zu bestehen scheint, so ist umgekehrt die Abhängigkeit des Uterus vom Ovarium natürlich eine ungleich größere.

Für die Frage der Verlängerung des Klimakteriums bei myomkranken Frauen können beide Faktoren in Betracht kommen. Mit größerer Wahrscheinlichkeit aber ist das Hinausschieben der Menopause bei Myom ebenso wie bei der ovariellen Uterushypertrophie (Metropathia haemorrhagica) auf eine konstitutionell bedingte krankhafte Hyperfunktion oder Dysfunktion des Ovariums zurückzuführen.

Der Einwand von Seitz, daß ein pathologischer Prozeß und speziell eine Geschwulstbildung nicht gut imstande sein könnte, die zu einer bestimmten Zeit erlöschende physiologische Funktion eines Organs zu verlängern, ist nicht unbedingt zwingend, denn so wie wir in der Kindheit durch Tumoren der Blutdrüsen (Nebenniere, Zirbeldrüse usw.) häufig eine exzessive Entwicklung und Betätigung der Keimdrüsenfunktion sehen, ebensogut wäre eine Steigerung der Vitalität gegen Ende des Geschlechtslebens immerhin denkbar.

Dies sei nur aus prinzipiellen Gründen festgestellt, wenn wir auch immer betonen wollen, daß das Ovarium das Dominierende im Genitalsystem bleibt.

Weitaus in der Mehrzahl der Fälle von Myomen finden sich als Hauptsymptom unregelmäßige Blutungen und zwar sowohl während der Periode als in der Zwischenzeit. Die Menses sind von anteponierendem Typus, profus und von langer Dauer.

Daß es die Myome selbst nicht sein können, welche eine Blutung bewirken, geht daraus hervor, daß nach der Kastration trotz des Verbleibens des Myoms im Körper die Blutungen aufhören.

Im Gegensatz zur Myombildung im Uterus besteht bei den Geschwülsten im Ovarium keine Abhängigkeit von seinen Entwicklungsphasen (Seitz). Ovarialkystome treten ebenso in der Jugend vor der Geschlechtsreife wie bei alten Frauen auf. Dagegen weist die nur während der geschlechtsfähigen Zeit auftretende Myomentwicklung durchaus auf einen kausalen Zusammenhang zwischen Ovarialtätigkeit und Myomwachstum hin.

Die Anregung von Wachstumserscheinungen durch chemische Substanzen ist uns auf der Basis der Lehre von der inneren Sekretion nichts Fremdes mehr. Es gilt dies für pathologische Zustände ebenso wie für physiologische Ereignisse. Als Beispiel für die Einwirkung von pathologisch verändertem Ovarialsekret läßt sich die krankhaft veränderte Einwirkung des Ovarialsekrets bei Osteomalazie und Chlorose anführen.

Natürlich muß eine gewisse Prädisposition im Sinne der Cohnheimschen Theorie für diejenigen Muskelzellen angenommen werden, welche auf den Reiz des krankhaften Ovarialsekretes proliferieren sollen (Seitz).

So wie das normale Wachstum und die normale Funktion des Uterus, insbesondere die vierwöchentliche zyklische Umwandlung der Uterusschleimhaut sich unter dem Einfluß des normalen Ovariums vollzieht, ebenso müßte die krankhafte Funktion und das abnorme Wachstum des Uterus von einer pathologisch veränderten Eierstockstätigkeit sich herleiten lassen.

Die ovarielle Dysmenorrhöe und die ovariellen Blutungen sind solche Äußerungen einer krankhaften Uterusfunktion (A. Mayer).

Bei sog. Frühmyomen soll auch die Pubertät deutlich früher eingetreten sein als sonst, eine Tatsache, die gleichfalls dafür spricht, daß nicht nur unter normalen, sondern auch unter pathologischen Verhältnissen Funktion und Wachstum des Uterus vom Eierstock abhängen (A. Mayer, Katz).

Zugunsten dieser Auffassung führt A. Mayer auch an, daß es kein Zufall sein kann, wenn von 273 Myomen der Sellheimschen Klinik 70 % auf das

40. bis 55. Lebensjahr fallen, in eine Zeit, wo die klimakterischen Störungen der Eierstocksfunktion überhaupt ihre größte Häufigkeit erreichen.

Für die Annahme einer primären Dysfunktion der Ovarien bei Myom spricht nebst der Verlängerung des Klimakteriums über die Norm auch noch die bei Myom sehr häufige Sterilität.

Nach der neueren Auffassung haben weder diejenigen Autoren recht, welche die Sterilität als Folge des Myoms, noch diejenigen, welche sie als die Ursache des Geschwulstwachstums ansehen.

Wie Pfannenstiel dies gelegentlich andeutete und A. Mayer mit besonderem Nachdruck ausspricht, sind Sterilität und Myom koordinierte Erscheinungen und beide von der Dysfunktion des Eierstockes abhängig. A. Mayer findet in jedem vierten Fall von Myom ausgesprochene Eierstocksveränderung. Diese Zahl würde nach seiner Meinung bei größerer Aufmerksamkeit auf diesen Punkt noch erheblich steigen. Bei Myomen mit Ovarialveränderungen soll außerdem die Sterilität doppelt so häufig sein, als sonst bei Myom (Katz).

Daß natürlich auch gelegentlich rein mechanische Momente (auch diese sind ja konstitutionell bedingt) ausschlaggebend für das Zustandekommen einer Sterilität sein können, geht daraus hervor, daß durch Enukleation von Myomen in vielen Fällen die Sterilität behoben werden kann (Walcher u. a.).

Das Anziehende der obigen besonders von L. Seitz und A. Mayer unterstützten Auffassung wäre, daß man die „physiologischen Gesetze des Uteruswachstums und der Uterusfunktion in ihrer Abhängigkeit vom Ovarium nur ins Pathologische zu übersetzen brauchte".

So viel in unseren Lehr- und Handbüchern über die Art und Entstehung der Myome, namentlich von morphologischen Gesichtspunkten aus, geschrieben worden ist, so wenig befriedigend lauten die Erklärungsversuche darüber, wie die Myomblutungen zustande kommen.

Die bei Myomen gewiß häufige Schleimhauthypertrophie kann an sich zur Erklärung der Blutungen nicht herangezogen werden, weil es einerseits blutende Myome ohne Schleimhauthypertrophie und Myome mit hypertrophischer Schleimhaut ohne Blutungen sehr häufig gibt.

Auch die Größe oder der Sitz der Myome selbst kann nicht als ausschlaggebend betrachtet werden, wiewohl submuköse und intramurale Myome leichter zu Blutungen neigen, als subseröse Myome.

Man hat hier meistens mechanische Momente in der ausführlichsten Weise verantwortlich gemacht, wie z. B. die Kompression von Gefäßen mit darauffolgende venöser Stauung usw.

Die Probe auf das Exempel stimmte wohl in vielen Fällen, indem nach der Entfernung des Myoms häufig die Blutung aufhörte. Immer ist dies jedoch nicht der Fall.

Unter Zugrundelegung der Annahme einer ovariellen Dysfunktion beim Myom stellt sich Schickele wie bei allen ovariellen Blutungen das Zustandekommen der Myomblutungen in der Weise vor, daß von den Ovarien abnorme Mengen von gerinnungshemmenden und gefäßerweiternden Substanzen erzeugt und im Uterus deponiert werden.

Vielleicht könnte man sich auch das bei Myom meist anteponierende Auftreten der Menses im Zusammenhange mit den begleitenden Ovarialveränderungen erklären, daß mit einer überstürzten Follikelreifung auch das Intervall abgekürzt und in schweren Fällen überhaupt gänzlich verwischt wird.

Auf dem Boden der Lehre von der Entstehung oder Auslösung des Myomwachstums aus innersekretorischen Ursachen wird man auch den oft geführten

Streit über den Zusammenhang von Myombildung und Struma als belanglos erachten können. Wir werden einen solchen Zusammenhang bei den vielfach erwiesenen, schon normalerweise bestehenden Wechselbeziehungen zwischen Ovarien und Schilddrüse auch in pathologischer Hinsicht als selbstverständlich annehmen.

Er braucht nicht regelmäßig manifest zu werden, aber findet sich latent gewiß mindestens ebenso häufig, wie wir ihm in der Praxis offenkundig begegnen.

H. W. Freund hatte zuerst darauf aufmerksam gemacht, daß bei Frauen mit Uterusmyomen relativ häufig strumöse Veränderungen vorkommen sollen.

Interessant ist nur, daß sie sich besonders häufig bei der gleichmäßig „myomatösen“ Volumzunahme der Gebärmutter finden sollen, also einem Zustand, der, wie wir im vorigen Kapitel auseinandergesetzt haben, einen Übergang zu der ovariellen Uterushypertrophie (chronischen Metritis, „konzentrische Hypertrophie“ mancher Autoren) bildet, wenn er nicht gar vollkommen mit ihr identisch ist.

Ebenso häufig soll Struma beim interstitiellen Myom, seltener beim subserösen, am seltensten beim submukösen Myom sich vorfinden.

Ja der Übergang zur sog. „chronischen Metritis“ oder der ovariellen Uterushypertrophie, wie ich sie nennen möchte, wird noch deutlicher dadurch hergestellt, daß Freund die Schilddrüsenveränderungen als um so ausgesprochener bezeichnet, je bindegewebsreicher die Geschwulst ist.

Nach der Myomotomie sollen die Schilddrüsenveränderungen öfters, aber meist nicht völlig zurückgehen.

Es wäre nun interessant zu erfahren, ob die Struma auch nach der gleichzeitigen Entfernung der krankhaft veränderten Ovarien nicht verschwindet.

Mendes de Leon konnte allerdings vier Wochen nach einer Myomotomie starke Atrophie einer gleichzeitig bestehenden Struma beobachten.

Hierher gehört auch der Fall von Glaeßner, welcher bei einer an Uterusmyomen und Basedowscher Krankheit leidenden Frau beide Erkrankungen im Klimakterium zurückgehen sah.

M. Fraenkel konnte durch Röntgenbestrahlung von Myomen gleichzeitig bestehende Strumen zum Rückgange bringen. Er hält sowohl die Rückbildung der Myome, wie auch die der Schilddrüse für die Folgen einer Schädigung der Ovarien.

v. Graff warnt dagegen bei myomkranken Frauen mit bestehender Struma und Verdacht auf latenten Basedow eine Röntgenbestrahlung von Myomen vorzunehmen, weil er in einem Falle tatsächlich den Ausbruch eines Basedow nach der temporären Röntgenkastration erlebt hat.

Über die Häufigkeit des gleichzeitigen Zusammentreffens von Myom und Basedow liegen noch keine genügend großen Statistiken vor.

Jedenfalls ist Vorsicht bei der Behandlung basedowkranker Frauen am Platze, da Novak und v. Graff dem oben zitierten Fall von Ausbruch eines Basedow nach Röntgenbestrahlung noch einen zweiten an die Seite setzen können, bei welchem der Basedow nach vaginaler Exstirpation des „myomatösen“ Uterus auftrat. Die Adnexe wurden zwar belassen, doch deuteten die kurze Zeit nach der Operation aufgetretenen Ausfallserscheinungen darauf hin, daß die Ovarien ihre Funktion eingestellt hatten (vgl. die Ausführungen am Beginne dieses Kapitels).

Demgegenüber sah Wettergreen in einem, Birnbaum in zwei Fällen Besserung eines gleichzeitigen Basedow nach Myomoperation, was letzterer Autor aber zum großen Teil der Besserung des Allgemeinbefindens nach der Myomoperation zuschreibt.

Nicht ganz beipflichten möchte ich aber v. Graff und Novak, wenn sie der von H. W. Freund in der Literatur verbreiteten Anschauung entgegentreten, daß man bei Myomkranken sehr häufig eine Vergrößerung der Schilddrüse findet.

Allerdings werden wir uns heutzutage nicht mehr zu der Freundschen Auffassung in dem Sinne bekennen, daß die durch das Myom in der Genitalsphäre hervorgerufenen Zirkulationsstörungen die Struma hervorrufen, sondern die pathologische Korrelation zwischen dem erkrankten Eierstock und der Schilddrüse dafür verantwortlich machen.

Über die Häufigkeit des gleichzeitigen Vorkommens von Myom und Struma müssen noch größere Untersuchungsreihen Aufklärung bringen. v. Graff findet unter 112 Frauen mit Myom allerdings nur bei 31, also bei 27,7 % eine nachweisbare Struma. Daneben werden 5 nahe dem Klimakterium befindliche Frauen in der betreffenden Arbeit v. Graffs angeführt, bei denen direkt mit einer gewisser Wahrscheinlichkeit angenommen wird, daß das Myomwachstum einen Einfluß auf die Entstehung der Struma gehabt hat.

Meiner Auffassung nach muß es beim Vorhandensein eines Myoms gar nicht zu einer sichtbaren oder fühlbaren Struma kommen; die trotzdem höchstwahrscheinliche gleichzeitige Alteration der Schilddrüse braucht ja bloß funktionell zum Ausdruck zu kommen bzw. als latente Struma oder latenter Basedow zu existieren.

Wollte man in allen Fällen von Myom histologische Untersuchungen der zugehörigen Schilddrüse vornehmen, so würde man sicher ungleich häufiger auf analoge Veränderungen wie die des Ovariums bei Myom stoßen.

Hat ja auch die histologische Untersuchung der Schilddrüse bei Graviden viel häufigere Schwangerschaftsveränderungen ergeben (Engelhorn, Seitz), als dies nach dem bloßen Palpationsbefund erhoben werden konnte (v. Graff und Novak).

Von Störungen anderer innersekretorischer Drüsen bei Myomkranken ist bisher nicht viel bekannt, doch sind solche bei daraufhin gerichteter Aufmerksamkeit mit Sicherheit zu erwarten.

Hierher gehört der in der Literatur öfters betonte Zusammenhang zwischen Myom und Kohlehydratstoffwechsel.

Evelt, Gottschalk, Gilles, Calmann, Henkel u. a. berichten über das Vorkommen von Glykosurie bei myomkranken Frauen, welche durch die Operation von ihrer Zuckerausscheidung befreit wurden. Auch Hirschfeld glaubt an einen solchen Zusammenhang.

Wie Novak hervorhebt, wurde in obengenannten Berichten auf die Kohlehydratbilanz keine genügende Rücksicht genommen und auch die Beobachtungsdauer war meist recht kurz. Novak erklärt sich daher das Verschwinden der Glykosurien nach Myomoperation durch Einwirkung des operativen Traumas auf das Peritoneum und die Psyche, sowie durch die strenge Diät nach der Operation.

v. Graff fand aber unter 4 von 14 myomkranken Frauen deutliche alimentäre Glykosurie, nach Einverleibung von 100 g Traubenzucker, ein immerhin auffallender Befund. Er hebt noch hervor, daß diese 14 Frauen keine Struma hatten, daß vielmehr 5 Frauen mit Struma den Traubenzucker restlos verbrannten.

Stolper gibt dagegen an, daß er bei Myomen (im Gegensatz zu Ovarialtumoren) so regelmäßig eine erhöhte Toleranz gegen Traubenzucker fand, daß der Unterschied in einigen Fällen nahezu differentialdiagnostisch verwertet werden konnte.

Nach den Untersuchungen von Cristofoletti, Adler, Verf. müssen wir annehmen, daß das Ovarium den Vagustonus steigert, demnach an sich hemmend auf die Zuckermobilisierung einwirkt. Wollten wir bei Uterusmyom eine Hyperfunktion des Ovariums gelten lassen, so hätte Stolper mit seinen Befunden einer erhöhten Kohlehydrattoleranz recht.

Da aber manche Erscheinungen beim Myom eher für eine Dysfunktion, wenn nicht gar partielle Hypofunktion der Ovarien (Sterilität) sprechen, so müßte man letztere zur Erklärung der zweifellos des öfteren vorhandenen alimentären oder spontanen Glykosurie beim Myom heranziehen, wenn anders man nicht auf die übrigen Blutdrüsen oder allgemeinen Stoffwechselstörungen überhaupt rekurrieren will.

Wenig erforscht, aber gewiß nicht belanglos, dürfte das Verhalten der übrigen Teile des Stoffwechsels beim Myom sein. Ich weise nur auf die nicht allzu seltene Fettsucht bei diesen Frauen hin.

Eine gleichfalls viel umstrittene Frage ist die nach der Existenz des sog. Myomherzens oder, wie Jaschke sich vorsichtiger ausdrückt, der „Herzstörungen bei Uterusmyom".

Nach Jaschkes Darstellung war Rose der erste, der im Jahre 1883 darauf hinwies, daß bei langsam wachsenden Myomen nicht selten Herzmuskelveränderungen vorkommen, die er dafür verantwortlich macht, daß so viele Frauen nach Myomoperationen an Herzschwäche zugrunde gehen. Vereinzelte Mitteilungen über Tod an Herzlähmung nach Myomoperationen haben Kasprzik (1881) und Sänger (1884) mitgeteilt.

Hofmeier hat dann bei unerwarteten Todesfällen von Tumoren der Bauchhöhle (besonders Myomen und Ovarialtumoren) braune Atrophie des Herzmuskels gefunden.

In ähnlicher Weise äußerte sich Fehling 1887 und forderte ebenso wie Rose dazu auf zu operieren, bevor die Herzdegeneration höhere Grade erreicht habe. Auch könnte man vielleicht ein weiteres Fortschreiten der Herzdegeneration aufhalten.

Brosin soll als erster die Herzdegeneration als eine für das Myom charakteristische und bei anderen Tumoren, speziell auch beim Karzinom fehlende Erscheinung hervorgehoben haben.

Mechanische Momente für die gefundene fettige Degeneration und Schlaffheit des ganzen Herzens, sowie für die Verdünnung des rechten Ventrikels macht Fenwick verantwortlich, während Martin, Eisenhart und Leopold die Blutverluste (hochgradige Herabsetzung des Hämoglobingehaltes) in den Vordergrund stellen.

Eine systematische Untersuchung dieser Frage wurde zum ersten Mal 1898 von Straßmann und Lehmann vorgenommen. Sie fanden bei 40 % der Myomkranken objektiv oder subjektiv nachweisbare Störungen der Herztätigkeit, die vielfach den Eindruck von anginoiden Beschwerden gemacht haben sollen. Die Autoren halten die Myome für geeignet, degenerative Zustände der Herzmuskulatur hervorzurufen; sie halten die Neubildung und die Herzveränderungen möglicherweise für koordinierte Symptome einer mit vasomotorischen Vorgängen zusammenhängenden Erkrankung.

Anatomische Untersuchungen des Herzens brachte Keßler bei (Myofibrosis cordis, bei plötzlichem Exitus am 7. Tage nach Operation eines Kolossalmyoms).

Ferner Fleck, der in 40,9 % klinisch Herzveränderungen fand. Anatomisch konnte er Dilatation, Hypertrophie, braune Atrophie und fettige Degeneration, letzteres namentlich bei blutenden Myomen nachweisen.

Ähnliche Zahlen liefert Schlägel (48,7 %) an seinem Münchener Sektionsmaterial.

Auch Panzer tritt für einen Zusammenhang zwischen Myom und Herzveränderungen ein.

Sehr ablehnend beurteilt Winter die bis 1905 in der Literatur vorgelegten Beobachtungen und kommt auch auf Grund seiner eigenen klinischen und anatomischen Untersuchungen zu dem Schluß, daß keine Beweise für einen spezifischen Zusammenhang zwischen Myom und Herzerkrankung vorliegen.

Vgl. auch das Referat von Neu.

Jaschke hat in dieser Hinsicht das Krankenmaterial der v. Rosthorn schenKliniken in Heidelberg und Wien von 1907—1910 verwertet. Außerdem sprechen die Erfahrungen mit, die v. Rosthorn zusammen mit Kraus und Krehl gesammelt haben.

Die genannten Autoren konnten Dilatationen mit muskulärer Mitralinsuffizienz, häufig auch Symptome basedowoiden Charakters beobachten, wie leichte Erregbarkeit, Tremor, Neigung zum Schwitzen, sichtbare Pulsation der Karotiden, geringgradige Protrusio bulbi und Vergrößerung der Schilddrüse.

Aus seiner eigenen Beobachtung fügt Jaschke noch hinzu, daß bei Frauen mit nicht blutenden interstitiellen Myomen im 5. Lebensdezennium öfters Zeichen beginnender Arteriosklerose, wie leichte Akzentuation der zweiten Töne, klingender und klappender zweiter Aortenton, Blutdruck an der oberen Grenze der Norm vorkommen.

An einem Falle sah Jaschke ausgesprochene Vagotonie.

Um so überraschender wirkt der von Jaschke gezogene Schluß, daß es ihm bisher in keinem einzigen Falle gelungen ist, einwandfrei den Beweis zu führen, daß nachgewiesene funktionelle Minderwertigkeit oder subjektive Erscheinungen am Herzen einer Myomkranken in kausaler Abhängigkeit vom Myom stehen. Auch hätte in vielen Fällen die sorgfältigste, stets unter Kontrolle erfahrener Internisten ausgeführte Untersuchung des Zirkulationsapparates keinerlei Abweichungen von der Norm ergeben.

Es scheint mir aber doch alles dafür zu sprechen, daß die krankhaft veränderte Ovarialfunktion sehr wohl imstande ist, die Herztätigkeit zunächst funktionell und in weiterer Folge vielleicht auch anatomisch zu beeinflussen.

Man hat in den letzten Jahren den zahlreichen Erscheinungen von seiten des Herz- und Gefäßsystems im Klimakterium erhöhte Aufmerksamkeit geschenkt und wird sie wohl oder übel mit der gestörten Ovarialfunktion in Zusammenhang bringen müssen, um so mehr, als die betreffenden, oft ganz eine Angina pectoris vortäuschenden Erscheinungen, wie M. Herz in einer sehr interessanten Studie gezeigt hat, nach Ablauf der Wechseljahre, also nach Herstellung des innersekretorischen Gleichgewichtes, oft wieder zu verschwinden pflegen, zum Unterschied von der prognostisch ungleich ungünstigeren Angina pectoris des Mannes.

Wir müssen uns überhaupt daran gewöhnen, die sog. „funktionellen" Störungen der Organe nicht zu gering einzuschätzen, weil sie, ganz abgesehen von ihrer Wertigkeit als Zeichen einer Konstitutionsschwäche, wie neuere Erfahrungen gelehrt haben, bei längerem Bestande auch irreparable, anatomische, also „organische" Störungen hervorrufen können.

Auf diese Weise ist es, glaube ich, ohne weiteres einzusehen, daß die beim Myom zweifellos häufigen Herzstörungen funktioneller Natur schon im normalen Klimakterium noch mehr aber von der bei Myom gestörten Eierstockstätigkeit ausgelöst werden können und daß solche funktionelle Störungen auch zu schweren anatomischen Schädigungen des Herzens führen können.

Damit könnte der Streit um das „Myomherz" wohl endgültig aus der Welt geschafft werden.

Dagegen sind neuerliche Untersuchungsreihen über diesen Gegenstand mit modernen Methoden erst recht erwünscht. Sie müßten eben auch die subjektiven oder besser gesagt funktionellen Störungen des Herzens mehr berücksichtigen und voll gelten lassen. Sehr maßgebend wird z. B. schon ein anscheinend so geringfügiges und leider in all diesen Untersuchungen viel zu wenig beachtetes Symptom sein, wie die respiratorische Pulsverlangsamung oder das Verschwinden des Radialispulses und Dissoziation zwischen Vorhof- und Ventrikelkontraktur auf leichten Bulbusdruck (Augenherzreflex nach Verf.), Symptome, welche wertvolle Fingerzeige für das Bestehen einer erhöhten Erregbarkeit im autonomen Nervensystem abgeben.

Gerade bei innersekretorischen Störungen verschiedenster Art und bei neurasthenisch-enteroptotischer bzw. degenerativer Veranlagung kann man sie ungemein häufig als Zeichen einer durch fehlerhafte Konstitution bedingten Labilität des Nervenystems vorfinden.

Ja ich möchte weitergehen und ebenso wie eine Atonie des Magens als Teilerscheinung einer Gleichgewichtsstörung im vegetativen Nervensystem (Vagotonie) auch die Möglichkeit einer vorübergehenden oder dauernden Erschlaffung, bzw. Dilatation des Herzmuskels annehmen.

Ich kenne Fälle von Myom mit und ohne Struma, in denen sicher anamnestisch kein anderer Grund für eine Schädigung des Herkmuskels vorlag, als eben das Klimakterium bzw. die zum Myom führende innersekretorische bzw. konstitutionelle Störung.

Bei diesen Patientinnen fand sich im Anfangsstadium respiratorische Pulsverlangsamung, die in den schweren Fällen zu derartigen Störungen in der Kammerautomatie führte, daß schließlich ganz wie bei der echten arteriosklerotischen Angina pectoris Extrasystolen auftraten.

Warum soll nicht eine Störung in der innersekretorischen Funktion einer Blutdrüse zur Arteriosklerose führen können, wenn Horsley, Lorand u. a. die Rückbildungsvorgänge in den innersekretorischen Drüsen als Ursache für das Altern überhaupt ansehen.

Anämie und Fettleibigkeit, die Jaschke für viele Herzstörungen bei Myom verantwortlich macht, kommen gewiß erst sekundär zur Geltung.

Der bei Myom häufig bestehende Hyperthyreoidismus kann beim Zustandekommen von Herzstörungen unterstützend wirken, ist aber zur Erklärung ihres Zustandekommens gewiß nicht unbedingt notwendig.

Jaschke deutet die Möglichkeit eines Zusammenhangs zwischen vorzeitiger Insuffizienz des Ovariums mit Kachexie, Fettleibigkeit und allgemeiner Arteriosklerose immerhin an, ohne ihm jedoch allgemeine Bedeutung zuzuerkennen.

Demnach hält er es auch für ausgeschlossen, daß man ein ätiologisch einheitliches zu erklärendes „Myomherz" jemals wird abgrenzen können. Die Natur sei zu vielgestaltig, um sich so leicht in ein Schema zwängen zu lassen.

Nach obigen Auseinandersetzungen aber, welche die Möglichkeit des Übergangs von einer funktionellen in eine organische Schädigung des Herzmuskels auf Grund innersekretorischer und nervöser Störungen dartun, steht der Anerkennung des von allen Autoren doch bei Myom ungemein häufig angetroffenen „Myomherzens" als eines ätiologisch berechtigten Krankheitsbegriffes nichts mehr im Wege. Die bei solchen Personen stets vorhandene Minderwertigkeit der Konstitution erklärt das Zustandekommen obiger Erscheinungen, mögen sie nun den Myom koordiniert oder subordiniert sein.

Interessant ist die Beobachtung Jaschkes, daß subseröse Myome sehr selten von Herzstörungen begleitet sind. Bei submukösen Myomen scheint die größere Neigung zu schweren Blutungen für die konsekutiven Herzstörungen verantwortlich zu sein (sekundär anämisches Herz).

Demnach blieben die interstitiellen Myome als die wesentlichsten übrig und es sollen in der Tat auch derartige Tumoren von geringer Größe ohne Blutungen und Kachexie mit ausgesprochenen Herzstörungen einhergegangen sein.

Auch hier scheint mir wieder der Schwerpunkt weniger im Sitz der Myome als in der veränderten Ovarialfunktion gelegen zu sein. Bemerkenswert bleibt immerhin, daß subseröse Myome von den geringsten Herzstörungen begleitet sind, vielleicht deshalb, weil sie gewöhnlich nur geringe Größe erreichen und anscheinend eine nicht sehr hochgradige Störung der Ovarialfunktion repräsentieren.

Sollten noch Zweifel an einem direkten Zusammenhang zwischen Ovarialfunktion und Herzgefäßsystem möglich sein, so sei auch noch auf die vielfach studierten Veränderungen des Blutes bei Myoma uteri hingewiesen.

In ähnlicher Weise wie Seitz, Schickele, A. Mayer, Verf. u. a. die Anschauung vertreten, daß das krankhaft veränderte Sekret des Ovariums ins Blut gelangt und auf diesem Wege den Anstoß zur blastomatösen Bildung für die Myomzellen im Uterus geben, haben Klein, Leisewitz und Aulhorn den Gedanken ausgesprochen, daß die Stoffwechselprodukte der Myome (man würde besser sagen die pathologischen Ovarialsekrete) eine schädigende Wirkung auf das Blut ausüben.

A. Payer, der die diesbezüglichen Daten zusammengestellt hat, ist zwar nicht geneigt, eine spezifische Veränderung in Zahl und Beschaffenheit der roten und weißen Blutkörperchen zuzugeben, sondern betrachtet allfällige Herabsetzung der Erythrozytenzahl und des Hämoglobingehaltes (manchmal bis zu 20 %), ebenso wie gelegentliche beträchtliche Hyperleukozytosen als posthämorrhagisch, übereinstimmend mit Scott-Carmichael und anderen Untersuchern.

Er zitiert auch einen von Deseniß mitgeteilten Fall, wo eine 35jährige Nullipara den typischen Befund der perniziösen Anämie bot; hierbei war es sogar zur Amenorrhöe gekommen. Nach der Entfernung eines mannskopfgroßen Myoms erholte sich die Kranke vollständig, woraus Payer auf eine Schädigung durch die Geschwulst schließt.

Wäre es nicht naheliegender, dem Ovarium die Schuld beizumessen, um so mehr als wir ja gesehen haben, daß auch bei der ovariellen Uterushypertrophie (sog. „chronischen Metritis") mit und ohne Blutungen extreme Anämie aus ovariellen Ursachen entstehen kann.

Payer führt weiter aus, daß beim Myom alle Übergänge vom normalen Blutbilde bis zum schwersten Darniederliegen sämtlicher hämatopoetischer Organe beobachtet werden können.

Aber alle diese Variationen will er nur als Ausdruck der posthämorrhagischen Vorgänge verwertet wissen.

Wenn wir an die uns jetzt bekannten innigen Zusammenhänge zwischen innersekretorischen Drüsen und hämatopoetischen Organen denken, so muß uns ein solcher Negativismus doch als zu weit gegangen erscheinen.

Man denke nur an den weitgehenden Einfluß der Ovarien auf die Blutbeschaffenheit bei der Chlorose und auf die deutlichen Veränderungen der Milz als eines der wichtigsten hämatopoetischen Apparates bei dieser Erkrankung.

Wenn Klein und Leisewitz 6 bis 10 Monate nach der Myomoperation fast immer ein normal gewordenes Blutbild vorfanden, so wäre wiederum von Interesse, ob ein Unterschied besteht zwischen den Fällen mit und ohne gleichzeitige Entfernung der krankhaft veränderten Ovarien.

Prognostisch für solche Operationen wäre es jedenfalls wichtig, wie viel von der jeweiligen Anämie und Hyperleukozytose auf Rechnung allfälliger vorangegangener Blutverluste und wieviel auf die direkte Schädigung der hämatopoetischen Apparate durch das krankhafte Ovarialsekret zurückzuführen ist.

Für die Mitentfernung oder Belassung der Ovarien müßte die Entscheidung dieser Frage von besonderer Bedeutung sein.

Die Hyperleukozytose speziell anlangend, sei darauf hingewiesen, daß Heimann u. a. bei innersekretorischen Störungen des Ovariums tatsächlich Mononukleose (Lymphozytose) finden konnten, ein Befund, der sich zwanglos ähnlichen Blutveränderungen bei Störungen anderer innersekretorischer Drüsen anreiht (degeneratives Blutbild nach J. Bauer).

Jedenfalls werden künftige Untersuchungen bei Berücksichtigung dieser neueren Fragestellung sehr ergebnisreich sein und man sollte keinesfalls von vornherein die Möglichkeit einer Veränderung der Blutbeschaffenheit im allgemeinen, des Blutbildes im besonderen durch die „Myomhormone" in Abrede stellen.

Die Therapie der Myome wird aus den Lehren der inneren Sekretion gleichfalls ihre Folgerungen ziehen.

Bei der operativen Behandlung wird zu berücksichtigen sein, daß Palliativoperationen wie Auskratzung und Entfernung von submukösen oder intramuralen Myomen namentlich bei jüngeren Frauen mit Rücksicht auf das im Körper zurückbleibende Ovarium als krankheitsauslösenden Faktor eben nur in vielen Fällen einen Teilerfolg erzielen werden. Namentlich auf die Blutbeschaffenheit, die allenfalls vorhandene Kachexie und die Herzstörungen wird der Einfluß des Ovariums dann weiter dauern.

Entschließt man sich zur Radikaloperation, also zur supravaginalen Amputation oder Exstirpation des Uterus, so ist wieder die Frage zu entscheiden, ob man die Ovarien in dem jeweiligen Falle mitentfernen soll oder nicht.

Bei Zurücklassung der Ovarien, die namentlich bei jüngeren Frauen im allgemeinen am Platze ist, wird es, wenn überhaupt, so erst nach längerer Zeit und in viel milderer Form zu Ausfallserscheinungen kommen, als bei gleichzeitiger Kastration. Zu bedenken sind aber die etwaigen Folgen der Zurücklassung anatomisch stark veränderter oder sich später verändernder Eierstöcke, schließlich auch die Möglichkeit einer ungünstigen Beeinflussung des Gesamtorganismus durch das pathologisch veränderte Sekret der Myomovarien. Letzteres Moment wird allerdings in seiner Bedeutung stark dadurch eingeschränkt, daß eben doch in den allermeisten Fällen nach Entfernung des Uterus die Funktionen der zurückgebliebenen Ovarien überhaupt und damit auch ihre Fähigkeit, schädliche Stoffe ins Blut abzugeben, sehr bald eingeschränkt wird. Trotzdem wären weitere genaue klinische und morphologische Untersuchungen über diesen Punkt noch wünschenswert.

In erfolgreiche Konkurrenz mit der Operation tritt aber jetzt schon vielfach die Röntgenbestrahlung der Myome, als deren wichtigste Kontraindikationen nur der Verdacht auf später sich entwickelnde maligne Degeneration der Myome oder der Verdacht eines latenten Basedow gelten können.

Daß die Einwirkung der Röntgenstrahlen in erster Linie auf die Ovarien und zwar auf die Follikel stattfindet, in zweiter Linie auch auf das Myom selbst stattfinden kann, ist bekannt. Erwähnt möge hier nur nochmals werden, daß die von manchen Autoren (Wallart, Seitz) bei Myomen gelegentlich beobachtete Vermehrung der interstitiellen Eierstocksdrüse, für diese Erkrankung nichts Charakteristisches ist, sondern nur einen sekundären Vorgang darstellt, der aus der Hyperämie mit Hyperfunktion und erhöhter Follikelreifung und Follikelatresie der Myomovarien zu erklären ist. Eine Vermehrung der interstitiellen Eierstocksdrüse nach Röntgenbestrahlung (Wallart und Hüssy) wird deshalb auch keinerlei ursächliche Bedeutung für das Verschwinden der Myomblutungen und sonstigen Symptome haben, sondern ebenfalls als ein rein sekundärer Vorgang anzusehen sein.

Der Erfolg mit Röntgenstrahlen wird um so leichter zu erreichen sein, je älter das Individuum ist.

Die Tatsache aber, daß man bei der „ovariellen Uterushypertrophie" (Fibrosis uteri, Metritis chronica, konzentrische Hypertrophie, Metropathia haemorrhagica) im allgemeinen viel rascher mit Röntgenstrahlen zum Ziele kommt als bei Myomen, scheint mir wieder dafür zu sprechen, daß das Myom gewissermaßen eine Steigerung des erstgenannten Krankheitsprozesses darstellt.

Angesichts der guten und sicheren Erfolge der operativen und der Röntgentherapie hat die medikamentöse und somit auch die organotherapeutische Behandlung der Myome sehr an praktischer Bedeutung verloren. Sie ist aber immerhin noch von theoretischem Interesse und kann gelegentlich, namentlich bei Kontraindikationen gegen die beiden Radikalverfahren noch in Anwendung treten.

Die besten Erfolge bei Myom wurden, wenn man den sehr optimistisch klingenden Berichten russischer Autoren glauben darf, mit dem Brustdrüsenextrakt Mammin Poehl erzielt (Bell, Paperna, Amczislawski, Temesvary, Tschernyschew, Kalabin, Goldmann, Fedorow, Meckertschianz jun., Schober u. a.).

Fedoroff sah unter 43 Frauen in 53,5 % der Fälle die Geschwulst kleiner werden und berichtet, daß er 33,5 % vollständig geheilt hätte Nur in 14 % versagte die Therapie vollständig. Besonders wirksam sollte das Mammin wahrend der Menstruation und im Wochenbett sein (Laktationsatrophie ?).

Meckertschiantz, der 5 Fälle mit Mammin behandelte und zwar 26 Fibromyome und 24 Fälle von „chronischer" Metritis, bestätigt die Resultate seines Lehrers Fedoroff, seiner Ansicht nach sind für die Mamminbehandlung diejenigen Fälle die günstigsten, bei welchen der Uterus die Größe einer vier- bis fünfmonatlichen Schwangerschaft hat.

Nach den Angaben der russischen Autoren muß das Mammin Poehl bei chronischen Metritiden in Tabletten von dreimal täglich 0,5 g eingenommen werden. Bei den stets analog behandelten nur als Steigerung des Prozesses zu betrachtenden Myomen müssen täglich vier bis sechs Tabletten genommen werden. Gleichzeitig sollen dabei täglich subkutane Injektionen von Mammin Poehl gemacht werden.

Bell wies 1897 zuerst darauf hin, daß mit dem Eintluß von Mammin die Fibromyome kleiner werden, die Blutungen stillstehen, die Schmerzen verschwinden und der Allgemeinzustand sich bessert.

Shober veröffentlichte 1898 vier Fälle von Uterusmyomen, wo durch alleinige Mamminanwendung bedeutende Besserung erzielt wurde. Die Fibrome schwanden zwar nicht vollständig, doch sah er ein Aufhören der Meno- und Metrorrhagien und Eintreten von regelmäßigen Menses.

Nach den Eindrücken, die ich seinerzeit von den Versuchen Adlers an der Schautaschen Klinik mit Mammin gewonnen habe, kann ich sagen, daß namentlich die subkutanen Injektionen von Mammin Poehl sehr häufig die Blutungen bei Myom und ovarieller Uterushypertrophie zum Stillstand bringen können. Eine wesentliche Verkleinerung der Tumoren konnte man auch bei lange fortgesetzten Versuchen niemals beobachten. Immerhin könnte gelegentlich bei sehr ausgebluteten Patientinnen die Mamminbehandlung die Operation oder die Röntgenbestrahlung auf diese Weise bis zum Eintreten eines besseren Allgemeinbefindens hinausschieben helfen. Die Versuche verdienen es jedenfalls, noch fortgesetzt zu werden.

Noch mehr symptomatischer und vorübergehender Wert dürfte dem Pituitrin und dem Adrenalin als Styptikum bei Myomen zukommen (Hofstätter u. a.).

In seiner Abhandlung über die palliative Behandlung der Myome erwähnt J. Veit, daß Jouin bei Uterusfibromen erfolgreich Schilddrüsenextrakt angewendet habe, was mit der oben erwähnten Theorie des französischen Autors vom Antagonismus zwischen Ovarium und Schilddrüse übereinstimmen würde.

Auch Extrakte aus der Parotis sind schon versucht worden (Croux).

Die in früherer Zeit gelegentlich auch versuchte Verabreichung von Ovarialsubstanz bei Myomen erledigt sich nach unseren heutigen Anschauungen ganz von selbst.

In Anbetracht aller hier vorgebrachten Daten morphologischer, experimenteller und klinischer Natur wird sich wohl kaum ein Einwand mehr dagegen erheben lassen, wenn ich das Myom ebenso wie die „ovarielle Uterushypertrophie" zu den Konstitutionskrankheiten oder strenger ausgedrückt zu den vorwiegend konstitutionell bedingten Krankheiten zählen möchte.

Nicht nur die begleitenden Veränderungen des Ovariums und der Schilddrüse, sondern vor allem das bis jetzt noch wenig verfolgte Vorkommen des Myoms in Familien, wo andere Blutdrüsen- und Konstitutionsanomalien erblich sind, müssen uns in dieser Annahme bestärken. Als Beispiel führe ich eine Familie an, in welcher die Mutter in der Jugend Chlorose, später Struma, Myom und ausgesprochene Herzerscheinungen hatte. Ihre drei Töchter litten gleichfalls an Chlorose, davon die eine außerdem an leichter Rachitis, die andere an Infantilismus, sämtliche Erkrankungen jedoch in mäßigem Grade, so daß Gebärfähigkeit vorhanden war. Ein Bruder dieser drei Schwestern leidet an ausgesprochenem Eunuchoidismus mit Fettsucht, ein Zustand, der nach der sehr spät eintretenden Pubertät sich etwas, aber durchaus nicht ganz, besserte. Von den Schwestern dieser Mutter litt die eine an Ovarialkystom, die anderen zwei gleichfalls an Myom. Das Klimakterium war bei allen myomkranken Frauen über das 50. Lebensjahr hinaus verlängert.

Weitere Belege für die Auffassung des Myoms als Konstitutionskrankheit werden sich sicher in großer Zahl finden lassen, wenn man künftighin mehr auf das gleichzeitige Vorkommen noch anderer Bildungsfehler, wie Infantilismus, Hypoplasie, Asthenie usw. sein Augenmerk richtet.

3. Die Dysmenorrhöe.

Die grundlegende Wandlung unserer Ansichten und der bedeutende Fortschritt der theoretischen Fundierung unseres Faches läßt sich ganz besonders gut demonstrieren, wenn wir die verschiedenen bisher gültigen Erklärungsversuche für das Zustandekommen der Dysmenorrhöe nebeneinander halten.

Wir wollen als Dysmenorrhöe nicht nur die mit kolikartigen Schmerzen einhergehenden menstruellen Beschwerden ansehen, sondern die ganze Summe der Störungen im Allgemeinbefinden, wie sie bei der pathologischen Menstruation auftreten. Denn eine scharfe Abgrenzung zwischen den Lokal- und Allgemeinsymptomen ist weder in praktischer, noch in ätiologischer Hinsicht durchführbar und zweckfördernd. Wir rechnen also dazu auch nebst den schmerzhaften Empfindungen im Unterbauch noch Übelkeiten, Erbrechen, Kopfschmerz, Migräne, Speichelfluß, Durchfälle, schmerzhafte Anschwellung der Brüste, der Schilddrüse, der Leber, der Milz usw., kurz es gibt kaum ein Organ im Körper, welches nicht gelegentlich zur Zeit der Menstruation mit Schmerzen oder Funktionsstörung reagieren könnte.

Dreierlei Hauptrichtungen lassen sich bei den bisherigen Erklärungsversuchen feststellen: die älteste mechanische, dann die nervös-reflektorische und zuletzt die innersekretorisch-chemische Erklärungsweise.

Wir wollen zeigen, daß keiner von den drei Erklärungsmechanismen für sich allein imstande ist, alle Erscheinungen in befriedigender Weise zu erklären, daß wir vielmehr der modernen Auffassung Rechnung tragend, auch auf diesem Gebiete eine pathologische Wechselwirkung zwischen innersekretorisch-chemischen Einflüssen einerseits und nervös-reflektorischen Vorgängen andererseits, beides auf konstitutionell-degenerativer Basis postulieren müssen. Das rein mechanische Moment geht ganz nebenher.

So selbstverständlich diese Auffassung nach dem heutigen Stande der Lehre von den Wechselbeziehungen zwischen Blutdrüsen und vegetativem Nervensystem eigentlich sein müßte, so finden wird doch noch nirgends diesen Standpunkt hinsichtlich der Dysmenorrhöe vertreten und bis ins einzelne durchgeführt.

In der älteren Literatur begegnet man am häufigsten der Ansicht, daß die Entstehung der Dysmenorrhöe auf mechanische Momente zurückzuführen sei, eine Ansicht, der auch noch Olshausen und Fehling vorwiegend huldigen. Doch konnte durch zahlreiche klinische und anatomische Untersuchungen festgestellt werden, daß es einerseits Dysmenorrhöen ohne anatomische Veränderungen gibt und andererseits hochgradige Stenosen des Zervikalkanals, bei denen Dysmenorrhöe vermißt wird.

Winter teilte einen besonders beweisenden Fall mit, in welchem eine narbige Stenose des Zervikalkanals zur Retention von Blut geführt hatte, ohne daß je dysmenorrhoische Beschwerden vorhanden gewesen wären. Gegen die mechanische Theorie spricht auch noch der Umstand, daß die Dysmenorrhöe häufig trotz schwacher Blutung sehr intensiv sein kann, daß ferner die Schmerzen schon vor Beginn der Blutung im Uterus vorhanden sind und daß bei ein und derselben Frau sehr schmerzhafte Menses mit vollkommen beschwerdefreien abwechseln können.

Bisweilen findet man am Genitale nebst den außerordentlich häufigen infantilistischen Entwicklungsstörungen auch noch entzündliche Prozesse (Adnextumoren, Parametritis, Endometritis u. dgl.) als Ursache der schmerzhaften Menstruation. Man kann sich vorstellen, daß die Schmerzen bei entzündlichen Erkrankungen durch die mit der Hyperämie einhergehende vermehrte Gewebsspannung oder durch Knickungen des Uterus, endlich auch durch das von der Entzündung pathologisch veränderte Ovarialsekret hervorgerufen wird. Entzündliche Prozesse im Ovarium und Uterus sind vielleicht auch imstande, das Ungerinnbarwerden des Menstrualblutes zu verhindern und können so zu kolikartigen Schmerzen Anlaß geben. Küstner vermutet sogar in jedem Falle von Dysmenorrhöe eine entzündliche Ursache und unterscheidet eine uterine, ovarielle und tubare Dysmenorrhöe. Ob man aber deshalb alle diese Fälle als Dysmenorrhöe bezeichnen soll, möchte ich doch dahingestellt sein lassen.

Eine viel größere Zahl von Symptomen läßt sich auf dem Boden der Theorie von der nervösen Natur der Dysmenorrhöe erklären, zu welcher sich unter anderem auch Hofmeier, Theilhaber, Menge, Krönig und Mathes bekennen.

Die genannten Autoren sind der Meinung, daß die Dysmenorrhöe eine sehr häufige Teilerscheinung der Hysterie oder, wie Mathes es formuliert, des infantil-asthenischen Habitus bildet. Tatsächlich findet sich ja die Dysmenorrhöe, wenn man von den entzündlichen Formen absieht, fast nur bei Individuen mit mangelhafter Anlage, allerdings nicht bloß bei infantil-asthenischer Veranlagung schlechtweg, sondern bei Personen mit konstitutionellen Fehlern überhaupt, wie z. B.: Chlorose, Status hypoplasticus, Fettsucht, Basedow, Viragines usw.

Sehr deutlich spricht sich Mathes aus, indem er die Dysmenorrhöe als eine Art von asthenischem Anfall bei dazu disponierten Individuen auffaßt.

Es können nach Mathes beim Zustandekommen dieser Schmerzen und Beschwerden neben der Asthenie der Großhirnrinde und des Bauchsympathikus infantil-asthenischer Individuen die mannigfachen infantilen Hemmungsbildungen am Uterus eine gewisse mechanische Bedeutung für den

Grad der Schmerzen erlangen. Daß diese mechanischen Momente allein nicht die Ursache einer Dysmenorrhöe sein können, beweist der Umstand, daß Individuen mit Hypoplasien des Uterus verschiedenster Grade zeitweise oder dauernd frei von dysmenorrhoischen Schmerzen sein können. Die jeweilige Stimmungslage, also psychische Momente und auch das körperliche Allgemeinbefinden spielen dabei eine große Rolle.

Mathes weist auch auf die besonders unmittelbar nach der Menstruation bei allen Formen der Dysmenorrhöe vorhandenen typischen Druckpunkte am Bauch hin, die er auf die Asthenie und Hyperästhesie des Sympathikus bezieht.

Ja Mathes geht sogar noch weiter und faßt auch die Metropathia haemorrhagica Pankows nicht als eine Zustandsänderung des Uterus oder der Ovarien, sondern als Störung der den Uterus versorgenden sympathischen Nervenelemente auf (vgl. Kapitel II).

Die nervöse Theorie allein, auch in der modernen Fassung von Mathes, vermag jedoch nicht diejenigen Symptome zu erklären, welche, wie z. B. die Milz- und Leberschwellung, Stoffwechselstörungen, Blutveränderungen und Hautexantheme, zwingend auf eine menstruelle Toxämie hinweisen.

Auch werden wir uns an Hand einer Reihe von neueren experimentellen und klinischen Tatsachen veranlaßt sehen (ganz ähnlich wie bei den ovariellen Blutungen), auch bei der Dysmenorrhöe nicht so sehr an eine Beteiligung des Sympathikus schlechtweg zu denken, als vielmehr an einen Reizzustand des Vagus bzw. seines Beckenabschnittes, des autonomen Nervus pelvicus.

E. Kehrer hat gezeigt, daß das Atropin in kleinen Dosen erregend, in größeren lähmend auf die Uterusbewegung einwirkt.

Drenckhahn empfahl, gestützt auf die Versuche E. Kehrers, das Atropin sehr warm als Mittel gegen Dysmenorrhöe, von der Vorstellung ausgehend, daß das Atropin den Uterus ruhigstellt.

Auf sehr interessantem Wege gelangte auch Novak zu der Erkenntnis, daß höchstwahrscheinlich die dysmenorrhoischen Beschwerden auf einen erhöhten Reizzustand des Vagus zurückzuführen sind, indem er nämlich gelegentlich seiner Untersuchungen über das Wesen der puerperalen Bradykardie und Arhythmie bei vielen solchen Wöchnerinnen fand, daß sie früher an starken dysmenorrhoischen Beschwerden gelitten hatten. So kam er auf den Gedanken, auch die Dysmenorrhöe mit einem Erregungszustand im autonomen Nervensystem in Beziehung zu bringen und ihre Bekämpfung durch Atropin zu versuchen.

Drenckhahn hatte das Atropin in Form von Injektionen in den Zervikalkanal (1 mg Atropin in 1 ccm Wasser) oder in Form von mit Atropin getränkten Wattetampons, welche ins hintere Scheidengewölbe eingelegt wurden, empfohlen.

Novak bediente sich der einfacheren internen Verabreichung (3 Pillen zu $^1/_2$ mg pro die) oder der rektalen Anwendung (Suppositoren zu 1 mg ein bis zwei Stück pro die) namentlich bei Frauen, welche bei der Periode erbrechen. Die Vorteile dieser Anwendungsweise namentlich bei virginellen Personen sind offenkundig.

Sehr wirksam ist auch die subkutane Anwendung in Dosen von $^1/_2$ bis $^3/_4$ mg, wie sie Adler mit gutem Erfolge verwendet hat.

Mit Recht hebt Adler hervor, daß wirkliche Erfolge nur in Fällen ohne lokale Entzündungserscheinungen sich erzielen ließen; Kontrollversuche (Injektionen von sterilem Wasser), die unternommen wurden, um die suggestive Wirkung auszuschließen, sind ohne Erfolg geblieben.

Aber die Atropinbehandlung bleibt auch in Fällen von reiner Dysmenorrhöe manchmal erfolglos, was Novak und Adler der Behauptung Drenckhahns, daß man stets imstande sei damit zu helfen, entgegenstellen.

Während nun Novak eine ganze Reihe von Entstehungsursachen der Dysmenorrhöe annehmen will, die miteinander nichts zu tun haben und sich nicht unter einheitliche Gesichtspunkte einordnen lassen können, sieht Adler die Erklärung, daß das Atropin in manchen Fällen völlig wirkungslos bleibt, in anderen aber gute Erfolge aufweist darin, daß nur vagotonische Individuen auf Atropin günstig reagieren.

Faßt man die dysmenorrhoischen Beschwerden mit Adler als Reizzustand des autonomen Nervus pelvicus auf, der die inneren Genitalien innerviert, so erklärt sich in solchen Fällen ungezwungen die überraschend gute Wirkung des Atropins.

Dagegen würde die Atropinwirkung bei Frauen mit erhöhtem Sympathikustonus ausbleiben.

Wenn Novak demnach zu dem Schlusse kommt, daß eine völlige Einheitlichkeit in den Entstehungsursachen der Dysmenorrhöe unwahrscheinlich ist, und daß bloß die Tatsache gesichert erscheint, daß die Schmerzen in jedem Falle auf Störungen im vegetativen Nervensystem beruhen, über deren näheren Mechanismus wir aber derzeit bloß auf Vermutungen beschränkt sind, so glaube ich, daß man heute schon berechtigt ist, in den Schlußfolgerungen noch etwas weiter zu gehen.

Weder Novak noch Adler sprechen es nämlich deutlich aus, daß diese gerade zur Zeit der Menstruation auftretenden Beschwerden, wie alle Menstruationssymptome auch von der normalen oder pathologischen Funktion des Ovariums abhängig sein müssen.

Wir kommen damit zum dritten, dem innersekretorisch-chemischen Erklärungsmodus der Dysmenorrhoe, welcher merkwürdigerweise bisher viel ausgiebiger auf alle Fernsymptome der pathologischen Menstruation (Kopfschmerzen, Migräne, Erbrechen, Magen-Darmstörungen, Stoffwechselstörungen, Herz- und Gefäßerscheinungen usw.) angewendet worden ist, als auf die rein lokalen Symptome der Dysmenorrhöe.

Wir hören wohl, daß für viele Fälle von Menstrualkoliken das Ausbleiben der sonst stets vorhandenen Ungerinnbarkeit des Menstrualblutes verantwortlich gemacht wird, wir finden es aber nur sehr vereinzelt ausgesprochen, daß dieses abnorme Verhalten auf eine fehlende Produktion von gerinnungshemmenden Substanzen seitens des Ovariums (im Sinne von Schickele) zurückzuführen sei (Kalledey).

Bei der sogenannten Dysmenorrhoea membranacea dürfte es sich nicht nur darum, sondern auch um eine mangelhafte Produktion des tryptischen Fermentes in der Uterusmukosa (Halban, O. Frankl und Aschner) handeln, wodurch die normalerweise vor sich gehende Auflösung der menstruellen „Dezidua" bis zu mikroskopisch kleinen Partikelchen unterbleibt und letztere in Form von membranartigen Verbänden abgeht.

Produktion von gerinnungshemmenden Substanzen und tryptischen Fermenten in der Uterusmukosa sind also beide vom Ovarium abhängig und können eine Rolle bei der Entstehung der Dysmenorrhoe spielen.

Das setzt schon eine Störung in der Ovarialfunktion voraus, von der wir aber noch nicht wissen, ob wir sie als Hypofunktion, als Hyper- oder als Dysfunktion auffassen sollen.

Für eine Hypofunktion des Ovariums würden die zahlreichen Fälle sprechen, in welchen man durch Verabreichung von Ovarialpräparaten tatsächlich weitgehende Besserung der dysmenorrhoischen Beschwerden erzielen konnte (Jakobs [Ovarialwein], Jayle, Rossier, Carnot, Dalché, Kalledey u. a.).

Auch ließe sich im Sinne einer Hypofunktion die Tatsache verwerten, daß Dysmenorrhöe ungemein häufig, ja fast immer nur bei hypoplastischen Individuen vorkommt, also bei solchen, bei welchen von Haus aus mit einer Unterentwicklung des Ovariums gerechnet werden kann.

Hält man an der vagotonisierenden Wirkung des inneren Ovarialsekretes fest, so kann man die Reizzustände im autonomen Nervensystem bei der Dysmenorrhöe ganz gut durch Überfunktion des Ovariums erklären, und in diesen Fällen, die dann auch mit verstärkten Blutungen einhergehen können, würde das Atropin mit großer Wahrscheinlichkeit helfen.

Erfolglos würde das Atropin dann sein, wenn die Hypofunktion des Ovariums mehr in den Vordergrund tritt, wobei Sympathikusreizung die Schmerzen auslösen könnte.

Die schwankenden Verhältnisse im Gerinnungsvermögen des Menstrualblutes, wie auch des Gesamtblutes bei der Dysmenorrhöe haben vielmehr ebenso wie die zahlreichen Reizerscheinungen in den übrigen Organsystemen dazu geführt, bald Über-, bald Unterfunktion des Ovariums als Ursache der Dysmenorrhöe anzunehmen.

Manche Autoren glauben dabei sogar an einen Antagonismus zwischen den einzelnen Gewebsanteilen des Ovariums (G. Klein, Adler u. a.).

Eine Einteilung in durch Follikuline und Luteine oder durch Hypovarismus und Hypoluteinismus bzw. Hyperovarismus und Hyperluteinismus bedingte Formen der Dysmenorrhöe, wie G. Klein, Below, Okintschitz u. a. dies versucht haben, ist zurzeit wohl noch nicht gut möglich.

Andere, namentlich französische Forscher (Bouin, Ancel, Villemin, Regaud, Dalché u. a.), ferner L. Fränkel, Below u. a. glauben, daß die dysmenorrhoischen Beschwerden, wie überhaupt die „menstruelle Toxämie“ vom Corpus luteum ausgelöst würden.

Einigermaßen stichhaltige Beweise für diese Anschauung lassen sich weder in anatomischer, noch organotherapeutischer Richtung erbringen.

Tatsache ist jedenfalls, daß in ähnlichem Maße, wie während der Schwangerschaft fast alle Organsysteme schon während der normalen, noch mehr bei der pathologischen Menstruation vorübergehende Veränderungen erleiden, die fast zwingend auf eine Art von menstrueller Intoxikation (analog den Schwangerschaftstoxikosen) hinweisen, und die nebeneinander bald Züge von Über-, bald von Unterfunktion des Ovariums aufweisen.

Schon aus rein praktischen Gründen wird es einfacher sein, deshalb von einer Dysfunktion des Ovariums bei Dysmenorrhöe zu sprechen.

Ob man dabei auch eine qualitative Veränderung der Ovarialsekrete annehmen muß, bleibt natürlich dahingestellt. Es scheint aber fast, als ob auch das Hinzukommen einer erhöhten Reizbarkeit des vegetativen Nervensystems nicht genügen würde, um das ganze Heer der dysmenorrhoischen Symptome befriedigend zu erklären, so daß man schon an eine Art von menstrueller Autointoxikation durch qualitative Veränderung des Ovarialsekretes wird denken müssen.

Eine anatomische Basis dafür läßt sich allerdings derzeit noch nicht geben, indem bisher weder am Follikelapparat, noch am Corpus luteum oder an der interstitiellen Eierstocksdrüse für Dysmenorrhoe charakteristische Veränderungen beschrieben worden sind.

Angesichts der zahlreichen Tatsachen, welche für eine tiefgreifende Beeinflussung des Gesamtorganismus und aller seiner einzelnen Teile durch die menstruellen Vorgänge sprechen, ist es kaum erklärlich, daß man sich noch immer nicht darüber geeinigt hat, ob es eine menstruelle Wellenbewegung in den Funktionen des weiblichen Körpers gibt.

Es liegt dies vielleicht daran, daß ein Teil der in Frage kommenden Veränderungen wegen der geringen Ausschläge und der Unvollkommenheit unserer Untersuchungsmethoden oft schwer in exakter Weise feststellbar ist.

Besser als jede andere Beweisführung dürfte die nunmehr folgende Aufzählung der zahllosen einschlägigen Symptome wirken, an die sich dann die Erklärung auf Grund unseres heutigen Standpunktes von der beständigen Wechselwirkung innersekretorischer und nervöser Momente anschließen soll.

Schon während der „normalen" Menstruation sind Störungen des Allgemeinbefindens so ungeheuer häufig, daß M. Tobler nur 16 % der Frauen vor und während der Menstruation völlig beschwerdefrei finden konnte. Eine günstige Einwirkung der Menstruation auf das Gesamtbefinden läßt sich nur bei sehr wenigen Frauen erkennen.

Die normale Menstruation kann daher in gewissem Sinne als eine Art von physiologischer Toxämie aufgefaßt werden (Riebold).

Es müssen im Blut Serumsubstanzen kreisen, welche nicht nur die blutbildenden Organe in lebhaftere Tätigkeit versetzen, sondern auch den Gesamtorganismus zu beeinflussen imstande sind. Findet sich dann irgendwo eine verminderte Widerstandskraft, so treten die Schädigungen in den Vordergrund, welche nach der jeweilig individuellen Veranlagung die verschiedensten Krankheitsbilder ergeben können (A. Payer).

Ja Mathes nennt die Menstruation sogar das Urbild eines asthenischen Anfalles.

Die häufigsten Klagen der Frauen sind Schmerzen im Kopf, wehen- oder kolikartige Schmerzen im Bauch, ziehende Schmerzen im Kreuz und Unterleib, welche bis in die Oberschenkel ausstrahlen. Die Beschwerden können an Intensität und Häufigkeit sich derart steigern, daß sie mit Übelkeit und Brechreiz einhergehen und die Frauen zur Bettruhe zwingen.

Die genannten Symptome können mit oder ohne gleichzeitige Genitalbeschwerden einhergehen, welch letztere als Dysmenorrhöe im engeren Sinne aufgefaßt werden. Dieses Leiden wird im wesentlichen als eine pathologische Steigerung der Uteruskontraktionen bis zu ausgesprochenen Spasmen erblickt, die gewöhnlich auch mit einer gewissen Überempfindlichkeit verbunden sind.

Wir sehen hier wieder, wie auch bei Erkrankungen anderer Eingeweideabschnitte, daß ein normalerweise unempfindliches Organ unter pathologischen Umständen hochgradig empfindlich werden kann. Ich glaube nicht, daß man dazu mit Lennander annehmen muß, daß nur die Zerrung der in der Bauchwand verlaufenden Nerven die Schmerzen vermittelt, sondern daß eben eine Umstimmung der gesamten Innervation des betreffenden Organsystems stattfindet, wie wir es auch bei Darm-, Herzkrankheiten usw. beobachten können (Vagotonie)[1]).

An Fernwirkungen finden wir als eine der auffallendsten Erscheinungen die Ungerinnbarkeit des Menstrualblutes, die nicht durch den Zervikalschleim, sondern durch das Sekret der Korpusschleimhaut hervorgerufen zu sein scheint (Birnbaum und Osten, Grigoriu und Denk, Schickele).

Noch nicht einig sind sich die Autoren darüber, ob auch das Gesamtblut während der Menstruation eine Änderung in der Gerinnungsfähigkeit erleidet.

Birnbaum und Osten fanden die Gerinnungszeit des aus der Kubitalvene gewonnenen Blutes bei menstruierenden Frauen in seiner Gerinnungszeit deutlich verlängert. Zu den gleichen Resultaten kamen Schittenhelm und Lutter, sowie Bode und Blair-Bell.

Blair-Bell bringt den Kalkstoffwechsel des Organismus damit in Zusammenhang, indem während der Menstruation der Blutkalk wesentlich erhöht sein sollte.

Dagegen bestreiten Hartmann, Adler, sowie Grigoriu und Denk jede Änderung der Gerinnungszeit während der Menstruation.

---

[1]) Nach neueren Untersuchungen (Meltzer und Auer, Ritter, A. Neumann, Mathes u. a.) ist die Lennandersche Theorie von der Unempfindlichkeit der Eingeweide überhaupt schon als widerlegt zu betrachten.

Es würde sich dann bei den dysmenorrhoischen Schmerzen nur um eine Herabsetzung der Reizschwelle in den sensiblen Uterusganglien handeln.

Damit ist aber noch nicht gesagt, daß auch bei Menstruationsanomalien, wie sie bei der Dysmenorrhöe vorliegen, die Gerinnbarkeit des Gesamtblutes nicht verändert sein kann; im Gegenteil hat ja Adler nachgewiesen, daß man bei Amenorrhöe sehr häufig Verzögerung, bei ovariellen Blutungen hypoplastischer Personen dagegen Beschleunigung der Blutgerinnung nachweisen kann und er macht auch einen Zusammenhang dieser Erscheinung mit dem ebenfalls vom Ovarium abhängigen wechselnden Blutkalkgehalt wahrscheinlich.

Unsere Methoden zur Bestimmung der Blutgerinnung und des Blutkalkgehaltes sind, wie gesagt, nicht vollkommen genug, um ganz feine Schwankungen mit Sicherheit zu registrieren. Es ist gar nicht unwahrscheinlich, daß man später einmal mit verbesserten Methoden auch schon bei der normalen Menstruation regelmäßige Ausschläge finden wird.

Verminderung der Blutalkaleszenz fand im Prämenstruum Merletti, im Intermenstruum Silva. Es käme dies einer gewissen (auch während der Schwangerschaft bestehenden) Azidosis gleich, die manche Erscheinungen, namentlich bei krankhaften Abweichungen, erklären könnte.

Auch das spezifische Gewicht des Blutes fand Merletti im Prämenstruum vermindert.

Alle Untersucher beschreiben eine deutliche Verminderung der Erythrozytenzahl während der Menstruation, die wohl durch den Blutverlust allein erklärt werden könnte. Diese Verminderung soll nach Carnot und Deflandre sogar bis auf eine Million im Kubikmillimeter am 4. und 5. Blutungstage betragen. Auch Blumenthal berichtet über ein Zurückgehen um eine Million.

Die genauesten Daten stammen von Anna Pölzl, welche in den letzten Tagen vor Eintritt der Menses ein Ansteigen um 1 bis $1^1/_2$ Millionen vro Kubikmillimeter beobachten konnte. Diese immerhin auffallende prämenstruelle Vermehrung war auch schon von Reinert und Sfameni beschrieben worden.

Die Rückkehr zu normalen Werten soll in 10 bis 12 Tagen wieder erreicht sein, so daß man gewissermaßen auch ein intermenstruelles Stadium annehmen kann.

Es ist die Beachtung dieser Teilerscheinungen schon deshalb von Wichtigkeit, weil einzelne Autoren (Schickele, Keller u. a.) in neuester Zeit das Vorhandensein einer Menstruationswelle wieder in Abrede stellen wollen; gewiß mit Unrecht.

Ähnliche Schwankungen sollen auch im Hämoglobingehalt stattfinden.

Die Mehrzahl der Forscher beschreibt auch das Bestehen einer Hyperleukozytose im Prämenstruum und Neußer konstatiert eine Eosinophilie, wahrscheinlich hervorgerufen durch den vom Ovarium ausgehenden Vagusreiz auf den hämatopoetischen Apparat.

Interessant ist die von Blumenthal gefundene Tatsache, daß die Lymphozyten in den Vordergrund des Blutbildes treten, was mit der von neueren Autoren (Heimann u. a.) gefundenen Mononukleose bei ovariellen Störungen gut übereinstimmen würde.

Für alle diese Veränderungen nur den menstruellen Blutverlust verantwortlich zu machen, geht schon deshalb nicht an, weil letzterer in der Regel doch nur 100 bis 200 g auf 3 bis 5 Tage verteilt beträgt (A. Payer).

Untersuchungen über alle diese Daten bei Dysmenorrhöe fehlen so gut wie ganz und könnten gerade wertvolle Aufschlüsse über die Natur dieses Leidens geben.

Ein weiterer Beweis für die lebhaften Vorgänge im Gesamtorganismus während der Menstruation ist auch die menstruelle Leberschwellung. Dieses schon Niemeyer, Frerichs, Senator und Quincke bekannte Symptom hat Chvostek auch bei gesunden Frauen während der Menstruation perkutorisch und palpatorisch nachweisen können und es als eine durch die Produkte der inneren Eierstocksekretion hervorgerufene Hyperämie der Leber erklärt.

Dem an die Seite setzen möchte ich die als selbstverständlich zu erwartende und von mir bei brünstigen Tieren regelmäßig gefundene analoge Anschwellung der Milz während der Menstruation. Bei genauerer Aufmerksamkeit werden sich vielleicht auch manche Schmerzen bei Dysmenorrhöe, die bisher in die „Magengrube“ verlegt worden sind, durch die „menstruelle Milzhyperämie“ erklären lassen.

Hierher gehört auch das ebenfalls von Chvostek beschriebene häufige Vorkommen eines schmerzhaften Milztumors bei der Chlorose, also einer Erkrankung, bei welcher man mit einer gewissen Wahrscheinlichkeit ebenfalls das Kreisen krankhafter Eierstockssekrete im Blute annehmen kann.

Mit der menstruellen Leberschwellung in Zusammenhang gebracht werden muß wohl auch der des öfteren beschriebene menstruelle Ikterus, der gelegentlich auch außer den noch rein mechanischen Ursachen in der Verschlimmerung einer bestehenden Gallensteinerkrankung bestehen kann.

In die gleiche Kategorie gehören auch die bis jetzt noch selten beschriebenen menstruellen Störungen der Pankreasfunktion (Prochownik).

Auch die lange bekannte menstruelle Anschwellung der Schilddrüse kann als Reaktion auf die im Blute kreisenden Ovarialhormone aufgefaßt werden (H. W. Freund, Halban, Klein u. a.).

Es dürfte gar keinem Zweifel unterliegen, daß auch an allen übrigen Blutdrüsen Menstruationsveränderungen auftreten und als einen Ausdruck dieser Reaktion kann man vielleicht auch den von Neumann und Herrmann beschriebenen geringen Rückgang des Lipoidgehaltes im Blute während der Menstruation ansehen. Auch eine Reihe von Stoffwechselveränderungen (Stickstoffspeicherung, vermehrte Harnstoffausscheidung, gesteigerter Sauerstoffbedarf usw.), ferner die prämenstruelle Blutdrucksteigerung und ein Darniederliegen der Muskelkraft, ganz besonders aber der menstruelle Temperaturanstieg sprechen in diesem Sinne.

Wenn diese Schwankungen auch nur bei kranken Individuen, z. B. Tuberkulösen besonders deutlich hervortreten, so verlieren sie darum doch nicht an prinzipieller Bedeutung.

Ganz besonders reagiert bekanntlich die Brustdrüse sehr stark unter normalen und pathologischen Umständen auf das Ovarialsekret (Wachstumsimpulse nach Halban). Hierher gehört die häufige Anschwellung und Schmerzhaftigkeit der Brüste vor oder während der Menstruation, die gesteigerte Erektilität der Brustwarzen und die auch bei virginellen Personen des öfteren beobachtete menstruelle Kolostrumsekretion. Aber auch Fälle von wirklicher periodischer Milchsekretion an Stelle der Menstruation und vikariierende Blutungen aus der Brustdüse sind beschrieben worden.

Einer der deutlichsten Beweise für die Giftigkeit des Gesamtblutes während der Menstruation ist aber die Beobachtung, daß bei Säuglingen um diese Zeit deutliche Störungen des Allgemeinbefindens eintreten.

Auf ganz die gleiche Weise werden sich die Fälle von menstrueller Albuminurie und Hämoglobinurie, vikariierende Blutungen aus der Niere, vermehrter Harndrang und sonstige Reizsymptome von seiten des ganzen uropoetischen Systems erklären lassen.

Herz- und Gefäßsystem sind naturgemäß auch hervorragend an diesen Erscheinungen beteiligt, weil ja die ovariellen Reizstoffe im Blute kreisen. Vasomotorische Störungen und funktionelle Herzbeschwerden wie z. B. Herzklopfen gehören hierher. Bei Herzfehlern werden vorübergehende Kompensationsstörungen plausibel sein.

An der Tagesordnung sind auch namentlich bei der so häufig auch vorhandenen Enteroptose dysmenorrhoischer Frauen Störungen der Magen-Darmfunktion in Form von Speichelfluß, Magenschmerzen, Hyperazidität, Atonie, Appetitlosigkeit, Brechreiz, Obstipation, Durchfälle, Verschlimmerung bestehender Magengeschwüre bis zu lebensbedrohenden Blutungen usw.

Auch Zahnfleischblutungen, Anginen, Herpes, Parotisschwellungen, Colitis membranacea, Appendizitis, Cholelithiasis, Diarrhöen treten teils periodisch auf, teils werden sie, wenn sie schon bestanden haben, durch die Menstruation noch verschlimmert.

Im Bereiche der Atmungsorgane äußern sich die zur Zeit der Menstruation im Blute kreisenden gefäßerweiternden Substanzen in der Weise, daß zu dieser Zeit eine Anschwellung und Hyperämie der Nasenmuscheln, erhöhte Schleimsekretion (Schnupfen und Nasenbluten vikariierendes Nasenbluten)[1]) auftreten können.

Ähnlich wie in der Gravidität (Hofbauer) finden sich auch während der Menstruation Schwellungen an den Stimmbändern und asthmaartige Anfälle (Asthma sexuale).

Diagnostisch und prognostisch wichtig ist die besonders deutliche prämenstruelle und menstruelle Temperatursteigerung bei tuberkulösen Personen, bei welchen man nebst der Summation von Ovarialtoxinen und Menstrualtoxinen auch noch eine Verminderung der Tuberkuloopsonine annimmt (Turban, Morland).

Wie bei den Schwangerschaftstoxikosen wird auch hier Neigung zu Hautaus-

---

[1]) Vgl. darüber die während der Drucklegung erschienene Arbeit von H. Bab: „Über menstruelles Nasenbluten nnd seine organotherapeutischen Behandlung. Münch. med. Wochenschr. 1917, Nr. 45 u. 46.

schlägen beobachtet. welch letztere in neuerer Zeit geradezu als Dermatitis symmetrica dysmenorrhoica bezeichnet werden (Mathes, Friedeberg u. a.).

Aus der symmetrischen Anordnung der oft herpesartigen Effloreszenzen geht hervor, daß die peripheren Nerven, vielleicht die Vasomotoren oder die Gefäße selbst von den Ovarialtoxinen betroffen werden.

Die sehr interessanten, aber noch viel zu wenig eingehend in modernem Sinne bearbeiteten Beziehungen zwischen der Haut und der Geschlechtssphäre (Keimdrüsenfunktion) sind dadurch auch unserem Fache näher gerückt.

Anomalien der Blutverteilung, des Turgors, der Talg- und Schweißsekretion, der Pigmentierung usw. müssen sicherlich in vielen Fällen auf die Wechselbeziehung mit dem vegetativen Nervensystem und den innersekretorischen Drüsen im allgemeinen, den Keimdrüsen im besonderen zurückgeführt werden.

Menstruelle Ödeme (toxischer und nervös-vasomotorischer Art), Herpes, Urtikaria, Erytheme, Ekzeme, ja sogar Blutungen in die Haut sind durch die Einwirkung der „menstruellen Ovarialtoxine" natürlich wieder nur bei konstitutionell minderwertigen Individuen zu gewärtigen.

Sogar Knochen und Gelenke (intermittierende Gelenkschwellungen) können davon betroffen sein. Daß auch das Knochenmark mit Hyperämie und starker Ausschwemmung seiner zelligen Elemente auf die Menstrualtoxine reagiert, geht aus der Beschaffenheit des menstruellen Blutbildes mit einer gewissen Wahrscheinlichkeit hervor.

Die vielfach noch rätselhaft scheinenden Beziehungen zwischen den Sinnesorganen und der Geschlechtssphäre machen sich hier ebenfalls geltend.

Am Auge können entzündliche Erkrankungen und Blutungen sowie funktionelle Störungen aller Abschnitte im Anschluß an die pathologische Menstruation oder als vikariierende Erscheinung beobachtet werden.

Bei dieser Gelegenheit möchte ich auf eine bei Menorrhagien beobachtete und noch wenig bekannte, mit auffallendem Pigmentmangel der Iris einhergehende Form von Katarakt bei jugendlichen Personen aufmerksam machen. Es stellt diese Form eine Analogon dar zu der experimentell durch Epithelkörperchenexstirpation hervorgerufenen Linsentrübung. Die Augenärzte haben bisher auf die ovarielle Ursache kaum geachtet und deshalb auch therapeutisch in dieser Richtung noch nichts unternommen, sondern solche Personen als unheilbar und einer Erblindung entgegensehend betrachtet. Der Gynäkologe erfuhr dagegen gewöhnlich von dem bestehenden Augenleiden nichts.

Ähnliches gilt in geringerem Grade für das Gehörorgan, an welchem ebenfalls periodisch wiederkehrende entzündliche Prozesse, Nervenaffektionen und auch vikariierende Blutungen beschrieben worden sind.

Nicht gut anders, denn als toxische Erscheinungen, können die Geisteskrankheiten verschiedenster Art bezeichnet werden, welche einen solchen auffallenden Zusammenhang mit der Menstruation zeigen, daß sie direkt als Menstruationspsychosen bezeichnet werden können. Epileptische, hysterische, manische und melancholische Zustände kehren entweder zu dieser Zeit periodisch natürlich bei entsprechender neuropathischer Veranlagung wieder, oder bereits bestehende Psychosen werden durch die Menstruation jedesmal verschlimmert. (Näheres siehe im Kapitel: Hirn und Genitale.)

Andererseits findet man häufig, daß die Menstruation bei Geisteskrankheiten ausbleibt und daß gleichzeitig mit einer Besserung des Zustandes auch die Menses wiederkehren (Anton).

Auch das periphere Nervensystem wird häufig durch die menstruellen Toxine in Mitleidenschaft gezogen, indem es beispielsweise zu neuralgischen Erkrankungen neigt.

Bisher noch dunkel, viel umstritten, aber darum doch nicht minder interessant und voraussichtlich von großer wissenschaftlicher Bedeutung für zukünftige Forschungen ist die ganz besonders von Fließ vertretene Lehre eines engeren Zusammenhanges zwischen Nase und Genitalorganen.

Sehr viele Autoren sind geneigt, die einschlägigen, wenn auch vielleicht nicht allzu häufigen Beobachtungen mit kühler Skepsis abzutun.

Andere Forscher wollen sie bloß mit den auch von zahlreichen anderen Stellen des Körpers auslösbaren Reflexwirkungen auf den Uterus gleichgestellt wissen (Kermauner u. a.).

Gewiß ist, daß reflektorische Zusammenhänge des weiblichen Genitales auch mit anderen Stellen des Respirations- ebenso wie des Digestionsapparates wiederholt beobachtet worden sind (Husten und Asthma, Speichelfluß, Störungen der Geruchsempfindung, Glottiskrampf usw., bei Erkrankungen des Uterus und des Ovariums).

Von keiner dieser Stellen aus scheinen aber Reflexwirkungen so häufig und intensiv auslösbar zu sein, wie von der Nase her.

Eine ganze Reihe von entwicklungsgeschichtlichen, vergleichend-anatomischen und physiologischen Tatsachen würde uns einen engeren Konnex zwischen Nase und Geschlechtssphäre plausibel machen.

Ich erinnere daran, daß die Sinnesorgane überhaupt und speziell das Geruchsorgan eine große Rolle im Geschlechtsleben der Tiere spielt.

Vergleichend-anatomisch ist vielleicht von Interesse, daß in der Nasenscheidewand der Säuger und auch des Menschen sich ein rudimentäres Sinnesorgan, das Jacobsonsche Zwischenkieferorgan, befindet, dessen funktionelle Bedeutung wir noch gar nicht kennen.

Entwicklungsgeschichtlich ist es auch von Wichtigkeit, daß die ganze Innervation der Nase (Olfaktorius, Trigeminus, vielleicht auch Vagusäste) auf kurzem Wege dem phylogenetisch ältesten Hirnanteil zustrebt, nämlich dem vordersten Anteil des Hirnstammes, in welchem wir nach neueren Untersuchungen auch ein wichtiges Zentrum für die Keimdrüsenfunktion vermuten müssen (Zwischenhirn). (Sehr kurzer Reflexbogen.)

Vergleichend-physiologisch finden wir denn auch bei vielen Affenarten zur Zeit der Brunst Hyperämie des Gesichtes und starke Schwellung der Nasenschleimhaut, gleichzeitig mit Hyperämie der Geschlechtsteile.

Es unterliegt ferner keinem Zweifel, daß auch bei vielen Frauen zur Zeit der Menstruation die unteren Nasenmuscheln anschwellen.

Bekannt ist auch das verhältnismäßig häufige Auftreten von Nasenbluten zur Zeit der Menstruation oder in vikariierender Form an Stelle der Menstruation.

Ob wir darin nur eine nervöse Reflexwirkung oder, was viel wahrscheinlicher ist, eine chemische Fernwirkung der ovariellen Menstrualsekrete auf die Gefäße der Nasenschleimhaut oder auf ein gemeinsames Nervenzentrum zu erblicken haben, ist noch nicht ganz klargestellt.

Auf experimentellem Wege haben Koblanck und Röder einen Zusammenhang zwischen Nase und Genitale wahrscheinlich gemacht, indem sie an jungen Hunden die unteren Nasenmuscheln entfernten und daraufhin dauernden Infantilismus der Geschlechtsorgane als Folgeerscheinung auftreten sahen. Sollten sich diese Befunde bestätigen, so könnten sie von weittragendster Bedeutung nicht nur in theoretischer Hinsicht, sondern auch für unser therapeutisches Handeln werden.

An zwei weiblichen Hunden habe ich selbst derartige Versuche unternommen, konnte allerdings in der aus äußeren Gründen noch zu kurz geratenen Beobachtungszeit von 3 Monaten noch keinen Unterschied im Allgemeinwachstum und in der Entwicklung der Geschlechtsorgane zwischen Kontrolltier und operiertem Tier feststellen. Doch wären weitere Untersuchungen in Anbetracht der Wichtigkeit des Gegenstandes und der mit solcher Bestimmtheit vorgetragenen Befunde von Koblanck und Röder dringend notwendig.

Es verdienen deshalb die von mancher Seite so energisch abgewiesenen Versuche, dysmenorrhoische Beschwerden von der Nase aus zu beeinflussen, andauernd weitere Beachtung.

Es scheinen doch zweifellose Erfolge durch Kokainisierung oder Kauterisierung der Nasenschleimhaut bei Dysmenorrhöe vorzuliegen, wenn sie auch nicht konstant zu beobachten sind.

Andererseits fällt es auch schwer ins Gewicht, wenn Beobachter wie F. A. Kehrer und Chrobak, Gottschalk, H. W. Freund über Heilung oder Neuauftreten respiratorischer oder nasaler Störungen nach Behandlung von Genitalleiden berichten.

Sehr interessant ist auch die von Kermauner zitierte Beobachtung Amanns, daß der Uterus bei Kokainpinselung der Nase blasser wird.

Der Vermutung Kermauners, daß den Wechselbeziehungen zwischen Nase und Genitale Reflexvorgänge im autonomen Nervensystem zugrunde liegen, möchte ich unbedingt beipflichten. Auch die Annahme eines erhöhten Vagustonus bei dysmenorrhoischen Individuen (Vagotonie, im Sinne von Eppinger und Heß) hat sehr viel für sich. Die günstige Einwirkung des Atropins bei Dysmenorrhöe ist eine weitere Stütze für diese Annahme.

Den Weg, auf dem dieser chemisch bedingte oder rein nervöse Reflex zustande kommt, können wir einstweilen nur vermuten: möglich, daß er nur in den Vagusbahnen verläuft. Es kann aber auch sein, daß der vasomotorische Apparat ausschlaggebend ist, oder daß ein Reflexbogen von den sensiblen Nerven der Nasenhöhle (Vagus, Trigeminus, Olfaktorius) aus über den Hirnstamm zum Genitale führt und umgekehrt.

Unbeachtet sollte der Zusammenhang zwischen Nase und Genitale auch deshalb schon nicht bleiben, weil der Kreis unserer Kenntnisse über die Wechselwirkung von Keimdrüsen und vegetativem Nervensystem sich täglich erweitert und immer wieder neue, oft überraschende Gesichtspunkte bietet.

Wenn wir nun die vorstehend angeführten Tatsachen überblicken und auf Grund dessen eine Definition der Dysmenorrhöe und eine Erklärung ihrer Symptome zu geben versuchen, so müssen wir sagen:

Wir verstehen unter Dysmenorrhöe im engeren Sinne die schmerzhaften krampf- oder kolikartigen Sensatioueu mancher Frauen im Uterus zur Zeit der Menstruation mit oder ohne Abgang von geronnenem Blut oder Membranen.

Die rein mechanische Erklärung dieser Beschwerden (Malgaigne, Simpson, Sims, Olshausen, Fehling u. a.) reicht zum Verständnis dieser Vorgänge nicht aus.

Wohl kommen, da es sich dabei um Personen mit mangelhafter Anlage handelt, Stenosen und Knickungen des Uterus (Retroflexio, spitzwinkelige Anteflexion) häufig vor. Aber andererseits gibt es vielfach derartige Fehler in der Entwicklung des Uterus ohne dysmenorrhoische Beschwerden und andererseits dysmenorrhoische Beschwerden ohne nachweisbare Passagehindernisse für das Menstrualblut.

Vollends das häufig abnorme Verhalten im Gerinnungsvermögen können wir aus rein mechanischen Ursachen nicht erklären.

Schon der mitverwendete Begriff der mangelhaften Anlage führt uns darauf, nach tieferliegenden Ursachen zu suchen.

Dies ist um so notwendiger, wenn wir, wie die meisten neueren Autoren, den Begriff der Dysmenorrhöe weiter fassen und darunter sämtliche pathologische Fernwirkungen des Menstrualprozesses auf den Organismus des Weibes verstehen.

Das führt uns dazu, in den dysmenorrhoischen Beschwerden nur eine pathologische Steigerung der schon normalerweise vorhandenen Beeinflussung des weiblichen Körpers durch die menstruellen Ovarialsekrete zu erblicken, und wir können in vielen Fällen tatsächlich von einer menstruellen Toxämie infolge Hyperfunktion oder Dysfunktion des Ovariums sprechen.

Nach unseren heutigen Kenntnissen über den untrennbaren Zusammenhang zwischen innersekretorischen Vorgängen und dem vegetativen Nervensystem dürfen wir aber dabei nicht stehen bleiben, sondern müssen unser Augenmerk auch auf eine allenfalls veränderte Reizbarkeit (Tonuserhöhung) im vegetativen Nervensystem richten.

Wir sprechen demnach heutzutage nicht mehr von einer nervösen Theorie der Dysmenorrhöe schlechtweg (Menge, Krönig u. a.), sondern denken dabei in erster Linie an das die Eingeweide versorgende vegetative Nervensystem, welches eben auch mit den innersekretorischen Drüsen in ganz besonders inniger Verbindung steht.

Wir gehen darin noch einen Schritt weiter als Mathes, der die Dysmenorrhöe als einen asthenischen Anfall und zwar als Reizsymptom von seiten des konstitutionell überempfindlichen Sympathikus hinstellt.

Eine ganze Reihe von Tatsachen weist uns nach dem oben Gesagten darauf hin, daß es hauptsächlich der Nervus vagus ist, welcher Impulse von der gesteigerten oder krankhaften veränderten Ovarialsekretion erhält und auch umgekehrt gesteigerte Reizbarkeit, Empfindlichkeit und abnorme Sekretionsverhältnisse in der Genitalsphäre hervorruft.

Daß die pathologische Steigerung dieser Wechselwirkungen zwischen Ovarium und vegetativem Nervensystem mitsamt ihren störenden Einflüssen auf alle übrigen Organe des Körpers bei konstitutionell minderwertig veranlagten Personen (Vagotonie, Hysterie, asthenisch-enteroptotischem Habitus, Status hypoplasticus, Chlorose, Infantilismus usw.) oder eigentlich nur bei solchen Individuen ganz besonders deutlich in Erscheinung treten wird, ist nach dem Obigen klar.

So kommen wir auf dem scheinbaren Umweg über die Allgemeinstörungen bei Dysmenorrhöe dazu, auch für die lokalen Beschwerden eine befriedigende Erklärung zu geben. Es wird nicht schwer sein, sich vorzustellen, daß die Störungen in der Blutgerinnung, in der Schleimhautabstoßung, ebenso wie die Koliken und Schmerzen aus einem gestörten Chemismus im Ovarium und einer dadurch bedingten Innervationsstörung ausgelöst werden.

Es ist auch nicht nötig, nach komplizierten Erklärungen über die Entstehung von Uteruskoliken und Krisen der uterinen Gefäße (Hyperämieschmerz u. dgl.) zu suchen.

Wissen wir doch auch aus anderen Gebieten der Pathologie, daß gestörter Chemismus und gestörte Innervation an sich abnorme Peristaltik in glattmuskulären Hohlorganen hervorrufen können.

Die psychische Seite des Leidens wird, da es sich ja oft um neuropathische Individuen dabei handelt, natürlich ebenfalls nie vernachlässigt werden dürfen.

Eine rationelle Therapie hat demnach auch in erster Linie auf das konstitutionelle Grundleiden einzugehen. Auffallend ist in dieser Hinsicht der immerhin nicht selten günstige Einfluß der Ehe und Schwangerschaft auf die Dysmenorrhöe (vgl. Chlorose).

Im einzelnen werden wir neben der psychischen Behandlung und sonstigen Allgemeinmaßnahmen beide sich uns bietende Hauptangriffspunkte für die Therapie, nämlich die Beeinflussung des vegetativen Nervensystems ebenso wie die der innersekretorischen Vorgänge, benützen.

Ein Abbild der bisherigen vielfach verworrenen und widerspruchsvollen Ansichten über die Ätiologie der Dysmenorrhöe sind die zahllosen, oft divergierenden Vorschläge, welche man zu ihrer Behandlung gemacht hat. Namentlich von französischer und amerikanischer Seite (in diesen Ländern scheint die Dysmenorrhöe aus irgendwelchen (degenerativen?) Ursachen besonders häufig und in schweren Formen aufzutreten) kehren die Publikationen über die Behandlung der Dysmenorrhöe jahraus, jahrein wieder.

Wie bei vielen anderen ovariellen Leiden empfahlen die Franzosen auch bei Dysmenorrhöe Präparate aus Ovarium und Corpus luteum zum Teil anscheinend mit gutem Erfolg. So verordnete Jakobs Ovarialwein, Jayle, Rossier, Carnot, Dalché u. a. Ovarial- und Luteintabletten.

Nach neueren Erfahrungen müßte das Ovarin Poehl in subkutanen Injektionen sich als besonders wirksam erweisen.

Zur Entgiftung von der menstruellen Toxämie wurden wieder hauptsächlich von französischer Seite Schilddrüsentabletten gleichfalls des öfteren mit gutem Erfolg verwendet.

Von der Vorstellung ausgehend, daß die Dysmenorrhöe in manchen Fällen durch eine zu geringe Ovarialfunktion und eine muskuläre Insuffizienz des Uterus bedingt sein könnte, versuchte Hofstätter die Wirkung des Pituitrins in 11 Fällen von jenem Typus, wo die Krämpfe den ersten Blutaustritten vorangehen. Er sah jedoch keine einwandfreien Erfolge, indem die Schmerzen wohl hier und da nachließen, in anderen Fällen aber noch stärker waren als gewöhnlich. Möglicherweise wäre nach Hofstätter von der Kombination des Hypophysenextraktes mit einem Analgetikum mehr zu erwarten.

G. Klein nimmt an, daß bei der Dysmenorrhöe einerseits das Blutgerinnungsvermögen ein verändertes sei, und andererseits bald Hypo-, bald Hyperfunktion der Ovarien als Ursache anzunehmen sei, und machte daher den Versuch, die Dysmenorrhöe durch Organotherapie zu bessern. Er fand, daß bei hypertrophischer Schleimhaut, namentlich jugendlicher Personen, das Adrenalin durch seinen anämisierenden Effekt gute Wirkung tue.

Bei atrophischer Schleimhaut und gleichzeitiger Herabsetzung des Uterustonus hat er vom Pituitrin gute Erfolge gesehen.

Dysmenorrhoische Erscheinungen anderer Art, wie Pruritus und menstruellen Herpes genitalis, hat Franz Lehmann durch Pituitrin günstig beeinflussen können und stellt sich vor, daß dieser Extrakt die Wirkung der Ovarialhormone aufhebe. Vielleicht sind hier vasomotorische Einflüsse im Spiele.

Die Annahme Kalledeys, daß manche Formen der Dysmenorrhöe auf einer verstärkten Hypophysenfunktion beruhen könnten, entbehrt wohl jeder Begründung.

Besser fundiert und auch von Erfolg begleitet sind seine Versuche, die Dysmenorrhöe mit subkutanen Injektionen von Ovarialextrakt (G. Richter, Poehl) zu behandeln. In 21 Fällen soll jedesmal prompter Erfolg zu beobachten gewesen sein. Nicht nur die lokalen Beschwerden, wie Krampf der Gebärmutter und der Eileiter, sondern auch die in den Unterleib und die Schenkel ausstrahlenden nervösen Schmerzen sollen vollständig zurückgegangen sein.

Zur Unterstützung seiner Ansicht, daß die Dysmenorrhöe auf eine Hypofunktion der Ovarien zurückzuführen sei, führt Kalledey ferner an, daß der Extrakt des Ovariums die Blutgerinnung vermindert (Schickele, Adler) und die Gefäße der Genitalorgane erweitert, sowie ihre Auflockerung und Hyperämie zur Menstruationszeit verursacht. Bleiben diese Erscheinungen aus, dann käme es zu den durch Stenosen und Lageveränderungen der Gebärmutter noch begünstigten krampfhaften Versuchen, die menstruellen Blutkoagula auszustoßen.

Ganz besonders sollte für die Richtigkeit seiner Annahme der Umstand sprechen, daß ein großer Teil der mit Dysmenorrhöe behafteten Frauen nebst den Schmerzen auch mit der Klage kommt, daß sie nicht gravid werden.

Von seinen 21 Dysmenorrhöefällen sollen nun während der Ovariumverabreichung 21 gravid geworden sein. Das wäre ein ganz besonderer Erfolg, der jedenfalls zu weiteren Beobachtungen in dieser Richtung auffordert.

Jod, Eisen und Arsen in verschiedener Form, letztere namentlich bei gleichzeitiger Chlorose, wurden vielfach, zum Teil mit gutem Erfolg, angewendet. Desgleichen alle möglichen Styptika, wie Hydrastis Canadensis, Ergotinpräparate und eine Unzahl von Spezialitäten und Geheimmitteln (Amasiratee u. dgl.).

Eine große Rolle spielen hierbei auch die Analgetika, wie Salizylpräparate, Chinin, Kodein, Antipyrin, Papaverin (Pal). Von der spezifisch auf den Nervus vagus einwirkenden Atropinbehandlung war schon eingangs die Rede.

Aus eigener Erfahrung habe ich von Opiumtinktur in kleinen Dosen wiederholt sehr rasches Nachlassen der Schmerzen gesehen.

Ein gleichsinnig mit dem Atropin wirkendes Mittel wurde in neuester Zeit von Hirz in Form einer pflanzlichen Droge, der Uzara, empfohlen. Auch Novak hat damit auffallend günstige Resultate gesehen. Das Mittel soll nach den Untersuchungen von Gürber und Hirz die Hemmungsfasern des Splanchnikus reizen, während Atropin die antagonistischen Nervenendigungen des autonomen Systems lähmt.

Novak verspricht sich möglicherweise von einer kombinierten Anwendung beider Mittel in besonders schweren Fällen einen Erfolg.

4. Die Chlorose.

Daß die Chlorose bis zum heutigen Tage immer als Grenzgebiet zwischen interner Medizin und Gynäkologie behandelt worden ist, oder richtiger gesagt, vorwiegend von den Internisten unter Hintansetzung der gynäkologischen Probleme bearbeitet und von den Gynäkologen meist ganz vernachlässigt worden ist (vgl. unsere Lehrbücher der Gynäkologie), hat dazu geführt, daß man erst in den allerletzten Jahren etwas mehr Einsicht in das Wesen dieser Erkrankung gewonnen hat.

Es soll gezeigt werden, daß auch der Gynäkologe allen Grund hat, sich mit dieser ja anerkanntermaßen zur Pubertätszeit unter dem Einfluß einer krankhaften Ovarialtätigkeit entwickelnden Erkrankung eingehender als bisher zu beschäftigen.

Der Weg zu dieser Erkenntnis war lange und schwierig. Über die Art der ovariellen Funktionsstörung ist auch bis heute noch keine Einigung erzielt.

Im folgenden soll an der Hand der bekanntesten Theorien der Entwicklungsgang unserer Anschauungen über die Ätiologie der Chlorose geschildert werden.

Virchow nahm bekanntlich in erster Linie eine Hypoplasie des Gefäßsystems, insbesondere des Herzens und der Aorta als Ursache der Chlorose an und leitet davon die Hypoplasie des Blutes und des übrigen Organismus überhaupt ab.

Er beschreibt auch gelegentlich ebenso wie Kundrat die Ovarien von chlorotischen Personen und führt als meist charakteristisch ihre Kleinheit und Follikelarmut an.

Wie wir später sehen werden, kann ein solcher Befund sich nur auf Individuen mit Oligomenorrhöe oder Amenorrhöe beziehen.

Als charakteristisch für die menorrhagische Form der Chlorose hat Virchow oft bis aufs Doppelte vergrößerte und von zahlreichen erweiterten Follikeln erfüllte Ovarien beschrieben.

Doch ist dieser Befund vielfach in Vergessenheit geraten, trotzdem er die von mancher Seite bekämpften Angaben J. Veits, Kajis, Poelzls u. a. über kleinzystische Degeneration der Ovarien bei ovariellen Blutungen glänzend bestätigt.

In den von mir beobachteten Fällen fand sich, so oft anatomische Untersuchung möglich war, ebenfalls immer kleinzystische Degeneration mit chlorotischen Blutungen vereint (vgl. Fig. 20).

Eine primäre Schwäche der blutbildenden Organe, die sowohl angeboren, wie erworben sein kann, aber durch die zur Pubertätszeit erhöhten Ansprüche an die Blutneubildung erst zum Ausbruch kommt, nimmt Immermann an.

Diese Theorie stellt die ovarielle Ursache ziemlich in den Hintergrund.

Auf reflektorischem Wege sollte nach Benecke die Pubertätsentwicklung der weiblichen Sexualorgane Störungen in der Darmresorption hervorbringen können, die sich namentlich in einer Eisenverarmung des Körpers und der daraus folgenden chlorotischen Blutbeschaffenheit äußerten.

Ebenfalls Störungen der Eisenresorption, jedoch von einen primären Verdauungsstörung (Salzsäuremangel) ausgehend, nimmt Zander an.

v. Bunge stellt in noch viel höherem Maße den Eisenstoffwechsel in den Mittelpunkt der Lehre von der Entstehung der Chlorose. Nach seiner Theorie sollte der weibliche Organismus schon in der Pubertät große Eisenvorräte in den inneren Organen, namentlich in der Leber und in der Milz, aufspeichern, um sie dann bei einer späteren Schwangerschaft an den sehr eisenbedürftigen Fötus abgeben zu können. Diese besonders während der Pubertät erhöhte Eisenspeicherung sollte beim Hinzutritt anderer Schädlichkeiten zur Hämoglobinverarmung des Blutes und damit zur Chlorose führen.

Trotzdem L. Jones unabhängig davon gefunden hat, daß alle, auch die gesündesten Mädchen zur Zeit der Pubertät ein hämoglobinärmeres Blut haben, spricht doch alles dagegen, daß die Eisenmengen, um die es sich bei der Abgabe an den Fötus handelt, so große sind, als daß sie nicht durch die alltägliche Nahrungsaufnahme auch noch während der Schwangerschaft gedeckt werden könnten.

Es ist auch nicht ohne weiteres einzusehen, warum das Eisen sich diesbezüglich anders verhalten sollte, als etwa das Kalzium, der Phosphor oder der Stickstoff, von denen wir entgegen allen früheren Theorien jetzt doch wissen, daß sie durch die täglichen Nahrungseinnahmen so reichlich gedeckt werden können, daß trotz Abgabe an den Fötus noch ein Überschuß verbleibt.

Auch soll ja außerdem nach Lapique Milz und Leber des Fötus eisenärmer sein, als beim erwachsenen Menschen.

Autointoxikation vom Darm her nehmen Bouchart, Couturier, Clark, Duclos, Forchheimer, zum Teil auch Nothnagel an.

Nach Meinert wäre die Chlorose eine Neurose, ausgehend von einer Gastroptose, die wieder durch das Miedertragen erzeugt sei. Aus der Gastroptose sollte eine gesteigerte Erregbarkeit der gezerrten Geflechte des Bauchsympathikus hervorgehen. Beim Hinzutreten gewisser Gelegenheitsursachen sollte dann das krankhaft veränderte Nervensystem Anämie auslösen.

Zu ähnlichen Schlüssen gelangen Boudu, Ll. Jones und Reinert.

Gleichfalls als Neurose betrachtet wird die Chlorose von Grawitz, jedoch in der Weise, daß eine fehlerhafte Funktion der Vasomotoren zu einer Störung des Flüssigkeitsaustausches zwischen Blut und Geweben führen soll (vermehrter Wasserreichtum der Gewebe). Die Pubertät sollte nicht ausschließlich, aber doch vorzugsweise, durch höhere Anforderungen an die blutbildende Tätigkeit diesen Zustand begünstigen.

Eine ähnliche Auffassung äußert Murri, nur mit der Modifikation, daß krankhafte Erregungen der Vasomotoren auf reflektorischem Wege vom Genitalapparat ausgelöst werden sollen.

Nach v. Hößlin entstünde die Chlorose durch häufige kleine Blutverluste auf der Schleimhaut des Verdauungsapparates, die in der Regel der Beobachtung entgingen.

Menstruelle Blutverluste machen R. Stockmann und Dunin verantwortlich.

Als Infektionskrankheit wird in Anbetracht der tatsächlich häufig vorkommenden Milzschwellung die Chlorose von Clement betrachtet.

Morawitz endlich vertritt in jüngster Zeit den Standpunkt, daß die Blutveränderung bei der Chlorose nur ein Symptom und nicht das Wesen der Krankheit darstelle. Immerhin vermutet er schon die Ursache in einer Störung der Wechselwirkung im Blutdrüsensystem und weist diesbezüglich auf die bei Chlorose häufig beobachtete Schilddrüsenschwellung hin.

Die bisher zitierten Theorien haben zum Teil in einseitiger, zum Teil in allzu sehr verallgemeinernder Weise verschiedene organische und funktionelle Störungen des Pubertätsorganismus für die Entstehung der Chlorose verantwortlich gemacht, ohne die uns heute als geläufig und selbstverständlich erscheinende Anomalie der Gesamtkonstitution einerseits und der Ovarialtätigkeit andererseits genügend zu berücksichtigen.

Als erster hat v. Noorden im Anschluß an die Theorie Immermanns eine Störung der Keimdrüsentätigkeit für das Zustandekommen der Chlorose für wesentlich erklärt.

Von den Ovarien sollten sowohl fördernde als auch hemmende Erregungen für die Blutneubildung ausgehen und zwar nicht auf reflektorischem Wege, sondern durch die Erzeugung chemischer Stoffe. Der Ausfall dieser Stoffe sollte den normalen Fortgang der Blutneubildung, insbesondere bei jugendlichen Individuen, gefährden, zumal, wenn die blutbildenden Organe von Haus aus mangelhaft veranlagt oder durch andere ungünstige Einflüsse geschwächt sind (v. Noorden und Jagic).

Die Theorie von der angeborenen Minderwertigkeit der blutbildenden Organe (partielle Vegetationsstörung nach Kundrat) hat auch Kahane angenommen.

Welcher Art die ovarielle Störung ist, läßt v. Noorden unter Berufung auf das seinerzeitige Referat v. Rosthorns offen.

Daß es nicht der bloße Ausfall des Ovariums sein kann, geht schon daraus hervor, daß es bisher nicht gelungen ist, durch Kastration junger weiblicher Tiere auf experimentellem Wege ein der menschlichen Chlorose entsprechendes Krankheits- und Blutbild zu erzeugen (Monari, Breuer und v. Seiller, Adler, Pinzani, Lüthje, Antonelli). Nur ein vorübergehender Abfall der roten Blutkörperchenzahl und des Hämoglobingehalts nach der Operation war nachweisbar.

Die von Pinzani bei kastrierten Hündinnen beschriebene Abnahme des Hämoglobins und der roten Blutkörperchen konnte übrigens von Lüthje nicht bestätigt werden. Letzterer Autor fand überhaupt keine Veränderung dieser Blutbestandteile nach der Kastration.

Auch mit dem eigentlich menstruellen Prozeß kann die Chlorose nach v. Noorden und Jagic nicht unlösbar verbunden sein, weil sie bei den Chlorotischen kein charakteristisches Verhalten zeigt. Finden wir doch bei ihnen bald Amenorrhöe, bald normale Menstruation, in anderen Fällen wieder Dysmenorrhöe oder profuse Blutungen.

v. Noorden und v. Jagic nehmen schließlich den „Ausfall oder die Abschwächung einer internen Ovarialsekretion" an, unter Berücksichtigung ihrer Wechselbeziehungen zu anderen Organen.

Auch Kottmann glaubt an eine Abschwächung der inneren Ovarialsekretion und leitet davon eine mangelhafte Assimilation des Eisens ab.

Charrin und Villemin betrachten die Chlorose als eine ovarielle bzw. menstruelle Autointoxikation. in der Weise, daß das innere Sekret des Corpus luteum hämolytische Eigenschaften äußern sollte (Lipoidwirkung?). Die betreffenden toxischen Substanzen sollten normalerweise mit der menstruellen Blutung zur Ausscheidung gelangen, bei der Chlorose aber zurückgehalten werden.

Wallart und an ihn anschließend Tandler stellen sich vor, daß das innere Sekret der interstitiellen Eierstocksdrüse mit der Blutneubildung in Zusammenhang stünde.

Wie ich jedoch zeigen konnte (vgl. das Kapitel interstitielle Eierstocksdrüse), tritt die Rolle der interstitiellen Eierstocksdrüse schon vor der Pubertätszeit dermaßen in den Hintergrund, daß ihre Einflußnahme auf die Blutneubildung mehr als unwahrscheinlich wird.

Blondel hält die Chlorose ebenfalls für eine Autointoxikation mit Stoffwechselprodukten, welche normalerweise in der Kindheit durch die Thymusdrüse, von der Pubertät an im Ovarium entgiftet werden sollen. Sie kommt in jenem Zeitabschnitt zustande, welcher abnormerweise durch eine frühzeitige Involution der Thymusdrüse und späteren Beginn der Ovarialtätigkeit entsteht.

Die letztgenannte Reihe von Hypothesen fand also wieder zu der schon von alters her vermuteten Annahme zurück, daß den Ovarien eine ätiologische Bedeutung für die Entstehung der Chlorose zukomme.

Hippokrates, Galen und Avicenna vertraten nämlich schon die Anschauung, daß auf nervösen oder humoralen Wegen das Ovarium die für Chlorose charakteristischen Krankheitserscheinungen hervorrufe.

Versuche, im Serum der Chlorotischen Anzeichen von Autohämolyse zu finden, ergaben ein negatives Resultat, dagegen konnte ich mit dem Abderhaldenschen Dialysierverfahren Abbau von Ovarium und Milzsubstanz durch das Serum der Chlorotischen beobachten. Die Spezifizität solcher Reaktionen bleibt einstweilen natürlich dahingestellt.

Falta ist geneigt, die Chlorose auf eine Anomalie der Follikeltätigkeit zurückzuführen, eine Ansicht, die schon deshalb sehr viel für sich hat, weil die Follikel überhaupt das Wesentliche im Ovarium darstellen.

Nur die Begründung, die Falta für seine Auffassung gibt, möchte ich nicht ohne weiteres als zutreffend erklären: Falta sagt nämlich, daß die interstitielle Drüse bei beiden Geschlechtern die gleiche Funktion hätte, während der Follikelapparat etwas für das Weib Spezifisches sei. Würde man eine Insuffizienz der interstitiellen Drüse annehmen, so wäre es unverständlich, warum man beim Eunuchoidismus, bei welchem die interstitielle Drüse insuffizient wäre, keine Chlorose antrifft.

Vor allem ist die Annahme, daß tatsächlich die interstitielle Drüse beim Manne wesentlich für die Ausbildung und Erhaltung der sekundären Geschlechtscharaktere ist, sehr ins Wanken geraten (vgl. Kapitel interstitielle Eierstocksdrüse).

Es wäre daher auch an der Zeit, von dem Aufbau weiterer Hypothesen auf die noch ganz unbewiesenen und sogar unwahrscheinlich gewordene Funktion der interstitiellen Drüse bei Mann und Frau Abstand zu nehmen.

Zweitens ist für das weibliche Geschlecht die Berechtigung eine diesbezügliche Funktion der interstitiellen Eierstocksdrüse anzunehmen, überhaupt noch nicht erwiesen.

Falta stellt sich auch vor, daß eine Minderwertigkeit des chromaffinen Gewebes neben der Überfunktion des Follikelapparates bei der Chlorose vorhanden ist.

Wäre die interstitielle Drüse gestört, so müßte es nach seiner Ansicht auch beim männlichen Eunuchoid Chlorose geben, weil bei diesen Individuen die interstitielle Drüse mangelhaft funktionierte. Abgesehen davon aber, daß der Zusammenhang zwischen Eunuchoidismus und Leydigschen Zellen durchaus nicht so fest steht als man vielfach annimmt, kommt bei weiblichen Individuen Chlorose und Eunuchoidismus, wenn es bein Weibe überhaupt einen gibt, sehr häufig gepaart vor. Man muß eben dann unter Eunuchoidismus diejenige Form der Hypoplasie verstehen, die sich im Aussehen den von Roberts beschriebenen weiblichen Frühkastraten aus Indien nähern. Die Abgrenzung dieser Formen von Infantilismus wird allerdings kaum durchführbar sein.

Keinesfalls ist es, unter Berücksichtigung des zitierten weiblichen Kastratentypus, richtig, wenn man die Frauen mit männlichem Behaarungstypus, also die sog. Viragines, als weiblichen Eunuchoidismus auffaßt, wie dies von mancher Seite geschieht Man würde besser die Viragines als Pseudohermaphroditismus secunadarius bezeichnen. Solche dürften allerdings selten mit Chlorose behaftet sein.

Endlich wäre es von Bedeutung zu wissen, welcher Art die von Falta angenommene Störung der Follikeltätigkeit sein sollte.

Mit der Annahme einer Hyperfunktion der Follikel, wie Falta meint, kommen wir bei der Chlorose gewiß nicht aus, denn es gibt wohl Fälle, welche die Folgen der Überfunktion zeigen (verstärkte Uterusblutungen), die Mehrzahl aber zeigt Unterfunktion des Ovariums (Oligo- oder Amenorrhöe).

Schließlich gibt es Fälle, welche Züge von Über- und Unterfunktion zugleich an sich tragen (verstärkte Blutungen bei hypoplastischem Genitale). Es wird daher nichts anderes übrig bleiben, als eine Dysfunktion des Ovariums anzunehmen, obwohl Falta im Prinzip den Begriff der Dysfunktion bei innersekretorischen Störungen für entbehrlich hält.

Zum infantilistischen Typus der Hypoplasie, wie er von manchen Autoren (Adler u. a.) beschrieben wird, gehören sehr viele Fälle von Chlorose. Es sind dies also oft schlanke, hoch aufgeschossene Personen mit kindlichem Becken, geringem Fettpolster, mäßig entwickelten Brüsten und spärlicher Behaarung.

Dagegen dürften Chlorosefälle mit männlichem Behaarungstypus viel seltener sein.

Mathes endlich will die Chlorose nur als eine besondere Erscheinungsform der Asthenie betrachtet wissen, indem er ausführt, daß die Zeichen des chlorotischen Anfalls bis ins kleinste Detail identisch mit denen des asthenischen Anfalls sind. Er nimmt dabei an, daß es sich bei dem als Chlorose bezeichneten, aber nicht genau abgrenzbaren Spezialfall der Asthenie um eine infantile Entwicklungshemmung des blutbildenden Apparates handeln könnte.

Ich möchte dieser Auffassung insoferne beipflichten, als tatsächlich die Chlorose, ebenso wie der viel weitere Symptomenkomplex der Asthenie zu den degenerativen Konstitutionsanomalien gerechnet werden müssen, wobei aber zu bedenken ist, daß viele Fälle von Chlorose doch soweit heilbar sind, daß gerade die Mehrzahl der „asthenischen Symptome" fast gänzlich wieder verschwindet und daß durchaus nicht alle Fälle von Chlorose dem infantil-astherisch-enteroptotischen Habitus angehören. Vielmehr gibt es viele Chlorotikerinnen mit breitem Knochenbau die eher dem entgegengesetzten „arthritischen" Habitus angehören.

Auch geht, wie ich glaube, Mathes etwas zu weit, wenn er den von v. Noorden postulierten tiefgreifenden Einfluß des Ovariums auf den chlorotischen Prozeß bestreitet. Allerdings reicht auch die Annahme v. Noordens, daß Hypoplasie mit Ausfall oder Abschwächung der Funktion der Ovarien die Ursache der Chlorose werden kann, nicht ganz aus. Man muß für viele Fälle unbedingt Hyper- oder Dysfunktion annehmen. Grobe anatomische Beweise für eine Hypoplasie des gesamten Sexualapparates sind dabei durchaus nicht in allen Fällen notwendig. Es genügt die fast regelmäßig zu konstatierende Abnormität im morphologischen und funktionellen Verhalten der Ovarien.

Auf dem Boden der Konstitutionslehre, insbesondere der Lehre von der inneren Sekretion und ihrer Wechselwirkung mit dem vegetativen Nervensystem läßt sich die Mehrzahl der eben vorgetragenen Theorien, von denen die meisten doch einen wahren Kern enthalten, miteinander vereinigen. Wir müssen in erster Linie die zahlreichen Züge berücksichtigen, welche auf eine Anomalie der Gesamtkonstitution hinweisen und werden in Erweiterung der Anschauung Virchows nicht nur eine Hypoplasie des Gefäßsystems, sondern die hypoplastische, degenerative Veranlagung des ganzen Organismus überhaupt annehmen müssen.

Die von zahlreichen Autoren festgestellte Abnormität im Eisenstoffwechsel werden wir aber nicht so sehr in den als sekundär aufzufassenden Alterationen der Verdauungstätigkeit zu suchen haben, als vielmehr in einer Schädigung des hämatopoetischen Systems. Diese besteht wahrscheinlich schon latent als angeborene Schwäche oder Minderwertigkeit des blutbildenden Apparates im Sinne von Immermann, v. Noorden, Kahane u. a. und wird mit größter Wahrscheinlichkeit ausgelöst durch die zur Pubertätszeit auf die verschiedenste Weise auch sonst sich bemerkbar machenden Anomalien der Ovarialtätigkeit.

Wie später des genaueren auseinandergesetzt werden soll, spielt besonders ein Teil des blutbildenden Apparates bei der Chlorose eine besonders hervorragende Rolle, nämlich die Milz.

Es war nicht nur von vornherein zu erwarten, daß die Milz als eines der Hauptzentren des Eisenstoffwechsels bei der Chlorose eine besondere Bedeutung haben werde, sondern es haben auch klinische Erfahrungen namentlich der letzten Jahre gezeigt, daß Vergrößerung und Schmerzhaftigkeit der Milz bei Chlorose eine ziemlich häufige Erscheinung ist (Chvostek, eigene Untersuchungen). Die Begriffsbestimmung und Ätiologie der Chlorose würde aber ebenso unvollkommen und einseitig bleiben wie bisher, wollte man nicht auch vom gynäkologischen Standpunkt endlich Art und Anteil der veränderten Ovarialfunktion an dem ganzen Krankheitsbild genauer zu umschreiben versuchen.

Die Mehrzahl der früheren Autoren scheint in Anlehnung an die spärlichen anatomischen Befunde Virchows und Kundrats eine herabgesetzte Funktion des Eierstocks angenommen zu haben.

Dalché nimmt z. B. bei der menorrhagischen Form der Chlorose eine Hypovarie an.

Damit stimmt aber nicht überein, daß durchaus nicht alle Chlorotischen ein hypoplastisches Genitale haben, noch weniger die konstant in einem gewissen Prozentsatz erscheinenden Fälle von Metrorrhagien und Dysmenorrhöen, welche auf eine Über- oder Dysfunktion des Ovariums hinweisen.

Für eine Über- und Dysfunktion des Ovariums sprechen auch die anatomischen Befunde, welche ich ausnahmslos in sechs zur anatomischen Untersuchung gekommenen Fällen an den Ovarien blutender Chlorosen habe beobachten können. Ausgesprochener und konstanter als bei den ovariellen Blutungen der späteren Jahre findet man bei den Meno- und Metrorrhagien (Pubertätsblutungen) der Chlorotischen überstürzte Follikelreifung bis zur kleinzystischen Degeneration und immer auch Fehlen der Corpus luteum-Bildung (vgl. Fig. 20).

Ich möchte diese bis jetzt von mir konstant beobachteten Befunde zu den Befunden derjenigen Autoren in Gegensatz stellen, welche in solchen Fällen immer von einer Hypoplasie des Ovariums schlechtweg gesprochen haben und stillschweigend damit immer auch eine herabgesetzte Funktion des Ovariums angenommen haben.

Für eine Dysfunktion der Ovarien bei der Chlorose sprechen neben der gewissermaßen toxischen Einwirkung des Ovarialsekrets auf die blutbildenden Organe und dem häufigen Vorkommen der Dysmenorrhöe auch noch eine Reihe anderer Symptome.

Auf Grund einer solchen, sowohl dem internistischen als auch dem bisher etwas vernachlässigten gynäkologischen Standpunkt Rechnung tragenden

Begriffsbestimmung der Chlorose wird sich auch die reiche Symptomatologie dieser Erkrankung leicht verstehen lassen.

Auf die genaueren Einzelheiten der internen Symptome soll jedoch hier nur insoweit eingegangen werden, als sie zur Charakterisierung des Gesamtbildes notwendig sind.

Im übrigen verweise ich auf die Monographie von v. Noorden und v. Jagic und auf Faltas Buch über die Erkrankungen der Blutdrüsen, woselbst die gesamte einschlägige Spezialliteratur besprochen wird.

Da wir die in der Pubertätszeit bei dazu disponierten Individuen gestörte Eierstockstätigkeit für wesentlich zum Zustandekommen der Chlorose halten, scheiden die Versuche, auch bei Kindern und Männern ein der Chlorose ähnliches Krankheitsbild aufzustellen, von vornherein für uns aus.

Dagegen müssen wir mit v. Noorden, v. Jagic und Falta den hereditären Verhältnissen bei der Chlorose nicht nur oft, sondern sogar durchwegs und regelmäßig die Hauptrolle beimessen.

Wenn die genannten Autoren ebenso wie Tandler in seltenen Fällen in derselben Familie das gleichzeitige Vorkommen von Chlorose und Präpubertätseunuchoidismus beschreiben, so möchte ich darin viel weiter gehen und nicht nur diesen Beobachtungen einige ganz gleichartige aus meiner eigenen Erfahrung hinzufügen, sondern auch feststellen, daß wir in solchen Familien ganz regelmäßig alle möglichen anderen Arten von Blutdrüsenerkrankungen und Konstitutionsanomalien vorfinden können. Ich führe hier wieder das im Kapitel Myom zitierte Beispiel an, daß in ein und derselben Familie (bei Geschwistern) nicht nur Chlorose, Infantilismus, Rachitis und Präpubertätseunuchoidismus, sondern bei Mutter und Tanten auch Myom, Struma und Ovarialtumoren vorkommen.

In anderen Familien fanden sich gleichzeitig mit Chlorose die verschiedensten Formen von Infantilismus, Hypoplasie und auch Züge von neuropathischer Veranlagung, was ja bei dem nunmehr auch in seinen Einzelheiten bekannten Ineinandergreifen von Blutdrüsenerkrankungen und Nervensystem nicht verwunderlich ist.

Die bei der Chlorose in so großer Zahl oft auftretenden subjektiven Beschwerden lassen sich denn auch mehr oder minder alle zwanglos aus den Grunderscheinungen des chlorotischen Krankheitsbegriffs ableiten.

Leichte Ermüdbarkeit und Atemnot bei körperlichen Anstrengungen, Herzklopfen, Kopfschmerz und Kältegefühl, besonders an Händen und Füßen, Schwindel, Ohrensausen, Flimmern vor den Augen, Übelkeit, Druck in der Magengegend, Ohnmachten lassen sich ebenso, wie die objektiv feststellbare Blässe aus der Anämie allein schon erklären, wenn auch sicher die nervöse „Asthenie“ des ganzen Individuums dabei sehr wesentlich ist.

Die sehr häufigen Herzbeschwerden der chlorotischen Mädchen sind in vielen Fällen auf die tatsächlich bestehende Herz- und Gefäßhypoplasie zurückzuführen. Gewiß ist aber auch die Inanspruchnahme des Herzens durch das gesteigerte Gesamtwachstum und die Entwicklung der Geschlechtsorgane in der Pubertät von Belang und in denjenigen Fällen, wo paroxysmale Tachykardie und starke vasomotorische Erscheinungen auftreten, wird man geneigt sein, neben der Anämie auch toxische, vom Ovarium auf die Gefäße einwirkende Einflüsse anzunehmen.

Die bekannten objektiven Erscheinungen, wie systolische Geräusche, Nonnensausen, Erschlaffung der Arterien und Herabsetzung des Blutdruckes (Bihler und v. Noorden), lassen sich hier gleichfalls gut einreihen.

Von seiten des Respirationstraktes ist neben der meist etwas beschleunigten und oberflächlichen Atmung besonders der Hochstand des Zwerchfells bemerkenswert, weil wir in ihm ein charakteristisches Symptom des Infantilismus erkennen müssen (Tandler, Byloff, Falta).

Die zahlreichen Symptome von seiten des Verdauungsapparates, unter denen Magenbeschwerden und Stuhlträgheit obenan stehen, stehen wohl alle mehr oder minder im Zeichen der Enteroptose und Vagotonie.

Bei der ungeheuren Häufigkeit der Enteroptose zumal unter den gynäkologischen Patientinnen (ca. jede dritte Frau ist mit dieser Anomalie behaftet) und dem degenerativ hypoplastischen Charakter der Chlorose wird das häufige Zusammentreffen beider Konstitutionsfehler begreiflich erscheinen. Nur werden wir nicht wie seinerzeit Meinert dem Mieder eine so ausschlaggebende Rolle zuschreiben, sondern mit Stiller, Mathes u. a. eine primär asthenisch-enteroptotische Veranlagung annehmen, der sich meiner Erfahrung nach meist auch eine vagotonische Disposition zugesellt.

Es wird demnach, wie auch Falta hervorhebt, viel öfter zu Hyperazidität kommen, als zum Gegenteil, und die häufige Verordnung von Salzsäure bei den Magenbeschwerden chlorotischer Mädchen unter der Annahme einer sogenannten Achylia gastrica sollte wohl viel mehr als bisher eingeschränkt und durch kausale Maßnahmen ersetzt werden.

Obenan müßte diesbezüglich die Behebung der Atonia ventriculi und der Stuhlverstopfung stehen.

Allerdings sind die Kenntnisse über rasche und sichere Behandlung dieser enteroptotisch-vagotonischen Verdauungsstörungen noch nicht sehr verbreitet.

Selbst Mathes, ein so genauer Kenner der Enteroptose, gibt in seinem Buche an, daß er bei Atonia ventriculi seinen Patientinnen mit Vorliebe Milch verabreicht.

Ich habe Fälle gesehen, wo solche Kranke, Männer und Frauen, auch von hervorragenden Magenspezialisten durch fortgesetzte Milchkuren nahe an den Rand des Grabes gebracht worden sind.

Wissen wir doch, namentlich durch die Untersuchungen der v. Noordenschen Schule, daß der atonische Magen nichts schlechter verträgt, als große Mengen von Flüssigkeiten.

Die Milch außerdem, so wertvoll sie auch für den Organismus in der frühesten Kindheit sein mag, kann für den zu Atonie und Hyperazidität veranlagten Magen jugendlicher und erwachsener Personen geradezu Gift sein. Sie steigert die Hyperazidität und Atonie und fördert außerdem bei den meisten Menschen die Stuhlverstopfung.

In Anbetracht des häufigen Zusammentreffens von Chlorose und Enteroptose möchte ich auch entgegen der Ansicht v. Noordens glauben, daß die Verstopfung bei chlorotischen Mädchen doch viel häufiger vorkommt als bei gesunden.

Im Ernährungszustand kommen bekanntlich bei der Chlorose die äußersten Extreme vor, so daß man auf der einen Seite sogenannte fette Chlorosen und auf der anderen sehr herabgekommene abgemagerte Individuen finden kann.

Interessant ist die von Gürber und Magnus-Levy gefundene Steigerung des respiratorischen Gaswechsels analog wie bei der Basedowschen Krankheit, mit der die Chlorose ja auch verschiedene Zusammenhänge hat, nicht nur in Gestalt der sogenannten Pseudochlorose, sondern sauch wegen der bei beiden Krankheiten oft gesteigerten Funktion der Ovarien und der Schilddrüse. Hyperfunktion des Ovariums und der Schilddrüse können einen gesteigerten respiratorischen Gaswechsel ohne weiteres erklären. Allerdings soll nach neueren Untersuchungen der respiratorische Gaswechsel auch bei allen übrigen anämischen Zuständen gesteigert sein.

Die nach den Untersuchungen von v. Noorden und v. Jagic normale oder eher noch gesteigerte Kohlehydrattoleranz würde auf einen gesteigerten

Vagustonus hindeuten, der sich mit einer Steigerung der Ovarialfunktion, mit der Hyperazidität, Eosinophilie und noch anderen, später zu erwähnenden vagotonischen Symptomen gut vereinigen ließe.

Die genannten Autoren fanden ebenso wie Charrin, daß bei gleichzeitigen Basedowsymptomen der Kohlenhydratstoffwechsel nach der entgegengesetzten Richtung hin beeinflußt werden kann. Im Eiweißstoffwechsel scheinen keine wesentlichen Abweichungen gegenüber der Norm stattzufinden.

v. Romberg, v. Noorden und Rethers fanden häufig bei Chlorotischen Neigung zu Wasserretention, die unter Eisenbehandlung oft rasch unter erheblicher Polyurie wieder schwindet. Im Harn sollen sonst keine abnormen Bestandteile vorkommen.

Obwohl die grünlich blasse Gesichtsfarbe, wie sie nach hochgradiger Hämoglobinverarmung eintritt, der Chlorose ihren Namen verschafft hat, haben neuere Untersuchungen doch ergeben, daß es ein für die Chlorose allein charakteristisches Blutbild nicht gibt. Wesentlich scheint aber doch eine gewisse Insuffizienz in der Bildung der roten Blutkörperchen, speziell der Hämoglobinbildung zu sein. In frischen und reinen Fällen von Chlorose scheint auch der Hämoglobingehalt erheblich stärker zu sinken als die Blutkörperchenzahl (A. Payer). Bei schweren Formen hat man 20 bis 30 % Hämoglobingehalt und $1^1/_2$ bis 2 Millionen Erythrozyten, in allerschwersten, aber sehr seltenen Fällen auch schon 10 % Hämoglobin und weniger als 1 Million rote Blutkörperchen beobachtet.

Von allgemeinerem Interesse ist vielleicht die konstante Vermehrung der Blutplättchen, womit vielleicht die beschleunigte Blutgerinnung, namentlich bei blutenden Chlorosen, in Zusammenhang gebracht werden kann.

Abnorme Formen von roten und weißen Blutkörperchen treten in der Regel nur bei den schweren Fällen auf. Häufiger scheint Lymphozytose (Falta) und leichte Eosinophilie (Adler) als Ausdruck eines gesteigerten Vagustonus vorhanden zu sein.

Das Knochenmark hat man bei den wenigen bisher vorliegenden Autopsien von Chlorosen normal gefunden (Birch-Hirschfeld, Grawitz). Trotzdem ist es möglich, sogar sehr wahrscheinlich, daß das Knochenmark gemeinsam mit der Milz bei schweren Fällen von Chlorose in Mitleidenschaft gezogen wird, worauf vielleicht auch die des öfteren beobachtete Eosinophilie und die Mononukleose hinweist.

Hämolytische Erscheinungen konnten nicht gefunden werden.

Die Menstruation soll das Blutbild stets in ungünstigem Sinne beeinflussen (Otten, Pölzl).

An dieser Stelle sei nochmals darauf hingewiesen, daß eine Reihe von Autoren, zuletzt Morawitz, ziemlich häufig, in Fällen, die sonst ganz den Symptomenkomplex der Chlorose zeigten, das Blut ganz oder nahezu normal gefunden haben. Es führt uns diese Tatsache wieder darauf, den Blutbefund nicht als das Wesentliche, sondern ebenso wie etwa die Menstruationsanomalien nur als Teilerscheinung einer gestörten Allgemeinkonstitution zu betrachten.

Die auffallend günstige Reaktion, welche aber doch die meisten Chlorosen auf die Eisenbehandlung darbieten, weist, wie manches andere, doch auf eine zumindest sehr häufige Störung des Eisenstoffwechsels hin. Es soll zwar nach v. Noorden und v. Jagic bis jetzt merkwürdigerweis noch keine Eisenbilanz bei Chlorose vorliegen, doch weiß man aus zahlreichen anderen klinischen und experimentellen Untersuchungen, daß zunächst die Leber und insbesondere die Milz bei diesen Vorgängen hervorragend beteiligt sind.

Das Eisen, welches in die Blutbahn gerät (subkutane Injektion), soll überhaupt nicht oder nur in Spuren von den Nieren ausgeschieden werden, sondern sich in Leber und Milz anhäufen. Von dort aus soll das Eisen allmählich wieder abgegeben und zum überwiegenden Teil durch den Darm, nicht etwa durch den Harn ausgeschieden werden (Kobert, v. Noorden und v. Jagic).

Per os eingeführtes Eisen soll dagegen vom Dünndarm resorbiert und in besonders großer Menge im Dickdarm wieder ausgeschieden werden.

Falta äußert die Ansicht, daß durch große Eisengaben die Ovulation oder die Abgabe von Hormonen gehemmt werden kann. Dies würde nur die Erfolge bei menorrhagischer

Chlorose erklären können. Bei der amenorrhoischen Form, wo hypoplastische Ovarien mit Hypofunktion angenommen werden müssen, reicht diese Erklärung nicht aus. Es ist schon naheliegender, den Einfluß des Eisens auf die blutbildenden Organe direkt oder auf ein im Zustande der Dysfunktion befindliches Ovarium stimulierend und korrigierend einwirken zu lassen.

Auf experimentellem Wege haben Asher und seine Schüler (Großenbacher u. a.) den Beweis erbracht, daß die Milz eines der wichtigsten Organe für den Eisenstoffwechsel ist, indem sie dazu dient, das Eisen für den Organismus zu erhalten. Bei entmilzten Tieren soll, namentlich im Zustande der Unterernährung, auffallende Steigerung der Eisenausfuhr stattfinden.

Wie im Kapitel Milz und Genitalorgan näher auseinandergesetzt wird, bestehen überhaupt zahlreiche, bis jetzt noch viel zu wenig beachtete Beziehungen zwischen Milz und Keimdrüsen, die in pathologischer Abänderung beim Krankheitsbild der Chlorose von besonderer Wichtigkeit zu sein scheinen.

v. Noorden fand in Übereinstimmung mit einer Reihe von früheren Autoren (Jacobi, Clement, Chvostek, Rummo und Dori) in 45 $^0/_0$ seiner chlorotischen Sprechstunden-Patientinnen eine tastbare Milz, läßt es aber dahingestellt, ob die Tastbarkeit durch Enteroptose oder durch wirkliche Vergrößerung bedingt ist.

Jacobi betrachtet den Milztumor als regelmäßigen Befund bei schweren Formen der Chlorose.

Chvostek wies in 21 unter 56 Fällen perkutorisch wahrnehmbare Milzvergrößerung nach und führt sie auf die lebhaften Regenerationsvorgänge im Blute zurück.

Goluboff macht auf die nicht seltenen Schmerzen in der Milzgegend aufmerksam (Splenalgia chlorotica), die auch mit Perkussionsempfindlichkeit der langen Röhrenknochen einhergehen kann, beides Symptome eines Reizzustandes im hämatopoetischen System.

v. Noorden und v. Jagic geben schließlich der Meinung Ausdruck, daß oft an wahrer Vergrößerung der Milz, namentlich in schweren Fällen von chlorotischer Anämie, nicht zu zweifeln ist und daß der Milztumor bei der Heilung sich schnell zurückbildet. Im übrigen fordern die beiden Autoren dazu auf, dem Verhalten der Milz bei Chlorose mehr Beachtung zu widmen.

In diesem Sinne habe ich es mir angelegen sein lassen, dieser so wichtigen Frage nachzugehen und bin dabei zu interessanten Wechselbeziehungen zwischen Milz und Geschlechtsorganen einerseits, Chlorose und Milz andererseits gelangt.

Ich konnte zunächst an Tieren ganz regelmäßig eine Kastrationshypertrophie der Milz feststellen und allerdings bisher nur in zwei Fällen, beschleunigtes Eintreten der Geschlechtsreife nach frühzeitiger Milzexstirpation am Hunde. Es wäre dies ein Analogon zu der bei Chlorotischen nicht seltenen geschlechtlichen Frühreife.

Gemeinsam mit Linnert konnte ich an der Veitschen Klinik regelmäßig eine auffallende Milzhypertrophie während der Schwangerschaft bis um ein Drittel des ursprünglichen Volumens und darüber hinaus beobachten. Desgleichen an Kontrolltieren eine menstruelle Anschwellung der Milz während der Brunst, welche mit der allseits anerkannten menstruellen Leberhyperämie (Chvostek) beim Menschen in Parallele zu setzen wäre.

Ich zweifle nicht daran, daß man bei daraufhin gerichteter Aufmerksamkeit am Menschen nicht nur eine regelmäßige menstruelle Milzschwellung, sondern auch bei Chlorose häufige Schwellungen der Leber, ebenso wie solche der Milz, wird finden können.

Leber und Milz sind ja nicht nur in bezug auf die Blutbildung und den Eisenstoffwechsel, sondern auch sonst in vieler Hinsicht (vgl. die betreffenden Kapitel) innig korrespondierende Organe, so daß von den Franzosen mit Recht die Milz „une glande parahépatique" genannt worden ist.

Ovarien, Leber und Milz mit ihren gegenseitigen Wechselbeziehungen spielen bei der Chlorose als regulatorische Blutdrüsen höchstwahrscheinlich die wichtigste Rolle.

Das Ovarium insoferne, als ihm ja von Haus aus eine wichtige anregende Fähigkeit auf die Blutbildung zuerkannt wird und als bei krankhaften Abweichungen in der Ovarialfunktion auch die Hämatopoese gestört wird.

Bei diesem Prozeß (den man, wenn man will, auch als polyglanduläre Erkrankung auffassen kann) werden anscheinend sekundär auch noch eine Reihe übriger Blutdrüsen in Mitleidenschaft gezogen.

Am häufigsten wird über Anschwellungen der Schilddrüse berichtet. Übergänge zur Basedowschen Krankheit, zum Basedowoid oder zu der von F. v. Müller beschriebenen Pseudochlorose sind durchaus keine Seltenheiten. Auch Übergänge und Kombinationen dieser Erkrankungen mit Sklerodermie und anderen Blutdrüsenstörungen sind durchaus nicht selten. Auch solche Schilddrüsenveränderungen werden natürlich eine nachteilige Einwirkung auf die Blutbeschaffenheit äußern können, wenn sie nicht einfach in vielen Fällen als kompensatorische oder entgiftende Hypertrophie aufgefaßt werden müßten. v. Noorden und v. Jagic führen ein Beispiel an, wo bei entsprechender Disposition mit dem menstruellen Heranreifen eines Follikels bei Chlorose jedesmal vorübergehende Basedowerscheinungen ausgelöst werden konnten, ein Verhalten, das sich mit der wohlbekannten menstruellen Schilddrüsenschwellung gut in Einklang bringen läßt.

Falta nimmt auch eine minderwertige Ausbildung und leichte Erschöpfbarkeit des chromaffinen Systems bei der Chlorose an und erklärt sich so die häufigen Pigmentierungen der Haut, den niederen Blutdruck, die Erschlaffung der Arterien, die Zunahme der Blutmenge mit Hyperglobulie, die leichte Mononukleose und endlich auch die von allen Untersuchern bisher übereinstimmend beobachtete hohe Kohlehydrattoleranz.

Es ließe sich diese Annahme auch sehr gut mit der Virchowschen Theorie von der Gefäßhypoplasie vereinigen, da letztere nach neueren Erfahrungen (Wiesel u. a.) fast stets von Unterentwicklung des chromaffinen Systems begleitet zu sein pflegt.

Von einer Beteiligung der übrigen Blutdrüsen bei Chlorose ist sonst nicht viel bekannt.

Vermutlich wird in Anbetracht des infantil-hypoplastischen Charakters dieser Erkrankung abnorme Thymuspersistenz oder gar Status thymicolymphaticus bei Chlorose ziemlich häufig zu finden sein.

Eine scharfe Abgrenzung aller dieser Formen von mangelhafter Anlage ist eben trotz vieler dahingehender Versuche neuerer Versuche unmöglich.

Von diesem Gesichtspunkte aus wird uns auch das Verständnis der zahlreichen krankhaften Abweichungen in der Entwicklung und Funktion des Genitales bei Chlorotischen keine Schwierigkeiten mehr machen.

Wenn Virchow geneigt war, die Entwicklungshemmung am Genitale als etwas Sekundäres, von der mangelhaften Ausbildung des Gefäßsystems Abhängiges aufzufassen, so werden wir auf Grund der heutigen Anschauungen sagen müssen, daß nicht das Gefäßsystem allein, sondern die Gesamtkonstitution und in dieser wieder die innersekretorischen Drüsen ebenso zur Hypoplasie des Gefäßsystems wie des Genitales führen dürften; auch können bei der Chlorose wesentliche Hemmungsbildungen am Genitale ebenso wie am Gefäßsystem gelegentlich fehlen; ja man kann sogar sagen, daß Genitalsymptome häufiger vorhanden sind, als Anomalien des Gefäßsystems.

Noch nicht einig sind sich die Autoren über die Häufigkeit der Veränderungen der Geschlechtsorgane im Sinne einer Unterentwicklung. Wenn Otten den Satz, daß bei 75 % aller untersuchten Chlorosen Entwicklungsstörungen am Genitale vorzufinden wären, ganz energisch zurückweist, so kann man ihm darin nicht ohne weiteres recht geben.

Ich glaube auch nicht, wie A. Payer, daß es zu weit gegangen ist, wenn man eine mangelhafte Entwicklung der Brüste, die spärliche Behaarung der Schamgegend, mißgestaltetes Becken, Zurückgebliebensein in der Entwicklung usw. als Degenerationszeichen auffaßt. Es können sich zwar, wie Hegar meinte, manche der genannten Symptome im Laufe des Lebens wieder ausgleichen, aber die verspätete Reife allein muß ja schon als ein Zeichen mangelhafter Anlage aufgefaßt werden. (Spätes Eintreten der ersten Menstruation bei der Mehrzahl der Chlorosen.)

Man muß sich eben darüber klar sein, daß namentlich bei derjenigen Auswahl von Individuen, welche in die Sprechstunde des Frauenarztes kommen, die mangelhafte Anlage etwas ungleich Häufigeres ist, als man vielfach glauben mochte. Die dabei zu konstatierenden „Degenerationszeichen" bzw. „Entwicklungshemmungen" brauchen ja oft nur angedeutet und für das Individuum von keinem dauernden Nachteil begleitet zu sein, aber ein Symptom einer vorhandenen, wenn auch noch so leichten, Konstitutionsanomalie sind sie doch.

Die Chlorose als Konstitutionskrankheit wird deshalb so gut wie ausnahmslos mit Degenerationszeichen (Zeichen mangelhafter Anlage) vergesellschaftet vorkommen.

Am Genitale können sich die Zeichen mangelhafter Anlage durch Zurückbleiben in der Entwicklung der äußeren und inneren Geschlechtsteile, der Brüste und der Behaarung äußern. Daneben kommen aber auch viele Fälle mit wenigstens dem Anscheine nach normalem Genitale vor.

Am häufigsten scheinen noch die Ovarien hypoplastisch oder sonst irgendwie abweichend verändert zu sein, da sie ja auch ätiologisch im Mittelpunkte der Erkrankung stehen.

Geschlechtliche Frühreife und beschleunigter Epiphysenschluß (Tandler) wird nur in der Minderzahl der Fälle zu finden sein, indem ja die Chlorose bekanntlich meist mit verspätet einsetzender und abgeschwächter Menstruation und infantilistischen Symptomen, also Zeichen einer späteren Reife, einhergeht.

Was die Chlorotikerinnen, wenn überhaupt, zum Frauenarzt führt, sind fast immer die Störungen der Menstruation. Meist handelt es sich um Abschwächung der Menses, bis zur völligen Amenorrhöe.

Die Menarche ist im allgemeinen etwas hinausgeschoben, in schwereren Fällen bis zum 18. Lebensjahre, sehr selten bis ins 3., 4. und 5. Lebensdezennium (Stieda, Otten, Diepgen, Schröder, H. W. Freund, Trousseau, v. Noorden, Schaeffer u. a.).

Auffallend früher Pubertätsbeginn, so z. B. im 9. und 11. Lebensjahre ist weniger häufig (Stephenson und Gebhard).

Brauchbare gynäkologische Statistiken über Häufigkeit und Art der chlorotischen Menstruationsstörungen, namentlich unter genauer Berücksichtigung der Allgemeinkonstitution liegen nicht sehr viele vor. Die ausführlichste und bekannteste ist die von Stieda aus der Freiburger Klinik 1895 (!!!) veröffentlichte.

Da sich seither unsere Anschauungen über alle einschlägigen Fragen gewaltig geändert haben, darf es nicht wundernehmen, wenn die Schlußfolgerungen der späteren Autoren, die meist auf dieser und anderen älteren Statistiken beruhen, nicht mehr ganz zutreffend sind.

Neue Untersuchungen sind hier dringend am Platze, um so mehr als selbst moderne Autoren wie Adler und Schickele Pubertätsblutungen oder sonstige Menstruationsanomalien jugendlicher Personen (Amenorrhöe, Dysmenorrhöe) in ihren Publikationen behandeln, ohne dabei jemals ernstlich der Frage der Chlorose näher zu treten. Dadurch wird selbstverständlich das Verständnis der genannten Menstruationsanomalien erschwert, trotzdem aus den betreffenden Krankengeschichten, wenn man darauf achtet, oft unverkennbar die Diagnose Chlorose gestellt werden kann.

In dieser Hinsicht muß es besonders interessieren, wenn v. Noorden und v. Jagic den Satz aufstellen können, daß unter allen Krankheiten die Chlorose am häufigsten mit Störungen des menstruellen Prozesses einhergeht. Es weist dies wieder nur darauf hin, welch innige Wechselwirkung zwischen Keimdrüsen und blutbildenden Organen besteht.

Mehr historischen Wert haben die Theorien über den Zusammenhang dieser Erscheinungen.

Keinesfalls kann man die menstruellen Blutverluste für die Entstehung der Chlorose verantwortlich machen, da ja viele Mädchen an Chlorose erkranken, bevor sie zum ersten Male menstruiert sind und da überhaupt die Mehrzahl der Chlorotikerinnen zur Oligo- oder Amenorröhe neigt.

Auch das Ausbleiben der Menses ist für die Chlorose verantwortlich gemacht worden; nach der Theorie von Charrin, Villemin, Blondel u. a. ist die Chlorose eine Art von menstrueller Autointoxikation. Bei ungenügendem Blutabgang werden im Körper Gifte zurückbehalten, die für das Blut und die Blutbildung schädlich sind. Dies würde sich im wesentlichen mit der Anschauung des Volkes decken (v. Noorden und v. Jagic).

Es ist aber nicht nötig anzunehmen, daß gerade nur menstruelle Toxine die Schädigung des Blutes hervorrufen. Denn wir sehen einerseits sehr schwere Fälle von Chlorose mit reichlicher Blutausscheidung, andererseits fehlt gerade bei der Chlorose meist das für menstruelle Vorgänge sonst so charakteristische Corpus luteum, und endlich müßten wir ja, wie Falta sehr richtig bemerkt, bei dieser Annahme in jedem Falle von Amenorrhöe eine Chlorose haben.

Eine dritte Gruppe von Autoren erklären die Menstruationsstörungen als eine Folge der Chlorose. Sie leiten sowohl Oligo- und Amenorrhöe, als auch Dysmenorrhöen und Menorrhagien von der Grundkrankheit ab. Man hat auch versucht, die Spärlichkeit der Menses oder die Amenorrhoe mit der chlorotischen Blutbeschaffenheit in Zusammenhang zu bringen und hat in diesem Sinne die Tatsache verwertet, daß die Menstruation sehr häufig mit der Besserung der Anämie wieder reichlicher und regelmäßiger zu werden pflegt.

Wie v. Noorden und v. Jagic einschränkend bemerken, findet sich gerade bei den schwersten Formen anderer Anämien, z. B. bei der sogenannten perniziösen Anämie und bei der Leukämie eher Steigerung als Abschwächung des menstruellen Prozesses.

Man wird wohl am besten tun, Menstruationsstörung und abnorme Blutbeschaffenheit bei der Chlorose als koordinierte Erscheinungen aufzufassen und sie von einer Dysfunktion des Ovariums und des hämatopoetischen Apparates (insbesondere der Milz) im Rahmen einer allgemeinen Konstitutionsanomalie herzuleiten.

In ähnlicher Weise erklärte auch v. Noorden den Zusammenhang, indem er Blutarmut und Menstruationsanomalien zwar nicht miteinander in Kausalnexus, aber doch abhängig von gemeinsamen anderen Ursachen sein läßt.

Über die Häufigkeit der Menstruationsstörungen bei Chlorose sind sich die verschiedenen Autoren auch noch nicht ganz einig.

Während H. Schulze etwa 80 %, Hayem etwa 94 %, Ossent 35 %, Stieda etwa 60 % und Otten ebenfalls etwa 60 % Menstruationsstörungen bei Chlorotischen fanden, zeigt uns die genaueste bisher vorliegende (allerdings nicht gynäkologische) Statistik von v. Noorden und v. Jagic, daß von 215 Chlorotischen schon 77 % eine Abschwächung des menstruellen Prozesses darboten.

Eine relativ kleine Zahl, ca. 3 %, zeigte Verstärkung des menstruellen Prozesses. Doch möchte ich diese Zahl als etwas zu niedrig gegriffen erachten und dadurch für erklärlich finden, daß eben Patientinnen mit starken Blutungen in größerer Häufigkeit den Frauenarzt als den Internisten aufsuchen.

Schätzungsweise möchte ich doch die Zahl derjenigen Fälle, in welchen Verstärkung der Menstruation bei Chlorose auftritt, mit 15 bis 20 % annehmen. Eine diesbezügliche neuere Statistik aus gynäkologischen Kliniken wäre sicher von größtem Interesse, liegt aber bis jetzt nicht vor.

Interessant sind auch die Altersverhältnisse im Zusammenhang mit dem Auftreten der Chlorose. v. Noorden und v. Jagic geben an, daß von 212 Chlorotischen im Alter von 15—24 Jahren 27 noch nicht menstruiert haben.

In weiteren 26 Fällen war die Chlorose gleichfalls vor dem Beginn der ersten Menstruation aufgetreten; die Patientinnen sollen aber erst nach Beginn der Periode, gewöhnlich bei einem zweiten oder dritten chlorotischen Anfalle in Beobachtung getreten sein.

Bei 14 % der Kranken setzte die Chlorose gleichzeitig oder in unmittelbarem Anschluß an die erste Menstruation ein.

Bei 60 % lag ein längerer Zeitraum zwischen der ersten Menstruation und dem Beginn der Krankheit.

27 % der Chlorotikerinnen waren bis zum vollendeten 17. Lebensjahre, d. h. bis zur äußersten noch als normal bezeichneten Frist noch nicht menstruiert; ungefähr die Hälfte von ihnen war schon vor der ersten Menstruation chlorotisch, die andere Hälfte wurde mit oder nach dem Eintreffen der Menses bleichsüchtig.

Die Menstruation war dauernd (d. h. vor und während der Chlorose) bei 34 % der Kranken regelmäßig.

Dauernd unregelmäßig war sie in 28 % der Fälle, davon klagten ca. 16 % über zu spärliche und zu seltene Menses und nur ca. 3 % über zu reichliche und zu häufige Perioden.

Die früher mehr oder weniger regelmäßige Menstruation änderte sich mit dem Eintritt der Chlorose bei 37 % der Patientinnen, davon trat völlige Amenorrhöe bei 25 % auf, bei Abschwächung und Seltenerwerden wurde bei 10 %, Häufiger- und Stärkerwerden bei 2 % festgestellt.

Auch der durchschnittliche Blutverlust soll nach den Angaben von Happe-Legler, Brodersen und Rudolph eine Herabsetzung auf 15,2 ccm gegenüber 37 ccm der Norm zeigen.

Bezüglich der Konzeptionsfähigkeit macht v. Noorden die Angabe, daß während der Amenorrhöe die Wahrscheinlichkeit einer Empfängnis gering, aber nicht ausgeschlossen ist. Es gibt Fälle, wo die Befruchtung stattfindet, nachdem mehrere Monate lang chlorotische Amenorrhöe bestanden hat.

Es stimmt dieses Verhalten damit überein, daß wir bei Chlorose, und zwar sowohl bei der menorrhagischen als amenorrhagischen Form, sehr selten Corpora lutea antreffen. Die Follikel scheinen vielmehr lange Zeit hindurch gar nicht oder in überstürzter und dabei unvollständiger Weise zur Reife zu kommen.

Sehr ansprechend ist übrigens auch die Erklärung Faltas, daß die bei Chlorose gelegentlich auftretende Frühreife sich aus der überstürzten Follikelreifung herleiten ließe.

Dagegen trifft die Faltasche Annahme einer gesteigerten Ovulationstätigkeit schlechtweg für die Mehrzahl der Chlorosen wohl nicht zu. Wir werden hier, wie gesagt, vielfach ohne den Begriff der Dysfunktion nicht auskommen.

Ein großer Prozentsatz der chlorotischen Mädchen leidet denn auch an Dysmenorrhöe.

Diepgen und Schröder fanden bei 30 % ihrer Chlorotikerinnen starke krampfartige Schmerzen seit der Menarche überhaupt; bei 12 % setzten die dysmenorrhoischen Beschwerden aber erst mit dem Ausbruch der Chlorose ein.

Marie Tobler fand unter 234 seit der Menarche bestehenden Dysmenorrhöen fast die Hälfte an Chlorose erkrankt.

Von 322 später einsetzenden Dysmenorrhöen war ebenfalls fast die Hälfte bleichsüchtig. Ähnliche Zahlen weisen die Statistiken von Jacobi und Williams auf.

Diese Zahlen müssen uns insoferne zu denken geben, als sie die Gemeinsamkeit der ätiologischen Hauptmomente für Dysmenorrhöe und Chlorose erweisen, nämlich die gestörte Ovarialfunktion einerseits und die mangelhafte Gesamtanlage andererseits.

Bei den schwersten Formen der Chlorose wurde herabgesetzte Gerinnungsfähigkeit des Blutes festgestellt. (V. Leube und P. Hours suchten sogar Beziehungen zur Hämophilie.) Beschleunigung der Gerinnungsfähigkeit des Gesamtblutes findet sich nach Leube bei leichten und mittelschweren Fällen von Chlorose und es sollten so die krampfartigen Schmerzen bei Dysmenorrhöe durch den Abgang geronnenen Blutes aus der Uterushöhle erklärt werden.

Diese Erklärung kann schon deshalb keine ganz zutreffende sein, weil ja das Menstrualblut durch das normale Sekret der Uterusschleimhaut schon an der Gerinnung verhindert werden soll. Störungen darin sind zunächst wieder auf dem Wege über das Ovarium zu erklären.

Auch die Auffassung der primären Dysmenorrhöe als Teilerscheinung einer latenten Tuberkulose (Eisenstein und Hollos, Carnot, Gräfenberg, Pfannenstiel und Höhne) dürfte wohl keine Verallgemeinerung vertragen.

Wenn frühere Autoren, wie A. Hegar, Stieda und Schrader auch in der Chlorose eine latente Tuberkulose erblickten, und in der Hälfte der Fälle tatsächlich auch eine tuberkulöse Heredität nachweisen konnten, so möchte ich darin auch nicht mehr als den Ausdruck einer durch mangelhafte Anlage geschwächten Widerstandsfähigkeit des Körpers erblicken.

Erhöhte Beachtung als Zeichen einer gestörten Ovarialfunktion bei der Chlorose verdient der ungemein häufige, nicht entzündliche Fluor albus.

v. Noorden und v. Jagic geben an, daß nicht weniger als 22 % ihrer Chlorotischen teils dauernd, teils vorübergehend „weißen Fluß“ hatten.

In einer großen Zahl von Fällen ist allerdings nach v. Noorden während des ganzen Verlaufes der Chlorose keine Spur von Fluor albus vorhanden, sowohl bei leichten, als bei schweren Erkrankungsformen.

Bei vielen Patientinnen schließt sich an jede Menstruation eine längere Periode mit Ausfluß an, besonders bei solchen, die nur eine sehr spärliche Blutung zu haben pflegen.

Bei vielen anderen Chlorotikerinnen ist der Ausfluß wochen- und monatelang vorhanden. Die meisten dieser Kranken sollen an völliger Amenorrhöe leiden, solange der Fluor besteht.

Daß Chlorotische mit regelmäßiger und normaler Menstruation zwischen den Menses dauernd weißen Ausfluß haben, gehört nach v. Noorden geradezu zu den Seltenheiten. Auch sollen Frauen und Mädchen oft von starken geschlechtlichen Reizzuständen heimgesucht werden, solange sie an dieser kontinuierlichen Form des Fluor albus leiden.

Vom gynäkologischen Standpunkt müssen wir v. Noorden unbedingt recht geben, wenn er den nicht entzündlichen Fluor albus als eine von der Chlorose abhängige Steigerung des normalen Sekretionsprozesses im Uterus hinstellt. Doch wird es nach unseren heutigen Anschauungen zutreffender sein, die bei Fluor häufig beobachtete erhöhte sexuelle Erregbarkeit nicht als Folge, sondern als Ursache oder als koordinierte Erscheinung der erhöhten Drüsentätigkeit aufzufassen. Vielleicht handelt es sich dabei auch um einen Reizzustand des Nervus vagus, hervorgerufen durch die abnorme oder krankhaft gesteigerte Ovarialfunktion. So läßt sich auch der Volksglaube erklären, daß „der weiße Fluß den Körper schwäche".

Wenn wir demnach den nicht entzündlichen Fluor albus als eine unter dem Einfluß des Ovariums auftretende Hypersekretion der uterinen Drüsen auffassen (Baisch, Schickele, Novak u. a.), so wird auch die Behandlung dieses Zustandes die kausalen Momente mehr zu berücksichtigen haben als dies bisher vielfach der Fall war. Es werden demnach nicht so sehr lokale Behandlungsmethoden am Platze sein, als vielmehr, wie auch v. Noorden dies für die Chlorose verlangt, allgemein diätetische und medikamentöse, mit einem Wort, antichlorotische Maßnahmen.

Auf Störungen des Stoffwechsels und der Blutzirkulation weisen auch verschiedene bei der Chlorose auftretende Anomalien der Haut hin, wie z. B. Anämie und Hyperämie, Neigung zu Frostbeulen, Akne, Störungen der Schweiß- und Fettsekretion, Ekzeme, Urtikaria, Pigmentanomalien (Chloasma), trophische Störungen an Nägeln und Haaren (Haarausfall) usw.

Ein mit der Chlorose häufig verbundenes, aber meist dem Dermatologen vielleicht nicht ganz mit Recht allein überwiesenes Krankheitsbild ist die namentlich junge Mädchen sehr entstellende Acne vulgaris des Gesichtes.

v. Noorden empfiehlt gegen dieses, namentlich in der Privatpraxis ebenso wichtige, als für die Behandlung dankbare Leiden, nebst Eisen und Arsen energische Behandlung durch heiße Bäder mit nachfolgendem Schwitzen, ferner möglichst vegetabilische Nahrung. Schnelle Erfolge wären bei Bekämpfung der chlorotischen Akne niemals zu erwarten.

Meiner Erfahrung nach ist das Erste und Wichtigste die gründliche Beseitigung der meist bestehenden Obstipation und Atonia ventriculi, am besten durch die von der v. Noordenschen Schule allgemein eingeführten „Obstipationsdiät". Es ist dabei durchaus nicht notwendig, zur rein vegetabilischen Ernährung überzugehen, denn diese würde bei der häufig vorhandenen Hyperazidität schlecht vertragen werden.

Die Dermatologen haben in der Behandlung der Akne wie auch der Furunkulose zahllose Mittel angewendet, unter denen in den letzten Jahren die verschiedenen Hefe- und Bakterienpräparate mit großem Optimismus angepriesen werden. Dabei sind die betreffenden Autoren schon sehr zufrieden, wenn der Erfolg nach mehreren Monaten eintritt. Auch die verschiedensten Salben und Seifen bleiben oft weit hinter den in sie gesetzten Erwartungen zurück, abgesehen von der Unbequemlichkeit und Unappetitlichkeit ihrer Anwendung.

Mit Riehl halte ich die Sonnenbestrahlung (Gletscherbrand) für eines der sympathischsten und sichersten, auch auf das Allgemeinbefinden und die Psyche günstig einwirkenden Mittel.

Wo dies nicht durchführbar ist, kann man durch tägliches Einpinseln mit 5 bis 10%igem Formalinspiritus in kürzester Zeit überraschende Erfolge erzielen. Die erweiterten Talgdrüsen schrumpfen, bestehende Eiterpusteln trocknen ein, und das Wichtigste ist, es kommen keine neuen nach[1]).

Die Wechselbeziehungen zwischen Chlorose und Nervensystem sind insofern enge und mannigfaltige, als neuropathische Veranlagung mit Blutdrüsenerkrankungen im allgemeinen und daher auch mit der Chlorose häufig Hand in Hand gehen.

Dagegen wird man die Auffassung, als ob die Chlorose überhaupt nichts anderes als eine Neurose sei, mit v. Noorden begründeterweise ablehnen.

Die weitaus häufigste mit Chlorose zusammentreffende Erkrankung des Nervensystems ist bekanntlich die Hysterie in ihren verschiedensten Formen.

---

[1]) Näheres darüber in meiner Arbeit: Über eine schnelle und einfache Behandlungsmethode der Pyodermatosen, insbesondere der Furunkulose. Münch. med. Wochenschr. 1917, S. 565.

Es wird sich verlohnen, künftighin überhaupt das Zusammentreffen von Hysterie und Blutdrüsenerkrankungen mehr als bisher ins Auge zu fassen, für den Gynäkologen schon deshalb, weil auch gerade bei diesen Kranken die Keimdrüsenfunktion, unter anderem auch die Menstruationsverhältnisse mehr und auffallender als sonst durch die Psyche beeinflußt werden können (z. B. willkürliche Verlegung des Menstruationstermins durch Suggestion).

Es wird sich vielleicht mit der Zeit herausstellen, daß auch die Hysterie keine bloße „funktionelle Neurose" mehr ist, wie man es lange Zeit von der Sklerodermie, dem Diabetes insipidus, der Erythromelalgie, der Raynaudschen Krankheit, der Akromegalie (Strümpell) und anderen jetzt längst als organisch erkannten Erkrankungszuständen geglaubt hat, sondern daß sie sich vielleicht auch in bestimmten, die Blutdrüsen und die Vasomotoren ebenso wie die Psyche beherrschenden Hirnzentren, z. B. „im Stoffwechsel- und Eingeweidezentrum des Zwischenhirns" (3. Ventrikel) oder in den subkortikalen Ganglien wenigstens bis zu einem gewissen Grade lokalisieren lassen wird.

Die verschiedenen Arten von Psychosen, ebenso wie die Neuralgien und Kopfschmerzen bei der Chlorose, können zwanglos analog wie bei anderen Blutdrüsenerkrankungen, unter anderem auch durch toxische Einflüsse seitens der gestörten Ovarialfunktion erklärt werden.

Interessant ist auch noch die Neigung der Chlorotischen zu Erkrankung an Chorea minor, besonders auch wenn Gelegenheit zur Ansteckung bzw. Imitation vorhanden ist.

Was nun die Therapie der Chlorose anbelangt, so ist sie oder soll sie vielmehr die gemeinsame Domäne des Internisten wie des Gynäkologen sein.

Bezüglich der allgemein diätetischen und medikamentösen Maßnahmen kann ich auf die klassische und erschöpfende Darstellung von v. Noorden und v. Jagic verweisen.

Die Klagen, mit denen die Patientinnen zum Frauenarzt kommen, nämlich Amenorrhöe, Dysmenorrhöe und Metrorrhagien, werden wir demgemäß auch vielfach mit jenen allgemeinen prophylaktischen, diätetischen und medikamentösen Maßnahmen bekämpfen können. Eisen und Arsen werden dabei eine große Rolle spielen.

Unter den kausalen Behandlungsmethoden verdienen außerdem noch vor allem die organotherapeutischen Bestrebungen mehr Aufmerksamkeit, als dies bisher der Fall war.

Mit Ovarialextrakt haben Spillmann und Etienne, ferner Fredeli, Muret, Touvenaint, Jacobs, Schaumann, v. Willebrandt günstige Erfolge bei Chlorose gesehen.

v. Noordens eigene Erfahrungen stimmen aber damit durchaus nicht überein. Die Resultate befriedigten keineswegs.

Ich glaube, daß man in der ovariellen Chlorosetherapie zwischen den amenorrhoischen und den menorrhagischen Formen einen Unterschied machen soll.

Tatsächlich haben manche Autoren mit Ovarialpräparaten bei amenorrhoischer Chlorose ausgezeichnete Erfolge erzielt (Jacobs, Jayle, Dalché u. a.).

Bei der menorrhagischen Form wird neben den üblichen Stypticis besonders Mammin und Pituitrin häufig den gewünschten Erfolg herbeiführen.

Der Chlorose als Blutkrankheit gerecht werdend, sind die therapeutischen Versuche mit rotem Knochenmark und Milzextrakt.

Während die Behandlung mit Knochenmark, von einigen ausländischen Berichten abgesehen, keine günstigen Erfolge gezeitigt zu haben scheint (v. Noorden), halte ich die Behandlung mit Milzpräparaten für sehr aussichtsvoll. Es wurde oben geschildert, daß die Milz als Depot und Regulierungsorgan für den Eisenstoffwechsel häufig sehr lebhaft auf die chlorotische Erkrankung mit Anschwellung und Schmerzhaftigkeit reagiert und daß sie überhaupt nicht nur mit der Blutbildung und dem Stoffwechsel, sondern auch mit den Keimdrüsen in engen, erst neuerdings bekannt gewordenen Beziehungen steht.

Therapeutische Versuche mit Milzsubstanz beim Menschen führte zuerst Wood in Fällen von Anämie und Chlorose aus und erzielte damit angeblich auffallend günstige Erfolge, ebenso Ascoli.

Auch W. Cohnstein und M. David hatten einige Chlorotische mit Milzektrakt behandelt und geben an, daß die Versuche damit im ganzen günstig und ermunternd ausgefallen seien.

Ein besonders wirksames Milzpräparat scheint in dem flüssigen Lienin Poehl vorzuliegen. Versuche, mit subkutanen Injektionen dieses Präparates die Amenorrhöe der Chlorotischen zu bessern, fielen nicht ungünstig aus, so daß öfters die vorher monatelang ausgebiebenen Menses nach relativ kurzer Behandlung zum richtigen vierwöchentlichen Termin eintraten (Below, eigene Versuche).

Man könnte dabei mit G. Bayer an eine „homostimulative Regulierung des Eisenstoffwechsels“ in der Milz denken.

Die gerinnungsfördernde Wirkung eines aus Milzautolysaten hergestellten Präparates („Stagnin“) nützte zuerst Th. Landau aus, indem er damit verschiedene ovarielle, unter anderem auch virginelle chlorotische Blutungen behandelte.

In den allerletzten Jahren beginnt man auch allmählich sich an die Röntgenbehandlung bei (virginellen) Pubertätsblutungen heranzuwagen, und zwar, wie v. Graff besonders berichtet, mit gutem Erfolg.

Inwiefern durch diese Behandlung die chlorotische Grundkrankheit günstig beeinflußt wird, ist bisher noch nicht untersucht worden. Doch wäre dieses Verhalten namentlich für die schweren Formen von größtem Interesse.

Man fürchtet immer noch mit Recht oder Unrecht bis zu einem gewissen Grade den schädlichen Einfluß der Röntgenstrahlen auf die Ovula, indem man sich vorstellt, daß daraus vielleicht später einmal Mißbildungen entstehen könnten.

Aus diesen und anderen Gründen möchte ich den Vorschlag machen, bei schweren Chlorosefällen die Röntgenbestrahlung der Milz zu versuchen.

Dieses Verfahren hat ja bekanntlich auch bei anderen, namentlich schweren Formen der Anämie, überraschend gute Erfolge gezeitigt. Bei den innigen Beziehungen der Milz zur Chlorose und ihrer bekannten Rückwirkung auf die Keimdrüse ist ein solches Beginnen sicher viel versprechend. Es ist mehr als wahrscheinlich, daß nicht nur ein günstiger Reiz auf die Blutbildung dadurch ausgeübt werden wird, sondern es dürften auch aller Wahrscheinlichkeit nach, ähnlich wie man das bei Schilddrüsenbestrahlungen gesehen hat, Anomalien der Ovarialtätigkeit (Amenorrhöe, Dysmenorrhöe) und vor allem die sonst oft zu schweren operativen Eingriffen zwingenden unstillbaren Menorrhagien zum Schwinden gebracht werden können.

Dazu kommt noch, daß die Röntgenbestrahlung der Milz technisch viel leichter, sicherer und mit geringeren Dosen durchführbar ist, als die Bestrahlung der Ovarien und daß dauernde Schädigungen der

Keimdrüsen und der übrigen Organe dabei viel weniger riskiert werden.

Interessant wäre die Beantwortung der Frage, ob die chirurgische oder besser die röntgenologische temporäre Kastration chlorotische Individuen zu heilen imstande ist. Gelegentlich eines Falles, der auf der Schautaschen Klinik in der vorröntgenologischen Zeit wegen unstillbarer Pubertätsblutungen kastriert worden war, konnte ich allerdings rasches Aufblühen der Patientin beobachten. Natürlich bleibt immer die Erklärung möglich, das Aufhören der profusen Blutungen allein dafür verantwortlich zu machen.

Falta schlägt daher vorsichtige Röntgenbestrahlung der Ovarien vor.

Ich glaube, daß man sie gelegentlich auch in nichtblutenden Fällen mit Aussicht auf Erfolg versuchen kann, wenn man eine schwächere Dosis (Reizdosis) anwendet. So könnte dann vielleicht sogar die Amenorrhöe günstig beeinflußt werden.

Noch auf ein Heilverfahren möchte ich mit Nachdruck hinweisen und das ist die leider viel zu sehr in Vergessenheit geratene Anwendung des Aderlasses bei der Chlorose, auf welche neuerdings Engelhorn in verdienstvoller Weise wieder aufmerksam gemacht hat.

Von den alten Ärzten vielfach für menstruelle und ovarielle Beschwerden klimakterischer und jugendlicher Personen angewendet (Hufeland u. a.), wurde der Aderlaß nach v. Noordens Darstellung von A. Dyes (1883) bei schweren Chlorosen auf das Wärmste empfohlen. Auf Grund umfangreicher praktischer Erfahrungen traten auch Wilhelmi, Scholz, Schubert und mit gewissen Einschränkungen auch Krönig für diese Behandlungsmethode ein.

Wenig gute Erfolge haben Nonne, P. Schmidt, Lenhartz, Litten, Albu, Rubinstein, Senator, Grawitz und Strubell gesehen. (Durchwegs internistische Autoren, kein Gynäkologe darunter!)

Grober will den Aderlaß nur bei Neigung zu chlorotischen Ödemen angewendet wissen.

Über sehr günstige Erfolge an 6 Fällen der eigenen Praxis berichtete v. Noorden. Namentlich 2 Fälle von Chlorose, die vorher monatelang vergeblich mit Eisen behandelt worden waren, wurden durch den Aderlaß zu schnellem Aufblühen und völliger Heilung gebracht.

In manchen Fällen allerdings müßte sich die Behandlung mit Aderlaß und einer gleichzeitigen Schwitzkur über längere Zeit erstrecken und demgemäß auch öfters wiederholt werden.

Es scheint mir eben auch hier sehr auf die Auswahl geeigneter Fälle anzukommen.

Die Erklärung der Heilwirkung des Aderlasses läßt sich darin finden, daß Blutverluste bekanntlich das stärkste Stimulans auf die blutbildenden Organe sind, das wir besitzen. v. Noorden meint, daß die Erschlaffung der blutbildenden Organe, durch den gewaltsamen Eingriff überwunden, dann nicht mehr wiederkehrt.

Dieser Erklärung möchte ich noch die andere an die Seite setzen, daß auch die im Blute kreisenden ovariellen Toxine, wenn schon nicht quantitativ beseitigt, so doch qualitativ durch die nach dem Aderlaß sich wieder bessernden entgiftenden Fähigkeiten des Körpers überwunden werden können.

Daran anschließend möchte ich ganz allgemein zu modern angelegten Untersuchungen über die zweifellos nicht genügend ausgenützte günstige Wirkung des Aderlasses bei vielen Erkrankungen des Blutes und der Gefäße auch bei anderen namentlich innersekretorischen Störungen auffordern.

Warum wird bei Arteriosklerose durch eine einmalige verhältnismäßig kleine Blutentziehung der Blutdruck oft dauernd dermaßen herabgesetzt, daß die Gefahr einer Apoplexie dadurch auf Jahre hinaus beseitigt werden kann? In dieser Fragestellung allein liegt schon enthalten, daß tiefgreifende Wirkungen des Aderlasses auf den Körperhaushalt vorhanden sein müssen, von deren Zusammenhang wir noch gar keine Ahnung haben. Namentlich über die chemischen Folgen des Aderlasses im Körper ist noch sehr wenig bekannt, da die meisten Untersuchungen sich auf rein physikalische Veränderungen, wie Blutdruck, Blutkörperchenzahl u. dgl. beziehen.

Auch auf die noch vielfache dunkle Ätiologie und Therapie vieler Blutdrüsenerkrankungen angewendet, wird der Aderlaß manche Überraschung zeitigen können.

Praktisch wichtig ist auch die Frage, ob den chlorotischen Mädchen das Heiraten zu gestatten sei oder nicht. v. Noorden gibt diesbezüglich den Rat, in allen leichteren Fällen die Heirat ohne weiteres zu gestatten, weil ja die Erfahrung lehrt, daß das mit der Ehe beginnende regelmäßige Geschlechtsleben die Chlorose beseitigen helfe. Es scheint in der Tat, daß die durch das Eheleben bedingten Erregungen der Keimdrüsen günstig auf die Blutbildung einzuwirken geeignet sind. In schweren Fällen natürlich kann die Ehe unter Umständen einem schonungsbedürftigen asthenischen Organismus schwere Nachteile bringen; abgesehen von vorhandenen, mehr oder minder hochgradigen Bildungsfehlern an den Genitalien (Hypoplasie usw.), die dem Zweck der Ehe, der Erzielung von Nachkommenschaft, zuwiderlaufen können.

v. Noorden gibt diesbezüglich an, daß von 85 sterilen Frauen in verschiedenen Lebensaltern 56 angaben, als junge Mädchen längere Zeit bleichsüchtig gewesen zu sein. v. Noorden glaubt auch, daß nur bei einem Teil derselben ätiologische Verknüpfung von Chlorose mit Sterilität angenommen werden darf. Doch sind wir heute darüber insoferne anderer Meinung, als wir Chlorose und Sterilität als koordinierte Symptome einer gestörten, minderwertigen Allgemeinkonstitution auffassen müssen.

5. Die Osteomalazie.

Mit demselben Recht wie die Chlorose, kann man auch die Osteomalazie zu den innersekretorischen Erkrankungen des Ovariums rechnen und auch hier eine Art von Überfunktion oder Dysfunktion als Ursache annehmen.

Schon Virchow und Chrobak fiel es auf, daß der Prozeß der Knochenerweichung das weibliche Geschlecht ganz besonders bevorzugt, ohne jedoch, weder in klinischer, noch pathologisch-anatomischer Hinsicht, ein einheitliches Krankheitsbild darzustellen.

Von der verschiedenen Beteiligung der einzelnen Blutdrüsen abgesehen kann man zwei Hauptformen der Osteomalazie beobachten, nämlich die sogenannte juvenile oder virginelle Osteomalazie und zweitens die Osteomalazie bei vielgebärenden Frauen. Die dritte rheumatisch-marastisch-senile Form kommt für uns weniger in Frage.

Wie bei der Chlorose läßt sich auch hier das innige Ineinandergreifen von Störungen im Blutdrüsensystem, im Nervensystem, im Stoffwechsel und im hämatopoetischen Apparat verfolgen, so daß man mit einer gewissen Berechtigung die Osteomalazie auch als eine Stoffwechsel- oder

Nervenkrankheit bezeichnen kann, ebenso wie bei der Chlorose die Störungen der Blutbildung im Vordergrunde stehen können.

Um gleich mit einer zwar schon vor langer Zeit aufgestellten, jetzt aber wieder sehr aktuellen Theorie der Osteomalazie zu beginnen, sei darauf hingewiesen, daß viele Autoren Osteomalazie und Rachitis als ein und dieselbe Krankheit auffassen und daß beide von einer Störung im Zentralnervensystem ihren Ausgangspunkt nehmen sollen.

Man hat zugunsten dieser Hypothese angeführt, daß keine präzisen histologischen Unterschiede an osteomalazischen und rachitischen Knochen zu finden sind (Recklinghausen, Pommer, Stöltzner, Erdheim u. a.). Ferner ist es für die Beurteilung beider Krankheiten sehr wesentlich, daß nicht nur eine Erkrankung der Knochen vorliegt, sondern auch mitunter sogar schwere Störungen von seiten der Muskulatur und des Nervensystems.

Der Standpunkt, die osteomalazischen Bewegungsstörungen auf den Knochenprozeß zurückzuführen, läßt sich heute wohl nicht mehr halten.

Senator, Litzmann und v. Renz nahmen noch an, daß die osteomalazische Erkrankung der Wirbelsäule zu Kompressionserscheinungen am Rückenmark und infolge davon zu Muskel- und Nervenstörungen führen könne.

Aber schon Friedberg (1858) vertritt die Ansicht, daß die charakteristischen Lähmungserscheinungen bei der Osteomalazie bereits zu einer Zeit beobachtet werden können, wo die Knochen noch verhältnismäßig geringe Veränderungen zeigen. Friedreich (1873) faßte schon die Muskel- und Knochenerkrankung als koordinierte Folgen ein und derselben Schädlichkeit auf, eine Ansicht, der sich später Köppen, v. Hößlin, v. Winckel, Latzko, Rißmann u. a. anschlossen.

Zu den häufigsten neuromuskulären Symptomen gehören Schmerzen in den Beinen, in den Hüften und im Rücken, leichte Ermüdbarkeit, Zittern, Hyper- und Parästhesien, Muskelzucken, Druckschmerzhaftigkeit der Nervenstämme und tonische Krämpfe.

Die Lähmungen und Paresen zeigen sich hauptsächlich in der Muskulatur des Beckens und der Oberschenkel; bei höheren Graden erst kommt es zu Lähmungen im Bereiche der oberen Körperhälfte.

Interessant ist, daß v. Hößlin auf eine Prädilektion der osteomalazischen Lähmung für die proximalen Abschnitte der Extremitäten aufmerksam gemacht hat, während die distal gelegenen Muskeln seltener und erst in den vorgeschrittenen Stadien erkranken. In dieser Beziehung erinnert die osteomalazische Lähmung an eine andere Nervenkrankheit, nämlich an die progressive Muskeldystrophie (Pineles).

Die anfänglich erhöhte galvanische Erregbarkeit kann bei fortschreitender Atrophie in das Gegenteil umschlagen, doch sind die Sehnenreflexe bei der Osteomalazie meist lebhaft gesteigert zum Unterschied von der in vieler Beziehung ähnlichen progressiven Muskeldystrophie.

Von besonderer pathognomonischer Wichtigkeit für die Diagnose ist nebst der charakteristischen Knochenerkrankung die Parese des Ileopsoas und die am leichtesten zu erkennende frühzeitige Druckschmerzhaftigkeit und Kontraktur der Adduktoren, die schon von Trousseau und Charcot beschrieben, neuerdings von v. Hößlin und Latzko wieder in den Vordergrund gerückt worden ist.

Latzko hat auch auf eine Kontraktur des Levator ani aufmerksam gemacht.

Curschmann hat intermittierendes Hinken bei Osteomalazie beschrieben.

Pathologisch-anatomisch konnte H. Schlesinger in einem Falle von den peripheren Nerven (Radialis, Ulnaris und Ischiadikus) Veränderungen im Sinne einer degenerativen Neuritis nachweisen. Sonst sollen, wie Pineles angibt, histologische Untersuchungen der Nerven bisher noch fehlen.

An der Muskulatur hat eine Reihe von Autoren schon Atrophie und fettige Degeneration, manche auch Zeichen von Entzündung beobachten können (Chambers, Weber, Friedreich, Köppen, Dürck, v. Hößlin).

Es scheint, wie erwähnt, alles dafür zu sprechen, daß die Knochen- und Muskelerkrankung bei der Osteomalazie koordinierte Folgen ein und derselben

Schädlichkeit sind. Keinesfalls kann die Inaktivität der Muskeln als Ursache der Muskelveränderungen gelten, weil die Muskeln doch in vielen Fällen trotz einer gewissen Gebrauchsfähigkeit schwerste histologische Veränderungen nach Art der progressiven Muskeldystrophie aufweisen. Auf die Ähnlichkeiten mit Epithelkörperchenerkrankung (Tetanie), auf welche Pineles und Erdheim hingewiesen haben, kommen wir noch näher zu sprechen.

Differentialdiagnostisch kann gelegentlich die Hysterie in Betracht kommen, da ihr mit der Osteomalazie die Lähmung mit über- und unterempfindlichen Zonen, den Muskelkrämpfen, den Parästhesien und der Druckempfindlichkeit der Nervenstämme gemeinsam ist.

Erst das Fehlen von Knochenveränderungen und die Wirkungslosigkeit des Phosphors hat z. B. Schneyer in einem solchen Falle zur Annahme einer hysterischen Imitation des osteomalazischen Symptomenkomplexes geführt.

Jedenfalls hat es den Anschein, als ob der pathologische Prozeß in den Muskeln unabhängig von den Knochenveränderungen verliefe.

Die bedeutungsvollste Lokalisation der Osteomalazie für das Weib liegt, wie bei der Rachitis, in den Knochen der Wirbelsäule der unteren Extremitäten und des Beckens; es sind aber auch Fälle beschrieben worden, wo die Osteomalazie nur auf das Becken beschränkt war.

Unentschieden wird von den meisten Autoren die Beantwortung der Frage gelassen, ob das Nervensystem bloß sekundär in Mitleidenschaft gezogen ist oder ob es den Ausgangspunkt für die ganze Erkrankung bildet.

Namentlich Pommer nimmt eine primäre Erkrankung des Zentralnervensystems bei der Rachitis und Osteomalazie als die Ursache der ganzen Störungen an.

Diese im Jahre 1885 ausgesprochene und seither kaum je wieder durchgearbeitete Hypothese gewinnt in neuerer Zeit dadurch viel an Wahrscheinlichkeit und Interesse, daß man zu ihrer Unterstützung nebst den oben geschilderten Erscheinungen von seiten der peripheren motorischen und sensiblen Nervenerscheinungen auch sehr einschneidende Symptome von seiten des vegetativen Nervensystems heranziehen kann, die, wie wir unten genauer hören werden, auf einen Reizzustand im autonomen System hindeuten.

Nach den Beweisen, die ich für das Vorhandensein eines „Stoffwechsel- und Eingeweidezentrums" im Zwischenhirn bzw. einer autonom sympathischen Zentralstelle daselbst erbringen konnte, wäre die Möglichkeit einer anatomisch-physiologischen Grundlage für die Pommersche Hypothese gegeben.

Interessant ist, daß, trotz der Entdeckung Fehlings, die ersten Autoren, ebenso wie Fehling selbst, eine Vermittlung des Nervensystems beim Zustandekommen der Osteomalazie für notwendig hielten.

Fehling nahm eine Angioneurose der Knochen mit vermehrter Hyperämie und vermehrtem Kohlensäuregehalt auf Grund primärer trophischer Störungen der Eierstocksnerven an.

Ascoli denkt an eine gleichfalls reflektorische Nervenreizung.

Neuner nimmt an, daß die Beziehungen zwischen Ovarium und Knochenmark durch den Sympathikus vermittelt würden.

Die einzelnen Erscheinungen von seiten des Stoffwechsels und der Blutdrüsen, namentlich der fast polyglanduläre Symptomenkomplex bei der Osteomalazie, lassen sich auf Grund der Anschauung von einer zentral ausgelösten Störung in befriedigender Weise erklären.

Wenn wir zunächst an die Besprechung der innersekretorischen Störungen der Osteomalazie herantreten, so ist die für uns Gynäkologen wichtigste und auffallendste Erscheinung der hervorragende Anteil des Ovariums an diesem Krankheitsbilde.

In diesem Sinne spricht vor allem der Umstand, daß die Osteomalazie im Gegensatz zur Rachitis fast ausschließlich bei Frauen und zwar in der überwiegenden Mehrzahl der Fälle während der Gravidität auftritt.

Die wichtigste hierher gehörende Tatsache bildet aber die Entdeckung Fehlings, daß die Kastration so gut wie immer zur raschen Heilung oder doch wenigstens zur bedeutenden Besserung führt.

Aber es muß nebst der in der Schwangerschaft veränderten Tätigkeit im Ovarium auch noch die Einwirkung der Schwangerschaft selbst, bzw. der Plazenta, von einer gewissen Bedeutung für die Osteomalazie sein, weil sie sehr oft nach der Geburt oder nach künstlich eingeleiteter Frühgeburt ausheilt oder sich bessert und bei neuerlicher Gravidität wieder rezidiviert.

Auch die subjektiven Beschwerden, insbesondere die rheumatoiden Schmerzen erfahren zur Zeit der Menses, während der Gravidität und im Wochenbett gewöhnlich Verschlimmerungen.

Allerdings kann die heilende oder bessernde Wirkung der Kastration auch ohne Unterbrechung der Schwangerschaft zustande kommen (Cramer, Walcher, Cristofoletti u. a.).

Seitz berichtet in seinem auf dem letzten Gynäkologenkongreß gehaltenen Referat über eine auf seine Veranlassung von A. Schmidt gemachte Zusammenstellung aus der Literatur, nach welcher von 328 Fällen von Osteomalazie 87 % durch die Kastration vollständig geheilt, 9 % gebessert und nur 4 % nicht geheilt wurden.

Als geheilt sieht Seitz im Sinne von Latzko jene Fälle an, bei welchen es wieder zu einer vollkommenen Konsolidierung der Knochen und zu leidlichem Wohlbefinden gekommen ist. Nach Fehling müßte man allerdings auch noch völlige Arbeitsfähigkeit der Patientin verlangen.

Rezidive nach der Kastration sind selten und nicht hochgradig und lassen sich durch medikamentöse Behandlung (Phosphor, Adrenalin, Pituitrin) rasch beheben.

Als ein überaus beweisendes Beispiel für die Wirksamkeit der Kastration führt Seitz den Fall von Pankow an, der bei einer schon mehrere Jahre an Osteomalazie leidenden Frau die Ovarien exstirpiert und sofort wieder zwischen Blase und Uterus unter das Bauchfell transplantiert hat. Nach 3 Monate langer erheblicher Besserung traten mit den Menses zugleich wieder osteomalazische Beschwerden auf, die auf Phosphor und Bäderbehandlung vorübergehend verschwanden, zum Menstruationstermin aber jedesmal an Stärke zunahmen. Es blieb schließlich nichts übrig, als nach 3 Jahren die reimplantierten Ovarien wieder zu entfernen, worauf endgültige Heilung eintrat.

Seitz sucht auch während der Schwangerschaft die Schädlichkeit in der Funktion eines gestörten Ovariums und führt dafür die allerdings sehr beweisenden Fälle von Cramer, Walcher und Cristofoletti an. Mit Rücksicht darauf, daß manche Fälle von Osteomalazie trotz Kastration aber doch erst nach erfolgter Geburt vollständig beschwerdefrei sind, bzw. ausheilen, möchte ich in ausgesprochenerer Weise, als dies Seitz tut, in der Plazenta eine dem Ovarium gleichgerichtete Schädlichkeit erblicken, da wir ja auch sonst die weitgehendsten Parallelen zwischen Ovarium und Plazenta kennen.

Namentlich mit Rücksicht auf die jetzt wieder vermehrte Beachtung verdienende Säuretheorie der Osteomalazie beansprucht die Plazentarwirkung erhöhtes Interesse, da die Gravidität, wie wir jetzt wissen, an und für sich schon geeignet ist, ebenso wie die Menstruation den Säuregehalt des Blutes zu erhöhen.

Der direkte Einfluß der Plazenta auf den Kalkstoffwechsel ist allerdings noch nicht so eingehend studiert worden, wie der des Ovariums.

A. Kehrer vermutete von den Ovarien ausgehende Veränderungen des Blutes.

Als pathologisch-anatomische Grundlage wurde unter der Allgemeinbezeichnung „Angiodystrophia ovarii“ (Bulius, Kretschmar, Schottländer) eine Reihe von inkonstanten Veränderungen beschrieben, unter denen Hyperämie, hyaline Degeneration der Gefäße, Follikelschwund und Zystenbildung beobachtet worden sind.

Kaji stellt die Frage auf, ob die Ovarialveränderungen nicht so sehr Ursachen als Folgen des Knochenprozesses seien.

Die morphologisch-histologischen Untersuchungen osteomalazischer Ovarien haben aber, so eindeutig die Erfolge der Kastration sind, bisher ein fast negatives Resultat ergeben (Fehling, Bulius, Goth, Velits, Orthmann, Heyse, Ogata, Wallart, v. Franqué, Seitz, R. Stern, Torkel u. a.). Die Autoren beschreiben Verdickungen der Gefäßwände, Obliterationen der Gefäße, Blutungen und hyaline Degeneration, also Veränderungen, welche sich auch sonst sehr häufig im Ovarium vorfinden und entweder mit Pankow als physiologisch betrachtet werden können oder aber, wie Seitz ausführt, auch an eine Verminderung des funktionierenden Gewebes, also an eine Hypofunktion denken lassen.

In diesem letzteren Sinne könnten zwei Beobachtungen von Latzko und Bab sprechen, die bei zwei amenorrhoischen Personen Osteomalazie gesehen haben.

Wenn auch die Kranke von Latzko gravid wurde und in dem Falle von Bab sich bei der Operation ein Corpus luteum fand, so spricht die Amenorrhöe doch unzweifelhaft für eine gewisse Herabsetzung der Ovarialfunktion. Es wäre nur interessant gewesen, zu erfahren, welche sonstigen histologischen Befunde an den Ovarien der beiden amenorrhoisch-osteomalazischen Frauen vorhanden waren. Irgend eine Störung in der Follikelreifung wird wohl vorgelegen haben müssen, entweder zu spärliche oder fehlerhafte Follikelreifung mit abnormer Persistenz von Follikelluteinzysten. Immerhin wäre es denkbar, daß eine solche partielle Hypofunktion bei Überfunktion einer anderen Ovarialkomponente bestanden hat.

Angesichts der aber auch sonst wenig eindeutigen und auch nicht sehr ausgesprochen auf eine Hyperfunktion hinweisenden Ovarialbefunde ist es naheliegender, ähnlich wie bei der Chlorose, eine Dysfunktion des Ovariums anzunehmen.

Daran ändern auch einzelne Beispiele von Vermehrung der Follikelzahl bei Osteomalazie nichts, wie sie z. B. Ogata beschrieben hat. Dieser Autor fand bei einer Nullipara 68—140 000, bei einer mehrgebärenden 36—190 000 Follikel.

Für eine erhöhte Follikelproduktion spricht allerdings die den Durchschnitt bedeutend übertreffende Fruchtbarkeit osteomalazischer Frauen.

Zum Begriff einer Überfunktion schlechtweg gehört aber, daran müssen wir unbedingt festhalten, in erster Linie eine erhöhte Produktion des auch innersekretorisch wichtigsten Anteils, der Follikel. Da dies nun durchaus nicht die Regel bei den untersuchten osteomalazischen Ovarien darstellt, genügt die Annahme einer einfachen Hyperfunktion allein ohne Zuhilfenahme des Begriffes der Dysfunktion nicht. Wir wollen versuchen, die weiteren noch vorliegenden histologischen Befunde in diesem Sinne zu verwerten.

Seitz weist darauf hin, daß nicht der Follikelapparat in der Schwangerschaft erhöhte Funktion zeigt, sondern die interstitielle Drüse und das wahrscheinlich im gleichen Sinne wirksame Corpus luteum.

Dem möchte ich ergänzend an die Seite stellen, daß während der Schwangerschaft die Follikel durchaus nicht weniger aktiv zu sein scheinen, denn die Zahl der großen Graafschen Follikel während der Gravidität ist unverhältnismäßig hoch. Solche Ovarien am Ende der Schwangerschaft sehen ja oft wie siebartig durchlöchert aus (vgl. Tafel-Fig. 19). Nur ist die Funktion der Follikel insofern als eine veränderte (nicht verminderte schlechtweg) anzusehen, als die Follikel nicht völlig ausreifen, sondern, wie Seitz dies eingehend beschrieben hat, sich mit einer Luteinzellenschichte umgeben und nach Erreichung eines gewissen, oft ziemlich vorgeschrittenen Entwicklungsstadiums kollabieren und atresieren oder als Follikelluteinzystchen lange Zeit persistieren.

Die interstitielle Drüse und das Corpus luteum müssen jedoch im Sinne von Bucura, R. Meyer, Verf. u. a. als Follikelderivate aufgefaßt werden und können meiner Meinung nach namentlich beim Menschen ohne Anwesenheit von Follikeln sich nicht lange halten. Wenn keine Neuproduktion von Luteinzellen aus den Follikeln und ihrer Theca interna erfolgt, so müssen Corpus luteum und interstitielle Zellen infolge ihrer begrenzten Lebensdauer an sich gänzlich verschwinden.

Wie soll man sich aber dann die Tatsache erklären, daß die Kastration auch bei Frauen in der Menopause noch ihre Wirksamkeit äußert?

Sellheim hat in den letzten Jahren einen Fall von Osteomalazie bei einer 54jährigen Frau beschrieben, deren Ovarien ganz atrophisch waren und keine Spur von Follikeln mehr gezeigt haben sollen; trotzdem wurde das Leiden nach der Kastration erheblich gebessert.

Von Überfunktion der Ovarien wird in diesem Fall wohl nicht gut die Rede sein können. Man wird nicht gut anders können, als doch eine Dysfunktion der Eierstöcke anzunehmen, wie wir sie auch sonst ganz allgemein zur Zeit des Klimakteriums in Form mancher Ausfallserscheinungen oder klimakterischen Blutungen sehen.

Bezüglich des morphologischen Sitzes dieser Dysfunktion können wir ja mit Novak annehmen, daß auch das spezifische Ovarialstroma innersekretorische Eigenschaften hat. Es sind zwar bekanntlich Primordialfollikel bis ins höchste Greisenalter beobachtet worden, aber wir können doch nicht gut annehmen, daß Sellheim in seinem Falle das Vorhandensein solcher entgangen ist.

Auch sonst hätte die Annahme einer sekretorischen Fähigkeit für das spezifische Ovarialbindegewebe sehr vieles für sich.

Zugunsten der Ansicht, daß das Corpus luteum mit der Entstehung der Osteomalazie im Zusammenhang stünde, wird ein Fall von Freund angeführt, bei welchem einer Osteomalazischen während der Schwangerschaft nur das eine Ovar, in dem das Corpus luteum saß, entfernt wurde. Wenn bei dieser Kranken Besserung auftrat, so beweist dies aber weiter nichts, als daß eine Verminderung des sezernierenden Ovarialgewebes an sich günstig auf den Prozeß einwirkt.

Seit der Entdeckung der interstitiellen Eierstocksdrüse hat man natürlich auch versucht, diesen Anteil des Ovariums mit der Entstehung der Osteomalazie in Zusammenhang zu bringen, aber wie mir scheint, mit wenig Glück.

Wallart hat zwar bei einer nicht schwangeren Osteomalazischen eine sehr starke Entwicklung der interstitiellen Eierstocksdrüse gefunden, indem aus den vielen zugrunde gegangenen Follikeln eine interstitielle Drüse in Form eines kleinen Corpus luteum sich gebildet haben soll. Zur Deutung dieses Befundes wäre zu sagen, daß allerdings die interstitielle Eierstocksdrüse beim erwachsenen Weibe außerhalb der Schwangerschaft gewöhnlich nur minimal entwickelt ist. Nimmt man aber, wie dies vielfach geschehen ist, bei der Osteomalazie eine Hyperämie der Ovarien an, und dies würde mit der Annahme einer gestörten oder gesteigerten Ovarialfunktion sehr gut übereinstimmen, dann ließe sich durch die Hyperämie allein die stärkere Entwicklung der interstitiellen Eierstocksdrüse ohne weiteres erklären (vgl. Kapitel interstitielle Eierstocksdrüse).

Doch ist die Vermehrung der interstitiellen Eierstocksdrüse keine konstante. Unter vier weiteren von Wallart untersuchten Fällen, die von Schwangeren oder Wöchnerinnen der ersten Tage stammten, fand sich nur einmal eine deutliche Ausbildung der interstitiellen Eierstocksdrüse. In den drei anderen Fällen war sie nicht sehr entwickelt.

R. Stern hat in einem Falle von nicht puerperaler Osteomalazie eine Wucherung der Theca interna atretischer Follikel mit epitheloider Umwandlung der Zellen gefunden, desgleichen auch an den Ovarien nicht gravider Fälle.

Meinungsverschiedenheiten über den Grad der Ausbildung der interstitiellen Eierstocksdrüse werden jedoch so lange nicht aufhören, als man nicht mit einer Fettfärbemethode große Übersichtsbilder zum Vergleich heranzieht. Das Suchen nach einzelnen atretischen Follikeln mit hypertrophischer Theca interna oder gar nach einzelnen Fettkörnchenzellen führt nicht zum Ziele.

Seitz hat die Ovarien eines am Ende der Schwangerschaft kastrierten Falles von Osteomalazie beschrieben und fand die interstitielle Drüse zwar sehr stark entwickelt, doch übertraf die Wucherung der Thekaluteinzellen nicht die auch sonst am Ende der Schwangerschaft gelegentlich zu beobachtende Ausdehnung.

Über einen vollständig negativen Befund im 6. Schwangerschaftsmonat berichtet v. Franqué: Die mikroskopische Untersuchung der makroskopisch normalen Ovarien in diesem Falle ergab die bekannte inselförmige deziduale Umwandlung des Stromas an der Oberfläche und keine Hypertrophie der Thekazellen, die wohl an einem atretischen Follikel in der gewöhnlichen Ausbildung vorhanden waren, aber nur in Spuren an den gelben Körpern nachweisbar waren, von denen merkwürdigerweise in jedem Ovarium eines in ungefähr gleicher Größe und histologischer Beschaffenheit vorhanden war, welch letztere auf eine volle Blüte und Funktionstätigkeit schließen ließ.

v. Franqué glaubt nicht, daß man aus solchen Befunden auf einen Zusammenhang der Osteomalazie mit dem Corpus luteum und der interstitiellen Drüse schließen darf, denn sonst müßte Osteomalazie bei Zwillingsschwangerschaft besonders häufig sein, was aber nicht stimmt. Hätte die interstitielle Drüse besonders viel zu bedeuten, so müßten die Fälle von Blasenmole mit Thekaluteinzysten osteomalazisch werden, was wieder nicht zutrifft.

Alles in allem glaube ich, daß man in Anbetracht der als vikariierend angesehenen Tätigkeit des Corpus luteum und der interstitiellen Eierstocksdrüse eine ursächliche Beteiligung eines oder beider Gewebsanteile des Ovariums vielleicht noch nicht ganz in Abrede stellen kann, wenn auch überzeugende Beweise dafür nicht vorhanden sind.

Aus der mit größter Wahrscheinlichkeit bestehenden Hyper- oder Dysfunktion des Ovariums bei der Osteomalazie können wir aber mit einer gewissen Berechtigung auf einen dauernd hyperämischen Zustand solcher Ovarien schließen, was wieder vermehrte Follikelatresie mit Verstärkung der interstitiellen Eierstocksdrüse bis zu einem gewissen Grade wahrscheinlich macht.

Die Ansicht v. Franqués aber, daß die Osteomalazie eine selbständige Stoffwechselerkrankung ist, die vom Ovarium ganz unabhängig nach der Kastration nur deshalb zur Heilung kommt, weil die Ovarien den Kalkstoffwechsel stark beeinflussen, läßt sich gegenüber denjenigen Fällen nicht verteidigen, in welchen nach der Kastration die Schmerzen prompt aufhören, die Knochenanomalie aber weiter besteht. Um den überwiegend starken innersekretorischen Einfluß des Ovariums bei der Osteomalazie kommen wir wohl nicht gut herum (vgl. z. B. den oben zitierten Fall von Pankow).

Zugunsten der Auffassung, daß das Ovarium ein wesentlicher ätiologischer Faktor für die Entstehung der Osteomalazie ist, sprechen die Veränderungen des Kalkstoffwechsels und Kohlehydratstoffwechsels bei dieser Erkrankung, auf welche wir in der Folge noch zu sprechen kommen.

Nach unserer Auffassung gibt es fast keine Blutdrüsenerkrankung, in welcher nur eine innersekretorische Drüse gestört ist; fast alle diese Krankheiten zeigen mehr oder minder polyglandulären Charakter, wobei ja eine oder die andere Blutdrüse im Vordergrunde der Erkrankung stehen kann. Die anderen würden dann durch Wechselwirkung gestört sein, es ist aber nicht immer leicht, die primär erkrankte Drüse herauszufinden.

Die Unterscheidung in pluriglanduläre Insuffizienz bzw. pluriglanduläre Syndrome einerseits und multiple Blutdrüsenerkrankungen andererseits läßt sich ja doch nicht aufrecht erhalten.

Weniger wahrscheinlich ist der von mancher Seite (Parhon und Goldstein, Hönnicke u. a.) postulierte ätiologische Zusammenhang der Schilddrüse mit der Osteomalazie.

So haben z. B. Latzko und Bucura, Müller, Revilliot, Novak, Bab, Croom, Engländer, Henning u. a. Fälle von mit Basedow komplizierter Osteomalazie beschrieben, Köppen, v. Recklinghausen u. a. solche von Basedow, Tetanie und Osteomalazie. Möbius berichtete über einen Fall von Basedow, der später in Myxödem überging und puerperal-osteomalazisch wurde.

Tatsächlich kommt Osteomalazie mit Struma und Basedow zusammen ziemlich häufig vor. Bab hat auch in einem solchen Falle mit Antithyreoidin (Möbius) guten Erfolg gehabt. Bei Osteomalazie ohne Basedow versagte diese Behandlungsweise (Seligmann, Hoffmann).

Erdheim konnte in der Mehrzahl der Obduktionen Osteomalazischer strumöse Veränderungen feststellen.

Es liegt in der Tat nahe, an eine Mitbeteiligung der Schilddrüse an dem osteomalazischen Prozeß zu denken, schon in Anbetracht der engen Wechselbeziehungen zwischen Ovarien und Schilddrüse überhaupt. Aus dem nicht gar so seltenen Zusammentreffen von Osteomalazie und Basedow könnte man auf eine Beteiligung der Schilddrüse im Sinne einer Hyperfunktion denken (Seitz).

Für eine mehr sekundäre Anteilnahme der Schilddrüse spricht aber vor allem der polyglanduläre Charakter der Osteomalazie überhaupt, da wir bei dieser Erkrankung nicht nur Basedow und Tetanie, sondern auch Myxödem und Akromegalie antreffen können. Auch ist, wie wir wissen, das chromaffine System bei der Osteomalazie stark in Mitleidenschaft gezogen.

Für eine primäre Beteiligung der Schilddrüse bis zu einem gewissen Grade scheinen die Experimente von Hönnicke zu sprechen, der angeblich durch Verfütterung von Schilddrüsensubstanz am trächtigen Kaninchen osteomalazische Knochenveränderungen hervorrufen konnte. Auch soll in den kropfreichen Gegenden die Osteomalazie häufig sein.

In diametralem Gegensatz zu Hönnicke empfiehlt Panse, der bei trächtigen Kaninchen nach Schilddrüsenentfernung osteomalazische Veränderung bemerkt haben will, die Behandlung der Osteomalazie mit Thyreoidin.

Die Theorie von Hönnicke wurde von Tolot und Sarvonat, Kröner und Skrobansky gestützt. Letzterer fand sogar entzündliche Schilddrüsenveränderungen bei einem zur Obduktion gelangten Fall von Osteomalazie.

Bossi, Everke u. a. bekämpfen dagegen die Theorie Hönnickes.

Wie Seitz aber ausführt, ist es anderen Autoren noch nie gelungen, experimentell beim Tier durch erhöhte Zufuhr von Schilddrüsensubstanz, Knochenveränderungen hervorzurufen. Auch soll nach Evercke, Bossi, P. Müller, v. Herff, Seligmann u. a. der Kropf gerade in den Gegenden selten sein, wo Osteomalazie vorkommt und umgekehrt.

Der weiteren Argumentierung von Seitz, daß es falsch wäre, eine Struma ebenso als Hyperthyreosis hinzustellen, wie den Basedow, möchte ich noch ergänzend hinzufügen, daß wir auch mit der Auffassung des Basedow als einfacher Hyperthyreosis nicht auskommen und daß wir von vorneherein nicht erwarten durften, durch übermäßige Einverleibung von Schilddrüsensubstanz oder Ovarialsubstanz, Basedow bzw. Osteomalazie zu erzeugen. Es handelt sich bei allen diesen Krankheiten nicht um eine einfache Vermehrung der Schilddrüsen- oder Ovarialfunktion, sondern gleichzeitig um eine krankhafte Abänderung des Sekretes (Dysfunktion).

Deshalb können die allerdings von anderer Seite noch nicht bestätigten Experimente von Hönnicke noch nicht gegen die ätiologische Bedeutung der Schilddrüse bei der Osteomalazie verwertet werden.

Einen experimentellen Beitrag zu dieser Frage hat auch kurz vor Kriegsausbruch der Japaner Taniguchi an der Veitschen Klinik in Halle geliefert. Nach der Transplantation von schwesterlichen Ovarien auf andere schwesterliche Tiere (Kaninchen) hat Taniguchi eine beträchtliche Verminderung des Kalkgehaltes der Knochen gesehen. Bei der von kindlichen auf mütterliche Tiere eine mittlere Verminderung derselben und bei der Transplantation von fötalen Ovarien auf das mütterliche Tier konnte keine Abweichung konstatiert werden. Die Kastration verursachte keine deutliche Veränderung des Kalkgehaltes. Der Kalkgehalt des Blutes war dabei nicht verändert, ebensowenig wie nach Injektion von Ovarial- und Corpus luteum-Extrakt. Die Genitalien sollen nach gelungener Transplantation von follikelreichen Ovarien deutlich hypertrophisch gewesen sein. Die Verminderung des Kalkgehaltes der Knochen war nach Taniguchi wohl auf chemischem Wege nachweisbar, mit freiem Auge erkennbare osteomalazische Veränderungen bzw. Erweichung der Knochen war aber nicht zu sehen.

Wir dürfen, wie gesagt, nicht ohne weiteres hoffen, derartige Krankheitsbilder wie die Osteomalazie durch Herbeiführung experimenteller Überfunktion von Ovarium oder Schilddrüse zu imitieren.

Ganz gegen die Annahme eines Hyperthyreoidismus bei der Osteomalazie spricht aber die Tatsache, daß wir bei dieser Krankheit eine hochgradige Herabsetzung der Adrenalinglykosurie finden, während beim Basedow genau das Umgekehrte der Fall ist.

Ganz gleich einzuschätzen ist meiner Meinung nach der Zusammenhang von Osteomalazie mit Erkrankungen der Epithelkörperchen. Trotz der vielen Gegensätzlichkeiten im Funktionsmechanismus muß man doch eine besonders enge Korrelation der ja auch topographisch eine Sonderstellung einnehmenden Epithelkörperchen mit der Schilddrüse annehmen.

Erdheim hat als erster an 6 Fällen von Osteomalazie fünfmal Veränderungen an den Epithelkörperchen beobachten können. Es handelte sich dabei hauptsächlich um diffuse oder zirkumskripte Hyperplasie oder Adenombildung. Weitere 16 Fälle sind von Schmorl, Stradal, Kraus und Todyo beschrieben worden. Unter diesen 16 Fällen fanden sich 11 mit Vergrößerung und Hyperplasie eines oder mehrerer Epithelkörperchen.

Auch unter 11 Fällen von seniler Osteoporose soll sich nach Todyo achtmal Hyperplasie vorgefunden haben. Bei 24 gesunden Personen dagegen hatte Todyo nur dreimal hyperplastische Epithelkörperchen gesehen.

Seitz konnte in einem Falle von Osteomalazie am Ende der Schwangerschaft deutliche Hyperplasie der Epithelkörperchen feststellen, namentlich war ein Körperchen um mehr als das Doppelte vergrößert.

Die Mitbeteiligung der übrigen innersekretorischen Drüsen illustriert der von Seitz am Ende der Schwangerschaft erhobene Obduktionsbefund: Am Ovarium stark ausgebildete interstitielle Drüse; Schwangerschaftshypertrophie der Schilddrüse kaum angedeutet, Nebennierenrinde und Mark normal, ungewöhnliche Schwangerschaftshypertrophie des Hypophysenvorderlappens. Der Hinterlappen eher kleiner und zusammengedrückt. Die Epithelkörperchen sind ausgesprochen hyperplastisch.

Ich möchte jedoch die Hyperplasie der Epithelkörperchen zum großen Teil schon durch die Schwangerschaft allein erklären. Auch wäre es von Interesse in allen Fällen von Hyperplasie der Epithelkörperchen etwas über das makroskopische und mikroskopische Verhalten der Schilddrüse zu erfahren, denn es ist mehr als wahrscheinlich, daß beide Drüsen mehr oder minder gleichzeitig dem zur Hyperplasie führenden Reiz unterliegen, wie wir das auch unter anderen Umständen, z. B. bei Struma finden.

Erdheim fand bei seinen Fällen übrigens stets auch strumöse Veränderungen an der Schilddrüse und erblickt in der Epithelkörperchenhyperplasie auch nicht die Ursache der Osteomalazie selbst, sondern nur den Ausdruck einer erhöhten Tätigkeit der Epithelkörperchen, welche der knochenabbauenden Funktion anderer Blutdrüsen, vielleicht der des erkrankten Ovariums, entgegenarbeiten sollen.

Erdheim legt dieser Auffassung seine Experimente an Ratten zugrunde, bei welchen er nach Exstirpation der Epithelkörperchen ungenügende Dentinbildung an den nachwachsenden Nagezähnen und rachitis- oder osteomalazieähnliche Ernährungsstörungen an den Knochen jugendlicher Tiere nach Exstirpation der Epithelkörperchen erzielen konnte. Bei erwachsenen Tieren waren solche auffallende Störungen nicht zu beobachten, doch heilten Knochenbrüche mit fast kalklosem Kallus.

Wir sehen hier wieder dieselbe Erscheinung, wie nach der Exstirpation anderer Blutdrüsen, z. B. der Schilddrüse, der Hypophyse, des Thymus, der Keimdrüsen und der Nebennieren, nämlich, daß sie bei Exstirpationen im jugendlichen Alter mehr oder minder hochgradige Ossifikationsstörungen hervorrufen, im erwachsenen Zustande aber die Knochen kaum mehr beeinflussen. Ich möchte also darin den Epithelkörperchen nicht diese Sonderstellung einräumen, wie es Erdheim u. a. tun, und führe z. B. an, daß man auch nach Exstirpation der Hyphopyse an den Zähnen etwas Analoges feststellen kann, indem das Milchgebiß dauernd bestehen bleibt.

Dessenungeachtet muß man den tiefgreifenden Einfluß der Epithelkörperchen auf den Kalkstoffwechsel berücksichtigen. Besonders deutlich sprechen unter anderem diejenigen Experimente Erdheims dafür, in welchen er an Ratten alle Epithelkörperchen exstirpiert, aber wieder unter das Bauchfell transplantiert hat. In der ersten Zeit, in welcher die Funktion der Epithelkörperchen noch nicht begonnen hatte, war an den Zähnen eine Schicht kalklosen Dentins zu sehen; als die angewachsenen Epithelkörperchen zu funktionieren begannen, bildete sich an den Zähnen eine Zone normal verkalkten Gewebes; als hierauf die transplantierten Epithelkörperchen wieder entfernt wurden, stellte sich wieder eine Zone kalkarmen Dentins ein.

Stoffwechseluntersuchungen von MacCallum und Vögtlin, M. Cohn, Leopold, v. Reuß sprechen gleichfalls für einen Zusammenhang zwischen Epithelkörperchen und Kalkstoffwechsel.

Bei Knochenbrüchen von Kindern empfiehlt Morell Parathyreoidin, weil er bei Zufuhr dieses Mittels eine Dickenzunahme der Femurkompakta und eine raschere und festere Kallusbildung bei jungen Kaninchen, nicht aber bei alten Kaninchen ohne Rücksicht auf den Kalkgehalt beobachten konnte.

Sehr für einen Zusammenhang zwischen Osteomalazie und Epithelkörperchen spricht die relativ häufige Beziehung zwischen Tetanie und Osteomalazie, sowie die gleichfalls häufigen tetanieartigen Symptome bei der der Osteomalazie ja so nahestehenden Rachitis. Freund, Weber und Blacizek haben über solche Fälle berichtet. Namentlich bei graviden Osteomalazischen gewinnt dieser Befund erhöhte Bedeutung, weil Kehrer und Seitz schon bei normalen Schwangeren häufig erhöhte galvanische Erregbarkeit feststellen konnten.

Strauch hat einen sehr interessanten Fall von Tetanie und Osteomalazie mit Karotisdrüsentumor beschrieben, wieder ein Beweis für die polyglanduläre Natur dieser Erkrankung.

Praktisch wichtig wird die Disposition zur Tetanie bei Osteomalazischen deshalb, weil das sonst therapeutisch so wertvolle Adrenalin bei diesen Kranken Tetaniesymptome zum Ausbruch bringen kann. Marek beschreibt einen sehr hartnäckigen Fall von Osteomalazie, bei dem die Kastration erfolglos war und die deshalb versuchte Adrenalineinspritzung jedesmal typische Tetaniekrämpfe auslöste. Spontane Krämpfe ohne Adrenalinmedikation traten nicht auf.

Auch Bondi hat über einen ähnlichen Fall berichtet, bei welchem außerdem noch Struma bestand.

Pineles bezieht in sehr ausgedehntem Maße die osteomalazischen Lähmungen und manche ihrer Begleiterscheinungen (Kontraktur der Adduktoren, fibrilläre Zuckungen, Steifigkeit und Zittern in den Extremitäten) auf Funktionsstörungen der Epithelkörperchen, weil man bei epithelkörperinsuffizienten Menschen und epithelkörperlosen Tieren ähnliches beobachten kann.

Die Kratzbewegungen solcher Tiere lassen auch darauf schließen, daß sie unter lästigen Parästhesien leiden (Pineles).

Ungemein interessant sind die Beziehungen der Nebenniere zur Osteomalazie, weil sie uns wie kein anderer Krankheitszustand mit voller Deutlichkeit die vagotonisierende Eigenschaft des Ovariums zu beweisen scheinen.

Ausgangspunkt aller diesbezüglichen Beobachtungen bildete die von Bossi allerdings auf Grund falscher theoretischer Voraussetzungen gefundene, aber doch deshalb praktisch und theoretisch nicht minder wertvolle Entdeckung, daß das Adrenalin einen unverkennbar günstigen Einfluß auf die osteomalazischen Beschwerden hat.

Experimentelle Untersuchungen über den Einfluß der Nebennierenexstirpation einerseits und der Adrenalininjektion andererseits auf den Kalkstoffwechsel hatten zwar zu negativen Resultaten geführt (O. Schwarz, Novak, Cristofoletti u. a.).

Aber es ist doch nicht ganz berechtigt, wenn viele Autoren mit einer gewissen Heftigkeit sich gegen die Bossische Annahme wenden, daß die Nebennierensubstanz als vasokonstringierendes Mittel die Zirkulation der Geschlechtsorgane modifiziere und in dieser Eigenschaft auch auf die Gefäße des Knochenmarks einwirken könne. Auch seine Behauptung, daß die experimentelle Entfernung der Nebennieren das Ovarium ganz besonders schädige, erscheint wenigstens zum Teil richtig (vgl. das Kapitel Nebenniere).

Wenn Fraenkel auch nach Einspritzung hoher Dosen von Suprarenin keine Gefäßkontraktion an den Ovarien schwangerer Tiere beobachten konnte und wenn es auch nicht ohne weiteres einleuchtend ist, wie eine vorübergehende Gefäßkontraktion im Ovarium und im Knochenmark einen nennenswerten Einfluß auf den Verlauf der Osteomalazie ausüben soll, so ist der wahre Kern aller dieser nur etwas modifikationsbedürftigen Auffassungen unverkennbar. Freilich erweckte der Bericht Bossis, durch einseitige Nebennierenexstirpation bei trächtigen Schafen Osteomalazie erzeugt zu haben, berechtigtes Mißtrauen, ebenso wie der Wechsel in seiner Anschauung, daß er zuerst eine Wirkung des Adrenalins durch Beeinflussung des Ovariums, später auf Grund zweier Fälle mit erfolgloser Kastration eine direkte Wirkung des Adrenalins auf die Osteomalazie annahm und den Einfluß der Ovarien dabei überhaupt leugnete.

Die Adrenalintherapie der Osteomalazie hat nach den Berichten von Bossi, Tanturri, Puppel, Reinhardt, Mangiagalli, Merletti und Angeli, Kownatzki, Léon Bernard, Marek, Novak, R. Schmidt u. a. recht gute, zum Teil sogar frappierende Resultate ergeben.

Keine Heilung, manchmal nicht einmal eine geringe Besserung erhielten in einzelnen Fällen v. Velits, Lovrich, Mainzer, Jaboulay, Kubinyi, Gröber, Engländer, Baumm, Stocker u. a.

Nach der Zusammenstellung von Cristofoletti liegen bisher in der Literatur 46 mit Adrenalin behandelte Fälle von Osteomalazie bei Graviden (11 Fälle) und bei Nichtgraviden (35 Fälle) vor, von denen bei 24 % Heilung, bei 35 % Besserung und bei 41 % Nichtheilung eintrat.

Betrachtet man die 11 graviden Fälle allein, so erhält man 45 % Heilung, 18 % Besserung und 36 % Mißerfolg.

Bei den nichtpuerperalen Fällen dagegen nur 17 % Heilung, 40 % Besserung und 43 % Versager.

Es erklären sich diese Unterschiede aus der größeren Tendenz der puerperalen Osteomalaziefälle als der harmloseren, zur Spontanheilung.

Der Heilungswert der Adrenalinbehandlung (24 %) gegenüber den 90 % Heilungen nach der Kastration ist natürlich ein wesentlich geringerer. Auch liegen noch nicht genügend lange Dauerbeobachtungen vor. Aber man soll deshalb doch den Wert des Adrenalins als einer Art von Spezifikum und ausgesprochenen schmerzlindernden Mittels, nicht zu gering einschätzen.

Bei der Erklärung der immerhin sehr auffallenden Adrenalinwirkung vor allem auf das subjektive Befinden der Kranken, wird man vielleicht am besten tun, sich daran zu erinnern, daß das Adrenalin überhaupt bei den verschiedensten Krankheiten angewendet, die durch den pathologischen Zustand bedingten Schmerzen einschränkt oder zum Verschwinden bringt (G. Bayer). Bei Neuralgien verschiedensten Sitzes, bei schmerzhaften Gelenkleiden, Ischias und asthmatischen Zuständen hat es in der Mehrzahl der Fälle prompt schmerzstillend gewirkt und auch den Krankheitsprozeß selbst vorübergehend, ja auch dauernd, günstig beeinflußt (Carleton, Kreuzfuchs, Römer, Zanfrognini, Sardou, Gaisböck, R. Schmidt u. a.).

R. Schmidt glaubt in einer Besserung der jeweilig gestörten lokalen Zirkulationsverhältnisse die Ursache der günstigen Adrenalinwirkung zu erkennen, die auch bei der Osteomalaziebehandlung sehr wesentlich sein soll.

Bei Knochenerkrankungen überhaupt hat Stöltzner die Behandlung mit Nebennierenpräparaten eingeführt (Rachitis). Trotz der Verschlechterung der Kalkbilanz durch

Adrenalinzufuhr beim normalen Hunde (Quest) sind vortreffliche Heilerfolge mit Nebennierenpräparaten bei Rachitis gesehen worden (Stöltzner, Bossi u. a.).

Die Erklärung Stöltzners, die Heilwirkung des Adrenalins und der Kastration auf die jeweilige vikariierende Hypertrophie des einen Organs nach Exstirpation des anderen zurückzuführen, ist aber nicht ganz stichhaltig.

Mehr für sich hat schon die Annahme, daß meist das Ovarium im Vordergrunde der Erkrankung steht und die Nebenniere sekundär beteiligt ist und daß nur in jener Minderzahl der Fälle, wo die Kastration erfolglos bleibt, die Nebenniere bzw. das chromaffine System als ätiologischer Hauptfaktor in Betracht kommt.

Die schmerzstillende Wirkung des Adrenalins ist oft eine so prompte, daß die bisher ans Bett gefesselten Kranken sich alsbald wieder ohne große Schmerzen bewegen können.

Nebst der allgemeinen analgesierenden Wirkung des Adrenalins muß auch ein direkt günstiger Einfluß nicht nur auf die erkrankten Muskeln und Nerven wegen des Rückgangs der Kontrakturen und Lähmungen, sondern auch auf den Knochenprozeß angenommen werden, und man wird doch auch an eine das Knochenmark betreffende gefäßkonstringierende und hyperämieherabsetzende Wirkung denken dürfen.

Daneben ist, wie erwähnt, sehr auffallend, daß der osteomalazische Organismus nicht nur günstig auf Adrenalin reagiert, sondern auch ungewöhnlich große Dosen ohne störende Nebenwirkungen verträgt.

Der normale Mensch reagiert schon auf 1 ccm einer 1 $^{0}/_{00}$igen Adrenalinlösung mit starken vasomotorischen Erscheinungen in Form von Blässe, Röte, Tremor, Herzklopfen, Temperatursteigerung und Glykosurie.

Wie ich gelegentlich meiner Untersuchungen über Herzneurose und Basedowoid zeigen konnte, reagieren die meisten Individuen schon bei 0,3 mg einer 1 $^{0}/_{00}$igen Adrenalinlösung ziemlich deutlich, und nur vagotonische Individuen reagieren auf diese Dosis noch nicht.

Bossi hat nun Mengen von 0,5 bis 1 ccm ein- bis zweimal täglich empfohlen und tatsächlich zeigten sich in vielen Fällen gar keine oder doch nur geringe Nebenerscheinungen, obwohl manchmal bis zu 2 ccm Adrenalin pro dosis injiziert worden waren.

Bloß Neu und Mainzer berichteten über so starke Intoxikationserscheinungen, daß die Adrenalinbehandlung aufgegeben werden mußte. Bemerkenswert ist, daß es sehr auf die Auswahl der Fälle anzukommen scheint, indem eben nicht alle Osteomalazischen einen gleich stark herabgesetzten Sympathikus- oder gesteigerten Vagustonus zu haben scheinen.

Neben der Beobachtung der allgemeinen nervösen und vasomotorischen Erscheinungen bildet einen sehr verläßlichen Maßstab für die Wirksamkeit des Adrenalins die oft mehr als einen Grad betragende und sich über mehrere Stunden erstreckende Temperatursteigerung. Außerdem noch das Auftreten von Polyurie und Glykosurie. Namentlich bei schweren Osteomalaziefällen kann man trotz Injektion starker Dosen von Adrenalin bis zu 2 ccm das Ausbleiben von Glykosurie beobachten (Reinhardt, Merletti und Angeli, Varaldo, Neußer, Engländer, Cristofoletti, Novak u. a.).

Aus dieser Unterempfindlichkeit gegen Adrenalin schlossen Neußer und Cristofoletti, daß das chromaffine System sich im Zustande der Unterfunktion befindet und eine zu geringe Menge Adrenalin produziert wird. Dadurch gewinnt das vagotonisch wirkende Ovarium die Oberhand. Durch subkutane Injektion von Adrenalin soll dieses Mißverhältnis wieder ausgeglichen werden und auf diese Weise sich der günstige Einfluß der Adrenalinbehandlung erklären lassen.

Unsere Kenntnisse über die Wirkung des Adrenalins auf den Kalkstoffwechsel sind noch keine eindeutigen.

Cristofoletti hat bei zwei osteomalazischen Frauen den Einfluß der Adrenalinbehandlung auf den Stoffwechsel beobachtet und kam in gleicher Weise, wie auch andere Autoren zu dem Ergebnis, daß sowohl das Kalzium, als auch der Phosphor unter dem Einfluß des Adrenalins in vermehrter Menge ausgeführt werden.

Man könnte diese Befunde gegen eine spezifische Beeinflussung der Knochenerkrankung durch Adrenalin verwenden, wenn nicht die Osteomalazie ebenso wie die Rachitis nebst Knochenabbau auch noch fortgesetzte Neubildung von allerdings kalkarmem Knochen zeigen würde.

Die Annahme einer gleichzeitigen oder primär in Erscheinung tretenden Überfunktion der Keimdrüse mit Steigerung des Vagustonus hätte manches für sich.

Für diese Änderung im Zustande des vegetativen Nervensystems spricht neben dem beschriebenen Verhalten gegen Adrenalin auch das relativ häufige Vorhandensein von Eosinophilie als Zeichen eines gesteigerten Vagustonus.

Daß das Ovarium an sich geeignet zu sein scheint, vagotonisch zu wirken, geht nach den Untersuchungen von Cristofoletti, Stolper, Adler, Verfasser und Schickele aus den Ausfallserscheinungen nach der Kastration hervor. Es zeigt sich nämlich, daß sowohl an kastrierten Tieren als auch bei Frauen nach der Ovariotomie oder in der Menopause stärkere Reaktion auf Adrenalin und Herabsetzung der Toleranz für Kohlehydrate eintritt, eine Erscheinung, der durch gleichzeitige Verabreichung von Ovarialextrakt entgegengewirkt werden kann. Auch die übrigen Reizerscheinungen von seiten des Sympathikus nach Adrenalineinspritzung treten bei kastrierten oder klimakterischen Frauen leichter, d. h. schon bei unterschwelligen Dosen von Adrenalin auf. Alle die genannten Autoren, insbesondere Schickele sind geneigt, die „Ausfallserscheinungen" überhaupt als Reizerscheinungen von seiten des Sympathikus zu betrachten, wofür ganz besonders die Steigerung des Blutdruckes zu sprechen scheint.

Seitz hat bei 10 kastrierten Frauen derartig erhöhte Sympathikusreizsymptome nicht beobachten können.

Zur Entscheidung dieser Frage ist es jedoch, wie ich besonders betonen möchte, notwendig, die Funktionsprüfung des vegetativen Nervensystems mit sehr kleinen, d. h. unterschwelligen Dosen von Adrenalin vorzunehmen.

Trotz mancher, allerdings seltener anatomischer Veränderungen an den Nebennieren bei Osteomalazie wird man der Unterfunktion des chromaffinen Gewebes bei der Osteomalazie keine ausschlaggebende ätiologische Rolle zuschreiben können, denn sonst müßte besonders bei Addisonscher Krankheit häufig Osteomalazie vorhanden sein, was jedoch nicht zutrifft.

Wirkliche schwere anatomisch nachweisbare Veränderungen an den Nebennieren bei Osteomalazie wurden nur einmal von v. Recklinghausen bei Zwergwuchs und einmal von Wallart (zentrale Erweichung der Nebenniere) beschrieben.

Interessant ist immerhin, daß Stöltzner in einem Falle von Addisonscher Krankheit zwar keine wirkliche Osteomalazie, aber doch abnorm viel osteoides Gewebe an den Rippen beobachtete.

Seitz konnte in einem zur Obduktion gelangten Falle nichts Abnormes am Nebennierenmark feststellen.

Alles in allem wird man heutzutage neben der Phosphorbehandlung die an und für sich ungefährliche Adrenalintherapie wohl versuchen müssen, ehe man zur Kastration schreitet.

Wenig wahrscheinlich, aber doch erwähnenswert ist die Angabe Robinsons, daß die Adrenalinbehandlung während der Schwangerschaft einen geschlechtsbestimmenden Einfluß ausübt. Adrenalinbehandelte Meerschweinchen warfen 84 % männliche Junge, während normale Tiere nur 40 % männliche Nachkommen haben.

Cholinbehandlung soll umgekehrt das Geschlechtsverhältnis zugunsten der weiblichen Nachkommenschaft verschieben. Beim Menschen soll die Anwesenheit von Adrenalin im Harn der Mutter die Geburt eines Knaben, die Abwesenheit von Adrenalin die Geburt eines Mädchens voranzeigen.

Die Dosis von Adrenalin, welche für die Behandlung der Osteomalazie in Betracht kommt, beträgt nach Bossi $\frac{1}{2}$ bis 1 ccm einer 1 ‰igen Lösung subkutan (ein- bis zweimal täglich zu verabfolgen) und nach je 10 bis 12 Tagen wäre eine ein- bis mehrtägige Behandlungspause eintreten zu lassen. Jedenfalls soll die Therapie dort, wo sie von Beginn an schon günstig wirkt, nicht zu früh abgebrochen werden, da sonst Rezidive leicht eintreten können (G. Bayer, Käßmann u. a.).

Erwähnt sei hier auch noch, daß namentlich französische Autoren wie Carnot und Slavu berichten, daß die Heilung operativ erzeugter Knochendefekte bei adrenalinbehandelten Hunden rascher erfolge, als bei nichtvorbehandelten Tieren.

Demgegenüber stehen die Befunde Sitsens, der das Knochenwachstum adrenalinbehandelter Kaninchen hinter dem der Kontrolltiere zurückbleiben sah. Es würde sich diese letztere Beobachtung mit der auch von Falta und seinen Mitarbeitern beschriebenen vermehrten Kalkausfuhr nach Adrenalininjektion decken.

Novak und Gibelli konnten bei epinephrektomierten Tieren kein gesetzmäßiges Zurückbleiben der Kallusbildung gegenüber der Norm beobachten.

Die Angaben Bossis über osteomalazieähnliche Veränderungen nach Nebennierenexstirpation begegneten übrigens auch bei Soldi, Silvestri, Tossati und Biedl Widerspruch.

Erwähnt sei auch noch die Anschauung von Neu, daß die Zunahme der Uterusmuskulatur in der Schwangerschaft ein Wachsen des Adrenalinbedürfnisses des Organismus herbeiführe, das zu einer Ablenkung der Nebennierenstoffe von osteoidem Gewebe und dadurch zu einer Verminderung der Kalkavidität desselben führe. Gegen diese Theorie spricht aber neben einer Reihe von anderen Tatsachen vor allem die so häufig beobachtete Heilung der Osteomalazie durch Kastration bei fortschreitender Schwangerschaft und Weiterwachstum des Uterus.

Ähnliche Erfolge wie mit Adrenalin haben einige Autoren mit dem pharmakologisch verwandten Pituitrin bei der Osteomalazie erzielt (Bab, Pál, Bondi u. a.).

Pál insbesondere berichtete auch über ausgezeichnete Erfolge durch Injektionen von Pituitrinum glandulare bei zwei Fällen.

Mit Rücksicht auf die sonstigen engen Beziehungen der Hypophyse zum Knochenwachstum und zum Ovarium haben einige Autoren, z. B. Bab einen Zusammenhang zwischen Osteomalazie und Hypophysenfunktion konstruieren wollen.

Interessant ist immerhin der Gegensatz in den Erscheinungen von Osteomalazie und Akromegalie, den Bab hervorhebt:

Auf der einen Seite Verminderung der Knochensubstanz, erhöhte Fruchtbarkeit bis aufs Doppelte, herabgesetzte Adrenalinglykosurie, auf der anderen Seite vermehrtes Knochenwachstum, Amenorrhöe und meist auch Sterilität, sowie ganz besonders häufig (in 35% der Fälle) spontane Glykosurie, Polyurie, ja sogar echter Diabetes, also Sympathikusreizerscheinungen.

Auf Grund seiner Theorie brachte Bab das Pituitrin, d. h. den Hinterlappenextrakt der Hypophyse zur Behandlung der Osteomalazie in Vorschlag.

Der Vergleich der beiden Krankheiten stimmt insoferne nicht, als das Pituitrin bekanntlich den Extrakt des Hinterlappens der Hypophyse darstellt, während die bekannten Einwirkungen der Hypophyse auf das Knochenwachstum und die Keimdrüse sich auf den Vorderlappen beziehen. Dazu kommt noch, daß gewiß ein großer Teil der Erscheinungen bei der Akromegalie gar nicht von der Hypophyse selbst ausgeht, sondern, dies gilt namentlich für die Glykosurie, vom „Stoffwechselzentrum" im Zwischenhirn.

Die Erfolge des allerdings harmloseren Pituitrins bleiben aber hinter denen des Adrenalins noch zurück.

Von den 8 Fällen, über die Bab aus der Wertheimschen Klinik berichtet, wurden 4 gebessert, indem die Schmerzen nachließen und die Gehfähigkeit sich wieder einstellte. Eine vollständige Heilung jedoch konnte nicht erzielt werden. In den 4 übrigen Fällen trat kompletter Mißerfolg ein.

Neu beobachtete in einem Falle nach Pituitrinbehandlung vorübergehende Besserung, mit Eintritt einer Schwangerschaft verschlechterte sich der Zustand wieder.

Bondi hatte einen Fall von männlicher Osteomalazie erfolglos mit Pituitrin behandelt.

Seitz sah am Ende der Schwangerschaft durch mehrmaliges Einspritzen von Pituitrin eine Besserung und ein Verschwinden der subjektiven Beschwerden. Der Knochenprozeß schritt dabei trotzdem weiter fort; am Schlusse der Schwangerschaft wurde der Kaiserschnitt und gleichzeitig die Kastration vorgenommen.

Die experimentellen Untersuchungen zeigen analog wie beim Adrenalin eine vermehrte Kalkausfuhr nach Pituitrininjektion.

Günstige Erfolge mit der Hypophysenbehandlung bei der Osteomalazie wurden ferner noch von Gati-Gaza und Koch berichtet.

Snoo hatte mit der Behandlung keinen Erfolg.

Klotz will analog wie andere Autoren bei der Osteomalazie ganz besonders günstige Erfolge bei der Rachitis erzielt haben.

Falta stellt sich vor, daß bei der Osteomalazie die Schwangerschaftshyperplasie des Vorderlappens der Hypophyse möglicherweise ausbleiben könnte.

Nach Bucuras Untersuchungen ist vielleicht auch dem Parovarium ein gewisser Einfluß auf den Kalkstoffwechsel und damit auch auf die Osteomalazie zuzuschreiben. Man weiß über die Veränderungen des Parovariums bei verschiedenen Krankheitszuständen noch sehr wenig. Sicher scheint nur zu sein, daß das Parovarium in manchen Fällen eine Art von Hypertrophie aufweist, die anscheinend der Hyperämie und Hypertrophie im Ovarium parallel geht. Einschlägige Untersuchungen wären jedenfalls wünschenswert.

So hat man fast bei allen Blutdrüsen versucht, sie mit der Osteomalazie in Zusammenhang zu bringen. Nur noch nicht bei Leber und Pankreas, obwohl gerade nach Choledochusfisteln, also abnormer Entziehung von Galle und Pankreassaft. Osteoporose beschrieben worden ist. Damit aber soll nicht gesagt sein, daß man ernstlich an einen solchen Zusammenhang denken muß, denn es handelt sich bei der Choledochusfistel ja vornehmlich um einen Ausfall des äußeren Leber- und Pankreassekrets. Andererseits hat aber das Pankreas eine dem Ovarium analoge, nur quantitativ viel stärkere Einwirkung auf das vegetative Nervensystem, indem nach Exstirpation jeder der beiden Drüsen ein gesteigerter Sympathikustonus sich geltend macht.

Thymus und Zirbeldrüse sind trotz ihrer unverkennbaren Beziehungen zum Kalkstoffwechsel bis jetzt noch nicht für die Osteomalazie verantwortlich gemacht worden.

Soweit die Anhaltspunkte für die Erscheinungen von seiten der inneren Sekretion und des Nervensystems bei der Osteomalazie.

Es erübrigt noch die Besprechung der sehr zahlreichen Untersuchungen über die Anomalien des Mineralstoffwechsels bei dieser Erkrankung.

Man hat sich zunächst bemüht, durch Fütterung namentlich gravider Tiere mit einer extrem kalkarmen und auch sonst ungenügenden Kost osteomalazieähnliche Erscheinungen hervorzurufen. Wenn dies auch in den Versuchen von Stilling, v. Mehring und Dibbelt bis zu einem gewissen Grade gelungen ist, so beweist dies nicht mehr, als daß bei ungenügender Zufuhr von Kalzium der Körper an diesem Mineral verarmen muß, selbst auf Kosten der Knochen, und daß bei graviden Tieren die Mutter auf Kosten des Fötus an Kalk verarmt.

An osteomalazischen Frauen selbst wurden bisher, nach dem Referat von Seitz, 21 brauchbare Kalkbilanzen teils an Schwangeren, teils an Nichtschwangeren angestellt (Limbeck, Neumann, v. Korzywiky, Goldwaith, Sauerbruch, Hotz, Caporali, Odermath, Marquis, Cristofoletti).

Aus den chemischen Analysen geht nun hervor, daß die Knochen bei der Osteomalazie ärmer an Kalk sind, als normalerweise. Dies stimmt auch mit den klinischen Erfahrungen überein.

Die Untersuchungen von Harn und Kot der osteomalazischen Frauen haben nun nicht, wie man erwarten sollte, stets eine negative Kalziumbilanz ergeben. Nur bei 11 von den 21 Fällen war dies der Fall. Bei den übrigen 10 Fällen bestand dagegen eine geringe Kalziumretention. Seitz erklärt dies daraus, daß Aufnahme und Retention des Kalkes an sich stark wechseln und daß reichlichere Mengen sich zeitweise im Blut und in den Organen ablagern können, ähnlich wie auch bei der Rachitis die Weichteile reicher an Kalzium sein sollen, als unter normalen Verhältnissen. Wesentlich ist, daß weit mehr Kalzium als sonst durch den Kot und weniger durch den Harn ausgeschieden wird. Auch dieses Verhalten findet bei der Rachitis ein Analogon.

Derselbe Mangel an Gesetzmäßigkeit zeigt sich bei den Untersuchungen über die Phosphorbilanzen, von denen bisher 10 vorliegen. In 7 Fällen wurde vermehrte Retention von Phosphor, in 3 Fällen vermehrte Ausscheidung gefunden. Nach Cristofoletti soll auch das Verhältnis der durch den Kot ausgeschiedenen Phosphormengen die durch den Harn ausgeschiedenen um ein Mehrfaches übertreffen. Auch das Verhältnis von Phosphor und Kalzium zueinander soll inkonstant sein. Vor allem aber ist es schwer festzustellen, wieviel von dem im Körper zurückgehaltenen Phosphor zum Knochenaufbau und wie viel in den Geweben, namentlich in den Lipoiden, verwendet wird.

Auch die Untersuchungen des Magnesiumstoffwechsels haben keine befriedigenderen Resultate ergeben.

Was aus den Stoffwechseluntersuchungen als ziemlich feststehende Tatsache hervorgeht, ist, daß die Ursache der Osteomalazie nicht in einer ungenügenden Aufnahme von Kalk und Phosphor durch den Darm besteht, vielmehr deutet alles darauf hin, daß die Störung erst jenseits des Darmes in den Geweben, also im sogenannten intermediären Stoffwechsel, vielleicht in den Knochenzellen selbst, stattfindet (kalziprive Osteopathie nach J. Bauer).

Erhöhte Beachtung verdient jetzt wieder die im modernen Gewande auferstandene Säuretheorie der Ostemalazie.

Verminderung der Blutalkaleszenz bei Osteomalazie wurde schon von Eisenhart, v. Jaksch u. v. Winckel festgestellt. Fehling sah diesen Befund jedoch als nichts Spezifisches an. Tatsächlich kommt er auch während der normalen Schwangerschaft vor.

Novak und Porges konnten mit der Methode der Gaswechseluntersuchung eine Herabsetzung der Kohlensäurespannung bei normaler Gravidität und ganz besonders auch bei der Osteomalazie nachweisen.

Ein verminderter Gehalt der Ausatmungsluft an Kohlensäure bedeutet nach den Untersuchungen der beiden Autoren eine Vermehrung von pathologischerweise in das Blut gelangten organischen Säuren, welche jetzt den Platz der Kohlensäure einnehmen und im Blute selbst durch die Alkalien des Blutes gebunden werden.

Eine herabgesetzte Kohlensäurespannung fand sich bei der diabetischen Azidosis, ferner bei Nephritis, also insuffizienter Nierentätigkeit, bei Herzfehlern, bei Karzinom, sowie in der normalen Schwangerschaft.

Was die Natur der in Frage kommenden Säuren anbelangt, so konnten Novak und Porges in Übereinstimmung mit früheren Autoren keine Milchsäure oder andere pathologischerweise gebildeten organischen Säuren feststellen. Es könnte sich jedoch um Retention der normalen sauren Stoffwechselschlacken handeln, für deren Entfernung normalerweise die Niere durch bestimmte Einstellung der Blutalkaleszenz und Ausfuhr von sauren Phosphaten sorgt. Novak und Porges erwägen nun die Möglichkeit einer abnorm eingestellten Nierenfunktion und eine dadurch bedingte Ansammlung von sauren Stoffwechselschlacken.

Gegen eine ätiologische Rolle der Säuerung bei der Osteomalazie spricht allerdings die ebenso hochgradige Herabsetzung der Kohlensäurespannung bei normaler Gravidität, ohne daß dieser wirkliche osteomalazische Erscheinungen entsprechen würden.

Gemeinsam sollte aber nach Novak und Porges der Gravidität ebenso wie der Osteomalazie eine erhöhte Lösungsfähigkeit des Blutes für Kalksalze und eine Steigerung der Azidität im Sinne einer Vermehrung von kalklösenden fixen Säuren und Verminderung der kalkfällenden Kohlensäure sein.

Tatsächlich ist auch der Kalkgehalt des Blutes, das schon in der Norm eine gesättigte Kalziumphosphatlösung darstellen soll, sowohl in der normalen Gravidität (Kehrer, Lamers u. a.) als auch bei der Osteomalazie (Cristofoletti u. a.) erhöht.

Eine Verminderung des Blutkalkgehaltes nach der Kastration fand auch Capellani bei zwei Osteomalazischen; doch sind die von ihm gefundenen Werte so hoch, daß sie nur mit einer gewissen Reserve berücksichtigt werden dürfen.

Auf Grund dieser sehr interessanten Hypothese versuchten Novak und Porges die osteomalazischen Erscheinungen durch Zufuhr von Alkalien zu beeinflussen. Das Ergebnis war aber ein negatives, woraus die beiden Autoren den Schluß ziehen, daß die Säuerung jedenfalls nicht die direkte Ursache der Osteomalazie sein kann.

Eine bei einer osteomalazischen Frau gleichzeitig bestehende Tetanie wurde aber interessanterweise durch Zufuhr von Alkalien (Natrium bicarbonicum) zum Schwinden gebracht, was wieder auf einen Zusammenhang zwischen Azidosis und Tetanie hinweist.

Auch die von Seitz und Kehrer in der normalen Gravidität gefundene erhöhte galvanische Muskelerregbarkeit geht ja mit Azidosis parallel. In diesem Sinne führen die Autoren auch die von Chiari und Fröhlich gefundene Steigerung der Erregbarkeit des vegetativen Nervensystems nach Säurevergiftung an.

Eine gewisse Beziehung zwischen Gravidität und Osteomalazie kann man auch darin erblicken, daß die normalerweise während der Gravidität sich bildenden Osteophyten sehr kalkarm sind (Falta).

Novak und Porges sprechen schließlich die Ansicht aus, daß eine von Azidosis ähnlicher Art begleitete Steigerung (der schon in der normalen Gravidität auftretenden Abänderung) der Ovarialfunktion, die eigentliche Ursache der Osteomalazie bildet.

Die klinische Erfahrung hat auch gezeigt, daß sowohl der Knochenabbau als auch alle übrigen Beschwerden osteomalazischer Patientinnen zur Zeit der Menses zunehmen.

Eine ähnliche Hypothese für die Entstehung kalzipriver Osteopathien, wie z. B. der Tetanie und der Osteomalazie stellt Julius Bauer auf und sucht den Ausgangspunkt in einer bald von der einen, bald von der anderen Blutdrüse ausgehenden Gleichgewichtsstörung.

Hasselbach und Gammeltoft haben gleichfalls in der Schwangerschaft eine Herabsetzung der Alkaleszenz des Blutes gefunden, welche unter pathologischen Verhältnissen, z. B. bei der Eklampsie so bedeutend wird, daß man von einer Azidosis sprechen kann.

Liesegang hat daraus für die Theorie der Osteomalazie in gleicher Weise wie vor ihm schon Novak und Porges den Schluß gezogen, daß der normale Knochenabbau während der normalen Gravidität die Neutralitätsreaktion gegen die Graviditätsazidosis darstellt. Der übermäßige Knochenabbau mit Kalkauflösung bei der Osteomalazie wäre dann eine Folge der pathologischen Azidosis.

Warum es aber gerade bei der Osteomalazie zu einer erhöhten Azidosis kommt, ist damit noch nicht gesagt. Bei den nicht graviden Osteomalazischen müßte man eben im Sinne von Fehling das Ovarium, bei den Graviden außerdem noch die Plazenta oder das ganze Ei dafür verantwortlich machen.

Es hat auch nicht an Autoren gefehlt, welche eine bazilläre Ursache der Osteomalazie annahmen (Arcangeli und Morpurgo). Ein im Knochenmark, im Blut und Harn zu findender eigener Diplococcus sollte zur Salpetersäurebildung und Lösung der Kalksalze führen.

Wenn wir uns auf Grund der vorgetragenen Theorien nun nochmals der Therapie der Osteomalazie zuwenden, so steht obenan auch heute noch als wichtigstes und radikalstes Heilmittel die Kastration. Sie könnte höchstens durch die Röntgenbestrahlung ersetzt werden, worüber aber anscheinend noch keine genügenden Erfahrungen vorliegen.

Spontanheilungen sind nicht selten beobachtet worden, selbst zur Zeit der Schwangerschaft (v. Winckel, Kehrer, Schnell). Von einzelnen Autoren wurde der Effekt aller chirurgischen Eingriffe bei Osteomalazie auf die Wirkung der Narkose, namentlich des Chloroforms bezogen (Petrone, Latzko). Es wurde deshalb auch die innerliche Verabreichung von Chloroform bzw. Chloralhydrat versucht.

Die Stoffwechseluntersuchungen nach der therapeutischen Kastration osteomalazischer Frauen fielen bisher trotz ausgesprochener klinischer Besserung nicht sehr eindeutig aus, indem es in 4 von 7 Fällen zur Kalkretention kam, in 3 Fällen dagegen keine Änderung des Kalkstoffwechsels trotz exaktester Methodik nachzuweisen war (Seitz).

Die Versuche mit einem zytotoxischen Ovarialserum ergaben, wie zu erwarten, ein negatives Resultat, weil ja, wie Biedl ganz allgemein ausführt, die Hormone der Blutdrüsen keine Antikörper bilden.

Auch die Milch von kastrierten Ziegen, die analog wie das Antithyreoidin Möbius wirken sollte, brachte nur zweifelhafte Erfolge (L. Fränkel, Lichtwitz, Schiller, R. Stern). Es handelt sich eben bei der Osteomalazie nicht um Immunisierungsvorgänge. Die Komplementablenkung soll auch bei allen untersuchten Fällen negativ ausgefallen sein.

Neben der Kastration ist das wirksamste bisher bekannte Mittel die Phosphorbehandlung. Sie wurde nach Analogien mit der Rachitis von Kassowitz, Sternberg, Latzko, Chrobak, Littauer u. a in die Therapie eingeführt.

Latzko, der über 300 Fälle von Osteomalazie verfügt, gibt an, daß er nur wenige Fälle gegen Phosphor refraktär gefunden hätte. Man müsse nur genügend große Dosen geben und die Behandlung monatelang fortsetzen. Auch soll die Wirkung nicht so rasch und auffallend eintreten, wie bei der Kastration. Doch hält Latzko die Phosphorbehandlung bei richtiger Durchführung der Kastration gleichwertig, indem er in seinen eigenen Beobachtungen 78 % Heilungen, 13 % Besserung und nur 9 % Versager gesehen hat.

Selbst die von verschiedenen Autoren in der Literatur vorliegenden und von A. Schmidt aus der Seitzschen Klinik veröffentlichten Fälle von Phosphorbehandlung zeigen noch die sehr beachtenswerte Heilungsziffer von 62 %. Die Zahl der Besserungen betrug 30 %, die Zahl der ungeheilten Fälle 8 %.

Nur in der Schwangerschaft soll nach Latzko die Wirkung des Phosphors eine weniger zuverlässige sein, doch mildert auch hier Phosphor den Verlauf, und eine vollständige Ausheilung soll auch eine erneuerte Schwangerschaft überdauern.

Es scheint, daß die Wirkung des Phosphors nicht über die innersekretorischen Drüsen geht, sondern den Stoffwechsel, vielleicht die Knochenzellen, direkt beeinflußt. Auch eine möglicherweise umstimmende Einwirkung auf das (bekanntlich sehr stark phosphorhaltige) Nervensystem halte ich dabei nicht für undenkbar.

Das endemische Auftreten der Osteomalazie in manchen Gegenden beim Menschen und Tier weist aber darauf hin, daß außer den endogenen Störungen auch noch ektogene Schädlichkeiten (Trinkwasser, Bodenbeschaffenheit u. dgl.) ähnlich wie beim endemischen Kropf und Kretinismus eine Rolle spielen können. In solchen Fällen wird der Prophylaxe eine wichtige Aufgabe zufallen (v. Winckel).

Vielleicht kann man sich von dem Studium der in manchen Gegenden epidemisch auftretenden Rinderosteomalazie gewisse Aufklärungen versprechen. Novak hat in dieser Richtung Anregungen gegeben.

Auch die Vermeidung zu häufiger und zu rasch aufeinander folgender Schwangerschaften gehört hierher; desgleichen soll die Laktation nicht übermäßig ausgedehnt werden.

Die Prognose der Osteomalazie hat sich, dank der modernen Therapie, wesentlich gebessert. Wenn Litzmann seinerzeit noch eine Mortalität von 80 % feststellen konnte, so zeigt die Statistik von Fehling mit einer Heilungsziffer von 80 % den gewaltigen Umschwung, der sich durch die Entdeckung Fehlings (1887) vollzogen hat.

Gegenüber der sogenannten malignen Form der Osteomalazie aber sollen bisher alle therapeutischen Maßnahmen machtlos gewesen sein. Eine gewisse Zukunft hat vielleicht doch die Röntgenbestrahlung nicht nur der Ovarien (Specht, Burckhardt, Fellner-Neumann u. a.), sondern vielleicht auch die Bestrahlung der Schilddrüse oder der Epithelkörperchen zu erwarten.

Bei allen therapeutischen Bestrebungen wird also nebst Stoffwechsel und Nervensystem die Wechselbeziehung der innersekretorischen Drüsen in weitestem Ausmaße zu berücksichtigen sein.

Es scheint sich eben bei der Osteomalazie unter anderem auch um eine ausgesprochen polyglanduläre Erkrankung zu handeln, in deren Mittelpunkt das Ovarium steht.

Konstitutionell minderwertige Veranlagung mit besonderer Krankheitsbereitschaft des Knochensystems spielt dabei offenbar eine Hauptrolle.

6. Die Pubertas praecox (Hypergenitalismus, Menstruatio praecox).

Bevor wir zur Besprechung derjenigen Zustände übergehen, welche auf Unterfunktion des Ovariums beruhen, wollen wir noch ein Krankheitsbild ins Auge fassen, bei welchem man eine übermäßige oder doch vorzeitige Entwicklung und Funktion der weiblichen Keimdrüse annehmen muß, die sogenannte Pubertas praecox (Menstruatio praecox).

Abnorm frühreife männliche und weibliche Individuen waren schon den alten Griechen und Römern bekannt (Plinius, Seneca). Spätere Fälle wurden von v. Haller, J. Fr. Merkel, J. Geoffroy, St. Hilaire u. a. studiert.

In neuerer Zeit sammelten besonders Kußmaul, Ploß, Gerhard, Straßmann und Neurath die bisher veröffentlichten Fälle aus der Literatur, so daß Neurath bis 1909 83 Fälle von Menstruatio praecox zusammenstellen konnte.

Seither sind noch weitere Beobachtungen von B. Wolff, Verebély, Asch, W. Herzog u. a. mitgeteilt worden.

Sicher sind damit die einschlägigen Fälle aber noch lange nicht erschöpft.

Es handelt sich bei dieser Abnormität um vorzeitiges Eintreten der vollen geschlechtlichen Reife an primären und sekundären Geschlechtscharakteren, meist auch begleitet von beschleunigtem Körperwachstum, das aber nach einer gewissen Zeit wieder stehen bleibt, so daß solche Individuen eher von kleinerer Statur bleiben als der normale Mensch.

Auffallend oft wird auch über das gleichzeitige Vorkommen heterologer Geschlechtsmerkmale berichtet, so daß man von einer Art Pseudohermaphroditismus secundarius (Halban) sprechen kann. Mit der überstürzten Ausreifung der Geschlechtsorgane und des Gesamtorganismus findet sich auch häufig geistige Frühreife gepaart, die besonders im vorzeitigen Auftreten jener psychischen Eigenschaften sich äußert, welche sich auf die geschlechtliche Eigenart beziehen (kokettes Benehmen, Neigung zu Männern usw.).

Im einzelnen kann man an solchen Individuen, deren vorzeitige, bzw. exzessive Geschlechtsentwicklung meist ins 2. Lebensjahr fällt, menstruelle Blutungen, Entwicklung der Scham- und Achselhaare, sowie der Brüste beobachten.

Als Zeichen der Frühreife muß auch ein vorzeitiger Verschluß der Epiphysenfugen angesehen werden, worauf besonders Tandler aufmerksam gemacht hat. Auch der Zahnwechsel und das Auftreten der Knochenkerne ist ein verfrühter.

Unter der reichen Kasuistik lassen sich in ätiologischer Hinsicht mehrere Gruppen unterscheiden.

Eine Kategorie hängt mit dem gleichzeitigen Vorkommen von Tumoren der Nebennierenrinde zusammen. Nebennierenrinde und Keimdrüsen entstehen bekanntlich aus dem gleichen embryonalen Mutterboden und haben daher auch im späteren Leben verwandte innersekretorische Wirkungen. Man hat auch versucht, die bei solchen Individuen des öfteren vorkommende Hypertrichosis auf die Nebennierenrindentumoren zurückzuführen, ähnlich, wie man das beim Pseudohermaphroditismus oft anzunehmen gezwungen ist. Erst kürzlich hat Herzog einen solchen Fall beschrieben.

Es handelte sich um ein Individuum von $3^1/_2$ Jahren mit normalem Äußern und soweit sie tastbar waren, auch inneren weiblichen Geschlechtsorganen. Seit dem Ende des 2. Lebensjahres bestand proportioniertes verstärktes Wachstum des ganzen Körpers und der Sexualorgane, geistige Frühreife, starke Haarentwicklung am ganzen Körper, Bartbildung, vergrößerte Klitoris und heterologes Verhalten der sekundären Geschlechtsmerkmale (Pseudohermaphroditismus secundarius nach Halban). Ein Nebennierenrindentumor war in diesem Falle nicht nachweisbar, muß aber nach Analogie mit obduzierten Fällen wohl erschlossen werden.

Eine zweite Kategorie betrifft die Fälle mit Zirbeldrüsentumoren. Als charakteristische Merkmale treten hier zur Menstruatio praecox meist noch Fettsucht und lokale Hirnsymptome (Strabismus) u. dgl. hinzu. Den Entstehungsmechanismus dieser Fälle hat man merkwürdigerweise darin gesucht, daß die Zirbeldrüse hemmend auf die Entwicklung der Geschlechtsmerkmale einwirken soll. Wenn sie durch einen Tumor zerstört wird, dann käme es eben zur vorzeitigen Geschlechtsreife. Nach Analogie mit den Nebennierentumoren könnte man aber auch ganz gut an eine spezifische reifebeschleunigende Einwirkung des Zirbeldrüsensekretes denken.

Manche Autoren nehmen auch an, daß die meist teratoiden Geschwülste der Zirbeldrüse durch ihren Gehalt an embryonalen Zellen die Keimdrüsen zu überstürzter Reifung bringen, entfernt analog den Einwirkungen der Chorionzellen, welche nach Halban bei neugeborenen Kindern Uterusblutungen und Brustdrüsensekretion auslösen können.

Meines Erachtens hat man bisher viel zu wenig die Möglichkeit der chemischen oder mechanischen Beeinflussung der trophischen Zwischenhirnzentren durch die Zirbeldrüsengeschwülste berücksichtigt.

Es muß doch auffallen, daß in der Literatur eine ganze Reihe von Fällen beschrieben sind, wo die Pubertas praecox im Gefolge von Hydrozephalus, Meningitis serosa, Poliomyelitis und anderen Lähmungen aufgetreten ist. Die Deutung dieser Fälle war bisher keine genügend gründliche, wiewohl Ed. Müller schon 1905 auf die innigen Beziehungen zwischen Menstruation und Zentralnervensystem hingewiesen hat.

Unerwarteterweise findet Schüller keinen nennenswerten Einfluß von Hirnkrankheiten auf die Entwicklung der Genitalfunktion, gibt hingegen zu, daß vom Rückenmark, vom peripheren und vom sympathischen Nervensystem aus ein trophischer Einfluß auf die Keimdrüse ausgeübt wird.

Es steht die Auffassung Schüllers in Widerspruch mit zahlreichen psychiatrischen Beobachtungen, welche die weitgehende Abhängigkeit der Genitalfunktion vom Gehirn dartun.

Ganz das gleiche gilt für die dritte Kategorie von an Pubertas praecox leidenden Individuen, bei denen Erkrankungen der Hypophyse den Ausgangspunkt der Störungen bilden. Gewiß fördert die Hypophyse schon normalerweise die Entwicklung und die Funktion der Keimdrüsen und man kann sich sehr wohl denken, daß sie bei pathologisch gesteigerter Funktion auch die Geschlechtsorgane zur vorzeitigen Reifung bringen kann. Ebenso wie bei der Zirbeldrüse aber kommt die direkte mechanische oder chemische Beeinflussung des „Eingeweide- und Stoffwechselzentrums" im Zwischenhirn in Frage.

Neben den genannten drei Kategorien gibt es aber noch eine ganze Reihe von anderen Fällen, in welchen unzweifelhaft eine primäre Funktionssteigerung bzw. Erkrankung des Ovariums angenommen werden muß. Es sind dies Fälle, wie z. B. der von Riedel beschriebene, in welchen der primäre Hypergenitalismus durch ein Ovarialsarkom bedingt war, nach dessen Exstirpation die bei dem sechsjährigen Kinde schon vorhandene Menstruation wieder aufhörte. Der Uterus dieses Mädchens hatte schon die Größe, wie sie einem 17jährigen Individuum entspräche.

Daß die vorzeitige Reifung sich nicht nur auf die innere Sekretion des Ovariums beschränkt, zeigt der von v. Haller beschriebene Fall, in welchem die Menstruation mit 2 Jahren eintrat; mit 8 Jahren wurde das Mädchen gravid, kurz nachher hörte das vorher exzessive Körperwachstum auf. Interessant ist an diesem Falle auch, daß trotz des frühzeitigen Einsetzens der Geschlechtsreife die betreffende Person 75 Jahre alt wurde.

Manche Individuen kommen schon bei der Geburt abnorm groß und reif zur Welt, zeigen die Entwicklung mehrmonatlicher Kinder und menstruieren schon im Laufe des 1. und 2. Lebensjahres.

Das äußere Genitale ist dabei meist stärker entwickelt, als das innere. In der Zusammenstellung von Neurath fanden sich aus der Literatur 4 Fälle von Ovarialtumoren (2 davon durch Obduktion, 2 durch Operation festgestellt). Die beschriebenen Tumoren sind maligner Natur. Daneben gibt es auch einzelne Fälle, in denen die Keimdrüsen bloß als ungewöhnlich groß geschildert werden.

In einem Falle von Hydrozephalus mit Hypergenitalismus und exzessivem Wachstum bestanden auch Konvulsionen (Pellizzi). Es ist mehr als wahrscheinlich, daß in solchen Fällen die Hirnerkrankung das Primäre und der Hypergenitalismus das Sekundäre ist.

Einen Fall von Hydrozephalus ohne Konvulsionen beschreibt auch Wetzler.

Nebenbei sei noch erwähnt, daß bei Knaben besonders häufig maligne Tumoren der Keimdrüsen (Sarkome und Karzinome) zur vorzeitigen Geschlechtsentwicklung führen, ebenfalls ein Beweis, daß auch das maligne degenerierte Keimdrüsenparenchym wachstumsfördernd auf die Geschlechtsorgane einwirken kann.

Einen ganz analogen Fall hat in letzter Zeit v. Verebely publiziert. Es handelte sich um ein im 6. Lebensjahre schon menstruiertes Mädchen, das auch die sonstigen Zeichen der weiblichen Geschlechtsreife an sich hatte. Das Kind überragte um etwa 10 cm die Durchschnittsgröße dieses Alters. Die Brüste waren schon halb entwickelt wie zur Pubertätszeit, desgleichen die äußeren Geschlechtsteile. Auffallend war auch die tiefe Stimme (heterosexuelles Merkmal) und eine gewisse Koketterie im Betragen. Im Bauche fand sich ein kindskopfgroßes linksseitiges Ovarialsarkom mit reichlicher Gefäßbildung. Das rechte Ovarium war normal. Der Uterus hatte die Größe wie der eines 18jährigen Weibes. Nach der Exstirpation des Ovarialtumors gingen die abnormen Erscheinungen zurück, so daß bis auf die tiefe Stimme die infantile Beschaffenheit des Körpers sich wieder einstellte.

In solchen Fällen ist wohl die exzessive Keimdrüsenfunktion als ätiologischer Faktor sichergestellt.

Eine vierte Kategorie von Individuen mit vorzeitiger Geschlechtsreife hat aber bisher noch gar keinen Anhaltspunkt für die Ursache dieser Abnormität erkennen lassen. Man wird hier wohl mit Kußmaul eine abnorm große angeborene Wachstumsenergie des ganzen Keimes oder, wie ich mir vorstelle, der trophischen Zentren im Gehirnstamm annehmen müssen. Es sind dies besonders die Fälle, deren übermäßige Körperentwicklung oft schon bei der Geburt aufgefallen ist. Die Ansicht Kußmauls, daß diese übermächtige Wachstumsenergie sich rascher erschöpft als die normale Entwicklungstendenz, trifft wohl häufig zu, indem das Wachstum bald stehen bleibt und solche Individuen im allgemeinen auch kurzlebig sind. Daß es davon auch Ausnahmen gibt, beweist der oben zitierte Fall von v. Haller.

Hereditäre Verhältnisse, wie z. B. Blutsverwandtschaft der Eltern, neuropathische Konstitution derselben oder Blutdrüsenerkrankungen spielen eine große Rolle bei der Entstehung dieser Abnormität.

Die zeitliche Aufeinanderfolge in der Entwicklung der einzelnen Geschlechtscharaktere bei frühreifen Mädchen ist oft eine ganz verschiedene (Hofstätter). Trotz des gleichzeitig gesteigerten Körperwachstums pflegt doch die unproportionierte Größe und Entwicklung der äußeren Genitalien, sowie die Ausweitung des Beckens aufzufallen.

Es erübrigt schließlich noch der Zusammenhang geschlechtlicher Frühreife mit gewissen allgemeinen Vegetationsstörungen, wie z. B. dem Riesenwuchs, der Rachitis, der Chondrodystrophie, dem Kretinismus usw.

Einzelne Autoren sind sogar soweit gegangen, die Chondrodystrophie als primären Hypergenitalismus bzw. sexuelle Frühreife mit konsekutivem vorzeitigen Verschluß der Epiphysenfugen aufzufassen. Daraus sollte sich auch die Kleinheit dieser Individuen bei sonst normaler, oft sogar besonders lebhafter Intelligenz erklären lassen. Ein französischer Autor (Lauze) faßt diesen Zustand als eine Folge der Hypersekretion der interstitiellen Eierstocksdrüse auf, doch dürften sich anatomische Grundlagen für diese auch von Rebattu vertretene Hypothese schwerlich beibringen lassen. Eher könnte man noch an eine schon intrauterin vorhandene, auf Grund einer hereditären Disposition oder Intoxikation entstandene gesteigerte Follikeltätigkeit denken.

Biedl faßt dagegen die Chondrodystrophie als Folge einer im Fötalleben bestehenden Hypofunktion des Hypophysenvorderlappens auf. Diese Hypothese kann wohl bis zu einem gewissen Grade die Störungen im Skelettwachstum erklären, doch müßten dann folgerichtig die Geschlechtsorgane bei Chondrodystrophie analog den entsprechenden Tierexperimenten mit Exstirpation des Hypophysenvorderlappens bei chondrodystrophischen Individuen infantil bleiben, wovon jedoch genau das Gegenteil zutrifft.

Eine noch kompliziertere Erklärung für die Entstehung der Chondrodystrophie gibt Abels, der Hyperthyreoidismus der Mutter und einen primären oder sekundären Hypergenitalismus des Kindes annimmt.

Daß es sich bei diesen Wachstumsstörungen nicht nur um ganz spezielle Blutdrüsenschädigungen handeln muß, sondern daß auch Allgemeinschädigungen des ganzen Keimes eine Rolle spielen, beweist das auffallend häufige Zusammentreffen von Rachitis mit vorzeitiger Geschlechtsreife. Asch, Cesarano, Dieffenbach, D'Outrepont, Drumont, Lieber, Montgomery, Susewind, Stein, W. Stöltzner und Wladimirow haben solche Fälle beschrieben.

Hofstätter zitiert den von D'Outrepont beschriebenen Fall, in welchem ein rachitisches Mädchen im 10. Lebensjahre ein Kind geboren hatte. Im 20. Lebensjahre ging die Person an Phthise zugrunde.

Sexuelle Frühreife findet sich auch manchmal bei Kretinismus, der sonst meistenteils mit Infantilismus des Genitales einherzugehen pflegt.

Eine Minderzahl von chlorotischen Mädchen, meist solche, die später auch an abnormen Blutungen leiden, ist in gewissem Sinne auch als sexuell frühreif anzusehen, doch handelt es sich hier meist nur um 2—3 Jahre verfrühten Auftretens der Pubertät. Kennzeichnend ist aber auch für diese Fälle eine frühzeitige Ossifikation mit Verschluß der Epiphysenfugen und einer daraus resultierenden Kurzbeinigkeit (Tandler).

Die Chondrodystrophie kann aber durch die Annahme eines Hypergenitalismus allein in allen ihren Symptomen keineswegs erklärt werden.

Unter die mit allgemeiner Wachstumsstörung zusammenhängenden Fälle von sexueller Frühreife gehört auch das Vorkommen von Pubertas praecox bei infantilem Riesenwuchs. Falta zitiert einen von Hastings Gilford beobachteten Fall, der auch von Chlorose begleitet war.

Im Alter von 13 Monaten begann schon die Menstruation und kehrte von da an in unregelmäßigen Intervallen bis zum 8. Lebensjahr wieder. Von dieser Zeit an wurde sie regelmäßiger. Mit der Menstruation im 13. Monat setzte auch ein rapides Wachstum ein, so daß das Kind mit $3^1/_2$ Jahren schon 146 cm hoch und $41^1/_2$ kg schwer war. Die sexuelle Entwicklung entsprach der eines 13 bis 14jährigen Mädchens. Die Intelligenz war etwas zurückgeblieben. Vom 6. bis 12. Lebensjahr war das Mädchen wegen immer wieder rezidivierender Chlorose in Behandlung. Von da an trat Genesung ein.

Es ist anzunehmen, daß in diesem Falle die krankhaft gesteigerte Funktion der Ovarialfollikel nicht nur zur Chlorose gehört, sondern wahrscheinlich auch die vorzeitige Geschlechtsreife und das beschleunigte Körperwachstum hervorgerufen hat.

Ansonsten ist der Riesenwuchs entweder von Infantilismus des Genitales begleitet (infantiler Riesenwuchs), oder es nimmt das Genitale an der Hypertrophie sämtlicher übrigen Organe gleichen Anteil (akromegaler Riesenwuchs). Doch pflegt auch hier auf ein oft vorhandenes Stadium geschlechtlicher Hyperaktivität frühzeitige Erschöpfung einzutreten. Ob in solchen Fällen primärer Hypergenitalismus, hypophysäre oder zerebrale Ursachen vorliegen, oder ob der ganze Keim des Individuums zu exzessivem Wachstum veranlagt war, ist in Anbetracht der geringen Anzahl der von neueren Beobachtern studierten Fälle noch nicht zu entscheiden.

Wir sehen also neben einer primären Keimdrüsenveränderung auch noch Störungen von seiten anderer Blutdrüsen (Nebenniere, Zirbeldrüse und Hypophyse) als Ursache der Pubertas praecox auftreten. Eine ganze Reihe von Momenten weist aber auch auf das Zentralnervensystem als häufigen Ausgangspunkt dieser Entwicklungsstörung hin.

Schließlich kann vorzeitige Geschlechtsentwicklung bzw. sexuelle Frühreife auch noch bei allen möglichen anderen „Vegetationsstörungen" und sonstigen Konstitutionsanomalien auftreten, wie z. B. bei Chondrodystrophie, Rachitis, Kretinismus, Chlorose und Riesenwuchs.

Allen diesen nervösen, humoralen oder die Gesamtanlage betreffenden Faktoren Rechnung tragend, wird die Therapie des Hypergenitalismus entsprechend der jeweils zugrunde liegenden Konstiutionsanomalie entweder eine operative, röntgenologische oder organotherapeutische Maßnahme versuchen können.

Der Hypogenitalismus.

Wenn wir diejenigen Krankheiten und Konstitutionsfehler beim Weibe verstehen wollen, welche mit einer primär oder sekundär verminderten Keimdrüsenfunktion einhergehen, so müssen wir uns zuerst darüber klar werden, welche Wirkungen am weiblichen Organismus manifest werden, wenn das Ovarium von vornherein fehlt oder frühzeitig entfernt wird.

So eingehend unsere diesbezüglichen Kenntnisse über den männlichen Hypogenitalismus sind, so spärlich, sind die Berichte über das angeborene Fehlen oder den frühzeitigen Ausfall des Ovariums einerseits und so unklar und widerspruchsvoll sind dementsprechend auch die Deutungen der verschiedenen Zustände von weiblichem Hypogenitalismus, für welche neuerdings, wie wir sehen werden, die sehr schwer abgrenzbaren Begriffe Eunuchoidismus, Infantilismus, Hypoplasie, Pseudohermaphroditismus secundarius, Virago u. dgl. mehr gebraucht werden.

Es fehlt vor allem beim Weibe, nebst genügenden Erfahrungen über die Frühkastration, das beim Manne so überaus häufige und für unsere Auffassung solcher Zustände instruktive Mittelglied zwischen Kastraten bzw. Eunuchoiden und Normalindividuum, nämlich der Kryptorchismus in seinen verschiedenen Abstufungen. Daher ist der jetzt beim Weibe viel umstrittene Begriff des Eunuchoidismus so besonders schwer richtig zu erfassen und abzugrenzen.

7. Die Aplasie der Ovarien.

Wiewohl auch ein vollständiger angeborener Mangel der Hoden höchstwahrscheinlich nicht existiert, hat man doch lange Zeit an das Vorkommen von angeborenem Mangel der Ovarien geglaubt. Solche Berichte finden sich jedoch nur in der älteren Literatur und wurden zuletzt von Halban in seiner bekannten Arbeit über die Entstehung der sekundären Geschlechtscharaktere zusammengestellt. Er, sowie Tandler und vor ihnen Hegar, Chrobak-Rosthorn, Bucura und Kermauner haben die Richtigkeit dieser Beobachtungen mit Recht stark in Zweifel gezogen.

Seit Halbans im Jahre 1903 veröffentlichter Arbeit sind denn auch keine weiteren Fälle von Aplasie des Ovariums beschrieben worden. Die von Landau und Pick in diese Kategorie gezählten Fälle von v. Swinarski-Pfannenstiel und Howitz kommen ernstlich als Beleg dafür nicht in Betracht. Ja nicht einmal von Amorphie des Ovariums kann man dabei mit einer gewissen Berechtigung sprechen.

Im erstgenannten Falle handelte es sich nämlich um eine 55jährige unverheiratete Frau, die nie menstruiert hatte. Der Gesamthabitus war männlich, das innere Genitale weiblich. Die beiden Ovarien waren bedeutend vergrößert, von glatter Oberfläche, ohne Corpora lutea oder Follikel. Sie werden von den Autoren als „parenchymlos" bezeichnet. Da die betreffende Person aber schon im 55. Lebensjahre stand, darf man sich über das Fehlen von Follikeln nicht allzu sehr wundern. Außerdem sprechen Erfahrungen auf anderen Gebieten dafür (vgl. das Kapitel Osteomalazie), daß auch das spezifische Ovarialbindegewebe ohne Anwesenheit von Follikeln innersekretorische Funktion äußern kann.

Das zweite von Howitz beschriebene Individuum war eine 49jährige unverheiratete Frau. Auch hier war der äußere Habitus, namentlich die Behaarung und Beckenform vorwiegend männlich. Doch bestanden große und kleine Labien, Klitoris und eine 7 cm lange, enge Vagina. Zwischen dem 30. und 40. Lebensjahre sollen in großen Abständen einige Genitalblutungen erfolgt sein. An Stelle der Ovarien fand man beiderseits mandelgroße Gebilde ohne Follikelbildung mit auffallend hartem Stroma.

Auch für diesen Fall gilt das oben Gesagte, daß es nicht auszuschließen ist, ob in jüngeren Jahren, namentlich zur Zeit der Blutungen, Follikel vorhanden gewesen sind.

Keinesfalls können diese beiden einzigen Fälle der neueren Literatur als Beweis für angeborenen Mangel der weiblichen Keimdrüse überhaupt verwertet werden.

8. Die Kastration beim Weibe.

a) Frühkastration.

So bekannt die Folgeerscheinungen der Frühkastration beim Manne durch die vielen Beschreibungen von Eunuchen und Skopzen sind (Pelikan, Poncet, Antonin, Tandler und Groß u. a.), so wenig sichere Angaben liegen über die entsprechende Verstümmelung bei Frauen vor. Während nämlich beim Manne die Kastration aus therapeutischen, religiösen und beruflichen Gründen (Eunuchen, Sänger) häufig vorgekommen ist und noch vorkommt, ist dies beim Weibe nicht ebenso der Fall, wohl hauptsächlich wegen der bedeutend größeren Schwierigkeit dieser Operation bei der Frau, vielleicht aber auch deshalb, weil an Stelle der Kastration aus religiösen Gründen beim Weibe die Verstümmelung der äußeren Geschlechtsteile und der Brüste tritt.

Nur zwei Autoren berichten über die Exstirpation der Ovarien im Kindesalter.

So zitieren Tandler und Groß, daß Miklucho Macley in Queensland ein frühkastriertes Mädchen angetroffen habe, welches sehr gering entwickelte Brüste und wenig Fettpolster hatte; die Nates waren mager und am Kinn standen einige Haare. Die sexuellen Neigungen des Mädchens waren vollkommen unentwickelt.

Ferner berichtet Bischoff, daß ein Arzt namens Rr. Roberts in Indien weibliche Berufskastraten gesehen hatte. Die von Roberts untersuchten Personen waren etwa 15 Jahre alt, groß, muskulös und vollkommen gesund. Sie hatten angeblich keinen Busen, keine Warze und keine Schamspalte. Der Schambogen war so eng, daß sich die aufsteigenden Äste der Sitzbeine und die absteigenden der Schambeine fast berührten. Die ganze Gegend der Schamteile zeigte keine Fettablagerung, ebenso wie die Nates nicht mehr entwickelt waren, als bei Männern, während der übrige Körper hinreichend mit Fett versehen war. Menstrualblutung und Geschlechtstrieb fehlten.

So viel man aus diesen allerdings wenig verläßlichen und ungenauen Berichten entnehmen kann, scheinen auch die weiblichen Frühkastraten, ähnlich wie die männlichen, hochgewachsen zu sein, so daß man vielleicht auch hier an einen verzögerten Schluß der Epiphysenfugen denken kann.

Auffallend ist ferner, daß diese weiblichen Frühkastraten im Gegensatz zu den männlichen Eunuchen nicht verfetten.

Umgekehrt wie beim Manne werden kastrierte Frauen nach Kehrer, Roberts und Sellheim eher muskulöser als schwächer.

Sehr bemerkenswert ist auch, daß, abgesehen von einer Andeutung in dem Berichte Miklucho Macleys (einige Haare am Kinn) von einer Bartbildung bei diesen Personen nicht die Rede ist.

Ich weise auf diese Unterschiede deshalb besonders hin, weil einerseits das nach der Theorie von Tandler und Groß zu erwartende Auftreten des „Altweiberbartes“ als Speziescharakter usw. nicht sehr deutlich vorhanden gewesen zu sein scheint, und andererseits das Verhalten dieser einzigen uns bekannt gewordenen weiblichen Frühkastraten von Interesse für die Beurteilung der weiblichen „Eunuchoide“ ist, die ihnen eigentlich gleich oder ähnlich sein müßten.

Statt dessen finden wir in der neueren Literatur als weibliche Eunuchoide unter anderem auch Viragines bezeichnet, Individuen, die also ein deutliches Umschlagen in den heterosexuellen Typus zeigen (robuster Skelettbau, Bartbildung, starke Behaarung am ganzen Körper, tiefe Stimme u. dgl.).

Von allen diesen Merkmalen ist in den genannten Beschreibungen frühkastrierter weiblicher Personen wenig zu finden.

Wie ich später noch näher ausführen will, paßt auch der andere als weiblicher Eunuchoid beschriebene (infantile) Typus nicht auf die den genannten Reiseberichten zugrunde liegende Beschreibung.

Die klinische Umgrenzung des weiblichen Eunuchoidismus auf Grund des von Tandler und Groß für den Mann angegebenen Paradigmas (Josefson, Wolff, Peritz u. a.) stößt daher noch auf große Schwierigkeiten.

Alle weiteren Details über die Folgen der frühzeitigen Entfernung des Ovariums müssen wir aus den zahlreichen Tierversuchen von Hegar, A. Kehrer, Sellheim, Marshall u. a., ferner aus den Beobachtungen von Tandler und Keller am frühkastrierten weiblichen Rinde entnehmen.

Die einzige Drüse, von der bisher als sicher nachgewiesen ist, daß sie hemmend auf das Knochenwachstum einwirkt, ist das Ovarium (Seitz), natürlich beim Manne entsprechend, der Hoden.

Bemerkenswert für die Beurteilung des Hypovarismus beim weiblichen Geschlecht ist hier vor allem das vermehrte Längenwachstum kastrierter Rinder, indem zwar der Rumpf des weiblichen Kastraten kürzer ist als bei der normalen Kuh, die Beine dafür aber desto länger. Der Kopf des weiblichen Kastraten ist relativ etwas kürzer und seine Form ebenso wie die des Kastratenbeckens den entsprechenden Formen des männlichen Kastraten angenähert. Tandler und Groß schließen daraus, daß männliche und weibliche Kastraten sich einer asexuellen Speziesform nähern, wie sie in der phylogenetisch ältesten Rinderart, dem Bos primigenius noch am ehesten zum Ausdruck kommt.

Zu ähnlichen Ergebnissen war Sellheim an Hündinnen gelangt.

Auch die von K. Franz an weiblichen Schafen vorgenommenen Kastrationsversuche ergaben, daß die Becken der weiblichen Kastraten kleiner und weniger geräumig waren, als die der normalen weiblichen Tiere.

Ungleich zahlreicher sind die Beobachtungen über die Wirkung der Frühkastration auf die Entwicklung der weiblichen Geschlechtsorgane beim Tier. Uterus, Vagina und Brustdrüsen bleiben nicht nur auf der zur Zeit der Kastration bestandenen Entwicklungsstufe stehen, sondern gehen auch noch starke regressive Veränderungen ein auf Kosten der Schleimhaut und der glatten Muskulatur.

Einer Nachprüfung wert ist immerhin noch die von Möbius zitierte Angabe Galls, daß nach der Kastration das Kleinhirn im Wachstum zurückbleiben bzw. atrophieren soll, eine Behauptung, die von manchen Seiten lebhaft bekämpft worden ist.

Wenn auch bei einseitiger Kastration die Kleinhirnhälfte der entgegengesetzten Seite nicht zu atrophieren scheint, wie sich das Gall vorgestellt hat, so möchte ich doch auf Grund einiger weniger eigener Versuche glauben, daß das Kleinhirn kastrierter Tiere zumindest proportional der auch von anderen Autoren zugegebenen Minderentwicklung des Gesamtgehirns im Wachstum zurückzubleiben scheint. Mehr und auf genaue Messungen basierte Versuche wären in dieser Hinsicht wichtig.

Keinesfalls soll man auch hier über der Betrachtung der innersekretorischen Keimdrüsenwirkung die starken nervös-reflektorischen Einflüsse ganz vergessen.

Bei der außerordentlich hohen Sensibilität und der starken zumindest von der männlichen Keimdrüse her auslösbaren Reflexwirkung (Schwindel, Ohnmacht, Erbrechen bei Gewalteinwirkung auf den Hoden) wäre es zumindest sehr auffällig, wenn Wegfall des ganzen peripheren Apparates gar keine Rückwirkung im Sinne einer Atrophie auf das Zentralnervensystem hätte.

Keinesfalls kann man diese Frage als abgeschlossen betrachten.

Interessant für die Beurteilung der Ausbildung sekundärer Geschlechtscharaktere bei weiblichen Eunuchoiden ist die Tatsache, daß der Fortfall des Ovariums bei Tieren sich bei weitem nicht so deutlich in der Veränderung der Horn- und Geweihbildung äußert, wie Ausfall des Hodens bei männlichen Tieren. So wird bei der Kuh z. B. durch Kastration das Horn wohl etwas modifiziert, beim weiblichen Reh dagegen tritt keine Änderung in der Geweihbildung ein.

Von Wichtigkeit ist auch noch, daß der Ausfall der Keimdrüse in früher Jugend die Reifezeit des Individuums verlängert, daß wir also bei

Hypovarismus Erscheinungen von Spätreife zu erwarten haben werden (Tandler).

Auch unsere Kenntnisse über das Verhalten des Stoffwechsels und der übrigen innersekretorischen Drüsen bei der Frühkastration sind noch lange nicht so vollständig wie die, welche die Spätkastration betreffen.

b) Spätkastration.

So selten hinwiederum die Kastration nach erreichter Pubertät beim Manne ausgeführt wird, so sind seit dem Aufschwung der operativen Technik unsere Erfahrungen über die Spätkastration beim Weibe desto häufigere geworden. Der Höhepunkt in der Anwendung der Kastration beim Weibe scheint jedoch schon überschritten zu sein, da in vielen Fällen die konservative Behandlung an Stelle der radikalen, auch die Ovarien mit entfernenden Operationen getreten ist. Dies gilt namentlich für die Behandlung der entzündlichen Prozesse. Auch bei der Myomoperation hat diejenige Richtung die Oberhand behalten, welche für Zurücklassung der Ovarien im Körper eintrat. Unzweifelhaft berechtigt ist die Kastration bei der Osteomalazie, doch wird es auch hier, wie schon vielfach bei verschiedenen anderen Zuständen von Hyper- oder Dysfunktion des Ovariums noch abzuwarten sein, ob sie nicht wenigstens teilweise durch die Röntgenbestrahlung verdrängt werden wird.

Nach der Entfernung der Ovarien bei der erwachsenen Frau kommt es bekanntlich regelmäßig zu einer mehr oder minder hochgradigen Atrophie des Uterus, seltener zu Schrumpfungsprozessen der Scheide, am seltensten zu einer Atrophie der äußeren Genitalien. Individuelle bzw. konstitutionelle Momente scheinen dieses verschiedene Verhalten zu bedingen. Die Menstruation und die zyklische Umwandlung der Uterusschleimhaut fällt ausnahmslos fort. Der Geschlechtstrieb hört bei weiblichen Tieren nach der Kastration auf (Bucura). Beim Weibe ist er nach der Kastration meist herabgesetzt und zwar ca. in 70 % der Fälle. In seltenen Fällen soll die Libido nach der Kastration vorübergehend gesteigert sein. Zerebrale Einflüsse spielen offenbar dabei eine große Rolle.

Nach der Kastration sistiert auch die von Goodman, Reinl u. a. beschriebene „Wellenbewegung“ in den Funktionen des weiblichen Organismus, die von neueren Autoren, z. B. von Schickele und seinen Mitarbeitern wieder geleugnet wird.

Die in Form der Molimina menstrualia auftretenden periodischen Beschwerden von hysterektomierten Frauen, welche die Ovarien behalten haben, zeigen aber nebst vielen anderen hierher gehörigen Tatsachen das wirkliche Bestehen einer solchen Wellenbewegung an.

Sehr interessant und noch nicht ganz aufgeklärt sind die Veränderungen in der Laktation, welche die Kastration hervorruft.

Die Brüste können an den Warzen Pigmentverlust und einen geringen Grad von Atrophie erleiden, ändern sich aber sonst im großen und ganzen wenig.

Es ist lange bekannt, daß die Ovariotomie älterer Kühe eine längere Laktationsdauer und reichlichere Absonderung von Milch im Gefolge hat. Sogar die Qualität der Milch soll durch Kastration verbessert werden (vgl. die unten zu erwähnende Zunahme der fettartigen Substanzen im Blute nach Kastration).

Die reichlichere Milchabsonderung spät kastrierter Tiere steht also im Gegensatz zum Verkümmern der Brustdrüsen nach Frühkastration.

Beim Menschen fanden Hegar und Alterthum nach der Kastration die Laktation gleichfalls verlängert.

Auch ohne vorangegangene Gravidität können die Brustdrüsen bei kastrierten Frauen zunehmen und sogar Kolostrum absondern. Ähnliches wird sogar nach Kastration männlicher Individuen beobachtet.

Ja in einzelnen Fällen wurde bei nulliparen Frauen nach der Kastration sogar das Auftreten von echter Milchsekretion beschrieben.

Besonders scheint dies bei vorangegangenen Anomalien der Ovarialsekretion der Fall zu sein, z. B. nach Ovarialkarzinom (Sänger) oder Atrophie der Ovarien mit Amenorrhöe. Die Graviditätshypertrophie der Brustdrüse wird durch die Kastration nicht gestört und solche Frauen haben auch hinreichend Milchsekretion in der Laktationsperiode gezeigt.

Der Parallelismus vieler Erscheinungen nach der Kastration mit denjenigen nach der Gravidität ist überhaupt auffallend (Laktationsatrophie des Uterus, Lipoidanreicherung des Blutes, Fettansatz usw.).

Ein sehr schwieriges Kapitel betrifft die noch ungelöste Frage des Auftretens heterosexueller Merkmale nach der Kastration im Klimakterium und bei Hypoplasie des Ovariums, wie wir sie im Kapitel Eunuchoidismus noch genauer erörtern werden.

Tandler und Groß haben wahrscheinlich gemacht, daß es sich bei der Kastration und im Klimakterium nur um die Rückkehr oder Annäherung an die asexuelle Speziesform handelt.

Für die mit Unterfunktion oder Dysfunktion des Ovariums einhergehenden Fälle wird man aber oft nicht gut anders können, als tatsächlich an das Vorwalten heterosexueller Merkmale zu denken.

Biedl stellt sich dabei vor, daß es dann bei der von ihm überhaupt angenommenen hermaphroditischen Anlage der Keimdrüsen zum Hervortreten des heterosexuellen Anteils kommt. Bei der Kastration aber würden nicht nur die Keimdrüse des eigenen Geschlechts, sondern auch die Rudimente des anderen mit entfernt.

In der Mehrzahl der Fälle tritt, wie beim Manne nach der Kastration Zunahme des Fettansatzes auf und infolge davon bedeutende Steigerung des Körpergewichts in etwa der Hälfte der Fälle.

Als einen Ausdruck in der Alteration des Fettstoffwechsels nach der Kastration müssen wir auch die Zunahme des Lipoidgehaltes im Blute und in den innersekretorischen Organen auffassen, wie sie besonders deutlich von Neumann und Herrmann demonstriert werden konnten.

Bei klimakterischen und kastrierten Frauen fanden Neumann und Herrmann im Blute eine Vermehrung der fettartigen Substanzen. Auch im Tierexperiment fanden sie nach der Kastration ebenso wie nach der Röntgenbestrahlung einen gewissen Grad von Lipoidämie.

Näheres über die Veränderungen der einzelnen Blutdrüsen nach der Kastration wird in den betreffenden Kapiteln ausgeführt.

Die Ursache für den Fettansatz nach der Kastration suchte man naturgemäß zunächst in einer Herabsetzung der Oxydationsvorgänge im Körper.

Löwy und Richter fanden dementsprechend auch eine Herabsetzung des respiratorischen Stoffwechsels bei kastrierten weiblichen Tieren bis um 20 %. Nach Einverleibung von Ovarialsubstanz stieg der Grundumsatz wieder zu normalen Werten an.

Pächtner bestätigte diese Resultate.

Lüthje, der an zwei Tieren zu negativen Ergebnissen gelangte, bezieht die Kastrationsfettsucht auf das größere Phlegma der Kastrierten.

Auch v. Noorden kommt auf Grund der in der Literatur vorliegenden Untersuchungen zu dem Schluß, daß eine Erniedrigung des Grundumsatzes bisher noch nicht sicher bewiesen sei. Doch ist der vermehrte Fettansatz nach der Kastration eine so allgemein bekannte Tatsache, daß es dafür keines weiteren Beweises bedarf, sie tritt bloß eben nicht jedesmal auf. Auch sind vielleicht die geringen, sich erst im Laufe der Zeit summierenden Ausschläge mit unseren Methoden zahlenmäßig noch nicht nachweisbar. Ferner muß die Störung in der Regulation des Fettstoffwechsels nicht ausschließlich vom Grundumsatz abhängen (Falta).

So erklärt es sich vielleicht auch, daß L. Zuntz bei vier kastrierten Frauen nur in einem Falle eine Herabsetzung des respiratorischen Stoffwechsels konstatieren konnte. Auch seine Versuchspersonen sind eben nicht fettleibig gewesen. In zwei weiteren Fällen, in welchen die Ovarien wegen Osteomalazie entfernt wurden, fand er eine allerdings nur geringe Herabsetzung des Ruhegaswechsels.

Von großem Interesse wäre die Untersuchung des respiratorischen Stoffwechsels vor und nach der Röntgenkastration allenfalls auch an Tieren, um zu einer Entscheidung zu gelangen, ob außer dem Follikelapparat und seinen Derivaten (Corpus luteum, interstitielle Eierstocksdrüse) nach deren Zerstörung auch noch das Ovarialstroma an sich einen Einfluß auf den Stoffwechsel äußert, der dann nach operativer Radikalkastration eine weitere Änderung zeigen müßte.

Wenn L. Zuntz bei zwei weiblichen Eunuchoiden keinen Unterschied gegenüber gleich großen normalen Individuen fand, so ist dies gleichfalls nicht zu verwundern, weil eben auch diese Personen in der Mehrzahl der Fälle eher grazil als fettleibig sind.

Daß nach Kastration manche Menschen fettleibig werden, andere nicht, kann wohl nur auf konstitutionelle Verschiedenheiten zugeführt werden.

Die Herabsetzung des Sauerstoffverbrauches im Maximum bis zu 20 % trat in den Fällen von Zuntz aber auch erst einige Wochen nach der Operation zutage. Durch Einverleibung von Ovarialsubstanz konnte dieser Autor keine deutliche Zunahme des Gaswechsels erzielen.

Anderen Untersuchern gelang es dagegen, durch subkutane oder stomachale Einverleibung den nach der Kastration gesunkenen respiratorischen Stoffwechsel wieder zu heben, ja sogar 30—50 % über die Norm emporzutreiben. (Biedl). Die Zufuhr von Keimdrüsenpräparaten soll bei normalen, geschlechtsreifen Tieren in bezug auf den Stoffwechsel vollständig wirkungslos bleiben, bei Kastraten beiderlei Geschlechts hat sich die Ovarialsubstanz jedoch wirksamer erwiesen als Hodenextrakte.

Auch die Ansichten über die Veränderungen des Eiweißstoffwechsels nach der Kastration sind noch keine feststehenden.

Lüthje, Schulz und Falk, Neumann und Vas, Mossé und Oulié konnten keine Veränderung des Eiweißstoffwechsels nach der Kastration beobachten. Dagegen haben Popiel, Repreff und Pinzani eine verminderte N-Ausfuhr beschrieben. Andere Autoren (Mathes, Neumann und Vas u. a.) fanden dagegen eine geringe Steigerung der Stickstoffausscheidung nach Oophorinzufuhr.

Neueren Datums sind unsere Kenntnisse über die bereits gelegentlich der Besprechung der Osteomalazie erwähnten Beziehungen zwischen Kastration und Kohlehydratstoffwechsel.

Die erste diesbezügliche Angabe betrifft wohl die Untersuchungen von Cristofoletti, welcher zeigen konnte, daß kastrierte Tiere auf Adrenalin deutlich stärker mit Glykosurie reagierten, als normale Kontrolltiere.

Biedl und Stolper, ebenso wie Adler haben diese Versuche sehr bald darauf bestätigt.

Durch Zufuhr von Ovarialsubstanz konnte diese einem gesteigerten Sympathikustonus entsprechende Wirkung wieder aufgehoben werden.

Es reihen sich diese Beobachtungen zwanglos an die schon lange bekannte Tatsache von der alimentären Glykosurie der Schwangeren an, die man ja auch (allerdings nur zum Teil mit Recht) auf eine herabgesetzte Funktion des Ovariums bezogen hat.

An kastrierten Kaninchen konnte Stolper durch Einverleibung von 25 g Traubenzucker ohne sonstige Nahrung deutlich alimentäre Glykosurie erzeugen, während dies bei normalen Tieren unter den gleichen Verhältnissen in diesem Ausmaße nicht gelang.

Auch bei Frauen beobachtete Stolper dementsprechend nach der Kastration eine Herabsetzung der Assimilationsgrenze für Zucker. Wenn Stolper das gleiche auch bei klimakterischen Frauen fand, so ist dies ohne weiteres erklärlich. Auch die alimentäre und spontane Glykosurie in der Gravidität ist allgemein bekannt, wenn auch noch nicht ganz verständlich.

Schwer zu deuten ist der Befund Stolpers betreffend die Herabsetzung der Zuckerassimilation bei Myomen und bei der Hyperemesis gravidarum. Wenn bei Myom Hyperfunktion des Ovariums angenommen wird, so muß man genau das Gegenteil, nämlich Erhöhung der Kohlehydrattoleranz, erwarten; das gleiche gilt für Hyperemesis gravidarum. bei der bisher gewöhnlich ein erhöhter Vagustonus angenommen wurde. Es bliebe nichts anderes übrig, als allenfalls sich beim Myom auf eine Dysfunktion des Ovariums zu berufen. Bei der Hyperemesis gravidarum braucht man nicht auf eine nach der neueren Auffassung immer unwahrscheinlicher werdende Verminderung der Ovarialtätigkeit während der Schwangerschaft zu rekurrieren, sondern könnte der Plazentarwirkung allein die entsprechenden Einflüsse zuschreiben.

Adler fand in Übereinstimmung mit Cristofoletti, daß das Ovarium hemmend auf das chromaffine System wirkt und daß dementsprechend der Wegfall der weiblichen Keimdrüse auf das chromaffine System eine fördernde Wirkung ausübt. Dadurch ließen sich auch die zur Zeit des Klimakteriums und nach der Kastration auftretenden „Ausfallserscheinungen" ungezwungen erklären, eine Ansicht, der sich auch Schickele anschloß.

Es scheint mir auch, daß die Symptome der Sympathikusreizung bei den Ausfallserscheinungen weit mehr im Vordergrunde stehen, als die von Eppinger und Heß für diese Fälle angenommenen Symptome von Vagotonie.

Der Befund von sympathischen Ganglienzellen bezw. chromaffinen Zellen im Ovarium selbst und in seiner nächsten Umgebung wurde übrigens lange Zeit auch so gedeutet, daß das Ovarium reizsteigernd auf den Sympathikus wirke (Bucura, Adler und frühere Autoren).

Wir wissen heute, daß genau das umgekehrte Verhalten zutrifft und daß wir sogar mit einer gewissen Berechtigung das Ovarium in dem bekannten Schema von Eppinger, Falta und Rudinger in bezug auf den Kohlehydratstoffwechsel dem Pankreas und den Epithelkörperchen analog setzen können. Vergleiche das auch in der Einleitung S. 18 abgebildete, von mir erweiterte Schema:

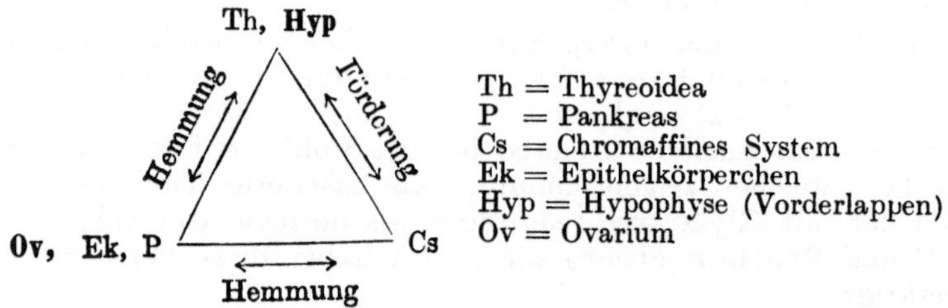

In gleicher Weise wie Cristofoletti hat Adler bei Frauen vor und nach der Kastration untersucht, inwieweit die verschiedenen Sympathikusreizsymptome auf Adrenalininjektion durch das Ovarium beeinflußt werden.

Adler hat zunächst Frauen untersucht, die vor längerer Zeit wegen Genitalerkrankungen kastriert worden waren, indem er ihnen subkutan die von mir zur Funktionsprüfung des vegetativen Nervensystems vorgeschlagenen unterschwelligen Dosen von 0,2 bis 0,3 ccm einer 1 $^0/_{00}$igen Adrenalinlösung einspritzte, eine Dosis, die bei normalen Frauen weder Glykosurie noch Polyurie noch subjektive Symptome erzeugte. Bei diesen Patientinnen wurden durch

3 bis 4 Stunden der Puls, die Temperatur, die subjektiven Erscheinungen in halbstündigen Intervallen kontrolliert und die Frauen wurden zugleich angewiesen, jede halbe Stunde zu urinieren. Gleichzeitig wurden auch Untersuchungen über die mydriatische Wirkung des Adrenalins und über den Einfluß der ovariellen Substitutionstherapie auf diese Erscheinungen eingestellt.

Interessant, mit Rücksicht auf unsere Ausführungen im Kapitel Myom sind auch derartige Untersuchungen an Frauen, bei denen der Uterus mit Zurücklassung der Ovarien im Körper exstirpiert worden war.

Es zeigte sich, daß bei den meisten Patientinnen nach der Kastration und, wie wir sehen werden, zum Teil auch bei unzureichender Ovarialfunktion (Hypoplasie) eine erhöhte Empfindlichkeit gegen kleine Adrenalinmengen vorhanden war, die auf einen erhöhten Sympathikustonus oder erhöhte Reizbarkeit des Sympathikus bezogen werden muß. Das gleiche zeigte sich auch bei Frauen in der Menopause.

Diese erhöhte Erregbarkeit äußerte sich zunächst in der relativ und absolut stärkeren subjektiven Reaktion auf subkutane Injektionen kleinster Adrenalinmengen (0,2 bis 0,3 ccm). Wichtiger als diese subjektiven Symptome war der objektive Nachweis der erhöhten Pulsfrequenz (bis 120 Schläge und darüber), der Temperatursteigerung (oft bis 38^0), ferner Polyurie und Glykosurie.

Auch die Einträufelung von 3 Tropfen einer 1 $^0/_{00}$igen Adrenalinlösung in die Bindehaut des Auges ergab bei der Mehrzahl der kastrierten Frauen nach 15 bis 30 Minuten eine stärkere oder geringere, immer jedoch mit freiem Auge konstatierbare Mydriasis, während die untersuchten Kontrollfälle niemals Mydriasis zeigten.

Zur Klärung der Frage, wieso es nach Ausfall oder der Hypofunktion der Ovarien zu dieser gesteigerten Empfindlichkeit des sympathischen Nervensystems kommt, zieht Adler die Tatsache heran, daß nach der Kastration, sowie auch bei manchen Hypoplastischen auffallend geringe Werte für den Blutkalkgehalt gefunden wurden.

Adler weist ferner darauf hin, daß nach den Untersuchungen von Chiari und Fröhlich durch Kalkentziehung die sympathischen Gefäßnervenendigungen für Adrenalin empfindlicher werden, daß überhaupt die Kalkentziehung das vegetative Nervensystem übererregbar macht. Subkutane Injektion von Kalziumchlorid soll dagegen imstande sein, die Adrenalinglykosurie zu hemmen bzw. zu verhindern (Schrank). Es ergeben diese Tatsachen neue Beweise für die immer mehr zutage tretende große Bedeutung des Kalziums für den Organismus (J. Loeb, H. H. Meyer).

Adler hat demzufolge auch das Calcium lacticum versuchsweise gegen Ausfallserscheinungen in Anwendung gebracht und in der Tat gegen Schweiße und Wallungen usw. bemerkenswerte Erfolge erzielt, die jedenfalls zu weiteren Versuchen ermuntern.

Adler konnte weiter konstatieren, daß die auch vom Schickele bestätigte Erhöhung des Sympathikustonus nach Kastration jahrelang andauern kann. Man müßte sich vorstellen, daß das stärkere oder schwächere Auftreten von Ausfallserscheinungen, sowie das längere oder kürzere Andauern derselben auf eine frühere oder spätere Kompensation durch die Funktion einer anderen innersekretorischen Drüse zurückzuführen ist. Auch könnte man sich denken, daß vagotonische Individuen im allgemeinen mit geringeren oder gar keinen Ausfallserscheinungen reagieren, während solche bei sympathikotonischen Individuen besonders stark sein dürften.

Interessant ist auch der Vergleich einiger Ausfallserscheinungen im physiologischen Klimakterium und nach Kastration mit den Folgezuständen, die bei adrenalinempfindlichen Menschen durch

Injektion ganz kleiner Mengen dieses Mittels hervorgerufen werden können.

So z. B. die Blutdrucksteigerung, welche sehr häufig 150 mm Hg nach Riva-Rocci erreicht, ferner als bekannteste aller Ausfallserscheinungen die Blutwallungen zum Kopfe, sowie abwechselnde Röte und Blässe des Gesichtes und der Extremitäten, offenbar entstanden durch Reizung der sympathisch innervierten peripheren Gefäße, wenn man nicht eine gewisse Unabhängigkeit des Vasomotorenzentrums annehmen will. In ähnlicher Weise lassen sich die Kopfschmerzen und das Schwindelgefühl (Anämie des Gehirnes) erklären, welche nach Adrenalininjektion manchmal ebenso auftreten, wie bei Kastrierten und Klimakterischen.

Auch die nach Kastration und im Klimakterium nicht selten zu beobachtende Obstipation erklärt Adler durch den erhöhten Reizzustand im sympathischen System, wenn er auch zu bedenken gibt, daß beim weiblichen Geschlecht noch eine ganze Reihe von anderen Ursachen (Enteroptose, Hängebauch) mit verantwortlich zu machen ist. Vagotrope Reize erzeugen nämlich im allgemeinen erhöhte Peristaltik, und in der Tat konnte Adler durch Zufall die Beobachtung machen, daß zwei mit Ovarin behandelte Frauen, ohne speziell befragt zu werden, die Angabe machten, daß ihre Obstipation geschwunden sei. In der Folge erwies sich, entsprechend der Theorie von der vagotonisierenden Wirkung des Ovariums, das Ovarin auch weiterhin wirksam gegen die Obstipation solcher Frauen.

Ausfall des Ovariums dagegen würde durch das Überwiegen des Sympathikustonus einen Reiz auf den Nervus splanchnicus ausüben, welcher hemmend auf die gesamte glatte Darmmuskulatur einwirkt.

Demzufolge könnte man die nach der Kastration oder im Klimakterium auftretende Obstipation als atonische Obstipation auffassen.

Nicht ganz so einfach in der Deutung verhalten sich die nach der Kastration und im Klimakterium häufig auftretenden Schweiße. Sie können ebenso im Anschluß an Adrenalin- wie an die entgegengesetzt wirkenden Pilokarpininjektionen auftreten. Es bleibt nichts anderes übrig, als wieder darauf zurückzukommen, daß die Vasomotoren und damit auch die Schweißsekretion ebensowohl vom autonomen, als auch vom sympathischen Nervensystem in Gang gebracht werden können, oder daß Vasomotorenwirkung und Schweißsekretion gewissermaßen souverän zwischen beiden Abschnitten des vegetativen Nervensystems stehen. Für uns namentlich mit Rücksicht auf die Genitalfunktion ist es auch interessant, daß Zentren für die Schweißsekretion und die Vasomotoren sich im Zwischenhirn befinden, an einer Stelle, wo Vagus- und Sympathikuszentren unmittelbar nebeneinander liegen.

Die Frage nach dem Einfluß der Kastration auf den Mineralstoffwechsel (Kalzium-, Phosphorsäure- und Magnesiumstoffwechsel) kann trotz der zahlreichen darüber vorliegenden Untersuchungen an Menschen und Tieren noch immer nicht abschließend beantwortet werden.

Die einzige Mineralstoffwechseluntersuchung, die vom kastrierten Menschen vorliegt, hat Mathes gemacht. Er beobachtete nach der Kastration eine Vermehrung der Kalzium- und Magnesiumausfuhr, dagegen eine geringe Retention von Phosphor. Allerdings verlieren diese Untersuchungen dadurch an Beweiskraft, daß eine Analyse der aufgenommenen Nahrung dabei nicht gemacht worden ist.

Auch von den Untersuchungen am Tier sind nicht viele beweiskräftig, weil die Nahrung nicht analysiert worden war, die Versuche nur zu kurz dauerten oder Fehler in der Berechnung gemacht worden sind.

Von jenen Untersuchungen am Tier, die auf der Höhe der modernen Untersuchungstechnik stehen, fanden Falk, Neumann und Lüthje keinen Einfluß der Kastration auf die Ausscheidung der Phosphorsäure. Auch der Kalkstoffwechsel war in einem Versuche Neumanns im Gleichgewicht.

Starke Phosphorretention nach der Kastration beschreiben Pinzani, Curatulo und Tarulli, doch halten diese Versuche einer ernsten Kritik nicht mehr stand.

Heymann konnte bei chemischer Analyse der Knochen und Weichteile kastrierter und nichtkastrierter Tiere keine deutlichen Unterschiede wahrnehmen.

Deutlichere Ausschläge geben die Versuche mit Zufuhr von Ovarialsubstanz. Schon bei nichtkastrierten Tieren fanden Neumann und Vas nach Fütterung mit Eierstocksubstanz einen geringeren Verlust von Phosphor und Kalzium, bei subkutaner Injektion großer Mengen von glyzerinösem Ovarialextrakt einen starken Verlust von Phosphor und Kalzium. Bei kastrierten Tieren dagegen hatte die Zufuhr von Ovarialextrakt nur eine geringe Vermehrung von Phosphor und -Kalziumausscheidung zur Folge.

Es verhält sich also der Ovarialextrakt in bezug auf den Mineralstoffwechsel ähnlich wie das Adrenalin, da auch dieses namentlich nach den Untersuchungen von Falta (vgl. das Kapitel Osteomalazie) erhöhte Salzausfuhr hervorruft.

Bei dem unzweifelhaften Einfluß der weiblichen Keimdrüse auf das Knochenwachstum müssen wir aber annehmen, daß trotz des negativen Ausfalles der auch an Zahl noch geringen Untersuchungen auch ein wesentlicher Einfluß des Ovariums auf den Kalkstoffwechsel vorhanden ist, nur entgeht er eben in Anbetracht der schwierigen Untersuchungstechnik und der geringen Ausschläge noch unserer Beobachtung, ähnlich wie wir dies beim respiratorischen Stoffwechsel nach der Kastration gesehen haben.

Auf anderem Wege hat Adler versucht, einen Einblick in die Wirkung des Ovariums auf den Kalkhaushalt zu gewinnen, indem er nämlich den Kalkgehalt des Blutes bei zwei Frauen vor und nach der Kastration untersuchte. Er fand ihn nach der Kastration, ebenso wie nach der Röntgenisierung einer Hündin beträchtlich vermindert. Gleichzeitig bestand auch eine Gerinnungsverzögerung des Blutes nach der Kastration, die Adler mit einer gewissen Wahrscheinlichkeit auf die Verminderung des Blutkalkgehaltes beziehen möchte. Die Differenzen vor und nach der Kastration betrugen in beiden Fällen ungefähr 0,002 % Kalziumoxyd.

Eine Verminderung des Blutkalkgehaltes nach der Kastration beschreibt auch Capellani bei zwei osteomalazischen Frauen. Doch sollen die von ihm gefundenen Werte so hoch sein, daß sie nur mit Vorsicht bewertet werden dürfen.

Analoge Untersuchungen am Hunde konnte Adler aus äußeren Gründen nicht zustande bringen, doch berichtete er über eine sehr interessante Untersuchung an einer Hündin vor und nach der Röntgenbestrahlung der Ovarien. Es fand sich nach der Röntgenisierung eine Verminderung des Blutkalkgehaltes um 0,004 % CaO.

Damit stimmte der Befund überein, welchen Adler an einer wegen osteomalazischer Beschwerden mit Röntgenstrahlen behandelten Patientin erhoben hat. Es fand sich in ihrem Blute vor der Bestrahlung der Ovarien 0,0098 % CaO, nach zweimaliger Bestrahlung mit je 4 H Einheiten 0,0072 % CaO.

So gut die Zahlen in letztgenanntem Versuche auch stimmen mögen, so ist nach unserer heutigen Kenntnis von der Wirkung der Röntgenstrahlen kaum anzunehmen, daß nach einer so geringen Bestrahlungsdosis die Follikel schon wesentlich geschädigt sind. Es ist ebensogut möglich, daß die Einwirkung der Röntgenstrahlen auf die Gewebe überhaupt eine Änderung im Blutkalkgehalt herbeigeführt hat. Außerdem kommt die Schwierigkeit der Methode und die Nähe der Fehlergrenze dabei in Betracht.

Noch weniger sicheren Aufschluß über den Kalkgehalt des Blutes gibt trotz der sonst gut übereinstimmenden Resultate die Untersuchung der Blutgerinnungszeit bei kastrierten Frauen. Adler fand nach der Kastration in fast allen Fällen die Blutgerinnung nach der Wrightschen Methode um 10 bis 20 Sekunden durchschnittlich, in einzelnen Fällen auch erheblich mehr verzögert. Nur bei einer Frau war die Gerinnungszeit normal, und gerade diese Frau hatte unter keinerlei Ausfallserscheinungen zu leiden, auch gab sie an, daß sie im Gegensatz zu allen anderen seit der Operation um 7 kg abgenommen hätte.

Besonders deutlich sprechen in diesem Sinne diejenigen Fälle, bei welchen an ein und demselben Individuum vor und nach der Operation die Gerinnungszeit bestimmt wurde. Nach der Operation fand Adler die Gerinnung im allgemeinen um 15 bis 60 Sekunden langsamer als vor derselben.

Um dem Einwand zu begegnen, daß es sich bei den Patientinnen doch meist um den Wegfall mehr oder minder erkrankter Ovarien handelt, wurden analoge Versuche an gesunden Tieren (Kaninchen, Hunden und Meerschweinchen) unter allen möglichen Kautelen vorgenommen. Es ergab sich dabei, daß mit Ausnahme eines einzigen unter sechs Versuchstieren die Blutgerinnung immer eine Verzögerung von 30 bis 35 Sekunden betrug.

Beim Menschen war es in einigen Fällen direkt auffallend, daß stärkeres Auftreten von Ausfallserscheinungen förmlich parallel mit den Gerinnungsverzögerungen zu gehen schien.

Ähnliche Resultate erhielt Adler auch bei Amenorrhöe und Genitalhypoplasie und bezieht sie auf die dabei anzunehmende Hypofunktion der Ovarien.

Er ist deshalb geneigt, die Gerinnungsverzögerung auch als eine Art von „Ausfallserscheinung" aufzufassen, wobei natürlich auch die Wechselwirkung anderer Blutdrüsen mit im Spiele sein kann. An welche Elemente der Keimdrüsen die die Blutgerinnung regulierende Funktion gebunden war, konnte trotz der zu diesem Zwecke unternommenen Versuche mit Transplantation oder Röntgenisierung noch nicht entschieden werden.

Wenn Keller aus der Straßburger Frauenklinik in solchen Fällen zu negativen Resultaten gelangte, so möchten wir dies angesichts der zahlreichen übereinstimmenden Versuche von Adler doch noch nicht als endgültig bewerten. Es kommt eben dabei sehr auf lange Übung und Beherrschung der Technik an.

Allerdings sind wir, wie auch Seitz hervorhebt, über das Wesen der Blutgerinnung noch zu wenig orientiert, um auch hier bindende Schlüsse auf den Kalkgehalt zu ziehen. Trotzdem verdient diese Methode als Hilfsmittel zur Beurteilung der Ovarialfunktion auch weiterhin eine gewisse Aufmerksamkeit.

Heimann fand bei kastrierten weiblichen Ratten eine starke, mit der Zeit sich noch verstärkende Abnahme des Gesamtphosphorgehaltes, besonders der Knochen.

Reach konnte dagegen an normalen und kastrierten Mäusen keine Kalkretention nach der Kastration beobachten, ja er fand im Gegenteil männliche Kastraten kalkärmer als männliche Normaltiere. Die Weibchen sollen im allgemeinen kalkreicher sein, was Reach als sekundären Geschlechtscharakter auffaßt.

Für die starke Heilwirkung der Kastration bei der Osteomalazie geben uns demnach weder die Versuche an Tieren noch am Menschen genügend deutliche Aufklärung.

Wir möchten uns daher in Übereinstimmung mit Novak nur auf die Feststellung beschränken, daß frühzeitiger Ausfall des Ovariums das Längenwachstum begünstigt und Kastration den osteomalazischen Prozeß heilen kann, ohne aber dabei im Sinne von Blair-Bell, Adler, Biedl u. a. von einer „Förderung des Kalkstoffwechsels" durch das Ovarium schlechtweg zu sprechen.

Sicher aber kann man das Ovarium bis zu einem gewissen Grade in Gegensatz zu Epithelkörperchen, Schilddrüse, Hypophyse und Nebennieren stellen, nach deren frühzeitiger Exstirpation vermindertes Knochenwachstum und verzögerte, oft unvollständige Verkalkung eintritt.

Wir haben schon öfters Gelegenheit gehabt, die Einwirkungen des Ovariums auf das Blutbild zu besprechen. So z. B. hat man bei Zuständen von Hyperfunktion oder Dysfunktion des Ovariums (Osteomalazie, ovarielle Blutungen) Mononukleose und Eosinophilie als Ausdruck eines erhöhten Vagustonus beschrieben (Cristofoletti, Adler).

Auch Ausfall oder Hypofunktion der Ovarien machen sich an den Blutbefunden geltend. So fand Adler analog mit den Tierversuchen von v. Breuer und v. Seiller, daß im allgemeinen die Zahl der roten Blutkörperchen nach der Kastration etwas sinkt, um später, oft erst nach Monaten, wieder die ursprüngliche Höhe zu erreichen.

In der Zahl der weißen Blutkörperchen konnte Adler nach der Kastration keine gesetzmäßigen Veränderungen konstatieren. Wohl aber fand er recht häufig bei Kastrierten, Klimakterischen und Hypoplastischen auffallend niedrige Werte für eosinophile Zellen, ähnlich wie Neußer, Falta und seine Mitarbeiter dies bei Tonuserhöhung im sympathischen Nervensystem beschrieben haben. Auch stimmt damit die Angabe v. Rosthorns überein, daß die Zahl der eosinophilen Zellen in der Schwangerschaft auffallend gering ist, indem wir ja auch dort einen Reizzustand des sympathischen Systems annehmen.

Diesbezüglich steht das Ovarium in einem gewissen Gegensatz zum chromaffinen System und ist in der Wirkung ähnlich dem Pankreas und den Epithelkörperchen (Adler).

9. Der Eunuchoidismus.

Jedermann, auch dem Laien sofort kenntlich und auf Distanz schon auffallend ist der Typus des männlichen Eunuchoiden, mit seinem unausgeprägten, bald knabenhaft, bald weiblich, bald greisenhaft anmutenden Gesichtsausdruck, dem markige, männlich ausgeprägte Züge fehlen. Eine gewisse Temperamentlosigkeit, fehlender oder spärlicher Bartwuchs und hohe Stimme vervollständigen das Bild solcher Individuen, die sich untereinander nach Art einer pathologischen Rasse vielfach zum Verwechseln ähnlich sehen.

Ein auch nur annähernd charakteristisches weibliches Gegenstück dazu läßt sich aber bis jetzt keineswegs aufstellen, so sehr sich eine Anzahl von Autoren in den letzten Jahren darum bemüht haben.

In den Abhandlungen, die sich mit dieser Konstitutionsanomalie beschäftigen, Griffith, Duckworth, Meige, Pirsche, Etienne, Jandelize, et Richon, Tandler und Groß werden fast ausnahmslos männliche Eunuchoide beschrieben. Als charakteristisch für letztere wird angeführt (Tandler und Groß), daß sie, ohne kastriert worden zu sein, in ihrem Habitus dem echten Eunuchen-, d. h. Kastratentypus außerordentlich ähnlich sehen.

Wir müssen daraus die Forderung ableiten, daß auch als weibliche Eunuchoide nur solche Individuen bezeichnet werden, welche den weiblichen Frühkastraten im Aussehen gleichen, also nach der Beschreibung von Roberts und Miklucho Macley hochgewachsene eher schlanke Individuen mit wenig Fettpolster, schlecht entwickelten Brüsten, infantilem Genitale, mageren Gesäßbacken und einigen Haaren am Kinn.

Tandler und Groß unterscheiden beim Manne einen eunuchoiden Hochwuchs und einen eunuchoiden Fettwuchs.

Ersterer ist gekennzeichnet durch das gesteigerte Längenwachstum der Extremitäten infolge verspäteten Verschlusses der Epiphysenfugen. Die Gesichtsbildung dieser Individuen zeigt ebenfalls gewisse Charakteristika, so z. B. die häufige Einziehung der Nasenwurzel; dem möchte ich noch die auffallende Verbreiterung der Wangengegend hinzufügen und das gerade bei nicht fetten hochwüchsigen Eunuchoiden häufige greisenhaft gefaltete Aussehen der Gesichtshaut, die als samtartig weich, oft blaß oder gelblich gefärbt beschrieben wird. Die Schilddrüse ist meist nicht tastbar. die Muskulatur oft wenig entwickelt.

Beim zweiten an männlichen Individuen beobachteten Typus, dem eunuchoiden Fettwuchs, ist die Disproportion des Skelettes wohl auch vorhanden, aber bedeutend weniger ausgeprägt. Besonders charakteristisch für diese Form ist Menge und Lokalisation des Fettansatzes, welche jenem der fett gewordenen Kastraten vollkommen gleicht. Völlig unklar (wahrscheinlich durch konstitutionelle Verhältnisse bedingt) ist es noch, warum manche Kastraten fett werden, andere wieder nicht; dasselbe gilt natürlich auch für die Eunuchoide.

Tandler und Groß beschreiben bei Kastraten (Skopzen) als regelmäßigen Befund ein über das Mittelmaß hinausgehendes Längenwachstum. Bei den Eunuchoiden scheint das vermehrte Längenwachstum aber durchaus nicht regelmäßig vorhanden zu sein, namentlich bei der Form des sogenannten eunuchoiden Fettwuchses. Wieso dieses verschiedene Verhalten zustande kommt, ist noch unklar. Hier dürfte, wie bei normalen Menschen die konstitutionelle Anlage unabhängig von den Keimdrüsen oder die Art der angeborenen Keimdrüsenschädigung ausschlaggebend sein.

Am Skelett ist bei beiden Typen männlicher Eunuchoiden die Verbreiterung des Beckens und das häufige Vorkommen von Genu valgum bemerkenswert.

Was sehr zu denken gibt, das ist der schon vom Laien untrüglich empfundene oft weibische Einschlag im Habitus sowohl der Kastraten als auch der Eunuchoiden. Es ist nicht gut möglich, alle diese Veränderungen bzw. Abweichungen von der Norm durch Annäherung an den Speziescharakter zu erklären, vielmehr bleibt trotz der von Tandler und Groß angeführten Argumente oft gar nichts anderes übrig, als eine ganze Reihe dieser Symptome als infantile, andere wieder als heretosexuelle Merkmale anzusehen.

Wenn wir hören, daß der männliche Kastrat bzw. Eunuchoid ein breites Becken, weiblichen Behaarungstypus in der Schamgegend und vielfach feminine Fettverteilung hat, wenn wir andererseits erfahren, daß der weibliche Frühkastrat ein schmales Becken und spärlichen Fettansatz (die Nates wie bei Männern geformt) hat, so spricht dies doch vielmehr für eine Annäherung bzw. ein Umschlagen in die heterosexuelle Form, als für eine Annäherung an eine gemeinsame in der Mitte stehende Speziesform.

Ausfall der männlichen und weiblichen Keimdrüse scheinen überhaupt sich in ihren Folgeerscheinungen gar nicht so zu decken, als man gemeiniglich annimmt.

Viele Körpereigenschaften, die beim männlichen Eunuchoid weibisch werden, treten beim weiblichen Frühkastraten oder dem noch undefinierbaren weiblichen Eunuchoid nicht in männlicher, sondern infantiler Form auf und umgekehrt. So haben die weiblichen Frühkastraten eine anscheinend nur spärliche, also infantile Behaarung in der Schamgegend. Auch ihr Becken ist infantil oder männlich zu nennen, während die Behaarung der männlichen Kastraten bzw. Eunuchoiden weiblich oder infantil, das Becken aber viel eher weiblich als infantil zu nennen ist. Ähnliches gilt für die übrigen Geschlechtscharaktere.

Wenn man nach den vorliegenden Angaben, die sich alle auf den männlichen Eunuchoidismus beziehen, unter Zuhilfenahme der spärlichen Beschreibungen weiblicher Frühkastraten versucht, einen fest umgrenzten Typus für den weiblichen Eunuchoidismus aufzustellen, so stößt man auf die allergrößten Schwierigkeiten.

So gibt Falta an, daß Fälle von weiblichem Eunuchoidismus überhaupt selten zu sein scheinen.

Tandler und Groß, so eingehend sie den männlichen Eunuchoidismus in seinen beiden Haupttypen beschreiben, kommen bezüglich des weiblichen Eunuchoidismus über die theoretische Definition nicht hinaus.

Sie stellen als Teilerscheinung dieses Symptomenkomplexes die Hypoplasie der Ovarien mit Unterentwicklung des Uterus und Sterilität dabei in den Vordergrund. Solchen Individuen soll die Behaarung an den Genitalien fehlen, ihre Brüste sollen nicht entwickelt sein. Dabei wird darauf aufmerkam gemacht, daß eine Anzahl von Fällen sogenannter angeborener Sterilität zweifelsohne unter den Begriff des weiblichen Eunuchoidismus zu subsumieren wäre. Tandler und Groß postulieren ferner, daß die für den Mann geltende Disproportion des Skelettes mit den für die Frau bestehenden Modifikationen, auch hier in Erscheinung tritt, während die Geschlechtsmerkmale eine gleichsinnige Hemmung ihrer Ausbildung erfahren.

Demnach wären einzelne Symptome wieder als Zeichen der somatischen Unreife, andere als mangelhafte Entwicklungsformen der Geschlechtsmerkmale aufzufassen. Daraus leiten die beiden Autoren ab, daß es sich bei Zeichen der somatischen Unreife vor allem um infantilistische Bildungen handelt und daß demnach die Unterentwicklung der Geschlechtsmerkmale mit eine Teilerscheinung dieses Infantilismus darstelle.

Erschwert wird die Unterscheidung von anderen ähnlichen Entwicklungsstörungen noch dadurch, daß der weibliche Organismus an sich schon infolge seiner geringeren Differenzierung den Formen des Kindes mehr angenähert ist, als der des Mannes.

Daraus allein geht schon hervor, daß eine scharfe Abgrenzung des Eunuchoidismus von den verschiedenen anderen Formen des Infantilismus zumindest beim Weibe nicht möglich ist, und voraussichtlich auch nie möglich sein wird, da die verschiedenen anderen Ursachen des Infantilismus die gleichen Folgen hervorbringen können, wie die oft gar nicht als primär zu erweisende Hypoplasie der Ovarien.

Beim Manne haben wir immerhin noch den Kryptorchismus als Hinweis auf das Vorhandensein von Eunuchoidismus, obwohl auch dieser zweifelsohne primär durch extragenitale Ursachen hervorgerufen werden könnte.

Als charakteristisch für die Unterentwicklung der Geschlechtsmerkmale beim Weibe führen Tandler und Groß an: die Hypoplasie des Genitales, das Fehlen der Schamhaare, die relativ mangelhafte Entwicklung des Fettes in der Unterbauchregion, an den Gesäßbacken usw. — vorausgesetzt, daß die betreffenden Personen überhaupt mager sind. Denn nicht die Menge des angehäuften Fettes, sondern die Lokalisation desselben sei charakteristisch. Dazu käme noch die oft ganz bedeutende Unterentwicklung der Mammae und Störungen der Menstruation bis zum Ausfall derselben.

Es sind dies alles Erscheinungen, die wir aber auch bei allen übrigen Formen des Infantilismus finden (auch die Sterilität).

Für den weiblichen Eunuchoidismus charakteristisch bliebe als einzig und allein nur die sogenannte eunuchoide Disproportion des Skelettes, d. h. das Überwiegen der Unterlänge über die Oberlänge des Körpers.

Tandler und Groß bilden auch unter diesem Kapitel ein 16jähriges weibliches Individuum ab mit einer Unterlänge von 100 cm und einer Oberlänge von 79 cm, also anscheinend mit einem wenn auch unbedeutenden Überwiegen der Unterlänge, bezeichnen es aber nicht als „Eunuchoidismus", sondern als „weiblichen Infantilismus".

Indem Tandler und Groß ferner bezüglich des Infantilismus universalis im Sinne von Lasègue und Anton aussagen, daß er durch das Erhaltenbleiben der kindlichen Körperform charakterisiert ist und die körperliche Disproportion der Eunuchoiden völlig vermissen läßt, andererseits aber mit dem Eunuchoidismus manche Gemeinsamkeit aufweist, z. B. Offenbleiben der Epiphysenfugen, Behaarung usw., geben sie schon damit zu, daß eine Abgrenzung des weiblichen Eunuchoidismus vom Infantilismus unmöglich ist. Denn wenn die Epiphysenfugen beim Infantilismus länger als normal offen bleiben, warum sollen dann auch die unteren Extremitäten nicht gelegentlich vermehrtes Wachstum zeigen? Es gibt sicher sehr viele hochaufgeschossene infantile Individuen mit langen Beinen, männliche und weibliche, die man deshalb noch nicht, selbst wenn Genitalhypoplasie vorhanden ist, als Eunuchoide ansprechen wird. Es fehlt eben in diesen Fällen das charakterische schwammig Weiche und Unbestimmte oder greisenhaft Eigentümliche im Gesichtsausdruck, wie man es eben nur beim männlichen Frühkastraten oder männlichen Eunuchoiden, die oft auch Kryptorchen sind, findet.

Demnach trifft es nur einen Teil des Problems, wenn Josefsohn für den hypothetischen weiblichen Eunuchoidismus den Ausdruck Hypovarismus gebraucht.

Näher dem tatsächlichen Verhalten kommt Wolff, wenn er den Eunuchoidismus als eigenartigen und dabei besonders interessanten Typus des Infantilismus bezeichnet. Auch darin ist übrigens schon die Unmöglichkeit einer schärferen Abgrenzung stillschweigend zugegeben, da die Natur nirgends Sprünge macht und immer Übergänge schafft, aber außerdem ist, wie gesagt, der Typus „weiblicher Eunuchoid" nicht einmal einigermaßen charakteristisch faßbar.

Es ist auch unwahrscheinlich, wenn Falta annimmt, daß wir es beim Eunuchoidismus mit einer speziell in der interstitiellen Drüse einsetzenden Entwicklungsstörung zu tun haben, da zumindest beim Weibe die interstitielle Drüse von den Follikeln ganz abhängig ist. Falta meint, daß die Funktionsstörung der Generationsdrüse allein nicht zum Eunuchoidismus führt, gibt aber an einer anderen Stelle an, daß Eunuchoide männlichen und weiblichen Geschlechtes wohl immer steril sein dürften.

Es kann gar nicht genug dagegen Einspruch erhoben werden, wie irreführend die gewaltsame und durchaus bisher nicht exakt bewiesene Annahme einer getrennten Funktion von generativem und interstitiellem Anteil in der männlichen, noch mehr aber in der weiblichen Keimdüse ist (vgl. auch A. Kohn).

Männliche Eunuchoide verschiedensten Grades, die zeugungsfähig waren, sind mir bekannt. Wenn es beim Weibe einen Eunuchoidismus gibt, so muß dies für die leichteren Grade dieser Entwicklungsstörung ebenfalls zutreffen.

Die bisher beschriebenen Keimdrüsenbefunde an männlichen Individuen erbringen ebenfalls keinen zwingenden Beweis für eine solche Annahme.

Der einzige bisher als einwandfrei angesehene Fall von weiblichem Eunuchoidismus ist der nachfolgend von Josefsohn und Landquist beschriebene:

Es hatte sich um eine 34jährige Frau gehandelt, welche vom 15. Lebensjahre an besonders stark bis zum 24. Jahre gewachsen ist; sie war 183 cm lang, Unterlänge 118 cm; Menstruation fehlend, Geschlechtstrieb schwach. Die Brüste waren unentwickelt, die Stimme weiblich, das Gesamtaussehen dagegen war männlich, die Beckenform gleichfalls der weiblichen angenähert. Die Epiphysenfugen waren geschlossen. die Sella turcica nicht vergrößert. Das Genitale war weiblich, aber hochgradig hypoplastisch, beinahe rudimentär.

Aus dieser Beschreibung läßt sich nur der Schluß ziehen, daß das für den Eunuchoidismus charakteristische Überwiegen der Unterlänge vorhanden war. Die hochgradige Genitalhypoplasie nebst der mangelhaften Ausbildung der sekundären Geschlechtscharaktere können aber ebensowohl durch irgend eine andere Schädlichkeit als durch primären Hypovarismus hervorgerufen sein. Ob das Überwiegen der Unterlänge nicht auch durch andere Ursachen hervorgerufen werden kann, als durch mangelhafte Entwicklung der Keimdrüsen, wäre gleichfalls noch zu erweisen. Immerhin nähert sich obige Beschreibung der der weiblichen Frühkastraten aus Indien.

Daß auch die Differentialdiagnose zwischen weiblichem Eunuchoidismus und Pseudohermaphroditismus (insbesondere Pseudohermaphroditismus secundarius) Schwierigkeiten machen kann, geht daraus hervor, daß Falta geneigt ist, die im Kapitel Pseudohermaphroditismus beschriebenen Fälle von Swinarski-Pfannenstiel und Howitz hier unter den Eunuchoidismus einzureihen.

Auch die von Neurath gelieferte Beschreibung eines 11jährigen, großwüchsigen Mädchens, mit typischer „eunuchoider" Fettsucht, ist durchaus noch nicht genug beweisend dafür, daß es sich nicht um irgend eine hypophysär oder zerebral bedingte Wachstumsstörung handelt.

Auch die von Falta als Eunuchoidismus beschriebene Beobachtung Nr. 48 (männlicher Eunuchoid mit hereditärer Lues) ist mit größter Wahrscheinlichkeit als zerebral bedingte eunuchoide Wachstumsstörung, aber durchaus nicht ohne weiteres als primärer Hypogenitalismus aufzufassen.

Wie groß die Verwirrung auf diesem Gebiet ist, geht auch aus sonstigen verschiedenen Einzelangaben Faltas hervor. Man kann z. B. seiner Angabe nicht zustimmen, daß die Gestalt der Eunuchoiden durch ihre Schlankheit ausgezeichnet ist, indem auch bei den fetten Individuen der Knochenbau grazil sei. Ganz im Gegenteil habe ich auch bei solchen Individuen meist unförmig breite Hüften und auffallend große Hände und Füße finden können. Dies gilt allerdings wieder nur für männliche Eunuchoide.

Als differentialdiagnostisch besonders gegenüber der hypophysären Dystrophie wird angeführt, daß eunuchoide Individuen, wofern nicht ausgesprochener Hochwuchs besteht, fast niemals klein sind. Die zahlreichen Fälle kleiner graziler weiblicher Individuen mit oft hochgradigster Hypoplasie des Genitales dürften dann keinesfalls hierher gezählt werden, sondern wieder nur zum Infantilismus. Daß eine Neigung zum Fettwerden bei allen Eunuchoiden vorhanden ist, wenn günstige Verhältnisse obwalten, scheint wieder nur für männliche Individuen zu gelten.

Falta führt ferner einen von Guggenheimer mitgeteilten Fall an, bei dem sich in späterem Alter Diabetes entwickelte und kann darin einen besonderen Zusammenhang mit dem Eunuchoidismus nicht erblicken. Es unterliegt für mich gar keinem Zweifel, daß es sich hier um einen zerebralen Diabetes gehandelt hat, ebenso wie in dem von Uhthoff als Riesenwuchs beschriebenen Fall von Eunuchoidismus mit Diabetes.

Es geht aus allen diesen Daten wieder nur hervor, daß selbst so ausgezeichnete Kenner dieses Gebietes wie Falta die Möglichkeit der zerebralen Entstehung von Blutdrüsenerkrankungen bisher noch viel zu wenig berücksichtigt haben.

Daß Guggenheimer in mehreren Fällen von männlichem Eunuchoidismus starkes Hervortreten der Lymphozyten gefunden hat, ist ebenso zu bewerten, wie die Lymphozytose, die wir auch bei weiblichen Hypoplasien, wie überhaupt bei den meisten infantilistischen Entwicklungshemmungen besonders den auf innersekretorischer Basis beruhenden fast regelmäßig antreffen. Solche Organismen sind eben unreif, unfertig und der lymphatische Apparat ist, wie in der Kindheit, noch nicht zurückgebildet, daher das Vorwiegen der Lymphozyten. Man könnte deshalb bei allen Fallen von Hypoplasie mit einem gewissen Recht von Status lymphaticus sprechen, und da nach Kolisko, Tandler und Groß auch die Thymusdrüse bei Eunuchoiden häufig abnorm geringe Involution zeigt, auch von Status thymicolymphaticus. Wie man sieht, durchwegs Übergangsformen und nirgends scharfe Grenzen.

Die Erregbarkeit des vegetativen Nervensystems soll bei Eunuchoiden etwas herabgesetzt zu sein. Falta erhielt mit Pilokarpin und Adrenalin geringe, aber doch deutliche Reaktion. Das Temperament bei männlichen Eunuchoiden ist auffallend ruhig, aber nicht infantil, wenn auch nicht männlich.

Ein entsprechendes sicher zu bewertendes Gegenstück dafür beim weiblichen Geschlechte zu finden wird wohl sehr schwer fallen.

Für die Entstehung des männlichen Eunuchoidismus werden vor allem angeborene, seltener erworbene, traumatische oder infektiöse Schädlichkeiten verantwortlich gemacht. Meist wird er wohl hereditär sein.

Die Beobachtung von Tandler und v. Noorden, daß in ein und derselben Familie Eunuchoidismus bei männlichen und Chlorose bei weiblichen Geschwistern vorkommt, möchte ich dahin deuten, daß auch die ja meist mit Spätreife und Hypoplasie der Ovarien einhergehende Chlorose eine Art Äquivalent des männlichen Präpubertäts-Eunuchoidismus darstellen dürfte. Hypoplasie der männlichen und weiblichen Keimdrüse äußern sich eben in ganz verschiedener Weise. Ich verweise auch auf die von mir im Kapitel Chlorose beschriebene Erweiterung der von Tandler und v. Noorden gemachten

Beobachtung, welche dahin geht, daß in ein und derselben Familie neben Eunuchoidismus und Chlorose, Struma, Myom, Rachitis und Ovarialtumoren wiederholt vorkommen können, daß also auch der Eunuchoidismus nur ein Glied in der großen Kette der konstitutionellen, ineinander übergehenden Blutdrüsenerkrankungen ist.

Wenn ich demnach einerseits auch Peritz nicht recht geben kann, daß er den Eunuchoidismus als reinste Form des Infantilismus bezeichnet, so ist es nur die Folge der Unmöglichkeit weibliche Eunuchoide ausfindig zu machen, wenn andererseits Peritz und Wolff selbst sich gegen die Abgrenzung des eunuchoiden Typus beim Weibe wenden. Es gibt auch bis jetzt noch keine charakteristische Abbildung eines reinen weiblichen Eunuchoids und es wird auch schwer fallen, eine solche beizubringen.

Mischformen von Infantilismus und Eunuchoidismus wird man natürlich immer herausfinden können.

Bezüglich der Prognose des Eunuchoidismus geben v. Noorden sowie Tandler und Groß an, daß manche Fälle nur vorübergehende Entwicklungshemmung der Keimdrüsen zeigen, dann aber besserungsfähig sind (Präpubertätseunuchoidismus bei jungen Männern). Ihnen würde die verspätete Reife chlorotischer Mädchen analog sein und noch am ehesten den Namen des weiblichen Eunuchoidismus verdienen.

Ist es da nicht doch einfacher von Hypoplasie und Spätreife zu sprechen?

Differentialdiagnostisch kommt neben den verschiedenen Formen des Infantilismus und der Hypoplasie noch der Status thymicolymphaticus in Betracht, ferner die Dystrophia adiposogenitalis.

Die Unterscheidung gegenüber der Dystrophia adiposogenitalis, also einer hypophysären Störung, ist noch am leichtesten, da bei letzterer Wachstumshemmung, Herabsetzung des Grundumsatzes und die lokalen Symptome eines Hypophysentumors meist vorhanden sind. Die von Falta u. a. differentialdiagnostisch auch herangezogene Blutuntersuchung wird kaum einen Unterschied zutage fördern, da bei den meisten Fällen von Blutdrüsenhypoplasie ausgesprochene Mononukleose verhanden ist (degeneratives Blutbild nach J. Bauer).

Gar nicht damit überein stimmt die Beschreibung, welche Novak gelegentlich für den weiblichen Eunuchoidismus gibt. Er erinnert an die, jedem Frauenarzt bekannten, oft kräftigen stattlichen Frauen, welche häufig spät, manchmal aber auch rechtzeitig die Periode bekamen, dabei aber nur in größeren, oft unregelmäßigen Intervallen schwache Blutungen zeigen. Solche Frauen weisen schon im jugendlichen Alter einen auffallenden Fettansatz am Unterleib auf und verlieren schon vor oder kurz nach dem 30. Lebensjahre die Periode. Sie kommen dann mit Klagen über Kreuzschmerzen, über Eingeschlafensein der Arme, häufigen Urindrang, nervöse Unruhe, Herzklopfen oder auch wegen ihrer Amenorrhöe (und Sterilität) zum Arzt. Der Genitalbefund erscheint bei der Palpation oft völlig normal. Nicht selten findet man im oberen Abschnitt der Scheide die für das Klimakterium charakteristische Schrumpfung. Diese Frauen sind entweder steril oder haben nur wenig Geburten mitgemacht. Manchmal hätte man den Eindruck, als ob das ganze als Klimacterium praecox aufzufassende Krankheitsbild sich an eine Geburt angeschlossen hätte und in die Gruppe der Erschöpfungskrankheiten einzureihen wäre.

An einer anderen Stelle wird der Ausdruck Viragines für weibliche Eunuchoide gebraucht.

Es ist klar, daß weder die ausführliche oben erwähnte Beschreibung auf die Definition des Eunuchoids paßt, noch die der Virago, welch letztere wegen des Hervortretens heterosexueller Merkmale eher als Pseudohermaphroditismus secundarius leichten Grades, im Sinne von Halban, aufgefaßt werden muß.

Am ehesten entsprechen noch den beiden Formen des männlichen Eunuchoidismus beim Weibe die beiden Typen amenorrhoischer Personen, welche Adler ohne Bezugnahme auf den Eunuchoidismus als die beiden Haupttypen hypoplastischer Individuen gekennzeichnet hat.

Wie wir im nächsten Kapitel näher ausführen werden, entspräche der erste als schlank und hochgewachsen geschilderte mehr infantile Typus dem eunuchoiden Hochwuchs des Mannes.

Der zweite mehr fettsüchtige, gelegentlich auch heterosexuelle Behaarung zeigende Typus würde dann dem eunuchoiden Fettwuchs des Mannes in Parallele zu setzen sein, bei welchem sich ebenfalls heterosexuelle (weibliche) Behaarungsform findet.

Da die betreffende Arbeit Adlers vor dem Erscheinen des bekannten Buches von Tandler und Groß (Über die biologischen Grundlagen der sekundären Geschlechtscharaktere) geschrieben ist, konnte Adler auch noch nicht gut an die Gegenüberstellung mit dem männlichen Eunuchoidismus denken und es ist daher auf die Hauptforderung von Tandler und Groß bezüglich der jedesmaligen Untersuchung auf eunuchoide Dimensionen am Skelett (Überwiegen der Unterlänge) noch keine Rücksicht genommen worden.

Interessant ist aber immerhin, daß Adler gewissermaßen unbewußt dieselben beiden Haupttypen herausgearbeitet hat, welche Tandler und Groß für den männlichen Eunuchoidismus aufgestellt haben.

Daß es natürlich daneben auch andere Formen gibt, welche nicht in dieses Schema passen, ist klar, weil wir ja überall auf Übergangsformen und Mischformen mit anderen verwandten Konstitutionsanomalien rechnen müssen.

Eine Weiterführung der Adlerschen Klassifikation an einem großen Material unter Berücksichtigung der Ergebnisse von Tandler und Groß beim Manne müßte eine sehr dankbare Aufgabe sein.

In therapeutischer Hinsicht ist gegen die Fettsucht männlicher Eunuchoide Thyreoidin wiederholt mit gutem Erfolg verwendet worden. Keimdrüsenextrakte dürften nach allem Bisherigen wenig Aussicht auf Erfolg haben, eher schon die Transplantation von Keimdrüsen. Freund und Falta haben auch Radiumemanation mit vorübergehender anregender Wirkung auf die Keimdrüsen versucht.

Die Therapie des weiblichen Eunuchoidismus fällt eo ipso mit der der weiblichen Hypoplasie bzw. des Infantilismus zusammen.

10. Hypoplasia ovarii (Status hypoplasticus und Infantilismus).

Je größer die Zahl der Beobachtungen wird, um so unwahrscheinlicher klingt die Annahme, daß Hypoplasie der Keimdrüsen an sich als primäre und alleinige Ursache zu jenen Fehlern in der Entwicklung des Individuums führt, welche wir mit dem Namen Hypovarismus, Genitalhypoplasie u. dgl. bezeichnen.

Es ist ungleich wahrscheinlicher, daß eine wohl meist angeborene, seltener erworbene allgemeine Schädlichkeit den gesamten Organismus oder vielleicht ein ganzes Organsystem desselben, wie z. B. den Blutdrüsenapparat oder das Nervensystem trifft, eine „Vegetationsstörung", die wir als generellen oder partiellen Infantilismus, Status hypoplasticus u. dgl. kennen.

Bevor wir auf die für den Gynäkologen und Geburtshelfer praktisch wichtigen Erscheinungsformen der Unterentwicklung des Genitales mit den Hauptsymptomen der Amenorrhöe und Sterilität näher eingehen, wollen wir die in Frage kommenden allgemeinen Entwicklungsstörungen besprechen, von denen die Genitalhypoplasie ja nur ein Teilsymptom ist.

Der Name Infantilismus stammt von Lasègue, die erste genauere Beschreibung dieses Zustandes von Lorain. Doch dauerte es lange, bis man näheren Einblick in die vielfachen Ursachen bekam, welche die zahlreichen Abstufungen und wechselvollen Erscheinungsformen des Infantilismus bedingen.

So wollten Brissaud, Bauer, Hertoghe und Ausset-Breton die Entstehung des Infantilismus lediglich von einer Schädigung der Schilddrüse herleiten. Ferranini unterschied dann zwei Typen des Infantilismus, indem er im Sinne von Lorain bei gewissen Formen eine primäre Entwicklungsverkümmerung, bei anderen Formen einen sekundären Entwicklungsstillstand im Sinne von Brissaud annahm.

Nebst einer Reihe von anderen Autoren, die manches Für und Wider zu diesen beiden Auffassungen beibrachten, hat Sante de Sanctis die beiden Hauptformen des Infantilismus wieder scharf getrennt und die Bedeutung verschiedener ätiologischer Faktoren hervorgehoben, doch werden Blutdrüsenerkrankungen, infektiöse Momente, Gefäßhypoplasie, Disposition zur Tuberkulose, hereditäre Lues u. dgl. promiscue gebraucht. Allerdings tritt schon bei de Sanctis der Gedanke zutage, daß der Lorainsche Typus niemals das Resultat der isolierten Schädigung einer einzelnen Blutdrüse sei, sondern durch eine das ganze System betreffende Alteration zustande komme.

Die erste klare und für alle Formen des Infantilismus ausreichende Definition und Einteilung hat G. Anton gegeben.

Anton unterscheidet zunächst einen generellen und einen partiellen Infantilismus.

Unter generellem Infantilismus ist eine Entwicklungsstörung zu verstehen, die den ganzen Organismus auf kindlichem Typus zurückbleiben läßt und die Fortpflanzung des Individuums im Sinne seiner Gattung verhindert. Dabei bleiben nicht nur die körperlichen Merkmale, sondern vielfach auch die seelischen Eigenschaften des Kindes fortbestehen.

Zum generellen Infantilismus rechnet Anton:

1. den Infantilismus mit Myxödem und Kretinismus;
2. den Mongolismus;
3. den Infantilismus durch Fehlen oder Verkümmerung des Genitales;
4. den Infantilismus mit primärer Erkrankung der viszeralen Drüsen, besonders der Nebennieren, der Thymusdrüse und der Bauchspeicheldrüse.

Hier wäre noch der Infantilismus bei Erkrankung der Hypophyse, der Zirbeldrüse und des Gehirnes selbst anzureihen.

5. Den Infantilismus dystrophicus, mit folgenden ätiologischen Unterarten:
   a) Gefäßaplasie;
   b) primäre Gehirnerkrankungen, einseitig oder doppelseitig;
   c) erbliche Syphilis;
   d) Alkoholismus oder andere Vergiftungen der Eltern (Blei, Quecksilber, Phosphor u. dgl.);
   e) früh erworbene anderweitige Erkrankungen und Stoffwechselstörungen wie Tuberkulose, Herzfehler und Chlorose (letztere würden wir nach den Erfahrungen der letzten Jahre ebensogut unter Rubrik 4 unterbringen können);
   f) Verkümmerung in schlechten hygienischen Verhältnissen und mangelhafte Ernährung des Kindes. Dies wäre als Infantilismus dystrophicus im engsten Sinne des Wortes anzusehen.

Auch der partielle Infantilismus zeigt eine ganze Reihe von Erscheinungsformen, die sich aber in ihrer Ätiologie und Symptomatologie ungefähr ebenso einteilen lassen, wie der generelle Infantilismus.

Uns interessiert von den Formen des partiellen Infantilismus besonders derjenige, welcher sich vorwiegend in mangelhafter Entwicklung der Genitalorgane äußert.

Es würde zu weit führen, wollten wir alle die zahlreichen Publikationen nennen, die sich an die Antonsche Bearbeitung dieses Themas anschlossen und bestimmte Einzelheiten, namentlich die Anteilnahme verschiedener innersekretorischer Drüsen betreffend, zum Gegenstand der Besprechung machen.

Für uns von Wichtigkeit ist es, daß beim generellen Infantilismus das Genitale fast immer mehr oder weniger hypoplastisch bleibt. Aber auch bei anderen Vegetationsstörungen, so z. B. dem Riesenwuchs finden wir sehr häufig Genitalhypoplasie, und andererseits kann sogar der Hypergenitalismus infantile Züge aufweisen.

Zu weit scheint es mir gegangen, wenn Pende z. B. nur eine Alteration des Blutdrüsensystems als Ursache des Infantilismus gelten lassen will und an einen dystrophischen Infantilismus nicht glaubt. Unter anderem muß man zweifellos für viele Fälle eine Störung im Zentralnervensystem als Ursache der allgemeinen Entwicklungshemmung annehmen, bei denen die Blutdrüsen nicht oder nur sekundär beteiligt sein brauchen.

Die Versuche, eine „reine Form des Infantilismus“ aufzustellen, wie es zuletzt auch Falta versucht hat, werden wieder nur auf rein theoretischer Basis stehen bleiben, weil sich, wie wir sehen werden, die Mischformen mit anderen Entwicklungshemmungen (Vegetationsstörungen), die ja alle infantile Züge aufweisen, ungleich häufiger finden als die bloße kindliche Hypoplasie ohne sonstige auffallende Merkmale.

Nach Breus und Kolisko, Tandler und Falta ist der kindliche Organismus und demnach auch der „reine Infantilismus“ nicht nur durch das noch unentwickelte Genitale und die kindliche Psyche, sondern auch durch bestimmte Körperdimensionen ausgezeichnet.

In diesem Sinne hebt Falta als besonders charakteristisch für den reinen Infantilismus hervor: Stehenbleiben auf kindlicher Entwicklungsstufe, Genitale, Vita sexualis und sekundäre Geschlechtscharaktere bleiben unentwickelt, die Involution des lymphatischen Apparates und das Wachstum sind mangelhaft, das Auftreten der Knochenkerne und der Epiphysenschluß sind verzögert, die Unterlänge des Körpers bleibt der Oberlänge gleich oder überragt dieselbe nur wenig. Die Beckenform ist weder männlich noch weiblich, sondern infantil. Auch die Psyche bleibt kindlich.

Was die Stellung des Blutdrüsensystems in der Pathogenese des Infantilismus anbelangt, so wäre nach Falta das Zurückbleiben der Keimdrüsenentwicklung beim Infantilismus nur ein dem ganzen Krankheitsbild untergeordnetes Symptom, und es wären daher beim Infantilismus nie jene tiefgehenden Entwicklungsstörungen, wie beim Eunuchoidismus zu finden.

Diese Definition stimmt insoferne nicht ganz, als wir beim Eunuchoidismus sehr wohl Fortpflanzungsfähigkeit beobachten können, was nach der Definition, die Falta vom reinen Infantilismus gibt, bei letzterem eben nicht möglich wäre. Da die Keimdrüsen ihre volle Reife erst in der Pubertät erlangen, während die anderen Blutdrüsen schon beim Neugeborenen voll entwickelt sind, müßte das Genitale nach der Auffassung Faltas wie ein kindliches Genitale funktionieren, also nicht fortpflanzungsfähig sein, ein Ereignis, das doch nur in den extremsten Fällen eintritt und diese Fälle erwiesen sich bei näherer Betrachtung erst recht nicht als „reiner Infantilismus“, sondern sind, wie die drei von Falta selbst beigebrachten Abbildungen zeigen, vielfach typische, auf spezifischen Gehirn- oder Nervenerkrankungen beruhende Entwicklungshemmungen.

Theoretisch müssen wir freilich mit Falta beim echten Infantilismus ein Stehenbleiben auf kindlicher Entwicklungsstufe erwarten, wo das Blutdrüsensystem ebenso infantil bleibt wie das Genitale, das Skelett, der hämatopoetische Apparat oder das Zentralnervensystem. Es ist auch theoretisch richtig, wenn Falta den Infantilismus nicht zu den primären Blutdrüsenerkrankungen rechnen und scharf abgegrenzte Krankheitsbilder, die auf primärer Alteration einer bestimmten Blutdrüse beruhen, vom Infantilismus getrennt wissen will.

Dann bleibt aber für den „echten, reinen" Infantilismus überhaupt nichts mehr übrig, denn auch die von Falta selbst als „echter Infantilismus" angeführten Fälle sind keine solchen, sondern Erkrankungen des Zentralnervensystems (Fall 1, Wachstumshemmung nach Gehirnerschütterung, Fall 2, Wachstumshemmung bei typischer progressiver Muskelatrophie, Fall 4, Wachstumshemmung bei Hydrozephalus). Auch Fall 3 ist kein reiner Fall von „proportioniertem Infantilismus", da schwerste hereditäre Tuberkulose und Rachitis vorliegen.

Ich glaube also, daß die Form des reinen, proportionierten Infantilismus nur in der theoretischen Definition existiert und daß wir gut tun werden, die Antonsche Einteilung allenfalls mit geringen Erweiterungen beizubehalten, da sie den praktischen Bedürfnissen und dem wirklichen Vorkommen der Fälle entspricht. Wir werden eben dann unter Infantilismus keinen ätiologischen Begriff, sondern einen Sammelnamen für alle jenen Vegetationsstörungen zu verstehen haben, welche mehr oder minder kindliche Züge aufzuweisen haben.

Selbst der von Breus und Kolisko als extremste Form des Infantilismus angesehene hypoplastische Zwergwuchs soll ja nur zum Teil rein kindliche Proportionen aufweisen.

Falta will also den dystrophischen Infantilismus, bei welchem die Schädigung den ganzen Organismus betrifft, als Infantilismus im engeren Sinne bezeichnen und die echten Blutdrüsenerkrankungen des Kindesalters überhaupt nicht mehr zum Infantilismus rechnen. Falta selbst sagt aber, daß es vielleicht ebensoviel Übergangsformen gibt, die zu den Blutdrüsenerkrankungen hinüberführen, wie typische Fälle. Übergangsformen zwischen dem echten Infantilismus und der hypophysären oder eunuchoiden Dystrophia adiposogenitalis zum Status lymphaticus, zum Myxödem, Mongolismus, echtem Zwergwuchs usw.

Ich möchte, wie erwähnt, noch weiter gehen und sagen, daß ein reiner, echter Infantilismus überhaupt nur in der Theorie existiert, weil zunehmender Erkenntnis immer mehr die ätiologischen Momente und sich bei die ihnen entsprechenden Sonderschädigungen herausfinden lassen werden.

Eine Schädigung, die in der Jugend das Blutdrüsensystem als solches elektiv betrifft, müßte nach Falta ein der multiplen Blutdrüsensklerose ähnliches Bild erzeugen und zur Kachexie, vorzeitigem Senilismus, aber nicht Infantilismus führen. Doch möchte ich glauben, daß es auch bei elektiver Schädigung des innersekretorischen Apparates doch nicht oder nur äußerst selten, namentlich bei jugendlichen Individuen zur vollständigen Erschöpfung und Zerstörung der Blutdrüsen kommen muß, sondern daß eine Unterentwicklung der Blutdrüsen von vornherein viel wahrscheinlicher ist.

Außerdem habe ich im Kapitel multiple Blutdrüsensklerose ausgeführt, daß dieses Krankheitsbild wahrscheinlich von einer primären Schädigung des Zentralnervensystems (innersekretorisches Zentrum im Zwischenhirn) seinen Ausgangspunkt nimmt.

In noch viel höherem Maße gilt das über die Abgrenzung des Infantilismus und Eunuchoidismus Gesagte für die mit dem Namen Status hypoplasticus, Status thymicus und Status thymicolymphaticus belegten Zustände.

Der besonders von J. Bartel eingeführte Ausdruck Status hypoplasticus besagt ja auch nichts anderes, als der deutsche Ausdruck „mangelhafte Anlage" oder, wenn man will, „Infantilismus" in dem Sinne, wie ihn Anton versteht.

Bartel und Herrmann haben auch eine eingehendere Beschreibung des weiblichen Genitales bei Status hypoplasticus geliefert und schildern insbesondere als charakteristisch für die Ovarien solcher Personen den großen Bindegewebsreichtum, glatte Oberfläche und Follikelarmut. Es ist dies das Bild, wie es Virchow ähnlich für die hypoplastischen Ovarien chlorotischer Individuen beschrieben hat.

Doch darf dabei nicht übersehen werden, daß es auch hypoplastische Ovarien mit kleinzystischer Degeneration gibt, die den hypoplastischen Frauen mit ovariellen Blutungen eigen sind.

Den Status thymicus und Status thymico-lymphaticus im Sinne von A. Paltauf, Neußer, R. Paltauf, Wiesel u. a. werden wir unter ähnlichen Gesichtspunkten zu betrachten haben. Wir wissen jetzt, daß diese Typen mehr heuristischen Wert besitzen, indem sie in reiner Form so gut wie niemals existieren.

Die für den Status thymicus charakteristische, abnorme Persistenz des Thymus ist ebenso wie die Persistenz des kindlich stark ausgebildeten lymphatischen Apparates nichts anderes, als ein Rest aus der Kindheit, also ein partieller Infantilismus im Sinne von Anton.

Der praktische Wert der Aufstellung des Status thymicus und Status thymico-lymphaticus wurde unter anderem auch damit gerechtfertigt, daß man für diese Individuen eine verminderte Widerstandskraft gegen infektiöse und toxische Schädlichkeiten aller Art beobachtet haben wollte.

Namentlich die Anwendung des Chloroforms wurde bei solchen Indivduen für außerordentlich gefährlich erachtet, und man spricht deshalb heute noch von einem Thymustod bei der Chloroformnarkose.

Es möge mir gestattet sein, hier einige wenige Worte zum Thema Narkose einzuflechten.

Wenn ein Thymustod bei der Chloroformnarkose überhaupt existiert, so scheint er jedenfalls außerordentlich selten zu sein, denn ich habe in den letzten 10 Jahren unter vielen Tausenden von Narkosen noch nie einen solchen Fall gesehen. Was sonst gelegentlich an Narkoseasphyxien oder Narkosetod vorgekommen ist, war immer durch Unachtsamkeit oder mangelhafte Kenntnis des Narkotiseurs in bezug auf die gefahrdrohenden und meist lange vorher schon erkennbaren Symptome namentlich von seiten der Atmung zu erklären.

Man hat in neuerer Zeit die angeblich verminderte, aber keinesfalls einwandsfrei bewiesene verminderte Resistenz gegen Narkose bei Status thymicus auf eine Hypoplasie des chromaffinen Systems zurückzuführen gesucht.

Abgesehen davon, daß ein solcher Beweis bei der zerstreuten Anordnung des chromaffinen Systems im Körper kaum einwandsfrei zu führen ist, zeigt diese Annahme nur wieder, daß die Blutdrüsenerkrankung nicht auf eine innersekretorische Drüse sich beschränkt, sondern auf mehrere übergreift, also daß es praktisch genommen keine reinen Formen gibt, sondern nur Übergangsformen eines allgemeinen Status hypoplasticus, allenfalls mit besonderem Hervortreten der Symptome von seiten ganz bestimmter Blutdrüsen.

Wenn wir auf Grund dieser allgemeinen Voraussetzungen an die Besprechung der Hypoplasie der Keimdrüsen gehen wollen, so werden wir auch hier bei der verschiedensten Ätiologie doch immer wieder den gleichen oder ähnlichen Entwicklungshemmungen im Bereiche des Genitales begegnen.

Schon das Abdomen von Individuen mit hypoplastischer bzw. mangelhafter Anlage zeigt häufig auf den ersten Blick die Kennzeichen der minderwertigen Ausbildung in Form der zuletzt von Mathes so klassisch geschilderten Enteroptose (Glénard-Stiller). Nur stellt Mathes das asthenische, also nervös-funktionelle Moment und die infantilistischen Züge dabei mehr in den Vordergrund als eine eventuell in Betracht kommende

Erkrankung des Blutdrüsensystems. Bei der engen Verknüpfung des innersekretorischen Apparates mit dem vegetativen Nervensystem läßt sich die Verbindung zwischen dem Gedankengang von Mathes und der sonst geläufigen Anschauung ja leicht herstellen[1]).

Nur über die Häufigkeit der Enteroptose sind sich noch immer nicht alle Frauenärzte im klaren.

An dem poliklinischen Material der Hallenser Frauenklinik konnte ich feststellen, daß mindestens etwa jede dritte bis vierte Frau, die unsere Sprechstunde aufsuchte, an ausgesprochener Enteroptose bzw. Hängebauch litt. Ganz besonders natürlich solche Frauen, die bereits geboren hatten.

Mathes, Kellog, Albu, Bönniger und andere Autoren fanden bei genitalkranken Frauen ungefähr zwischen 70 und 90 % gehäufte oder nur vereinzelte Zeichen von Enteroptose bzw. funktionell-asthenische Erscheinungen.

Weitere Statistiken an großem klinischem Material wären hier sicher von großem Interesse und würden das ärztliche Handeln breiterer Kreise erheblich beeinflussen.

Jede dritte bis vierte Frau klagt bekanntlich über Kreuzschmerzen und erträgt sie vielfach als eine selbstverständliche und unabänderliche Notwendigkeit, die eben zum „Weibsein“ gehört.

Zahlreiche von diesen Frauen, die mit Kreuzschmerzen und ziehenden Schmerzen im Leib, Drängen nach abwärts, Harndrang, Obstipation usw. den Frauenarzt aufgesucht haben, leiden an einem Prolaps, der am besten durch operative Behandlung beseitigt wird. In vielen Fällen ist aber am Genitale gar nichts nachweisbar, nicht einmal die als Operationsobjekt so beliebte Retroflexio uteri, und die Frauen klagen doch über Kreuzschmerzen. Da die gynäkologischen Patientinnen meist im Liegen untersucht werden, entgeht die Enteroptose vielfach dem Beobachter, denn an die meist auch nachweisbare und im Liegen schon erkennbare Atonia ventriculi wird vom Frauenarzt gewöhnlich nicht gedacht. Das sind dann die Frauen, für welche die Krankheitsbilder der Coccygodynie, des Mittelschmerzes u. dgl. erfunden worden sind. Solchen Frauen hat man auch in den letzten Jahren immer noch epidurale (sakrale) Injektionen gemacht, den Uterus lokal, konservativ oder operativ behandelt oder gar den gesunden Wurmfortsatz exstirpiert.

Es ist zu hoffen, daß die Erkenntnis von der ungeheuren Häufigkeit der Enteroptose und ihrer Symptome auch in dieser Richtung Wandel schaffen wird.

Daß das weibliche Becken in der weitgehendsten Weise durch eine mangelhafte bzw. hypoplastische Gesamtanlage in seiner Größe und Form beeinflußt wird, ist bekannt.

Breus und Kolisko haben in vollendeter Darstellung unser ganzes bisheriges Wissen über dieses Thema zusammengefaßt und moderne Gesichtspunkte, wie insbesondere den Einfluß der einzelnen Blutdrüsen und ihrer Störungen auf die Formgebung des Beckens hineingetragen. Auch dieses Kapitel ist nichts weniger als abgeschlossen und bedarf fortwährender weiterer Bearbeitung.

So scharf sich die Charaktere etwa des rachitischen, spondylolisthetischen, Naegeleschen oder Zwergbeckens bestimmen lassen, so wenig sicher kann man die meisten übrigen Formen der auf „hypoplastischer Anlage“ beruhenden Becken voneinander abgrenzen. Wohl kennt man ein einfach plattes Becken,

[1]) Inwieweit es berechtigt ist, mit Mathes alle Erscheinungen der Asthenie als infantile Entwicklungshemmung („asthenischer Infantilismus“) anzusehen und inwieweit es sich dabei um Degenerationszeichen anderer Art handelt, soll an anderer Stelle untersucht werden.

ein infantiles oder männliches Becken, ein kretinistisches usw., aber diese Formen können bei hypoplastischen Individuen durchaus ineinander übergehen und tun es auch in der Mehrzahl der Fälle.

Praktisch wichtig, namentlich in geburtshilflicher Hinsicht, ist die Verengerung im geraden und im queren Durchmesser und der trichterförmige Verlauf des knöchernen Geburtskanales bei Hypoplasie des Genitales

Am äußeren Genitale finden wir als Zeichen von Hypoplasie ebensowohl verminderte als vermehrte Behaarung der Schamgegend und der Achselhöhlen, von den sonstigen Anomalien der Körperbehaarung ganz abgesehen.

Die Zeichen der Unterentwicklung an Vulva, Vagina, Damm, Uterus und Tuben sind zu bekannt, als daß ich auf eine genauere Schilderung dieser Organe einzugehen brauchte (vgl. A. und E. Kehrer, Sellheim u. a.).

Vom hypoplastischen Ovarium war schon wiederholt gelegentlich der Besprechung der ovariellen Blutungen und der Chlorose die Rede. Hier sei nur nochmals darauf hingewiesen, daß das hypoplastische Ovarium durchaus nicht immer klein mit mangelhafter Follikelreifung sein muß. Auch sehr große, durch Bindegewebshyperplasie ebensowohl, wie durch kleinzystische Degeneration gekennzeichnete Ovarien können dem hypoplastischen Typus angehören (vgl. Tafel-Fig. 20).

Nur die glatte Oberfläche scheint ein fast regelmäßiger Befund solcher Eierstöcke zu sein.

Die funktionelle Bedeutung der Hypoplasia ovarii liegt außer in den geburtshilflichen Folgen des unfertigen Genitales in den Symptomen der Dysmenorrhöe, des Fluor albus, des Vaginismus und in ihren Beziehungen zum chlorotischen Symptomenkomplex. Alle diese Erscheinungen wurden schon in früheren Kapiteln besprochen.

Hier soll nur noch von der Amenorrhöe und Sterilität die Rede sein.

In der noch nicht sehr weit zurück liegenden Zeit, wo man für Störungen von seiten des Genitales zunächst auch immer rein lokale Ursachen gesucht hat, dachte man vorwiegend auch an eine primäre Unterentwicklung und Unterfunktion des Uterus und Ovariums.

Aber selbst wenn man die Publikationen der letzten Jahre, welche sich mit Menstruationsanomalien befassen, durchsieht, findet man eigentlich nur recht selten eine präzise Angabe über eine allgemeine oder spezielle Konstitutionsanomalie, die einer Amenorrhöe oder Oligomenorrhöe zugrunde liegen könnte.

So führt Schickele in seiner 1911 erschienenen Arbeit „Über die Physiologie und Pathologie der Ovarien" unter anderem auch zwei Fälle von Amenorrhöe an, von denen der eine eine „ziemlich dicke, etwas gedunsene Person mit etwas schwerfälligem und trägem Temperament" betraf. Die Menses waren spärlich und unregelmäßig.

Der zweite Fall von Amenorrhöe mit vikariierendem Nasenbluten betraf eine „große, kräftige, mäßig fettreiche Person, mit dicken Backen, die in dem allgemein geröteten Gesicht fast zyanotisch aussehen; die Konjunktiven sind immer leicht injiziert. Patientin spricht durch die Nase, ist ziemlich aufgeregter Natur, erschrickt leicht, schläft etwas unruhig, in ihren Bewegungen ist sie eher etwas träge. Allgemeinbefinden sonst gut, bis auf die Zeit der fälligen Periode, wo sie viel unter Kopfschmerzen leidet. Diese werden aber immer besser, sobald Nasenbluten auftritt".

Schickele macht bei beiden Patientinnen den Vermerk: „Organe gesund". Wohl weist er auch auf die Verschiedenheiten im äußeren Habitus jener junger Mädchen hin, welche unter Menstruationsanomalien leiden, aber ebenso wie bei Besprechung der ovariellen Blutungen fällt es hier auf, daß das Gemeinsame aller dieser Fälle, etwa die Hervorhebung bestimmter Konstitutionsanomalien bzw. bestimmter Stoffwechsel-, Blutdrüsen- oder Nervenerkrankungen noch nicht recht zum Ausdruck kommt.

Als den zwei vorliegenden Fällen gemeinsame Eigentümlichkeiten könnte man schon den mehr oder minder auffallenden Fettreichtum und Abweichungen im Temperament als Konstitutionsfehler anmerken. Es dürfte sich im ersten Falle um eine Adipositas auf innersekretorischer Grundlage, im zweiten Falle um etwas Ähnliches mit Hinzutreten einer leichten Reizbarkeit des Nervensystems, vielleicht unter dem Einfluß des abnorm wirksamen und auf abnormem Wege zur Ausscheidung gelangenden menstruellen Ovarialsekrets handeln.

Zwei Haupttypen hypoplastischer Personen mit Amenorrhöe versucht schon Adler aufzustellen.

Bei seinen Untersuchungen über das Verhalten der Blutgerinnung und des vegetativen Nervensystems bei amenorrhoischen Frauen beschreibt er zunächst (an 23 Fällen) neben der jedesmal vorhandenen Genitalhypoplasie auch fast jedesmal Zeichen einer allgemein hypoplastischen Konstitution:

Doch waren diese Zeichen der Hypoplasie nicht immer gleichmäßig an jedem Individuum vorhanden, sondern es ließen sich im allgemeinen zwei Typen unterscheiden.

Erstens Individuen, die im ganzen eine Annäherung an den kindlichen Typus zeigten, gewissermaßen auf infantiler Entwicklungsstufe stehen geblieben sind.

Zweitens wohl ausgebildete, kräftige Individuen, bei denen sich nicht allzu selten in der Art und Verteilung der Behaarung eine Annäherung an das andere Geschlecht konstatieren ließ.

Doch sollten diese zwei Typen einander keineswegs scharf gegenüberstehen, so daß es im Einzelfall oft zweifelhaft war, in welche Gruppe das betreffende Individuum einzureihen wäre.

Die Individuen der ersten Gruppe waren hoch aufgeschossen, selten im Wachstum zurückgeblieben, schlank, mit spärlicher Fettentwicklung, spärlicher Scham- und Achselhaarbildung, nur selten fand sich eine Annäherung an den männlichen Behaarungstypus. Die Brüste waren gewöhnlich klein, zuweilen aber ganz gut entwickelt, die Warzen nicht selten schlecht, das Becken zeigte oft geringe Querspannung, engen, hohen, spitzwinkligen Schambogen.

In diese Gruppe rechnete Adler unter anderem auch die von ihm untersuchten chlorotischen Individuen.

In der zweiten Gruppe fanden sich häufig körperlich sehr gut entwickelte, oft sehr vollbrüstige Frauen, nicht selten mit zarten Extremitätenknochen, die Brüste solcher Individuen seien oft mehr fett- als parenchymreich, wie sich denn auch, ähnlich wie bei Kastrierten, zuweilen stärkere Fettablagerung in der Gesäßgegend fand. Bei solchen Frauen konnte viel häufiger, als bei denen der ersten Gruppe eine Andeutung heterologer Sexualmerkmale in der Behaarung, sowohl am Genitale als auch in der Linea alba, an den Brüsten und im Gesicht beobachtet werden.

In beiden Gruppen wurde häufig Kürze der Vagina, infantiler, oft retrovertierter Uterus, kleine Ovarien, die von Sellheim beschriebene muldenartige Form des Dammes, Störungen in der Dentition, Ungleichheit der Pupillen, Imbezillität, kurz Symptome gefunden, die auf eine minderwertige Anlage hindeuten.

Bei vielen Individuen war auch, hauptsächlich an den Brüsten, aber zuweilen auch an den Oberschenkeln, Ober- und Unterarmen eine eigentümliche, mehr diffuse oder fleckige bläulichrote Verfärbung der Haut, nicht selten mit feinster Gefäßzeichnung darin zu konstatieren.

Adler fand dieses letztere vorher in der gynäkologischen Literatur als Zeichen der Hypoplasie noch nirgends beschriebene Merkmal ungefähr ebenso oft, wie die anderen als Zeichen der Hypoplasie allgemein anerkannten Symptome. In der Dermatologie dürfte diese Art der Gefäßzeichnung wohl als Cutis marmorata bezeichnet werden, wird aber doch noch nicht allgemein als Konstitutionsanomalie aufgefaßt.

Adler schließt mit vollem Recht aus diesem Symptom auf eine gewisse Schwäche des vasomotorischen Nervensystems, von dem ja angenommen wird, daß es bis zu einem gewissen Grade selbständig zwischen autonomem und sympathischem System existiert.

In den besprochenen Fällen handelte es sich meist um Frauen unter 30 Jahren, die bis auf eine einzige Ausnahme weder geboren noch abortiert hatten, was zum Teil vielleicht auf die Virginität und Jugend der Frauen, zum Teil aber — es waren darunter nicht wenige, die regelmäßigen Geschlechtsverkehr ausübten — auf die Genitalhypoplasie bzw. auf Sterilität zurückzuführen war. Die Menstruation war häufig spät aufgetreten oder trotz vorgerückten Alters überhaupt noch nicht erschienen. Die Menstruationsintervalle bewegten sich zwischen 4 Wochen und 7 Jahren. Die Blutung war meist sehr spärlich, dauerte nur kurze Zeit, öfters wird bei bestehender Amenorrhöe vikariierendes Nasenbluten vermerkt.

Versuchen wir nun diese sehr charakteristischen und wertvollen Angaben Adlers näher zu deuten, so möchte ich die beiden von ihm aufgestellten Typen von Hypoplastikerinnen noch am ehesten mit den beiden von Tandler und Groß beschriebenen Formen des männlichen Eunuchoidismus, dem eunuchoiden Hochwuchs und dem eunuchoiden Fettwuchs vergleichen (vgl. auch das in Kap. 9 Gesagte). Freilich sind die beiden Typen nicht immer rein ausgebildet anzutreffen.

Vielmehr möchte ich beim ersten Typus, der in der Regel nur spärliche Fettentwicklung zeigt, mehrere Unterarten hervorheben und zwar solche mit grazilem Skelett, die in der Regel auch sonst infantile Züge aufwiesen und solche mit mehr robustem Skelett, die dann gewöhnlich auch männlichen Behaarungstypus haben und sich im ganzen der als Virago bezeichneten Erscheinungsform nähern. Unter den grazilen infantilen Individuen werden wir wieder zwischen hoch aufgeschossenen Personen unterscheiden können, die annähernd dem eunuchoiden Hochwuchs des Mannes analog zu setzen wären und zwischen solchen, die im ganzen im Wachstum zurückgeblieben sind und sich dem hypoplastischen Zwergwuchs nähern. Hier werden wir besonders oft das allgemein gleichmäßig verengte Becken vorfinden, während bei den hoch aufgeschossenen Individuen oft bloß die Querspannung des Beckens stark vermindert ist.

Desgleichen wären in der zweiten von Adler aufgestellten Gruppe von mehr zum Fettansatz neigenden Frauen solche zu unterscheiden, die zarte Knochen und spärliche Behaarung haben von anderen, die ein gröberes Skelett und heterologe Behaarungsmerkmale aufweisen.

Bei diesen Frauen des zweiten Typus fand ich am häufigsten das einfach platte Becken vertreten, da sie meistens doch einen gedrungenen, breiteren Körperbau hatten.

Wieviel von allen diesen Erscheinungen ist nun auf die Hypoplasie der Ovarien und wieviel auf die minderwertige Anlage der übrigen Blutdrüsen, des Gesamtkeims oder sonstiger Faktoren zurückzuführen? Um gleich mit dem Auffallendsten zu beginnen, scheint es, als ob heterologe Geschlechtsmerkmale, insbesondere die atypische Behaarung, häufig für Hypoplasie der Keimdrüsen charakteristisch wären. So finden wird auch beim männlichen Eunuchoid neben der hohen weiblichen Stimme und der weiblichen Lokalisation des Fettes den weiblichen Typus der Behaarung in der Scham- und Achselgegend, wie auch am übrigen Körper.

Es hieße den Tatsachen Gewalt antun, wollte man auch hier versuchen, diese offenkundigen heterologen Geschlechtsmerkmale durchwegs als Infantilismus oder als Annäherung an eine gemeinsame Speziesform zu bezeichnen.

Es kann demnach gar keinem Zweifel unterliegen, daß bei **Hypoplasie der Keimdrüse andersgeschlechtliche Merkmale zum Vorschein kommen können**, ähnlich wie in manchen Fällen nach der Kastration und im Klimakterium.

Dabei soll nicht geleugnet werden, daß nicht manche der in Frage kommenden Merkmale (z. B. der Altweiberbart bei Matronen) Speziescharaktere sein können; gewiß trifft dies aber nicht für alle nach Ausfall oder Unterfunktion der Ovarien auftretenden Symptome zu.

Die Frage, auf welche Weise die heterologen Geschlechtsmerkmale bei Hypofunktion der Keimdrüse zustande kommen können, ist derzeit noch nicht definitiv zu beantworten. Die maskuline Behaarung bei hypoplastischen Frauen auf eine Anomalie der Nebennieren zurückzuführen, wie solche bei schweren Mißbildungen (Hermaphroditismus und hohe Grade von Pseudohermaphroditismus) vorkommen, liegen derzeit noch keinerlei sichere Anhaltspunkte vor.

Naheliegender erscheint es schon, die Ursache im hypoplastischen Ovarium selbst zu suchen. Biedl hat sich vorgestellt, daß die interstitiellen Zellen unter Umständen doppelgeschlechtliche (amphotere) Wirkungen äußern können, während der generative Anteil gleichgeschlechtlich funktioniert.

Aus entwicklungsgeschichtlichen Gründen kann man von vornherein dieser sehr bestechenden Annahme nichts entgegenhalten. Wenn man aber die interstitielle Eierstocksdrüse des geschlechtsreifen Weibes betrachtet, so wird es immer unwahrscheinlicher, daß dieses schon vor der Pubertät sich bis auf minimale Reste zurückbildende und überhaupt einzig und allein von der Follikelatresie abhängige Gebilde irgend eine nennenswerte innersekretorische Rolle zu spielen hätte.

Es scheint mir fast plausibler, (wenn man nicht die heterosexuelle Tendenz in die Keimzellen selbst mit hinein verlegen will), den heterosexuell-innersekretorischen Anteil in den Resten des Wolffschen Körpers, dem Epoophoron und dem Parovarium zu suchen. Gewisse allerdings noch sehr spärliche Anhaltspunkte dafür können wir vielleicht in dem Vorkommen von Parovarialzysten bei Individuen mit besonders stark ausgeprägten heterosexuellen Merkmalen (Pseudohermaphroditismus) erblicken. (Näheres darüber im betreffenden Kapitel).

Zur weiteren Entscheidung der Frage, wie viel von den hypoplastischen Erscheinungen am Genitale unterentwickelter Frauen auf die Hypofunktion des Ovariums als solche zurückzuführen ist, können wir bis zu einem gewissen Grade diejenigen Untersuchungen Adlers mitverwerten, welche sich auf die Prüfung der Blutgerinnung und der Funktion des vegetativen Nervensystems beziehen.

Adler fand an amenorrhoischen Frauen, aber auch an solchen, die bloß über spärliche und seltener auftretende Menses klagten (oligomenorrhoische Personen), endlich auch bei solchen mit Genitalhypoplasie überhaupt eine oft beträchtliche Gerinnungsverzögerung im Gesamtblute, ähnlich wie er es nach der Kastration und im Klimakterium und auch im Tierexperiment nachweisen konnte. Er zog daraus den Schluß, daß **Ausfall oder Hypofunktion der Ovarien die Blutgerinnung zu verzögern imstande sei**, so daß man füglich die Gerinnungsverzögerung als „Ausfallserscheinung“ bezeichnen könne, wenn sie auch nicht in jedem Fall auftreten muß. Das Ausbleiben der Gerinnungsverzögerung könnte dann seitens der Beeinflussung durch die anderen innersekretorischen Organe erklärt werden. Die Einwirkung des Ovariums auf die Blutgerinnung erklärt sich Adler durch die Vermittlung des Kalkstoffwechsels, indem, wie wir bereits im Kapitel Kastration erwähnt haben, nach Ovarialausfall der Kalkgehalt des Blutes vermindert zu sein scheint, was an sich die Blutgerinnung verzögert.

Dem von Schickele und seinen Mitarbeitern gemachten Einward, daß die erwähnte Veränderung der Blutgerinnung und des Blutkalkgehaltes nicht in allen Fällen von Hypoplasie vorhanden sind, begegnete Adler von vornherein damit, daß ja auch andere „Ausfallserscheinungen" bei Hypofunktion des Ovariums nicht oder nur teilweise oder nur vorübergehend auftreten. Die übrigen innersekretorischen Drüsen, an denen man ja morphologisch bei jeder Gelegenheit die leichte Neigung zu vikariierenden Reaktionen beobachten kann, könnten eben in solchen Fällen paralysierend auf die Ausfallserscheinungen einwirken.

Die Verzögerung der Blutgerinnung wäre aber nach Adler ein objektives Zeichen der Hypofunktion der Ovarien.

Die nach der Kastration und im Klimakterium vorgenommene Untersuchung des vegetativen Nervensystems mit der Adrenalinprobe hat Adler auch bei Hypoplasie des Ovariums angewendet und auch hier oft eine gesteigerte Erregbarkeit des Sympathikus gefunden. Bezüglich der näheren Beschreibung dieser Symptome und der Art der Versuchsanordnung kann ich auf das Kapitel Kastration verweisen.

Auch die mit dem Zustand des vegetativen Nervensystems in Zusammenhang gebrachte Beschaffenheit des Blutbildes ergab bei Hypoplasie des Ovariums interessante Resultate. Da Ausfall oder Hypofunktion des Ovariums einer Verminderung des Vagustonus oft gleichzusetzen ist, konnte Adler in vielen Fällen auch eine Abnahme der eosinophilen Zellen bei Amenorrhoischen beobachten.

Es scheint demnach, als ob amenorrhoische Frauen öfters zu den symapthikotonischen Individuen zu rechnen wären, ebenso wie profuse Genitalblutungen (ovarielle Blutungen) relativ häufig bei vagotonischen Individuen vorkommen.

Die Frage, wieviel von den hypoplastischen Erscheinungen am Genitale vom Ovarium selbst und wie viel von den anderen Blutdrüsen bedingt wird, hat Adler noch offen gelassen.

Jedenfalls scheint es auch Fälle zu geben, in welchen die den Hypoplastischen eigene Schwäche der Genitalorgane erst zu der Zeit, wo diese ihre Funktion aufnehmen, also zur Pubertätszeit, in Erscheinung tritt oder zu anderen Zeiten, wo noch besondere Anforderungen an sie gestellt werden, so z. B. in der Schwangerschaft.

Für das praktische Bedürfnis wird es in vielen Fällen genügen, den Zustand der allgemeinen Hypoplasie an sich zu erkennen.

Die verschiedenen Typen und Unterarten derselben, die jedoch in der Regel nicht scharf voneinander getrennt, sondern durch fließende Übergänge untereinander verbunden sind, festzustellen, ist ein noch sehr wenig bearbeitetes, aber ungemein interessantes Gebiet.

Als eine der häufigsten hierher gehörigen Entwicklungsstörungen haben wir auch die Chlorose kennen gelernt. Andere mehr oder minder als abgerundete Krankheitsbilder anzusehende Formen sind der schlanke und der fette Typus der Hypoplasie (oder wenn man will, des weiblichen Eunuchoidismus) mit infantiler oder maskuliner Behaarung.

Viel schwieriger abgrenzbar scheint mir der Status thymicus und Status thymico-lymphaticus, von dem man immer mehr und mehr beobachten lernt, daß er mit anderen namentlich thyreogenen Vegetationsstörungen (Basedow, Basedowoid, Pseudochlorose usw.) häufig verschmilzt.

Höchst aktuell durch die neuen Forschungen über den Zusammenhang zwischen Corpus luteum und Menstruation (R. Meyer und Ruge, R. Schröder, J. W. Miller, Keller a. u. vgl. Kapitel Corpus luteum) ist die Frage nach dem Verhalten des Corpus luteum bei amenorrhoischen Zuständen geworden.

Hier ist man merkwürdigerweise erst in den allerletzten Jahren zu dem überraschenden Ergebnis gelangt, daß ebenso, wie wir bei ovariellen Blutungen nicht oder nur äußerst selten Corpora lutea angetroffen haben (dagegen kleinzystische Degeneration der zahlreichen und großen Follikel), bei Amenorrhöe mit Vorliebe, wie es scheint, Persistenz des Corpus luteum besteht.

So hat Tandler die den Tierzüchtern lange bekannte Erfahrung mitgeteilt, daß die dreiwöchentliche Brunst bei den Kühen ausbleibt, wenn das Corpus luteum in Gestalt einer Zyste persistiert. Wird dieses Corpus luteum persistens von der Scheide aus zerdrückt, dann tritt die Brunst wieder ein.

Am Menschen haben Halban, Latzko, Adler, Köhler, Thaler und Werner (vgl. Kap. Corpus luteum) erst in den letzten Jahren (1915/16) ganz analoge Beobachtungen gemacht.

Insbesondere Halban konnte bei amenorrhoischen Frauen persistierende Corpora lutea in Form von oft hühnereigroßen bis faustgroßen Zysten (Corpus luteum-Zysten) palpatorisch und auch bei der Operation nachweisen. Wurde eine derartige Zyste operativ entfernt oder bei der Untersuchung zerdrückt, so traten prompt die vorher ausgebliebenen Menses ein. Man muß mit Tandler und Halban diese Tatsache als einen der schlagendsten Beweise dafür gelten lassen, daß das Corpus luteum die Menstruation nicht fördert bzw. hervorruft, sondern hemmt. Ich konnte auf experimentellem Wege an Tieren und durch organotherapeutische Beobachtungen am Menschen diese Auffassung gleichfalls erhärten (vgl. Kapitel Corpus luteum).

Es wurde vielfach die Frage aufgeworfen, ob bei Amenorrhoischen während des menstruationsfreien, oft jahrelangen Intervalles auch die Uterusschleimhaut sich in ruhendem Zustand befindet oder die zyklischen Umwandlungen im Sinne von Hitschmann und Adler durchmacht. Es hängt dies zum Teil auch mit der Beantwortung der Frage zusammen, ob bei Amenorrhoischen im freien Intervall Ovulationen stattfinden oder nicht.

Novak stellte übrigens gemeinschaftlich mit G. Wagner eine aus der Wertheimschen Klinik hervorgehende Arbeit über dieses Thema in Aussicht.

Ich glaube, daß man auf Grund der vorliegenden Beobachtungen wohl sagen kann, daß bei Amenorrhoischen in Anbetracht ihrer relativen Sterilität auch die Ovulation viel seltener stattfindet, als normalerweise oder daß sie überhaupt ganz fehlt.

Wenn dennoch in vereinzelten Fällen Konzeption bei Amenorrhöe vorkommt, so ist dies entweder darauf zurückzuführen, daß eben das Ovulum der nach langem Ausbleiben endlich zu erwartenden Menstruation befruchtet worden oder daß die Ovulation in vermutlich größeren Intervallen als normalerweise, ohne voll ausgebildete menstruelle Erscheinungen vor sich gegangen ist. In rudimentärer Form kann ja die Menstruation, wie wir wissen, als Fluor albus (zyliksche Leukorrhöe) (Ogorek) sich zeigen und, was das Wesentlichste ist, in Gestalt der zyklischen Schleimhautwandlung, ohne daß blutige Abgänge stattfinden.

Als Beweis, daß tatsächlich eine Ovulation ohne eine nach außen hin sichtbare Menstruation stattfinden kann, können die von Ogorek u. a. erhobenen Befunde von Corpora lutea bei noch niemals oder seit langem nicht menstruierten Frauen betrachtet werden.

Wenn auch bisher aus begreiflichen Gründen (Auskratzungen sind ja bei Amenorrhoischen in der Regel nicht üblich) sehr wenig histologische Untersuchungen über die verschiedenen Schleimhautbefunde bei amenorrhoischen Frauen vorliegen, so kann man wohl annehmen, daß sämtliche Übergänge von der ruhenden infantilen Uterusmukosa bis zur mehr oder minder rudimentären zyklischen menstruellen, natürlich sich oft über viele Monate erstreckenden Umwandlung zu finden sein werden.

Ein sehr interessantes diesbezügliches Experiment hat, im Anschluß an meine und Grigorius Befunde am Tier, Adler gemacht.

Nachdem Grigoriu und ich gelegentlich unserer Untersuchungen über die künstliche Auslösung von Milchsekretion bei virginellen Tieren durch Injektion von Plazentar- und Ovarialextrakt gezeigt hatten, daß nach solchen Injektionen regelmäßig auch Hyperämie und Hämorrhagie im Uterus mit prämenstrueller Umwandlung der Uterusschleimhaut stattfindet (vgl. Tafel-Fig. 21 bis 24), hat Adler an zwei virginellen Frauen analoge Versuche mit Ovarin Poehl unternommen und durch Probekurettement vor und nach der Injektionsbehandlung folgendes Resultat erzielt: Die Schleimhaut der Amenorrhoischen im Intervall entsprach einer ruhenden Mukosa, während nach sechs Injektionen sich eine typische prämenstruelle Schleimhaut zutage fördern ließ.

Neueren Datums sind auch unsere Kenntnisse über die Veränderungen im Lipoidstoffwechsel amenorrhoischer Frauen. Neumann und Herrmann haben gezeigt, daß nicht nur bei völligem Ausfall, sondern auch bei Unterfunktion der Keimdrüse eine Vermehrung im Lipoidgehalt des Blutes nachweisbar ist.

W. Lindemann aus der Veitschen Klinik hat diese Befunde erweitert und interessante chemische Einzelheiten darüber mitgeteilt.

Endlich hat Zöppritz gefunden, daß nicht alle Amenorrhoischen einen vermehrten Lipoidgehalt im Blute zeigen, und zwar sollen gerade die schweren, also prognostisch ungünstigen durch Ovarialpräparate nicht beeinflußbaren Formen von Amenorrhöe keinen erhöhten, ja sogar verminderten Lipoidgehalt zeigen.

Es könnte demnach die Untersuchung des Lipoidgehaltes bei Amenorrhoischen bis zu einem gewissen Grade vielleicht auch als prognostisch wichtiges Zeichen für die Heilbarkeit einer Sterilität im einzelnen Falle verwendet werden.

Die Ätiologie und die verschiedenen Erscheinungsformen der angeborenen Sterilität werden sich, das kann man wohl mit ziemlicher Sicherheit sagen, zum größten Teil mit den eben beschriebenen Ursachen und Symptomen der Amenorrhoe und Hypoplasie decken. Wesentlich scheint mir auch hier, daß wir immer mehr im Begriffe sind, von der rein mechanischen Erklärung der Sterilität uns zu entfernen und konstitutionelle Momente gelten zu lassen, namentlich in bezug auf die Minderwertigkeit des Ovariums selbst.

In praktisch therapeutischer Hinsicht freilich wird man immer bei der Behandlung der Sterilität auf ein gewisses Ausprobieren der verschiedenen allgemein diätetischen, operativen, medikamentösen und organotherapeutischen Behandlungsmethoden angewiesen bleiben, solange nicht die Analyse jedes einzelnen Falles von Sterilität von vornherein die Klarlegung des ätiologischen Hauptfaktors gestattet.

Entsprechend dem Rahmen dieses Buches können wir uns auf die chirurgische Behandlung der Sterilität hier nicht näher einlassen. Auch über die allgemein diätetischen und medikamentösen Maßnahmen sei nur so viel gesagt, daß erfahrungsgemäß die Beseitigung einer bestehenden Adipositas, wenn vielleicht auch das Ovarium das primum movens war, häufig auch zur Heilung der Sterilität führt. Möglicherweise liegt aber der Sachverhalt dabei auch so, daß ein die Fettsucht und die Unterfunktion des Ovariums zugleich bedingendes Moment (Stoffwechselstörung?) durch die Entfettungskur eliminiert oder in seiner Wirkung verringert wird.

Ähnliches gilt für die Behandlung derjenigen Fälle von Sterilität, welche mit Abmagerung oder Anämie einhergehen, in umgekehrtem Sinne.

Liegen Anhaltspunkte dafür vor, daß Hypofunktion einer anderen Blutdrüse, z. B. der Schilddrüse besteht, so wird man natürlich zur Verabreichung von Schilddrüsentabletten greifen und hat damit in vielen Fällen auch schon Erfolg erzielt. Aber auch bei solchen Formen der Amenorrhöe und Sterilität, die nicht offenkundig mit einer Störung der Schilddrüsenfunktion zusammenhängen, sind wiederholt Erfolge mit der Schilddrüsenmedikation erreicht worden, weil wir ja in dem Schilddrüsenextrakt ein auf den Stoffwechsel im allgemeinen (z. B. Entfettung), auf die Ovarialtätigkeit im besonderen sehr stark wirksames pharmakologisches Mittel in der Hand haben (v. Wagner-Jauregg).

Man kann also mit einer gewissen Wahrscheinlichkeit erwarten, daß bei dem mageren Typus amenorrhoischer bzw. steriler Personen Ovarialextrakt, bei dem fettsüchtigen Typus Schilddrüsenextrakt mit oder ohne Kombination von Ovarialextrakt Aussicht auf Erfolg haben wird.

Ob man dazu den Extrakt des ganzen Ovariums oder den des Corpus luteum verwendet, scheint nach den vorliegenden therapeutischen Berichten zunächst keinen großen Unterschied zu machen.

Auf Grund der oben erwähnten theoretischen Überlegungen und auf Grund der Tierexperimente (eigene Versuche, Adler), sowie auf Grund eingehender vergleichender Untersuchungen am Menschen (Adler, Verf., Landsberg) u. a. möchte ich zur Behandlung mit Ovarialextrakt die noch am meisten wirksamen subkutanen Injektionen von flüssigem Ovarin Poehl empfehlen.

Bei der chlorotischen Form der Amenorrhöe und Sterilität habe ich auch von Lienin Poehl (Milzextrakt) wiederholt gute Erfolge gesehen. Daß gerade bei der Chlorose natürlich auch mit Eisen, Arsen und sonstigen antichlorotischen Maßnahmen die Amenorrhöe ebenso wie die ovariellen Blutungen häufig beseitigt werden können, ist ohne weiteres klar.

Von sonstigen organotherapeutischen Mitteln, welche mit Erfolg gegen Amenorrhöe und Sterilität verwendet worden sind, wird in den letzten Jahren vielfach das Pituitrin genannt (Hofstätter, Peham).

Wieso es möglich ist, daß dieses sonst analog dem Adrenalin und Mammin blutungshemmende und vasokonstringierende Mittel in gewissen Fällen die Amenorrhöe zu beseitigen imstande ist, ist nicht leicht zu erklären. An einen Umweg über die Hypophyse im Körper der behandelten Individuen zu denken, wäre doch zu weit hergeholt und viel zu wenig durch Tatsachen fundiert. Wahrscheinlicher ist es noch, an irgend eine vasomotorische Beeinflussung zu denken.

Rein vasomotorisch wirken ja auch die neuerdings namentlich von Bab, Henkel u. a. gegen Amenorrhöe und Sterilität wieder allein oder in Kombination mit Organpräparaten (Ovarium) warm empfohlenen Aphrodisiaka, Yohimbin, gewöhnlich in Verbindung mit Lezithin u. dgl.

Von einer Anwendung der Extrakte der übrigen innersekretorischen Drüsen bei Amenorrhöe und Sterilität sind keine wesentlichen Erfolge bekannt.

Noch wenig studiert, aber ungemein interessant und vielleicht in manchen Fällen therapeutisch zu verwerten sind die Zusammenhänge zwischen Amenorrhöe und Zentralnervensystem, natürlich nur bei dazu disponierten Personen (vgl. Kapitel Gehirn und Genitale).

Ob der für manche periodischen Geisteskrankheiten prognostisch günstige Wiedereintritt der Menses auch künstlich auf organotherapeutischem Wege angestrebt werden kann, müssen erst künftige, am besten gemeinsam von Psychiatern und Gynäkologen vorgenommene Untersuchungen lehren.

11. Der Hermaphroditismus und Pseudohermaphroditismus.

a) Der echte Hermaphroditismus.

Eine Besprechung des Hermaphroditismus an dieser Stelle soll nicht so sehr wegen der seltenen, als mehr oder minder primäre Mißbildung zu betrachtenden schweren Formen dieses Zustandes stattfinden, sondern weil der sogenannte Pseudohermaphroditismus namentlich in seinen leichteren, schon den Übergang zur Norm bildenden Fällen für uns bezüglich der Frage nach der innersekretorischen Wirkung der Keimdrüsen von Interesse ist.

Bezüglich der schwierigen Probleme über die Entstehung des Geschlechts und der sekundären Geschlechtsmerkmale überhaupt muß ich auf die eingehenden neueren Spezialuntersuchungen über dieses Thema verweisen, die Halban, Tandler und Groß, Kammerer u. a. angestellt haben, sowie auf die reichen Kasuistiken von Neugebauer, Sauerbeck, Hofstätter u. a.

Der echte Hermaphroditismus ist beim Menschen eine große Seltenheit, nach Tandlers Meinung vielleicht die seltenste Mißbildung überhaupt. Aus der gesamten Literatur haben sich bisher nur sieben, nach Annahme anderer Autoren nur drei einwandfreie Fälle des sogenannten echten, glandulären Hermaphroditismus nachweisen lassen.

Auch bei den höheren Säugetieren kommt der echte Hermaphroditismus nur ziemlich selten oder wie Tandler sich ausdrückt, als „teratologischer" Hermaphroditismus vor.

Aber schon bei den Amphibien gibt es gewisse Familien, bei denen der Hermaphroiditismus gehäuft auftritt und in noch viel höherem Grade kann man bei einer ganzen Reihe von wirbellosen Tiergattungen von einem physiologischen Hermaphroditismus sprechen.

Nach der Auffassung von Tandler stellt der Hermaphroditismus zumindest bei den Wirbeltieren keine primäre Erscheinung dar, sondern ist eine sekundäre Erwerbung.

Von echtem Hermaphroditismus hat man bisher nur dann gesprochen wenn in ein und demselben Individuum, sowohl Ovarien, als auch Hoden mit funktionierenden generativen Anteilen, also mit Absonderung von Sperma bzw. Ovulis vorhanden waren. Solche Fälle sind bisher beim Menschen überhaupt nicht bekannt, dagegen bei Fischen und Amphibien.

In den beim Menschen beobachteten Fällen hat es sich bisher immer nur um das Vorkommen von sogenannten Ovotestes gehandelt, also zwittrig angelegten Keimdrüsen mit einem ovariellen und einem testikulären Anteil, in den verschiedensten Variationen bezüglich Masse, Anordnung und histologischer Differenzierung. Im Hodenanteil wurden ebensowohl Samenkanälchen, als auch Leydigsche Zwischenzellen, im Ovarium Follikel und Ovula beschrieben: Von gelben Körpern und einer interstitiellen Eierstocksdrüse in solchen Ovotestes ist bisher noch nichts berichtet worden.

Bei Tieren kommen zwittrig angelegte Keimdrüsen ungleich häufiger vor, bei den Amphibien als sogenanntes Bidderscheѕ Organ sogar normalerweise. Es ist dies ein rudimentäres Ovarium, welches bei Männchen zeitlebens neben dem Hoden erhalten bleibt Wenn auch bei Amphibien die interstitielle Eierstocksdrüse und die Corpora lutea eine weit geringere Rolle zu spielen scheinen, als bei den Säugern, so wären Untersuchungen über diese Gewebselemente am Bidderschen Organ sicher von großem theoretischen Interesse.

Die sekundären Geschlechtscharaktere solcher Individuen sind meist gemischt, insbesondere auch häufig die genitalen Hilfsapparate.

Niemals sollen die Keimdrüsen eines der Geschlechter auch nur annähernd normal gewesen sein, auch bei Tieren nicht. Im allgemeinen überwiegt der Hoden an Masse, der Eierstock an histologischer Differenzierung.

Zur Erklärung des echten Hermaphroditismus nimmt ein Teil der Autoren, neuestens insbesondere Tandler und Groß, eine bereits im Embryo sexuell differenzierte Keimdrüsenanlage an und bezeichnet demgemäß den echten Hermaphroditismus als Mißbildung primae formationis, in deren Entstehung ein Einblick vorderhand überhaupt nicht möglich wäre.

Der Pseudohermaphroditismus wäre nach Tandlers Meinung vom echten Hermaphroditismus schon wegen der Vielgestaltigkeit, in der letzterer auftritt, vollkommen abzutrennen.

Die Mehrzahl der Autoren (Neugebauer, Meixner, Herbst, Halban, Poll, Sauerbeck, Biedl u. a.) nehmen jedoch eine ursprünglich am Embryo vorhandene hermaphroditische Anlage der Keimdrüsen und der Geschlechtsorgane überhaupt an. Nach dieser Auffassung erklärt sich der Hermaphroditismus sehr einfach durch Persistenz der ursprünglich zwitterigen Keimdrüsenanlage, welche entweder einseitig oder doppelseitig bestehen bleiben kann. Bei den sogenannten Halbseitenzwittern hat sich die eine Keimdrüsenanlage zu einem Ovarium, die andere zu einem Hoden ausgebildet. Tandler macht aber nachdrücklich auf den Unterschied zwischen bisexueller (hermaphroditischer) und indifferenter Keimdrüsenanlage aufmerksam und will die Persistenz von Teilen des Wolffschen oder Müllerschen Ganges nur als Mißbildungen im Sinne der Persistenz indifferenter Reste aus der Phylogenese aufgefaßt wissen. Diese Mißbildungen müßten schon in die allererste Zeit der Entwicklung verlegt werden.

Wichtige Aufklärungen über die Natur und Entstehung des Hermaphroditismus sind von künftigen Untersuchungen zu erwarten, welche nicht nur die generativen Anteile der zwitterigen Keimdrüsen, sondern insbesondere den noch fast gar nicht erforschten „innersekretorischen" Anteil berücksichtigen. Auch das Untersuchungsmaterial, welches uns im Tierreich geboten wird, kann bei der Seltenheit dieser Mißbildung am Menschen noch von großem Werte sein.

L. Pick konnte den Nachweis liefern, daß bei manchen Geschwülsten des inneren weiblichen Genitales mit großer Wahrscheinlichkeit versprengte Anteile männlichen Keimgewebes als Muttergewebe in Betracht kommen. Auch umgekehrt wurden bei männlichen Individuen versprengte weibliche Keimdrüsenanteile gefunden. So könnte man dann von einem partiellen, sich auf die innersekretorischen Anteile erstreckenden Zwitterzustand der Keimdrüsen sprechen (Biedl).

Auch Steinach nimmt an, daß im differenzierten Ovarium möglicherweise männliche Zwischenzellen und umgekehrt im Hoden weibliche interstitielle Drüsenzellen unter Umständen zur Wirkung gelangen können.

Nach unserer Auffassung könnte es sich dabei aber nicht um die interstitielle Eierstocksdrüse im gewöhnlichen Sinne handeln, da eine solche sich nur aus der Theca interna folliculi entwickeln kann und daher ohne die Anwesenheit von Follikeln nicht denkbar ist. Es bliebe nichts anderes übrig, als an die noch ganz undifferenzierten embryonalen Markstränge oder Pflügerschen Schläuche zu denken, deren Zusammenhang und Identität mit den Zwischenzellen des Ovariums noch strittig ist. O. Veit in Marburg hat diesbezügliche Untersuchungen in Aussicht gestellt.

Für die Frage der Geschlechtsbestimmung überhaupt ist die Beurteilung des Hermaphroditismus insofern von Bedeutung, als weder die eine der Auffassungen ausreicht, nach welcher die Geschlechtscharaktere vorausbestimmt sind, noch die andere, nach welcher die Keimdrüsen allein durch ihren formativen Reiz die Geschlechtsmerkmale ausbilden.

Nach der ersteren Anschauung müßte es eine männliche, eine weibliche und eine hermaphroditische Anlage des Individuums geben und die Keimdrüsen sollten nur einen protektiven Reiz auf die Entwicklung der Geschlechtsmerkmale ausüben (Halban).

Nach der zweiten Ansicht sollten die Keimdrüsen schon in den allerersten Embryonalstadien, wo bekanntlich schon Unterschiede zwischen männlichem und weiblichem Geschlecht sich erkennen lassen, bereits ihren Einfluß ausüben.

Zugunsten der Halbanschen Auffassung spricht unter anderem auch die Tatsache, daß eineiige Zwillinge immer gleichen Geschlechtes sind.

Vermittelnd zwischen den beiden einander schroff gegenüberstehenden Anschauungen tritt Biedl ein, indem er, ähnlich wie Kammerer, wohl zunächst jeder Keimzelle von vornherein eine gewisse Geschlechtstendenz zuschreibt, die eben darin gelegen sein kann, daß die ursprüngliche Anlage der Keimdrüse zwar indifferent, aber daß doch de norma ihre sexuelle Differenzierung in einer Richtung bestimmt, wenn auch nicht immer vollständig durchgeführt ist. Es könnten demnach undifferenzierte oder heterosexuell differenzierte innersekretorische Gewebsanteile vorhanden sein und zwar in ausgedehnterem Maße, als man das bisher angenommen hat. Als unterstützend für die Erklärung heterosexueller Merkmale in solchen Fällen kann auch die Hypothese von Herbst herangezogen werden, welche neben der positiven, die Ausbildung der homologen Geschlechtscharaktere fördernden Wirkung der Keimdrüsen, noch eine negative, die Ausbildung der Merkmale des anderen Geschlechtes hemmende Wirkung annimmt.

Beobachtungen von Umwandlung der weiblichen Sexualcharaktere in männliche und umgekehrt liegen schon in größerer Anzahl vor. Zambini, Freund, Hegar, Wilson, Parhon und Goldstein, Hammond, Djemil Pascha u. a. haben über solche Fälle berichtet, bei denen dieses Ereignis meist früher oder später nach Abschluß der Pubertät eingetreten ist.

Strittig ist auch, wie man das nicht seltene Auftreten viriler Züge im Klimakterium (tiefe männliche Stimme, starke Bartentwicklung, männliche Behaarung am übrigen Körper) erklären soll. Während Tandler ein nach Erlöschen der Keimdrüsentätigkeit ungehemmtes Hervortreten der Speziesmerkmale annimmt, stellt Halban sich vor, daß diese Speziescharaktere verschieden schnell wachsen und daß die Bartentwicklung wegen ihres langsameren Tempos eben später in Erscheinung tritt.

Beide Erklärungen können uns aber nicht darüber hinwegbringen, daß doch in vielen Fällen ein unverkennbarer Umschlag in heterosexueller Richtung stattfindet, wie wir ihn auch bei manchen Blutdrüsenerkrankungen (z. B. Nebennierentumoren) vorfinden. Es würde doch niemandem einfallen, den bei Nebennierenerkrankungen des öfteren beschriebenen Hirsutismus oder den ausgesprochenen Umschlag in männlichen Habitus bei weiblichen Geisteskranken als plötzlich hervorbrechende Speziesmerkmale anzusehen.

Nach der Spätkastration scheint das Auftreten viriler Geschlechtsmerkmale, wenn überhaupt, so viel seltener vorzukommen, was man mit Biedl vielleicht darauf zurückführen kann, daß bei der Kastration eben auch der latente, heterosexuelle Keimdrüsenanteil mitentfernt worden ist.

Es spricht also vieles mit einer gewissen Wahrscheinlichkeit dafür, daß die heterosexuelle Tendenz in jedem Ovarium selbst, bzw. in den Eizellen, Follikeln, Stromazellen usw. zumindest ebenso erhalten sein kann, wie etwa in den Resten des Wolffschen Körpers (Parovarium, Epoophoron), in den Nebennieren oder zerebralen Faktoren.

Einer Erklärung durch die Hormonentheorie vollständig trotzen aber bis jetzt die allerdings seltenen Fälle von Halbseitenzwitterigkeit bei Tieren und es haben manche Autoren, z. B. Meisenheimer, darin auch einen wichtigen Beweis gegen die innersekretorische Tätigkeit der Keimdrüsen überhaupt erblickt. Tandler und Friedenthal meinen, daß man daraus einen solchen Beweis gegen die innersekretorische Tätigkeit der Keimdrüsen nicht ableiten könne, weil es sich um seltene Mißbildungen handelt, die bisher einer Erklärung nicht zugänglich sind.

Meiner Meinung nach läßt sich eine scharfe Trennung zwischen Mißbildungen und jenen Konstitutionsanomalien, welche durch innersekretorische Störungen entstanden sind, überhaupt nicht ziehen, vielmehr muß man annehmen, daß einerseits sehr wohl die Keimdrüsen bis zu einem gewissen Grade auf chemischem Wege die Ausgestaltung der Genitalien und der sekundären Geschlechtscharaktere beherrschen, daß aber zweifellos auch ihre Innervation dabei eine große Rolle spielt und daß insbesondere die primäre Anlage und sekundäre Alterationen des Zentralnervensystems, namentlich der trophischen Zentren im Hirnstamm (Zwischenhirn), durchaus bestimmend und verändernd auf den Grad und die Art der Geschlechtsmerkmale einwirken können. Wir kennen bisher die „zentrale Nervenendstätte" des linken Ovariums in der rechten Gehirnhälfte und die des rechten Ovariums in der linken Gehirnhälfte noch nicht, aber es ist doch mehr als wahrscheinlich, daß die so außerordentlich intensiv mit Nerven versorgten Keimdrüsen eine solche zentrale Vertretung in dem phylogenetisch ältesten Anteil des Zentralnervensystems, dem Hirnstamm (insbesondere Zwischenhirn) haben. Man soll deshalb auch von vornherein nicht die Behauptung Galls von der gekreuzten Kleinhirnatrophie nach einseitiger Keimdrüsenexstirpation als absurd zurückweisen. Freilich braucht man sich nicht vorstellen, daß eine solche Kleinhirnatrophie unbedingt schon mit freiem Auge wahrnehmbar sein muß, wenn auch dieser Gedanke nichts Befremdliches an sich hätte.

Die Entstehung des Halbseitenzwittertums aber ist mit der Annahme eines doppelseitigen Genitalzentrums im Zentralnervensystem und einer Störung der Genitalentwicklung von dort aus noch am ehesten vereinbar.

b) Der Pseudohermaphroditismus.

Ungleich häufiger und vielgestaltiger als der echte Hermaphroditismus tritt der sogenannte Pseudohermaphroditismus auf, bei welchem neben Keimdrüsen des einen Geschlechts die sonstigen primären und die sekundären Geschlechtsmerkmale teilweise oder ganz doppelgeschlechtlich ausgebildet sind.

Die Abgrenzung dieses Begriffes ist insoferne noch strittig, als manche Autoren, wie z. B. Sauerbeck einfache Hemmungsbildungen, wie z. B. die Hypospadie schon als einen Pseudohermaphroditismus auffassen, während andere Autoren, vor allem Tandler die meisten gewöhnlich unter dem Sammelnamen des Scheinzwittertums zusammengefaßten Erscheinungen nicht als heterosexuelle Merkmale auffaßt, sondern sie als Mißbildungen im Sinne der Persistenz einzelner Klassen-, Ordnungs- und Speziesmerkmale erklärt.

Wie wir aber des öfteren schon erwähnt haben, kommt man nicht immer ohne die Annahme wirklicher heterosexueller Geschlechtscharaktere aus, besonders dann, wenn es sich um das Umschlagen des gesamten Geschlechtscharakters im Verlaufe des Lebens bei solchen pseudohermaphroditischen Individuen handelt. Wir kommen in der Folge nochmals darauf zurück.

Trotz des enormen, bisher in der Literatur angesammelten Tatsachenmaterials über diesen Gegenstand (die Kasuistik allein umfaßt nach v. Neugebauer und Hofstätter schon 1600 Fälle) ist die Einteilung und Abgrenzung dieser Konstitutionsanomalie namentlich gegenüber den verschiedenen Varianten des Normalindividuums noch durchaus nicht abgeschlossen.

Man unterscheidet einen Pseudohermaphroditismus internus, externus oder completus, je nachdem nur die inneren, die äußeren oder innere und äußere Geschlechtsorgane dem anderen Geschlecht angehören.

Die uns interessierenden Fälle betreffen durchwegs nur solche, in denen als Keimdrüse ein Ovarium vorhanden ist. Man spricht dann von Pseudohermaphroditismus femininus.

Viel interessanter und für die alltägliche Praxis wichtiger als die obengenannten, doch mehr oder minder ins Raritätenkabinett gehörenden Arten des Pseudohermaphroditismus im engeren Sinne sind jene Spielarten, bei welchen die sekundären Geschlechtscharaktere und die psychischen Eigenschaften heterosexuell ausgebildet oder doch mindestens heterosexuell gefärbt sind. Halban hat für diese außerordentlich häufigen Fälle den Ausdruck Pseudohermaphroditismus secundarius gebraucht. Es sind dies also Individuen, mit normal entwickelten, eingeschlechtlichen Keimdrüsen und mehr oder minder normalem inneren und äußeren Genitale, bei denen aber Skelettbau, Behaarungsform, Fettansatz, Brustdrüsen, Stimme und Charakter nach der Seite des anderen Geschlechtes hin ausgebildet sind.

Im einzelnen betrifft dies Männer mit rundlichen weichen Formen, fehlendem oder spärlichem, oft aber auch anscheinend normalem, wenn auch nicht übermäßigem Bartwuchs, dünnem seidenartigem Kopfhaar, auffallend hoher Stimme, gut entwickelten Brustdrüsen mit großem Warzenhof, spärlicher Körperbehaarung, weiblichem Typus der Schamhaare, Neigung zum Fettansatz, zarter weicher Haut und meist breiten Hüften, dies alles in den verschiedensten Kombinationen und Abstufungen, wie wir es in genau der gleichen Weise auch beim Eunuchoidismus gesehen haben, auf dessen geringere Grade diese Beschreibung fast bis ins einzelne paßt.

Genau die entsprechenden Merkmale finden wir an weiblichen Fällen von Pseudohermaphroditismus secundarius, als welche grobknochige, dabei mitunter schmalhüftige, und breitschulterige, muskulöse Frauen mit harten Gesichtszügen, tiefer Stimme, Bartanflug bis zum ausgesprochensten Bartwuchs, schlechter Entwicklung der Brustdrüsen und abnormer Körperbehaarung beschrieben werden.

Wieder sehen wir fast genau die gleichen Merkmale, welche wir als charakteristisch für gewisse Formen der Hypoplasie des Ovariums bzw. des weiblichen Eunuchoidismus befunden haben.

Gibt es einen deutlicheren Beweis, als dieses Ineinandergreifen von Eunuchoidismus und Pseudohermaphroditismus dafür, daß in der Tat Hypofunktion der Keimdrüse heterosexuelle Merkmale zum Vorschein kommen läßt? Es scheint eben, als ob nur eine kräftig ausgebildete und funktionierende Keimdrüse die geschlechtliche Eigenart des Individuums voll in homologer Richtung zur Ausbildung bringen kann. Ist die Vitalität eines Ovariums keine genügend große, so kommen die offenbar in jedem Individuum latenten, in der indifferenten bzw. hermaphroditischen Anlage begründeten heterosexuellen Merkmale mehr oder minder stark zum Vorschein.

Ob man dann von Pseudohermaphroditismus secundarius oder von Eunuchoidismus geringeren Grades sprechen will, ist fast Geschmackssache.

Man sieht daraus aber wieder nur, daß die Natur überall fließende Übergänge schafft und daß es nur aus methodischen, heuristisch wertvollen Gründen statthaft ist, theoretisch scharfe Grenzen zu ziehen. Keinesfalls aber wird man sich dauernd auf extreme Gesetze festlegen können, ohne mit den Tatsachen in Widerspruch zu geraten. Ich meine hier ebenso den geistreichen Versuch von Tandler und Groß, das Vorkommen heterosexueller Merkmale überhaupt zu leugnen und sie im Sinne von Kannel als Speziescharaktere hinzustellen, wie die extreme Deutung der Annahme Halbans, daß die Ausbildung der sekundären Geschlechtscharaktere in weitgehendem Maße schließlich auch ohne Hinzutun der Keimdrüsen erfolgen könne, indem letztere nur einen protektiven Reiz ausüben.

Wie weitgehend aber die Keimdrüsen nicht nur im embryonalen Leben, sondern auch noch nach der Geburt zum Umstimung des Geschlechtscharakters führen können, haben die bekannten Transplantationsversuche von Steinach gezeigt.

Steinach, dem tatsächlich durch Implantation von Ovarien auf kastrierte Rattenmännchen die weitgehendste Feminierung dieser Tiere gelungen ist, hat in seinen eingeheilten Ovarialtransplantaten sowohl Follikel als auch interstitielle Zellen gefunden, eine Angabe, die einerseits im Widerspruch steht zu den Befunden von Marshall und Jolly und Louise Mc Ilroy, welche angeblich in ihren Transplantaten nur mehr interstitielle Zellen nachweisen konnten und zu denen von Bucura und Adler, welche wieder vorwiegend das Erhaltenbleiben von Follikeln und das Zugrundegehen der interstitiellen Zellen unter fibröser Umwandlung des Stromas feststellen konnten.

Wenn ich auch auf Grund eigener Versuche der Anschauung zuneigen möchte, daß das Erhaltenbleiben von Follikeln allein, von interstitiellen Zellen oder von beiden Gewebsarten, zum großen Teil von der Art der Transplantation und der Einheilung abhängig ist, und daß alle diese Möglichkeiten vorkommen können, so halte ich es keinesfalls für gerechtfertigt, wenn manche Autoren (Steinach selbst, Falta u. a.) aus den Steinachschen Versuchen den Schluß ziehen wollen, daß die Umstimmung des Geschlechtscharakters den Zwischenzellen („Pubertätsdrüsen") zuzuschreiben sei; ganz abgesehen davon, daß überhaupt die funktionelle Rolle der interstitiellen Eierstocksdrüse beim Menschen auf ein Minimum reduziert ist.

Sehr richtig warnt ja auch A. Kohn davor, den Leydigschen Zwischenzellen im Hoden die Ausbildung der männlichen sekundären Geschlechtscharaktere und des Geschlechtstriebes zuzuschreiben, wie dies Tandler und Steinach in weitgehendem Maße tun. Es wäre sehr zu bedenken, daß die häufig sehr auffallende Zunahme der Zwischenzellen im Hoden bei Pseudohermaphroditen, Kryptorchen und Kachektikern keine Zunahme des Geschlechtstriebes hervorrufe; man müßte eher zugestehen, daß Virilität und Zwischensubstanz da in einem bösen Mißverhältnisse stehen (A. Kohn). Ich möchte mich der Meinung A. Kohns auch anschließen, wenn er sagt, daß man im allgemeinen diesen Vorgängen viel zu viel „Zweck" unterlege und daß möglicherweise die Hypertrophie der Zwischensubstanz bei Rückgang des generativen Anteils mit der Vergrößerung der Nebennierenrinde nach Kastration (vikariierende Hypertrophie) auf eine Stufe zu stellen sei.

Mit einer geringen Modifikation kann das auch für die weibliche Keimdrüse gelten, indem die interstitielle Eierstocksdrüse zwar nicht vikariierend für die zugrunde gegangenen Follikel, wohl aber direkt als Folgezustand der Follikelatresie entsteht.

Schon aus diesen Gründen möchte ich also, wie schon oben erwähnt, nicht der Ansicht beitreten, daß die unter gewissen Umständen eintretende Umänderung der Sexualcharaktere durch Einsprengung von männlichen Zwischenzellen ins differenzierte Ovarium zustande kommen kann. Es könnte sich da höchstens um solche Zwischenzellen handeln, die schon aus der Embryonalzeit stammen, bevor noch die Differenzierung der Pflügerschen Schläuche vor sich gegangen ist, wenn man nicht die heterosexuelle Tendenz in die eben nicht ganz eindeutig differenzierten weiblichen Keimzellen selbst oder in den Follikelapparat oder das Stroma verlegen will.

Schließlich verdienen auch die Reste des Wolffschen Körpers (Epophoron und Parovarium) ein gewisses Augenmerk in dieser Hinsicht, da sie, wenn auch bei beiden Geschlechtern indifferent angelegt, doch embryologisch in engster Beziehung zur männlichen Keimdrüsenanlage stehen.

Wir haben ja von der Nebenniere wiederholt gesehen, daß sie anscheinend aus den gleichen morphogenetischen Gründen sehr deutlichen Einfluß auf die Ausgestaltung der Geschlechtscharaktere nehmen kann, indem Tumoren der Nebennierenrinde bei weiblichen Individuen in jugendlichem Alter zu Pubertas praecox, im geschlechtsreifen Alter zur Ausbildung von Hirsutismus (Hypertrichosis) und anderen männlichen Geschlechtscharakteren (tiefe Stimme u. dgl.) führen können.

Es ist bekannt, daß dieses Zusammentreffen gerade beim Pseudohermaphroditismus, wie bei den schwereren Mißbildungen am Genitale überhaupt, besonders häufig vorkommt.

Auch die Keimdrüsen der Pseudohermaphroditen selbst weisen nach L. Pick oft eine in der primären Anlage begründete Mißbildung auf. Teratomatöse Bildungen, wie Ovarialdermoide und Kystome deuten schon auf embryonale Keimdrüsenstörungen hin. Nach der Zusammenstellung von Zacharias sollen die bis 1909 in der Literatur gesammelten Fälle von Pseudohermaphroditismus bis zu $3^1/_2$ % Neubildungen am Genitale aufzuweisen haben.

Der von Friedrich-Grawitz und Alberti beschriebene, auch von Biedl zitierte Fall von Umänderung des gesamten Sexualcharakters bei einem 20jährigen Mädchen mit multilokulärem Kystom des Ovariums gehört hierher. Es handelte sich um ein 20jähriges Mädchen mit gut ausgeprägtem weiblichen Habitus, gut entwickelten Brustdrüsen und regelmäßiger Menstruation, welches unter Aufhören der Menses im Alter von 17 Jahren eine allmähliche Umänderung in den männlichen Typus erfuhr. Unter Schwund des Körperfettes wuchsen am ganzen Körper Haare, die früher sehr üppig entwickelten Brüste wurden weich, die Kopfhaare kurz und dünn, die Stimme tief und es wuchs ein dichter dunkler Backen- und Schnurrbart.

Eine ganze Reihe solcher Fälle von Geisteskranken hat A. Hegar beschrieben. Es handelte sich um sechs Frauen, die zum Teil sogar eine Anzahl normaler Geburten durchgemacht hatten und meist im vorgerückten Lebensalter unter Verlust der Menses ganz ausgesprochen männliche Züge, tiefe Stimme und starken männlichen Bartwuchs bis zur Vollbartbildung annahmen. Bei zweien von diesen Frauen wurden Parovarialzysten konstatiert.

Die gleichzeitig bestehenden Geisteskrankheiten (Dementia praecox, Melancholie, Katatonie, Verblödung, periodisch manische Erregungszustände, Angstpsychosen und angeborener Schwachsinn) deuten auf ererbte psychopathische Veranlagung hin, welche eine tiefgehende Störung der Gesamtanlage bedeutet. In einem der besprochenen Fälle trat auch hochgradigste Fettsucht hinzu, so daß es naheliegend ist, an eine schwere Alteration im Blutdrüsenapparat, oder was noch wahrscheinlicher ist, im Zentralnervensystem zu denken.

So möchte ich auch das Auftreten heterologer Sexualmerkmale bei manchen Fällen von Akromegalie auffassen, über deren Deutung sich noch die wenigsten Autoren bisher auch nur annähernd im Klaren sind. Die Mehrzahl derselben nimmt an, daß Hypofunktion oder Ausfall der Ovarialtätigkeit bei Akromegalie das Auftreten männlicher Geschlechtsmerkmale (Bartwuchs, tiefe Stimme u. dgl.) begünstige. Niemand hat aber bisher trotz der zahlreichen Tatsachen, die darauf hinweisen, daran gedacht, daß solche Erscheinungen auch durch Alteration des Zentralnervenystems im allgemeinen, des „trophischen Zentrums (zwischen Zirbeldrüse und Hypophyse) im Zwischenhirn" im besonderen ausgelöst werden können.

Ganz unverständlich wäre es, wie auch A. Kohn richtig argumentiert, den Bartwuchs des akromegalen Weibes nicht als heterosexuelles Merkmal gelten zu lassen, sondern darin nur das ungehemmte Hervorbrechen eines allgemeinen Speziesmerkmales (Tandler) zu sehen; dann würde man schwer verstehen können, warum unter gleichen Umständen der Mann seinen Speziescharakter verlieren sollte, da ja akromegale Männer (übrigens auch solche mit anderen Hypophysen- oder Zirbeldrüsenerkrankungen, auch Zwischenhirnerkrankungen) oft weibliche Sexualcharaktere annehmen (Haarausfall am Körper, weiblicher Fettansatz u. dgl.).

Es hat demnach die Anschauung sehr viel für sich, daß eine Keimdrüse für einen richtigen Bartwuchs und andere analoge Geschlechtsmerkmale unerläßlich zu sein scheint — eine männliche oder krankhafte weibliche; bei Agenitalismus müßte der Bartwuchs ausbleiben, durch weiblichen Dysgenitalismus kann er hervorgerufen, durch männlichen Dysgenitalismus aber gehemmt werden (A. Kohn).

Mangelhafte oder krankhafte Ovarialfunktion, Anomalien der Nebenniere, der Hypophyse, der Zirbeldrüse und des Zwischenhirns können demnach heterosexuelle Geschlechtsmerkmale beim Weibe auslösen und die Symptome des Pseudohermaphroditismus im engeren Sinne oder des Pseudohermaphroditismus secundarius hervorrufen.

Ganz allgemein gesprochen gehen daher auch schon konstitutionelle Blutdrüsenerkrankungen und hereditäre Erkrankungen des Zentralnervensystems unmerklich in jene Anomalien über, welche wir auf geschlechtlich ungenügend determinierte, unter Umständen sogar hermaphroditische Keimdrüsenanlage zurückführen müssen.

Die sogenannten Vegetationsstörungen im Sinne von Kundrat führen über die ganze Stufenleiter der verschiedenen innersekretorischen und neurogenen Erkrankungen hinüber bis zu den echten Mißbildungen und Neubildungen, deren häufig kombiniertes Vorkommen ein weiterer Beweis für ihre Wesensähnlichkeit ist.

12. Der Späteunuchoidismus (multiple Blutdrüsensklerose).

Unter dem Namen „Atrophie des testicules" (Larrey), „Infantilisme regressif" (Gandy, Cordier und Rebattu) haben französische Autoren ein Krankheitsbild beschrieben, bei welchem an erwachsenen Personen Keimdrüsenatrophie und Rückbildung der sekundären Geschlechtscharaktere vor sich geht, eine Erscheinung, die wir sonst nach Ausfall einzelner Blutdrüsen wohl am jugendlichen, niemals aber am erwachsenen Individuum finden können. Claude und Gougerot haben diese Erkrankung, wie viele andere, die wegen der hochgradigen Veränderungen am Gesamtorganismus durch Funktionsausfall einzelner Blutdrüsen nicht mehr erklärt werden können (Sklerodermie, Adipositas dolorosa, Recklinghausensche und Raynaudsche Krankheit ,Degeneratio genitosclerodermica, Pädatrophie, Nanisme type senil, Progeria usw.) auf eine „Insuffisance pluriglandulaire" zurückgeführt.

Nach Gandy soll dabei die Schilddrüse ein hauptsächliches ätiologisches Moment abgeben.

Mit der Annahme, daß eine „pluriglanduläre Insuffizienz" oder eine „multiple Blutdrüsensklerose" (Falta) bzw. „Bindegewebsdiathese mehrerer Blutdrüsen" (Wiesel) so durchaus verschiedenartige klinische Symptome in den einzelnen Fällen hervorrufen soll, ist das Problem jedoch kaum einer Lösung näher gebracht.

Wie ich bereits wiederholt ausgeführt habe, ist es aus verschiedenen Gründen gebotener, die Ursache der pluriglandulären Insuffizienz in einer Störung der gemeinsamen nervösen Zentralstelle für alle diese Drüsen im Hirnstamm (Zwischenhirn) zu suchen.

Falta hat nun den Versuch gemacht, aus dieser Krankheitsgruppe die Fälle von „Späteunuchoidismus" herauszuheben und diesen Begriff schärfer zu umgrenzen.

Falta versteht unter Späteunuchoidismus ein Krankheitsbild, welches dadurch zustande kommt, daß in einem bereits ausgereiften Organismus, in dem auch die Keimdrüsenfunktion bereits ihre volle Entwicklung erreicht hatte, Atrophie des genitellen Hilfsapparates (beim Mann Rückbildung des Penis, des Skrotums, der Prostata usw., beim Weib der großen Schamlippen und des Uterus, ferner Rückbildung der sekundären Geschlechtsmerkmale, hauptsächlich der Behaarung in der Schamgegend, den Achselhöhlen und im Gesicht, aber auch am Rumpf und an den Extremitäten) eintritt. Ferner sollen sich dabei mehr oder weniger deutliche Fettansammlungen an den Brüsten, am Mons veneris und an den Hüften entwickeln, nebst gewissen Veränderungen der Psyche. Die typischen eunuchoiden Skelettveränderungen können sich bei reifen Individuen natürlich nicht mehr ausbilden. Regelmäßig findet sich in solchen Fällen eine hochgradige Erkrankung der Keimdrüsen, die von Falta als Ursache der geschilderten Erscheinungen angesehen wird.

Wenn wir nun versuchen, dieses Krankheitsbild aufs gynäkologische Gebiet zu übertragen, so stoßen wir gleich von vornherein auf gewisse Schwierigkeiten.

Zunächst ist es auffallend, daß unter den 16 Fällen, die Falta aus der Literatur und aus seiner eigenen Erfahrung als Beispiele für diesen Krankheitstypus anführt, sich nicht eine einzige Frau befindet.

Falta zieht daraus den Schluß, daß diese Erkrankung fast ausschließlich bei Männern vorkommt und daß die vereinzelten bei Frauen gemachten Beobachtungen keine reinen Fälle von Späteunuchoidismus sind, sondern ins Gebiet der multiplen Blutdrüsensklerose gehören.

Es ist jedenfalls sehr merkwürdig, daß Erkrankung der Keimdrüsen auch beim erwachsenen Manne so hochgradige Veränderungen setzen kann, daß man von einem Späteunuchoidismus sprechen kann, wo wir doch wissen, daß die Kastration nach der Geschlechtsreife nicht imstande ist, so hochgradige Veränderungen im Organismus hervorzurufen.

Als Ursache der Erkrankung bei Männern führt Falta entweder ein heftiges Trauma an, das die Keimdrüsen oder ihre Umgebung trifft, ferner beiderseitige hochgradige Hodenentzündung auf syphilitischer oder gonorrhoischer Grundlage, Mumpsorchitis oder endlich schwere Infektionskrankheiten, welche den ganzen Organismus und wahrscheinlich auch die Hoden befallen.

Da wir nach Spätkastration beim Manne nicht gewöhnt sind, die vorher vollkommen ausgebildeten sekundären Geschlechtscharaktere sich wieder zurückbilden und eine Atrophie des ganzen Genitales eintreten zu sehen, muß man noch das Hinzukommen eines neuen Faktors annehmen.

Für die auf rein traumatischer Basis beruhenden Fälle ist dies nicht ganz leicht, vielleicht handelt es sich doch um eine zentripetale Einwirkung der schwer geschädigten peripheren Nervenapparate auf das von mir nachgewiesene „trophische Zentrum im Zwischenhirn". Daß es nicht ganz gleichgültig sein dürfte, was mit dem mächtigen, außerordentlich reflexempfindlichen, nervösen Apparat der männlichen Keimdrüse geschieht, ist doch ziemlich wahrscheinlich.

Noch viel näher liegend ist eine solche Annahme für die auf nicht traumatischer Grundlage beruhenden Fälle Faltas, bei denen allgemeine Lues, Polyurie, Schwächung des Gedächtnisses, Apathie, Asthenie, Polydipsie, allgemeines Ekzem, wiederholt als wichtige Begleitumstände angeführt werden.

Namentlich die in einem Drittel der Fälle beobachtete Polyurie weist deutlich genug auf die zentrale bzw. zerebrale Ursache der regressiven Genitalveränderung („retrograde puberty" der englischen Autoren) hin.

Daß in einzelnen Fällen auch polyglanduläre Symptome, wie z. B. myxödematöse Züge, Anomalien im Fettansatz und in der Pigmentverteilung usw. auftreten, wird uns nicht wundern, wenn wir daran denken, daß das „trophische Zentrum im Zwischenhirn" nicht nur die erwähnten Störungen im Wasser-, Salz- und Fettstoffwechsel, sondern auch die verschiedensten polyglandulären Symptome hervorzurufen imstande ist. Namentlich die Keimdrüse und die sekundären Geschlechtscharaktere scheinen von dem genannten Hirnzentrum bei erwachsenen Individuen viel intensiver beeinflußt werden zu können, als auf sonst irgend eine Weise.

Ja ich möchte noch weiter gehen und auch die multiple Blutdrüsensklerose Faltas (Bindegewebsdiathese mehrerer Blutdrüsen nach Wiesel) als einen zentral bzw. zerebral ausgelösten Prozeß auffassen. Der Wahrscheinlichkeitsbeweis hierfür ist an den in dieser Kategorie von Falta angeführten Patienten noch leichter zu führen. Diesmal befinden sich auch eine Anzahl von Frauen darunter, worauf wir noch näher zurückkommen werden.

Als multiple Blutdrüsensklerose bezeichnet Falta jenes Krankheitsbild, das dadurch zustande kommt, daß ein wahrscheinlich infektiöser, „meist noch nicht näher definierbarer Krankheitsprozeß" mehrere Blutdrüsen gleichzeitig ergreift, zu hochgradiger sklerotischer Atrophie und dadurch zu Ausfallserscheinungen von seiten derselben führt. Meist werden Schilddrüse, Keimdrüsen, Hypophyse und Nebennieren ergriffen. Dementsprechend finden sich mehr oder weniger ausgesprochen die Erscheinungen der Hypothyreose, des Späteunuchoidismus und der hypophysären Insuffizienz, kombiniert mit einem addisonähnlichen Syndrom (Hypotonie), Pigmentierungen usw. Besonders hervorzuheben ist eine sich unaufhaltsam zu hohen Graden entwickelnde Kachexie.

Schon aus dieser allgemeinen von Falta gegebenen Definition möchte ich vorwegnehmen, daß die sogenannten „hypophysären" Symptome von vornherein immer auf zerebrale Erkrankung verdächtig sind. Wie ich im Kapitel Hypophyse nachweisen werde, bezieht sich dies namentlich auf die vom Zwischenhirn ausgelöste Polyurie, Polydipsie, Glykosurie, Fettsucht usw., Erscheinungen, die bisher meist ziemlich kritiklos irgend einem Anteil der Hypophyse zugeschrieben worden sind.

Auch die als addisonähnliches Syndrom bezeichneten Erscheinungen. wie Hypotonie, hochgradigste Kachexie, Pigmentanomalien usw.

sehen wir bei Erkrankungen der zerebralen Blutdrüsen oder deren Nachbarschaft, ohne daß dabei die Nebennieren beteiligt sein müssen. Wir haben an anderen Stellen wiederholt darauf aufmerksam gemacht, daß eben auch vasomotorische und daher den Blutdruck regulierende Zentren im Zwischenhirn, als dem phylogenetisch ältesten Anteil des Hirnstammes liegen.

Sehen wir uns daraufhin die von Falta unter die multiple Blutdrüsensklerose eingereihten Fälle an, so zeigt gleich der erste Fall Polyurie und Polydipsie nebst Erlöschen des Geschlechtstriebes (was auf eine Erkrankung in der Gegend der Corpora mamillaria hinweist).

Der zweite Fall zeigt skandierende Sprache, träge Mimik, Ausfall der Haare am Genitale, Verödung des Drüsenlappens der Hypophyse, schwielige Verdichtung des Drüsenlappens in dem erhaltenen Teil, Starrheit der Fasermasse, also mit größter Wahrscheinlichkeit ein Prozeß im Hypothalamus.

In einem weiteren Falle liegt Alkoholismus mit Asthenie vor.

Ein vierter Fall zeigt Polyurie, Kopfschmerzen, starke Schweiße mit meningitischen Veränderungen, an der Hirnbasis auch Hirnödem.

In zwei weiteren Fällen findet sich auf Grund einer durchgemachten schweren Influenza vorzeitiges Senium, wahrscheinlich auch durch Schädigung zentraler Apparate, da der eine Fall an bilateraler Hemianopsie leidet.

Ein weiterer Patient wird von dem Späteunuchoidismus und von allgemeiner Blutdrüsensklerose nach einer Infektionskrankheit befallen, die mit Erbrechen und Benommenheit, $2^1/_2$ Monate dauernd, einherging, nachher Asthenie und Polyurie.

Endlich ein von Falta selbst beobachteter Patient, der ebenfalls eine fieberhafte Erkrankung durchgemacht und myxödematöse Erscheinungen, Späteunuchoidismus und hochgradigen Kräfteverfall, mit Druck im Kopf, Muskelschwäche, Abmagerung und Albuminurie (Nephritis?), abnorm niedrigem Blutdruck und Pulsverlangsamung, sowie sonstige Zeichen von chronischer Vagusreizung zeigte.

Falta bemüht sich, bei allen diesen Fällen eine gewisse Übereinstimmung im Krankheitsbild nachzuweisen und führt als gemeinsames Moment vor allem den ausgesprochenen Späteunuchoidismus an. Dazu kämen in allen Fällen eine meist unaufhaltsam fortschreitende Kachexie und Anämie, frühzeitiges Altern, oft greisenhaftes Aussehen mit Abmagerung. Dagegen käme es nie zu einer Adipositas vom Typus der Eunuchoiden. Myxödematöse Erscheinungen, Brüchigkeit der Nägel und der Zähne, Hautatrophie, Pigmentanomalien, auch an den Schleimhäuten, Hypotonie, Hyperleukozytose, Mononukleose und Hypereosinophilie. Gelegentlich auch tetanische Krämpfe. Was daran als Ausfallserscheinungen einzelner Blutdrüsen aufgefaßt werden kann, wie z. B. das Mxyödem, ist oft in atypischer Form ausgebildet, wie z. B. die Art des Haarausfalles und reagiert auch nicht vollständig auf Thyreoidin.

Fast in keinem Fall sollen fehlen: Asthenie, die sich zu hochgradiger Prostration der Kräfte steigert, geistige Trägheit und Apathie, Gefühl von Kopfdruck, Vergeßlichkeit, Schlaflosigkeit, vorübergehende rheumatoide Schmerzen in den Gliedern und auffallend oft Polyurie, lauter ausgesprochen zerebrale Erscheinungen, die selbst von Falta noch immer auf die Hypophyse oder wie die Hypotonie auf die Nebenniere bezogen werden.

Alkoholismus, Tuberkulose, Syphilis und andere Infektionskrankheiten sind, wie wir ja wissen, sehr wohl geeignet, durch lokal entzündliche und allgemein toxische Einwirkung, die entsprechenden trophischen Hirnzentren zu schädigen, worauf auch so vieles Tatsächliche hinweist. Es ist dies doch viel plausibler, als eine plötzliche sklerotische Umwandlung gerade der genannten innersekretorischen Drüsen allein und aus sich selbst heraus anzunehmen, ohne daß die Nachbargewebe in den Schrumpfungsprozeß mit einbezogen werden.

In manchen Fällen soll sich die multiple Blutdrüsensklerose ganz spontan entwickeln, ohne daß eine vorausgegangene oder begleitende Erkrankung einen

Anhaltspunkt für die Ätiologie abgibt. Als Beispiel dafür führt Falta einen jungen Patienten an, der typische tetanische und epileptische Anfälle mit myxödematösen und eunuchoiden Zügen aufweist. Schlechte Entwicklung der Zähne, abnorm niedriger Blutdruck, der allerdings, ebenso wie die myxödematösen Erscheinungen auf Schilddrüsenbehandlung zurückging.

Wenn schon nicht die Tetanie, so weist doch die Epilepsie wiederum zwingend auf ein zerebrales Moment hin.

Interessant ist, daß zugleich mit dem Alkoholismus als ätiologischem Faktor auch die Sklerose der Leber und des Pankreas mit dem frühzeitigen Aufhören der Genitalfunktion (multiple Blutdrüsensklerose) in Zusammenhang gebracht wird.

Auch die anderen von Falta hierher gerechneten Krankheitsbilder werden vielleicht dieses Schicksal teilen müssen, so z. B. die von v. Noorden als Degeneratio genitosclerodermica beschriebene Erkrankung. Es soll sich dabei um junge, bis dahin völlig gesunde Mädchen gehandelt haben, bei denen nach einer bisher normalen Entwicklung, im Anschluß an eine akute Infektionskrankheit, die Periode aussetzte, starke Abmagerung und Appetitlosigkeit eintrat, ein vorzeitiges Senium, trophische Störungen der Haut und bei einigen Fällen auch Sklerodermie sich entwickelt hatte. In einem daraufhin untersuchten Falle wurde das Corpus uteri atrophisch gefunden (Zustand des Ovariums?).

Da wir nach Kastration geschlechtsreifer weiblicher Individuen allein vorzeitiges Senium und die übrigen hier beschriebenen Erscheinungen in der Regel nicht eintreten sehen, bleibt nichts anderes übrig, als eine allgemeine Schädigung anzunehmen, die entweder alle Blutdrüsen ergriffen hat, oder, was nach dem oben ausgeführten viel wahrscheinlicher ist, den zentral-nervösen Apparat geschädigt hat, dem alle trophischen Vorgänge im Körper, insbesondere die Blutdrüsen unterstehen.

Ähnliches gilt für die als Pädatrophie (Thompson) und Nanisme type senil, Progeria (Hutchinson, Halstings, Gilford, Variot und Poronot) bezeichneten Krankheitsbilder, die Falta gleichfalls der multiplen Blutdrüsensklerose zurechnet.

Unter den in dieser Rubrik angeführten Fällen befindet sich auch ein 15jähriges Mädchen, welches nur die Dimensionen eines 5jährigen Kindes, dabei aber exquisit greisenhaftes Aussehen hatte. Panniculus adiposus fehlte vollständig, Genitale in der Entwicklung zurückgeblieben.

Hier läßt sich ein Anhaltspunkt für die zerebrale Ätiologie aus der Beschreibung nicht mit Sicherheit entnehmen, wenn eine solche auch sehr wahrscheinlich ist.

Ein ausgesprochen zerebrales Moment zeigt aber der zweite von Falta unter diesem Gesichtspunkt zitierte Fall eines hereditär durch Alkoholismus des Vaters belasteten 27jährigen Mädchens, das nur 135 cm hoch und 16 kg schwer war. Das Genitale entsprach dem eines 10jährigen Mädchens, die Ovarien sollen gefehlt haben (??). Die Intelligenz des Mädchens war schwach entwickelt, von Jugend auf bestanden Diarrhöen, später auch ein Diabetes, Erscheinungen, die zumindest ebenso sehr auf zentrale Innervationsstörung als auf Affektion der Blutdrüsen zurückgeführt werden können. Es fanden sich zwar bei der Obduktion fikröse Veränderungen in den innersekretorischen Drüsen, aber auch in den Lymphdrüsen, in den Nieren usw., so daß der sklerotische und an den Blutgefäßen auch atheromatöse Prozeß wahrscheinlich die Folge und nicht die Ursache der Erkrankung gewesen ist.

Falta gibt selbst zu, daß die Pathogenese dieser Fälle und die Stellung des Blutdrüsensystems in derselben noch wenig durchsichtig ist. Da die anatomischen Untersuchungen an den innersekretorischen Drüsen bisher nicht imstande waren, die hierher gehörigen Krankheitsbilder in befriedigender Weise zu erklären, glaube ich, daß man gut daran tun wird, die Aufmerksamkeit mehr als bisher auf die trophischen Hirnzentren zu richten.

Hastings Gilford ist ganz nahe an dieser Vermutung vorbeigegangen, indem er auf die Hypophyse als „Wachstumszentrum" ganz besonders aufmerksam macht.

Falta selbst unterscheidet ja auch zwischen primärer und sekundärer Blutdrüsensklerose, bezieht aber z. B. die Störungen der Intelligenz auf die Schädigung der Schilddrüse. Trotz des Vorhandenseins der durch Blutdrüsenerkrankung nicht erklärbaren Epilepsie geht er merkwürdigerweise auf die Möglichkeit einer zerebralen Ursache mit keinem Worte ein.

Trotzdem ist es auch Falta aufgefallen, daß es zu B. bei Hypophysenerkrankungen erwachsener Personen (Dystrophia adiposogenitalis) niemals zu so hochgradiger Rückbildung der Genitalien kommen kann, wie beim „Späteunuchoidismus".

Es ist ohne weiteres einleuchtend, daß der Erfolg organotherapeutischer Bestrebungen in solchen Fällen bisher nur ein sehr unvollständiger und unbefriedigender sein konnte.

Späteunuchoidismus und multiple Blutdrüsensklerose möchte ich also als durchaus verwandte, wenn nicht gar identische Krankheitsbilder auffassen, beide höchstwahrscheinlich hervorgerufen durch erworbene, meist aber wohl konstitutionell vererbte Schädigung der trophischen Gehirnzentren und einhergehend mit konsekutiver hochgradiger Atrophie der Keimdrüsen nebst Rückbildung der sekundären Geschlechtscharaktere.

Sehen wir uns daraufhin noch die von Falta unter das Kapitel „Multiple Blutdrüsensklerose" gerechneten drei Frauen an, so handelt es sich in dem ersten Falle (Beobachtung von Gouilloud) um eine 37jährige Frau, Mutter dreier Kinder, die mit 33 Jahren eine starke Hämoptoe gehabt hatte.

Seither Zessieren der Menses, hat sich nie mehr recht erholt. Uterus ganz atrophisch. Zunehmende Kachexie, Haarausfall am ganzen Körper, Myxödematöse Erscheinungen, die auf Schilddrüsenbehandlung nicht deutlich besser werden.

Der früher lebhafte Charakter schlägt in Apathie und Vergeßlichkeit um, die Psyche wird kindlich. Also wieder zerebrale Symptome mit Keimdrüsenatrophie, nebst anderen Störungen der Blutdrüsen.

Im zweiten Falle (Beobachtung von Brissaud und Bauer) handelte es sich um eine 29jährige Frau, die mit Herzfehler, Embolie und tuberkulöser Peritonitis ad exitum kam. Mit 20 Jahren ein Partus, von da an Aufhören der Menses. Infantiles Aussehen, Scham- und Achselhaare fehlen vollständig, linke Adnexe entzündet, rechtes Ovarium hochgradig sklerosiert, sehr klein. Uterus wie bei einem kleinen Mädchen. Schilddrüse normal.

Vorangegangen waren Apathie, Kopfschmerzen, Anämie und Kachexie. Die zerebralen Symptome sind hier nicht sehr ausgesprochen, können aber auch auf das Grundleiden (Tuberkulose, Herzfehler) zurückgeführt werden. Von den Blutdrüsen wird eigentlich nur das Ovarium als sklerosiert bzw. atrophisch beschrieben.

Der dritte Fall (Beobachtung von Seinton und Rathery) betrifft eine 32jährige Frau, die mit 25 Jahren Syphilis akquiriert hatte. Sehr deutliches Myxödem, infantiles Aussehen. Scham- und Achselhaare fehlen, Uterus infantil. Ovarien ganz klein, sklerosiert.

An zerebralen Symptomen sind Apathie, langsame Sprache, fast völlige Blindheit, Pulsverlangsamung vorhanden. Der bei der Autopsie gefundene weiche, maligne zystisch degenerierte Tumor der Hypophyse kann die Sklerose der übrigen Blutdrüsen und die Genitalatrophie allein keineswegs erklären. Wir müssen auch hier wieder eine Schädigung des trophischen Zentrums im Zwischenhirn annehmen.

Falta erklärt sich die Tatsache, daß vorzeitige Menopause und Hyperinvolution des Uterus durch wiederholte Geburten oder langdauernde Laktation zu keiner Veränderung der sekundären Geschlechtscharaktere führt, damit, daß mit der Rückbildung des Follikelapparates nicht eine solche der Zwischensubstanz einhergehen muß. Vom gynäkologischen Standpunkt aus läßt sich dieses Argument nicht halten, denn wir wissen ja jetzt, daß die interstitielle Eierstocksdrüse bei der erwachsenen Frau keine wesentliche Rolle mehr spielt, und daß überhaupt zu keiner Zeit des Lebens ihr Einfluß auf die sekundären Geschlechtscharaktere auch nur mit einiger Sicherheit erwiesen ist.

Der späte Ausfall der ganzen Ovarien übt bekanntlich auf die Scham- und Achselhaare wenig Wirkung aus. Wo eine Rückbildung dieser Behaarung doch auftritt, nimmt Falta mit einiger Wahrscheinlichkeit das Vorhandensein von multipler Blutdrüsensklerose an.

Es scheint mir, daß männliche und weibliche Keimdrüse sich in dieser Hinsicht nicht ganz gleich verhalten. Auch dürfte vielleicht, wie wir in den Kapiteln Eunuchoidismus und Klimakterium besprechen, auch nach dem Schwunde der Follikel noch funktionierende Ovarialsubstanz in Form des spezifischen Ovarialstromas (Novak u. a.) zurückbleiben. Erst wenn auch dieses seine Funktion einbüßt oder verändert (vielleicht durch Sklerose), könnten sich möglicherweise bei besonderer Disposition noch andere Fernwirkungen, wie z. B. Veränderungen der sekundären Geschlechtscharaktere, einstellen. Wahrscheinlicher ist aber auch hier die zerebrale Entstehung komplizierterer Krankheitsbilder.

In therapeutischer Hinsicht können wir versuchen, die Ausfallssymptome von seiten des Ovariums indirekt durch Allgemeinmaßnahmen oder direkt durch ovarielle Organotherapie, vielleicht auch durch Ovarialtransplantation günstig zu beeinflussen.

Wenn man den optimistischen Berichten französischer Autoren (Carnot, Dalché) glauben darf, so konnte insbesondere letzterer Autor eine ganze Reihe schwerer Störungen des Allgemeinbefindens, auch solche, die auf eine Insuffisance pluriglandulaire hinweisen (Sklerodermie, Adipositas dolorosa, Akroparästhesie, Tetanie, Raynaudsche Krankheit usw.) oder solche mit bisher noch unklarer, vermutlich nervöser Ursache (Migräne, Paralysis agitans) auf Ausfall oder Störung der Ovarialfunktion (Dysovarie) zurückführen und durch ovarielle Opotherapie sehr günstig beeinflussen.

Andere Autoren (Carnot) haben entsprechend den pluriglandulären Symptomen auch eine kombinierte Organotherapie oder Organlipoidtherapie (Iscovesco) vorgeschlagen, wobei der allerdings auch pharmakologisch sehr stark wirksame Schilddrüsenextrakt eine große Rolle spielt.

Für die auch in diese Kategorie gehörende und häufig mit Genitalatrophie einhergehende Sklerodermie (Degeneratio genitosclerodermica) gibt es ein noch wenig bekanntes Spezifikum in dem Cöliacin (Merck), dem Extrakte des Ganglion coeliacum vom Rinde, mit welchem in den letzten Jahren schöne Erfolge erzielt worden sind (W. Kölle, eigene Beobachtung).

Auch gewisse Falle von Adipositas dolorosa, die wieder in Form der noch sehr wenig bekannten Lymphadenia dolorosa Übergänge zur Pseudoleukämie bilden kann (eigene Beobachtung), wären hierher zu rechnen und therapeutisch in gleicher Weise anzugehen.

Alle diese Erkrankungen stehen in einem gewissen Zusammenhang mit neuropathischer Veranlagung. Meist ist auch ein Basedow in der Jugend vorangegangen oder doch latent vorhanden.

Der Zustand verschlimmert sich häufig bei jeder Menstruation (neue Nachschübe von schmerzhaften Fettgeschwülsten oder Lymphdrüsensträngen an Stellen des Körpers, wo solche sonst nicht gehäuft vorkommen), ist aber auch durch Entfernung der Ovarien (ein Fall eigener Beobachtung) nicht ganz zu beseitigen.

Vielleicht ist in solchen Fällen, die manchmal auch mit zeitweiligen Temperatursteigerungen einhergehen können, etwas von der Röntgenbestrahlung der Schilddrüse oder anderer Blutdrüsen zu erwarten.

Die harmlose ovarielle Organotherapie kann jedenfalls auch bei solchen Fällen immer wieder versucht werden.

13. Die vorzeitige Ovarial- und Uterusatrophie (Klimacterium praecox. — Kraurosis vulvae. — Normale und pathologische Laktationsatrophie der Ovarien und des Uterus, Laktationsamenorrhöe).

Sehen wir uns in der eigentlichen gynäkologischen Literatur um diejenigen Fälle um, bei welchen vorzeitige Atrophie der Keimdrüsen des Weibes überhaupt beschrieben worden ist, so finden wir darüber nur verhältnismäßig spärliche, in ätiologischer Hinsicht meist noch wenig befriedigende Berichte.

Wegen der versteckten Lage der Keimdrüsen bei der Frau fehlen uns genauere Kenntnisse über die Atrophie der Ovarien fast vollständig.

Als Prüfungsobjekt für diesen Zustand diente bisher fast ausschließlich der Uterus mit seinem allenfalls veränderten palpatorischen Verhalten oder sich äußernden Störungen in seiner Funktion (Menstruation, Ovulation).

Es ist noch gar nicht so lange her, daß man ganz allgemein die Uterusatrophie als unmittelbare Folge der lokalen und allgemeinen Grundkrankheit aufgefaßt hat. Erst neuere Autoren haben die Uterusatrophie als Folge einer vorangegangenen Schädigung der Ovarien betrachten gelehrt (Foges, Novak u. a.).

Dabei muß natürlich die allerdings ungleich seltener zutreffende Möglichkeit offen gelassen werden, daß es auch echte primäre Atrophien des Uterus gibt, ebenso wie Atrophie der Ovarien mit einer solchen des Uterus gelegentlich als koordinierte Folge ein und derselben Schädlichkeit vorkommen kann.

Foges dürfte wohl der erste gewesen sein, welcher für die häufigste und bekannteste Form der Uterusatrophie, nämlich die sogenannte Laktationsatrophie, den Beweis zu erbringen suchte, daß sie nicht die unmittelbare Folge des Sauggeschäftes, sondern, wie er sich vorstellte, gleich der Milchsekretion eine Folgeerscheinung des vorübergehenden Keimdrüsenausfalles ist. In vollem Umfange wird sich die ursprüngliche Auffassung von Foges, so sehr sie uns anfänglich den richtigen Weg gewiesen hat, heute wohl nicht mehr aufrecht erhalten lassen. Besser dürfte es sein, bloß von einer vorübergehenden Funktionsänderung der Keimdrüsen während der Laktation zu sprechen, wie Novak dies tut. Daß es sich um eine Herabsetzung der Ovarialtätigkeit dabei handelt, wird immerhin durch eine Reihe von Tatsachen wahrscheinlich gemacht (relative Amenorrhöe und relative Sterilität während der Laktation).

Daneben verdienen aber auch die mit Unrecht unter dem Eindruck der Lehre von der inneren Sekretion allzu sehr in den Hintergrund gedrängten nervös-reflektorischen Beziehungen zwischen Mamma und Uterus bei der Klärung dieser Frage wieder etwas mehr Berücksichtigung.

Thorn hat bekanntlich den Mamma-Uterusreflex (Auftreten von Uteruskontraktionen durch Reize von der Brustdrüse her) zur Erklärung der Laktationsatrophie herangezogen, und es spricht dafür, daß tatsächlich die puerperale Rückbildung des Uterus bei stillenden Frauen rascher vor sich geht, als bei nicht stillenden Müttern. Man kann sich ganz gut vorstellen, daß durch die häufig von der Brustdrüse her auf reflektorischem Wege ausgelösten Kontraktionen die Zirkulation und der Stoffwechsel im Uterus angeregt und die verfettenden Involutionsprodukte rascher resorbiert werden. Auch die Milchsekretion mit ihrem großen Bedarf an fettartigen Substanzen könnte fördernd auf den Involutionsprozeß im Uterus wirken. Wiewohl auch Novak sich in ähnlichem Sinne äußert, lehnt er auf Grund zweier hier zu besprechender Einwände die Thornsche Lehre mehr ab, als es notwendig scheint.

Die durch vielfache Beobachtungen sicher erwiesene Tatsache von der rascheren Involution bei stillenden Frauen könnte seiner Meinung nach auch auf einer Täuschung beruhen, indem die stärker kontrahierte Gebärmutter der stillenden Frau kleiner erscheint, als die schlaffe einer nicht säugenden Wöchnerin.

Wenn es sich aber bei dem genannten Vorgange um einen Reflex handelt, so dürfte die Uteruskontraktion aller Wahrscheinlichkeit nach doch nur während des Saugaktes vorhanden sein und nicht auch während der gynäkologischen Untersuchung, wo das Kind doch nicht trinkt. Auch den zweiten Einwand, daß nach Kurdinowskis Untersuchungen Uteruskontraktionen auch von anderen Körperstellen ausgelöst werden können, möchte ich nicht allzu schwer ins Gewicht fallen lassen, denn es ist mehr als wahrscheinlich, daß bei den vielfachen Wechselbeziehungen zwischen Genitale und Brustdrüsen der Reflex von der Mamma auf den Uterus (übrigens ist er auch bekanntlich in umgekehrter Richtung vorhanden) quantitativ wesentlich stärker und wirksamer ist, als der von anderen Körperstellen her ausgelöste.

Schließlich muß man auch an nervöse und chemische Korrelationen zwischen Brustdrüse und Ovarium denken, von dem aus ebenfalls entsprechende Einwirkungen auf den Uterus ausgehen können.

Aus allen diesen Gründen ist es richtiger, bei der Laktationsatrophie nicht von gleichzeitiger Atrophie der Ovarien zu sprechen, sondern nur von Unterfunktion oder partiellem Ausfall bzw. vorübergehende Funktionsänderung der Ovarialtätigkeit. So läßt sich denn auch die bei diesen Zuständen so häufig beobachtete Konzeption trotz bestehender Amenorrhöe erklären.

Thorn ging sogar so weit, die Laktationsatrophie als eine konstante physiologische Erscheinung aufzufassen und hat demgemäß auch mit vielen neueren Autoren (Gottschalk, Engström, Fränkel, Döderlein, J. Veit u. a.) die Prognose dieses Zustandes für günstig erklärt, im Gegensatz zu der Ansicht älterer Gynäkologen (Frommel, P. Müller), die sie als schlecht oder doch zweifelhaft bezeichneten.

Genauere Untersuchungen darüber hat u. a. auch L. Fränkel angestellt und er ist zu dem Ergebnis gelangt, daß die Laktationsatrophie des Uterus ein physiologischer Zustand sei, welcher sich meist schon im dritten Monate nach der Geburt äußert und trotz fortgesetzten Stillens in der Regel im siebenten Monat zur Norm zurückkehrt. Dauert die Amenorrhöe noch länger als 9 Monate nach der Geburt, so soll häufig eine neuerliche Gravidität die Ursache davon sein. Kommt es während der Laktation zur Menstruation, so fehlen gewöhnlich die Zeichen der Uterusatrophie. Doch kann auch nach jahrelang bestehender Amenorrhöe und Laktationsatrophie noch immer Restitutio ad integrum und Konzeption eintreten.

Eine Ausnahme davon bilden schwere Schädigungen des Allgemeinzustandes durch infektiöse, vielleicht auch traumatische Noxen, am häufigsten aber vielleicht bis jetzt noch sehr wenig in diesen Zusammenhange beobachtete konstitutionelle Momente (Blutdrüsenerkrankungen). In solchen schweren, schon als pathologisch zu bezeichnenden Fällen von Laktationsatrophie bzw. Laktationsamenorrhöe, kann es natürlich zu so schweren Schädigungen des Ovariums kommen, daß man von einer Ovarialatrophie sprechen kann. Dann werden sich, wie dies gelegentlich auch beschrieben worden ist, nicht nur am Uterus, sondern auch am äußeren Genitale Rückbildungs- und Schrumpfungsprozesse bemerkbar machen können, wie wir sie gelegentlich nach der Kastration oder im Klimakterium vorfinden.

Eine zweite Form der physiologischen Keimdrüsenatrophie äußert sich in der senilen Involution des Uterus, die wir im Kapitel Klimakterium näher besprechen wollen.

Hier interessiert uns vor allem die vorzeitige Atrophie der Ovarien und des Uterus aus pathologischen Ursachen. Eine solche war zwar auch schon den älteren Autoren bekannt (Chiari, Kiwisch, Simpson u. a.) hat aber dann längere Zeit an Interesse verloren, bis sie von Hansen, Kleinwächter, Gottschalk u. a. wieder neuerlich in Erinnerung gebracht wurde.

Man war natürlich zunächst geneigt, die pathologische Atrophie der Keimdrüsen und des Uterus wie die meisten hierher gehörigen Erscheinungen als lokale Genitalerkrankung aufzufassen und machte mechanische Momente, wie den Druck von Tumoren (Myomen, Zysten, Hämatomen, Exsudaten), ferner Zugwirkungen durch schrumpfende Narben, endlich akute oder chronisch entzündliche Prozesse dafür verantwortlich. Bei der uns jetzt erst in neuerer Zeit in ihrem vollen Umfang bekannt gewordenen, außerordentlich weitgehenden Widerstandsfähigkeit der Ovarien gegen alle möglichen, insbesondere rein mechanische Schädlichkeiten, verlieren diese Erklärungen immer mehr an Wahrscheinlichkeit.

Viel häufiger wird es sich um schwere Schädigungen des Allgemeinzustandes handeln auf Grund von toxischen, infektiösen oder endogenen konstitutionellen Momenten.

Unter den Infektionskrankheiten, die entweder durch lokale entzündliche Prozesse oder schwere Schädigung des Allgemeinbefindens zur Atrophie des Ovariums führen können, werden insbesondere Typhus, Scharlach und akuter Gelenkrheumatismus genannt.

In gleicher Weise wirken die Vergiftungen, von denen speziell die Phosphorintoxikation zur fettigen Degeneration des Ovariums führen kann.

Experimente, die ich darüber an Hunden angestellt habe, zeigten zunächst am Ovarium Degeneration und vermehrte Atresie der Follikel, so daß vorübergehend eine anscheinende Vermehrung der interstitiellen Drüse zu konstatieren war, wie überhaupt das ganze Ovarium auf Fettverfärbung außerordentlich stark reagierte, in späteren Stadien der Phosphorvergiftung trat dann Schrumpfung des Ovariums ein, aber selbst nach wochenlangem Verlauf waren immer noch Follikelreste zu sehen.

Man muß bei der großen Widerstandsfähigkeit der Keimzellen gegen periphere Einwirkungen immer auch an die Auslösung von Schädigungen auf zentralem Wege denken.

Von anderen Allgemeinerkrankungen werden Anämien wohl ähnlich wie Vergiftungen zu bewerten sein.

Von Blutdrüsenerkrankungen, die zur Atrophie des Uterus und Ovariums führen, werden in der älteren Literatur bloß Myxödem und Basedowsche Krankheit genannt. Wir müssen auf Grund unserer neuen Kenntnisse auch die Addisonsche Krankheit, die Sklerodermie, die multiplen Blutdrüsenerkrankungen überhaupt, ganz besonders aber die Hypophysenerkrankungen (Akromegalie und Dysplasia adiposogenitalis) und gewisse Vegetationsstörungen, wie z. B. Riesenwuchs und Zwergwuchs hinzunehmen, schon deshalb, weil sie den für die Keimdrüsen weitaus am stärksten wirksamen Regulator, das Zwischenhirnzentrum, direkt beeinflussen können.

Als mächtigster Faktor, welcher Keimdrüsenatrophie hervorbringen kann, dürften aber auch hier wieder die verschiedensten Erkrankungen des Zentralnervensystems fungieren, deren Einfluß auf die Genitalsphäre noch viel zu wenig eingehend studiert und dennoch gar nicht hoch genug anzuschlagen ist.

In diesem Sinne wird von nun an auch der Diabetes mellitus und insipidus zu bewerten sein, denn den Diabetes mellitus wird man mindestens ebenso oft durch Hirnerkrankung, als durch Pankreasaffektion sich entstanden denken müssen. Sein Sitz scheint ebenso wie der des Diabetes insipidus auch ebenso häufig, wenn nicht häufiger in der Gegend des dritten Gehirnventrikels zu liegen, als man ihn früher in die vierte Gehirnkammer verlegt hatte. Die begleitenden Genitalsymptome erklären sich bei dieser neuen Lokalisation von selbst.

Fast alle neueren Krankengeschichten über Diabetes insipidus, die sich fälschlich auf die Pars intermedia der Hypophyse beziehen, richtiger auf das Zwischenhirn beziehen sollten, enthalten auch Angaben über schwerwiegende Störungen von seiten des Genitales (Hoppe-Seyler, Bab, Falta, Schiff u. a.).

Noch mehr für diese Auffassung sprechen die häufigen Befunde von Genitalatrophie bei Rückenmarkslähmung und Psychosen sowie anderen Gehirnkrankheiten mit oder ohne „organische“ Grundlagen (vgl. Kapitel Genitale und Nervensystem).

Die Symptome, in welchen sich die schwere Atrophie der Ovarien äußert, sind lokaler und allgemeiner Natur.

Lokaler Natur insoferne, als sie manchmal zu so hohen Graden der Uterusatrophie führt, wie man sie sonst nicht einmal nach der Kastration sieht. Auch die Scheide und das äußere Genitale wird häufig in Mitleidenschaft gezogen. Dabei kann es zur Entwicklung des als Kraurosis vulvae bekannten Krankheitsbildes oder zu pruritusartigen Erscheinungen kommen, wie man sie nur in sehr seltenen Fällen nach der Kastration beobachtet hat.

Der Kraurosis vulvae bzw. der ihr entsprechenden Form des Pruritus genitalium steht man therapeutisch oft ziemlich machtlos gegenüber, vor allem, wie mir scheint, deshalb, weil man sich über ihre Ätiologie bisher noch ganz im unklaren war. Da diese Affektion nur in seltenen Fällen nach der Kastration auftritt, muß man annehmen, daß auch noch ein sonstiges höchstwahrscheinlich konstitutionelles Moment seitens der anderen Blutdrüsen oder des (zentralen) Nervensystems durch die Kastration manifest wird und hinzutritt.

Es ist sehr interessant, daß Schickele in drei solchen Fällen durch interne Verabreichung von 20 Tropfen konzentrierten alkoholischen Corpus luteum-Extraktes bemerkenswerte therapeutische Erfolge erzielt hat.

In dem einen von ihm genauer beschriebenen Falle handelte es sich um eine 37 jährige Nullipara, Menarche mit 16 Jahren, von jeher unregelmäßig, spärlich, ohne Beschwerden; die Menses setzten in der letzten Zeit vor der Operation, manchmal monatelang aus. Vor 13 Jahren beiderseitige Ovariotomie wegen Ovarialkystom. Seit einem Jahre angeblich entwickelte sich eine langsam zunehmende Schrumpfung des Introitus vaginae und der Scheide selbst, gleichzeitig mit einem Pruritus vulvae, einer Ekzem- und Rhagadenbildung, die in der letzten Zeit jegliches Gehen unmöglich machte.

Wenn auch bei der betreffenden Person gesundes Aussehen und sonst keine andere Erkrankung nachweisbar vermerkt wird, so deutet doch die vorangegangene schwere Amenorrhöe und die Bildung eines Ovarialkystoms auf eine tiefgehende Konstitutionsanomalie hin, so daß wir auch die Kraurosis vulvae als Ausdruck einer solchen auffassen können.

An funktionellen Störungen seitens der Ovarien und des Uterus werden bei der Ovarialatrophie vor allem die Amenorrhöe und die Sterilität genannt; sie erklären sich aus der schweren Schädigung des Ovarialparenchyms von selbst, scheinen aber zweifelsohne auch auf zentralem Wege über das Nervensystem durch plötzliche oder dauernde Einwirkung von Reizen ausgelöst werden zu können (Ausbleiben der Menses nach Schreck u. dgl.).

Da in neuerer Zeit (Baisch, v. Noorden, Schickele u. a.) der Fluor albus auch als eine vom Ovarium abhängige Sekretionsanomalie der Uterusdrüsen aufgefaßt wird, wird uns sein gelegentliches Vorkommen bei der Ovarialatrophie ohne weiteres verständlich sein.

Schwieriger zu erklären sind sonstige Beschwerden, wie z. B. Schmerzen im Kreuz, Senkungsbeschwerden u. dgl. Man kann sie sich am ehesten vielleicht noch durch Atrophie des Beckenbodens und der glatten Muskulatur im Beckenbindegewebe erklären, die ja, wie die Zunahme der glatten Muskeln des Ligamentum latum bei Myom zeigt, auch weitgehend vom Ovarium abhängig zu sein scheinen.

Von eigentlichen Fernwirkungen, die nach Atrophie des Ovariums auftreten, können alle Einzelsymptome der sogenannten „Ausfallserscheinungen" in Betracht kommen. Daß auch hierbei neben Störungen der Eingeweide und des Zirkulationsapparates ganz besonders psychische Symptome hervortreten können, spricht wieder für die häufige Beteiligung des Zentralnervensystems an dem Krankheitsbild.

Doch gibt es daneben auch Fälle mit ausgesprochener Uterusatrophie, in denen „Ausfallserscheinungen" fehlen. Es ist das am ehesten vielleicht dadurch zu erklären, daß das nach Atrophie der Follikel zurückbleibende Ovarialstroma (spezifisches Bindegewebe nach Novak, aber nicht die interstitielle Drüse) genügt, um die Ausfallserscheinungen hintanzuhalten, wie wir das im Kapitel Myom und Klimakterium schon besprochen haben.

Die Behandlung aller dieser Zustände wird demzufolge nicht so sehr eine lokale, als vielmehr eine den Allgemeinzustand berücksichtigende sein müssen.

Hydrotherapie, allgemein roborierende Maßnahmen, Massage u. dgl. mag in vielen Fällen von Nutzen sein.

Eine direkte Beeinflussung des Ovariums durch hyperämisierende Mittel (Emmenagoga) wird auch manchmal zum Ziele führen. Unter diesen verdienen in neuerer Zeit besonders die Ovarialpräparate Berücksichtigung, wie die schönen Erfolge Schickeles mit Corpus luteum-Extrakt bei Kraurosis vulvae gezeigt haben. Auch andere organotherapeutische Mittel, wie der noch zu erprobende, sehr stark hyperämisierende Plazentarextrakt, das Pituitrin, und das Thyreoidin kommen in Betracht.

Gewiß sind wir in vielen Fällen therapeutisch überhaupt machtlos, aber man sollte solche Beobachtungen sammeln und nach neueren Gesichtspunkten, wie nach zugrunde liegenden Blutdrüsenerkrankungen oder Anomalien des Zentralnervensystems suchen und sich nicht mit dem gynäkologischen Lokalbefund begnügen. Dann wird auch diesen Kranken öfter als bisher geholfen werden können und noch manches Licht in diese interessanten, vielfach noch dunklen Zusammenhänge gebracht werden können.

14. Ovarielle Störungen im Klimakterium.

Wir haben schon wiederholt darauf hingewiesen, daß ebenso wie zur Zeit der Pubertät mit dem Einsetzen der vollen Keimdrüsenfunktion auch im Klimakterium mit dem Erlöschen der Ovarialtätigkeit Störungen von seiten des Ovariums zu erwarten sind, die sich nicht nur im Sinne einer zunehmenden Hypofunktion, sondern auch nach Art einer Dysfunktion, ja vielfach sogar als vorübergehende zeitweilige Hyperfunktion des Ovariums äußern. Der wahrscheinlich schon oft gemachte Vergleich mit einem vor dem Erlöschen noch öfters aufflackernden Licht hat deshalb manches für sich.

Wesentlich zur Beurteilung der klimakterischen Erscheinungen ist, daß das Erlöschen der Ovarialfunktion kein plötzliches ist, wie bei der Kastration, sondern daß ein allmähliches Nachlassen derselben erfolgt.

Ein zweites Moment, das zur Beurteilung der klimakterischen Umstände von Wichtigkeit scheint, ist das gleichzeitige Hinzutreten oder Fehlen seniler Erscheinungen am Genitale selbst und am übrigen Körper (Novak). Diese beiden Symptomenkomplexe sind bisher, wie es scheint, noch zu wenig auseinandergehalten worden und tragen vielleicht auch dazu bei, den verschiedenen Verlauf des Klimakteriums bei verschiedenen Individuen zu erklären.

Man hat erst in der neueren Zeit auf die Wechselbeziehungen der übrigen Blutdrüsen auch mit Rücksicht auf das Klimakterium achten gelernt, aber so genau man die Veränderungen der meisten übrigen Blutdrüsen nach der Kastration jetzt kennt, so wenig eingehend sind unsere diesbezüglichen morphologischen Kenntnisse über die Veränderungen der verschiedenen innersekretorischen Drüsen im Gefolge des Klimakteriums.

In funktioneller Hinsicht sehen wir einerseits, daß das Aufhören der Ovarialfunktion allmählich erfolgt und daß die übrigen Blutdrüsen eigentlich Zeit genug haben müßten, um sich an den neuen Gleichgewichtszustand zu gewöhnen, ohne daß es dabei zu merklichen Störungen kommen braucht. Dies trifft auch in etwa der Hälfte aller Fälle zu (Jaschke, Novak u. a.).

Die andere Hälfte der klimakterischen Frauen leidet aber doch an mehr oder minder hochgradigen Ausfallserscheinungen, von denen die schweren Formen zweifelsohne auf eine Störung im Gleichgewicht der innersekretorischen Drüsen und des vegetativen Nervensystems hinweisen.

Daß es trotz des allmählichen Übergangs in die Wechseljahre zu solchen akuten Störungen kommen kann, erklärt man sich dadurch, daß bei solchen Individuen eben schon vorher eine oder die andere der Blutdrüsen nicht ganz normal funktioniert hat und mit dem Ausfall des Ovariums besondere Störungen, sei es direkt, sei es auf dem Wege der übrigen Blutdrüsen, hervorruft. Dasselbe gilt für Personen mit labilem Nervensystem, dessen Verknüpfung mit innersekretorischen Vorgängen in dieser Epoche des weiblichen Geschlechtslebens ganz besonders zur Geltung kommt.

Es ist ein Fortschritt der allerletzten Jahre, daß man gelernt hat, die mannigfachen Äußerungsformen der Ausfallserscheinungen nicht nur unter dem einseitigen Gesichtswinkel des Hyperthyreoidismus aufzufassen, sondern daß man sie nach Reizerscheinungen von seiten des autonomen und sympathischen Nervensystems gruppiert hat.

Ausgehend von den heuristisch so außerordentlich bedeutungsvollen Untersuchungen von Eppinger, Falta, Rudinger und Heß haben Cristofoletti, Adler, Schickele, Novak, Verf. u. a. sich darzutun bemüht, daß im Klimakterium Reizerscheinungen von seiten des Sympathikus vorliegen und daß sich mit dieser durch zahlreiche klinische und experimentelle Tatsachen begründeten Annahme die meisten hierher gehörigen Erscheinungen erklären lassen.

Eine Anzahl von bisher noch nicht ganz verständlichen Fakten bezieht sich vorwiegend auf den Stoffwechsel, ein Gebiet, das ja wegen der umständlichen und schwierigen Untersuchungstechnik überhaupt noch, zumal für das Klimakterium wenig erforscht ist.

Betrachten wir nun von diesem moderneren Gesichtspunkte aus den klimakterischen Symptomenkomplex, ohne uns auf die allzu bekannten, einer Umdeutung nicht mehr bedürfenden Tatsachen näher einzulassen.

Was zunächst die Veränderungen des Ovariums selbst anbelangt, so ist es bekannt, daß das Organ im ganzen meist kleiner wird und die Follikel schwinden. Doch können einzelne Follikel und Ureier auch bis ins höchste Greisenalter erhalten bleiben. Gewöhnlich beherrschen das Bild jedoch nur die Corpora fibrosa oder albicantia als Reste des Ovulationsprozesses. Gelegentlich besteht auch die Neigung zur Bildung von Fibromen oder Retentionszysten, offenbar beeinflußt durch die Sklerosierung und hyaline Degeneration des nunmehr stark vorherrschenden Bindegewebes. Daß die interstitielle Drüse gewisse regressive Veränderungen eingeht, aber doch zum Teil erhalten bleibt, wie dies Falta ausführt, ist deshalb nicht zutreffend, weil die interstitielle Drüse bei der erwachsenen Frau im nicht graviden Zustand ohnehin nur spurenweise, wenn überhaupt, vorhanden ist (vgl. Fig. 16). Wenn es im Klimakterium mit der Unterdrückung der Ovulation allenfalls zu einer vorübergehenden Vermehrung der Follikelatresie kommen kann, so müssen mit dem allgemeinen Follikelschwund auch die letzten Reste der interstitiellen Drüse vergehen, so daß das typische Ovarium in der Menopause bis auf die Reste der Corpora lutea bzw. albicantia frei von auf Fettfärbung reagierenden Thekaluteinzellen befunden wird (vgl. Fig. 18).

Bemerkenswert ist diesbezüglich noch, daß Gertrud Bien auf Anregung Tandlers den Nachweis führen konnte, daß das sogenannte Ovarium gyratum nicht durch den Ovulationsprozeß, sondern durch sklerosierende Prozesse im Klimakterium zustande kommt.

Erhöhtere Aufmerksamkeit als bisher verdienen die Veränderungen des Parovariums im allgemeinen, zur Zeit des Klimakteriums im besonderen. Wenn wir auch die geistreiche Hypothese von Tandler und Groß, betreffend das Auftreten der Speziescharaktere (Altweiberbart usw.) nach Keimdrüsenausfall, also auch im Klimakterium, für viele Erscheinungen als Erklärung heranziehen können, so ist diese Annahme doch nicht imstande, sämtliche von anderen Autoren als heterologe Geschlechtsmerkmale gedeutete Symptome zu erklären. Als solches Beispiel erwähne ich nur das Umschlagen der Stimme und das Auftreten eines oft sehr stattlichen, gewiß nicht mehr als Altweiberbart zu deutenten Bartwuchses zur Zeit der Menopause bei manchen Geisteskranken. Ich möchte da doch auch die Auffassung Biedls zur Geltung kommen lassen, welcher sich vorstellt, daß von vornherein in jedem Individuum neben der gleichgeschlechtlichen Keimdrüse noch von der bisexuellen Anlage her ein embryonaler Rest der andersgeschlechtlichen Keimdrüse im Organismus zurückbleibt, der bei Ausfall der eigenen Keimdrüse ganz besonders in Fällen mit pathologischer Konstitution sich bemerkbar macht.

Beim Weibe ist es am wahrscheinlichsten, anzunehmen, daß dieser heterosexuelle Keimdrüsenrest in Gestalt des Parovariums (Wolffscher Körper) persistiert. Leider weiß man über die Veränderungen des Parovariums zu den verschiedenen Epochen des Geschlechtslebens, besonders auch in pathologischen Fällen noch sehr wenig. Bucuras Untersuchungen zeichnen nur die allereinfachsten Grundlinien, auch die wenigen späteren Arbeiten über das Parovarium kommen über die ersten Anfänge nicht hinaus.

In dieser Hinsicht interessant ist nun auch die im Kapitel Pseudohermaphroditismus zitierte Arbeit von August Hegar aus dem Jahre 1914, in welcher genannter Autor 6 Fälle von abnorm starker Bartbildung und männlicher Behaarung bei weiblichen Geisteskranken beschreibt. Auch sonst waren mehrfach Zeichen eines im späteren Lebensalter auftretenden Umschlagens nach der männlichen Seite hin vorhanden, wie z. B. harte männliche Gesichtszüge, tiefe Stimme usw. Dabei waren vorher die Menses ziemlich regelmäßig gewesen, auch Geburten haben solche Frauen wiederholt durchgemacht. In zwei von diesen 3 Fällen (einer davon obduziert) fanden sich Parovarialzysten. Es ist daher vielleicht der Mühe wert, künftighin dem Parovarium in solchen Fällen, wie auch im normalen Klimakterium erhöhte Aufmerksamkeit zu schenken.

Die Atrophie des Uterus und der äußeren Genitalien kann ebenso wie nach der Kastration eine auffallende sein und geht dann in die senile Atrophie über. Oft kann sie sich aber auch ganz unmerklich auf Jahre hinausziehen und erst mit den Altersveränderungen des Gesamtorganismus einsetzen. Es wäre interessant, an einem größeren Material nachzusehen, ob die von Pollak an Kaninchen nach der Kastration beschriebene feinkörnig-fettige Degeneration der Uterusmuskulatur auch im Klimakterium regelmäßig vorkommt. Untersuchungen an menschlichen Uteri fehlen hier ebenso wie für die Kastration vollständig. Dasselbe gilt auch für das Verhalten des Herzens im Klimakterium.

Von der in manchen Fällen auftretenden Kraurosis vulvae und dem Pruritus genitalium war schon im vorigen Kapitel die Rede. Hier sei nur nochmals darauf hingewiesen, daß der bei Diabetes relativ häufig, aber nicht ausschließlich vorkommende Pruritus nach unserer früher geäußerten Auffassung nicht durchwegs durch die Zuckerausscheidung im Harn erklärt werden muß, sondern daß zentral-nervöse Ursachen dabei berücksichtigt werden sollen.

Hand in Hand mit den Rückbildungsprozessen am Genitale gehen auch solche am Harnapparat. Sie erklären die meisten der im Klimakterium auftretenden Harnbeschwerden, wie Inkontinenz, Brennen beim Urinieren und insbesondere häufigen Harndrang. Letzteres Symptom aber, das am häufigsten zur Behandlung kommt, hat schon zu vielen Meinungsverschiedenheiten Anlaß gegeben. Man hat von Cystitis colli gesprochen und dem Desquamativkatarrh entsprechende Schleimhautveränderungen mit dem Zystoskop nachweisen können. Auch fettige Degeneration der Blasenmuskulatur soll im Klimakterium vorkommen. Verziehungen der Blase und der Harnröhre durch Schrumpfung des Beckenbindegewebes und des Beckenbodens, allenfalls unter Steigerung einer schon vorhandenen Enteroptose, können gleichfalls das Harnträufeln, ebenso wie den oft sehr lästigen und quälenden Harndrang erklären.

Ich vermisse aber fast durchwegs in den meist nach anatomischen Anhaltspunkten suchenden Erörterungen über die „irritable bladder“ die Erwähnung des Begriffes der den Neurologen sonst geläufigen Pollakiurie. Diese namentlich bei männlichen Neurasthenikern sehr bekannte Form des häufigen Harndranges könnte doch sehr wohl auch in dem an nervösen Reizerscheinungen so reichen klimakterischen Symptomenkomplex zur Erklärung des häufigen Harndrangs herangezogen werden, ohne daß man solche Frauen mit zystoskopischen Untersuchungen und Blasenbehandlungen unnütz quält. Die Untersuchung des Harnes bei der sogenannten Cystitis colli ist ebenso wie der zystoskopische Befund ohnehin meist minimal oder überhaupt negativ, so daß die Bezeichnung Cystitis colli sehr häufig nur die Rolle einer Verlegenheitsdiagnose spielt.

Auf das Verhalten der Menstruation bzw. der Uterusblutungen im Klimakterium ist gleichfalls schon wiederholt hingewiesen worden. Kurz zusammenfassend soll hier nochmals erwähnt werden, daß im allgemeinen die Menstruation seltener und spärlicher wird, daß aber doch in vielen Fällen statt des allmählichen Nachlassens der Menses stärkere Blutungen auftreten, die oft zu schweren sekundären Anämien führen können. Wenn wir von Karzinom, Myom und der relativ seltenen wirklichen entzündlichen Endometritis, Polypen u. dgl. absehen, so finden wir als häufigste Ursache der klimakterischen Blutungen die rein ovarielle Ätiologie mit oder ohne gleichzeitige Hypertrophie des Uteruskörpers (sogenannte chronische Metritis) oder der Uterusschleimhaut (sogenannte Hyperplasia endometrii) (Pankow, Opitz, Verf. u. a.). (Vgl. Kapitel ovarielle Blutungen.)

Ebenfalls gelegentlich der Kastration schon besprochen wurde der Einfluß des natürlichen Ovarialausfalles auf das vegetative Nervensystem.

Cristofoletti hatte im Anschluß an seine Untersuchungen über Osteomalazie und Kastration gefunden, daß auch im Klimakterium der Sympathikustonus erhöht ist, was sich am deutlichsten in einer vermehrten

Reaktion auf Adrenalin und in einer Herabsetzung der Kohlehydrattoleranz äußert.

In Erweiterung und Fortführung dieser Versuche hat dann Adler ganz analog wie bei Kastrierten, so auch in der Menopause beträchtliche Verzögerung der Blutgerinnung, Verminderung der eosinophilen Zellen, sowie verminderte Reaktion auf vagotrope Mittel feststellen können.

Im einzelnen zeigte sich auch hier wie bei der Kastration die verstärkte Reaktion auf unterschwellige Adrenalindosen, bestehend vorwiegend in Wärmegefühl, abwechselnder Blässe und Röte, Angstgefühl, starkes Zittern, Schweiße, Frösteln, Pulsbeschleunigung, Temperaturerhöhung, Polyurie, Glykosurie und gelegentlich auch Mydriasis auf Adrenalineinträufelung ins Auge, also Erscheinungen, die wir auch schon unter den spontan auftretenden klimakterischen Beschwerden wiederfinden.

Von einer anderen Voraussetzung ausgehend ist Schickele bezüglich der nach der Kastration und im Klimakterium sehr häufigen und oft beträchtlichen Blutdruckerhöhung zu analogen Resultaten gelangt. Schickele stellte sich vor, daß die von ihm im Ovarium nachgewiesenen gefäßerweiternden und blutdruckherabsetzenden Substanzen im Klimakterium ausfallen und daß es daraufhin durch Überwiegen der Antagonisten im Blutdrüsen- oder Nervensystem zu Blutdruckerhöhung während des Klimakteriums komme. Schickele hat geradezu von einer eigenen für das Klimakterium charakteristischen Form der Hypertonie beim Weibe geprochen und wie mir scheint mit vollem Recht. Das beweisen nicht nur die ziemlich hohen, oft 200 mm Hg nach Riva-Rocci erreichenden Blutdruckzahlen, die Schickele übereinstimmend mit Adler gefunden hat, gegenüber 120—120 Hg der Norm, sondern insbesondere der am Schlusse dieses Kapitels noch näher zu besprechende glänzende therapeutische Effekt des Aderlasses, den Engelhorn in höchst verdienstvoller Weise wieder vor der drohenden Vergessenheit gerettet hat.

Unter dem Gesichtspunkt einer gesteigerten Reizbarkeit des vegetativen Nervensystems im allgemeinen, des Sympathikus im besonderen, gewinnen die zahlreichen klimakterischen Symptome von seiten des Herz-Gefäßapparates von neuem erhöhtes Interesse. Geringe Grade vasomotorischer Erscheinungen (Opitz, Jaschke u. a.) werden ja fast niemals vermißt. Auch ist, nach den übereinstimmenden Urteilen aller Autoren, die sich mit dieser Frage näher beschäftigt haben, die Intensität dieser Symptome auch im einzelnen Falle so wechselnd, daß die Grenzen zwischen normal und pathologisch oft kaum bestimmt werden können.

Dazu kommt noch, daß die Vasomotoren-Erregbarkeit bei der Frau an sich größer ist als beim Manne (Jaschke).

Das häufigste Symptom, die sogenannten Hitzewallungen nach dem Kopfe, ist ebenso wie das häufige Gefühl von Eingeschlafensein der Arme und Beine eine vasomotorisch-neurotische Erscheinung, wie man sie nach Adrenalininjektionen auch künstlich hervorrufen kann. L. Fränkel hat übrigens durch Injektionen von Corpus luteum-Extrakt ähnliches erzielen können.

Schweißausbrüche, Gefäßkrämpfe an Händen und Füßen, intermittierendes Hinken, Blutandrang und Jucken in der Mastdarm-, Blasen- und Genitalregion gehören ebenfalls hierher.

Praktisch für die Diagnose und Behandlung am wichtigsten sind aber die Erscheinungen von seiten des Herzens selbst, die vielfach trotz der neueren Kenntnisse über ihre Zusammenhänge mit dem Blutdrüsen- und Nervensystem noch immer nicht in vollem Umfange richtig gedeutet werden. Selbst die modernste diesbezügliche Arbeit von Jaschke wird diesen neueren Erkenntnissen wohl schon zum großen Teil, aber doch nicht gänzlich gerecht.

Neben den von Jaschke in seiner zusammenfassenden Darstellung als am häufigsten beschriebenen Anfällen von Tachykardie, stechenden Schmerzen in der Herzgegend und Präkordialangst mit oder ohne Dyspnoe vermisse ich das für die (auch auf rein klimakterischer Basis möglichen) anginoiden Zustände so ungemein charakteristische und diagnostisch wichtige Symptom der in den linken Arm ausstrahlenden Schmerzen.

Wie ich an anderer Stelle schon ausgeführt habe, hat M. Herz in Wien das Vorkommen sehr ausgesprochener Angina pectoris-ähnlicher Zustände auf rein klimakterischer Basis beschrieben. Auf Grund einer Anzahl eigener Beobachtungen kann ich ihm darin nur beipflichten. Differentialdiagnostisch gegenüber der echten Angina pectoris kann oft nur der mildere Verlauf und das Zusammentreffen mit dem Klimakterium verwertet werden. So sehr sind sich die beiden Krankheitszustände ähnlich. Ja sie können sogar ineinander übergehen, indem das Klimakterium an sich auch, wie wir jetzt wissen, zu Verfettung des Herzmuskels, atrioventrikulären Reizleitungsstörungen und arteriosklerotischen Prozessen führen kann, nicht nur wegen des Ausfalls der Ovarialfunktion an sich, sondern aus einem noch prinzipiell zu besprechenden Grunde.

Man weiß erst in neuerer Zeit, daß langdauernde sogenannte funktionell-nervöse Störungen schließlich doch zu schweren organischen Schädigungen führen können. So entsteht ja aus einer funktionellnervösen Hypersekretion und Hyperazidität des Magens oft ein Magengeschwür, aus häufigen nervösen Erregungszuständen des Herzens eine frühzeitige Arteriosklerose usw.

Ich möchte deshalb den vielfach gezwungenen Versuch, die klimakterischen Herzbeschwerden von der Angina pectoris scharf abzugrenzen (Kisch, Börner, Clement, Jaschke u. a.) als nicht so wesentlich ansehen, wie dies gemeiniglich geschieht. Natürlich ist es für die Prognose wichtig zu wissen, ob ein anginoider Zustand nach Ablauf des Klimakteriums wieder verschwinden wird oder nicht. Aber es gibt sicher zeitlich ebensowohl wie kausal bedingte Übergangsfälle zwischen klimakterischen Herzbeschwerden und echter arteriosklerotischer oder auf Myodegeneratio beruhender Angina pectoris, umsomehr als die schweren Formen klimakterischer Herzbeschwerden ohnehin nur bei nervösdisponierten oder sonst in ihrer Konstitution labileren Individuen auftreten, welche auch von vornherein mehr zu degenerativen Prozessen an Herz und Gefäßen neigen.

Eine gleichzeitige Fettsucht kann natürlich erschwerend wirken. Wenn Jaschke sagt, daß die Arteriosklerose im Beginn des Klimakteriums zur Entwicklung von Gefäßneurosen geradezu disponiert, so kann man diesen Satz ebensogut umkehren.

Von der Psychotherapie solcher Zustände möchte ich mir daher nur in Ausnahmefällen Erfolg versprechen.

Neben den üblichen Herzmitteln und Nervinis (Baldrianpräparate oder Validol) habe ich auch hier die schönsten Erfolge vom Aderlaß gesehen. Ovarialpräparate sind dagegen ungleich weniger wirksam, wenn sie auch in manchen, namentlich leichteren Fällen gute Dienste tun.

Die Erscheinungen von seiten des Respirationstraktes, so viel sie oft Männern in diesem Lebensalter zu schaffen geben, scheinen bei der Frau zur Zeit des Klimakteriums keine große Rolle zu spielen.

So wie in der Pubertätszeit finden wir auch im Klimakterium eine ganze Reihe von Anomalien der Hautfunktion. Namentlich Störungen der Talgdrüsensekretion (Akne, seborrhoische Ekzeme), Störungen in der Schweißbildung (Hyperhidrosis), ferner Urtikaria, Pemphigus, Herpes zoster, Ödeme, Pruritus, Pigmentanomalien u. dgl. Ein großer Teil dieser Erscheinungen läßt sich durch vasomotorische Einflüsse, ein anderer mit Wahrscheinlichkeit auf Störungen in der Blutdrüsenfunktion, andere wieder auf nervös-trophische Einflüsse zurückführen. Auch die Neigung zu diffusen oder zirkumskripten Fettansammlungen (Lipomen) ist bekannt.

Weniger bekannt dürfte die Umwandlung von Lymphdrüsenpaketen in Lipome bei klimakterischen Frauen sein, wie man sie in ganz besonders ausgesprochenem Maße bei der Adipositas dolorosa und Lymphadenia dolorosa, aber auch ohne diese Erkrankungen beobachten kann.

Sklerodermie und Adipositas dolorosa, die verhältnismäßig oft im Anschluß ans Klimakterium entstehen, wurden schon im Kapitel multiple Blutdrüsensklerose besprochen.

Auch auf das Auftreten des sogenannten Altweiberbartes als Folge des Keimdrüsenausfalls (Terminalhaare an der Oberlippe und am Kinn) wurde schon bei verschiedenen Gelegenheiten hingewiesen.

Von seiten des Verdauungsapparates können alle möglichen durch Erregungszustände im vegetativen Nervensystem bedingte Symptome in Erscheinung treten, wie z. B. Obstipation, Diarrhöe, Hyperazidität, Aufstoßen, Erbrechen u. dgl. Doch spielt in der Regel nur die Obstipation eine häufigere Rolle. Statt der immer noch vielfach gebrauchten Abführmittel wäre die Berücksichtigung der ungemein häufigen Enteroptose (Leibbinde) und eine schlackenreiche Kost, allenfalls noch in Verbindung mit leichter Hydrotherapie vorzuziehen (vgl. Kapitel Chlorose).

Die noch strittigen Beziehungen zwischen Klimakterium und Erkrankungen der Leber und der Gallenwege, insbesondere der Cholelithiasis gewinnen viel an Wahrscheinlichkeit, wenn man daran denkt, daß im Klimakterium ähnlich wie in der Gravidität eine Lipoidanreicherung des ganzen Körpers stattfindet, die bekanntlich die Bildung von Gallensteinen außerordentlich begünstigt (Aschoff, Krönig u. a.).

Über den Stoffwechsel im Klimakterium wissen wir noch verhältnismäßig wenig und sind diesbezüglich vielfach auf Analogieschlüsse mit der Kastration angewiesen.

Vom Kohlehydratstoffwechsel war schon die Rede, desgleichen vom Diabetes, der wie viele andere Blutdrüsenerkrankungen zur Zeit des Klimakteriums, sei es durch Erkrankung einer Blutdrüse oder des „Stoffwechselzentrums“ im Gehirn, eine gewisse Disposition vorfindet.

Der Fettstoffwechsel schlägt gleichfalls ähnliche Bahnen ein wie nach der Kastration, indem ein Teil der Frauen, etwa die Hälfte, Fett ansetzt, der andere Teil nicht. Mit Rücksicht auf die von Neumann und Herrmann im Klimakterium analog wie nach der Kastration nachgewiesene Lipoidämie möchte ich doch dabei demjenigen Teil der v. Noordenschen Hypothese zuneigen, welcher für das Klimakterium nicht so sehr eine exogene (Mastfettsucht, Faulheitsfettsucht) als vielmehr eine echte endogene Fettsucht annimmt.

Der Mineralstoffwechsel im Klimakterium ist theoretisch noch fast unerforscht. Praktisch kennen wir die nicht selten vorkommenden Gelenksveränderungen, als deren häufigste wir die Arthritis deformans ansehen müssen. Die gewöhnlichste Lokalisation findet sich an den Endphalangen der Finger in Form der sogenannten Heberdenschen Knötchen. Aller Wahrscheinlichkeit nach dürfte es sich um harnsaure, in manchen Fällen auch um oxalsaure Salzniederschläge handeln, wie sie bei der sogenannten harnsauren Diathese des Mannes ebenso häufig sind. Ob sie mit dem Klimakterium direkt in Zusammenhang gebracht werden sollen, möchte ich deshalb dahingestellt sein lassen. Wahrscheinlicher ist, daß die weniger leistungsfähig gewordene Stoffwechseltätigkeit bei der alternden Frau, vielleicht auch das geringere

Ausmaß an körperlicher Bewegung zur Ablagerung von solchen Stoffwechselschlacken führen kann. Stoffwechselbeschleunigende Maßnahmen wie Muskelarbeit, Trinkkuren, Abführmittel, Schwitzbäder und vor allem der Aderlaß beseitigt denn auch zumindest die von den Ablagerungen herrührenden Schmerzen prompter und dauernder, als Organpräparate, von denen Ovarialextrakt ganz wirkungslos, Thyreoidin nach Huzinsky sehr wirksam sein soll. Zur Erklärung der Thyreoidinwirkung sei aber daran erinnert, daß gerade dieses Mittel ebenfalls sehr stark stoffwechselanregend wirkt. Interessant ist der namentlich von den Franzosen aufgefundene Zusammenhang zwischen Chlorose in der Jugend und harnsaurer Diathese sowie Katarakt und Glaukom im Klimakterium (vgl. auch R. Schmidt).

Ganz ähnlich werden die von vielen Autoren in die verschiedensten Kategorien und Unterabteilungen eingeteilten Neuralgien (Trigeminus-, Kopf-, Interkostalneuralgien, Ischias), ferner Muskelrheumatismus, Kreuz- und Rückenschmerzen (klimakterische Pseudogicht nach Pineles), am besten unter dem einheitlichen Gesichtspunkte der Stoffwechselstörung zu betrachten und zu behandeln sein.

Auch klimakterische Störungen von seiten der Sinnesorgane werden vielfach beschrieben. Uns interessieren vor allem diejenigen, welche mit der erhöhten Reizbarkeit des Nervensystems zusammenhängen (erhöhte Empfindlichkeit von Geruch und Gehör), sowie diejenigen, welche mit größter Wahrscheinlichkeit auf die Veränderungen des Stoffwechsels im Klimakterium zurückzuführen sind.

In letzterer Hinsicht verdient mehr als bisher das Auftreten von Katarakt (grauer Star) am Auge Berücksichtigung, was m. E. nicht nur auf die Störung im Blutdrüsensystem (vgl. die Starbildung nach Exstirpation der Epithelkörperchen im Tierexperiment), sondern ganz besonders auch durch eine ähnliche, vielleicht die gleiche Stoffwechselstörung zurückzuführen ist, wie die meist gleichzeitig vorhandenen gichtartigen Knoten.

Auch das in seiner Ätiologie noch ganz dunkle Glaukom (grüner Star) dürfte hierher gehören.

Die Augenärzte bemühen sich, die schwierigsten und kompliziertesten Theorien über die Entstehung des Glaukoms aus lokalen Veränderungen am Auge aufzustellen. Verlegung des Abflusses in den Augenkammern und dadurch bedingte katastrophale Erhöhung des intraokulären Drucks wird gewöhnlich dafür verantwortlich gemacht.

Wenn wir aber hören, daß Frauen, welche an Glaukom leiden, in der Jugend auffallend oft Chlorose durchgemacht haben und im Klimakterium gichtartige Erscheinungen zeigen, so weist uns das darauf hin, auch für diese bisher dunkle Erkrankung nach einer allgemeinen Ursache zu suchen.

Interessant ist dabei noch, daß, wie überhaupt in der Lehre von der inneren Sekretion, so auch hier ein beim Menschen ganz rudimentäres Organ eine gewisse Rolle zu spielen scheint. nämlich die im Ziliarmuskel enthaltene und nur wenig bekannte Glandula chorioidalis, welche bei den Fischen als innersekretorische Drüse sehr gut ausgebildet ist.

Es ist ganz gut denkbar, daß dieses Organ im Klimakterium besonders bei bestehender gichtischer oder arteriosklerotischer Disposition zur Entstehung des Glaukoms Anlaß gibt.

In anderem Zusammenhang wurde dieser Gedanke zuerst von M. Ruttin (Wien) ausgesprochen, der sich vorstellte, daß das Glaukom irgendwie mit Sekretionsanomalien der beim Menschen rudimentären Glandula chorioidalis zusammenhängen könnte.

Ganz wenig erforscht ist auch die Kataraktbildung bei jugendlichen Personen mit Hypoplasie des Ovariums und Pigmentanomalien (dunkle Haare, bei hellblauer Iris). Ich führe diese Tatsachen deshalb an, weil leider meist dem Frauenarzt Zeit und Aufmerksamkeit fehlen, um auf diese selteneren Augenveränderungen zu achten, ebenso wie es dem Augenarzt nur selten einfällt, nach dem Verhalten der Menstruation u. dgl. bei solchen für die Behandlung sehr schwierigen Fällen zu fragen.

Was endlich die psychischen Veränderungen zur Zeit des Klimakteriums betrifft, so wird die Mehrzahl der sonst gesunden Frauen in ihrer täglichen Beschäftigung genügend Ablenkung finden, um über die allerdings recht häufigen leichteren, depressiven oder reizbaren Gemütszustände im Klimakterium hinwegzukommen. Schwerere bis zum Ausbruch von Psychosen führende Zustände werden wir nur bei von vornherein neuropathisch belasteten Individuen begegnen. Schon bestehende Neurosen oder Psychosen, insbesondere die Hysterie verschlimmern sich bekanntlich im Klimakterium unter dem Einfluß der Gleichgewichtsstörungen im Stoffwechsel-, Blutdrüsen- und Nervensystem (Anton).

Vagotonische Individuen sollen weitaus mehr Aussichten haben, unter dem Eintritt der Menopause weniger zu leiden, als sympathikotonische (Adler, Schickele, Jaschke u. a.).

Die Psychotherapie (nach Walthard-Dubois) dürfte deshalb, so wertvoll sie in einzelnen Fällen sein kann, für die große Masse der klimakterischen Beschwerden nicht notwendig sein. Die somatischen Symptome bzw. Ausfallserscheinungen werden auf Organotherapie, Aderlaß u. dgl. schneller und stärker reagieren und die psychischen Symptome nur in den leichteren Fällen. Die schweren, weil auf degenerativer Basis beruhenden werden oft auch der sorgfältigsten Behandlung trotzen und geben eine schlechtere Prognose.

In therapeutischer Hinsicht kommt neben der symptomatischen Behandlung der einzelnen Beschwerden vor allem die Anwendung der verschiedenen Ovarialpräparate und, wie oben erwähnt, der Aderlaß in Betracht. Ob man Extrakte aus dem ganzen Ovarium oder nur solche aus dem Corpus luteum verwendet, scheint ziemlich einerlei zu sein, da von verschiedenen Autoren mit beiden Präparaten über gelegentliche gute Erfolge berichtet wurde. Namentlich gegen die leichteren vasomotorisch-nervösen Erscheinungen (Wallungen, Schweiße, Schwindelgefühl, Schlaflosigkeit, Obstipation u. dgl.) helfen Ovarialpräparate in der Regel gut.

Weniger eignen sie sich für die Behandlung der schweren klimakterischen Herzstörungen und Stoffwechselanomalien (Gichtknoten, Migräne, Neuralgien usw.). Hier ist weitaus das wirksamste Mittel der schon von Hufeland (1839), später von Dyes, Schubert, Stern und insbesondere neuestens wieder von Engelhorn unter Hinweis auf die Monographie von Stern (Theorie und Praxis der Blutentziehung) empfohlene Aderlaß.

Engelhorn konnte nach einer Blutentnahme von ungefähr 100 ccm Blut aus der Kubitalvene regelmäßig eine sofortige Herabsetzung des Blutdruckes bis um 20 mm Hg feststellen. Ganz auffällig und überzeugend waren die Veränderungen in den subjektiven Erscheinungen. Sämtliche Frauen gaben spontan am Tage nach der Blutentziehung an, daß sie sich vollkommen wohl fühlten, daß die Blutwallungen nach dem Kopf, das Hitzegefühl, die Schweißausbrüche vollständig verschwunden seien. Die vorher vorhandene Rötung des Gesichtes war weg. Die spontanen Äußerungen der Patientinnen sind um so bemerkenswerter, als eine psychische Beeinflussung ausgeschlossen war, indem den Frauen die therapeutische Absicht des Eingriffes nicht bekannt gegeben worden war.

Engelhorn schränkt den Wert des Aderlasses insoferne etwas ein, als er sich gezwungen sah, in einzelnen Fällen den Aderlaß nach 8 bis 14 Tagen noch ein oder das andere Mal zu wiederholen; aber auch in diesen Fällen brachte der Aderlaß jedesmal die gewünschte Erleichterung.

Aus meiner eigenen Erfahrung kann ich sagen, daß die Wirkung des Aderlasses monate- und selbst jahrelang anhält, wenn man gleich mit einem Male ein etwas größeres Quantum Blut, etwa 300—500 ccm durch Venenpunktion entnimmt. Die Entziehung dieser Blutmenge hat in den Fällen meiner Beobachtung niemals irgendwelche schädliche Folgen, auch keine momentane Ohnmacht oder dgl. gezeitigt. Die Kranken fühlten vielleicht am gleichen oder am nächsten Tage etwas Ähnliches wie eine leichte, angenehme Müdigkeit, aber in der darauffolgenden Zeit war das Wohlbefinden durchaus ein erhöhtes. Herzbeschwerden, Kopfschmerzen und Neuralgien besserten sich zusehends. Auch gichtische

Beschwerden, Blutdrucksteigerung und die damit zusammenhängenden Schmerzen in den Augen bei Frauen, die vor längerer Zeit eine Glaukomoperation durchgemacht hatten, wurden oft auffallend günstig beeinflußt.

Auch bei Männern habe ich wiederholt Rezidive von apoplektischen Insulten dauernd ausbleiben gesehen, wenn ein- bis viermal im Jahre ein Aderlaß vorgenommen wurde.

Ich stehe daher nicht an, den Aderlaß als eines der souveränsten Mittel nicht nur gegen klimakterische Beschwerden, sondern auch gegen Arteriosklerose mit ihren Folgeerscheinungen (Angina pectoris, Apoplexie) anzusehen.

Wie man sich die tiefgreifende Wirkung einer so verhältnismäßig geringen Blutentziehung vorzustellen hat, ist noch nicht ganz klar. Der Ausfall von $^1/_4$ Liter Blutflüssigkeit an sich könnte wohl durch Wasseraufnahme aus dem Darm in wenigen Minuten ersetzt werden. Wenn trotzdem oft dauernd ein beträchtlicher Abfall des Blutdruckes eintritt, so kann das möglicherweise mit dem Reiz auf das hämatopoetische System zusammenhängen, den jeder Blutverlust bekanntlich ausübt. Ob es sich dabei aber um Entfernung schädlicher Substanzen oder um Provozierung einer lebhafteren, besser entgiftenden Tätigkeit seitens der blutbildenden Organe handelt, ob ferner blutdrucksenkende Stoffe in größerer Menge erzeugt werden oder die Blutdrucksenkung auf dem Wege der innersekretorischen Drüsen oder des Nervensystems erfolgt, das alles wissen wir noch nicht. Es existieren auch merkwürdig wenig moderne Untersuchungen über die chemischen Folgen des Aderlasses. die aber von höchstem theoretischen und praktischen Interesse, besonders für die Behandlung der klimakterischen Zustände wären.

Bei größerer Vereinfachung und Vervollkommnung des Röntgenverfahrens würde es sich vielleicht auch empfehlen, nicht nur bei klimakterischen Blutungen zu bestrahlen, sondern auch die Ovarien derjenigen Frauen, welche an sonstigen klimakterischen Beschwerden leiden. Nimmt man doch an, daß mit dem völligen Erlöschen der Keimdrüsenfunktion auch die Beschwerden der Wechseljahre aufhören.

15. Rückblick auf die innersekretorischen Erkrankungen des Ovariums.

Wir haben im vorangehenden gesehen, wie mannigfaltige Krankheitsbilder die Funktionsstörungen des Ovariums hervorrufen oder doch als wesentlicher Faktor mitbedingen können.

Pubertät, Menstruation und Klimakterium werden in ihrem physiologischen und pathologischen Verhalten ganz von der Funktion des Ovariums beherrscht und zwar scheint vor allem die Eizelle und der Follikelapparat auch den wichtigen innersekretorischen Funktionen vorzustehen. Corpus luteum und interstitielle Eierstocksdrüse kommen auch in pathogenetischer Hinsicht erst sekundär in Betracht.

Pubertät, Menstruation und Klimakterium sind ebenso wie die im nächsten Hauptabschnitt zu besprechende Schwangerschaft Epochen im weiblichen Geschlechtsleben, bei welchen eine abnorme Konstitution des Gesamtorganismus im allgemeinen, der Blutdrüsen und des Ovariums im besonderen sehr leicht und häufig zum Ausdruck kommen kann.

Andererseits sind Pubertät, Klimakterium und Schwangerschaft auch wieder imstande, umstimmend auf eine bereits bestehende Disposition oder Krankheitsanlage zu wirken, wie der Ausbruch der Chlorose zur Zeit der Pubertät und ihre häufige Besserung oder Heilung durch die Schwangerschaft beweist.

Es wurde auch an verschiedenen Stellen hervorgehoben, daß wir gewiß nicht in allen Fällen mit der Annahme einer einfachen Hyper- oder Hypofunktion auskommen, sondern das Vorhandensein einer Dysfunktion öfters zur Erklärung heranziehen müssen.

Bei manchen Krankheitsbildern sind wie bei Blutdrüsenerkrankungen überhaupt Züge von Hypo-, Hyper- und Dysfunktion nebeneinander nachweisbar.

Ein sicheres Zeichen von **Hyperfunktion** des Ovariums können wir in allen Formen verstärkter ovarieller Uterusblutungen erblicken:

Hierher gehören die Pubertätsblutungen, die ovariellen Blutungen bei der erwachsenen Frau, die klimakterischen Blutungen, selbst die Blutungen bei Entzündung der Adnexe und die Blutungen bei Neubildung der Ovarien.

Das Myom weist ebenfalls Züge von Hyperfunktion des Ovariums auf in Form der verstärkten Blutungen, der hinausgeschobenen Klimax und nicht zuletzt in dem verstärkten Uteruswachstum.

Züge von Hypofunktion des Ovariums bei Myom wären die häufige Sterilität und die gelegentlich damit verbundene Hypoplasie des übrigen Genitales.

Als ovarielle Dysfunktion kann man die abnorme Wachstumstendenz des Uterus (Myomknotenbildung) und den schädigenden Einfluß des Myoms auf den Gesamtorganismus (Struma, Anämie, Herz- und Stoffwechselstörungen) auffassen.

Ausgesprochene Hyperfunktion des Ovariums scheint bei der Osteomalazie vorzuliegen, wie der Erfolg der Kastration uns zeigt.

Daß daneben auch Dysfunktion besteht, wird ebenfalls durch eine Reihe von Tatsachen wahrscheinlich gemacht.

Vorübergehende Hyperfunktion des Ovariums zeigt sich bei der Pubertas praecox mit ihrer überstürzten Reifung der Sexualorgane, die entweder einer baldigen Erschöpfung oder normalen Zuständen Platz macht.

Auch hier spricht manches wieder für eine gleichzeitig bestehende Dysfunktion (Ovarialtumoren, Hypertrichosis usw.).

Ganz ausgesprochene **Dysfunktion,** daneben aber auch Symptome von Über- und Unterfunktion des Ovariums finden sich bei der Dysmenorrhöe und der Chlorose.

Bei der Dysmenorrhöe schon deshalb, weil der lokale Chemismus der uterinen Absonderungen ein ganz veränderter ist und auch die Fernwirkungen der menstruellen Sekrete auf den Organismus sich nach Art von Toxinwirkungen äußern.

Als ovarielle Dysfunktion bei der Chlorose ist vor allem wohl die ungünstige Einwirkung der Ovarialsekretion auf die Blutbeschaffenheit aufzufassen.

Daneben findet sich meist Hypofunktion des Ovariums in Form von Hypoplasie des Genitales, Spärlichkeit und verspätetem Eintritt der Menses.

Zeitweise aber auch gleichzeitig Frühreife und profuse Blutungen bei hypoplastischen Individuen.

Vollkommenes angeborenes Fehlen der Ovarien kommt praktisch wohl nicht in Frage.

Auch die Frühkastration beim Weibe ist so außerordentlich selten beobachtet worden, daß die Folgen der reinen ovariellen Hypofunktion noch nicht scharf genug gezeichnet werden konnten. Infolgedessen gehen eine Reihe von Krankheitsbildern mit **ovarieller Hypofunktion** unter verschiedenen Namen nebeneinander her, fließende Übergänge untereinander bildend, alle aber mit zahlreichen Zügen gestörter, wohl meist hypoplastischer Allgemeinkonstitution.

Hierher gehört der Eunuchoidismus, der Pseudohermaphroditismus secundarius und die verschiedenen Typen des Infantilismus, Status hypoplasticus, Status thymicus, Status thymicolymphaticus und andere ähnliche „Vegetationsstörungen".

Als praktisch wichtige Symptome bei allen mit Hypofunktion des Ovariums einhergehenden Zuständen stehen Amenorrhöe und Sterilität im Vordergrunde.

Im späteren Leben einsetzende Hypofunktion des Ovariums finden wir nach der Kastration, im Klimakterium, bei der vorzeitigen Ovarialatrophie und beim Späteunuchoidismus. Die beiden letzteren Erkrankungen dürften aber kaum Selbständigkeitsberechtigung haben, sondern Teilerscheinungen einer tiefgreifenden Allgemeinstörung auf dem Gebiete des Stoffwechsels, der inneren Sekretion oder des Nervensystems sein.

Mehr oder minder bei allen oben genannten Erkrankungen, ob sie nun mit Dysfunktion, Hypo- oder Hyperfunktion des Ovariums einhergehen, zeigt sich die enge Verknüpfung mit den Störungen der übrigen Blutdrüsen und mit dem vegetativen Nervensystem.

Noch wichtiger aber scheint es mir, dem Gedanken zum Durchbruch zu verhelfen, daß die überwiegende Mehrzahl dieser Erkrankungen nicht lokal vom Genitale aus bedingt sind, sondern daß sie den Gesamtorganismus betreffen.

Wohl können auch exogene Schädlichkeiten die Krankheit hervorrufen oder zum Ausbruch bringen, aber unverkennbar ist, darauf wurde in jedem Kapitel hingewiesen, der überwiegende Einfluß des endogenen Krankheitsfaktors in Form der pathologischen Konstitution.

Die meisten von uns werden sich wohl eine dunkle Vorstellung davon gebildet haben, daß manche der genannten Erkrankungen erblich sind oder auf fehlerhafter Anlage beruhen.

Wir wissen auch aus den wenigen bisher vorliegenden Abhandlungen über Konstitutionskrankheiten im allgemeinen, daß die Blutdrüsenerkrankungen vielleicht irgend etwas mit der Konstitution zu tun haben.

Durchwegs anerkannt und ins Bewußtsein des allgemeinen ärztlichen Denkens eingedrungen ist diese Auffassung jedoch noch nicht.

Nur ganz wenige Autoren (Chvostek, R. Schmidt, Tandler) halten die Blutdrüsenerkrankungen für wichtig, um Einblick in die Summe der „Teilkonstitutionen" zu erlangen, aus deren Resultierenden sich die „Gesamtkonstitution" zusammensetzt.

Ich möchte aber die Blutdrüsenerkrankungen fast ausnahmslos als „konstitutionelle Krankheiten" bezeichnen, zu denen man früher bekanntlich ja nur Fettsucht, Gicht, Diabetes, Hämophilie und Chlorose gerechnet hat, also Krankheiten, über deren eigentliche Entstehung und Ausgangspunkte man so gut wie nichts gewußt hat.

Auch auf gynäkologischem Gebiet ist die Anerkennung der innersekretorischen Erkrankungen im allgemeinen, der des Ovariums im besonderen als Konstitutionskrankheiten noch nicht erfolgt, und ich möchte hiermit den Versuch machen, diese Auffassung einzuführen.

Die ovariellen Blutungen, die Myombildung, die Dysmenorrhöe, die Chlorose, die Osteomalazie und die Pubertas praecox, der Eunuchoidismus, die Hypoplasia ovarii, der Pseudohermaphroditismus, der Späteunuchoidismus, und die vorzeitige Ovarialatrophie wären samt und sonders als „Konstitutionskrankheiten" anzusehen oder doch zumindest als solche Krankheiten, bei welchen der endogene angeborene und vererbliche Krankheitsfaktor weitaus über die allenfalls auslösende exogene Schädlichkeit in ätiologischer Hinsicht überwiegt.

Wir wollen aber dabei nicht stehen bleiben und gerade nur die innersekretorische Komponente als konstitutionell betrachten, sondern auch die fast untrennbar damit verbundene Störung des Stoffwechsels, sowie die des vegetativen (peripheren und zentralen) Nervensystems als konstitutionell bedingt ansehen.

III. Plazentare Erkrankungen.

A. Theoretische Grundlagen der Lehre von inneren Sekretion der Plazenta.

Trotzdem heute kaum mehr ein Zweifel darüber bestehen dürfte, daß die Plazenta ein innersekretorisches Organ von größter Wirksamkeit ist, finden wir doch in den Abhandlungen und Monographien über innere Sekretion den die Plazenta betreffenden Abschnitt gewöhnlich nur in aller Kürze (auf ein bis vier Druckseiten) erledigt.

Die zahlreichen Schwangerschaftsveränderungen des mütterlichen Organismus werden wohl von den meisten Autoren ausführlich besprochen, aber nirgends ist noch das Prinzip bis ins einzelne durchgeführt, auch wirklich die Plazenta als Ursache für alle diese Organveränderungen verantwortlich zu machen und letztere dementsprechend mit dem Kapitel Plazenta in engere Verbindung zu bringen.

Selbst J. Novak, ein so gründlicher Kenner der Lehre von der inneren Sekretion, schreibt noch 1912: „Auf die mit mehr Nachdruck als Überzeugungskraft veröffentlichten Hypothesen über die Bedeutung der Plazenta für die Entstehung der Eklampsie und der Graviditätstoxikosen wollen wir hier nicht weiter eingehen" (Nothnagels Suppl.-Bd. 6, S. 658).

Noch seltener ist in dem genannten Kapitel von jenen Erkrankungen oder Störungen der Plazenta die Rede, welche zu pathologischer Schwangerschaft führen (Extrauteringravidität, vorzeitige Plazentarlösung, Blasenmole, Chorioepitheliom usw.), oder von solchen Störungen, die, mit dem Sammelnamen Schwangerschaftstoxikosen bezeichnet, nach unseren heutigen Anschauungen mit größter Wahrscheinlichkeit auf eine abnorme Funktion (Dysfunktion) der Plazenta, möglicherweise auch auf einer konstitutionell bedingten abnormen Reaktion des mütterlichen Körpers gegenüber den Plazentarsubstanzen beruhen (Schwangerschaftsalbuminurie, Schwangerschaftsniere, Schwangerschaftsnephritis, Eklampsie, Hyperemesis, Schwangerschaftsdermatosen u. dgl.).

Auch die morphologischen Grundlagen für die klinisch und experimentell längst erwiesene innersekretorische Tätigkeit der Plazenta sind noch recht wenig im Detail bekannt und ausgearbeitet worden.

Wir wissen aus den Arbeiten von Bonnet, Strahl, Letulle, Larrier, Hofbauer, Großer, Ballerini u. a. eine ganze Reihe von interessanten histologischen Einzelheiten über das Synzytium und die Langhanssche Zellschicht, welche zweifelsohne schon durch ihren innigen Kontakt mit dem mütterlichen und kindlichen Blutgefäßsystem dazu wie geschaffen sind, nach Art einer „Blutdrüse“, d. h. einer direkt ins Blut sezernierenden Drüse ohne Ausführungsgang zu wirken.

Aber nicht nur die Lagerung dieser Zellen, sondern auch ihr reicher Gehalt an Vakuolen und Zellgranula der verschiedensten Art lassen nach Analogie mit den übrigen innersekretorischen Drüsen eine lebhafte metakerastische Tätigkeit vermuten (A. Kohn). Namentlich der im ersten Drittel der Schwangerschaft ganz besonders reiche Gehalt der Trophoblastzellen an Lipoiden müßte zu dieser Vermutung hindrängen.

Aber ganz im Gegenteil davon haben die bisherigen morphologischen Arbeiten den Bürstenbesatz der Synzytiumzellen, ihre amöboide Beweglichkeit und protoplasmatische Differenzierung fast ausschließlich im Sinne der an und für sich ja gewiß primären und lebenswichtigeren assimilierenden und dissimilierenden bzw. resorbierenden Tätigkeit der Plazenta gedeutet.

Eine große Zahl von Untersuchungen hat die in ihrer Hinsicht sicher außerordentlich wichtigen Feststellungen machen können, daß hochmolekulare Substanzen, wie insbesondere Eiweißkörper und Fette nicht unzerlegt von der Mutter auf das Kind übergehen können, sondern von den Plazentarzotten ganz analog wie von denen des Darmes zunächst abgebaut und dann erst wieder zusammengesetzt für den Fötus nutzbar gemacht werden können (Bonnet, Strahl, Abderhalden und Oppenheimer, P. Zweifel, E. Kehrer, Zange meister, Mathes, Hofbauer, Aschoff u. a.).

Man hat auch schon versucht, genauer in den Mechanismus der dissimilatorischen und assimilatorischen bzw. resorbierenden Tätigkeit der Plazenta einzudringen und den Nachweis erbracht, daß Wasser, Chlornatrium und Zucker durch die Plazenta zur Ernährung des Fötus übergehen und daß reichliche proteolytische Fermente in der Plazenta vorhanden sind, die wahrscheinlich außerhalb ihrer nahrungsbereitenden Funktion auch noch andere Aufgaben zu erfüllen haben, wie z. B. bei der Zotteninvasion in die mütterlichen Gefäße und schließlich die noch genauer zu besprechenden Fernwirkungen auf den mütterlichen Organismus. In der Plazenta selbst haben Zuntz, Fischel, Mathes und insbesondere Hofbauer Albumosen nachgewiesen, die man vielfach als abgebautes und dem Fötus in neuer Konfiguration zuzuführendes mütterliches Eiweiß aufgefaßt hat (Raineri, Ascoli, Merletti, Liepmann, Basso u. a.).

Als erster hat aber J. Veit die Möglichkeit hervorgehoben, daß die Albumosen der Plazenta auch Abbaustoffe des Fötus sein könnten und so mit Nachdruck auf die exkretorische Seite der Plazentarfunktion hingewiesen.

Neben dem eiweißspaltenden Ferment wurden auch noch eine Oxydase, Diastase, eine Tyrosinase, ein glykolytisches und ein blutkörperchenauflösendes Ferment nachgewiesen.

Ob ihr auch ein fettspaltendes Ferment zukommt, ist noch nicht ganz sicher, doch sehr wahrscheinlich, da man annimmt, daß die in den Chorionepithelien, namentlich in den ersten Schwangerschaftsmonaten enthaltenen Lipoide, so vor allem das Cholesterin (Mohr, Ballerini, Bienenfeld, W. Lindemann u. a.) nicht direkt aus dem mütterlichen Blut übernommen, sondern an Ort und Stelle aus abgebauten Nährstoffen der Mutter entstehen.

Schon bedeutend weniger intensiv hat man sich aber mit den exkretorischen Erscheinungen von seiten der Plazenta beschäftigt, also mit der Aufsuchung und Analyse derjenigen Substanzen, welche als Abfallstoffe teils im Gewebe der Plazenta selbst, teils im Embryonalleib im Gefolge des chemischen Umsatzes der Nährstoffe entstehen und wieder nach außen, d. h. ans mütterliche Blut, abgegeben werden.

Das einzige bisher einwandfrei bekannte normale Exkretionsprodukt des plazentaren Stoffwechsels ist die Kohlensäure, indem schon Zweifel nachgewiesen hat, daß das Blut, welches den Embryonalleib verläßt, kohlensäurereicher ist als das einströmende. Auch scheint es, daß der reichlichen Zufuhr von Nährstoffen im fötalen Haushalt nur geringe Ausgaben gegenüberstehen (Bumm, Hofbauer). Von diesen höchst spärlichen Daten über die normalen Exkretionsvorgänge in der Plazenta abgesehen, glaubt man aus einigen wenigen und unsicheren Experimenten auch noch den Schluß ziehen zu können, daß künstlich in den Embryo eingebrachte chemische Substanzen (alkaloide Gifte, nach Kreidl und Mandl auch Hämolysine) gelegentlich in den mütterlichen Kreislauf übergehen, also von der Plazenta nach außen hin abgeschieden werden können.

Das war unser ganzes Um und Auf an Kenntnissen über die sekretorische Tätigkeit der Plazenta, bevor Halban und J. Veit auf ganz verschiedenen Wegen ihre Theorien von der inneren Sekretion der Plazenta bzw. von der Fernwirkung der Chorionzotten auf den mütterlichen Organismus aufgestellt haben.

1. Die Veitsche und die Halbansche Theorie.

Während die Halbansche Theorie durch die innersekretorische Tätigkeit der Plazenta Wachstum, Hyperämie und Hämorrhagie des Uterus bei Mutter und Kind, Entwicklung und Sekretion der Brustdrüsen, ferner beschleunigtes Skelettwachstum, Hypertrichosis und akromegalieartige Veränderungen am Organismus der Schwangeren zu erklären suchte, hat J. Veit als erster die Prinzipien der Immunitätslehre in die Betrachtung der plazentaren Vorgänge eingeführt und so das Verständnis der allermeisten physiologischen und pathologischen Vorgänge in der Schwangerschaft, der elementaren sowohl wie der hochkomplizierten, angebahnt.

Die Veitsche Theorie gründet sich erstens auf einen biomechanischen Vorgang (die Zotteninvasion und Zottenverschleppung) und zweitens auf einen biochemischen Vorgang, die Synzytiolyse. Diese beiden Grundvorgänge sind meines Erachtens nicht so sehr als eng umschriebene, in ihren Erklärungsmöglichkeiten schon abgeschlossene Reaktionen zu betrachten, sondern als eine morphologisch, klinisch und experimentell gut fundierte Arbeitshypothese, die sich als außerordentlich fruchtbar und an jede Verfeinerung unserer Untersuchungsmethoden anpassungsfähig erwiesen hat. Durch sie ist es möglich geworden, eine allgemein gültige Erklärung für alle die gewaltigen Veränderungen im Blute, in den innersekretorischen Drüsen, in allen übrigen Organen und im Stoffwechsel des mütterlichen Organismus während der Schwangerschaft zu finden und insbesondere auch die zahlreichen vergiftungsartigen Symptome während der pathologischen Schwangerschaft unserem Verständnis näher zu bringen. Wieviel man von diesen Erscheinungen auf die chemische Fernwirkung der Chorionzotten und wieviel man auf die mechanischen Folgen der Zotteninvasion in die mütterlichen Blutgefäße der Umgebung oder Zottendeportation in fernere Bezirke des mütterlichen Kreislaufes zurückführen will, darüber kann man verschiedener Meinung sein.

Veit selbst war ja z. B. geneigt, die vorzeitige Lösung der Plazenta und die Tubenruptur bei der Extrauterinschwangerschaft auf Verstopfung der abführenden Venen mit Chorionzotten zurückzuführen; wir kommen auf die Einzelheiten dieser Anschauung noch zurück.

Die Mehrzahl der übrigen Autoren (Winter, Seitz, Kehrer u. a.) glaubt lieber an eine von den Chorionepithelien ausgehende toxische Wirkung, eine Ansicht, die einer verschiedenen Ausdeutung ja viel mehr Spielraum läßt und tatsächlich auch imstande ist, zwanglos die meisten hierher gehörigen Erscheinungen zu erklären.

So ist die Frage nach der Fernwirkung der Synzytialelemente in ihrer jetzigen Entwicklung und allgemeinen Fassung geradezu ein innersekretorisches Problem geworden. Wenn heute schon der Versuch gemacht werden kann, von innersekretorischen Errkankungen der Plazenta selbst und den durch sie bedingten Allgemeinerkrankungen zu sprechen, so ist dies eben der Erfolg der von Veit konsequent verfolgten Grundidee, daß Elemente der Chorionzotten (ob sie nun makroskopisch, mikroskopisch oder chemisch schon irgendwie beeinflußt sind, ändert am Prinzip nichts), in die mütterliche Blutbahn hineingeraten und dort Reaktionen auslösen.

Bevor wir an die Besprechung der einzelnen hierher gehörigen Krankheitsbilder näher herantreten, sollen noch die wichtigsten durch die Halbansche und Veitsche Theorie aufgedeckten physiologischen Erscheinungen erörtert werden, da sie ja in ihrer Steigerung den Ausgangspunkt für die pathologischen Zustände abgeben.

Unter Heranziehung und kritischer Verwertung aller bisher vorliegenden klinischen Tatsachen hat zuerst Halban den von Johannes Müller, von französischen Autoren (Bouchacourt, de Sinéty, Keiffer) und von Hildebrandt dem Wortlaut und dem Sinne nach andeutungsweise verwendeten Ausdruck „innere Sekretion der Plazenta" (als Ursache für die Brustdrüsensekretion) gebraucht und damit erst die eigentliche Grundlage für eine klinische und experimentelle Erforschung der Beziehungen zwischen Plazenta, Uterus und Brustdrüse geschaffen.

Halban nahm an, daß von der Plazenta analog wie vom Ovarium, Reizstoffe ausgehen, welche imstande sind, Wachstum, Hyperämie und unter Umständen auch Hämorrhagie des Uterus, ferner Wachstum und Sekretion der Brustdrüsen bei Mutter und Kind auszulösen. Wie richtig diese auf klinischen Schlüssen begründete Anschauung war, konnte auch auf experimentellem Wege in der Folgezeit bewiesen werden (Basch, Aschner und Grigoriu, Niklas u. a.).

Halban hat zur Erklärung des Zusammenhanges zwischen Plazenta und der Funktion der weiblichen Brustdrüse von einer inneren Sekretion der Plazenta im allgemeinen gesprochen, ohne dabei näher auf die sezernierenden Elemente der Plazenta, d. h. die Epithelien der Zotten einzugehen.

Andere klinische Beobachter, wie z. B. Mandl, haben denn auch nicht der Plazenta, sondern dem Fötus die milchauslösende Wirkung zugesprochen.

Von den experimentellen Untersuchern war es vor allem Starling und seinen Mitarbeitern gelungen, durch Einspritzung von Embryonenbrei bei jungfräulichen Kaninchen eine spärliche Kolostrumsekretion und eine histologisch nachweisbare geringe Hypertrophie der Brustdrüsen zu erzielen, während er durch Einverleibung von artgleicher Plazentarsubstanz kein Resultat erhielt.

Zu demselben Ergebnis kamen dann Biedl und Königstein, ebenso Foà.

Basch hingegen gelang es, bei solchen Tieren, die schon früher einmal Milch gehabt hatten, durch Einspritzung von wässerigem Plazentarextrakt Milch zu erzeugen, bei virginellen Tieren hingegen im allgemeinen nicht, ausgenommen dann (ein Versuch an einem Hunde), als er zuvor die Ovarien eines anderen graviden Hundes dem Versuchstier implantiert hatte.

Mit fötalem Material bekam er keine Milch.

Lederer und Przibram haben ferner (1910) über Versuche bei Ziegen berichtet, in welchen sie die momentane Steigerung der Milchsekretion bei schon laktierenden Ziegen nach intravenöser Einspritzung von Plazentarextrakt zeigen konnten.

In gemeinschaftlichen Untersuchungen mit Grigoriu konnte ich nun damals zeigen, daß die Wirkung der injizierten Substanzen eine verschiedene war, je nachdem es sich um Tiere handelte, die schon eine Laktation durchgemacht hatten (Muttertiere) oder ob es virginelle Tiere waren.

Die Untersuchungen an Muttertieren führten am frühesten zu positiven Resultaten: Spritzten wir nämlich solchen Muttertieren mehrmals menschlichen Plazentarbrei unter die Rückenhaut, so bekamen sie am dritten bis vierten Tage schon Kolostrum und am Ende der ersten Woche reichlich Milch. Dasselbe gelang mit dem wässerigen filtrierten Extrakt von Plazenta.

Bis hierher bildeten unsere Versuche nur eine Bestätigung der Experimente von Basch.

Wir bekamen aber bei Muttertieren auch Milch nach Injektion von alkoholischem Plazentarextrakt, ferner auch dann, wenn wir den aus wässerigem Extrakt durch Alkoholfällung entstandenen Niederschlag zur Injektion verwendeten. Auch einstündiges Erhitzen des wässerigen Extraktes nach Art des Starlingschen Sekretins verhinderte die Wirkung nicht.

Da aber auch Nukleinsäure und Pepton Milchsekretion auslösen konnten, kamen wir zu dem Schlusse, daß bei milchfreien Tieren, die früher einmal Milch gehabt hatten, ein starkes Leukostimulans id est Lymphagogum genügt, um wieder Milch auftreten zu lassen. Die diesbezügliche Wirkung der Plazenta bei Muttertieren brauchte also keine spezifische zu sein.

Anders verhält es sich beim virginellen Tier. Hier, wo wir noch vollkommen unentwickelte Brustdrüsen vor uns hatten, fielen alle Versuche, mit nicht spezifischen Mitteln Milchsekretion zu erzeugen, negativ aus.

Dagegen gelang es uns, im Gegensatz zu allen bisherigen Autoren (ohne vorherige Einwirkung von Ovarialsubstanz [Basch]) durch Einspritzung von Plazentarbrei bei virginellen Meerschweinchen reichliche Milchsekretion hervorzurufen.

Die weitgehende histologische Veränderung solcher Brustdrüsen unter der Einwirkung von Plazentarextrakt gegenüber nicht behandelten Kontrolltieren ist aus Tafel-Fig. 25 (a und b) zu ersehen. Das behandelte Tier hatte ebenso wie das Kontrolltier 14 Tage vor der histologischen Untersuchung kleine, kaum tastbare Brustdrüsen gehabt und die Brustwarzen waren nur 2 bis 3 mm lang. Durch tägliche Einspritzung von 5 bis 10 ccm Plazentarbrei unter die Rückenhaut wuchsen die Mammae jedoch zusehends.

Schon nach 3 Tagen zeigte sich Kolostrum, nach 10 Tagen trat deutliche Milchsekretion auf, die am Ende der zweiten Woche auf Druck im Strahle ausspritzte (Demonstration auf dem internat. Physiologenkongreß in Wien 1910). Das Tier wurde dann getötet, die Brustdrüsen mikroskopisch untersucht (Fig. 25a und b). Es zeigte sich, daß innerhalb der kurzen Zeit von 2 Wochen reich verzweigte Drüsenläppchen, wie zur Zeit der Schwangerschaft und ausgesprochene Milchsekretion entstanden waren. Der Versuch wurde an anderen Tieren öfters wiederholt, in den meisten Fällen mit demselben Effekt. (Vgl. Aschner und Grigoriu, Plazenta, Fötus und Keimdrüse in ihrer Wirkung auf die Milchsekretion, ferner die Arbeit von Niklas.)

Die Injektion von filtriertem, wässerigem Plazentarextrakt führte an anderen Objekten, wenn auch bedeutend langsamer, so doch zu demselben Resultat.

Mit allen übrigen Arten von Plazentarextrakten, so z. B. denen, die mit Alkohol oder Hitze in Berührung gekommen waren, gelang es wohl, leichte Anschwellung, Hyperämie und manchmal auch Ausscheidung von wässerigem oder leicht getrübtem Sekret hervorzurufen, niemals aber ausgesprochenes Wachstum der Drüse und Milchsekretion. Namentlich gilt dies auch für gekochte Extrakte.

Starling hat in seinen Untersuchungen über das Brustdrüsenhormon auch solche Kochextrakte von Föten verwendet und damit Kolostrumsekretion bekommen, die er für eine spezifische Wirkung hält. Wie wir aber auch bei virginellen Tieren zeigen konnten, bedarf es zur Erzeugung von Kolostrumsekretion nicht erst einer spezifischen Hormonwirkung.

In zweiter Linie gingen wir der Frage nach, ob auch fötale Gewebssubstanzen eine so weitgehende Wirkung auf den mütterlichen Organismus haben könnten, da Mandl auf klinischem Wege, Kreidl und Mandl auch experimentell den Satz erhärtet haben, daß nicht die Plazenta, sondern der Fötus die Quelle der die Schwangerschaftsveränderungen auslösenden Reizkörper und damit auch der Milchsekretion sei. Wir bekamen schließlich auch nach Einverleibung von Fötalbrei und -extrakt ausgesprochene Wachstumserscheinungen an den Brustdrüsen und deutliche Milchsekretion, wie dies Starling, Biedl und Königstein, sowie Foà in geringerem Ausmaße auch bekommen hatten.

Man käme damit zu dem Ergebnis, daß in Erweiterung der Halbanschen Theorie nicht nur die Plazenta, sondern, wenn auch quantitativ in viel geringerem Ausmaße, der Fötus geeignet ist, Brustdrüsenhypertrophie und Milchsekretion bei virginellen Tieren auszulösen, also Reizkörper mit der für die Schwangerschaft charakteristischen Fernwirkung auf den mütterlichen Organismus abzusondern. Schließlich sind ja auch die am meisten wirksamen Zottenepithelien fötale Bestandteile.

Unerklärt bleibt damit aber immer noch, daß nach der Halbanschen Theorie die Plazenta wohl Wachstum und Ausgestaltung der Brustdrüse hervorrufen kann, daß aber die Milchsekretion erst dann in Gang kommt, wenn die Plazenta den Körper verlassen hat.

In den Versuchen von Basch, Verf. und Grigoriu tritt aber echte Milchsekretion bei virginellen Tieren auch dann schon auf, wenn noch einverleibte Plazentarextrakte im Blute kreisen.

Vielleicht ist die Hypothese Biedls von den assimilatorischen und dissimiliatorischen Hormonen geeignet, dieses Phänomen einmal näher aufzuklären.

Nebst den charakteristischen Wirkungen auf die Brustdrüse konnten wir schon in den genannten Versuchen (1910 bis 1911) die Beobachtung machen, daß an allen diesen Tieren nach Injektion von Plazentar- oder Ovarialextrakt hochgradige Hyperämie und Wachstumserscheinungen am gesamten Genitale regelmäßig zu verfolgen waren. Die Uterusmuskulatur nahm an Dicke zu und insbesondere die Schleimhaut zeigte eine der prämenstruellen Umwandlung entsprechende enorme Hyperämie, Hämorrhagie, Sukkulenz und Drüsenvermehrung (vgl. Tafel-Fig. 21 bis 24).

Mit anderen Organextrakten konnten solche elektiv auf das Genitale und die Brustdrüse wirkende Effekte nicht oder nur ungleich schwächer erzielt werden. Namentlich gilt dies auch für die später zu erwähnenden Versuche mit lipoidartigen Extrakten (Fellner, Iscovesco, Neumann und Herrmann, Lindemann u. a.).

Es sollen diese Experimente zeigen, welche hochwirksamen Stoffe in den fötalen Elementen der Plazenta, am meisten anscheinend in den Chorionepithelien enthalten sind und daß diese sehr wohl geeignet erscheinen können, auch die vielen klinischen Bilder hervorzurufen, welche wir auf die Einwirkung der Zottenelemente beziehen müssen. Hat sich doch auch in unseren Experimenten gezeigt, daß die wirksamsten Extrakte diejenigen waren, welche im wesentlichen Aufschwemmungen von Plazentarzellen (Plazentarbrei) enthielten.

Ob der chemische Mechanismus, durch welchen diese „Reizwirkung“ der Zottenepithelien auf den mütterlichen Organismus zustande kommt, ein einheitlicher ist, oder ob verschiedene Faktoren dabei mitspielen, läßt sich derzeit noch nicht ganz genau bestimmen.

Halban hat sich über die Natur dieser Reizkörper noch nicht näher geäußert, wogegen Veit gleich zu Beginn annahm, daß die synzitialen Elemente als etwas dem mütterlichen Organismus „Fremdes“, wir würden heute mit Abderhalden sagen „Blutfremdes“, von dem mütterlichen Blute aufgelöst werden (Synzytiolyse) und dabei Reaktionen im mütterlichen Körper auslösen.

Tatsächlich konnten wir auch in unseren Experimenten an sämtlichen innersekretorischen Drüsen, insbesondere an der Schilddrüse, Hypophyse und Nebenniere, ferner am Ovarium, an der Leber, Milz und Niere durch Injektion von Plazentarextrakt, auch von arteigenem, ganz analoge Veränderungen auslösen, wie wir sie als charakteristische Schwangerschaftsveränderungen dieser Organe beim Weibe kennen.

Zur Erklärung eines Teiles dieser Erscheinungen (Hyperämie) geeignet ist auch die von Schickele auf experimentellem Wege festgestellte Tatsache, daß der Plazentarextrakt ebenso wie der Ovarialextrakt eine blutdrucksenkende und gefäßerweiternde Substanz enthält.

Dagegen steht Schickeles Annahme einer gerinnungsfördernden Substanz in der Plazenta insofern mit den Tatsachen einigermaßen im Widerspruch, als die Chorionepithelien analog wie die prämenstruellen uterinen Drüsen eine gerinnungshemmende Substanz zu enthalten scheinen, welche das Blut in den intervillösen Räumen und in den zum Teil durch Zottenelemente in ihrer Wand substituierten mütterlichen Venen (J. Veit) flüssig erhalten.]

Eine dieser Komponenten wird es wohl auch sein, welche die oft langdauernden Blutungen post partum und post abortum hervorruft, wo nicht große Plazentarreste die Gefäßlumina des Uterus offen erhalten, sondern wo es sich um ganz minimale, oft nur mikroskopisch erkennbare Reste von Plazentargewebe handelt. In diesen Fällen möchte ich das Zustandekommen der langandauernden und heftigen Blutungen, die zum Unterschied von den ovariellen Blutungen in der Regel durch eine Auskratzung beseitigt werden können, auf innersekretorischem Wege erklären, analog der hochgradigen Hyperämie und Hämorrhagie, welche wir durch subkutane Injektion von Plazentarextrakt hervorrufen konnten.

Gar nicht gut anders als auf einen Prozeß von allgemeinster Wirkung können also auch die Schwangerschaftsveränderungen der innersekretorischen Drüsen, des Ovariums, der Hypophyse, der Zirbeldrüse, der Schilddrüse, der Epithelkörperchen, des Thymus, der Nebennieren, des Pankreas, der Leber und der Milz, schließlich auch der Niere zurückgeführt werden.

Die Einzelheiten darüber sind in den die betreffenden Blutdrüsen angehenden Kapiteln erwähnt und es wurde auch jedesmal darauf hingewiesen, daß in erster Linie die Plazenta es sein dürfte, was die sogenannte Schwangerschaftsmetamorphose der Blutdrüsen hervorbringt, ob diese Metamorphose nun einer erhöhten Tätigkeit überhaupt oder einer vermehrten entgiftenden Funktion gegenüber den Plazentartoxinen entspricht.

2. Schwangerschaftsveränderungen des Blutes.

Ganz unter demselben Gesichtspunkte zu betrachten sind die tiefgreifenden Veränderungen, welche das Blut und seine einzelnen Bestandteile in der Schwangerschaft erfahren.

Auch den Ausgangspunkt und die Grundlage für die Erklärung dieser Zustände, so mannigfach sie sich auch durch die verschiedenen Methoden erkennen lassen, bildete die Veitsche Lehre von der Synzytiolyse, anatomisch gestützt durch die Befunde von Schmorl und in der Auffassung etwas variiert durch Weichardt.

Morphologische, chemische, physikalische und biologische Unterschiede gegenüber dem Blute der Nichtschwangeren wurden auf diese Weise festgestellt. Es würde zu weit führen, wenn wir auf alle die interessanten Einzelheiten dieser Untersuchungen eingingen. Ich kann diesbezüglich wohl auf die Abhandlungen von E. Kehrer, J. Veit, Krönig, Halban, Landsteiner, Mathes, Zuntz, A. Payer u. a. verweisen.

Um nur einige Beispiele anzuführen, haben Ferroni Unterschiede in der elektrischen Leitfähigkeit, Veit, Krönig, Mathes und Kaim Erniedrigung des Gefrierpunktes, Rebaudi eine Erhöhung der Viskosität des Blutes, Mathes u. a. die Verkürzung der Gerinnungszeit, Zuntz die Vermehrung der Gesamtblutmenge bei Schwangeren nachgewiesen. Alle diese Erscheinungen wären ebenso wie die Veränderungen in dem Gehalte an Gesamteiweiß, Fibrin, Wasser, Zucker, Kalk usw. durch das Hinzutreten des fötalen Stoffwechsels bzw. der inneren Plazentarsekretion zu erklären. Ziemlich konstant wird auch eine Herabsetzung der Alkaleszenz des Blutes während der Schwangerschaft angegeben, welche in neuester Zeit durch Erhöhung der Kohlensäurespannung erklärt wird (Porges und Novak). Auch die relativ häufige Azetonurie der Schwangeren (Porges und Novak) deutet auf eine vermehrte Azidosis im Blute der graviden Frau hin, worauf wir bei Besprechung der Stoffwechselveränderungen in der Schwangerschaft noch näher eingehen werden.

Wenn auch viele dieser Unterschiede des Schwangerenblutes gegenüber dem Blute normaler nicht schwangerer Frauen und gegenüber dem kindlichen Blute nicht durchaus konstant gefunden werden, so ist doch eine gewisse Tendenz in der Verschiebung der Blutbeschaffenheit nach einer bestimmten Richtung hin nicht zu verkennen.

Ähnliches gilt für die morphologischen Veränderungen des Blutes, über welche schon eine enorme Literatur existiert. Obschon auch hier eine Einigung noch nicht erzielt worden ist, wird doch immer wieder die Frage der Vermehrung der roten Blutkörperchen und des Hämoglobingehaltes aufgeworfen. Auch A. Payer nimmt auf Grund seiner kritischen Sichtung der Ergebnisse hämatologischer Forschung auf diesem Gebiete mit großer Wahrscheinlichkeit das Bestehen einer Plethora (Polyhämie, Hydroplasmie) an.

Die ausgesprochene Labilität der Blutformel, die sich in dem Polymorphismus der geformten Elemente und in der gesteigerten Inanspruchnahme der hämatopoetischen Organe äußert (A. Payer), ist ebenfalls auf eine Art von Giftwirkung im mütterlichen Blute zurückzuführen. Im einzelnen ist diesbezüglich eine polymorphkernige Leukozytose bezonders während der Geburt mit Verschiebung des Arnethschen Blutbildes nach links und Vermehrung der Blutplättchen ziemlich sichergestellt (Doi u. a.).

Ziemlich allgemein wird heute die schon von Virchow beobachtete Vermehrung des Fibrins im Blute der Schwangeren zugegeben. Schmorl, Wild und J. Veit führen die Fibrinvermehrung auch auf den Untergang von roten Blutkörperchen zurück, der ja während der Schwangerschaft in reichem Maße stattfindet. Davon hängt auch die beschleunigte Gerinnungsfähigkeit des Blutes während der Gravidität ab, welche einerseits für die postpartale Blutstillung von Wichtigkeit ist (Neu), andererseits bei der Ätiologie der Eklampsie vielleicht auch eine gewisse Rolle spielt, indem vielfach bei eklamptischen Patientinnen die höchsten Werte von Gerinnungsbeschleunigung gefunden worden sind (A. Payer).

In morphologischer Hinsicht erblicken die Hämatologen in dem schwankenden Mischungsverhältnis der weißen Blutkörperchen, in dem relativ häufigen Auftreten der Myelozyten u. dgl. eine erhöhte Arbeitsleistung des Knochenmarkes und Reaktionen auf die mannigfachen zellulären und plazentaren Stoffe, die im Blute der Schwangeren kreisen.

Dadurch wäre auch eine Grundlage für Erkrankungen des Blutes in der Schwangerschaft gegeben, da eben die erwähnte labile Blutformel des schwangeren

Körpers auch unter normalen Verhältnissen schon Eigentümlichkeiten aufweist, welche an perniziöse Anämie, Cholämie und Leukämie erinnern (A. Payer).

Hier zeigt sich wieder, daß die hämatopoetischen Organe: Milz, Leber, Knochenmark und Lymphdrüsen, vielleicht auch die Speicheldrüsen in physiologischer und pathologischer Hinsicht Übergänge zu den innersekretorischen Drüsen bilden und von ihnen funktionell eigentlich gar nicht scharf abgegrenzt werden können. Wir sehen insbesondere, daß bei allen Vorkommnissen, wo eine besondere Gelegenheitsursache für Erkrankungen innersekretorischer Drüsen sich findet (z. B. die Schwangerschaft) auch sehr häufig Erkrankungen der hämatopoetischen Organe auftreten (Leukämie, perniziöse Anämie usw. im Anschluß an die Schwangerschaft).

Schon lange bekannt und zwar, wie A. Payer angibt, bereits vor Morgagnis Zeiten, war die milchige Trübung im Blutserum schwangerer Frauen. Man hat sie wohl meist als vermehrte Resorption von Nahrungsfett aufgefaßt, was gewiß auch nach unseren heutigen Anschauungen zum großen Teil zutrifft, andererseits aber auch zum Teil gleichzusetzen sein wird der Lipoidanreicherung in allen übrigen Organen des mütterlichen Körpers zur Zeit der Schwangerschaft, offenbar als Reaktion auf die plazentaren Reizstoffe.

In neuerer Zeit haben Neumann und Herrmann wieder die Aufmerksamkeit auf die Lipoidämie der Schwangeren gelenkt und konnten eine bis zum Schwangerschaftsende zunehmende Anreicherung des Blutes mit fettartigen Substanzen feststellen. Interessant ist, daß analog mit den entsprechenden Veränderungen der innersekretorischen Drüsen in den ersten drei Schwangerschaftsmonaten auch der Lipoidgehalt des Blutes viel schwächer ist, also zu einer Zeit, wo gerade der Trophoblast den reichsten Lipoidgehalt aufzuweisen hat. Es scheint fast, als ob diesbezüglich zwischen Plazenta und den übrigen Organen ein gewisser Gegensatz oder eine Art von vikariierendem Verhalten stattfinden würde. Die hauptsächlich aus Cholesterinestern und Phosphatiden bestehenden Lipoidsubstanzen sollen auch bei mehrgeschwängerten Frauen reichlicher vorhanden sein als bei erstgeschwängerten, was wieder analog mit den Schwangerschaftsveränderungen der Hypophyse, der Nebenniere usw., eigentlich mehr auf eine innersekretorische Ursache der Lipoidvermehrung hinweist, als auf einen Zusammenhang mit der Nahrungsspeicherung.

Aschoff, Kawamura, H. Albrecht und O. Weltmann sehen in der Lipoidämie der Schwangeren den Ausdruck für eine Hyperfunktion der Nebennieren. Wenn auch die Hypertrophie der Nebennierenrinde in der Schwangerschaft eine so bedeutende ist, daß man bei Tieren beispielsweise aus dem schon makroskopischen Anblick des Organs mit einer gewissen Wahrscheinlichkeit die Schwangerschaft diagnostizieren kann, so möchte ich doch glauben, daß wir im Darm, in der Leber, der Milz, dem Ovarium und anderen innersekretorischen Drüsen so reichlich Gelegenheit zur Bildung von Lipoiden gegeben haben, daß es einseitig wäre, der Nebenniere hierin eine Vorzugsstellung einzuräumen.

Eine ganze Reihe von funktionellen Eigenschaften des Schwangerenblutes scheint denn auch mit der Lipoidämie in Zusammenhang zu stehen. So bildet eine Steigerung der bakteriziden Kraft, die vermehrte oder verminderte Bildung von Alexinen, sowie Änderungen im opsonischen Index den Gegenstand vielfacher Erörterungen. Daher lag es in der natürlichen Entwicklung der Dinge, wenn mit der rapiden Entwicklung der modernen Serologie im letzten Jahrzehnt auch das Serum auf Schwangerschaftsveränderungen hin untersucht worden ist. Es ist ja schließlich auch das Serum in vitro und in vivo ein viel feineres und mit der heutigen Technik besser zu beobachtendes Reagens auf allgemeine Körperveränderungen und läßt auf diese viel eindeutigere Schlüsse zu, als die früheren Untersuchungsmethoden.

3. Serodiagnostik der Schwangerschaft (Abderhaldensche Reaktion).

Ungleich deutlicher als bei den früher geschilderten Veränderungen des Blutes, deren stärkeres oder schwächeres Hervortreten doch mehr oder minder von der individuellen Veranlagung abhängig ist, geben sich also die Einwirkungen des wachsenden Eies bzw. der Plazenta im Serum der Schwangeren zu erkennen. was in den letzten $1^1/_2$ Dezennien wiederum zum großen Teil auf J. Veit zurückgehend zur Entwicklung einer Serodiagnostik der Schwangerschaft geführt hat.

Gestützt auf die pathologisch-anatomischen Befunde von Schmorl, sowie auf seine eigenen diesbezüglichen Erfahrungen, wendete J. Veit als erster die Ehrlichsche Seitenkettentheorie auf den Prozeß der auch von zahlreichen anderen Autoren in der Folge bestätigten Chorionzottenverschleppung (Kühne, Hitschmann, Pels-Leusden, Lubarsch, Gottschalk, Poten u. a.) an und versuchte mit seinen Schülern Scholten und Kawasoye den Nachweis der zerstörenden Wirkung des Schwangerenserums auf die Zottenelemente in vitro nachzuweisen (Synzytiolysinreaktion).

Ihr folgte mit schon deutlicheren, wenn auch noch nicht konstanten Resultaten die Präzipitinreaktion, welche mit Plazenta vorbehandeltes Kaninchenserum gegen Schwangerenserum gibt (Liepmann, Veit-Kawasoye).

Sehr häufig ist auch die Autolyse und Heterolyse des Schwangerenserums gegenüber roten Blutkörperchen gesteigert (Veit und Wychgel, Zeddo, Guicciardi).

Iso-, Hetero- bzw. Homoioagglutination des Schwangerenserums auf die roten Blutkörperchen sind ebenfalls oft vermehrt, wenn auch nicht konstant (E. Martin, Bolaffio, Heynemann).

Neuere Forschungen haben auch gezeigt, daß die Resistenz der roten Blutkörperchen gegenüber verschiedenen hämolytischen Einflüssen in der Schwangerschaft besonders stark herabgesetzt ist, am meisten bei Eklampsie und Albuminurie (v. Graff und v. Zubrzycki), was wiederum auf den Einfluß plazentarer Giftstoffe hinweist.

Hierher gehört auch die von Weichardt und Engelhorn festgestellte Verstärkung des Hämoglobinkatalysators in der Schwangerschaft.

Noch nicht ganz geklärt, aber für das Studium der Eklampsie bedeutungsvoll ist die Frage, ob arteigene Plazenta anaphylaktische Erscheinungen hervorrufen kann (Grube-Reifferscheid, Ascoli, Cocchi, Weichardt, Mirto, A. von der Heide, Fromme und Esch). Insbesondere Rosenau und Anderson, Lockemann und Thies, Thies und Gräfenberg, Mosbacher und Zöppritz gelangten dabei zu positiven Resultaten.

Auch Bauereisen kommt zu dem Ergebnis, daß sich mit der arteigenen Plazenta Anaphylaxie hervorrufen läßt, daß dies jedoch schwer gelingt. Es bedürfe einer gründlichen Autolyse des Organs, um die Zellsubstanzen frei zu machen, auch müsse man genügende Mengen verwenden.

Es kommt dies auf etwas Ähnliches hinaus, was ich bei meinen Versuchen mit Plazentarextrakt immer betont habe: Man soll nämlich solche Organextrakte nicht, wie dies bisher meist üblich war, mit isotonischer Kochsalzlösung anfertigen, sondern mit destilliertem Wasser, was zur Zertrümmerung der Zellen und zu ungleich besserer Ausnützung ihrer Kräfte führt.

Außerdem aber glaube ich, daß man nicht unter allen Umständen erwarten soll, mit einer normalen Plazenta Schwangerschaftstoxikosen hervorrufen zu können, sondern es ist naheliegend, nach Analogie mit Erkrankungen anderer Blutdrüsen (Basedow), nicht eine bloße Hyperfunktion, sondern auch eine Dysfunktion der innersekretorischen Plazentarelemente einerseits und eine konstitutionell herabgesetzte Widerstandsfähigkeit des mütterlichen Organismus andererseits anzunehmen. Damit werden manche Einwendungen, die man bisher gegen solche Experimente gemacht hat, hinfällig.

Auf anaphylaktische Phänomene aufgebaut ist auch die von Weichardt und Mosbacher versuchte Epiphaninreaktion in der Schwangerschaft.

Mit dem gesteigerten Lipoidgehalt des Schwangerenserums zusammenhängend dürfte auch eine Erhöhung des Komplementgehaltes im Serum der schwangeren Frau sein und man findet deshalb relativ häufig positive Komplementablenkungsreaktion (Fieux und Mauriac, Falco, v. Zubrzycki, Vayssière, Semon, Quinetella).

Analog der Komplementablenkungsreaktion müßte auch die Lezithinausflockungsreaktion (Porges und Meyer, Levaditi und Yamanuchi) mit Schwangerenserum positive Resultate ergeben.

Positiv soll in der Mehrzahl der Fälle auch die Meiostagminreaktion in der Schwangerschaft sein (Fulchierro, G. Levi, Rosenberg, Luger, Köhler und v. Zubrzycki).

Vom vierten Schwangerschaftsmonat an aktivieren die Sera von Graviden in zunehmendem Maße die Kobrahämolyse, was wohl gleichfalls auf der Lipoidanreicherung des Blutes während der Schwangerschaft beruht (Bauer und Lehndorff, Heynemann, v. Graff und v. Zubrzycki, Beyer, Roemer, Schäfer u. a.). Eine besonders starke Aktivierung fanden Frankl und Richter bei Eklampsie. Künstlich konnte ein solches die Kobrahämolyse aktivierendes Agens durch L. Mohr in dem lipoidreichen alkoholischen Plazentarextrakt hergestellt werden.

Das nach Ansicht einiger Autoren (Hitschmann und Lindenthal) bei der Eieinbettung in den Plazentarzotten und im Plazentarextrakt nachweisbare tryptische Ferment, welches Pepton bis zur Ausscheidung von Tyrosinkristallen zu spalten vermag (Gräfenberg, Polano, Mathes), spielt gleichfalls im Blute der Schwangeren eine Rolle, indem daselbst als Reaktion auf dieses tryptische Ferment, welches die mütterlichen Gewebe aufzulösen vermag, ein antitryptisches Ferment gebildet wird. Mit Wahrscheinlichkeit wird man die Bildungsstätte dieses antitryptischen Ferments in die Milz oder Leber zu verlegen haben, die ja auch unter dem Reiz der plazentaren Stoffe eine zwar sehr auffallende, aber doch noch viel umstrittene Schwangerschaftsveränderung eingehen.

Der genannte Antikörper ist im mütterlichen Blute mit ziemlicher Regelmäßigkeit in vermehrter Menge nachweisbar und wurde auch zu einer allerdings nicht spezifischen Schwangerschaftsreaktion benützt. Eine Frühdiagnose der Schwangerschaft soll damit von der vierten Woche an unter Umständen mit einer gewissen Wahrscheinlichkeit möglich sein (Gräfenberg, Becker, A. von der Heide und Krösing, E. Rosenthal, v. Graff und v. Zubrzycki, Franz und Jarisch, Gaifami, Acconci, Behne, Schendrowitsch).

Die höchste bis jetzt erreichte Verfeinerung der biologischen Blutuntersuchung zur Schwangerschaftsdiagnostik stellt die Abderhaldensche Reaktion in ihren beiden Modifikationen, dem Dialysierverfahren und der optischen Methode dar.

Technik und Prinzipien dieser beiden Verfahren kann ich als bekannt voraussetzen und verweise bezüglich der näheren Einzelheiten, namentlich der Verbesserungen auf die letzte Auflage der Abderhaldenschen „Abwehrfermente des tierischen Organismus".

Das Prinzip des Dialysierverfahrens ist folgendes: Man läßt Serum im Dialysierschlauch auf Plazentareiweiß einwirken. Ist im Serum Ferment vorhanden, so wird das Plazentareiweiß abgebaut. Zum Nachweis benützt man Hülsen, die für Eiweiß undurchlässig, dagegen für dessen Abbauprodukte durchlässig sind. Die Prüfung des Dialysates auf Anwesenheit von Abbauprodukten wird mittels der Ninhydrinprobe vorgenommen. Da ein Abbau des Eiweißes auch durch bakterielle Zersetzung stattfinden kann, muß man möglichst steril arbeiten und sich auch im übrigen genau an die verbesserten und verschärften Vorsichtsmaßregeln von Abderhalden halten, wie er sie in der letzten Auflage seiner „Abwehrfermente" genauer beschreibt.

Nach den Erfahrungen der meisten Untersucher und derjenigen, welche ich selbst an der Veitschen Klinik in Halle gemacht habe, kommt es zur Vermeidung von Fehlern hauptsächlich auf folgende Punkte an:

1. Das Serum muß steril und nüchtern entnommen werden und darf nicht hämolytisch sein. Falls die übliche Menge von 1,5 ccm allein schon so viel dialysable Substanzen enthält, daß eine positive Reaktion entsteht, so muß der Versuch mit 1,0 ccm Serum nochmals wiederholt werden. Bei gewissen Erkrankungen, wie Karzinom, Eiterungen, Entzündungen, Fieber u. dgl. soll immer gleich von vornherein 1,0 ccm genommen werden.

2. Das Plazentarsubstrat muß vor dem Kochen schneeweiß gewaschen, also absolut blutfrei sein, wovon man sich durch nachherige mikroskopische Untersuchung überzeugen kann. Darin ist vielleicht die größte Schwierigkeit der Methode zu suchen. Die Plazentarstücke sollen schon vor dem Kochen in so kleine Teile zerlegt werden, wie sie für den Dialysierschlauch benötigt werden. Späteres Zerreißen in erbsengroße Stücke kann zu Fehlern führen. Vor jedem Versuch ist die zwar oft monatelang haltbare Plazenta trotzdem aufs neue auf ihre Brauchbarkeit hin zu prüfen: Das Plazentargewebe wird mit der fünffachen

Menge destillierten Wassers 5 Minuten lang gekocht; dann werden 5 ccm des filtrierten Kochwassers mit 1 ccm einer 1 $^0/_0$igen Ninhydrinlösung durch eine Minute langes Kochen geprüft. Tritt auch nur eine Spur von Blaufärbung auf, so ist das Substrat zum Versuch noch nicht verwendbar.

Das von den Höchster Farbwerken in den Handel gebrachte Plazentartrockenpulver, das statt des ausgewaschenen Organs zur Anwendung gelangen kann, hat sich neuestens in der Hand von Hüssy (1915) gut bewährt, dagegen steht das feuchte Höchster Plazentarpräparat, wie auch Baumann jüngst (1915) berichtet hat, an Güte sehr dahinter zurück. Die Verwendung vorgefärbter Plazentarpräparate, die Abderhalden und seine Mitarbeiter angegeben haben, ist teilweise von gutem Erfolge begleitet gewesen und jedenfalls weiterer Untersuchungen und Nachprüfungen wert.

3. Die Dialysierhülsen sind häufig zu prüfen, da sie einerseits durch zu starkes Kochen leicht zu durchlässig werden können, andererseits durch längeren Gebrauch sich leicht verstopfen können. Man soll daher entweder eine große Menge von Hülsen zum beständigen Wechseln vorrätig haben oder dieselben alle 2 bis 3 Wochen, nach der Ansicht mancher sogar alle 8 Tage, nachprüfen. Die Anstellung von ausgiebigen Parallelversuchen schützt in den meisten Fällen vor derartigen Fehlresultaten.

Nach der neueren Vorschrift soll der Versuch 16 bis 24 Stunden bei einer Temperatur von 37° dauern. An der Veitschen Klinik hat sich eine Versuchszeit von 16 Stunden am besten bewährt. Nach dieser Zeit wird die Hälfte des Dialysates (10 ccm) mit 0,2 ccm einer 1 $^0/_0$igen Ninhydrinlösung genau und möglichst gleichmäßig 1 Minute lang gekocht. Die Anwesenheit von Abbauprodukten zeigt sich durch Auftreten einer Blaufärbung, die bisweilen erst beim Erkalten gut sichtbar wird. Die Ablesung soll deshalb erst nach einer halben Stunde erfolgen.

Da das Zustandekommen der Reaktion durch saure und alkalische, sowie oxydierende und reduzierende in der Laboratoriumsluft enthaltene Dämpfe gestört werden kann, so haben wir unsere Dialysierkölbchen stets in einem großen Glasgefäß mit eingeschliffenem Deckel untergebracht und so in den Thermostaten gestellt. Wir möchten diese Modifikation daher angelegentlichst empfehlen.

Strittig ist noch, wie lange die Fermente in dem Serum haltbar sind, resp. wie schnell nach der Blutentnahme der Versuch angesetzt werden muß. Uns hat sich am besten bewährt, dies 4 bis 6 Stunden nach der Venenpunktion zu tun. Einzelne Autoren berichten über eine Haltbarkeit der Fermente bis zu 7 Tagen (Williams und Pearce). Hier sei auch darauf hingewiesen, daß die Plazenta gleichfalls möglichst rasch nach der Gewinnung verarbeitet werden soll. Abderhalden selbst gibt an, daß länger liegende Plazenten, bei denen schon autolytische Prozesse im Gange sind, auch durch stundenlanges Auskochen oft nicht mehr in brauchbaren Zustand zu versetzen sind.

Alle neueren Untersucher sind sich über die große Empfindlichkeit der Abderhaldenschen Methode einig. Wenn die Resultate auch nach den Berichten der letzten zwei Jahre noch in der Weise schwankend sind, daß manche Autoren namentlich bei schwangeren Frauen ausnahmslos befriedigende Resultate erhalten (Hüssy, Goodman und Berkowitz), andere wieder bei Schwangeren stets positive Reaktionen erhalten, die negative Reaktion hingegen stets als beweisend für das Fehlen einer Schwangerschaft ansehen (Franz, Baumann, Echols u. a.), so zeigt dies doch, daß das Prinzip der Methode richtig sein muß und daß die Fehlerquelle hauptsächlich in derjenigen Richtung zu suchen ist, wo auch nicht schwangere Individuen positive Reaktion geben. Es sind dies alle diejenigen Zustände und Erkrankungen, bei welchen ein vermehrter Abbau des Bindegewebes im Körper stattfindet, wie z. B. fieberhafte und entzündliche Prozesse, Bindegewebsneubildungen (Myom) u. dgl. Solche Fälle wären eben nach Möglichkeit auszuschalten, und es ist meiner Meinung nach nur natürlich, daß die Reaktion in solchen Fällen positiv ausfallen kann, weil ja die als Substrat verwendeten Plazentarstücke auch reichlich Bindegewebe enthalten. Würden sie nur Chorionepithelien enthalten, so wäre diese Fehlerquelle wahrscheinlich beseitigt. Das ideale Plazentarsubstrat wäre also aus einem Plazentarzellenbrei etwa nach Art eines trockenen Pulvers herzustellen und es ist dies eigentlich eine rein technische Frage.

Für die Richtigkeit dieser Anschauung sprechen auch die von Tuma neuestens gemachten Erfahrungen, daß Jodkali und Fibrolysin, also bindegewebszerlegende Reagenzien, die Abderhaldensche Reaktion unspezifisch machen. Tuma hat diese Tatsache auch experimentell bestätigt, indem er unter Einhaltung aller Vorsichtsmaßregeln bei Schwangeren Jodkali verabreichte. Daraufhin baute das Serum von Wöchnerinnen Gehirn ebenso intensiv ab, wie Plazenta, etwas schwächer wurde Niere abgebaut. Die Kontrolle fiel negativ aus. Ganz analoge Resultate erhielt er mit Fibrolysin am Tiere.

Wenn Abderhalden und seine engeren Schüler nebst einer großen Anzahl von anderen Autoren trotz der Anwesenheit von Bindegewebe im Substrat überwiegend gute Resultate erhalten haben, so zeigt dies, daß die Fehlergrenze bei richtigem Arbeiten sehr niedrig ist. Ganz aus der Welt geschafft würde sie erst, wenn das plazentare Bindegewebe fortfällt. Bei nicht strengem Arbeiten tritt sie um so leichter in Erscheinung und das erklärt meiner Meinung nach am ehesten noch die Divergenz zwischen den Resultaten der verschiedenen Autoren.

Leichter auszuführen und weniger Fehlerquellen ausgesetzt ist die optische Methode.

Man braucht dazu einen präzise arbeitenden Polarisationsapparat, welcher Drehungsänderungen von 0,01 abzulesen gestattet. Ferner die von Abderhalden angegebenen 2 ccm fassenden Polarisationsröhrchen, womöglich auch den mit dem Apparat verbundenen elektrischen, auf 37° eingestellten Thermostaten. Zum Versuch verwendet man 1 ccm Serum und 1 ccm einer 5 %igen Plazentapeptonlösung. Es wird die Anfangsdrehung dieses Gemisches abgelesen, nach etwa 1 Stunde, wenn die Flüssigkeit die Temperatur von 37° angenommen hat, wird wieder abgelesen und von da ab in kurzen Intervallen bis zur Dauer von 48 Stunden. Änderungen über 0,04 fallen außerhalb der Fehlergrenze und sind als positiv zu betrachten. Das Gemisch darf nicht durch Hämolyse, Lipämie oder bakterielle Zersetzung getrübt sein, da sonst eine Ablesung unmöglich ist.

Die besten Resultate erhält man durch gleichzeitige Anstellung von optischem und Dialyseversuch, da sich die beiden ergänzen und gegenseitig korrigieren.

Während man bei Ausführung der optischen Methode viel weniger von den Versuchsutensilien abhängig ist, ist die Dialysiermethode für nicht scharfe Augen angenehmer. Für die optische Schwangerschaftsdiagnose kann man das dazu nötige Plazentarpepton bei den Höchster Farbwerken käuflich erhalten. Andere Organpeptone sind meines Wissens noch nicht erhältlich und es stehen deshalb optische Versuche im größeren Maßstab mit Karzinompepton, Ovarialpepton u. dgl. noch aus. Sollte es dazu kommen, so wäre jedenfalls auch dort die möglichste Ausschaltung des nicht spezifischen Bindegewebes und möglichste Reindarstellung der Parenchymzellen von Vorteil. Es läßt sich nicht leugnen, daß dies für viele Organe recht schwierig sein wird, während es für andere, wie z. B. die Leber, recht leicht wäre, wenn hier nicht wieder der reiche Gehalt an Blutkörperchen als störendes Moment hinzukäme. Aber das sind alles mehr technische Fragen, die sich zum großen Teil überwinden lassen dürften. Nur so ist es erklärlich, daß die besten Resultate bisher mit dem am meisten durchgeprobten ursprünglichen Ausgangsmaterial, der Plazenta selbst, erzielt worden sind. Die Anwendung auf die übrigen Organe des Körpers dürfte aus den genannten Gründen mit mehr Schwierigkeiten verbunden sein als dies anfangs viele Autoren angenommen haben. Aber wie gesagt, sind es auch hier nur technische Fragen und das Prinzip ist im Grunde richtig. Das zeigt uns schon allein die historische Betrachtung des Entwicklungsganges in der Serodiagnostik der Schwangerschaft mit ihrer konstant zunehmenden Verfeinerung der Methoden.

Was nun die klinische Bedeutung der Abderhaldenschen Reaktion anbelangt, so ist dieselbe in erster Linie an die Diagnose der Frühschwangerschaft gebunden. Die Reaktion ist schon in den allerersten Anfängen der Gravidität positiv. Vier bis acht Tage nach dem Ausbleiben der Menses, also zu einer Zeit, wo wir bislang kein anderes diagnostisches Hilfsmittel, auch keine von den früheren serologischen Methoden heranziehen konnten (vgl. die folgende Tabelle), lassen sich schon die spezifischen plazentaabbauenden Fermente im Blute nachweisen. Rübsamen aus der Kehrerschen und Schlimpert aus der Krönigschen Klinik, Hüssy aus der Klinik v. Herffs u. a. haben über solche Frühdiagnosen wiederholt berichtet.

Auch wenn die Reaktion nur diesen Erfolg allein zu verzeichnen hätte, denn negativer Ausfall der Reaktion deutet nach der überwiegenden Mehrzahl der Untersucher mit Sicherheit auf das Fehlen einer Schwangerschaft hin, wäre ihre klinische Bedeutung schon gesichert. Ich glaube, daß man daran zunächst festhalten und nicht allzu viel von der Methode verlangen soll, weil sie solche überspannte Anforderungen eher in Mißkredit zu bringen geeignet sind. Wie sehr die Abderhaldensche Reaktion gerade an frühzeitigem Auftreten alle anderen Reaktionen überholt, läßt sich aus nachfolgender Übersichtstabelle ersehen. Selbst die relativ noch frühzeitig eintretende Antitrypsinreaktion ist unter günstigen Umständen nicht vor dem Ende des ersten Monats nachweisbar.

	Frühestes Auftreten	Dauer	Konstanz	Spezifität
1. Synzytiolysinreaktion	unbestimmt	unbestimmt	häufig, aber nicht regelmäßig	
2. Präzipitinreaktion	unbestimmt	unbestimmt	häufig, aber nicht regelmäßig	
3. Hämolyt. Reaktionen	unbestimmt	unbestimmt	inkonstant	
4. Hämagglutination	unbestimmt	unbestimmt	inkonstant	
5. Resistenzverminderung der roten Blutkörperchen	unbestimmt	unbestimmt	häufig, aber nicht regelmäßig	
6. Verstärkung des Hämoglobinkatalysators	diagnostisch noch nicht ausgearbeitet		in den meisten Fällen von Gravidität	bei allen Krankheiten mit Eiweißzerfall
7. Anaphylaktische Reaktionen	unbestimmt	unbestimmt	unbestimmt	
8. Epiphaninreaktion	ziemlich frühzeitig	unbestimmt	fast regelmäßig	unbestimmt
9. Komplementbindung	Ende des 1. Monats	vorwiegend 2.—4. Monat	sehr häufig	nicht spezifisch
10. Ausflockungsreaktion	diagnostisch noch nicht ausgearbeitet			
11. Meiostagminreaktion	unbestimmt	vorwiegend 2. Hälfte der Gravidität	in der 2. Hälfte der Gravidität ca. in 92 % der Fälle	kommt auch bei Karzinom, Tuberkulose und Lues vor
12. Kobrahämolyse	vom 4. Monat der Schwangerschaft an	bis ins Wochenbett	ab 4. Monat nahezu konstant	kommt auch bei Karzinom, Tuberkulose und Lues vor
13. Antitrypsinreaktion	von der 4. Woche der Gravidität an	bis ins Wochenbett	nahezu konstant, oft aber undeutlich	kommt auch bei Karzinom, Tuberkulose, Myom, Entzündungen usw. vor
14. Freund-Kaminer-Kraussche Zellreaktion	diagnostisch noch nicht ausgearbeitet			
15. Abderhaldensche Reaktion	am 4.—8. Tage nach dem Ausbleiben der Menses	bis ins Wochenbett	98—100% bei Gravidität stets positiv. Negativer Ausfall beweist fast sicher das Fehlen der Gravidität	Bei Anwendung der optischen Methode fast absolut, bei Dialysierverfahren ab und zu Versager. Daher sind mit Bindegewebseinschmelzung einhergehende Erkrankungen (Entzündung, Karzinom u. dgl.) tunlichst auszuschließen.

Weniger von diagnostischem als von theoretischem und vielleicht auch prognostischem Interesse ist der Ablauf der Abderhaldenschen Reaktion bei der pathologischen Schwangerschaft.

Daß, wie die Reaktion uns zeigt, in Fällen von Schwangerschaftstoxikosen (Eklampsie, Schwangerschaftsniere, Hyperemesis) das Serum oft zu wenig Fermente besitzt, um sich der blutfremden und vielleicht auch abnorm funktionierenden Plazentartoxine erwehren zu können, hat auf unsere Auffassung dieser Vorgänge klärend und anregend gewirkt.

Was nun das Verhalten nicht schwangerer Individuen anbelangt, so muß man sagen, daß das Fehlen der Reaktion so gut wie immer gegen Schwangerschaft spricht. Andererseits fällt die Reaktion auch bei gesunden (nicht graviden) Personen fast stets negativ aus. Wir können dies auf Grund einer in die Hunderte gehenden Zahl von Untersuchungen im Abderhaldenschen Institute, in der Hallenser Frauenklinik und an zahlreichen anderen Instituten nunmehr wohl als ziemlich feststehend betrachten. Vgl. auch die neueren Arbeiten von Baumann, Goodman und Berkowicz, Echols, Franz, Hüssy, Hirsch, Keitler und Lindner aus dem Jahre 1915.

Vorsichtiger muß man die Frage beantworten, ob nicht bei gewissen gynäkologischen Erkrankungen auch manchmal positive Reaktion eintreten kann. Die divergentesten Meinungen in der Literatur beziehen sich nämlich auf diesen Punkt. Als differentialdiagnostisch wichtig gegenüber Gravidität können Amenorrhöe, Myom, Karzinom (besonders Korpuskarzinom), Ovarialtumoren und gegenüber der Extrauteringravidität Zysten oder entzündliche Adnextumoren in Betracht kommen.

Entsprechend meiner oben gegebenen Erklärung über den Einfluß der Einschmelzung von nicht spezifischem Bindegewebe auf den positiven Ausfall der Reaktion und auf die dadurch bedingte Verschiebung der Fehlergrenze möchte ich daher unter Berücksichtigung der in der Literatur niedergelegten Resultate bei dieser Gruppe von Erkrankungen glauben, daß der Kliniker besser daran tut, nach Tunlichkeit solche Fälle bei der Untersuchung von vornherein auszuschalten oder die diesbezüglichen Resultate mit entsprechender Vorsicht zu bewerten.

Man kann ja auch von der besten biologischen Methode nicht verlangen, daß sie restlos ohne Ausnahme zutreffende Resultate gibt. Als allbekanntes Beispiel dafür möchte ich nur die Wassermannsche Reaktion anführen, welche ja unbeschadet ihrer eminenten praktischen Bedeutung mit einer Ziffer von etwa 10 % Fehldiagnosen rechnet.

Zur Sicherung einer klinischen Diagnose ist aber die Verwendung der optischen Methode neben dem Dialysierverfahren unbedingt wünschenswert.

Seitz hat in seinem Referat auf der 15. Versammlung der Deutschen Gesellschaft für Gynäkologie betont, daß in der Frage der Schwangerschaftsveränderungen sich die Probleme des Eiweißstoffwechsels, der inneren Sekretion und der Immunitätsforschung berühren. In der Abderhaldenschen Reaktion können wir den greifbaren Ausdruck dafür erblicken.

Abderhalden selbst legt Wert darauf zu zeigen, ob die von ihm nachgewiesenen Abwehrfermente mit den bei den anderen Verfahren in Reaktion tretenden Immunkörpern (Hämolysinen, Agglutininen, Präzipitinen, resp. anders gearteten Ambozeptoren) und Komplementen in irgend welchem Zusammenhang stehen. Nach den daraufhin gerichteten Untersuchungen von Abderhalden selbst, sowie von Frank, Rosenthal und Biberstein scheint dies nun nicht der Fall zu sein, erstens weil die Immunkörper noch in Serumverbindungen wirksam sind, bei denen proteolytische Schutzfermentwirkungen nicht mehr stattfinden und zweitens weil die Schutzfermente schon zu einer Zeit auftreten, wo von einer Entstehung von Immunitätsreaktionen noch nicht die Rede sein kann.

Nach diesen allgemeinen Vorbemerkungen, welche dartun sollen, wie tiefgreifend der Einfluß der chemischen Zottenbestandteile auf sämtliche Organe der Schwangeren ist, wird es nur als selbstverständliche logische Folgerung zu betrachten sein, daß auch die pathologischen Erscheinungen in der Schwangerschaft auf eine übermäßige oder abnorme Funktion (Dysfunktion) der Plazentarelemente zurückzuführen sind. Auch auf diesem Gebiete hat J. Veit dieses Moment als einheitliches Prinzip konsequent durchzuführen gesucht, und es sind aus diesem Bestreben teils bewußt, teils unbewußt eine große Reihe von theoretischen und praktischen Errungenschaften in der Lehre von der Schwangerschaftspathologie hervorgegangen.

Gewiß sind bei manchen Schwangerschaftstoxikosen, so z. B. bei der Eklampsie und der Schwangerschaftsniere auch andere innersekretorische Drüsen als ursächliche Momente in Betracht zu ziehen, wie z. B. vielleicht die Niere oder die Leber, aber die primitivste Logik müßte eigentlich schon darauf führen, daß wenn bei vorher anscheinend gesunden Frauen organisch das Hinzutreten einer Schwangerschaft so schwere Erscheinungen auslöst, auch die Ursache dafür in den durch die Schwangerschaft neu hinzugekommenen Momenten, also dem wachsenden Ei, bzw. der Plazenta gesucht werden muß. Auch die tatsächlich oft, aber durchaus nicht regelmäßig, nachweisbaren abnormen Schwangerschaftsreaktionen der innersekretorischen Drüsen (auch der Niere und Leber) bei pathologischen Schwangerschaften müßten der Logik zufolge zunächst als etwas Sekundäres, durch die Schwangerschaftsprodukte selbst Ausgelöstes zu betrachten sein. Ja ich möchte sogar sagen, daß man nicht berechtigt ist, etwa bei der Eklampsie oder bei der Schwangerschaftsniere eine primäre Erkrankung oder Insuffizienz der Leber und Niere anzunehmen, solange nicht erwiesen ist, daß die Ursache der Störung nicht in einer übermäßigen oder, wie ich eher glaube, abnormen Funktion der Plazenta gelegen ist. Wir werden sehen, daß dies die einzige Auffassung ist, durch welche sich auch die Schwangerschaftstoxikosen in zwangloser und einwandfreier Weise erklären lassen und daß auch diejenige Therapie, welche dieser Anschauung Rechnung trägt, bereits die besten Erfolge aufzuweisen hat. Andererseits können wir aus der Literatur ersehen, daß alle diejenigen Erklärungsversuche, welche primäre Störungen in anderen Organen annehmen, durchaus nicht befriedigend verlaufen, weil konstante objektive Befunde an den betreffenden Organen nicht zu finden sind.

Betrachten wir nun von diesen Gesichtspunkten aus das Gebiet der sogenannten Schwangerschaftstoxikosen und der pathologischen Schwangerschaft überhaupt, so möchte ich sie in folgende Krankheitsbilder gruppieren:

1. Die Schwangerschaftsalbuminurie, deren höhere Grade wir auch als Schwangerschaftsniere bezeichnen können, zum Unterschied von der Schwangerschaftsnephritis, welche eigentlich nichts anderes vorstellt als eine Komplikation der Schwangerschaftsniere mit einem entzündlichen Vorgang, also einer echten Nephritis.

2. Die Eklampsie, die ja auch so gut wie immer mit Albuminurie einhergeht.

3. Die vorzeitige Lösung der Plazenta bei normalem Sitz, welche, je nach den Untersuchungen von Winter, J. Veit, Gottschalk, Schickele, Barchet, Seitz u. a. fast regelmäßig mit Albuminurie einhergeht. Diese Albuminurie als Nephritis schlechtweg aufzufassen, wie dies vor den Untersuchungen von Veit und auch jetzt noch gelegentlich (Winter) geschieht, würde aus dem Rahmen aller übrigen hierher gehörigen Erscheinungen ganz herausfallen. Dagegen hat die Praxis der Veitschen Auffassung von einer plazentaren Giftwirkung als gleichzeitiger Ursache der Albuminurie und der

vorzeitigen Plazentarlösung recht gegeben, indem solche Albuminurien nach der Geburt prompt verschwinden können. Diese Ansicht von einer chemischen Folge der „Zottenverschleppung" hat neuerdings viele Anhänger gewonnen (Schickele, Barchet, O. Frankl, A. Mayer, Seitz u. a.).

4. Eine ausgesprochen plazentare Erkrankung mit sehr schön sichtbarer Fernwirkung ist auch die Blasenmole. Hier ist die Abnormität in der Funktion der Chorionepithelien schon an der hydropischen Degeneration der Zottenelemente zu erkennen. Als Fernwirkungen dieser plazentaren Dysfunktion kennen wir die von Wallart, Seitz, Stöckel u. a. beschriebenen Thekaluteinzellenwucherungen und Thekaluteinzysten im Ovarium solcher Patienten. Als weiteres an die Schwangerschaftstoxikosen gemahnendes Symptom das häufige Auftreten von Albuminurie bei dieser Erkrankung.

5. Die Breussche Hämatommole, deren Ätiologie bis jetzt ja noch als ganz dunkel angesehen wird, möchte ich gleichfalls als plazentare Erkrankung bezeichnen und sie mit einer vorzeitig und total gelösten Plazenta bei normalem Sitz vergleichen.

6. Fast genau das gleiche gilt für das Chorionepithelion, das ja im Grunde genommen eine ins Pathologische gesteigerte Chorionzottenverschleppung bzw. -invasion darstellt. Auch hier häufig Albuminurie und die charakteristischen Thekaluteinzellen und Luteinzysten im Ovarium als Steigerung der physiologischen zystischen Follikelatresie und Thekaluteinzellenwucherung in der Schwangerschaft. Auch sonstige Veränderungen an den übrigen Organen müßten sich bei näherem Zusehen noch als Ausdruck der Plazentarvergiftung oder plazentaren Hyperfunktion finden lassen.

7. Als mechanische Folge der Zotteninvasion müßte nach J. Veit auch die Tubenruptur bei Extrauterinschwangerschaft aufgefaßt werden, indem Verstopfung der abführenden Venen durch Zotten nicht nur, wie andere Autoren sich dies vorstellen, zu Arrosion der Gefäßwände und der Eikapsel, sondern auch infolge von Stauung zur Erhöhung des intrakapsulären Druckes und damit zur Tubenruptur führen. Dabei möchte ich es dahingestellt sein lassen, ob nicht auch eine qualitativ veränderte Funktion des jungen Trophoblastes bei der fehlerhaften Einidation neben dem von Veit angenommenen Tubenkatarrh mit in Frage kommt.

8. Unter demselben Gesichtspunkte sind vielleicht auch manche Fälle von Abortus zu betrachten.

9. Die Hyperemesis gravidarum ist nach Ansicht der meisten neueren Autoren auf die Einwirkung der Schwangerschaftstoxine zurückzuführen, wobei vielleicht eine gewisse neuropathische, asthenisch-enteroptotische oder sonst irgendwie mangelhaft veranlagte Konstitution mit unterstützend wirkt.

10. Auch die Chorea gravidarum möchte ich hier einreihen, welche vielleicht ebenso wie die Schwangerschaftstetanie bei Individuen mit geschädigtem Zentralnervensystem bzw. insuffizienten Epithelkörperchen durch die Plazentartoxine provoziert werden kann.

11. Endlich gehören hierher auch noch die sogenannten Schwangerschaftsdermatosen, denen man in neuerer Zeit deshalb besonderes Interesse geschenkt hat, weil sie in therapeutischer Hinsicht die Lehre von den Schwangerschaftstoxinen zu bestätigen scheinen. Sie lassen sich nämlich durch Immunserum von gesunden Schwangeren oft auffallend günstig beeinflussen (A. Mayer u. a.), eine Tatsache, die uns ermutigt, diesen Weg auch für die anderen, namentlich schwereren Formen der Schwangerschaftstoxikosen zu verfolgen.

12. Mit einer gewissen Berechtigung müßten hier auch alle anderen während und durch die Schwangerschaft ausgelösten Blutdrüsenerkrankungen, wie akute gelbe Leberatrophie, Basedow, Akromegalie, Diabetes, Addison, Sklerodermie, Adipositas dolorosa, Leukämie, perniziöse Anämie

usw. aufgezählt werden, weil auch sie alle in letzter Linie bei dazu disponiertem Nerven- und Blutdrüsensystem, hämatopoetischem und Stoffwechselapparat durch die Schwangerschaftstoxine hervorgerufen werden.

4. Stoffwechselstörungen während der Schwangerschaft.

Es existiert also, wie wir gesehen haben, bereits eine ziemliche Anzahl von Krankheitsbildern, die man mit Recht als „plazentare Erkrankungen" bezeichnen kann. Bevor wir auf die Klinik dieser Zustände näher eingehen, möchte ich noch die allen diesen Zuständen gemeinsame pathologische Physiologie kurz besprechen. Diese umfaßt in der Hauptsache die Alterationen des Stoffwechsels in der Schwangerschaft dahingehend, daß die mit der normalen Gravidität verbundenen Veränderungen der Stoffwechseldrüsen eine Steigerung oder Verschiebung ins Gebiet des Pathologischen erfahren.

Alle die zahlreichen in den letzten Jahren angestellten Untersuchungen über den Stoffwechsel in der normalen Schwangerschaft gewinnen dadurch erst an praktischem Wert, daß wir sie unter dem vereinfachenden, einheitlichen Gesichtspunkt von der plazentaren Ätiologie aller normalen und pathologischen Schwangerschaftsveränderungen, seien sie nun morphologischer oder funktioneller Natur, betrachten.

Es kann sich im Rahmen unserer Ausführungen natürlich nur darum handeln, die Ergebnisse aller hierher gehörigen Forschungen zu besprechen. Bezüglich aller Einzelheiten kann ich auf die ausgezeichnete Darstellung von Seitz in erster Linie verweisen.

Alle bisherigen Untersuchungen über den Eiweiß-, Fett- (Lipoid-), Kohlehydrat- und Mineralstoffwechsel in der Schwangerschaft haben sich bemüht, den Einfluß der verschiedenen innersekretorischen Drüsen auf alle diese Funktionen nach Möglichkeit klarzustellen. Die Schilddrüse, die Hypophyse, die Nebennieren, die Epithelkörperchen, das Pankreas und in den letzten Jahren auch das Ovarium spielten die Hauptrolle bei diesen Fragestellungen. Verhältnismäßig wenig ist von der sicher sehr ausschlaggebenden Funktion der Leber, noch seltener von der der Milz die Rede.

Und das naheliegendste Moment, der direkte Einfluß der Plazenta selbst auf alle diese Stoffwechselvorgänge ohne Vermittlung der übrigen innersekretorischen Drüsen ist in systematischer Weise überhaupt noch niemals durchgeführt worden.

Und doch dürfte es keinem Zweifel unterliegen, daß ein Organ, welches so gewaltige Umwälzungen im mütterlichen Körper hervorzubringen vermag, auch imstande ist, beispielsweise den Eiweiß- und Fettstoffwechsel (beim Lipoidstoffwechsel tritt dies besonders greifbar zutage) in ganz elementarer Weise zu beeinflussen.

Die neueren Autoren, welche sich mit der Stoffwechselpathologie befassen, haben es vielfach versucht, die innersekretorischen Drüsen in fördernde und hemmende Gruppen bezüglich der einzelnen Zweige des Stoffwechsels einzuteilen (Falta, Eppinger, Rudinger, Heß, Verf., Cristofoletti, Adler, Seitz u. a.).

Die Plazenta figuriert unter dieser Gruppeneinteilung noch nicht.

Experimentelle Untersuchungen darüber, ob die erwiesenermaßen im mütterlichen Blute kreisenden plazentaren Stoffe direkt am Skelettaufbau, am Eiweiß-, Glykogen- und Fettbestand der Mutter mitwirken oder ob und in welchem Maße sie sich dazu auch der Vermittlung und Regulierung durch die übrigen Blutdrüsen bedienen, wären demnach gewiß von größtem Interesse.

Aber von den beiden Hauptforschungsmethoden in der Lehre von der inneren Sekretion versagt die Exstirpationsmethode begreiflicherweise in diesem Falle ganz; sie könnte höchstens bis zu einem gewissen Grade durch Parabiose-Versuche (Heyde und Sauerbruch, Grigoriu u. a.) ersetzt werden.

Experimente der zweiten Art mit Einverleibung von Plazentarextrakt und Rücksichtnahme auf die dabei sich ergebenden Veränderungen des Eiweiß-, Fett-, Kohlehydrat- und Mineralstoffwechsels wären ebenso naheliegend als notwendig.

Wenn wir die sonst so weitgehenden Analogien der Plazenta mit dem Ovarium zu Rate ziehen, so versagen diese im Zusammenhalt mit den klinischen Erfahrungen in bezug auf den Stoffwechsel obiger Kategorien und die Funktionen des vegetativen Nervensystems vollständig.

Der vermehrte Fettansatz, das gesteigerte Knochenwachstum und die eher herabgesetzte Kohlehydrattoleranz während der Gravidität entsprechen eher den Zuständen nach der Kastration, als denen bei intakter oder gar potenzierter Ovarialfunktion, als welch letztere die Plazentarwirkung ja in vieler Hinsicht aufzufassen ist. Es ist deshalb und auch aus vielen anderen Gründen nicht zweckmäßig, einfach von einer herabgesetzten Funktion des Ovariums in der Schwangerschaft zu sprechen. Wenn auch die Ovulation nicht periodisch wiederkehrt, so findet doch ein dauerndes sehr lebhaftes Wachstum und Atresieren der Follikel statt, was auf eine sehr lebhafte Ovarialtätigkeit schließen läßt. Diesem Umstand verdankt ja auch in erster Linie die interstitielle Eierstocksdrüse während der Schwangerschaft ihre gegenüber dem sonstigen Verhalten beim erwachsenen Weibe ganz einzig dastehende Blütezeit und Entwicklung.

In funktioneller Hinsicht den Einfluß des Ovariums während der Schwangerschaft zu bewerten, ist bei dem Übergewicht des plazentaren Einflusses nicht leicht. Einen Einblick darin kann man nur durch Kastrationsversuche oder Einverleibung von Ovarialsubstanz an schwangeren Individuen gewinnen.

Die ersten diesbezüglichen Versuche hat Landsberg an Tieren unternommen und ist zu dem Ergebnis gelangt, daß die Ovarien in der Schwangerschaft auf den Eiweißstoffwechsel (vielleicht durch das Corpus luteum graviditatis und die interstitielle Eierstocksdrüse) eine assimilationsfördernde Wirkung ausüben, wodurch die Stickstoffausscheidung verringert wird. Diese Wirkung vermag allem Anschein nach das Corpus luteum nur auf weibliche Individuen auszuüben und sie scheint bei schwangeren Individuen stärker hervorzutreten, als bei nicht schwangeren Individuen.

Betreffend die diesen Beobachtungen zugrunde liegenden morphologischen Veränderungen des Ovariums während der Schwangerschaft kann ich mich hier kurz fassen.

Unterschiede zwischen dem Corpus luteum graviditatis und menstruationis haben die verschiedensten Autoren, zuletzt in größerem Maßstabe W. Miller, zu eruieren gesucht. Neben der ungleich längeren Persistenz ist das Corpus luteum der Schwangerschaft noch durch reichlicheren Lipoidgehalt und angeblich auch durch vermehrten Gehalt an Kalksalzen (Kristallen) ausgezeichnet. Daß im Corpus luteum der Schwangerschaft auch Thekaluteinzellen reichlich beigemengt sind, ist nur natürlich.

Bezüglich der Einzelheiten der gesteigerten Follikelatresie und der Vermehrung der interstitiellen Eierstocksdrüse in der Schwangerschaft verweise ich auf den morphologischen Abschnitt des Kapitels Ovarium und insbesondere auf Fig. 20, welche mehr sagt, als langwierige Beschreibungen.

Ich halte es für wichtig, derartige Übersichtsbilder über die Graviditätshypertrophie der interstitiellen Drüse abzubilden, da die Entdecker dieser Bildungen (Wallart, Seitz, Stöckel u. a.) meist nur aus einzelnen Follikeln bestehende Detailbilder oder, wie Wallart, nur ungefärbte Konturbilder von Übersichtspräparaten publiziert haben. Die Folge davon war, daß diese interessanten Gebilde der Mehrzahl der Gynäkologen dem Namen nach wohl bekannt, dem Aussehen nach aber bislang unbekannt geblieben sind.

Daß die Kenntnis dieser Verhältnisse von Wichtigkeit ist, werden wir bei den Schwangerschaftstoxikosen sehen, wo sich die genannten Schwangerschaftsveränderungen des Ovariums in pathologischer Steigerung als Thekaluteinzellenwucherungen und Thekaluteinzysten wiederfinden.

a) Eiweißstoffwechsel.

Betrachten wir nun den Einfluß des Schwangerschaftsproduktes bzw. der Plazenta selbst auf den Eiweißstoffwechsel, so finden wir, daß auch schon bei normaler Schwangerschaft eine leichte Verschiebung gegenüber der Norm vorhanden ist. Es wird etwas weniger von dem normalen Endprodukte, dem Harnstoff, ausgeschieden (Bar, Falk und Hesky, Landsberg), dagegen mehr Stickstoff in Form des Ammoniaks (Zangemeister, Bar, Landsberg, Falk und Hesky), des Kreatins (Heynemann), der Aminosäuren (Leersum, Falk und Hesky, Landsberg) und der Polypeptide (Salomon und Saxl, Falk und Hesky). Man muß daraus mit L. Seitz schließen, daß der schwangere Organismus doch nicht so gut, wie außerhalb der Gravidität, die Eiweißstoffe zu verbrennen vermag. Eine freilich recht geringe Schwäche im Eiweißabbau läßt sich demnach nicht bestreiten (Seitz).

Dazu kommt noch, daß Porges und Novak die schon seit langem bekannte Neigung schwangerer Frauen zur Azetonurie neuerlich bestätigt und in ihrem Wesen einigermaßen aufgeklärt haben. Frühere Untersucher waren geneigt, das Auftreten von Azeton im Harn Gravider mit einem intrauterinen Fruchttod in Zusammenhang zu bringen (Vicarelli, Knapp), doch wurde diese Anschauung von anderer Seite (Mercier und Menu, Couvelaire, Scholten u. a.) völlig widerlegt. Dabei ist es für uns von größtem Interesse, daß speziell Mercier und Menu das Zusammentreffen von Azetonurie mit verschiedenen anderen Krankheitszuständen in der Schwangerschaft (Albuminurie, Eklampsie, Extrauterinschwangerschaft) betonten.

Wie notwendig es ist, immer wieder und wieder die von Veit begründete möglichst einheitliche Auffassung aller pathologischen Zustände in der Schwangerschaft als plazentare Störungen zu betonen, zeigt das Beispiel von zwei so ausgezeichneten und gründlichen Forschern wie Novak und Porges, die ein Jahr nach ihrer Veröffentlichung über die Ursache der Azetonurie bei Schwangeren dasselbe Phänomen bei Extrauterinschwangerschaft beschrieben haben und sich doch derart über die Ätiologie dieser Erscheinung im unklaren sind, daß sie, wie auch in ihrer ersten Abhandlung, an eine Einflußnahme der Plazenta auf die Stoffwechselstörung überhaupt gar nicht denken sondern „einen eventuellen Einfluß des Ovulationsprozesses auf den Ausfall der Reaktion nicht ausschließen".

Was wäre naheliegender als an die normale oder krankhaft funktionierende Plazenta als Ursache der Azetonurie ebenso wie der ebenfalls von Novak und Porges studierten Azidosis in der Schwangerschaft zu denken.

Statt dessen bemühen sich auch sonst in ähnlicher Weise die meisten Autoren, alle möglichen schwachen Stellen im Körper der Schwangeren ausfindig zu machen, um die verschiedenen Anomalien des Stoffwechsels, namentlich in der pathologischen Schwangerschaft, zu erklären. Natürlich mit sehr wechselnden, oft widerspruchsvollen und unbefriedigenden Resultaten. Am meisten ist von solchen Untersuchungen wohl die Leber betroffen worden und ein heftiger Streit tobt noch heute um den von den Franzosen geschaffenen und von Hofbauer histologisch gestützten Begriff der Schwangerschaftsleber. Die näheren Einzelheiten werden wir im Kapitel Leber besprechen. Hier sei nur so viel erwähnt, daß ohne allen Zweifel die Leber auf alle Gifte und so auch auf die Plazentarsubstanzen schon im Experiment durch sehr starke Anschwellung, Hyperämie und bei länger dauernder Einwirkung mit Fettinfiltration (Lipoidreichtum), später fettiger Degeneration und Nekrose reagiert und dabei ganz ähnliche Bilder gibt, wie bei der akuten gelben Leberatrophie oder der Eklampsie (eigene Versuche).

Auch eine spontane Vergrößerung, Hyperämie und Lipoidanreicherung in der normalen Schwangerschaft konnte durch vergleichende Beobachtungen an Kontrolltieren festgestellt werden (eigene Versuche). Der Streit um die Existenz einer Schwangerschaftsleber im morphologischen Sinne kann deshalb wohl endgültig als in positiver Hinsicht entschieden gelten. Exakte Tierversuche beweisen gerade in solchen Fällen mehr als das oft viel geringeren Vergleichswert besitzende pathologische Material am Menschen.

Ich möchte daher die zweifelsohne bestehenden histologischen Veränderungen der Leber in der normalen Schwangerschaft mit den Schwangerschaftsveränderungen der übrigen innersekretorischen Drüsen gleichsetzen, insbesondere auch mit der noch zu wenig beachteten Schwangerschaftshypertrophie der Milz. Daraus allein kann und soll man aber noch keine Schwäche, sondern höchstens eine erhöhte Inanspruchnahme der Leber ableiten und die Ursachen für die auf sie bezogenen funktionellen Abweichungen im Stoffwechsel in letzter Linie doch der Plazenta zuschreiben.

In diesem Sinne wären die von Heynemann und Landsberg, Falk und Hesky, Hofbauer u. a. erhaltenen negativen oder unsicheren Ergebnisse betreffend die Leberfunktionsprüfung mit Lävulose zu deuten.

Auch die bei Schwangeren öfters, aber inkonstant vermehrte Urobilinurie hat man so zu verwerten gesucht (Le Maire, Bar und Daunay, Merletti).

Mit den veränderten Bedingungen des Eiweißabbaues hängt auch die schon bei normaler, noch mehr aber bei pathologischer Schwangerschaft gesteigerte Azidosis des Blutes zusammen, für welche Novak und Porges ein Maß in der Herabsetzung der Kohlensäurespannung des Blutes gefunden haben. (Näheres über diese Methode im Kapitel Osteomalazie.) Die vermehrte Azidosis im Blute der Schwangeren ist bekanntlich auch bei anderen Stoffwechselanomalien, wie z. B. bei Diabetes, sehr auffallend und gibt sich auch in der Ausscheidung abnormer Stoffwechselendprodukte im Harne der Schwangeren kund (Azeton, Polypeptide u. dgl.).

Will man auf diesem vielfach noch dunklen Gebiete weiterkommen, so wird man sich manchen Umweg dadurch ersparen, daß man von nun an nicht so sehr sein Augenmerk auf die übrigen Stoffwechseldrüsen, als vielmehr auf die direkte Einwirkung der Plazenta richtet.

Wenn in der zweiten Hälfte der Schwangerschaft nach neueren Untersuchungen eine beträchtliche Retention von Eiweiß stattfindet, so wird dies selbstverständlich in erster Linie den Bedürfnissen der wachsenden Frucht zuzuschreiben sein.

Wenn man ferner bisher sagen konnte, daß die Schilddrüse, die Hypophyse, das chromaffine System und das Ovarium (außerhalb der Gravidität) den

Eiweißansatz bis zu einem gewissen Grade hemmen, das Pankreas und die Epithelkörperchen ihn fördern, so bedarf dieser Satz noch insoferne der Ergänzung, daß man sagen muß: „auch das wachsende Ei bzw. die Plazenta fördert den Eiweißansatz bei der Mutter, zumindest in der zweiten Hälfte der Schwangerschaft.“ Gewissermaßen würden sich dann in dieser Beziehung, trotz aller sonstigen Parallelismen, Ovarium (außerhalb der Gravidität) und Plazenta als Antagonisten gegenüberstehen.

Dieser Antagonismus ist aber nur ein scheinbarer, da, wie Landsberg gezeigt hat, das Ovarium in der Schwangerschaft gleichfalls den Stickstoffansatz fördert.

b) Der Fettstoffwechsel in der Schwangerschaft.

Fast genau dieselbe Gruppierung der innersekretorischen Drüsen, wie beim Eiweißstoffwechsel, hat man auch bei dem ziemlich parallel verlaufenden Fettstoffwechsel in der Schwangerschaft aufgestellt. Nur ist auch hier die Plazenta in das Schema bisher nicht aufgenommen worden.

Von der ganz enormen, alle Gewebe durchsetzenden makroskopischen und mikroskopischen Anreicherung des schwangeren Organismus mit fettartigen Substanzen (Neutralfetten und Lipoiden) ist schon gelegentlich der Charakterisierung des Schwangerenblutes die Rede gewesen.

W. Lindemann hat an der Veitschen Klinik eingehende Untersuchungen über die biologische Bedeutung der Lipoide in der normalen und pathologischen Schwangerschaft angestellt und hat zunächst die schon lange bekannte, von Neumann und Herrmann neuerdings exakt bewiesene Vermehrung des Cholesterin- und Cholesterinestergehaltes im Schwangerenblut bestätigen können. Was die besondere Bedeutung der Lipoide in der Schwangerschaft anbelangt, so ist sie eine sehr vielseitige, denn die Lipoide scheinen vor allem in Beziehung zu den fermentativen Vorgängen und zu den Immunitätsprozessen im Blute zu stehen.

Nach J. Bang können sie demnach als eigentliche Enzyme, als Enzymaktivatoren, als Kinasen, als Anregungsstoffe zur Enzymbildung und als Hemmungskörper auftreten. In bezug auf die Immunitätsvorgänge sind sie erkannt als Gifte, toxisch und lytisch wirkende, als Aktivatoren für Lysine, als Kinasen für Enzyme, Lysine, als Hemmungskörper bei Lysinen und Toxinen, als Antigene (Lindemann).

Schließlich spielen die Lipoide auch eine Rolle beim Zustandekommen der Antitrypsinreaktion und der Abderhaldenschen Reaktion, in dem Sinne, daß namentlich bei pathologischen Schwangerschaften ein erhöhter Lipoidgehalt den Ausfall der Abderhaldenschen Reaktion anscheinend zu hemmen oder doch abzuschwächen imstande war.

Daß Lipoide auch direkt als Hormone wirken können, haben Iscovesco, Fellner, Herrmann, Lindemann u. a. dadurch zeigen können, daß sie mehr oder minder gereinigte alkoholische, ätherische oder Petrolätherextrakte aus Ovarium oder Plazenta zu subkutanen Injektionen im Tierexperiment verwendeten und daraufhin Wachstumserscheinungen am Genitale und an den Brustdrüsen beobachteten. Sie erhielten damit ähnliche, nur ungleich schwächere Resultate, als ich sie mit dem wässerigen Extrakt aus Ovarium oder Plazenta bekommen konnte. Namentlich die Endstadien des Prozesses in Form von Milchsekretion in der Brustdrüse einerseits und Hämorrhagie im Uterus andererseits konnten mit Lipoid allein niemals erzielt werden. Trotzdem muß man zugeben, daß die immerhin bemerkenswerten Wachstumserscheinungen am Uterus mit Drüsenneubildung, Schleimhautwucherung und mäßiger Hyperämie, ebenso wie geringe Größenzunahme der Brustdrüsen mit Kolostrumsekretion eine Art von Hormonwirkung repräsentieren. Doch scheint auch das von Herrmann rein dargestellte Lipoid (Pentaminodiphosphatid) demnach nur einen Teil der Wirkungen des wässerigen Ovarial- oder Plazentarextraktes in sich zu haben.

Für unser engeres Thema bedeutungsvoll erscheint es aber, daß die Lipoide im Organismus der Schwangeren im allgemeinen, die Lipoide in den Chorionepithelien im besonderen innersekretorische Wirkungen (Hormonwirkungen) auszuüben imstande sind.

Ich möchte dies besonders deshalb betont wissen, weil frühere Forscher, wie Hofbauer, Ercolani, Creighton und Pinoy u. a. das namentlich im Trophoblast besonders reichlich enthaltene Lipoid nur als Nahrungsfett oder auch Degenerationsfett gelten lassen wollen.

Von besonderer Bedeutung in den Versuchen von Fellner, Neumann-Herrmann und Lindemann ist auch der Umstand, daß sie ebenso, wie ich dies gemeinschaftlich mit Grigoriu bei Einverleibung von Plazentarextrakt beschrieben hatte, auch nach Einverleibung von Lipoidsubstanzen an allen innersekretorischen Drüsen des Körpers schwangerschaftsartige Veränderungen beobachten konnte (Zunahme der Nebennierenrinde u. dgl.), hauptsächlich bestehend in einer Zunahme des Lipoidgehaltes dieser Organe. Die Analogie mit den in den Chorionepithelien enthaltenen Lipoidstoffen ist damit hergestellt.

Dagegen kann der Standpunkt, die vermehrte Cholesterinproduktion in der Schwangerschaft durch Hypofunktion des Ovars zu erklären, als überwunden betrachtet werden. Auch Seitz ist der Anschauung, daß das Ei selbst und im speziellen die Chorionzotten direkt oder indirekt die Cholesterin produzierenden Organe der Mutter zu erhöhter Tätigkeit anregt.

Ob die Plazenta selbst als Cholesterin produzierendes Organ wesentlich in Betracht kommt, ist dabei Nebensache, wenn auch manche Autoren (Bienenfeld, Mohr und Freund, Ballerini und Aschoff) den relativen Lipoidgehalt der Plazenta namentlich in der ersten Zeit sehr hoch befunden haben.

Auf eine weitere Anomalie im Fettstoffwechsel deuten noch zwei Momente hin und das ist die schon gelegentlich des Eiweißstoffwechsels erwähnte Schwangerschaftsazetonurie und die Schwangerschaftsfettsucht.

Daß Frauen infolge durchgemachter Schwangerschaften dauernd ein stärkeres Fettpolster zeigen, als vor dieser Zeit, ist eine allbekannte Tatsache und man muß daraus schließen, daß die Schwangerschaft an sich den Fettansatz begünstigt. Es spricht auch alles dafür, daß wir hier nicht nur eine sogenannte exogene, durch die veränderte Lebensweise und sonstige äußere Umstände herbeigeführte Fettsucht, sondern eine auf wirklichen endogenen Ursachen beruhende, alle Organe des Körpers bis ins Blut durchsetzende Lipomatosis vor uns haben. Es ist nicht nötig, dabei die Funktionsänderung des Ovariums verantwortlich zu machen, wie dies noch vielfach geschieht. Wenn auch nach der Kastration, im Klimakterium und bei Hypofunktion des Ovariums (Amenorrhöe, Sterilität) Fettansatz zu beobachten ist, so ist dieser doch nicht so konstant und hochgradig, wie in der Schwangerschaft. Auch sind ja die Kastrationsveränderungen der innersekretorischen Drüsen, so ähnlich sie den Schwangerschaftsveränderungen auch sehen mögen, im wesentlichen doch etwas anderes, als letztere. Im ersteren Falle handelt es sich um vikariierende Erscheinungen, im letzteren Falle um Reaktionen auf einen neu hinzugekommenen, gewissermaßen „blutfremden“ Reizkörper, der höchstwahrscheinlich von den Chorionepithelien ausgeht.

Die Beziehungen der Schwangerschaftsazetonurie zum Fettstoffwechsel anlangend, nimmt die Mehrzahl der Autoren jetzt an, daß der Schwangerenorganismus dem gesteigerten Abbau der Fettkörper weniger gewachsen ist und daß er eine größere Menge von Fett nicht wie sonst bis zu den Endprodukten zu verbrennen vermag (Seitz). Auch vermutet man in dieser Schwäche des Schwangerenorganismus eine Schädigung der Leber.

Es ist zwar bekannt, daß Azeton im Harn auch bei gesunden Menschen nach Entziehung von Kohlehydraten und im Hungerzustand wesentlich ansteigt, weil die zur Deckung des Nahrungsbedürfnisses herangezogenen größeren Mengen von Fett nicht bis zu den niedrigsten Abbaustufen verbrannt werden können.

Wenn wir aber hören, daß es neben der auf diätetische Momente zurückzuführenden Azetonurie doch auch noch eine spezifische Schwangerschaftsazetonurie gibt, und daß diese wieder bei der Hyperemesis besonders stark ausgeprägt ist, so gibt das doch insoferne zu denken, als wir neben den Verhältnissen der Ernährung doch ganz besonders das von der Plazenta ausgehende toxische Moment, vielleicht eine vermehrte Abgabe oder abnorme Beschaffenheit der Plazentarlipoide ins Auge zu fassen haben werden. Jedenfalls liegt uns dies näher, als an die doch erst sekundär in Betracht kommende Leberstörung zu denken.

Interessant, aber doch auch von sekundärer Bedeutung erst vielleicht hinsichtlich der Eklampsie, scheint die Tatsache, daß im Wochenbett eine vermehrte Ausscheidung von Cholesterin durch die Brustdrüse erfolgt.

c) Der Kohlehydratstoffwechsel in der Schwangerschaft.

Nach den Untersuchungen von Falta, Eppinger, Rudinger und Heß, sowie denen von gynäkologischer Seite, Cristofoletti, Verf., Adler, Stolper u. a. wirken die Schilddrüse, die Hypophyse und das chromaffine System herabsetzend auf die Kohlehydrattoleranz und fördernd auf die Adrenalinglykosurie. Im umgekehrten Sinne wirken das Pankreas, die Epithelkörperchen und das Ovarium.

Nach dem jetzigen Stand unserer Kenntnisse können wir zur ersteren Gruppe auch die Plazenta hinzurechnen, da während der Schwangerschaft von der überwiegenden Mehrzahl der Untersucher Neigung zu alimentärer Glykosurie und Spontanglykosurie festgestellt worden ist. Auch die Tatsache, daß in einem größeren Prozentsatz als bei nicht schwangeren Personen die Assimilationsfähigkeit für Lävulose herabgesetzt ist, muß wohl in diesem Sinne gedeutet werden, da für eine Leberinsuffizienz als Ursache dieser Erscheinung keine Anhaltspunkte vorliegen (Heynemann, Bennecke).

Eher scheint es, daß durch die Schwangerschaftsprodukte eine gewisse Undichtigkeit im Nierenfilter hervorgerufen wird, so daß man von einer renalen Glykosurie in der Schwangerschaft, bei höheren Graden von renalem Diabetes der Graviden sprechen kann (Novak und Porges, Frank). Dabei scheint der Blutzuckergehalt in der Schwangerschaft keine Erhöhung zu erfahren (Neubauer und Novak, Benthin, Schirokauer und Bergsma).

Ganz besonders interessant und noch wenig studiert ist die häufig im Wochenbett beobachtete Ausscheidung von Milchzucker im Harne der Wöchnerinnen. Man erklärt dieses Phänomen aus der Resorption des in der Brustdrüse gebildeten Milchzuckers. Daß dieser ins Blut gelangte Milchzucker aber nicht verbrannt, sondern als solcher ausgeschieden wird, ist wieder ein

Beweis für die herabgesetzte Kohlehydrattoleranz in der Schwangerschaft, wenn es sich dabei auch um eine andere Zuckerart und überhaupt um einen anderen Prozeß als bei der Dextrosurie der Schwangeren handelt.

Frank stellt überhaupt den Satz auf, daß jede schwangere Frau einen renalen Diabetes habe, der zumindest latent als solcher vorhanden sei. Es ist dann sehr naheliegend anzunehmen, daß die durch die Schwangerschaftsprodukte stark in Anspruch genommene und in ihrer Struktur ja fast regelmäßig veränderte Niere für Zucker leichter durchlässig wird.

Bezüglich der sehr interessanten Laktosurie im Wochenbett liegen einander durchaus widersprechende Berichte vor.

So soll de Sinety bei einem Tiere mit Laktosurie die Brustdrüsen entfernt haben, worauf der Milchzucker (?) sofort aus dem Harn verschwand, und Magnus-Levy und Zuntz konnten, wenn sie bei Tieren vor dem Wurf die Milchdrüse exstirpierten, den Eintritt einer Laktosurie überhaupt verhindern.

Demgegenüber stehen die Experimente von Porcher und Verf., von denen ersterer bei Ziegen, letzterer bei Meerschweinchen nach dem Wurf im Harn in der Regel keinen Zucker fanden. Wurden aber bei diesen Tieren die nur in der Zweizahl vorhandenen und deshalb leichter exstirpierbaren Brustdrüsen entfernt, dann trat prompt eine mehrere Tage anhaltende Glykosurie auf, wobei es sich jedoch um Traubenzucker und nicht um Milchzucker handelte. Man muß wohl annehmen, daß das etwa in der Leber aufgestapelte und für die Brustdrüse bestimmte Glykogen als Traubenzucker ins Blut gelangt und, da die Umwandlung in Milchzucker mangels einer Brustdrüse entfällt, von den leichter durchlässigen Nieren ausgeschieden wird. Näheres über dieses interessante und noch ungelöste Problem vgl. im Kapitel Brustdrüse.

Mit der vielleicht etwas erhöhten Erregbarkeit des vegetativen Nervensystems in der Schwangerschaft hängt es vielleicht auch zusammen, daß Adrenalinglykosurie nach Injektion von sonst unterschwelligen Adrenalindosen (0,3 ‰) bei Schwangeren häufiger auftritt als bei Normalen (Reichenstein, Cristofoletti, Verf.). Jäger konnte an der Seitzschen Klinik allerdings keinen wesentlichen Unterschied zwischen Schwangeren und Nichtschwangeren feststellen, doch setzen solche Untersuchungen auch möglichst gleiche Ernährungsbedingungen bei den verschiedenen Personen voraus.

Im großen und ganzen kann man aber doch sagen, daß durch die Einwirkung der Schwangerschaftsprodukte die Kohlehydrattoleranz herabgesetzt und Adrenalinglykosurie leichter auslösbar wird. Die Plazenta wirkt also diesbezüglich als Antagonist des Ovariums und ähnlich, nur quantitativ viel schwächer, wie das chromaffine System bzw. die Nebennieren.

Besteht in der Schwangerschaft außerdem ein echter Diabetes, so werden sich nicht nur die mit beiden Zuständen verbundenen allgemeinen Stoffwechselschädigungen summieren, sondern ganz besonders auch die Neigung zur Zuckerausscheidung und zur Azidosis (Azeton und Azetessigsäure im Harn).

Dementsprechend ist auch die Prognose für Mutter und Kind recht häufig schlecht und auch der Diabetes selbst wird durch die Schwangerschaft nicht selten dauernd verschlimmert.

Es wird uns auch nicht wundern, daß überhaupt nur 5 % der diabetischen Frauen konzipieren (L. Seitz).

Doch möchte ich die Ursache des Diabetes nicht so häufig und nicht so ausschließlich im Pankreas allein suchen, wie dies die Mehrzahl der Autoren bisher tut, sondern namentlich auch Anomalien des Zentralnervensystems und dadurch bedingte Funktionsstörung in den anderen innersekretorischen Drüsen dafür verantwortlich machen.

d) Der Mineralstoffwechsel in der Schwangerschaft.

Sind schon unsere Kenntnisse über den Einfluß der übrigen innersekretorischen Drüsen auf den Mineralstoffwechsel sehr unvollständige und schwankende, so trifft dies noch viel mehr für die Plazenta zu.

Hat man doch bisher den zweifellos in der Schwangerschaft stattfindenden Umbau des Skelettes (Apposition und Resorption, Veränderungen an der Symphyse, am Becken überhaupt, puerperale Osteophyten usw.) noch niemals durch eine direkte Einwirkung der Plazenta auf den Kalkstoffwechsel zu erklären versucht. Statt dessen hat man immer andere innersekretorische Drüsen (früher die Schilddrüse) verantwortlich zu machen gesucht. Jetzt ist die Hypophyse modern und man glaubt, daß die Schwangerschaftshypertrophie der Hypophyse alle diese Veränderungen zustande bringt; als ob es nicht auch eine Schwangerschaftsveränderung der Schilddrüse, der Nebenniere, des Ovariums, der Leber usw. gäbe.

Wollten wir also aus methodischen Gründen die Veränderungen des Kalkstoffwechsels in der Schwangerschaft von der Plazenta direkt abhängig machen, so würde sich herausstellen, daß die Plazenta in dieser Hinsicht analog wirkt, wie die gleichfalls die Retention von Kalzium, Phosphor und Magnesium begünstigende Schilddrüse, Hypophyse, Thymus und die Epithelkörperchen.

Antagonistisch dazu, aber nur in beschränktem Ausmaße (hinsichtlich der Osteomalazie), scheint wieder das Ovarium zu wirken. da Kastration bei Osteomalazie den Kalkansatz begünstigt. Andererseits wirkt aber auch die Unterbrechung der Schwangerschaft, also Fortfall der Plazenta, in ähnlichem Sinne, wie die Kastration, nämlich heilend auf den osteomalazischen Prozeß.

An normalen Individuen scheint aber auch das Ovarium den Kalkansatz ebenso wie die Drüsen der ersten Gruppe zumindest zu beschleunigen, worauf der verspätete Epiphysenschluß (verspätete Verkalkung nach Kastration) hinweist.

Die unter der Einwirkung der Plazentarsubstanzen sich geltend machende Azidosis begünstigt jedenfalls die Appositions- und Resorptionsvorgänge am Skelett.

In dieser Beziehung ist auch interessant, daß Löschke, Hoffström und zuletzt Landsberg nachweisen konnten, daß in der Schwangerschaft der Bedarf des mütterlichen Organismus an Kalk wegen der Abgabe an den Fötus zwar erhöht, daß aber trotzdem mehr als das Doppelte des Bedarfes für den Fötus zumindest an Phosphor retiniert wird. Bessere Resorption und verminderte Ausscheidung führen also sogar zu einem Ansatz von Kalzium und Phosphor bei der Mutter.

Im einzelnen wären also auch folgerichtig die Wachstumsvorgänge am Becken, an den Rippen und am Schädeldach, das vermehrte Längenwachstum jugendlicher Gravider und die übrigen Skelettveränderungen während der Schwangerschaft auf die Beeinflussung des Stoffwechsels durch die Plazenta bzw. das wachsende Ei direkt zurückzuführen, wenn es auch sicher zu weit gegangen ist, von einer physiologischen Osteomalazie der Schwangeren (Gelpke) zu sprechen.

Seitz konnte namentlich auf Grund seiner Röntgenuntersuchungen mit ziemlicher Sicherheit feststellen, daß die Auflockerung der Knochen in der Schwangerschaft keine regelmäßige Erscheinung sei.

Als Ausdruck und Folgeerscheinung der erhöhten Azidosis in der Schwangerschaft möchte ich aber doch die auch von Lamers zuletzt wieder festgestellte Erhöhung des Blutkalkes in der Schwangerschaft und das häufige Kariöswerden der Zähne auffassen.

Wie wir bei Besprechung des Blutbildes in der Schwangerschaft gehört haben, wird durch die Schwangerschaftsprodukte auch ein starker Reiz auf das Knochenmark ausgeübt. Es ist gar nicht unmöglich, daß es der gleiche Reiz ist, welcher die Vitalität der Knochenzellen in der Schwangerschaft steigert und zur Bildung der sogenannten „osteoiden Säume" (Hanau) und zu Osteophytenbildung führt.

Eine praktisch wichtige Folge des Skelettumbaues in der Schwangerschaft ist die von Langer, Breus und Kolisko, neuestens wieder von Löschke beobachtete Verbreiterung der Quersplannung des Beckens, welche mit jeder neuen Gravidität noch zunehmen kann. Namentlich die Wucherung und Vermehrung der Knochenzellen an der Symphye soll beträchtlich sein, so daß die Verbreiterung in der ersten Schwangerschaft 1 bis 1,6 cm, bei Mehrgebärenden bis zu 2 cm im Durchschnitt ausmachen kann (vgl. auch Kapitel Osteomalazie).

B. Pathologie der plazentaren Erkrankungen.

1. Die Schwangerschaftsalbuminurie und Schwangerschaftsniere.

Solange man schon den Begriff der funktionellen Organminderwertigkeit oder Organschwäche für die Erkrankungen des Herzens und des Magens kennt und anwendet, so viel umstritten ist noch die Frage, inwieweit auch bei der Niere eine solche funktionelle Minderwertigkeit besteht und in welcher Form sie sich äußert.

Eine Reihe von hervorragenden internen Klinikern (Sahli, Heubner, Pavy, Ebstein, Lenhartz und insbesondere Martius) haben die sogenannte zyklische oder orthostatische Albuminurie als eine konstitutionelle Schwäche der Nierenepithelien erkannt, welche dazu führt, daß schon ganz geringfügige, für die meisten Menschen als physiologisch anzusehende Reize eine Insuffizienz des Nierenfilters mit Albuminurie auslösen. Dieser als orthostatische Albuminurie oder nach Martius besser als konstitutionelle Nierenschwäche zu bezeichnende Zustand wird in Parallele gesetzt mit der alimentären Glykosurie vieler Menschen, welch letztere auch nichts anderes darstellen soll, als eine konstitutionell bedingte Herabsetzung der Assimilationsgrenze oder der Toleranz für Kohlehydrate.

So viel nun klinisch und experimentell mit den verschiedensten Messungen und Methoden die Bedingungen der Albuminurien während der Schwangerschaft studiert worden sind, eine Anwendung des in der allgemeinen Medizin schon eingebürgerten Begriffes der konstitutionellen Nierenschwäche gegenüber physiologischen Reizen, als welche wir auch die Schwangerschaft betrachten müssen, ist meines Wissens ernstlich noch nicht gemacht worden.

Wir haben also wahrscheinlich in allen Fällen von Albuminurie während der Schwangerschaft eine gewisse durch die konstitutionelle Nierenschwäche endogen bedingte Krankheitsanlage vor uns und es erübrigt uns nur, nach dem zweiten, akzessorischen, die Krankheit auslösenden Moment zu suchen. Daß letzteres in der Schwangerschaft im großen und ganzen gegeben ist, wird ohne weiteres klar. Es fragt sich nun, welche Gifte bzw. Schwangerschaftsprodukte zum Manifestwerden der latent oder doch unbeachtet gebliebenen Nierenschwäche führen.

Es wäre außerdem der Beweis zu erbringen, daß solche Individuen auch vor und nach der Schwangerschaft weniger resistent gegen Nierenschädlichkeiten sind als andere Menschen.

J. Veit hat als erster die Albuminuria gravidarum auf die Synzytiolyse zurückgeführt und als vornehmlichsten Beweis für diese Anschauung neben den anatomischen Befunden der Zottenverschleppung das Verschwinden des Eiweißes nach Ausstoßung der Plazenta angeführt.

Die Versuche, auf experimentellem Wege durch künstliche Einverleibung von Plazentarsubstanz Albuminurie bei Tieren zu erzeugen, sind von Veit und seinen Schülern sowie von späteren Autoren mit positivem Erfolge wiederholt durchgeführt worden (Veit, Scholten, Kawasoye, Katagiri, ferner von Opitz, Weichardt, Liepmann, R. Freund u. a.).

Doch läßt sich gegen diese Versuche immerhin einwenden, daß artfremdes Eiweiß dabei im Spiele ist, welches allein schon als solches Albuminurie hervorrufen kann,

Mit artgleicher Plazenta haben neuere Untersucher (Rosenau und Anderson, Lockemann und Thies, Thies und Gräfenberg, Mosbacher, Zöppritz und zuletzt Bauereisen) anaphylaxieartige Erscheinungen bis zu einem gewissen Grade auslösen können. Eine begleitende Albuminurie wird dabei nicht ausdrücklich hervorgehoben, doch ist eine solche sehr wahrscheinlich, namentlich wenn man nach meinem Vorschlage durch Verwendung von destilliertem Wasser bei der Bereitung des Plazentarextraktes für ein möglichst rasches und gründliches Freiwerden der plazentaren Endotoxine sorgt. Auch wird es sich empfehlen, solche Extrakte nicht intravenös (E. Martin), sondern den physiologischen Bedingungen mehr angenähert auf subkutanem Wege der allmählichen und langsamen Resorption zuzuführen.

Daß intravenöse Injektionen namentlich mit artfremdem (menschlichem) Eiweiß zu akuten Vergiftungserscheinungen infolge von Hämolyse, Blutgerinnung u. dgl. führen müssen und den Tod der Versuchstiere unter Krämpfen und Erstickungserscheinungen in kurzer Zeit zur Folge haben, ist selbstverständlich.

Für die Klinik bleibt aber das Wesentliche die täglich zu machende Beobachtung, daß die Albuminurie der Schwangeren, so hochgradig sie auch war, nach Beendigung der Geburt meist plötzlich abfällt oder spurlos verschwindet. Das spricht doch sehr für die Richtigkeit der Annahme von der plazentaren Ursache der Schwangerschaftsalbuminurie.

So wie wir bei den höheren Graden der Schwangerschaftstoxikosen überhaupt und auch den Nierenstörungen in der Schwangerschaft bisher doch teils bewußt, teils unbewußt eine gewisse Disposition des betreffenden Individuums zu der Erkrankung angenommen haben, so möchte ich auch schon für die einfache Albuminuria gravidarum an eine funktionelle Minderwertigkeit der Nieren denken.

Eine solche kann auch anatomisch zum Ausdruck kommen, doch muß dies nach den modernen Begriffen über funktionelle Organschwäche durchaus nicht der Fall sein.

Es wäre aber interessant, in großem Maßstabe die Funktionstüchtigkeit der Nieren solcher Frauen, welche an Schwangerschaftsalbuminurie leiden, längere Zeit vor und nach der Schwangerschaft zu prüfen, nicht nur wie dies bisher geschehen ist, auf ihre Ausscheidungsfähigkeit für Wasser, Salze u. dgl., sondern nach dem Gesichtspunkte einer konstitutionellen Nierenschwäche namentlich gegen Eiweißdurchlässigkeit (z. B. nach Anstrengungen) überhaupt

Andeutungsweise hat Mathes den Gedanken ausgesprochen, daß man die orthostatische Albuminurie zum asthenischen Symptomenkomplex rechnen könnte. Die weitere Folgerung auf das Verhalten solcher Nieren während der Schwangerschaft wurde noch nicht gezogen.

Die Zugrundelegung des Gedankens von einer konstitutionellen Nierenschwäche als endogenem Faktor und der plazentaren Schädlichkeit als „exogenem" Faktor läßt uns vielleicht auch in der noch immer viel diskutierten Frage der Schwangerschaftsniere etwas klarer sehen.

Die anatomischen und funktionellen konstant vorhandenen, nur ihrer Quantität nach wechselnden Nierenveränderungen in der Schwangerschaft kommen nach den übereinstimmenden Urteilen fast aller Autoren außerhalb der Schwangerschaftszeit nicht in gleicher Art vor. Das Verdienst, den Begriff der Schwangerschaftsniere zuerst erfaßt und die charakteristischen anatomischen Veränderungen richtig gedeutet zu haben, kommt unstreitig Leyden zu. Er beschreibt als charakteristisch für diesen Zustand Blässe und Verbreiterung der Rindensubstanz mit trüber Schwellung derselben. Die Epithelien der Tubuli contorti und gelegentlich auch der Glomeruli zeigen eine „eigenartige Körnelung des Protoplasmas und sind zum Teil fettig degeneriert"; das interstitielle Gewebe ist dabei intakt.

Wenn wir diese Beschreibung lesen, so drängt sich uns unwillkürlich der Gedanke auf, ob es sich dabei nicht um eine einfache Lipoidanreicherung der Niere handelt, ähnlich wie wir sie in anderen Organen, z. B. der Hypophyse, der Nebenniere usw. während der Schwangerschaft finden.

Mit unserer Auffassung der sogenannten Schwangerschaftsniere als einer physiologischen Schwangerschaftsmetamorphose würde auch übereinstimmen, daß diese Nierenveränderungen, wie auch die Lipoidinfiltration der anderen Organe, gegen Ende der Schwangerschaft zunehmen. Nicht ganz parallel mit dieser Auffassung ist die Beobachtung, daß diese Nierenveränderungen bei Erstgeschwängerten häufiger und stärker sind, als bei Mehrgeschwängerten, wie ja auch die Eklampsie in der überwiegenden Mehrzahl bei Erstgebärenden auftritt. Bei der Sonderstellung, welche die Niere als Filter des Gesamtblutes einnimmt, wäre aber denkbar, daß sie auf eine erstmalige Überschwemmung von plazentaren Giften heftiger reagiert, als nach der bereits erfolgten Anpassung in späteren Schwangerschaften. Übrigens müssen genauere zielbewußte Untersuchungen speziell über den Lipoidgehalt der Schwangerschaftsniere erst zeigen, ob dieser Gehalt an Fettkörnchen nicht doch mit jeder Schwangerschaft zunimmt.

Leyden hat als „Schwangerschaftsniere" nur die klinisch schweren Formen bezeichnet und damit ein Bedürfnis des Praktikers zu erfüllen geglaubt. Da aber zwischen der Albuminuria gravidarum und der schweren Form der Schwangerschaftsniere nur ein gradueller Unterschied besteht, ist es richtiger, den Namen „Schwangerschaftsniere" jetzt als Universalbegriff für die durch die Schwangerschaft hervorgerufenen Veränderungen anzuwenden (Zangemeister). Es würde dies auch nur den Vorstellungen entsprechen, welche Fehling, P. Zweifel, Bumm, J. Veit, Winter u. a. von der Einheit dieser Vorgänge haben.

Dagegen droht der Vorschlag von Zangemeister, den Namen „Nephropathia gravidarum" für die schweren Formen einzuführen, wieder Zwiespalt in die mit Mühe errungene Einheitlichkeit der Auffassung hineinzutragen.

Über den Mechanismus der Eiweißausscheidung bei der Schwangerschaftsniere sind übrigens die Ansichten auch heute noch geteilt.

So hat Zangemeister auf dem letzten Kongreß der Deutschen Gesellschaft für Gynäkologie (1913) seine Ansicht über die Entstehung der Schwangerschaftsniere dahin präzisiert, daß er sich sie auf Grund einer in der Schwangerschaft mehr oder weniger ausgeprägten transsudativen Diathese entstanden denkt, durch welche es zu einer Nierenschwellung und damit zu mangelhafter Blut- und Sauerstoffversorgung der Niere kommt. Der Geburtsvorgang soll in relativ kurzer Zeit die gleiche Erscheinung an der Niere, aber nur vorübergehend bewirken; bei bereits bestehender schwerer Nierenalteration soll er eine exzessive Steigerung derselben hervorrufen. Dabei wird die Entscheidung offen gelassen, ob für die genannte Diathese oder ihre Einwirkung auf die Niere primär noch andere, vielleicht toxische Einflüsse in Betracht kommen.

Es gibt nun diese Auffassung allerdings denjenigen Theorien genügend Raum, welche eine durch die Schwangerschaft als solche bedingte Toxämie annehmen.

So hat van Santvoord 1891 schon eine ähnliche Vermutung ausgesprochen, vor allem aber hat J. Veit auf Grund des anatomischen Nachweises von Chorionzotten im mütterlichen Organismus und auf Grund eigener experimenteller Untersuchungen die Ansicht ausgesprochen, daß durch die Überschwemmung des mütterlichen Kreislaufes mit plazentaren Zellstoffen toxische Wirkungen entfaltet werden können, eine Annahme, welche besonders durch die Untersuchungen von Abderhalden nunmehr zur greifbaren Tatsache geworden ist.

Damit übereinstimmend hat auch Hofbauer den Übertritt plazentarer Fermente in das mütterliche Blut und eine durch sie bedingte Giftwirkung wahrscheinlich gemacht.

Auch die Hypothesen anderer Autoren (Schröder, Peter, Chopart u. a.), welche z. B. Überlastung der Niere mit konsekutiver Harnretention und einer erst dadurch hervorgerufenen toxischen Nephritis annahmen, lassen sich mit der Veitschen Lehre gut vereinbaren. Die Störung der Nierentätigkeit wäre dann erst eine sekundär bedingte. Modifizierend auf das anatomische Bild und das funktionelle Verhalten der Niere wirkt natürlich auch die sekundär entstandene Retention von Wasser und Chloriden, indem die Niere, sowohl als auch die übrigen Gewebe des Körpers in einen hydropischen Zustand versetzt werden.

Die Ansichten, welche an infektiös-entzündliche Prozesse oder neurotische Vorgänge denken, sind wohl als minder zutreffend zu betrachten.

Die Beziehungen der Schwangerschaftsniere zur echten, akuten oder chronischen Nephritis sind genügend bekannt. Hervorgehoben soll nur noch werden, daß Netzhautaffektionen bei einfacher Schwangerschaftsniere zu den größten Seltenheiten gehören, während sie bei der gewöhnlichen Nephritis und auch bei der Schwangerschaftsnephritis so häufig sind (nach Silex in 22 % der Fälle), daß sie differentialdiagnostisch verwendet werden können.

Für die allgemein toxische Ätiologie der Schwangerschaftsniere sprechen, soweit sie nicht sekundär durch die Niereninsuffizienz bedingt sind, nebst den bereits erwähnten Ödemen und der Albuminurie auch noch Übelkeit, Erbrechen und gastro-intestinale Symptome, also Erscheinungen, wie wir sie bei einer anderen Schwangerschaftstoxikose, der Hyperemesis, wiederfinden.

Bei höhergradiger Steigerung kommt es zu Sehstörungen und zu Eklampsie.

Zangemeister will diese Symptome sämtlich als zerebrale auffassen. Die Möglichkeit ist gewiß unbestreitbar. Aber alle diese Erscheinungen können auch durch die toxische Störung im Stoffwechsel allein entstanden gedacht werden.

Wichtig bezüglich der Auffassung der Schwangerschaftsniere ist es auch, daß sich dieser Zustand gewöhnlich in der zweiten Hälfte der Schwangerschaft, vielfach sogar erst im letzten Drittel derselben, entwickelt. also zu einer Zeit, wo auch die Lipoidinfiltration der innersekretorischen Drüsen und der übrigen Organe ihren Höhepunkt erreicht.

Warum manche Frauen mehr, manche weniger für eine Entstehung der Schwangerschaftsniere disponiert sind, ist noch nicht ganz klar. Die eigenartigen, in „albuminöser Trübung“ bzw. „fettiger Degeneration" am Nierenparenchym bemerkbaren Veränderungen suchen die meisten Autoren immer noch irgendwie mit Kreislaufstörungen, Herabsetzung der Nierendurchblutung, Stauung u. dgl. zu erklären, trotzdem andererseits bekannt ist, daß chlorotische und anämische Personen an sich nicht mehr Disposition zur Schwangerschaftsniere zeigen als andere.

Ich glaube daher, daß man bei solchen Kranken, wenn man darauf achtet, vielleicht doch irgendwelche Zeichen der mangelhaften Anlage finden wird und daß man einerseits an eine konstitutionelle Nierenschwäche, andererseits an eine Hyperfunktion oder Dysfunktion der in den mütterlichen Kreislauf abgegebenen Plazentarsekrete denken soll. Diese rufen schon normalerweise eine bis jetzt als physiologisches Vorkommnis allerdings noch nicht beschriebene aber zweifellos nach meinen Erfahrungen an Menschen und Tieren bestehende Schwangerschaftsmetamorphose der Niere hervor, die in pathologischer Steigerung dann das anatomische Substrat für die Schwangerschaftsniere abgibt. So wie die Hypophyse sich in der Schwangerschaft vergrößert, so schwellen eben auch die Nierenepithelien an und bedingen dadurch erschwerte Zirkulationsverhältnisse (mit Anämie), welch letztere aber nicht wie bisher noch vielfach als primäres Moment anzusehen wären. Hat es doch auch nicht an Stimmen gefehlt, welche genau die gegenteilige Zirkulationsstörung, nämlich eine Hyperämie der Niere, als Ursache der Schwangerschaftsniere angenommen haben.

Die Tatsache schließlich, daß bei den meisten Frauen während des Geburtsaktes Eiweiß im Harn auftritt, läßt an eine latente physiologische Schwangerschaftsalbuminurie bei allen Frauen denken, die eben während der Geburtsanstrengungen zutage tritt. Es wäre mit einer solchen physiologischerweise schon erhöhten Eiweißdurchlässigkeit der Nieren in der Schwangerschaft eine Analogie zum renalen physiologischen Schwangerschaftdiabetes gegeben.

2. Anatomische und funktionelle Störungen der Plazentarfunktion, welche von Albuminurie begleitet sein können.

a) Die vorzeitige Lösung der Plazenta bei normalem Sitz.

Nachdem Winter als erster das Vorkommen von Eiweiß im Harn bei vorzeitiger Plazentarlösung beschrieben hatte, mehrten sich derartige Beobachtungen in der Literatur zusehends und man sprach von der Nephritis schlechtweg als einer der häufigsten Ursachen der vorzeitigen Plazentarlösung.

Erst nachdem J. Veit die Schwangerschaftsalbuminurie als eine „chemische Folge der Zottenverschleppung" dargestellt hatte, war die Möglichkeit für das Verständnis des häufigen Zusammentreffens von Albuminurie und vorzeitiger Plazentarlösung gegeben.

Veit selbst war geneigt, die Albuminurie als chemische Folge, die vorzeitige Lösung aber als mechanische Folge eines und desselben Vorgangs, nämlich der Zottenverschleppung, aufzufassen. Während der erste Teil seiner Erklärung allgemein anerkannt worden ist, wird von einem Teil der Autoren die mechanische Theorie: Verstopfung der abführenden Venen mit Chorionzotten, als nicht ausreichend angesehen, um die Blutstauung in so großem Ausmaße, wie sie zur vorzeitigen Lösung notwendig ist, zu erklären; vielmehr wird in neuerer Zeit auch die vorzeitige Lösung als „chemische Folge der Zottenverschleppung" angesehen (Schickele, Barchet, O. Frankl, A. Mayer).

Auf Grund eingehender histologischer Untersuchungen nimmt Schickele an, daß Störungen in der Blutzirkulation, besonders in den dezidualwärts gelegenen Buchten der intervillösen Räume, daselbst Nekrosen, Thrombosen und Fibrinablagerungen veranlassen.

Diese Zirkulationsstörungen will Schickele ähnlich wie Seitz durch toxische Alterationen der Gefäßwand erklären und diese Vorgänge auf irgend eine, ihm noch nicht ganz plausible Weise mit der gleichzeitigen Schwangerschaftsalbuminurie, annähernd im Sinne von Veit, in Zusammenhang bringen.

Auch Gottschalk ist sich noch nicht klar darüber, „inwiefern die Schwangerschaftsniere mit so schweren Veränderungen an der Plazenta in Zusammenhang stehen könnte".

Deutlich ausgesprochen findet sich der Gedanke, daß die von der Plazenta ausgehenden toxischen Substanzen zu gleicher Zeit die Schwangerschaftsalbuminurie und die vorzeitige Lösung hervorrufen, in der Arbeit von Barchet aus der Sellheimschen Klinik.

Ich möchte diese Auffassung auf Grund von eigenen Untersuchungen ebenfalls stützen. In einem solchen Fall von vorzeitiger Plazentarlösung konnte ich nämlich die Beobachtung machen, daß vor der Entbindung etwa 15 $^0/_0$ Eiweiß im Harn ausgeschieden wurden. Am Tage nach der Entbindung aber war das Eiweiß verschwunden. Es konnte sich hier also nicht um eine chronische Nephritis, sondern nur um eine Art von Schwangerschaftsniere, die ich als toxische Albuminurie auffassen möchte, handeln.

Wenn wir fragen, wie ein solches Verhalten zustande kommt, so können wir uns vorstellen, daß während der Schwangerschaft plazentares Eiweiß in die Blutbahn abgegeben wird, welches bei normalem Verlauf die Produktion von Schutzfermenten hervorruft und durch diese unschädlich gemacht wird.

Daß in Fällen von pathologischer Schwangerschaft die Bildung der Schutzfermente herabgesetzt ist, dafür spricht die Tatsache, daß nach den übereinstimmenden Resultaten fast aller bisherigen Untersucher, ob sie nun gute oder schlechte Erfolge mit der Abderhaldenschen Methode hatten, das Serum von Schwangerschaftstoxikosen, insbesondere von Schwangerschaftsniere, das Plazentargewebe im Reagenzglas ganz besonders schlecht oder gar nicht abzubauen imstande ist.

Es bleibt nun die Frage zu erörtern, ob irgendwie ein ätiologischer Zusammenhang zwischen der vorzeitigen Lösung und der Albuminurie vorhanden ist. Durch das Vorhandensein einer Schwangerschaftsniere allein ist man nicht ohne weiteres imstande, die vorzeitige Lösung zu erklären. Man muß also folgerichtig eine mechanische oder chemische Schädigung der uteroplazentaren Gefäße als Ursache annehmen. Die Albuminurie dürfte daher durch toxische, die vorzeitige Lösung vielleicht durch toxische oder mechanische plazentare Ursachen, **Verstopfung der abführenden Venen durch Zotten im Sinne von J. Veit zu erklären sein.**

Im Zusammenhang damit möchte ich auf einen praktisch, allenfalls auch forensisch wichtigen Befund an solchen vorzeitig gelösten Plazenten nochmals hinweisen. Man findet ihn nämlich, obwohl von Winter, J. Veit, Hofmeier, J. Zweifel und Schickele in den betreffenden Spezialabhandlungen ausführlich besprochen, in den neueren Lehrbüchern der Geburtshilfe nirgends mit voller Deutlichkeit beschrieben und noch weniger deutlich in der so charakteristischen Flächenansicht abgebildet.

Wenn man nämlich einem größeren Kreise von Ärzten, auch Geburtshelfern, die Frage stellt: Woran erkennt man am makroskopischen Präparat die vorzeitig gelöste Plazenta, so werden die meisten zur Antwort geben: Man erkennt die vorzeitig gelöste Plazenta an dem retroplazentaren Hämatom bzw. an den festsitzenden Koagulis.

Man kann aber eine solche Plazenta auch erkennen, wenn die Koagula nicht mehr daran haften. Solche Plazenten bieten dann besonders in Fällen von rein zentraler Lösung ein ganz eigentümliches Bild. Nur die Peripherie zeigt die relativ gleichmäßige, feingranulierte, mütterliche Fläche der Plazenta mit ihrer läppchenförmigen Kotyledonenzeichnung, wie man sie sonst beobachtet. Die Stelle, wo das Hämatom gesessen hat, ist, wenn die Lösung längere Zeit vor der Geburt stattgefunden hat, muldenförmig vertieft und abgeplattet, infolge des erhöhten intrauterinen Druckes, unter welchem die Blutmassen gestanden haben. Die Chorionzotten und der intervillöse Raum sind auf diese Weise komprimiert worden. Trotz der Verdünnung der Plazenta an der betreffenden Stelle ist von den einzelnen Schichten derselben nichts verloren gegangen (vgl. Fig. 26 und 27).

Die Abbildung des Winterschen Falles, welche Veit im Müllerschen Handbuch und Hofmeier in dem v. Winckelschen Handbuche reproduzieren, ebenso die beiden Abbildungen im Schautaschen Lehrbuch zeigen die Plazenta stets in Verbindung mit dem zugehörigen Hämatom, so daß man den eigentümlichen Anblick der von normalen Kotyledonen umrandeten, durch Abplattung entstandenen Delle daraus nicht gewinnen kann. Vielmehr hat man, wie dies auch aus manchen Beschreibungen hervorzugehen scheint, den Eindruck, als ob die Plazenta an der betreffenden Stelle durch den andringenden Bluterguß „zerwühlt“ werde.

Tatsache ist jedenfalls, daß eine größere Anzahl von erfahrenen Geburtshelfern auf dem letzten Naturforschertag in Wien 1913, als ich ihnen die beiden hier abgebildeten

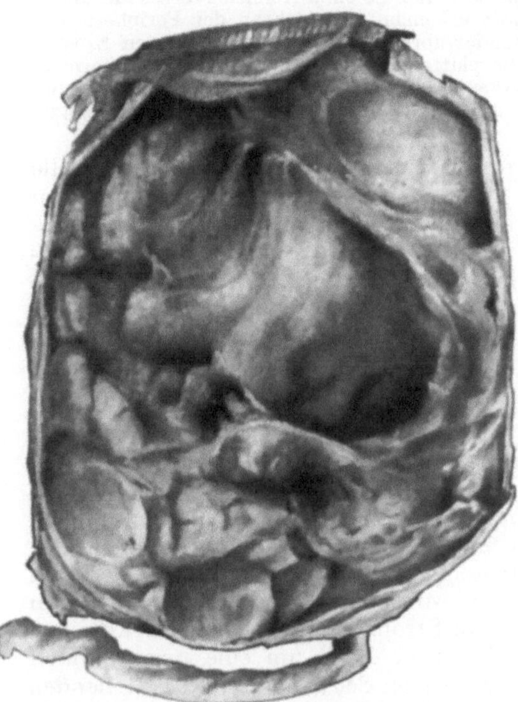

Fig. 26. Vorzeitige Lösung der Plazenta bei normalem Sitz. Zentrale durch das Hämatom bedingte Delle.
(Archiv f. Gynäkologie 1914. 102. Bd., H. 1.)
$^2/_5$ natürlicher Größe.

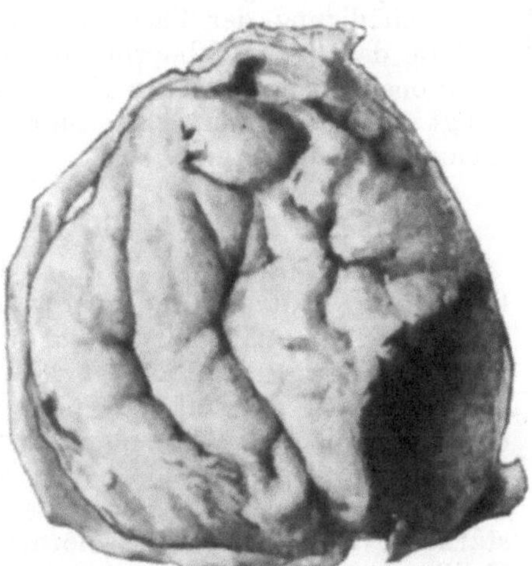

Fig. 27. Vorzeitige Lösung der Plazenta bei normalem Sitz. Periphere Delle.
(Archiv f. Gynäkologie 1914. 102. Bd., H. 1.)
$^2/_5$ natürlicher Größe.

Präparate ohne Blutkoagula vorlegte, dieselben nicht als vorzeitig gelöste Plazenten agnoszieren konnten.

Es beweist mir dies, daß der erwähnte Befund doch nicht in voller Anschaulichkeit zur allgemeinen Kenntnis gelangt ist und ich habe deshalb die beiden aus der Sammlung der Hallenser Frauenklinik stammenden, sehr schönen Präparate hier abgebildet.

Daß die Plazenta an den vertieften Stellen tatsächlich bloß plattgedrückt und nicht zerwühlt ist, kann man schon makroskopisch daran erkennen, daß man die zuerst von Runge und später wieder von Bumm genauer beschriebenen zentralen Venenlumina der einzelnen Kotyledonen an der mütterlichen Fläche zwar nicht so deutlich wie an den normalen Stellen, aber doch immerhin noch erkennen kann.

Mikroskopisch hat Schickele sehr eingehend die Kompression der Plazenta mit ihren Folgen: venöse Stase, hämorrhagische Infarzierung, später fibrinöse Organisation der Infarkte mit Nekrose und Atrophie des Zottengewebes beschrieben, die wir auch durch eigene Untersuchungen bestätigen können. Die Dezidua ist zum mindesten in frischen Fällen meist erhalten, was gleichfalls für eine Kompression und gegen die Zertrümmerung der betreffenden Kotyledonen spricht.

Vorwiegend wird der abgebildete makroskopische Befund also zur charakteristischen Ausbildung gelangen, wenn die vorzeitige Lösung im Zentrum der Plazentarfläche erfolgt. Daß sie aber auch bei randständigem Sitz des Hämatoms stattfinden kann, zeigt Fig. 27, worauf ich ganz besonders hinweisen möchte.

Die forensische Bedeutung dieses Merkmals möchte ich darin erblicken, daß der Praktiker in die Lage versetzt werden kann, den stattgehabten Tod des Kindes während der Geburt durch die vorzeitige Plazentarlösung beweisen zu müssen. Dabei kommt es aber vor, daß die oft gar nicht fest haftenden Koagula nach Ausstoßung der Plazenta achtlos weggeworfen werden, indem man sie als normales Schultzesches retroplazentares Hämatom ansieht. Besonders leicht kann dies vorkommen, wenn die Ablösung der Plazenta eine totale ist. Die ganze mütterliche Fläche der Plazenta ist dann gewissermaßen eine einzige ziemlich ebene Delle. Solche Fälle, die ohne Kenntnis dieses Merkmals gewiß oft übersehen werden, kann man daran erkennen, daß sich an der Peripherie der Plazenta doch immer noch ganz schmale Ränder normalen, nicht komprimierten Kotyledonengewebes nachweisen lassen, und daß die plattgedrückte zentrale Fläche die normale Zotten- und Gefäßzeichnung nicht mehr erkennen läßt. Bei unvollständiger Ablösung genügt die Delle allein ohne jedes Koagulum, um die Diagnose der stattgehabten vorzeitigen Lösung sicherzustellen.

Die Besprechung der vorzeitigen Plazentarlösung an dieser Stelle ist insoferne gerechtfertigt, als sie von plazentartoxischen Erscheinungen fast regelmäßig begleitet ist. Albuminurie und histologisch nachweisbare Schädigung der Plazentarstruktur sind greifbare Symptome dafür. Inwiefern daran eine abnorme innersekretorische Tätigkeit der Plazenta, eine funktionelle Schwäche der Niere oder sonstige konstitutionelle Momente beteiligt sind, müssen größere unter diesem Gesichtspunkt angestellte Untersuchungsreihen lehren.

b) Die Blasenmole.

Eine ausgesprochen plazentare Erkrankung mit sehr deutlichen morphologischen und biochemischen Fernwirkungen der pathologisch gewucherten Synzytialelemente und der Langhansschen Zellen ist die Blasenmole.

Wie Stöckel, Wallart, Seitz und viele andere gezeigt haben, findet sich bei dieser Erkrankung fast regelmäßig eine mit zystischer Degeneration einhergehende Vergrößerung der Ovarien, wobei die Zysten mit einem Saum von Luteinzellen umkleidet sind; auch im Stroma finden sich vermehrte Anhäufungen von Luteinzellen. Es handelt sich dabei um eine ungewöhnlich starke Ausbildung der bereits normalerweise in der Schwangerschaft bestehenden Follikelatresie und Thekaluteinzellenwucherung. Scheint ja auch, wie Fig. 20 zeigt, bei normaler Schwangerschaft die zystische Atresie der Follikel zu überwiegen. Nach Ausstoßung der Blasenmole sollen sich selbst größere Ovarialzysten noch zurückbilden.

Ein noch deutlicherer Beweis für die krankhaft veränderte und gesteigerte Einwirkung plazentarer Reizstoffe ist das häufige Auftreten von Albuminurie, Ödemen, Erbrechen und anderen toxischen Erscheinungen (Seitz) bei der Blasenmole.

Berichte in größerem Maßstabe über anderweitige Konstitutionsanomalien bei Personen, welche an Blasenmole leiden, fehlen bis jetzt.

c) Die Breussche Hämatommole.

Als der Blasenmole verwandt möchte ich die ätiologisch bis jetzt noch ganz ungeklärte Breussche Mole oder das subchoriale Hämatom ansehen. Kürzlich hat Hieß aus der Schautaschen Klinik in Wien wieder ein subchoriales Hämatom, kombiniert mit partieller blasenmoleähnlicher Degeneration der Chorionzotten, in der geb.-gynäkol. Gesellschaft in Wien demonstrieren können.

Vielleicht kann man die Breussche Mole auch als eine Art vorzeitig und total gelöster Plazenta bei normalem Sitz ansehen, nur daß die Lösung in einem sehr frühen Stadium stattgefunden hat und die Blutung rasch zum Stillstand gelangt ist. Ob hierbei auch Albuminurie so häufig ist, wie bei der vorzeitigen Plazentarlösung im gewöhnlichen Sinne, ist mir nicht gegenwärtig. Doch halte ich dies für sehr wahrscheinlich. Daraufhin gerichtete Untersuchungen dürften diese und noch manche andere auf Plazentarvergiftung hinweisende und vielleicht auch mechanische Ursachen (vielleicht Verstopfung der abführenden Venen durch angesaugte Zotten im Sinne von Veit) zutage fördern. Auch Näheres über das Verhalten der Ovarien bei Breusscher Mole wäre von Interesse.

d) Das Chorionepitheliom.

Als schönstes Beispiel für die Folge der Zottendeportation in vergrößertem Maßstabe kann im Sinne von J. Veit wohl das ektopische Chorionepitheliom zweifellos angesehen werden.

Auch Schmorl, Marchand, Kehrer und Hitschmann geben dies zu.

Bezüglich der Veränderungen des Ovariums im Gefolge dieser Erkrankung gilt genau das gleiche wie für die Blasenmole, woraus wieder nur auf die analoge Ursache, nämlich die Dysfunktion der Plazenta geschlossen werden kann. Die von Pick und Fränkel gemachte Annahme, daß die Vermehrung der Thekaluteinzellen zur Wucherung der Chorionepithelien führt, läßt sich wohl nicht aufrecht erhalten.

Auf eine innersekretorische Wirkung der zelligen Elemente des Chorionepithelioms deuten vielleicht die heftigen Blutungen (hyperämie- und hämorrhagieerzeugende Komponente der Plazenta) und die häufigen kachexieartigen Allgemeinerscheinungen hin.

Über das anatomische und funktionelle Verhalten der Niere (Albuminurie, trübe Schwellung) bei Chorionepitheliom scheint wenig bekannt zu sein.

e) Der habituelle Abortus.

Unter den sicher sehr mannigfachen Ursachen des spontanen Abortus dürfte namentlich beim habituellen Abortus öfters auch eine primäre Erkrankung der Plazenta vorkommen. Es ist nicht unwahrscheinlich, daß manche dieser Fälle bisher unter dem Namen eines Abortus infolge von Nephritis existiert haben, daß es sich dabei aber viel mehr um eine toxische Albuminurie aus plazentaren Ursachen gehandelt haben dürfte. Man könnte auch den Versuch machen, die Ablösung des Eies, ähnlich wie die bei der vorzeitigen Plazentarlösung, als durch toxische oder mechanische Schädigung der abführenden Venen durch Zotten bedingt betrachten. Die Breussche Mole ist ja gewissermaßen auch eine Art von Abortus mit Zugrundegehen der Frucht und Retention der Plazenta. Daß geringe, oft nur mikroskopisch sichtbare Plazentarreste nach Abortus heftige und langandauernde Blutungen zur Folge haben können, möchte ich, wie bereits erwähnt, nicht nur durch das Offenhalten der uterinen Gefäßlumina, sondern insbesondere durch die Hyperämie und Hämorrhagie erzeugende innersekretorische Wirkung der zurückgebliebenen Chorionelemente erklären.

Gewiß muß man auch, dies wurde namentlich von französischen Autoren betont, daran denken, daß auch vom Ovarium, vielleicht vom Corpus luteum her der Abortus ausgelöst werden kann. Auch im Fötus selbst könnte die

Quelle der Störung zu finden sein. Nach all dem Vorangegangenen aber scheint für viele Fälle von spontanem Abortus die Möglichkeit einer primären vielleicht innersekretorischen bzw. konstitutionellen Erkrankung der Plazentarelemente immerhin vorzuliegen.

Die ganze Reihe der eben besprochenen Krankheitsbilder zeigt, so verschieden diese auch auf den ersten Blick aussehen, doch zwei gemeinschaftliche Momente. Das eine ist die meist auch anatomisch erkennbare Funktionsanomalie der Plazenta, das andere eine abnorme Durchlässigkeit der Niere für Eiweiß.

Die Albuminurie in solchen Fällen kann man mit einer gewissen Wahrscheinlichkeit sich durch die gestörte Plazentarfunktion (Plazentartoxine) erklären, wozu vielleicht auch noch eine bestehende funktionelle Nierenschwäche hinzukommt. Beide Faktoren, Plazentaranomalie und Nierenschwäche möchte ich aber als konstitutionell bedingt betrachten, wofür sich häufig schon jetzt auch andere Zeichen gestörter Konstitution als Beweis erbringen lassen. Die allgemeinere Durchdringung unseres Faches durch die Lehren der Konstitutionspathologie wird uns sicherlich noch viel zahlreichere einschlägige Beweisstücke an die Hand geben.

3. Die aneklamptischen Schwangerschaftstoxikosen.

a) Hyperemesis gravidarum.

In seiner Abhandlung über die Schwangerschaftstoxikosen (Erkrankungen des weiblichen Genitales in Beziehung zur inneren Medizin 1913) spricht Neu von einer typischen (eklamptischen) Toxikose und von einer atypischen (aneklamptischen) Toxikose, zu welch letzterer Art auch die Hyperemesis gezählt werden muß.

Ich kann bezüglich aller Einzelheiten der Symptomatologie und Pathogenese auf die ausgezeichnete Darstellung von Neu verweisen und führe hier nur das für die plazentare Ätiologie Wesentlichste an. Von den älteren Auffassungen der Hyperemesis als Folge einer Magen-, Leber-, Nieren- oder Genitalerkrankung, von anämischen Zuständen oder bakteriellen Insektionen kann hier füglich abgesehen werden. Weitaus am häufigsten scheint aber doch die toxische Grundlage, hervorgerufen durch im Blute der Schwangeren kreisende plazentare Stoffe, verbunden mit einer konstitutionell verringerten Widerstandsfähigkeit des Körpers namentlich des Nervensystems (E. Kehrer, Mathes) gegen diese Gifte zu bestehen. In dem Symptomenkomplex der Hyperemesis spielt ganz wie bei der Eklampsie, nur quantitativ in viel geringerem Maße, Schädigung der Leber und der Nieren, wie auch der Milz durch plazentare Gifte eine gewisse Rolle, die in schweren ad exitum gekommenen Fällen in parenchymatöser und fettiger Degeneration dieser Organe ihren Ausdruck finden.

Albuminurie, Ikterus, nervöse und Stoffwechselstörungen aller Art vervollständigen das Bild, das mit einem Schlage verschwinden kann, wenn man die Giftquelle, d. h. das Ei ausschaltet. Es ist klar, daß man nur in äußerst seltenen Fällen und bei sehr schweren Formen sich dazu veranlaßt sehen wird. Bei den leichteren Fällen wird wohl ein der mangelhaften Anlage des Nervensystems entsprechendes Regime zum Ziele führen. Aus einer mangelhaften Anlage heraus muß man sich auch die zweifellos bestehenden Anomalien in der inneren Plazentarsekretion entstanden denken.

Auch bei der Hyperemesis gibt es eine Reihe von Autoren (Fieux und Mauriac, Pinard, Niskoubina, Pottet u. a.), welche der Ansicht sind, daß das Corpus luteum in ursächlichem Zusammenhange mit den Schwangerschaftserbrechen stehe. Normalerweise sollte nämlich der gelbe Körper die von den Zotten ausgehenden Giftstoffe zu entgiften imstande sein. Bei ungenügender Funktion des Corpus luteum sollte es dann zur Hyperemesis kommen. Französische Autoren haben diese Behauptung durch anatomische Befunde an den Corpora lutea (Atrophie, Zystenbildung u. dgl.) zu stützen gesucht. Auch in der Therapie der Hyperemesis spielt der Corpus luteum-Extrakt eine große Rolle, indem Lebreton, Carnot, Dalché u. a. das Erbrechen durch Verabreichung von Luteintabletten geheilt haben wollen.

Übrigens werden auch Erfolge mit Schilddrüsentabletten und insbesondere mit Herzmitteln aller Art beschrieben.

b) Die Chorea gravidarum.

Die Chorea gravidarum (vgl. Pineles, Erkrankungen des weiblichen Genitale in Beziehungen zur inneren Medizin 1913) beruht ebenfalls zum großen Teil auf allgemein konstitutionellen, insbesondere neuropathischen Ursachen. Unverkennbar ist aber auch hier ein für die Schwangerschaftschorea charakteristisches „Virus", welches häufig mit dem Eintritt der Wehen, ganz ähnlich wie das Plazentargift, seine Wirksamkeit entfaltet und nach Entfernung der Plazenta (wie schon Scanzoni beobachtete) zu wirken aufhört. Dementsprechend war bislang auch die wichtigste Frage bei der Behandlung der Schwangerschaftschorea die nach der künstlichen Unterbrechung der Schwangerschaft.

Jüngst hat übrigens Albrecht einen Fall von rezidivierender Schwangerschaftschorea beschrieben, der innerhalb 24 Stunden durch Injektion von 20 ccm normalen Schwangerenserums prompt geheilt wurde. Es spricht dies wohl, wenn man suggestive Wirkung ausschließen kann, überaus deutlich für den wesentlichen Einfluß der Schwangerschaftsprodukte auf die Erkrankung, wie überhaupt der Grad der Schwangerschaftsveränderungen im gesamten mütterlichen Organismus eine große Rolle dabei spielt, indem letztere eine erhöhte Disposition zur Choreaerkrankung schaffen.

Interessant ist, daß Schwangere mit rezidivierender Chorea auffallend häufig, auch schon in der Jugend, namentlich zur Pubertätszeit an Chorea gelitten haben, was von den neueren Autoren als Dysfunktion innersekretorischer Drüsen (besonders häufig bei chlorotischen Individuen) aufgefaßt wird.

Auf die gewisse Ähnlichkeit mit den Entstehungsbedingungen der Schwangerschaftstetanie sei hier gleichfalls hingewiesen.

c) Die Schwangerschaftsdermatosen.

Die Vielgestaltigkeit, unter der sich die physiologischen und pathologischen Wirkungen der Schwangerschaftsprodukte im mütterlichen Organismus äußern, zeigt sich auch in den Hautveränderungen während der Gravidität, von denen Anomalien der Schweißsekretion mit Schweißdrüsenhypertrophie, Störungen in der Talgsekretion (Akne, Furunkulose), Sensibilitätsstörungen (Pruritus, Hypertrichosis) (Halban) und Pigmentveränderungen die alltäglichsten sind.

Als eigentliche Schwangerschaftsdermatosen interessieren uns hier aber insbesondere die herpes- und urtikariaartigen Erkrankungen, welche noch am meisten die Zeichen einer bestehenden Autointoxikation an sich tragen.

Dermographismus, Kopfschmerzen, Delirien, Herzklopfen, profuse Schweißsekretion und ähnliche Symptome sprechen für eine bestehende Giftwirkung, und O. Scheuer führt neuestens die Entstehung dieser Zustände auf dasselbe Gift zurück, wie bei der Eklampsie. Tryptische und andere von der Plazenta herrührende Fermente oder Toxine sollen dafür verantwortlich zu machen sein. Merkwürdigerweise berichtet Finger, daß die bei schweren Fällen spontan eingetretene Frühgeburt auf den weiteren Verlauf der Krankheit keinen Einfluß gehabt habe; auch nach Jarisch soll die erfolgte Entbindung die Symptome nicht wesentlich gebessert haben.

Dagegen verdienen neuere Berichte über auffallend günstige Beeinflussung auch schwerer Formen von Schwangerschaftsdermatosen durch Behandlung mit normalem Schwangerenserum vollste Aufmerksamkeit. A. Mayer, Schickele u. a. haben über solche Fälle berichtet.

d) Blutdrüsen-, Stoffwechsel- und Nervenkrankheiten während der Schwangerschaft als Ausdruck der „Plazentarvergiftung".

Als Ausdruck einer labilen Konstitution und des Hinzutretens der von der Plazenta ausgelösten Schwangerschaftsveränderungen an sämtlichen innersekretorischen Drüsen, am hämatopoetischen Apparat, am Gefäßsystem (Schwangerschaftsherz), am Zentralnervensystem werden wir auch alle die zahlreichen konstitutionellen Erkrankungen der Blutdrüsen aufzufassen haben, welche während oder im Anschluß an eine Schwangerschaft entstehen oder durch dieselbe verschlimmert werden. Im einzelnen wurden sie schon teils im Kapitel Ovarium und Plazenta besprochen, teils wird von ihnen bei Besprechung der übrigen Blutdrüsen die Rede sein. Als besonders charakteristisch für die Schwangerschaft führe ich hier nur nochmals an die Akromegalie, den Basedow, die Sklerodermie, den Diabetes, den Addison, die Adipositas dolorosa, den Diabetes insipidus, die Schwangerschaftstetanie, die Osteomalazie und den Schwangerschaftsikterus.

4. Die Eklampsie.

Wie die chronische Nephritis zur Urämie, so dürfte sich auch die Schwangerschaftsniere zur Eklampsie verhalten.

In ätiologischer Hinsicht müssen wir uns denken, daß eine qualitative und quantitative Steigerung einer plazentaren Hyper- oder Dysfunktion so hoch wirksame toxische Produkte in den Kreislauf bringt, daß es bei vorhandener Disposition zu den bekannten schweren eklamptischen Erscheinungen kommt.

Interessanterweise fand Schmorl am häufigsten und zahlreichsten auch Plazentarzellenembolie, als rein mechanische Zottenverschleppung bei der Eklampsie und Blasenmole, möglicherweise allerdings begünstigt durch die Krämpfe und Wehen beim eklamptischen Prozeß.

Für die Richtigkeit der biochemischen Erklärung Veits über die Entstehung der Eklampsie wurden ähnliche Experimente mit Einverleibung von Plazentarextrakt ins Feld geführt, wie bei der Schwangerschaftsalbuminurie und es gelten auch dieselben Einwände dafür, indem einerseits artfremde Plazenta verwendet wurde und andererseits artgleiche Plazenta nur einen Teil der hierher gehörigen Symptome auslösen konnte. Es fehlt wahrscheinlich bei allen diesen Experimenten neben der endogenen Disposition das Moment der plazentaren Dysfunktion, welches sich künstlich eben nicht herstellen läßt.

Aber sonst weisen viele Symptome auf den toxischen und zwar plazenarten Ursprung der Eklampsie hin. Zangemeister u. a. haben auch festgestellt, daß sie fast ausnahmslos kombiniert mit Schwangerschaftsniere auftritt. Und die Tatsache, daß 80 % der Kreißenden Spuren von Eiweiß im Harn haben, wäre dahin zu deuten, daß eine Art von latenter Albuminurie bei allen Schwangeren besteht. Man wird sie vielleicht auch durch Eiweißüberfütterung oder körperliche Anstrengungen ebenso regelmäßig auslösen können, wie die Schwangerschaftsglykosurie (renaler Diabetes), deren Ursprung man zum Teil ja jetzt auch in die Niere verlegt hat (Frank, Novak und Porges).

Ferner spricht alles dafür, daß mit dem Eintritt von Wehen ein vermehrter Einbruch von Plazentarelementen in den mütterlichen Kreislauf stattfinden kann, was ebenfalls die Albuminurie und die Entstehung der Eklampsie begünstigt.

Zangemeister hat demgemäß unter einer großen Zahl selbst beobachteter Eklampsien auch keinen einzigen Fall gesehen, in dem nicht die Albuminurie das physiologische Maß beim Ausbruch der Erkrankung oder dem Beginn der Beobachtung überschritten hätte.

Daß aber die Eklampsie auch bei leichten Fällen von Schwangerschaftsniere mit geringen Ödemen und geringen Symptomen von seiten der Niere (niedriger Eiweißgehalt) vorkommt, spricht für das Hinzutreten noch eines qualitativen Momentes, welches ich eben in einer Dysfunktion der Plazenta erblicken möchte oder in einer konstitutionell herabgesetzten Widerstandsfähigkeit des Körpers gegen die Überschwemmung mit Schwangerschaftsprodukten.

Das Hinzutreten der eklamptischen Komplikation zur Schwangerschaftsniere bedingt eine Reihe von wahrscheinlich sekundären Veränderungen auch in der Art der Harnausscheidung. So schwindet der Eiweißgehalt nach Eklampsie meist wesentlich langsamer als bei der einfachen Schwangerschaftsniere.

Wir haben Grund zur Annahme, daß das gleiche plazentare Gift nicht nur auf die Niere allein, sondern auch auf die anderen Gewebe einwirkt und daß so die besonders schweren Erscheinungen zustande kommen. Die Nierenveränderungen bei Eklampsie nähern sich übrigens auch denen einer toxischen Nephritis (z. B. der nach Uranvergiftung) und dementsprechend finden sich auch Sehstörungen mit Netzhauterkrankungen ungleich häufiger, als bei der Schwangerschaftsniere.

Ätiologisch bedeutungsvoll erscheint es auch, daß Frauen mit mehrfacher Schwangerschaft und Hydramnion in höherem Grade zur Schwangerschaftsniere und Eklampsie disponiert sind, als andere. Manche Autoren sehen in der besonders starken Ausdehnung des Uterus bei diesen Frauen die Ursache.

Es scheint mir aber naheliegender, dabei an eine vermehrte Abgabe oder krankhaft veränderte Beschaffenheit der Plazentarsubstanzen zu denken. Außerdem finden wir bei diesen Zuständen einen ganz besonders deutlichen Fingerzeig auf die mangelhafte Anlage. Auch die Angabe Hammerschlags, daß die städtische Bevölkerung erheblich häufiger an Eklampsie erkrankt, als die Landbevölkerung, würde auf ein degeneratives Moment hindeuten.

Charakteristisch für die Eklampsie, in geringerem Grade auch schon für die Schwangerschaftsniere, ist neben der Verringerung der Harnmenge vor allem auch die Erhöhung des Blutdruckes. Letzterer wird wohl von der Störung der Nierenfunktion abzuleiten sein und die wohltuende Wirkung des Aderlasses dürfte sich zum Teil auch aus der dadurch bewirkten Herabsetzung des Blutdruckes erklären lassen.

Sekundäre, vasomotorische Störungen in den Nieren erhöhen natürlich die Blutdrucksteigerung noch mehr und vice versa.

Auf genau der gleichen Basis läßt sich die ziemlich häufige Hämoglobinurie und Hämoglobinämie bei Eklampsie erklären.

Es ist nicht unbedingt notwendig, mit Zangemeister anzunehmen, daß die Hämoglobinurie bei Eklampsie (es handelt sich dabei meist um schwere Fälle) auf einer Resorption von Blutfarbstoff aus dem im eklamptischen Organismus, namentlich in der Leber, nicht selten vorkommenden Blutextravasaten beruht. Die Tatsache, daß Hämoglobinurie auch bei akuter gelber Leberatrophie der Schwangeren vorkommt, weist vielmehr auf toxischhämolytische Prozesse hin, die uns ja als plazentare Hämolysinwirkung plausibel sind.

Eine Steigerung erfahren alle diese Schädlichkeiten, wie schon erwähnt, durch die Wehentätigkeit, indem, sei es durch die Blutdrucksteigerung, sei es durch die vermehrte Ausschwemmung plazentarer Elemente bei den meisten Gebärenden Eiweiß im Urin auftritt. Bei höheren Graden von Schwangerschaftsniere nimmt der Eiweiß- und Zylindergehalt des Harnes sehr schnell zu und kann exzessive Grade erreichen. Endlich können die Wehen bei bestehender Disposition aus denselben Gründen die Eklampsie zum Ausbruch bringen. Hier kommt vielleicht zu der bestehenden Nierenschwellung noch das Auftreten von Hirnödem hinzu (Zangemeister u. a.).

Mit den toxischen Erscheinungen bzw. mit der Dysfunktion der Plazenta in Zusammenhang bringen läßt sich vielleicht auch die relative Häufigkeit der Frühgeburten bei höheren Graden von Schwangerschaftsniere und ganz besonders bei der Eklampsie.

Der Befund von verschiedenen abnormen Stoffwechselendprodukten im Harne der Eklamptischen ist vielfach durch sekundäre Momente, wie z. B. die Krämpfe zu erklären. In diese Reihe gehört die Fleischmilchsäure (Zweifel, Magnus und Levy), der erhöhte Kreatingehalt (Heynemann), das Tyrosin und Leuzin (Stumpf, Seitz), letzteres besonders bei denjenigen schweren Formen der Eklampsie, die mit Ikterus und schweren Leberschädigungen einhergehen und eine gewisse Ähnlichkeit mit der akuten gelben Leberatrophie aufweisen (Seitz). Vgl. auch das oben erwähnte Vorkommen von Hämoglobinämie und Hämoglobinurie bei solchen Schwangeren.

Inwiefern der Lipoidstoffwechsel bei Eklampsie eine Rolle spielt (R. Freund, W. Lindemann, Landsberg u. a.), soll noch weiter unten erörtert werden.

Die in den letzten Jahren am meisten diskutierten Theorien der Eklampsie betreffen die Frage nach dem Bestehen einer Eiweißzerfallstoxikose einerseits und nach dem Bestehen anaphylaktischer Erscheinungen andererseits. Vertes, R. Franz, Wolff-Eisner, Esch sprechen sich dafür, Zinßer und Eisenreich dagegen aus.

Eine Menge von Tatsachen lassen sich zur Stütze beider verwandter Hypothesen anführen.

Daß die plazentaren Reizstoffe als „blutfremde" Substanzen wirken können, ist unter anderem auch durch die Abderhaldensche Reaktion wahrscheinlich gemacht worden. Ein direkter Nachweis dafür ist auch dadurch erbracht worden, daß man mit arteigenem Plazentareiweiß, wenn auch nur schwer, Erscheinungen der Anaphylaxie auslösen kann (Rosenau und Anderson, Lockemann und Thies, Thies und Gräfenberg, Mosbacher, Zöppritz und Bauereisen). Wenn auch nach der genaueren Analyse von Seitz der Symptomenkomplex der menschlichen Eklampsie zahlreiche Divergenzen gegenüber demjenigen der Anaphylaxie aufweist, so ist es doch für künftige einschlägige Beobachtungen von größter Wichtigkeit, wenn Schittenhelm und Weichardt zeigen konnten, daß nicht nur das körperfremde Eiweiß und die hochmolekularen Spaltprodukte, sondern auch die tieferen Abbaustufen bis zu den Aminen hinunter einen Symptomenkomplex hervorrufen können, der große Ähnlichkeit mit dem anaphylaktischen Shock hat.

Weichardt, Schittenhelm und Seitz schließen daher mit Recht daraus, daß niedere Stoffwechselprodukte bei der Eklampsie eine Rolle spielen können und daß die Eklampsie eine Eiweißzerfallstoxikose darstellt.

Wieviel von diesen toxischen Stoffwechselprodukten in den Harn übergeht und die besonders von R. Franz und Esch studierte Harngiftigkeit bei Eklampsie bedingt, ist noch nicht ganz abzugrenzen. Wahrscheinlich ist es aber immerhin, daß ebensogut, wie unabgebautes Eiweiß, so auch dessen niedere lösliche Abbaustufen im Harne der Eklamptischen erscheinen können.

Hier sei nochmals auf die These von Schittenhelm hingewiesen, daß sich im Eklampsieproblem die Lehre vom Stoffwechsel, von den Immunitätsvorgängen und von der inneren Sekretion berühren.

Es hat natürlich nicht an Versuchen gefehlt, die Ursache der Eklampsie in anderen Organen als in der Plazenta und in der Niere zu suchen.

Nach der Ansicht von Massini soll das Plazentartoxin normalerweise in der Schilddrüse entgiftet werden. Wird die Schilddrüse insuffizient, so soll es zu Eklampsie kommen. Südamerikanische Autoren haben auch versucht, durch partielle Schilddrüsenexstirpation bei schwangeren Tieren diese Annahme zu stützen. Es soll sich aber dabei mehr um thyreoprive und tetanieartige Symptome gehandelt haben.

Als Insuffizienz der Epithelkörperchen faßte Vassale die Eklampsie auf.

Ein gewisser Zusammenhang zwischen Lipoidausscheidung am Ende der Schwangerschaft durch die Brustdrüse und einer inneren Sekretion der letzteren mag Sellheim zu seiner Annahme geführt haben, daß auch die Eklampsie mit diesen Vorgängen im Zusammenhang steht. Wenn auch die darauf begründeten therapeutischen Maßnahmen, besonders die Einbringung von Sauerstoff oder Jodkali unter die Brustdrüse den Erwartungen keineswegs entsprochen hat, so soll man doch bei dem unzweifelhaften Zusammenhang zwischen innerer Plazentarsekretion, Brustdrüse und Lipoidstoffwechsel den einschlägigen Vorgängen, namentlich dem wechselvollen Verhalten der Kolostrumsekretion bei der Eklampsie, dauernde Aufmerksamkeit schenken.

So hat auch der Zusammenhang mit der akuten gelben Leberatrophie an eine primäre Leberstörung bei der Eklampsie denken lassen. Doch haben alle Funktionsprüfungen der Leber bei Eklampsie, namentlich die Lävuloseprüfung (Heynemann, H. Schröder und Bartels), wie auch die Prüfung des Blutzuckergehaltes (Benthin, Bergsma) zu keinen eindeutigen Resultaten geführt.

Viel Aufmerksamkeit hat auch die Hypothese von Dienst erregt, welcher den zweifellos bei der Eklampsie etwas vermehrten Fibringehalt des Blutes durch Leukozytenzerfall erklären will. Neuere Untersucher, unter anderen auch Landsberg, festigen die Ansicht, daß die Blutplättchen für die bei der Eklampsie erhöhte Blutgerinnung viel mehr von Bedeutung sind, daß aber das Fibrinferment nur einen sekundären Faktor bei der Entstehung der Eklampsie darstellt.

Was die Bedeutung der Lipoide für die Entstehung der Eklampsie anbelangt, so haben wir gesehen, daß einerseits eine verstärkte Wirkung der Plazentartoxine zu erhöhter, vielleicht übermäßiger Lipoidanreicherung (fettiger Degeneration?) der Niere und der übrigen Blutdrüsen führt.

Vielleicht findet sich eine solche übermäßige Lipoidanreicherung auch am Herzen und im Gehirn, so daß man auch anatomisch und histologisch den funktionell bereits bekannten Begriff des Schwangerschaftsherzens festigen kann.

Erhöhte Plazentarwirkung führt also einerseits zu verstärkter Lipoidanreicherung in den Organen.

Andererseits konnte aber auch Lindemann nachweisen, daß die Lipoide imstande sind, den Abbau der blutfremden plazentaren Eiweißkörper zu hemmen.

Endlich wissen wir, daß die Lipoide auch hämolytische Prozesse begünstigen können.

Der von Lindemann u. a. geführte Nachweis des vermehrten Lipoidgehaltes im Blute der Eklamptischen weist ferner mit großer Wahrscheinlichkeit darauf hin, daß es nur einer fehlerhaften, qualitativen und quantitativen Einstellung der plazentaren Sekretionsprodukte bedarf, um den bei Stoffwechselstörungen so häufigen Circulus vitiosus herbeizuführen, in welchem das übermäßige Auftreten der ursprünglich entgiftend wirkenden Lipoide zur Hemmung des Plazentareiweißabbaues und in schweren Fällen auch zur Hämolyse führen können.

Alles in allem kann man wohl sagen, daß die Ansichten über die Entstehung der Eklampsie doch nicht mehr auf so schwankendem Boden sich zu bewegen brauchen, wie es nach dem letzten Sammelreferat von C. Ruge II. (Med. Klinik 1916, Nr. 25) den Anschein haben könnte.

Auf der gemeinsamen Basis einer in vielen Fällen schon jetzt deutlich nachweisbaren Konstitutionsschwäche der Nieren einerseits und der hinzukommenden plazentaren Schädlichkeit andererseits lassen sich wohl die meisten anscheinend bloß der jeweiligen medizinischen Mode unterworfenen Erklärungsversuche verstehen. Auch die Symptome von seiten verschiedener anderer Organsysteme des Körpers werden wir begreiflich finden, sie aber zunächst als sekundär betrachten und reichen ganz gut damit aus.

Als brauchbarsten Maßstab für die Mitwirkung des konstitutionellen Momentes beim Zustandekommen der Eklampsie müssen wir nach dem heutigen Stande der Dinge die Funktionsprüfungen der Niere ansehen.

Diesbezüglich möchte ich nicht den negativistischen Standpunkt Zinßers teilen, der keinen rechten ätiologischen Zusammenhang zwischen Niere und Eklampsie finden kann. Es mag wohl zweifellos viele Fälle von Eklampsie geben, in welchen anatomische Veränderungen an den Nieren nicht oder nur in geringem Grade nachweisbar sind.

Fetzer kommt unserer Auffassung insoferne schon näher, als er bei der Eklampsie nicht eine organische Nierenerkrankung postuliert, sondern einen Funktionsausfall durch vorübergehende toxische Einflüsse, welche besonders auf die Gefäße wirken sollen, ähnlich wie bei der Narkose, für welche Fetzer tatsächlich einen fast völligen Stillstand der Nierentätigkeit infolge der Überschwemmung des Blutes mit toxischen Substanzen nachweisen konnte.

Holzbach äußert sich in demselben Sinne auf Grund von eingehenden Nierenfunktionsprüfungen und sagt, daß wir bei der Eklampsie nicht mehr nach Nephropathie oder Nephritis, sondern allein noch nach Niereninsuffizienz in der Schwangerschaft fragen sollen.

Die Erkennung der Niereninsuffizienz in der Praxis stößt allerdings noch auf ziemliche Schwierigkeiten. Nicht nur die Umständlichkeit der Nierenfunktionsprüfung auf die Ausscheidung von Wasser und Salzen (Zinßer, Fetzer, Holzbach, Werner u. a.), Kreatinin (Heynemann, Orlovius) usw. kann im einzelnen Falle hinderlich sein, sondern viel mehr der Mangel an Parallelismus zwischen der Schwere des eklamptischen Anfalls und den Ergebnissen der Funktionsprüfung.

Vielleicht kommen wir weiter, wenn wir unser Augenmerk nicht so sehr auf die Durchlässigkeit der Niere für die obengenannten Stoffe lenken, sondern vor allem auf Art und Grund der Eiweißausscheidung.

In der Praxis richtet man sich ja, wie Bumm kürzlich wieder betont hat, auch mit Recht nach der Höhe der spontanen Eiweißausscheidung bei der Schwangerschaftsniere und der Eklampsie, wenn es gilt, Prognose und Behandlung zu bestimmen, wenn auch Zinßer, Holzbach u. a. auf Grund ihrer Messungen zu dem Resultat gekommen sind, daß der Grad der Albuminurie keine verläßliche Indikation für Mutter und Kind abgibt.

Trotzdem glaube ich, daß wir nach einer Untersuchungsmethode suchen sollen, die den natürlichen Bedingungen einer Funktionsprüfung der Nieren auf Eiweißdurchlässigkeit, nicht aber Durchlässigkeit für Wasser, Salze u. dgl. am nächsten kommt. Gelänge es z. B. bei gewissen Schwangeren durch Eiweißüberfütterung, körperliche Anstrengungen oder irgend welche parentale Eiweißzufuhr (Seruminjektionen) leichter als bei anderen Individuen Albuminurie auszulösen, so könnte das bis zu einem gewissen Grade als Zeichen einer konstitutionellen Nierenschwäche und Disposition für Eklampsie gedeutet werden. Versuche darüber liegen meines Wissens noch nicht vor.

Betrachten wir von diesen Gesichtspunkten aus Prophylaxe und Therapie des eklamptischen Anfalls, so finden wir bei einer Reihe von Autoren (Rißmann, Essen-Möller, P. Bar, Winter, Baisch, Holzbach u. a.) vielfach Versuche, schon frühzeitig im Verlaufe der Schwangerschaft, die eklamptische Disposition, den „Eklampsismus“ zu erkennen und prophylaktisch dagegen anzukämpfen.

Namentlich Winter befürwortet in solchen Fällen die prinzipielle Frühentbindung als wirksamstes Mittel.

Auch bei bereits ausgebrochener Eklampsie müßte unter der von uns gemachten Annahme einer plazentaren Giftwirkung bei konstitutioneller Nierenschwäche die möglichst rasche und dabei schonendste Entbindung dem kausalen Bedürfnissen am ehesten entsprechen.

Auch die jetzt allgemein anerkannt günstige, oft lebensrettende Wirkung des Aderlasses bei der Eklampsie (Zweifel, Lichtenstein, R. Freund u. a.) erscheint uns nach Analogie mit der ähnlichen Wirkung des Aderlasses bei der Urämie ganz plausibel.

Der Überschuß an plazentaren Giften wird dadurch entfernt, die entgiftende Tätigkeit der blutbildenden Organe (Milz, Leber, Knochenmark) wird durch den Blutverlust angeregt, der Blutdruck herabgesetzt und dadurch werden offenbar auch günstigere Zirkulationsbedingungen für die mechanisch und toxisch überbeanspruchte, an sich schon weniger widerstandsfähige Niere geschaffen.

Eine ungezwungene Erklärung der anscheinend doch auch häufigen guten Erfolge mit der Stroganoffschen Behandlung läßt sich allerdings unter den obigen Voraussetzungen nicht ohne weiteres geben.

Herabsetzung der Reflextätigkeit des Zentralnervensystems mag dabei immerhin von Belang sein.

Medikamentöse Maßnahmen zur Hebung der Diurese (Reifferscheid, Lichtenstein, Rißmann u. a.) werden immer wieder von neuem versucht und empfohlen.

Nierendekapsulation und Nierenspaltung scheinen dagegen wenig neue Anhänger zu finden.

Wenn wir unter der Disposition zur Eklampsie nicht nur übermäßige oder abnorme innere Sekretion der Plazenta und konstitutionelle Nierenschwäche verstehen wollen, sondern auch eine mangelnde Entgiftungsfähigkeit des Gesamtorganismus gegenüber den Schwangerschaftsprodukten, dann müssen wir auch diejenigen Versuche im Auge behalten, welche auf immunisatorischem Wege eine Heilung der Eklampsie anstreben. Die vereinzelten schönen Erfolge, welche R. Freund, A. Mayer, Schickele u. a. bei leichteren Formen von Schwangerschaftstoxikosen durch Injektion von Serum gesunder Schwangerer erzielt haben, ermutigen uns, in dieser Richtung weiter zu forschen.

IV. Die Erkrankungen der übrigen Blutdrüsen in ihren Beziehungen zu den sexuellen Vorgängen.

Da in den vorangegangenen Kapiteln die für die Gynäkologie und Geburtshilfe hauptsächlich in Betracht kommenden Blutdrüsenerkrankungen so weit als möglich mit den vielfach als auslösende Ursachen in Betracht kommenden Funktionszuständen des Ovariums oder der Plazenta in Zusammenhang gebracht und besprochen worden sind, können wir uns in bezug auf die übrigen innersekretorischen Drüsen etwas kürzer fassen.

Ich kann bezüglich der meisten hierher gehörigen klinischen und experimentellen Tatsachen auf die Werke von Biedl, Falta, Novak und Seitz verweisen und halte es für überflüssig, die in den genannten Monographien ausführlich dargestellten Krankheitsbilder hier abermals ausführlich zu schildern.

Vielmehr habe ich mich darauf beschränkt, kurz den derzeitigen Stand unseres Wissens über die Blutdrüsenerkrankungen zu skizzieren, soweit sie für unser Fach von Interesse sind. In erster Linie war es mir darum zu tun, die zahlreichen neuen Arbeitsmöglichkeiten und Probleme auf diesem Gebiet aufzuzeigen.

Ausführlicher mußte ich deshalb nur noch dort werden, wo die Arbeiten der obengenannten Autoren einer Ergänzung bedürfen, sei es, daß inzwischen neue Forschungsergebnisse hinzugekommen sind, sei es, daß ich in mancher Hinsicht auf Grund eigener Untersuchungen einen etwas abweichenden Standpunkt einnehme.

Dies gilt insbesondere für die Kapitel Hypophyse, Zirbeldrüse, Leber, Milz, Hirn und Genitale.

Gewiß wäre es reizvoll gewesen, auf Grund des neugewonnenen Standpunktes vom Überwiegen des konstitutionellen Faktors als Krankheitsursache das große Gebiet von den Erkrankungen der extragenitalen Blutdrüsen ebenso ausführlich zu behandeln, wie etwa die ovariellen und plazentaren Erkrankungen. Schon aus räumlichen Gründen soll aber derzeit davon abgesehen werden. Es dürfte für diesmal genügen, die Arbeitsrichtungen anzudeuten, in der eine solche moderne Darstellung vom gynäkologisch-geburtshilflichen Standpunkte aus sich zu bewegen hätte.

Wir beginnen zunächst mit der Gruppe der sogenannten branchiogenen Gruppe oder richtiger „Kopfdarmgruppe" der Blutdrüsen, zu welchen ich, wie in der Einleitung näher begründet ist, die Schilddrüse, die Epithelkörperchen, den Thymus und den Vorderlappen der Hypophyse rechnen möchte.

Als regelmäßig wiederkehrende und in vieler Hinsicht parallel gehende Veränderungen werden wir an allen diesen Drüsen morphologische und funktionelle Alterationen zur Zeit der Pubertät, der Menstruation, der Gravidität, der Kastration und des Klimakteriums wiederfinden. Es wird sich zeigen, daß alle diese Drüsen diesbezüglich viel mehr gemeinsame Züge aufweisen, als man dies früher mangels eines geeigneten Überblickes geglaubt hat. So hat es sich herausgestellt, daß es z. B. nicht gerechtfertigt ist, einen großen Teil der Schwangerschaftsveränderungen im mütterlicher Organismus in einseitiger Weise der Hypophyse zuzuschreiben, da auch andere Blutdrüsen, wie z. B. die Schilddrüse, die Nebenniere, die Milz, nach meinen Untersuchungen auch die Zirbeldrüse sehr ausgesprochene Schwangerschaftsveränderungen aufzuweisen haben. Ganz das gleiche gilt für die Kastrationsveränderungen der übrigen Blutdrüsen, die als vikariierend-hypertrophische Vorgänge aufzufassen sind. Die Veränderungen der Blutdrüsen im Klimakterium weichen insoferne von den Kastrationsveränderungen ab, als der spezifische Einfluß des Alterns noch hinzutritt. Die mehr oder minder vorübergehenden Menstruationsveränderungen der Blutdrüsen sind in analoger Weise wie die Schwangerschaftsveränderungen nur in viel abgeschwächterem Maße als Reaktionen auf ovarielle giftähnlich wirkende Substanzen aufzufassen. Es wird dabei wohl meist nur zu Hyperämie, allenfalls vermehrter Sekretion kommen. Die Bedeutung der Lipoide bei allen diesen Vorgängen wurde bereits in den früheren Kapiteln genügend hervorgehoben.

Weitere Vorbedingungen zum Verständnis der uns hauptsächlich interessierenden Blutdrüsenerkrankungen und ihren Wechselwirkungen mit den sexuellen Vorgängen sind die Ergebnisse der experimentellen Forschungen und der organotherapeutischen Versuche. Die Mehrzahl der hierher gehörigen Tatsachen, namentlich die ältere Literatur kann bereits als bekannt vorausgesetzt werden und ich verweise diesbezüglich auf die eingangs zitierten Sammelwerke.

1. Die Schilddrüse.

Von allen Blutdrüsen sind die Beziehungen der Schilddrüse zu den Geschlechtsorganen am längsten und ausführlichsten bekannt, und es ist dies auch nicht zu verwundern, weil ja die Schilddrüse am leichtesten von allen innersekretorischen Drüsen einer direkten Beobachtung zugänglich ist. Es ist nicht der Zweck dieses Buches, die ganze Fülle von darüber bekannt gewordenen historischen, physiologischen und klinischen Daten wiederzugeben. Solche sind durch die Arbeiten von H. W. Freund, J. Fischer, Lange, Engelhorn, Rübsamen, Novak und v. Graff, Mosbacher u. a. ausführlich dargelegt worden.

Vor dem Bekanntwerden der Wirkung der übrigen innersekretorischen Drüsen wurde die Rolle der Schilddrüse, wie im allgemeinen, so auch im Hinblick auf die Geschlechtssphäre bedeutend überschätzt. Sie auf ihr richtiges Maß zu reduzieren und ihre Beeinflussung des Genitales mit der der übrigen Blutdrüsen in Einklang zu bringen, scheint vor allem notwendig zu sein.

Schon der Einfluß der Schilddrüse auf die Entwicklung des Genitales ist noch nicht vollkommen klargestellt.

Man weiß wohl durch die Arbeiten von Hofmeister, v. Eiselsberg, Richon und Jeandelize u. a., daß Exstirpation der Schilddrüse bei jugendlichen Tieren hochgradigen Infantilismus des Genitales hervorruft. Aber die einzige Arbeit, welche nähere Angaben über die mikroskopischen Veränderungen der Ovarien solcher Tiere macht, nämlich die von Hofmeister, berichtet über degenerative Vorgänge, welche sich bald mehr als allgemeine Follikelschrumpfung, bald mehr als Follikelhypertrophie zeigte. Steht dies nun schon im Gegensatz zu den Erfahrungen, welche man nach Exstirpation anderer innersekretorischer Drüsen gemacht hat, so reichen auch die damaligen technischen Mittel zu einer modernen Beurteilung der Veränderungen am weiblichen Genitale, insbesondere am Ovarium nicht aus.

In zahlreichen Versuchen, die ich selbst darüber an Hunden und Kaninchen angestellt habe, fand ich regelmäßig Stehenbleiben der Entwicklung des Genitales auf kindlicher Stufe; im Ovarium speziell abnorm lange Persistenz der Primordialfollikel und nur sehr spärliche Heranreifung zu Graafschen Follikeln. Von einer Follikelhypertrophie oder zystischen Degeneration war niemals die Rede. Ähnliches kann man ja nach Exstirpation der Hypophyse, der Nebenniere oder des Thymus sehen.

Auch Beobachtungen über die interstitielle Eierstocksdrüse bei thyreoidektomierten Tieren liegen bisher nicht vor, obwohl die interstitiellen Zellen des Ovariums jetzt von vielen Autoren mit der Erhaltung und Funktion des weiblichen Genitales in engen Zusammenhang gebracht wurden. Aus meinen eigenen Versuchen geht hervor, daß die interstitielle Drüse sowohl bei jugendlichen wie bei erwachsenen Tieren in den ersten Wochen nach der Schilddrüsenentfernung stark reduziert wird, daß sie sich aber später annähernd bis zur Norm wieder einstellt.

Bei erwachsenen Tieren sind am Ovarium sonst kaum nennenswerte Veränderungen nach der Thyreoidektomie anzutreffen und es deckt sich das auch mit den gleichen Erfahrungen an männlichen Tieren.

Die Geschlechtsreife tritt, wenn überhaupt, so stark verzögert auf und die Bildung der gelben Körper ist ungleich spärlicher als in der Norm. Die Fortpflanzung solcher Tiere ist naturgemäß sehr erschwert und wenn sie jemals zustande kommt, so ist doch mehr als wahrscheinlich, daß genügend Schilddrüsenreste zurückgeblieben sind.

Beim Menschen wäre das völlig analoge Krankheitsbild nur in der Kachexia strumipriva zu suchen. Die dabei stattfindende Entwicklungshemmung des Genitales ist bekannt. Auffallend erscheint nur, daß man hier nicht nur, wie zu erwarten war, Reduktion aller Ovarialfunktionen, sondern vielfach auch verstärkte Menstrualblutungen (Kocher) und kleinzystische Degeneration der Ovarien gefunden hat (Langhans).

Auf die allgemeinen Wachstums- und Stoffwechselveränderungen nach Schilddrüsenausfall wird hier nicht mehr näher eingegangen, weil sie schon zu bekannt sind. Nur auf die starke vikariierende Vergrößerung der Hypophyse nach Schilddrüsenexstirpation sei noch hingewiesen, weil sie auch funktionell durch die weitgehendsten Analogien zwischen Schilddrüse und Hypophyse zum Ausdrucke kommen.

Jede wichtige Etappe in der Entwicklung der Keimdrüsen ist geeignet, auch Schwankungen im Gleichgewichte der übrigen Blutdrüsen hervorzurufen und es zeigt sich das zum ersten Mal in der Pubertät und zwar beim weiblichen Geschlecht ungleich häufiger als beim männlichen.

Die Annahme, daß die Pubertätsschwellung der Schilddrüse durch die Überschwemmung des Körpers mit Ovarialprodukten hervorgerufen wird (Seitz, Engelhorn u. a.), läßt sich auch experimentell beweisen. Bei Injektionen von Ovarialextrakt zum Zwecke der Wachstumsanregung der Brustdrüse konnte ich als regelmäßigen Nebenbefund stets auch Anschwellung der Schilddrüse mit vermehrter Kolloidbildung nachweisen.

Daß sich im Anschlusse an diese Gleichgewichtsstörung häufig auch bleibende Strumen oder gar ein Basedowkropf entwickeln kann, ist gleichfalls zur geläufigen Tatsache geworden, weil ja auch noch manche andere Blutdrüsenerkrankungen (Akromegalie, Chlorose, Dysplasia adiposogenitalis u. a.) um diese Zeit ihren Ausgangspunkt nehmen.

In regelmäßiger Wiederholung zeigt sich dieser Einfluß der Ovarialsekrete auf die Schilddrüse während der Menstruation rein äußerlich durch die von zahlreichen Untersuchern bestätigte menstruelle Schilddrüsenschwellung. Naturgemäß kann es sich hier nur um eine rasch auftretende und wieder verschwindende menstruelle Hyperämie der Schilddrüse handeln, wie wir sie auch an anderen Blutdrüsen (z. B. Leber und Milz) fast regelmäßig vorfinden.

Bei brünstigen Tieren hat Engelhorn Vergrößerung der Follikel und Hypertrophie des ganzen Organes beobachtet und meine oben zitierten Versuche mit Hyperämie und vermehrter Sekretion der Schilddrüse nach Ovarialextraktinjektion sprechen in dem gleichen Sinne.

Bei schon bestehender Schilddrüsenerkrankung (z. B. Basedow) sind die von der Schilddrüse ausgehenden Beschwerden zur Zeit der Menstruation fast regelmäßig verstärkt.

Verminderte Tätigkeit der Schilddrüse kann unter Umständen vermehrte Genitalblutungen hervorrufen (Metrorrhagia thyreopriva nach Kocher), wogegen Zufuhr von Schilddrüsentabletten solche Fälle günstig zu beeinflussen pflegen. Andererseits ist es aber auch bekannt, daß manche Fälle von Amenorrhöe durch Schilddrüsenzufuhr geheilt werden konnten.

Sehr vielseitig sind die Beziehungen zwischen der Schilddrüse und den abnormen Uterusblutungen, indem die verschiedenartigsten Störungen der Schilddrüsenfunktion Abnormitäten in der Ovarialfunktion und damit im Verlaufe der Menstruation hervorrufen können.

Daß Röntgenbestrahlung der Schilddrüse unregelmäßige Blutungen günstig beeinflußt (Fränkel), kann gleichfalls therapeutisch von Bedeutung werden.

Wie fast alle innersekretorischen Drüsen hypertrophiert auch die Schilddrüse in geringem Grade nach der Kastration. Dieses Verhalten widerspricht nicht der oben erwähnten Schilddrüsenvergrößerung unter dem Einfluß der Ovarialsekrete, sondern ist als Kompensationserscheinung aufzufassen.

Vielleicht ist die des öfteren auftretende Volumzunahme der Schilddrüse im Klimakterium auf ähnliche Weise zu erklären. Jedenfalls ist auch das Klimakterium eine für die Schilddrüsenfunktion kritische Zeit. Novak und v. Graff erwähnen in dieser Hinsicht die erhöhte Disposition zur Basedowerkrankung im Klimakterium. Häufig wird allerdings auch über atrophische Prozesse in der Schilddrüse nach der Menopause berichtet (v. Eiselsberg, Fischer u. a.).

Als eine noch physiologische Erscheinung muß aber die Schilddrüsenvergrößerung in der Schwangerschaft angesehen werden. H. W. Freund, Lange, Engelhorn, Rübsamen, Novak und v. Graff haben ausführliche Untersuchungen darüber angestellt. Während die meisten Autoren bis in die letzte Zeit noch auf Grund klinischer Beobachtung darüber uneinig waren, ob die Schilddrüsenvergrößerung während der Schwangerschaft regelmäßig auftritt, ob es sich nur um einfache Hyperämie oder wirkliche Massenzunahme handelt, konnte Engelhorn in sehr gründlichen Untersuchungen an menschlichem und tierischem Material nachweisen, daß wirkliche Hypertrophie und Hyperplasie mit vermehrter Kolloidbildung in der Schwangerschaft auftritt. In der Monographie von Seitz (1913) finden sich die dazu gehörigen sehr beweiskräftigen Abbildungen.

Die Schwangerschaftsveränderung der Schilddrüse ist wohl mit der analogen Metamorphose der übrigen Blutdrüsen auf gleiche Stufe zu stellen und dürften alle diese Prozesse auf die Beeinflussung durch das wachsende Ei bzw. durch die Plazenta zurückzuführen sein. Es geht daher auch nicht ohne weiteres an, vereinzelte abnorme Schwangerschaftssymptome, wie z. B. Glykosurie, Hyperemesis, abnorme Schweißsekretion u. dgl. auf die Schwangerschaftsveränderung der Schilddrüse zurückzuführen. Nach ihrer Stellung zum vegetativen Nervensystem sind die übrigen Blutdrüsen mindestens ebenso sehr imstande, alle diese Erscheinungen hervorzurufen.

Das gleiche gilt für die schwerste aller Schwangerschaftstoxikosen, für die Eklampsie.

Das Ausbleiben der Schilddrüsenvergrößerung in der Schwangerschaft, welches nach den interessanten Feststellungen v. Graffs bei Schwangerschaftsalbuminurie und bei Eklampsie tatsächlich häufiger ist als sonst, kann nach dem oben Gesagten nur als eine Teilerscheinung einer allgemeinen Blutdrüseninsuffizienz gegenüber den „blutfremden" Plazentartoxinen aufgefaßt werden.

Nach Seitz u. a. läßt sich die Schwangerschaftshypertrophie der Schilddrüse in ca. $^3/_4$ aller Fälle nachweisen. Eine gewisse Labilität der Thyreoidea im Anschluß an die Schwangerschaft, welche öfters zu einer Erkrankung dieser oder anderer Blutdrüsen bei hierzu disponierten Personen führt, ist daraus abzuleiten.

Daß Myom und Struma häufig gleichzeitig vorkommen, ist jedem Praktiker wohl bekannt. Wenn neuerdings auch v. Graff die Häufigkeit dieser Kombination zu bestreiten sucht, so ist doch nach dem, was im Kapitel Myom näher ausgeführt wurde, die pathologische Korrelation zwischen Schilddrüsen- und Ovarialerkrankungen eine so enge, daß auch das Myom, als Ausdruck einer innersekretorischen Ovarialerkrankung, mit in diesen Zusammenhang einbezogen werden muß. Die praktische Folgerung daraus hat Fränkel gezogen, indem er über das Aufhören von Myomblutungen nach Bestrahlung der Schilddrüse und umgekehrt Kleinerwerden von Strumen nach Bestrahlung der Ovarien berichtete. Wettergreen sah in einem Falle, Birnbaum in zwei Fällen Besserung eines gleichzeitigen Basedow nach Myomoperation.

Andererseits warnt v. Graff vor der Ovarienbestrahlung bei Verdacht auf Schilddrüsenerkrankung, weil er bei zwei solchen Fällen daraufhin den Ausbruch einer Basedowschen Krankheit beobachten konnte.

Alle diese in letzter Linie auf H. W. Freund zurückgehenden Überlegungen haben sich ursprünglich auf die Wechselbeziehung zwischen Struma und dem Myom als solchem bezogen. Heute wissen wir, daß nicht das Myom, sondern das abnorm funktionierende „Myomovarium" das Wesentliche dabei ist. Es muß aber auch an die Möglichkeit einer pluriglandulären Insuffizienz gedacht werden, welche außer dem genannten auch noch andere Krankheitsbilder mit thyreo-ovarieller Störung hervorbringen kann, so z. B. den Morbus Basedowi. Hierbei soll übrigens nach neueren Forschungen auch noch der Thymus und das chromaffine System beteiligt sein. Für eine essentielle Bedeutung der Ovarialtätigkeit bei der Basedowschen Krankheit spricht vor allem schon der Umstand, daß Basedow bei Frauen ungleich häufiger vorkommt als bei Männern. Es fällt auch seine Entstehung häufig mit wichtigen Abschnitten des Geschlechtslebens zusammen, so z. B. mit der Pubertät, der Schwangerschaft oder dem Klimakterium.

Leichte Grade von Hyper- oder Dysthyreoidismus sind besonders häufig mit Chlorose vereinigt und gelegentlich auch mit ihr zu verwechseln (Pseudochlorose, Fr. v. Müller). Dazwischen kommen alle Abstufungen von neurasthenisch-hysterischen Krankheitstypen vor, deren auf mangelhafter Anlage beruhende Störungen im Nervensystem auch von vereinzelten thyreo-ovariellen Symptomen begleitet sind. So mancher bisher unerklärliche Fall von Dysmenorrhöe, Metrorrhagie, Amenorrhöe oder Sterilität erweist sich als ein hierher gehöriger Fall von „Basedowoid". Die theoretisch so oft postulierte Wechselwirkung zwischen Blutdrüsen und vegetativem Nervensystem findet in solchen Fällen den greifbarsten Ausdruck. Vergesellschaftet mit den übrigen Symptomen der mangelhaften Anlage sind infantilistische Merkmale bei solchen Kranken überaus häufig und die bei Basedowikern so oft bestehende Thymuspersistenz ist nicht nur ein infantilistisches Symptom, sondern hat auch noch eine wesentliche ätiologische Bedeutung. Für den ungestörten Ablauf der Ovarialfunktion kann es auch nicht gleichgültig sein, daß beim Basedow meist eine erhöhte Reizbarkeit des sympathischen Nervensystems besteht, was der mehr vagotonisierenden Eigenschaft des Ovariums bis zu einem gewissen Grade entgegengesetzt ist.

So erklärt es sich auch leichter, daß in der Mehrzahl der Fälle von Basedow, eine Herabsetzung der menstruellen Tätigkeit manchmal bis zur völligen Amenorrhöe eintritt. Sehr häufig ist allerdings die Ovarialtätigkeit nicht gestört (Seitz). Der Grad der Schilddrüsenveränderung und der Gleichgewichtszustand, in dem sich die übrigen Blutdrüsen und das vegetative Nervensystem jeweils befinden, dürfte dafür maßgebend sein. Auch Seitz führt diesbezüglich an, daß sympathikotrope Menschen stärker von der Hyperthyreose befallen werden als vagotrope.

Von anatomischen Veränderungen der Sexualorgane bei Basedowscher Krankheit werden Induration der Ovarien, Fehlen oder Verminderung der Primordialfollikel, Hypoplasie der Ovarien und des Uterus, sowie Infantilismus des ganzen Genitales beschrieben. Die Möglichkeit, daß unter Umständen auch die Genitalveränderungen primär auftreten, ist nicht ganz von der Hand zu weisen und gewisse therapeutische Erfolge in der Behandlung der Basedowschen Krankheit mit Ovarialtabletten sprechen auch in diesem Sinne (Seligmann, Frankl u. a.).

Insoferne diese letztere Therapie dem bei Basedow gesteigerten Sympathikustonus entgegenwirkt, und die meist herabgesetzte Funktion des vagotonisierenden Ovariums fördert, ist sie neben anderen Behandlungsmethoden gerechtfertigt.

Die oft bestehende Sterilität, ebenso wie die Neigung zu frühzeitiger Unterbrechung einer bereits bestehenden Schwangerschaft, haben gleichfalls

Aussicht, durch Ovarialtabletten günstig beeinflußt zu werden. Herzinsuffizienz und atonische Blutungen im Verlaufe der Gravidität (nach Seitz in 7 % der Fälle auftretend) mögen bei solchen Kranken mit der Zeit vielleicht nicht mehr rein symptomatisch wie jetzt, sondern kausal behandelt werden können. Als Anhaltspunkte dafür können vielleicht die verminderte Gerinnungsfähigkeit des Blutes und die Herabsetzung des glattmuskulösen Tonus (Vagustonus) gelten (Seitz).

Als radikale Behandlungsmethode des Basedow kommt wohl meist Strumektomie oder Röntgenbehandlung der Schilddrüse in Frage. Da man aber nach v. Graff und J. Novak zwischen primär-thyreogenem, primär-neurogenem und primär-ovariogenem Basedow unterscheiden kann, so wird unter Umständen auch einmal Röntgenisierung von Ovarien mit gestörter oder gesteigerter Funktion oder ovarielle Organotherapie unter Umständen von Erfolg begleitet sein. Die neurogene Komponente direkt anzugreifen, besitzen wir derzeit noch keine Mittel. Dagegen verspricht die Röntgenbestrahlung des hypertrophischen Thymus in der Zukunft Erfolg, wenn er, wie bei manchen Thymuserkrankungen der Kinder, so auch in gewissen Fällen von Basedow, wirklich ätiologisch beteiligt ist.

Soweit die Veränderungen der Schilddrüse, welche mit einer gewissen Wahrscheinlichkeit wenigstens teilweise auf Alterationen der Keimdrüsentätigkeit zurückgeführt werden können. Bei der Basedowschen Krankheit ist es schon schwer zu unterscheiden, ob die ovarielle Veränderung oder die der Schilddrüse das Primäre ist.

Für die einfache Struma sind die Verhältnisse viel weniger kompliziert. Die Störungen des Ovariums treten dabei, wenn sie überhaupt bemerkbar werden, ziemlich in den Hintergrund, doch ist auch hier die Frage zulässig, welches der beiden Organe primär und welches sekundär gestört ist oder ob eine sogenannte pluriglanduläre Erkrankung vorliegt.

Auch die einfache Struma entsteht gerne im Anschluß an Pubertät, Gravidität und Klimakterium wie sie überhaupt bei Frauen auch häufiger auftritt als bei Männern. Eine schon bestehende Struma vergrößert sich in der Schwangerschaft fast regelmäßig, wobei es jedoch nur selten zu ernstlichen Stenosenerscheinungen kommt. Die Strumektomie ist in solchen Fällen der Schwangerschaftsunterbrechung entschieden vorzuziehen. Immerhin beträgt die Mortalität der Mütter bei dieser Operation 2 %, die spontane Unterbrechung der Schwangerschaft erfolgt dabei in 6 % (Seitz).

Zum Unterschied von der Basedowstruma kann man mit einem gewissen Vorbehalt sagen, daß die einfache Struma relativ häufig mit verstärkter Menstruation einhergeht und daß auch das Klimakterium bei solchen Frauen oft auffallend lang auf sich warten läßt. Die Ovarien solcher Frauen sind denn auch meistens im ganzen vergrößert und enthalten oft viele kleinzystisch erweiterte Follikel, was an die Kolloidzysten der begleitenden Struma oft recht lebhaft erinnert.

Es leiten diese Befunde allmählich zu den Ovarien der Myomkranken hinüber, welche dieselben Charakteristika zeigen. Die Uteri von strumösen Frauen sind daher auch häufig im ganzen etwas vergrößert und entsprechen oft dem, was man früher als „metritische" Uteri oder jetzt besser als „ovarielle Uterushypertrophie" (Metropathia haemorrhagica nach Pankow) bezeichnet hat. Der Name Metropathia haemorrhagica trifft insoferne nicht ganz zu, als man sehr häufig solche aus ovarieller Ursache hypertrophische Uteri ohne abnorme ovarielle Blutungen antreffen kann. Ich halte daher den Ausdruck „ovarielle Uterushypertrophie" für richtiger. (Vgl. das Kapitel ovarielle Blutungen.) G. Lauth konnte ja auch unter meiner Leitung den Nachweis erbringen, daß die Myomovarien die gleichen Veränderungen aufweisen wie die Ovarien solcher hypertrophischer Uteri und daß auch die Struktur der myomatösen und „metritischen" Uteri in bezug auf die Proportion von Muskulatur und Bindegewebe die gleiche ist. Der Übergang zwischen beiden Krankheitsbildern wäre demnach durch die ihnen häufig gemeinsame Schilddrüsenvergrößerung noch mehr erleichtert. Weitere daraufhin gerichtete Untersuchungen wären von Interesse.

Auf welche Weise myomkranke Frauen nach Röntgenbestrahlung ihrer Schilddrüse reagieren, ist noch wenig studiert, verdiente aber wegen der leichteren Technik neben der Bestrahlung der Ovarien eine gewisse Aufmerksamkeit.

Die Einwirkung der verschiedenen Formen des Hypothyreoidismus auf die Genitalfunktion bereitet dem Verständnis nur wenig Schwierigkeiten, wenn man der Erklärung der klinischen Tatsachen die experimentellen Ergebnisse zugrunde legt.

Alle Tierversuche, welche eine Exstirpation der Schilddrüse mit Schonung der Epithelkörperchen an jugendlichen Tieren bezweckten, hatten als Teilerscheinung einen hochgradigen allgemeinen Infantilismus und auch eine mehr oder minder starke Entwicklungshemmung des Genitales zur Folge. Bei erwachsenen Tieren sind die Veränderungen bedeutend geringer. Im Detail sind die Veränderungen an den Ovarien nach Schilddrüsenexstirpation noch nicht präzise bekannt, indem Hofmeister degenerative Veränderungen und eine verfrühte Reifung zahlreicher Follikel, Blair-Bell dagegen einfach stärkere Aktivität beschrieben hat. Meine eigenen Beobachtungen sprechen für ein Zurückbleiben der Eireifung analog wie nach der Hypophysenexstirpation. Merkwürdigerweise führen die spärlich vorhandenen Berichte über die postoperative Kachexia strumipriva eine Verstärkung der Menstruation an, welche allerdings an vikariierende kleinzystische Veränderung der Ovarien denken ließe.

Es ist klar, daß eine Schwangerschaft, wenn sie bei Hypothyreotischen (Myxödem, Kretinismus u. dgl.) überhaupt zustande kommt, leicht die ohnehin schon vorhandene Insuffizienz des bestehenden Schilddrüsenrestes verschlechtern und auch zu Frühgeburten und Entwicklungsstörungen der Kinder führen kann. Die Behandlung mit Schilddrüsensubstanz in solchen Fällen drängt sich naturgemäß von selbst auf, wenn auch Tierexperimente von v. Wagner-Jauregg und Schlagenhaufer besagen, daß thyreoidektomierte Hunde stets normale Hunde zur Welt bringen. Halsted und seine Mitarbeiter berichten sogar, daß solche Junge oft eine 10- bis 12fache Schilddrüsenvergrößerung aufweisen.

Ist der teilweise oder komplette Schilddrüsenmangel ein angeborener, so ist neben allgemeinem Infantilismus (der bis zum Zwergwuchs gesteigert sein kann), auch Infantilismus des Genitales zu erwarten.

In geburtshilflicher Hinsicht kann demnach auch eine hypoplastische Schilddrüse die Ursache eines infantilen Beckens sein.

Die verschiedenen anderen Störungen der Schilddrüsenfunktion können naturgemäß auch die verschiedensten Beckenformen zur Folge haben. So beeinflußt z. B. frühzeitig auftretende Basedowsche Krankheit das Becken oft im Sinne eines vermehrten Längenwachstums. Die Eigentümlichkeiten des kretinistischen Beckens sind nach der Darstellung von Breus und Kolisko u. a. zur Genüge bekannt.

Ebenso wie der Basedow zeigt auch das Myxödem eine ausgesprochene Beziehung zur weiblichen Genitalsphäre, denn 80% der Myxödematösen sind Frauen. Relativ häufig tritt die Krankheit im Anschluß an Schwangerschaft auf, oder sie verschlimmert, wenn sie schon früher bestanden hat, während der Schwangerschaft das ganze Krankheitsbild. Beim Auftreten im jugendlichen Alter bleibt das Genitale meist infantil. Das Myxödem prädestiniert wie alle schweren Blutdrüsenerkrankungen (so. z. B.

die Sklerodermie, Osteomalazie, Tetanie u. a.) seine Trägerin in hohem Grade zur Eklampsie, was wieder dafür spricht, daß Intaktheit der Blutdrüsen zur Entgiftung der plazentaren Stoffe erforderlich ist.

Eine rechtzeitige Therapie kann bei Myxödem natürlich ebenso wie beim Kretinismus große Erfolge durch Anwendung von Schilddrüsentabletten erzielen. An sich verschlechtert sich auch der Kretinismus unter dem Einfluß der Gravidität oft trotz aller Therapie, so daß an die Unterbrechung der Schwangerschaft geschritten werden muß. Im Wochenbett sollen die Erscheinungen etwas besser werden (Rübsamen).

Man hat auch wiederholt versucht, die Schwangerschaftstoxikosen, vor allem die Hyperemesis, die Schwangerschaftsalbuminurie und die Eklampsie auf dem Wege über die Schilddrüse therapeutisch zu beeinflussen. Wenn auch der Anteil der Schilddrüse nur ein ganz indirekter und partieller sein kann, so ist doch die Feststellung v. Graffs interessant, daß bei 241 Schwangeren mit Schilddrüsenvergrößerung Albuminurie in 16 %, bei 267 Schwangeren ohne Schilddrüsenvergrößerung Albuminurie in 22 % nachgewiesen werden konnte.

Bei 33 Eklamptischen fehlte in 23 Fällen (also in 69 %) jede nachweisbare Schilddrüsenvergrößerung.

Bei der Gesamtzahl aller untersuchten Schwangeren fehlte die Schilddrüsenvergrößerung in der Statistik von v. Graff und Novak nur in 51 %. Es geht daraus mit einiger Wahrscheinlichkeit hervor, daß das Ausbleiben der Schwangerschaftshypertrophie der Schilddrüse zur Schwangerschaftstoxikose prädestiniert. Eine Unterstützung der Schilddrüse in ihrer entgiftenden Tätigkeit gegenüber den „blutfremden Plazentartoxinen“ durch Zufuhr von Schilddrüsentabletten ist demnach theoretisch gerechtfertigt, wenn auch die therapeutischen Erfolge, welche man bisher vereinzelt damit unternommen hat, nur zum Teil von Erfolg begleitet waren.

Ein Übermaß in der Verabreichung von Schilddrüsentabletten kann auch zu vorzeitiger Unterbrechung der Schwangerschaft führen, wie die interessanten Tierversuche von Mosbacher in der jüngsten Zeit gezeigt haben.

Engelhorn hat nach Verabreichung von Ovarialtabletten sehr häufig die Schwangerschaftsstruma zurückgehen gesehen, was jedoch v. Graff in einer allerdings noch kleinen Versuchsreihe nicht bestätigen konnte. Keinesfalls kann man daraus aber schließen, daß die Schwangerschaftsvergrößerung der Schilddrüse durch Ausfall der Ovarialfunktion zu erklären wäre.

Auch die Beeinflussung gestörter Stoffwechselvorgänge während der Schwangerschaft, sei es durch Zufuhr von Schilddrüsensubstanz, sei es durch Verminderung einer übermäßigen Schilddrüsenfunktion, mittels der Röntgenstrahlen, hat in der Zukunft eine gewisse Berechtigung und vielleicht auch Aussicht auf Erfolg.

Schilddrüse und Ovarium fördern im gleichen Sinne die Eiweiß- und die Fettverbrennung, so daß z. B. die durch Fettsucht bedingte Sterilität durch Behandlung mit Schilddrüsentabletten günstig beeinflußt werden kann, und es liegen ja auch tatsächliche Erfolge damit in der Praxis schon vielfach vor.

In entgegengesetztem Sinne wie das Ovarium wirkt die Schilddrüse auf den Kohlehydratstoffwechsel, da sie die Traubenzuckermobilisierung fördert, wogegen das Ovarium sie bis zu einem gewissen Grade hemmt. Es ist deshalb eine Anteilnahme der Schilddrüse (Hyperthyreoidismus) an der Schwangerschaftsglykosurie in ihren verschiedenen Formen nicht gänzlich von der Hand zu weisen.

Da die Schilddrüse weiters das Skelettwachstum fördert, so kann ihr in ebenso hohem Grade wie der Hypophyse, dem Thymus usw., ein Anteil an dem beschleunigten Wachstum, insbesondere des Beckens jugendlicher Gravider zugeschrieben werden. Wenigstens hat man bei im Wachstum zurückgebliebenen jugendlichen Individuen durch Verabreichung von Schilddrüsentabletten wiederholt beschleunigtes Wachstum beobachten können (Hertoghe u. a.).

Streng genommen nicht ganz hierher gehörig, aber unter Umständen doch von großer praktischer Bedeutung kann die Beobachtung v. Wagner-Jaureggs werden, daß gegen jede andere Behandlung, insbesondere gegen Jodbehandlung refraktäre Fälle von sekundärer und tertiärer Lues auf Schilddrüsentabletten mit oder ohne gleichzeitige Jodmedikation überraschend günstig reagieren. v. Wagner erklärt sich dies dadurch, daß die Schilddrüse des herabgekommenen luetischen Organismus nicht mehr die Kraft hatte, das eingeführte medikamentöse Jod zu assimilieren und dem Körper nutzbar zu machen. Ein solcher Organismus verträgt Jodpräparate überhaupt schlecht. Die zugeführten Schilddrüsentabletten enthalten dagegen selbst Jod in organischer Bindung und bewirken außerdem, daß gleichzeitig eingeführte organische Jodpräparate assimiliert und therapeutisch wirksam werden können.

2. Die Epithelkörperchen.

Die Forschungen der letzten Jahre haben auch die Pathologie der Epithelkörperchen in mehrfacher Hinsicht unserem Fache näher gebracht.

Über den Einfluß der Epithelkörperchen auf die Keimdrüsenentwicklung und deren Funktion wissen wir allerdings noch so gut wie nichts, da totale Exstirpation aller vier Epithelkörperchen bekanntlich stets rasch zum Tode führt und bei partieller Exstirpation eine nur so geringgradige Schädigung der Keimdrüsen erfolgt, daß Gravidität eintreten kann. Die trophischen Störungen bei partiell parathyreoidektomierten Tieren an den Zähnen, Haaren, Nägeln und am Skelett weisen auf eine Schädigung des Kalkstoffwechsels hin, was auch bei Menschen klinisch zum Ausdruck kommt.

Von praktischem Interesse ist in erster Linie die Schwangerschaftstetanie und auch diese ist ein relativ seltenes Krankheitsbild. An morphologischen Veränderungen liegen diesbezüglich vereinzelte Beschreibungen von pathologischer Struktur der Epithelkörperchen von Haberfeld und E. Kehrer vor. Diagnostisch ist die von Seitz und Kehrer schon für die normale Schwangerschaft beschriebene Steigerung der galvanischen Erregbarkeit bemerkenswert, wie überhaupt der gravide Organismus günstige Bedingungen für den Ausbruch einer bereits latent gewesenen Tetanie bietet. (Tierexperimente von Adler und Thaler.) Deutliche morphologische Veränderungen der Epithelkörperchen in der Schwangerschaft wären wohl zu erwarten, sind aber bisher nicht einwandfrei beschrieben worden.

Seitz ist sogar geneigt, einen Teil der Schwangerschaftsbeschwerden wie asthenische Zustände, Parästhesien in den Extremitäten u. dgl. als Parathyreotoxikosen aufzufassen. In Tierexperimenten wird ja auch gelegentlich über Albuminurie und fettige Degeneration der Leber nach totaler Entfernung der Schilddrüse und der Epithelkörperchen berichtet.

Therapeutisch auffallend ist der günstige Einfluß der Schilddrüsenmedikation auf die tetanischen Zustände, was durch die engen, vielfach noch nicht erforschten Wechselbeziehungen zwischen Schilddrüse und Epithelkörperchen erklärt werden muß. Ein solcher Antagonismus zwischen Schilddrüse und Epithelkörperchen, wie er bezüglich des Eiweiß-, Fett- und Kohlehydratstoffwechsels besteht, scheint in mancher anderer Hinsicht einem weitgehenden Parallelismus Platz zu machen, denn nicht umsonst führen die Epithelkörperchen den Namen der Beischilddrüsen.

Hinsichtlich der Beteiligung des chromaffinen Systems ist von Interesse, daß Adrenalineinspritzungen eine latente Tetanie zum Ausbruch bringen können

(Falta und Rudinger), während Ausschaltung der Nebennieren bei parathyreopriven Tieren die Tetanieanfälle zum Schwinden brachte (Gulecke).

Wie bei allen übrigen Tetaniearten ist auch bei der Schwangerschaftstetanie neben der Schilddrüsenbehandlung ein Versuch mit Parathyreoidin aus kausaler Indikation zu machen. Die Erfolge damit sind wechselnd, so daß man ohne symptomatische Behandlungsmethoden kaum auskommen wird. Einen Übergang von der kausalen zur symptomatischen Behandlung bildet die Verabreichung von Kalksalzen in Form von Calcium lacticum oder aceticum, indem das Calcium an und für sich krampfstillend wirkt, außerdem aber bei der Tetanie eine Verminderung des Blutkalkgehaltes nachgewiesen worden ist.

Die Transplantation von Epithelkörperchen hat nur unsichere funktionelle Resultate gezeitigt und kann daher nicht als prompt wirkendes Mittel betrachtet werden.

Wegen der so augenfälligen Störung des Kalkstoffwechsels bei Erkrankungen der Epithelkörperchen hat man auch versucht, die Osteomalazie und die Rachitis mit Parathyreoidin zu behandeln, bisher mit wenig sicherem Erfolg.

Gerade bei der Schwangerschaftstetanie haben wir in der Gravidität selbst einen Hinweis auf die hauptsächliche Schädlichkeit zu erblicken. Schon bei Tieren wurde nach Schädigung der Epithelkörperchen eine mit jeder Gravidität rezidivierende Tetanie festgestellt (Vassale, Pineles, Erdheim, Frommer, Groß, Adler und Thaler).

Auch am Menschen wurde Tetanie ziemlich häufig nach Strumaoperationen in der Schwangerschaft und rezidivierende Schwangerschaftstetanien mit anfallsfreien Intervallen (im nicht graviden Zustande) beobachtet.

Man muß hier annehmen, daß die an sich schon weniger leistungsfähigen Epithelkörperchen durch das Hinzutreten der Schwangerschaftstoxine insuffizient geworden sind. Daß diese Toxine mit großer Wahrscheinlichkeit auf die Plazenta zu beziehen sind, konnte Frommer dadurch zeigen, daß partiell parathyreoidektomierte Tiere nach Injektionen von Plazentarextrakt an Tetanie erkrankten.

Auch die unregelmäßigen Eiweißspaltprodukte von der Art der Aminobasen, welche bei der Schwangerschaftstetanie möglicherweise im Blute kreisen und nach Art der Mutterkornsubstanzen krampferregend wirken sollen (Biedl, A. Fuchs u. a.) dürften mit den Plazentatoxinen im Zusammenhang stehen.

Nach alledem würde mit der Unterbrechung der Schwangerschaft eine sehr wesentliche Noxe der Schwangerschaftstetanie wegfallen, wenn auch seltene Fälle von sogenannter Laktationstetanie beschrieben worden sind (E. Kehrer). Die Frage dürfte hier wohl ähnlich liegen, wie bei der Eklampsie, deren auslösende Schädlichkeit trotz des Vorkommens von puerperalen eklamptischen Anfällen doch nach wie vor in den Graviditätstoxinen wird gesucht werden müssen. Für solche Fälle von Laktationstetanie wäre vielleicht die Aderlaßtherapie in Vorschlag zu bringen.

Der günstige Einfluß der spontanen oder künstlichen Entbindung ist jedenfalls häufig genug festgestellt worden. Immerhin sind nach der Statistik von Seitz 7 % aller Fälle im Wochenbett an der Tetanie zugrunde gegangen. In den ganz schweren Fällen, wo die Krämpfe auf die Respirationsmuskeln übergreifen und Bewußtseinsstörungen eintreten, ist die Schwangerschaftsunterbrechung jedenfalls angezeigt.

Die von einzelnen Autoren aufgestellte Behauptung, daß die Eklampsie mit den Epithelkörperchen im direkten Zusammenhang stünde, hat Seitz dadurch widerlegen können, daß er gerade bei Eklamptischen die für Tetanie so charakteristischen Symptome gesteigerter galvanischer und reflektorischer Erregbarkeit nicht finden konnte, ganz abgesehen von der übrigen differenten klinischen Erscheinungsform bei der Krankheit. Eine Kumulierung beider Erkrankungen in einem und demselben Individuum kommt natürlich ab und zu vor, wie ja überhaupt die Eklampsie und die Tetanie bei mangelhaft veranlagten Personen, also auch solchen mit mehrfacher Blutdrüseninsuffizienz, mit Vorliebe auftreten.

Hierher gehören die Beziehungen zwischen Tetanie und Chorea gravidarum. Auch die Sklerodermie ist mit Tetanie schon kombiniert beobachtet worden. Über Veränderungen der Epithelkörperchen bei Osteomalazie wurde in dem betreffenden Kapitel berichtet (Erdheim u. a.).

Eine Beteiligung der Ovarien im fördernden oder hemmenden Sinne konnte bei der Schwangerschaftstetanie bisher nicht festgestellt werden.

3. Der Thymus.

Der Thymus verdient schon deshalb von den Gynäkologen mehr Beachtung als bisher, weil er ähnlich wie die Zirbeldrüse und die interstitielle Eierstocksdrüse eine sogenannte Pubertätsdrüse ist, d. h. daß sie wenigstens beim Menschen mit dem Eintritt der Geschlechtsreife morphologisch und funktionell normalerweise stark in den Hintergrund tritt. Ihre Rückbildung erfolgt aber beim Menschen nicht erst mit dem Abschlusse des Längenwachstums, wie ich dies für die Zirbeldrüse wahrscheinlich machen konnte, sondern bereits im Beginn der Pubertät. Auch hat man keinen zwingenden Grund anzunehmen, daß der Thymus hemmend auf die Geschlechtsentwicklung einwirkt wie die Zirbeldrüse, sondern man weiß, daß die Exstirpation des Thymus bei jungen Tieren zu Infantilismus und insbesondere zu mangelhafter Ausbildung der primären und sekundären Geschlechtscharaktere führt (Friedleben, Basch, Matti, Ranzi und Tandler, Vogt, Klose, Lampé und Liesegang u. a.).

Wenn auch italienische Autoren die Angabe gemacht haben, daß nach Thymusexstirpation am Tier, ähnlich wie nach Exstirpation der Zirbeldrüse, Hypertrophie der Hoden eintritt, so scheinen sich diese Resultate nicht durchwegs bestätigt zu haben und andererseits liegen für das Ovarium keine ähnlichen Ergebnisse vor. Im Gegenteil, die Ovarialfollikel solcher Tiere sind verringert. Auch Thymustumoren beim Menschen haben zu Genitalhypoplasie geführt.

Es scheint, daß bei Tieren der Thymus viel länger (oft jahrelang über die Zeit der Geschlechtsreife hinaus) persistiert als beim Menschen.

Frühzeitige sexuelle Betätigung, insbesondere Gravidität solcher Tiere, beschleunigt jedoch die Involution. Speziell während der Schwangerschaft sollen solche Thymusdrüsen nach Fulci eine mit Lipoidverfettung einhergehende „Schwangerschaftsveränderung" durchmachen, die auch während der Laktation noch anhält.

Veränderungen des Thymusrestes zur Zeit der Menstruation oder des Klimakteriums sind bisher beim Menschen nicht studiert worden.

Kastration (auch Röntgenisierung) der Keimdrüsen führt zur Vergrößerung und verlängerter Persistenz des Thymus, wie sonst kein anderer Eingriff. Daraus kann man schließen, daß die Keimdrüse wahrscheinlich der kräftigste, wenn auch nicht der einzige Regulator für die Entwicklung und Involution des Thymus ist. Die Kastrationshypertrophie des Thymus an sich erfolgt im übrigen analog wie die Kastrationshypertrophie aller übrigen Blutdrüsen.

Klinische Bedeutung erlangt der Thymus für den Gynäkologen vor allem in den gar nicht so seltenen Fällen des Status thymicus, Status thymicolymphaticus, Status hypoplasticus (Bartel und Herrmann) und ähnlichen Konstitutionsanomalien, welche durch Thymuspersistenz und eine Summe von anderen hypoplastischen bzw. infantilen Merkmalen gekennzeichnet sind. Heterosexuelle Behaarung, Veränderungen am Beckenskelett und infantile Zeichen am Genitale weisen oft neben Hypertrophie des lymphatischen Apparates und verlängerter Persistenz der Epiphysenfugen auf den Thymus als mögliche Ursache vieler Fälle von Amenorrhöe und Sterilität hin.

Die in zahlreichen Fällen als harmlos und doch wirksam erkannte Behandlung mit Thymussubstanz bei verschiedenen anderen krankhaften Zuständen dürfte auch bei gynäkologischen Leiden eines Versuches wert sein. Es ist hier eben noch vieles problematisch und zum Teil handelt es sich um Heilwirkungen, die in viel früherer Zeit schon erprobt waren, dann wieder vergessen worden sind und jetzt im Lichte neuer Forschung wieder Existenzberechtigung bekommen.

Die große Empfindlichkeit der mit Status thymicus behafteten Individuen gegenüber allen möglichen Schädlichkeiten, wie Infektionen und vor allem der Narkose, ist ja bekannt. Auf Grund der von Wiesel hierbei nachgewiesenen Hypoplasie des chromaffinen Systems empfiehlt Novak bei Herzstillstand die intrakardiale Einspritzung von Adrenalin.

Eppinger und Heß leiten daraus auch eine gesteigerte Empfindlichkeit gegen Reize ab, welche das autonome Nervensystem treffen und sprechen von Vagotonie bei Status thymicolymphaticus.

Der Symptomenkomplex der Basedowschen Krankheit, welcher wegen seiner Rückwirkung auf die Genitalsphäre auch den Gynäkologen wieder lebhafter zu interessieren begonnen hat, kann gleichfalls, wie neuere Arbeiten gezeigt haben, von dem Thymus mit hervorgerufen und auch therapeutisch beeinflußt werden (Bircher, Basch, Klose und Vogt, Owen, v. Mikulicz u. a.). Röntgenisierung des Thymus einerseits und Thymusfütterung andererseits haben wiederholt Basedowsymptome und auch gewöhnliche Strumen zum Rückgang bringen können.

Künftige Untersuchungen werden vielleicht auch zwischen Thymus und Myom bzw. den Myomovarien praktisch verwertbare Zusammenhänge finden lassen. Jedenfalls steht ein gewisses Vikariieren der Funktionen von Schilddrüse und Thymus fest.

Hervorgehoben sei auch noch die von R. Paltauf, Tandler, Bartel, Wiesel u. a. hervorgehobene Schwierigkeit der Abgrenzung des Status thymicus, Status thymicolymphaticus u. dgl. von anderen Formen des Infantilismus und namentlich auch vom Eunuchoidismus (Tandler und Groß). Biedl faßt deshalb den Status thymicolymphaticus oder -hypoplasticus als eine Anomalie der gesamten Organisation des Körpers auf, die im späteren Leben zu einer polyglandulären Insuffizienz führen kann.

Ein gewisses vikariierendes Verhalten läßt sich auch zwischen Thymus und Milz erkennen, da beide Drüsen ja außerdem mit der Blutbildung und insbesondere dem lymphatischen Apparat in so enger Beziehung stehen. So hat man denn auch bei Chlorose günstige Erfolge mit Verabreichung von Thymussubstanz erzielt (Blondel, Marcolongo). Die Wechselbeziehungen zwischen Thymus und Milz gipfeln darin, daß die eine Drüse nach Exstirpation der anderen hypertrophiert (Lucien und Parisot, Klose und Vogt) und daß man bei der Chlorose nicht nur mit Thymussubstanz, sondern auch mit Milzpräparaten (Eisenstoffwechsel, Blutbildung) Heilerfolge verzeichnen kann (eigene Versuche).

Diagnostisch wichtig ist es auch, daß Herzzustände und lymphoides Blutbild bei Thymuspersistenz, welche von A. Kocher als charakteristisch für den Basedow angeführt worden sind, auch bei allen möglichen anderen mit Hypoplasie einhergehenden innersekretorischen Störungen vorkommen können (degeneratives Blutbild nach J. Bauer).

Da Thymusexstirpation bei jugendlichen Tieren schwere Ossifikationsstörungen hervorruft, hat man auch die Rachitis und die Osteomalazie mit Thymustabletten behandelt. Die Erfolge waren unsicher.

Derselben Indikation gerecht werdend sind die Versuche, das Längenwachstum jugendlicher Personen durch Thymusmedikation anzuregen.

Auch das jetzt so viel diskutierte Thema von den Zusammenhängen zwischen Geistes- und Frauenkrankheiten kann vielleicht aus der Thymuspathologie eine Nutzanwendung ziehen, indem gewiß nicht alle Fälle von Infantilismus mit Geistesstörungen primär auf mangelhafte Keimdrüsentätigkeit zurückzuführen sind. Speziell die sogenannte Idiotia thymica, welche mit Hirnhypertrophie (G. Anton) und Genitalhypoplasie einhergeht, hat vielleicht gewisse Aussichten, durch Thymusmedikation günstig beeinflußt zu werden.

Umgekehrt wird sich vielleicht eine bestehende Thymusvergrößerung durch Behandlung mit Ovarialsubstanz günstig beeinflussen lassen, da ja das Ovarium nach seinem sonstigen Verhalten einen stark hemmenden Einfluß auf den Thymus ausübt. Manche Fälle von Besserung Basedowscher Symptome werden so zu erklären sein. Die Ätiologie vieler Erscheinungen aus diesem Kapitel ist noch ganz dunkel und die praktischen Folgerungen daraus sind erst im Entstehen begriffen.

4. Die Hypophyse.

So viel auch seit den ersten klinischen Beobachtungen über Hypophysenerkrankungen (Pierre Marie 1886) und seit den experimentellen Untersuchungen der letzten Jahre über die Beziehungen zwischen Hypophysis und Genitale geschrieben worden ist, sind die Meinungen über eine ganze Anzahl einschlägiger Fragen noch geteilt. Es liegt dies daran, daß man die klinischen Verhältnisse durch das Experiment nur zu einem gewissen Grade nachahmen kann und daß die Experimente, soweit sie überhaupt in Anbetracht der schwierigen Technik zum Erfolg geführt haben, verschieden und manchmal auch, wie mir scheint, nicht ganz richtig gedeutet worden sind. Deshalb ist es für das Verständnis unumgänglich notwendig, einige allgemein-physiologische Erörterungen vorauszuschicken.

Das konstante Vorkommen der Hypophyse in der ganzen Wirbeltierreihe spricht schon für die einschneidende Bedeutung dieses bis vor nicht allzu langer Zeit noch als bedeutungslos und rudimentär betrachteten Organes. Eine phylogenetische Weiterentwicklung desselben scheint insoferne vorzuliegen, als bei den niedrigen Wirbeltieren der Zwischenlappen einen sehr hohen Entwicklungsgrad erreicht, welchen er allmählich und insbesondere bei den Säugern, namentlich beim Menschen wieder verliert. Entwicklungsgeschichtlich gehört er mit dem ebenfalls aus der Rachentasche entstandenen Vorderlappen zusammen, und es verlieren dadurch alle die in neuerer Zeit aufgetauchten Meinungsverschiedenheiten über die ganz besondere physiologische Wichtigkeit des Zwischenlappens sehr an prinzipieller Bedeutung. Insbesondere bei den höheren Wirbeltieren, ganz besonders beim Menschen erscheint der Zwischenlappen ja nur mehr in Form eines meist sehr dünnen Blattes, welches dem gleichfalls einfacher gewordenen unverzweigten Hinterlappen sich eng anlegt.

Man wird wohl kaum fehlgehen, wenn man demnach den Zwischenlappen einfach als einen topographisch modifizierten Teil des Vorderlappens betrachtet, und es liegt gar kein genügender Beweis vor, ihm eine eigene Funktion zuzuschreiben, was von einigen Autoren ohne jeden zwingenden Grund geschehen ist (vgl. Fig. 28 und 29).

Ein zweites Moment, welches einige Unklarheit in die ganze Hypophysenfrage hineingebracht hat, sind die viel zu weit gehenden Schlüsse, welche man aus der Wirkungsweise des Pituitrins, d. h. des Extraktes aus der Neurohypophyse gezogen hat.

Es ist kein Zweifel, daß wir in dem Pituitrin ein sehr wertvolles und stark wirkendes Mittel besitzen, doch sprechen viele klinische und experimentelle Tatsachen dagegen, daß der Hinterlappen der Hypophyse auch selbst im Körper eine besonders wichtige Rolle als innersekretorisches Organ spielt. Des näheren soll diese Frage weiter unten noch erörtert werden.

Als erster hat der pathologische Anatom J. Engel, ein Schüler von Rokitansky (1839), in Wien eine pathologische Korrelation zwischen den Erkrankungen der Hypophyse, der Schilddrüse und den Geschlechtsorganen festgestellt. Systematische Beobachtungen darüber wurden aber erst gemacht, nachdem Pierre Marie 1886 den Hypophysentumor als Ursache der Akromegalie erkannt hatte und besonders intensiv, als A. Fröhlich 1901 den Zusammenhang zwischen Hypophysis und Dystrophia adiposogenitalis erkannt hatte.

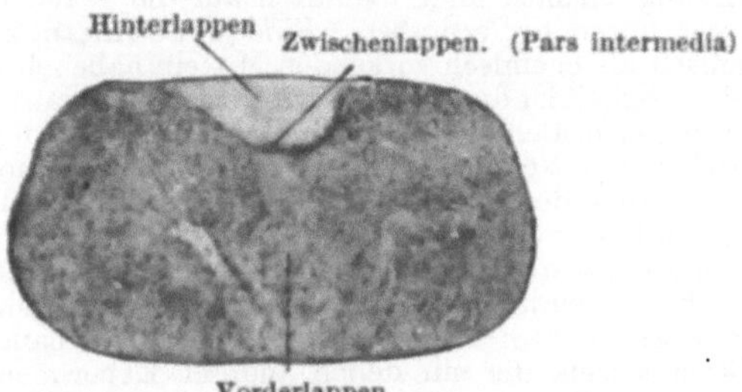

Fig. 28. Frontalschnitt durch die Mitte einer menschlichen Schwangerschaftshypophyse (9. Monat).
Zeigt, wie verschwindend gering die Pars intermedia beim Menschen selbst an einer hypotropischen Schwangerschaftshypophyse entwickelt ist. Es ist daher nicht gerechtfertigt, diesem Hypophysenanteil eine so hauptsächliche Bedeutung beizumessen, wie dies in neuerer Zeit versucht worden ist.

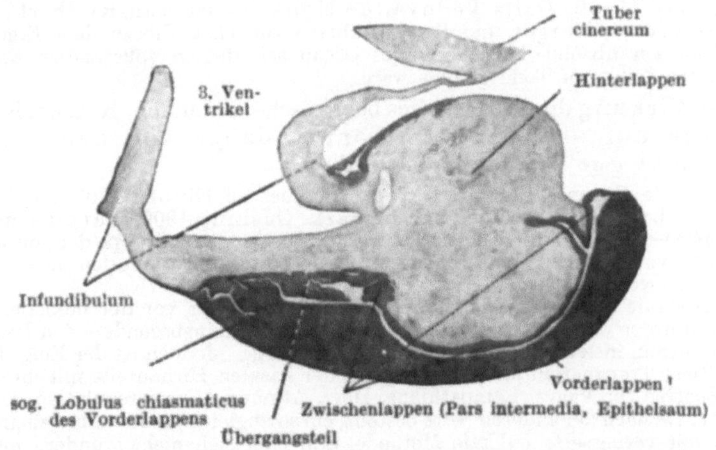

Fig. 29. Mediansagittalschnitt durch die Hypophyse des Hundes.
Zeigt, daß der Zwischenlappen bei unserem wichtigsten Versuchstier in dieser Frage, dem Hunde, dem Hinterlappen eng anliegt und mit letzterem zum weitaus größten Teil bei der Exstirpation entfernt wird.

Von allgemeiner Wichtigkeit für die Wirkungsweise des Hypophysensekretes im Organismus ist noch die Feststellung, daß die Produkte der Drüsenzellen dieses Organes nicht nur durch die reichlichen Kapillarnetze in die Blutbahn abgegeben werden, sondern daß ein großer Teil des Hypophysensekretes auf dem Lymphwege in die Wand des dritten Ventrikels und in den dessen Hohlraum erfüllenden Liquor cerebrospinalis abgegeben wird. Es gilt dies in erster Linie für das Sekret des Hinterlappens, in zweiter Linie auch für das Sekret der Pars intermedia, ja es ist sogar wahrscheinlich, daß die Sekretionsprodukte des Vorderlappens zum Teil auch diesen Weg nehmen und zwar entweder direkt durch den Hinterlappen hindurch oder, was sicher noch häufiger der Fall sein dürfte, durch die Hypophysenhöhle und den Epithelsaum hindurch zum dritten Ventrikel. Man hat Sekretionsprodukte, deren Herkunft von Vorderlappen histologisch nachweisbar war, auf allen diesen Wegen gefunden.

Wie bei der Zirbeldrüse, deren Sekretwege ähnliche sind, wird man vielleicht auch hier mit der Zeit zwischen zweierlei Wirkungen des Hypophysensekretes unterscheiden lernen: Erstens durch die Blutbahn vermittelte Allgemeinwirkungen auf den Organismus und zweitens lokale Wirkungen auf das Zwischenhirn mit seinen Zentren für die Eingeweide und den Stoffwechsel.

Hier müssen, so schwierig dies auch scheint, weitere Versuche einsetzen. Man müßte zunächst die Wirkung chemischer Substanzen auf die Wand des dritten Ventrikels etwa durch Punktion von unten her erproben. Eine große Anzahl ähnlicher Versuche zunächst mit mehr mechanisch als chemisch wirkenden Mitteln habe ich in den letzten Jahren unternommen. Die Schwierigkeit ist die, daß z. B. verflüssigtes Paraffin sehr leicht über den dritten Ventrikel hinaus in die beiden Seitenkammern, ja sogar in den vierten Ventrikel gelangt und die Eindeutigkeit des Versuches stört. Eher gelang es noch halbweiche Massen, wie z. B. Guttapercha in den Boden des dritten Ventrikels vorzutreiben. Auch Verletzungen der Ventrikelwand mit der Drahtpinselkanüle nach Schüller gelangen des öfteren, und es zeigten sich stets danach regressive Veränderungen am Genitale, sogar auch beim erwachsenen Tier; bei jugendlichen Tieren trat Entwicklungshemmung am Genitale ein. Es sei dies deshalb besonders hervorgehoben, weil sich so manche Resultate von Cushing und Biedl erklären lassen, die mit denen anderer Experimentatoren (eigene Versuche, Ascoli und Legnani, Horsley-Handelsmann) im Widerspruch zu stehen scheinen. Auf die näheren Gründe dieser Widersprüche wird gleichfalls unten noch genauer eingegangen werden.

Die experimentellen Beobachtungen über den Zusammenhang zwischen Hypophyse und Genitale lassen sich in direkte und indirekte unterscheiden. Die direkten, nämlich die Exstirpationsversuche sind die weitaus schwierigsten, haben aber nebst den klinischen Erfahrungen am meisten aufklärend gewirkt. Die Versuche von Horsley (1886), Dastre (1889), Gley (1891), Marinesco (1892), v. Eiselsberg (1898), Caselli (1900), Caglio, Botaneo, Houssay, Vassale und Sacchi, v. Cyon, Gatta, Kreidl, Friedmann und Maaß, Dalla Vedova, Lo Monacho und van Rynberk, Pirrone, Gemelli, Gazzotti, Verger und Soulé führten zunächst alle zu dem Ergebnis, daß die Hypophyse ein absolut lebenswichtiges Organ sei, dessen vollständige Exstirpation meist in kurzer Zeit vom Tode gefolgt wäre.

Eine Wirkung dieses Eingriffes bei Fröschen, Hunden, Katzen, Kaninchen und Hühnern auf das Genitale konnte daher von den genannten Autoren nicht gut beobachtet werden.

Eine zweite Etappe begann mit den Experimenten Livons 1907 und Paulescos 1908, deren Methode sich Biedl und Silbermark, Cushing 1909, Karplus und Kreidl 1910 mit verschiedenen Modifikationen bedienten. Diese zweite Gruppe der Autoren suchte die Hypophyse von der Schläfengrube her auf, zum Unterschied von den meisten früheren Autoren, welche vom Rachendach aus vorgingen.

Die zerebrale Methode, wie wir sie nennen wollen, hat vor der bukkalen Methode der früheren Autoren das voraus, daß sie die Hypophyse und insbesondere den Hypophysenstiel von vornherein in sehr übersichtlicher Weise bloßlegt. Jodoch ist der Eingriff, welcher in doppelseitiger Trepanation und Verdrängung der basalen Hirnanteile mit ihren so empfindlichen Zentren für Vagus, Sympathikus, Herz, Atmung, Wärmeregulation, Eingeweide, Stoffwechsel usw. nach der anderen Seite besteht, ein so ungleich größerer und eingreifenderer als die von mir verbesserte bukkale Methode, daß man sich nicht wundern muß, zumal wenn man die beiden Methoden in richtiger Ausführung nebeneinander gesehen hat, daß die nach der Paulesco-Cushing-Biedlschen Methode operierten Tiere (Hunde) schon nach der Exstirpation von einem Großteil des Vorderlappens zugrunde gehen, während die nach der bukkalen Methode operierten (eigene Versuche 1909, Ascoli und Legnani 1911, Handelsmann und Horsley 1911) die Exstirpation der ganzen Hypophyse dauernd überlebten.

Auf diese von mir unabhängig und kurz nach Cushings erster Publikation im Jahre 1909 vorgebrachten Tatsachen hat Cushing in seinen späteren Publikationen bisher noch gar nicht reagiert, obwohl er sich auch auf dem internationalen Physiologenkongreß in Wien 1910 persönlich von der einfachen und vollständigen Durchführbarkeit einer solchen Operation und ihren Dauereffekten bei mir überzeugen konnte.

In den Abbildungen, die Cushing mit seinen Mitarbeitern in seinen verschiedenen Publikationen gibt, findet sich nicht eine einzige, welche auch nur annähernd einen so scharfen Kontrast zwischen Versuchstier und Kontrolltier bietet, wie dies in meinen Versuchen der Fall war.

Auch Leischner und Denk, die an der v. Eiselsbergschen Klinik nach der zerebralen Methode eine größere Zahl von Hunden operiert hatten, gelangten bei gewiß einwandfreier Technik doch auf diese Weise zu keinen derart befriedigenden Ergebnissen, daß sie eine ausführliche mit Abbildungen versehene Veröffentlichung für wünschenswert erachtet hätten.

Daß meine Versuchstiere eine viel weiter gehende Exstirpation der Hypophyse ertragen hatten als die von Paulesco, Cushing und Biedl, ist also schon durch die in meinen Versuchen viel weiter gehenden Wachstumsstörungen vollkommen klar.

Es handelt sich jetzt nur noch darum, ob dieser Effekt einer restlos vollkommenen Hypophysenexstirpation gleichkommt oder ob, wie Biedl meint, die am Infundibulum haftenden minimalen Reste der Pars intermedia das Überleben der Tiere bedingen.

So viel steht jedenfalls fest, daß bei meinen Versuchstieren Vorder- und Hinterlappen der Hypophyse einwandfrei vollständig entfernt worden sind (zahlreiche makroskopische und mikroskopische Autopsien), was in keinem der Versuche von Paulesco, Cushing und Biedl zugestandenermaßen je gelungen ist.

Dieser Fortschritt in meinen Versuchen hätte von Biedl in seiner 2. und 3. Auflage eigentlich zugegeben werden müssen. Mündlich hat er ja dies auch insoferne getan, als er in einem vor amerikanischen Ärzten in Wien gehaltenen Vortragszyklus über innere Sekretion im Jahre 1912, also sicher vor Erscheinen der 2. Auflage seines Handbuches keine besseren Abbildungen über hypophysiprive Tiere zeigen konnte, als die meinigen.

Es entsteht demnach die Frage, ob der Tod der Tiere nach Hypophysenoperationen durch Entfernung der letzten Reste von Pars intermedia oder, wie ich dies zuerst annahm, durch die Verletzung im Boden des dritten Ventrikels zu erklären sei. Daß der dritte Ventrikel bisher noch unbekannt gewesene sensible Bahnen (vielleicht Trigeminusbahnen), ferner Vagus- und Sympathikusbahnen enthalte, habe ich gleichfalls 1909 und 1912 bewiesen. Alle die dabei auftretenden markanten Symptome, wie Zuckerstichglykosurie vom dritten Ventrikel aus, Schreien der Tiere, Aussetzen von Herzschlag und Atmung, Pupillenerweiterung u. dgl. schon bei mechanischer Reizung des Tuber cinereum sprechen jedenfalls für das Vorhandensein sensibler und vegetativer Zentren und Bahnen, deren Existenz jetzt Stück für Stück allmählich auch von verschiedenen anderen Autoren bestätigt wird (Lichtenstern 1912, Bernstein 1913, Camus und Russy 1913).

Dagegen ist die Anschauung, daß alle diese Symptome durch Reizung der Pars intermedia hervorgerufen werden könnten, ganz unhaltbar. Daß beim Einstechen einer Nadel in den Boden des dritten Ventrikels heftige Schmerzempfindung auftritt, ist wohl nicht anders zu erklären, als durch das Vorhandensein sensibler Bahnen. Die Pars intermedia ist hieran wohl ganz unbeteiligt. Daß Pupillenerweiterung und Schweißsekretion bei elektrischer Reizung des Tuber cinereum auftreten, haben unabhängig von mir Karplus und Kreidl gezeigt und in der Nähe ein Sympathikuszentrum angenommen. Das einzige Symptom, für welches noch am ehesten eine Beteiligung der Pars intermedia herangezogen werden könnte, wäre die Glykosurie nach Stichverletzung im dritten Ventrikel. Abgesehen davon, daß eine Läsion von Sympathikusbahnen oder -zentren, deren Anwesenheit ja nunmehr feststeht, allein schon die Glykosurie hinlänglich erklärt, ist die angenommene glykosurische Wirkung der Pars intermedia noch ganz unbewiesen.

Die mikroskopischen Untersuchungen der Gehirne hypophysipriver Hunde, welche ich nach meiner im Jahre 1912 erschienenen Arbeit noch weiter fortsetzte, zeigten außerdem immer wieder, daß in der das Tuber cinereum mit der Sella turcica verbindenden Narbenmasse entweder gar keine oder nur ganz minimale epitheliale Elemente der Pars intermedia vorhanden waren. Schon bei der Operation kann man ja zeigen, daß nach der Entfernung der Hypophyse nur mehr der Hypophysenstiel übrig bleibt, der in der Mitte eine Öffnung, den Eingang zum dritten Ventrikel aufweist. Bei der mikroskopischen Untersuchung einige Monate nach der Operation zeigt sich dann, daß auch die allenfalls noch zurückgebliebenen, die Wand des Infundibulum bekleidenden Anteile der Pars intermedia in der Narbenmasse zugrunde gegangen sind. Hätten sie, wie Biedl dies annimmt, eine so lebenswichtige Funktion, so müßten sie vielmehr nach dem Ausfall der übrigen Hypophyse hypertrophieren, was jedoch nie der Fall war.

So viel über die prinzipielle Möglichkeit der Totalexstirpaton der Hypophyse am Tier, deren Gelingen auch von Ascoli und Legnani, Handelsmann und Horsley bestätigt worden ist. Bevor ich auf die genaue Schilderung der nach Hypophysenexstirpation auftretenden Genitalstörungen eingehe, seien noch kurz die Wirkungen des Hypophysenausfalles auf den Gesamtorganismus geschildert, da diese gleichfalls in den Versuchen von Cushing und Biedl nicht in annähernd prägnanter Weise auftreten konnten, indem es sich ja nicht um vollständige Entfernung des für diese trophischen Störungen hauptsächlich maßgebenden Vorderlappens handelte.

Auch die Arbeit von Ascoli und Legnani zeigt nicht die erwünschte Klarheit über die Vollständigkeit der Hypophysenexstirpation und über den Grad der damit erreichten trophischen Störungen. Die beiden letzteren Autoren geben nämlich an, daß die Hypophysenentfernung „fast regelmäßig“ binnen zwei bis drei Tagen ohne irgendwelche charakteristischen Symptome zum Tode führt, daß also der Eingriff „gewöhnlich“ mit längerer Fortdauer des Lebens unvereinbar ist. Von 70 operierten Tieren überlebten nur einige und diese zeigten trophische Störungen. Die Autoren sprechen von einer Einschränkung des Wachstums der jungen Tiere. Daß die Epiphysenfugen zeitlebens offen bleiben, haben sie noch nicht nachgewiesen. Die Angaben über Verbildungen und Verkrümmungen an den langen Röhrenknochen, die Lückenbildung und Spontanfrakturen sind mir bei einem Material von über 300 Hunden noch niemals untergekommen. Blutungen in den Nebennieren sind gleichfalls keine charakteristischen Befunde. Auch die Abbildungen der beiden Autoren (Münch. med. Wochenschr. 1911) können keinen Anspruch auf Naturtreue und charakteristische Darstellung des hypophysipriven Habitus erheben.

Beweisend für die wirklich totale Exstirpation des Vorder- und Hinterlappens der Hypophyse, wie sie in größeren Versuchsserien und mehrjähriger Beobachtungsdauer an den gleichen Versuchstieren außer mir anscheinend noch von keiner Seite durchgeführt worden ist, sind folgende Symptome:

Tiere, die im Alter von 6 bis 8 Wochen operiert werden, bleiben im Wachstum fast vollkommen stehen. Wenn sie in den nächsten Stunden oder Tagen nach der Operation zugrunde gehen, so findet sich regelmäßig breite Eröffnung des dritten Ventrikels, wobei der Tod beim Tier möglicherweise durch die restlose Entfernung der Pars intermedia mitbedingt sein könnte (Cushing, Biedl); keinesfalls aber, und das kann gegenüber Cushing und Biedl gar nicht scharf genug betont werden, durch den kompletten Ausfall des Vorderlappens. Die trophischen Störungen werden nur durch den Vorderlappen bedingt. Die Lebenswichtigkeit dagegen hängt möglicherweise mit der Pars intermedia, viel wahrscheinlicher aber mit den vegetativen Zentren im dritten Ventrikel zusammen.

Gehen die Tiere erst Tage oder Wochen nach der Operation zugrunde, so geschieht dies (von interkurrenten Krankheiten abgesehen) entweder symptomlos oder unter zeitweilig auftretenden tonischen Krämpfen, welche aber durchaus nicht mit Kachexie einhergehen müssen, sondern wiederholt auch bei bereits hochgradig verfetteten Tieren 8 Wochen nach der Operation beobachtet werden konnten. Da diese zum Tode führenden Erscheinungen oft ganz plötzlich, man möchte fast sagen nach Art eines Schlaganfalles auftreten, so ist die Annahme einer erst nach mehreren Wochen sich zeigenden Hypophyseninsuffizienz schwer anzunehmen. Eher könnte man noch an etwaige sich durch den Narbenzug an der Hirnbasis geltend machende Reizerscheinungen denken und findet in der Tat regelmäßig das Infundibulum in einen langen der Sella turcica adhärenten Strang ausgezogen. Das Ganze macht viel mehr den Eindruck zerebraler Reizerscheinungen als den einer Kachexie, wie sie etwa bei der Tetanie vorkommt. Am meisten auffallend ist dabei, wie erwähnt, die oft besonders hochgradig ausgebildete Fettsucht solcher Tiere. Nach der sechsten bis achten Woche treten solche Ereignisse in der Regel nicht mehr ein. Um diese Zeit ist aber auch der Kontrast zwischen Kontrolltier und Versuchstier schon voll ausgebildet.

Das normale Tier im Alter von 4 Monaten ist schlank, lebhaft und beweglich, hat straffe kurze Haare und beginnt sein Milchgebiß schon zu verlieren. Es bellt und zeigt lebhaften Spieltrieb (vgl. Fig. 30 und 31).

Das hypophysiprive Tier hat die Größe eines zweimonatlichen Hundes beibehalten, ist plump und fett, besonders der Bauch erscheint unverhältnismäßig plump, der Schwanz ist klein geblieben, die persistierende Lanugobehaarung und die trägen abwechslungsarmen Bewegungen vollends geben solchen Tieren geradezu das Aussehen von jungen Bären. Setzt man Versuchstier und Kontrolltier, wie ich dies wiederholt getan habe, vor ein Auditorium, so springt das normale Tier alsbald davon, das hypophysiprive Tier bleibt apathisch sitzen.

Das Milchgebiß erhält sich bei solchen Tieren dauernd und erst gegen Ende des ersten Lebensjahres brechen einzelne von den bleibenden Zähnen der zweiten Dentition durch, so daß die Tiere dann eine doppelte Reihe festsitzender Zähne haben.

Sehr auffallend sind die Veränderungen im Chemismus und Stoffwechsel solcher Tiere. Schon die Körpertemperatur ist um 1 bis $1^1/_2{}^0$ niedriger als in der Norm.

Spritzt man einem normalen Hunde etwa 5 cm^3 einer 1 $^0/_{00}$igen Adrenalinlösung unter die Haut, so tritt alsbald heftiges Zittern am ganzen Körper, häufig auch Erbrechen, Pupillenerweiterung, enorme Polyurie und Glykosurie ein. In den nächsten Tagen entwickelt sich an der Injektionsstelle eine oft bis handtellergroße tiefgreifende Hautnekrose, an der viele Tiere zugrunde gehen.

Auf die gleiche Adrenalinmenge reagiert der an Körpermasse ja viel geringere hypophysiprive Hund auffallend wenig. Hautnekrosen treten niemals auf. Ebensowenig Erbrechen. Das Zittern ist kaum angedeutet, die Polyurie ist gering, die Glykosurie fehlt oft ganz oder ist nur schwach angedeutet.

Der Eiweißumsatz und der respiratorische Stoffwechsel sind stark herabgesetzt, ungefähr um ein Drittel verringert, ähnlich wie dies bei thyreopriven Hunden der Fall ist.

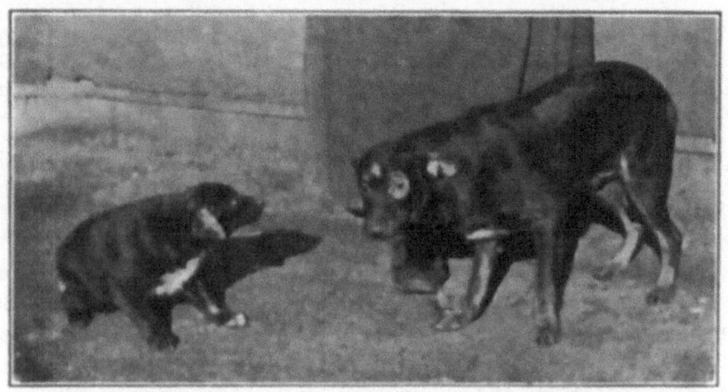

Hund 42. Hund 43.

Fig. 30. Hund 42 und 43 im Alter von 4 Monaten.

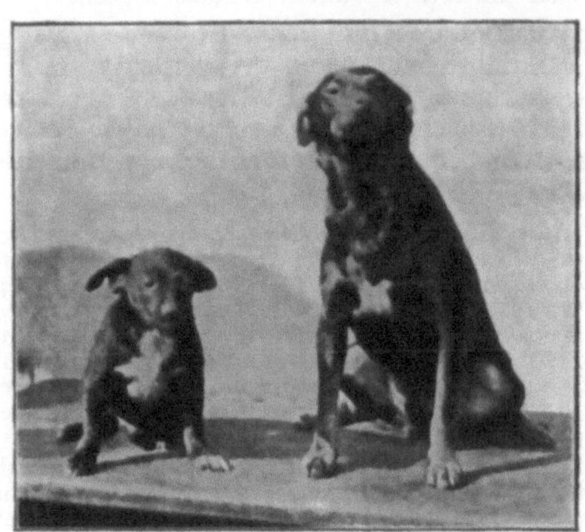

Hund 42. Hund 43.

Fig. 31. Hund 42 und 43 im Alter von 12 Monaten.

Fig. 30 und 31 zeigen ein Hundepaar von gleichem Wurf, in Fig. 30 im Alter von 4 Monaten, in Fig. 31 im Alter von 12 Monaten. Der größere Hund (Hund 43) ist das normale Kontrolltier. Der kleinere Hund (42) ist das hypophysiprive Tier, welchem im Alter von 2 Monaten die Hypophyse in allen drei Anteilen vollständig entfernt worden war. An dem operierten Tiere ist absoluter Wachstumsstillstand, Fettsucht, Bestehenbleiben der infantilen Lanugobehaarung und ein charakteristischer stupider Habitus zu erkennen. (In den Abbildungen von Cushing, Ascoli und Legnani und anderen Autoren sind so hochgradige und charakteristische trophische Störungen nicht zu erkennen, was ja auch damit übereinstimmt, daß Cushing Tiere mit vollständiger Hypophysenexstirpation nicht am Leben erhalten konnte.)

Charakteristisch und sehr wichtig für die Beurteilung der einzelnen Gewebsanteile der Hypophyse und ihrer Funktion sind die Störungen im Kohlehydratstoffwechsel nach Exstirpation der Hypophyse. Es findet sich nämlich nebst der oben erwähnten viel größeren Toleranz für Adrenalin und dementsprechend ungleich geringerer Adrenalinglykosurie eine sehr starke Herabsetzung der alimentären Glykosurie in ihren verschiedenen Formen.

Es kann nicht scharf genug betont werden, daß die erwähnten charakteristischen Störungen im Kohlehydratstoffwechsel, welche denen nach Schilddrüsenexstirpation (Eppinger, Falta, Rudinger) ähnlich sind, schon nach partieller Exstirpation des Hypophysenvorderlappens auftreten und daß sie um so hochgradiger sind, je mehr vom Vorderlappengewebe entfernt worden ist; sie erreichen ihren höchsten Grad bei totaler Exstirpation des Hypophysenvorderlappens. Es liegt daher nicht der geringste Anhaltspunkt vor, für diese Störung die Pars intermedia verantwortlich zu machen, wie dies Biedl durch indirekte, nicht auf exakte Versuche gestützte Schlüsse tut. Die Exstirpation des Hinterlappens übt auf den Kohlehydratstoffwechsel in meinen Versuchen wenigstens keinen Einfluß aus.

Die Gesamtheit der nach Totalexstirpation des Hypophysenvorderlappens auftretenden trophischen Störungen: Infantilismus, Herabsetzung der Temperatur, Verfettung, Herabsetzung des Eiweiß- und Kohlehydratstoffwechsels usw. ist so sehr konstant miteinander verbunden und steht dermaßen stark in Parallele mit dem Schilddrüsenausfall, daß nicht die geringste Berechtigung dazu besteht, die einzelnen Symptome auf verschiedene Ursachen zu beziehen, wie z. B. Biedl die Wachstumshemmung wohl mit dem Fehlen des Vorderlappengewebes in Zusammenhang bringen will: Die dazu gehörige Hypoplasie des Genitalapparates dagegen will er zum Teil auf den partiellen Funktionsausfall der Pars intermedia beziehen. Die Stoffwechselstörung möchte er sogar zweifellos durch die letztere allein erklärt wissen.

Biedl scheint dazu durch die nicht sehr beweiskräftigen Versuche mit dem Extrakt der Pars intermedia veranlaßt worden zu sein. Nun wissen wir ja, daß die Ausfallserscheinungen nach Exstirpation innersekretorischer Organe meist zu viel eindeutigeren Resultaten geführt haben, als die Einverleibung von Organextrakten, die immer unnatürliche und künstliche Bedingungen schaffen und so ist es auch in diesem Falle.

Die Exstirpation des Hinterlappens sollte nach den Versuchen von Cushing sexuelle Reizerscheinungen, wie Verstärkung der Brunst usw. hervorrufen. Ich konnte in meinen zahlreichen Versuchen nach Exstirpation des Hinterlappens der Hypophyse niemals irgendwelche Ausfallserscheinungen beobachten, und auch in der Genitalsphäre zeigte sich danach keinerlei Änderung. Cushing hat auch in seinen späteren Arbeiten nichts mehr davon erwähnt, bzw. seine frühere Ansicht darüber zurückgenommen. Es spricht diese Tatsache auch gegen die trophische Bedeutung der Pars intermedia, von der ja ein großer Teil zugleich mit der Exstirpation des Hinterlappens entfernt werden muß.

Im Hinblick auf das Genitale führt die partielle Exstirpation des Vorderlappens in geringem Grade zu denselben Erscheinungen wie die totale Exstirpation des Vorderlappens in höchstem Grade zu ganz eindeutigen und charakteristischen Veränderungen. Die an Masse im Vergleich dazu verschwindend geringe Pars intermedia kann dabei vollkommen aus dem Spiele gelassen werden und es bringt nur Verwirrung in die an sich klaren Verhältnisse, wenn man ihr wirklich ohne jeden zwingenden Grund und Beweis eine besondere Funktion zuerkennen will.

Bei jungen Hunden bewirkt die Totalexstirpation des Hypophysenvorderlappens dauernden Infantilismus des Genitales. Beim männlichen Geschlecht bleibt die Spermatogenese entweder ganz aus oder tritt um viele Monate verspätet und dann auch nur spärlich und unregelmäßig auf. Das gesamte äußere und innere Genitale bleibt hypoplastisch in Bau und Funktion. Die Zwischenzellen des Hodens sind nur spärlich entwickelt.

Bei weiblichen Hunden bleibt gleichfalls das ganze Genitale auf kindlicher Stufe stehen. Der Uterus bleibt dünn, die Schleimhaut unentwickelt, die Ovarien lassen große Follikel nicht oder nur sehr spärlich heranreifen. Die interstitielle Eierstocksdrüse schwindet in der ersten Zeit nach der Hypophysenexstirpation, später ist sie gut ausgebildet, wahrscheinlich infolge der verhinderten Reifung und der damit einhergehenden vermehrten Atresie der Follikel. Corpora lutea finden sich entweder nicht oder nur sehr selten, auch dann nur in der Einzahl vor, während normalerweise beim Hunde bei jeder Brunst, bzw. Gravidität, entsprechend der Vielzahl der Jungen in jedem Ovarium drei bis sieben Corpora lutea zu finden sind (Fig. 32 bis 35).

Eine **Konzeption** bei hypophysipriven Hunden habe ich trotz wiederholter daraufhin gerichteter Versuche **niemals** beobachten können.

Bereits gravide Hunde, denen ich in nunmehr sechs Versuchen auf möglichst schonende Weise (mehrmals auch zweizeitig) die Hypophyse entfernt hatte, abortierten innerhalb

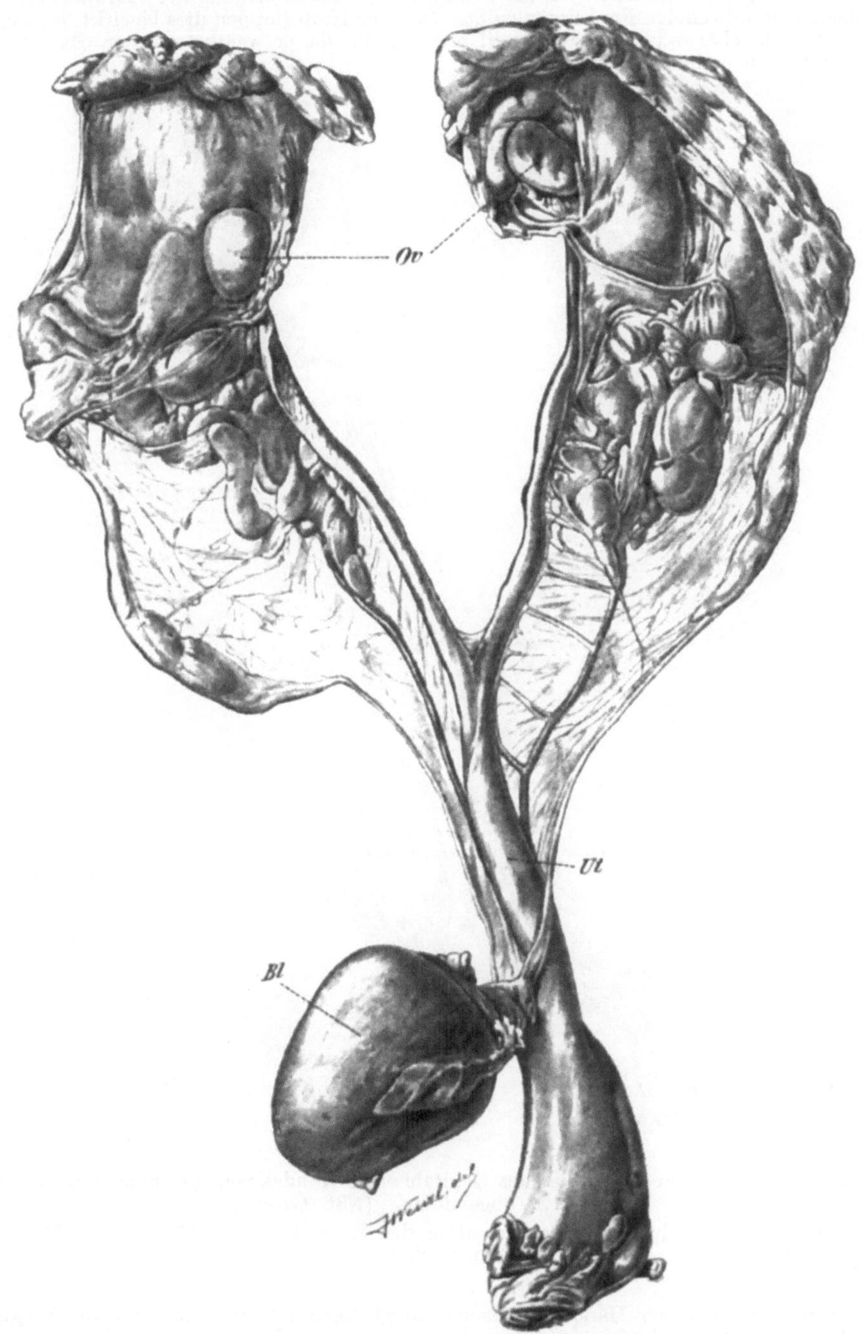

Fig. 32. Uterus und Ovarien eines geschlechtsreifen einjährigen Hundes. (Normales Kontrolltier.) Nat. Größe.

von drei Tagen regelmäßig. In den Brustdrüsen trat dann Milch auf. Die Rückbildung des puerperalen Uterus dauerte jedesmal auffallend lang. In weiteren Versuchen müßte noch eruiert werden, ob die Schwangerschaftsunterbrechung durch den Ausfall des Vorderlappens der Hypophyse erfolgt, welcher ja die charakteristischen Schwangerschaftsveränderungen zeigt und vielleicht wirklich eine wichtige zum Fortgang der Schwangerschaft unumgänglich notwendige Funktion ausübt. Daß der Hinterlappen dies bewirkt, ist wenig wahrscheinlich, eher wäre das Gegenteil naheliegend, da ja wenigstens sein Extrakt in höchstem Grade wehenerregend wirkt.

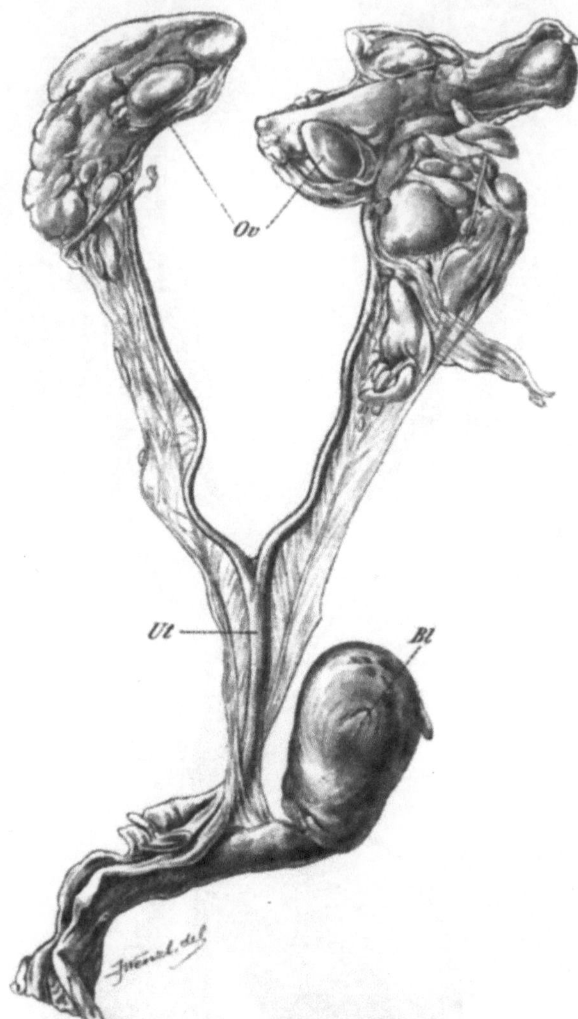

Fig. 33. Infantil gebliebenes weibliches Genitale eines Hundes von gleichem Wurf wie der in Fig. 32 abgebildete. (Nat. Größe.)

Der Infantilismus ist durch Totalexstirpation der Hypophyse im Alter von 2 Monaten entstanden.

Eine nicht von der Hand zu weisende Möglichkeit ist auch die, daß die Vagus- und Sympathikusbahnen im Boden des dritten Ventrikels wehenauslösend wirken, was man ja auch durch elektrische Reize an dieser Stelle nachweisen kann. Auch hier wieder gewaltsam die unglückliche Pars intermedia zu einer mit ihren Dimensionen in gar keinem Verhältnis stehenden und unbewiesenen funktionellen Wichtigkeit emporzuschrauben, liegt gar kein Grund vor.

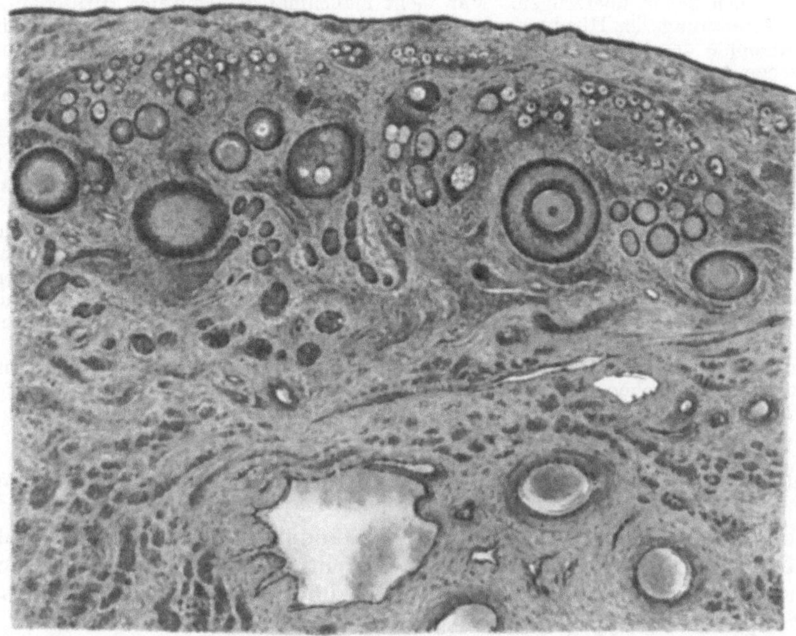

Fig. 34. Mikroskopischer Schnitt durch das Ovarium des normalen geschlechtsreifen Hundes von Fig. 32.

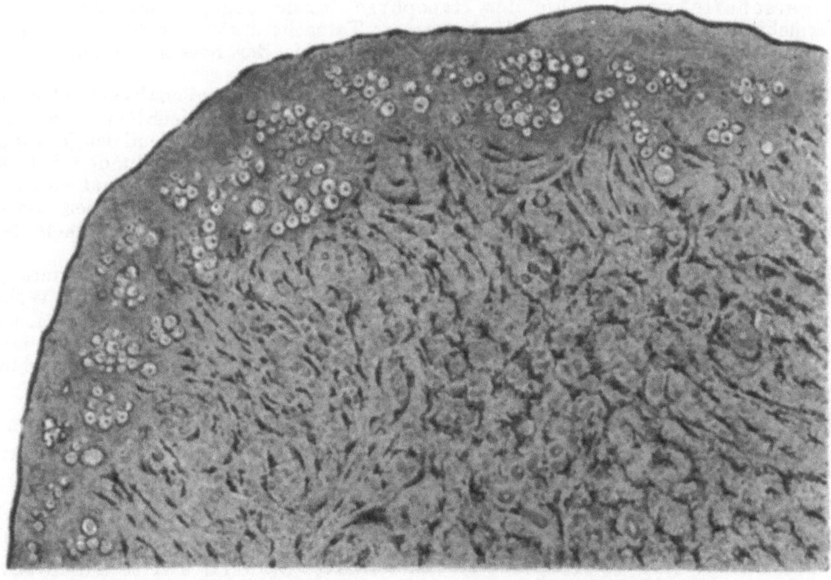

Fig. 35. Mikroskopischer Schnitt durch das infantil gebliebene Ovarium des hypophysipriven Hundes von Fig. 33.
Man sieht, daß die Follikelreifung fehlt und nur unentwickelte Ureier vorhanden sind.

Von einer durch bloße Hypophysenastirpation bedingten Atrophie des männlichen oder weiblichen Genitales, insbesonders des Uterus und der Ovarien bis auf kindliche Dimensionen zurück kann gar keine Rede sein. In sehr zahlreichen Versuchen (über 50) konnte ich mich davon überzeugen. Man sieht manchmal bei schwerer Hirnschädigung, z. B. bei Vereiterung der Hirnkammern, die sich durch mehrere Wochen hinzieht, hochgradige Atrophie der Hoden bis zum Schwunde der spermatogenen Elemente. Nur die Sertolischen Zellen bleiben schließlich übrig. Ähnliches kommt ja auch bei hochgradiger Inanition aus anderen Ursachen vor. Das äußere Genitale behält aber im ganzen und großen seine Dimensionen vollständig bei.

Ähnliches gilt auch für das weibliche Genitale. Im Ovarium schwinden rapid alle lipoiden Substanzen, so daß mit Sudan behandelte Gefrierschnitte keine Rotfärbung mehr ergeben. Die Follikelreifung hört auf, so daß man nur mehr wenig größere Follikel in solchen Ovarien antrifft. Dagegen ist es unmöglich, daß der Uterus wieder kindliche Dimensionen annimmt, da ja sein oberer Pol in der Nierengegend mit dem Ovarium fest haftet, auch sein Durchmesser schrumpft niemals (nicht einmal bei den schwersten Gehirnläsionen, geschweige denn bei der viel harmloseren Totalexstirpation oder gar nur partiellen Exstirpation der Hypophyse) auf die stricknadeldünne Dimension ein, wie sie Hunden in den ersten drei Lebensmonaten zukommt. Der von Biedl angeführte Befund, welcher außerdem ganz vereinzelt dasteht, daß die Genitalien einer dreijährigen Hündin nach partieller Exstirpation des Hypophysenvorderlappens bis zu einer Größe atrophierten, die einem nur wenige Wochen alten Tiere zukommt, ist deshalb ein Irrtum.

An erwachsenen Tieren ruft die Hypophysenexstirpation schon im Gesamtorganismus nur sehr geringe Veränderungen hervor, die sich hauptsächlich in mäßiger Verfettung, Herabsetzung des Eiweißstoffwechsels, der Adrenalinglykosurie und Erhöhung der Kohlehydrattoleranz manifestieren. Am Genitale dagegen sind nur geringe anatomische und histologische Veränderungen im Sinne einer Rückbildung nachweisbar.

Von praktischer Wichtigkeit für das Verständnis der Hypophysenpathologie beim Menschen sind noch zwei weitere wichtige physiologische Tatsachen, nämlich die Kastrationshypertrophie und die Schwangerschaftshypertrophie der Hypophyse.

Bei allen möglichen Tiergattungen und auch beim Menschen tritt nach Kastration eine regelmäßige Zunahme des Hypophysenvolumens mit deutlicher Vermehrung der eosinophilen Zellelemente ein.

Die durch französische und italienische Autoren (Mulon, Comte, Morandi) zuerst beschriebene, von Erdheim und Stumme genauer erforschte und von Kolde bestätigte Schwangerschaftshypertrophie der Hypophyse beruht dagegen hauptsächlich auf einer Vermehrung der Hauptzellen. Diese letztere Tatsache spricht auch gegen die Annahme, daß die Schwangerschaftshypertrophie eine Folge der herabgesetzten Ovarialfunktion sei.

Wie groß der Anteil der Hypophysentätigkeit an den Schwangerschaftsveränderungen des Organismus ist und ob die Hypophyse überhaupt für den Bestand einer Schwangerschaft unumgänglich notwendig ist, wissen wir noch nicht bestimmt. Auffallend ist jedenfalls, daß in meinen Versuchen nach Hypophysenexstirpation an graviden Hunden jedesmal Unterbrechung der Schwangerschaft eintrat, auch wenn noch so schonend und vorsichtig (zweizeitig) operiert wurde. Es kann vorläufig noch nicht ganz ausgeschlossen werden, ob nicht Reizung der vegetativen Nervenzentren am Boden des dritten Ventrikels dabei mit im Spiele ist.

Der Hinterlappen der Hypophyse macht keine morphologischen Veränderungen zur Zeit der Schwangerschaft durch. Sein Extrakt, das Pituitrin, welches sich als Wehenmittel so rasch eingebürgert hat, ist nach den Untersuchungen von Schlimpert u. a. auch bei graviden Tieren nicht in erhöhtem Ausmaße vorhanden. Nur bei Gebärenden ist es imstande, Wehen auszulösen. Die Unterbrechung der intakten Schwangerschaft gelingt damit nicht.

Reizversuche an der Hypophyse hatte seinerzeit v. Cyon unternommen und bei männlichen Kaninchen Reizerscheinungen am äußeren Genitale (Erektionen) beobachtet.

Eine genaue Nachprüfung dieser Versuche ergab mir das Resultat, daß man von einem Reizungseffekt der Hypophyse als solcher nicht sprechen kann. Dagegen reagiert der benachbarte Boden des dritten Ventrikels sehr lebhaft auf mechanische, chemische, thermische oder elektrische Reizung mit den verschiedenartigsten, noch näher zu besprechenden Symptomen. An dieser Stelle ist nur von Interesse, daß man gelegentlich von dort aus Kontraktionen des schwangeren Uterus, der Blase und des Mastdarms erzielen und daher mit einer gewissen Berechtigung von einem „Eingeweidezentrum" für die Beckenorgane sprechen kann (Näheres vgl. Kapitel V). Diese Reizerscheinungen konnten regelmäßig auch unmittelbar nach vollständiger Exstirpation der Hypophyse ausgelöst werden, so daß man nicht eine erhöhte sekretorische Tätigkeit des Zwischenlappens als Ursache annehmen braucht (wie dies von Schäfer, Cushing und Biedl geschehen ist).

Unabhängig davon steht die Tatsache fest, daß das Pituitrin exquisit kontraktionserregend auf die glatte Muskulatur des ganzen Körpers wirkt und so nicht nur den Blutdruck steigert, sondern auch Darm, Blase und vor allem den Uterus zur Kontraktion anregt.

Die Analyse der Hypophysenerkrankungen des Menschen, der Akromegalie, der Dysplasia adiposogenitalis, des Riesen- und Zwergwuches usw. ist eine komplizierte, weil der Anteil der einzelnen Lappen der Hypophyse einerseits und der des noch fast unbeachteten Zwischenhirnzentrums andererseits bisher noch viel zu wenig auseinander gehalten worden sind. Es ist dies auch nicht eher möglich und die diesbezügliche Therapie wird ebenfalls eine halbempirische bleiben müssen, als bis volle Klarheit und genaue Kenntnis der physiologischen Grundlagen, vor allem der Exstirpationsversuche am Tier, in die Kreise der Kliniker gedrungen sein wird.

Es ist jedenfalls an der Zeit, von manchen bisherigen, der Hypophyse eine gar zu große Sonderstellung einräumenden Anschauungen abzusehen und dieses Organ mehr mit der Schilddrüse, den Nebennieren und dem Thymus in Parallele zu bringen, welche mehr oder minder ebenso wichtig für die Entwicklung und Funktion des Genitales sind und deren Ausfall sich in ähnlicher Weise geltend macht, wie der der Hypophyse. Weitaus die meisten Symptome bei den Hypophysenerkrankungen des Menschen müssen daher zunächst auf Schädigung bzw. Unterfunktion des Vorderlappens bezogen werden.

Die Rolle des Zwischenlappens ist eine vollkommen unbewiesene und dürfte in Anbetracht seiner beim Menschen verschwindend geringen Ausbildung auch gleich Null sein.

Wesentlich in Betracht kommt dagegen die Schädigung des Zwischenhirns, welche einerseits ähnliche Symptome hervorrufen kann, wie der Hypophysenvorderlappen, andererseits aber die ganze Reihe von Störungen im Stoffwechsel und vegetativen Nervensystem, wie Polyurie, Glykosurie, Störungen in der Schweiß und Talgsekretion usw. (vgl. das Kapitel V).

Kastrations- und Schwangerschaftshypertrophie der Hypophyse ist jener der anderen Blutdrüsen analog zu setzen, wenn auch besonders die mikroskopischen Schwangerschaftsveränderungen der Hypophyse ganz besonders ausgesprochen sind. Ein funktionelles Äquivalent dafür wäre höchstens in den akromegalieartigen Veränderungen des Gesichts und der Extremitäten bei Graviden zu finden, außerdem darin, daß in meinen Tierversuchen nach Exstirpation der Hypophyse die Gravidität jedesmal unterbrochen wurde. Schlimperts Versuche, eine allfällige Vermehrung der wehenerregenden Substanzen in der Hypophyse gravider Tiere nachzuweisen, führten zu einem negativen Ergebnis.

Seitz wirft übrigens sogar die Frage auf, ob nicht auch an der Schwangerschaftshypertrophie des Uterus, nebst dem wachsenden Ei auch die Hypophyse mit ihren Schwangerschaftszellen beteiligt sei.

Man wird diesen Erwägungen noch zugänglicher, wenn man hört, daß sich die Akromegalie überaus häufig im Anschluß an die Schwangerschaft entwickelt, daß in manchen Fällen mit jeder neu eintretenden Schwangerschaft Hemianopsie infolge der Schwangerschaftshypertrophie der Hypophyse sich einstellt, ja daß sogar in einem von Marek beschriebenen Falle eine ausgesprochene Akromegalie sich im 8. Monat der Schwangerschaft entwickelte und 7 Wochen nach der Geburt spontan wieder völlig verschwand.

Tritt die Akromegalie bei nicht schwangeren Individuen auf, so verursacht sie häufig, aber nicht immer Störungen der Menstruation bis zur völligen Amenorrhöe. Anatomisch hat man degenerative Veränderungen am Genitale, insbesondere an den Follikeln und Schwund der interstitiellen Zellen der Ovarien gefunden. Die Hypophyse selbst und zwar der Vorderlappen wies in den meisten Fällen Veränderungen im Sinne einer Hyper- bzw. Dysfunktion auf (Adenom, Adenokarzinom usw.).

Eine besondere Disposition für das Auftreten der Akromegalie bildet auch die Pubertät (H. W. Freund), und man hat daher versucht, eine Störung in der Ovarialfunktion als primäre Ursache für das Auftreten einer Akromegalie verantwortlich zu machen (Stumme, E. Mayer u. a.). Man ist von dieser Theorie jedoch wieder abgekommen, weil schon eine ganze Anzahl von Akromegalien ohne Genitalstörungen beobachtet worden ist. Die therapeutischen Erfolge der partiellen Hypophysenexstirpation bei Akromegalie sprechen ziemlich unwiderleglich für die hypophysäre Entstehung dieses Leidens wenigstens in der Mehrzahl der Fälle.

Dabei soll nicht verschwiegen werden, daß es eine große Anzahl von ähnlichen Erkrankungen, wie z. B. die Leontiasis ossea, die osteoarthropathie atrophicante pneumique usw. gibt, die erwiesenermaßen auf reiner Erkrankung des Zentralnervensystems beruhen. Diese Erkrankungen sind in gewisser Hinsicht mit der Tabes, der Syringomyelie und ähnlichen Zuständen auf gleiche Stufe zu stellen und zeigen, daß Erkrankungen des Nervensystems allein auch die weitgehendsten trophischen und Stoffwechselstörungen, auch Wachstumsstörungen hervorrufen können, die man bisher allgemein nur den innersekretorischen Drüsen zuschreiben zu müssen geglaubt hat (vgl. näheres darüber im Kapitel V). So gibt es auch viele Fälle von Akromegalie mit normaler Hypophyse. Solche sind wiederholt beschrieben worden, doch konnte man sie bisher ätiologisch nicht deuten und hat zu den gezwungensten Erklärungen gegriffen. Ähnliches gilt auch für alle übrigen Hypophysenerkrankungen.

Daß nicht bloß Hyperfunktion, sondern auch Dysfunktion des Hypophysenvorderlappens in der Regel bei Akromegalie vorliegt, kann man daraus ersehen, daß nicht nur nach operativer Entfernung wenigstens eines Teiles des Vorderlappens die Fernsymptome, insbesondere auch die Genitalstörungen häufig zurückgehen, sondern auch daraus, daß man namentlich in früherer Zeit nach Verabreichung von Hypophysentabletten öfters teilweise Heilerfolge gesehen hat.

Die Gravidität an sich scheint durch die Akromegalie nicht gestört zu werden.

Durch Dysfunktion der Hypophyse, Mitbeteiligung des Zwischenhirns oder endlich durch polyglanduläre Insuffizienz wäre auch das gleichzeitige Vorkommen hypopituitaristischer Symptome (Fettsucht, myxödemähnliche Erscheinungen) bei Akromegalie zu erklären. Der relativ häufig auch mitvorhandene Diabetes mellitus oder insipidus ist mit größter Wahrscheinlichkeit durch Reizung des Hypothalamus zu erklären. Keinesfalls ist es nötig, die dazu ganz unbewiesene Annahme einer Reizung oder Funktionssteigerung der Pars intermedia zu machen.

Auf gesteigerter Hypophysenfunktion mit gleichzeitiger Unterentwicklung des Genitales sollen auch gewisse Fälle von der Riesenwuchs beruhen, welcher auch als eine Art „Akromegalie der noch im Wachstum befindlichen Individuen" aufgefaßt worden ist. Dabei besteht abnormes Längenwachstum mit infantilem Habitus. Nach Abschluß des Wachstums soll die Krankheit öfters in Akromegalie übergehen. Das Leiden tritt übrigens weitaus am häufigsten bei Männern auf. Mit Verabreichung von Ovarien- und Hodenextrakten sind beim infantilen Riesenwuchs schon gelegentlich günstige Erfolge erzielt worden. Es würden damit die Versuche übereinstimmen, in welchen Fichera bei kastrierten Tieren durch Zufuhr von Keimdrüsenextrakt die Kastrationshypertrophie der Hypophyse einzuschränken vermochte. Bei dem ausgesprochen akromegalen Riesenwuchs soll die Überfunktion der Hypophyse die primäre Rolle spielen. Über Gravidität bei Riesenwuchs scheint nichts bekannt zu sein. Die meist bestehende hochgradige anatomische und funktionelle Hypoplasie des Genitales erklärt dies zur Genüge (Hypogenitalismus).

Falta möchte den Riesenwuchs als polyglanduläre Erkrankung (Hypertrophie und Hyperfunktion sämtlicher Blutdrüsen) aufgefaßt wissen.

Mit demselben Recht könnte man aber dann den Riesenwuchs auch zu den Vegetationsstörungen rechnen, unter welche Falta auch den Zwergwuchs einteilt. Riesenwuchs und Zwergwuchs dürften in letzter Linie ja doch auf eine den Gesamtkeim betreffende Schädigung zurückzuführen sein.

Im Gegensatz zur Akromegalie und zum Riesenwuchs beruht die Dysplasia adiposogenitalis auf einer Hypofunktion der Hypophyse und geht ebenfalls mit einer Beeinträchtigung der Sexualfunktion einher. Auf Grund der eingangs erwähnten Tierexperimente läßt sich das Krankheitsbild zwanglos durch eine Unterfunktion, allenfalls Dysfunktion des Hypophysenvorderlappens erklären, und sehr mit Unrecht versucht Biedl auch hier wieder ohne jeden zwingenden Beweis den Zwischenlappen der Hypophyse verantwortlich zu machen. Hemmung des Knochenwachstums, Offenbleiben der Hypophysenfugen, Fettsucht und Infantilismus des ganzen Körpers, insbesondere des Genitaltraktes, sind die Hauptsymptome. Als Ätiologie findet man meist einen Tumor, welcher den Vorderlappen der Hypophyse oder den Hypophysenstiel samt dem angrenzenden Boden des dritten Ventrikels komprimiert. Dabei wird oft das Vorderlappengewebe histologisch intakt gefunden, so daß man daraus schließen muß, daß entweder der Abfluß des Hypophysensekretes durch das Infundibulum behindert ist oder daß die trophische Störung durch Schädigung der von Erdheim postulierten und von mir nachgewiesenen vegetativen Zentren im Zwischenhirn direkt hervorgerufen wird.

Gegenüber den Versuchen mancher Autoren auch bei der Dystrophia adiposogenitalis Genitalhypoplasie als primäre Ursache hinzustellen, sei darauf hingewiesen, daß in vielen Fällen, besonders bei nicht sehr hochgradiger Erkrankung, Genitalhypoplasie überhaupt fehlt.

Bei Frauen ist dieser Zustand übrigens viel seltener beobachtet worden als bei Männern, im Gegensatz zur Akromegalie. Tritt die Störung im jugendlichen Alter auf, dann erreicht sie natürlich viel höhere Grade (sogenannte Fettkinder). Für die Möglichkeit der Entstehung dieses Leidens durch reine Zwischenhirnschädigung sprechen die Tierexperimente, welche ohne Schädigung der Hypophyse durch bloße Läsion des dritten Ventrikels diese Wachstumsstörung erzielen konnten, ferner die Fälle von Dysplasia adiposogenitalis im Anschluß an Meningitis, Hydrozephalus u. dgl. Endlich spricht der therapeutische Erfolg bei partieller Exstirpation solcher Hypophysentumoren für eine Druckentlastung entweder der Hypophyse selbst oder des Tuber cinereum.

Über die Komplikation von Dystrophia adiposogenitalis und Schwangerschaft ist nichts bekannt.

Verabreichung von Hypophysenextrakt (Vorderlappen) hat bei operierten und nichtoperierten Fällen gelegentlich Besserung der Fettsucht, der Glykosurie und auch der Genitalsymptome bewirkt, auch in solchen Fällen, wo der Tumor gar nicht von der Hypophyse ausgeht, sondern von der Nachbarschaft, und, wie Erdheim annahm, ein trophisches Zentrum an der Hirnbasis schädigt.

Daß dieses von Erdheim als hypothetisch vermutete trophische Zentrum wirklich besteht, konnte ich in zahlreichen Experimenten nachweisen und dabei auch die Beziehungen dieses „Stoffwechsel- und Eingeweidezentrums" zu den Geschlechtsorganen feststellen.

Reizung des Tuber cinereum durch Stich ruft eine 2 Tage lang anhaltende Glykosurie, momentane heftige Schmerzreaktionen und hochgradige Pulsverlangsamung bzw. Herzstillstand hervor. Elektrische Reizung erzeugt Kontraktion des schwangeren Uterus, der Blase und des Mastdarms, vielleicht direkt, vielleicht auf dem Umweg über vasomotorische Zentren. Für letztere Annahme würde die ziemlich lange Latenzperiode zwischen Reizung und Effekt sprechen.

Besserung der Keimdrüsenschädigung nach partieller Exstirpation eines Hypophysentumors bei Dysplasia adiposogenitalis kann demnach auch als Druckentlastung des geschädigten Zwischenhirns aufgefaßt werden.

Zwergwuchs mit oder ohne begleitende Fettsucht und Genitalhypoplasie. kann gleichfalls auf Unterfunktion des Hypophysenvorderlappens beruhen. Hier sind Versuche mit Verabreichung von Hypophysentabletten am Platze.

Ich konnte 1911 über deutliche Wachstumsförderung bei einfachem (hypoplastischem) Zwergwuchs berichten und habe später noch zwei weitere Fälle beobachtet. Biedl machte mit diesem Präparat einen Versuch bei chondrodystrophischem Zwergwuchs ohne definitiven Erfolg. Bei mangelhafter Körperbehaarung dagegen konnte er in zwei anderen Fällen deutliche Wachstumsförderung der Haare beobachten.

In dem von mir zuletzt beobachteten Falle trat rascherer Wechsel der Kopfhaare ein. Auch Leopold-Levi und Willorts sollen bei einem Patienten, der längere Zeit ein Hypophysenpräparat bekam, ein stärkere Beeinflussung des Haarsystems gesehen haben.

Förderung der Genitalausbildung und erhöhte Fruchtbarkeit wollen Goetsch und Cushing bei jungen Ratten nach Verabreichung von Vorderlappenextrakt erhalten haben. Diese Resultate sind ebenso wie der angeblich von E. A. Schäfer (in einer von der Akademie in Bologna preisgekrönten Arbeit) erbrachte Nachweis eines um 2 bis 3 mm (!) gesteigerten Knochenwachstums bei diesen Tieren nach Injektion von Hypophysenextrakt mehr als fragwürdig.

Alles in allem kann man das noch wenig studierte Präparat aus dem Hypophysenvorderlappen als harmlos bezeichnen. Eine gewisse wachstumsfördernde Wirkung scheint immerhin möglich zu sein.

Die obigen Ausführungen haben sich auf den Hypophysenvorderlappen und zum Teil auf das Zwischenhirn bezogen.

Vom Zwischenlappen der Hypophyse (Pars intermedia) weiß man überhaupt nichts, was experimentell oder klinisch auch nur einigermaßen sicher fundiert wäre. Höchstens, daß die zugleich mit dem Hinterlappen vorgenommene Exstirpation des Zwischenlappens beim Hunde vollkommen symptomlos verläuft (eigene Versuche). Alle theoretischen Spekulationen, welche Genitalentwicklung, Stoffwechsel und insbesondere Glykosurie und Polyurie vom Zwischenlappen abhängig machen wollen, sind deshalb vollkommen haltlos. Ebenso wie die zur Hälfte auf die obige Hypothese gestützte Annahme, daß die nunmehr zu besprechenden Wirkungen des Pituitrins Effekte des Zwischenlappenextraktes wären.

Es ist viel darüber diskutiert worden, ob die gewiß praktisch außerordentlich wichtigen Wirkungen des Pituitrins auch wirklich den Wirkungen des Hypophysenhinterlappens im Körper entsprechen. Das vollkommen negative Ergebnis der Exstirpation des Hypophysenhinterlappens am Tier und die entsprechenden pathologisch-anatomischen Erfahrungen beim Menschen sprechen eher dagegen.

Unabhängig davon steht die Tatsache fest, daß das Pituitrin exquisit kontraktionserregend auf die glatte Muskulatur des ganzen Körpers wirkt und so nicht nur den Blutdruck steigert, sondern auch kontraktionserregend auf den Uterus und die Blase einwirkt.

In die gleiche Linie ist die diuretische Wirkung des Pituitrins zu stellen, welche in letzter Zeit in der Pathologie und der Therapie des Diabetes insipidus insofern eine Rolle spielt, als sie merkwürdigerweise bei dieser Krankheit die Diurese hemmt (näheres vgl. Kapitel V).

Es wird auch über die milchsekretionsanregende Wirkung des Pituitrins berichtet. Da diese jedoch nur bei bereits laktierenden, nicht aber bei noch virginellen Individuen in Erscheinung tritt, kann man von einer spezifischen galaktagogen Wirkung nicht sprechen, sondern muß sie in eine Reihe mit den übrigen Organextrakten, Eiweißlösungen, Peptonen u. dgl. stellen, die alle dasselbe erreichen.

Es ergeben sich aus dem Vorstehenden auch die Gesichtspunkte für eine therapeutische Verwendung des Pituitrins bei Genitalblutungen, bei Wehenschwäche, als Mittel zur Anregung der Diurese, der Darm- und Blasentätigkeit (Hofbauer, v. Frankl-Hochwart und Fröhlich, Hofstätter und Foges, Pick). Auch Osteomalazie wurde günstig damit beeinflußt (Bab, Pál u. a.) ebenso die Basedowsche Krankheit (Pal).

Klotz berichtet auch über gute Erfolge bei Rachitis.

Die Ansicht, daß der wirksame Bestandteil des Pituitrins nicht aus Hinterlappen-, sondern Zwischenlappengewebe herstamme, ist noch viel zu wenig fundiert und von vornherein wegen der quantitativen Verhältnisse, sowie aus noch anderen Gründen, deren Erörterung hier zu weit führen würde, so unwahrscheinlich, daß davon bis auf weiteres abgesehen werden kann[1]).

Interessant ist, daß das wirksame Prinzip des Pituitrins chemisch die größte Ähnlichkeit mit dem β-Imidoazolyläthylamin hat, also in die Gruppe der Histamine gehört, welche wiederum den sekaleartigen Drogen aus dem Pflanzenreich chemisch und auch pharmakodynamisch nahestehen. Von allen diesen tierischen Histaminen sind bis jetzt das Pituitrin und das Adrenalin die wirksamsten, auch in bezug auf den Genitaltrakt.

5. Die Zirbeldrüse.

Neueren und neuesten Datums und daher noch sehr wenig bekannt sind die physiologischen Eigenschaften der Zirbeldrüse mit ihren Beziehungen zur weiblichen Geschlechtssphäre.

Noch auf der 15. Versammlung der Deutschen Gesellschaft für Gynäkologie konnte Seitz in seinem Referate berichten, „daß unsere Kenntnisse über die Beziehungen zwischen Zirbeldrüse und Schwangerschaft noch gleich Null seien“. Es ist das um so auffallender, als schon die allerersten Beschreibungen von Zirbeldrüsenerkrankungen beim

[1]) Näheres in: Aschner, Über das „Stoffwechsel- und Eingeweidezentrum im Zwischenhirn“, seine Beziehung zur inneren Sekretion (Hypophyse, Zirbeldrüse) und zum Diabetes insipidus. Berliner klin. Wochenschr. 1916, Nr. 28.

Menschen die Genitalsymptome in den Vordergrund der Betrachtung stellen. Klinische und experimentelle Arbeiten der allerletzten Jahre haben auch in dieser Hinsicht weitere Ausblicke eröffnet und sollen deshalb hier ausführlicher besprochen werden.

Wie bereits in der Einleitung hervorgehoben wurde, kann man Zirbeldrüse und Neurohypophyse zu einer eigenen Gruppe zusammenfassen, weil sie beide aus dem Medullarepithel der dritten Gehirnkammer entsprossen sind, letztere aus dem Boden, erstere aus der Decke des dritten Ventrikels. Aber nicht nur die histogenetische Verwandtschaft beider Drüsen rechtfertigt ihre Nebeneinanderstellung, sondern noch viel mehr die enge topographische und funktionelle Zugehörigkeit beider zum Zwischenhirn, welches, wie wir sehen werden, ein Stoffwechsel- und Eingeweidezentrum von größter Bedeutung darstellt.

Wie bei der Neurohypophyse, entsteht auch bei der Zirbeldrüse aus dem embryonalen Zwischenhirnfortsatz nicht Nervensubstanz, sondern ein gliaartiges Gewebe, dessen Zellen sich nach Einwachsen von bindegewebigen Septen vergrößern und zu drüsenartigen Läppchen gruppieren.

Der seltsame, von Nicolas und Dimitrowa erhobene, von A. Kohn bestätigte Befund von quergestreiften Muskelfasern in der Zirbeldrüse des Rindes deutet mit Wahrscheinlichkeit darauf hin, daß die Zirbeldrüse ehemals ein Anhangsgebilde, bzw. Hilfsapparat des unmittelbar hinter ihr liegenden Parietalauges gewesen ist. Mir selbst ist es nebst anderen neueren Untersuchern vorläufig noch nicht gelungen, diese Muskelfasern bei Nagetieren, Karnivoren, beim Rinde und beim Menschen trotz vieler daraufhin gerichteter Untersuchungen zu finden. Weitere Nachforschungen darüber sind jedenfalls am Platze, wenn man auch der ganz unfundierten Theorie v. Cyons und Jacobijs nicht beipflichten will, daß die Zirbeldrüse durch eigene Kontraktionen Lage und Gestalt verändern und so den Zu- und Abfluß der Hirnflüssigkeit vom Aquaeductus Sylvii zum dritten Ventrikel verändern könne.

v. Cyon will sogar solche Kontraktionen nach elektrischer Reizung an der Zirbeldrüse des Kaninchens beobachtet haben. Wer aber jemals selbst die kaum hanfkorngroße Kaninchenzirbeldrüse aus dem Gewirre des leicht blutenden und festhaftenden Plexus chorioideus in ihrer schwer zugänglichen Lage herauszupräparieren versucht hat, muß die Unmöglichkeit einer auch nur einigermaßen exakten Versuchsanordnung mit Reizung in situ und direkter Beobachtung mit dem Auge zugeben.

Der drüsige Charakter der Zirbeldrüse wird nicht nur durch ihre charakteristische Läppchenstruktur mit zahlreich eingebetteten Kapillaren und weiten Lymphspalten wahrscheinlich gemacht, sondern auch dadurch, daß bei niedrigen Wirbeltieren (Vögel, Reptilien) das entsprechende Organ zeitlebens aus schlauch- oder bläschenförmigen Hohlgebilden besteht.

Zu verschiedener Deutung kann auch die bekannte Ablagerung der aus kohlensaurem und phosphorsaurem Kalk und Magnesia bestehenden Corpora arenacea (Acervulus) Anlaß geben, und da solche beim Menschen schon im 7. Lebensjahre gelegentlich nachweisbar sind, so hat man daraus schließen wollen, daß die Zirbeldrüse schon vor der Pubertät Rückbildungserscheinungen eingeht.

An Hand eigener Untersuchungen an einem Material von über 100 menschlichen Zirbeldrüsen konnte ich jedoch feststellen, daß die Zirbeldrüse noch über die Pubertät hinaus bis etwa zum Abschluß des Längenwachstums, also ungefähr bis gegen Ende des zweiten Dezenniums, fortschreitend an Größe zunehmen kann. Bis zu dieser Zeit behält die Zirbeldrüse ihre charakteristische länglichrunde Form mit zugespitztem freiem Ende.

Von diesem Zeitpunkt an beginnt eine allmähliche Abrundung der Zirbeldrüse durch Verkürzung des Längsdurchmessers und Abstumpfung der hinteren Spitze des Organes zugunsten des Breiten- und Höhendurchmessers. Diese Veränderung geht allerdings mit einer vermehrten Ablagerung kugelförmiger Kalk- und Magnesiakonkremente einher, die man einerseits wohl als Ersatz für zugrunde gegangenes Drüsengewebe auffassen kann, andererseits aber als ebensolche Kalkablagerung, wie sie mit dem

Abschluß des Wachstums in den Knorpeln und in den Knochen stattfindet und gewissermaßen für den Zustand des Erwachsenseins charakteristisch ist.

Daß die Zirbeldrüse ihre uns noch vielfach unbekannte Rolle nicht, wie man bisher allgemein annahm, schon vor der Pubertät ausgespielt hat, geht schon daraus hervor, daß man noch im höchsten Alter funktionsfähiges Zirbeldrüsengewebe nachweisen kann, aber noch viel mehr daraus, daß, wie nun näher gezeigt werden soll, auch die Zirbeldrüse des geschlechtsreifen Individuums auf die verschiedensten Veränderungen in der Sexualsphäre mehr oder minder deutlich reagiert.

So haben Biach und Hulles nachgewiesen, daß bei Katzen die Zirbeldrüse nach der Kastration Rückbildungserscheinungen eingeht, in der Weise, daß die Zellen nur lose

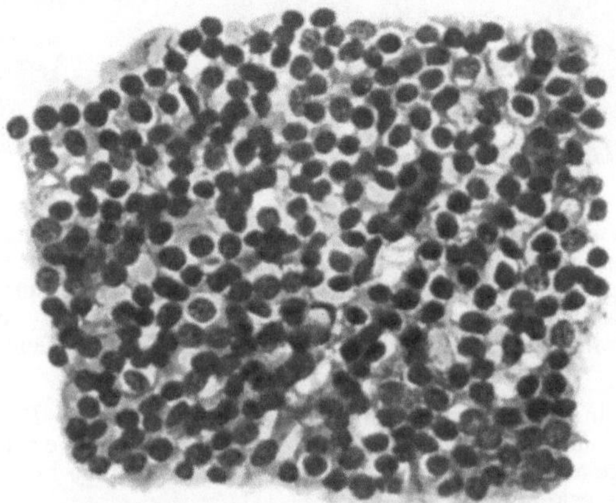

Fig. 36. Mikroskopischer Schnitt durch die Zirbeldrüse einer normalen jugendlichen Katze. (Nach Biach und Hulles.)

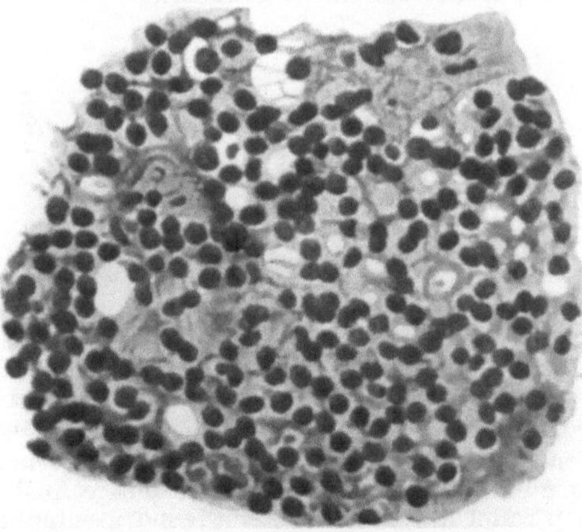

Fig. 37. Mikroskopischer Schnitt durch die Zirbeldrüse einer kastrierten Katze von gleichem Wurf. (Nach Biach und Hulles).

Während beim normalen Tier sich dicht Zelle an Zelle reiht, stehen beim kastrierten Tier die Zellen nur lose, die Zwischenräume zwischen ihnen sind unverhältnismäßig größer, man sieht zahlreiche Lücken im Zwischengewebe, welch letzteres sonst überhaupt kaum zur Geltung kommt; es hat den Anschein, als ob es sich um einen Ausfall von Drüsenzellen handeln würde. Die einzelnen Zellen zeigen an Kern und Protoplasma Rückbildungserscheinungen.

nebeneinander stehen, die Zwischenräume unverhältnismäßig groß werden und zahlreiche Lücken im Zwischengewebe auftreten, welch letzteres normalerweise überhaupt kaum zur Geltung kommt; dabei soll es sich aber nicht um eine Wucherung des Zwischengewebes handeln, sondern vielmehr um einen Ausfall von Drüsenzellen (vgl. Fig. 36 und 37), aber nicht nur die Gesamtdrüse soll nach Biach und Hulles funktionsfähiges Material verlieren, sondern auch die einzelne Zelle selbst zeigt Veränderungen, die auf Rückbildung schließen lassen. Kern und Protoplasmasaum sind kleiner, letzterer mitunter sogar fehlend, der Kern dunkler gefärbt, oft geschrumpft, die ganze Zelle verliert ihre normale, meist rundliche Form und nimmt polygonal-unregelmäßige Gestalt an. Von Interesse ist, daß dieses Verhalten sowohl bei männlichen als auch bei weiblichen kastrierten Katzen sich fand und zwar auch noch in einem Falle, wo zur Zeit der Operation bereits funktionsfähige Hodenzellen und vorgeschrittene Involution des Thymus bestanden haben.

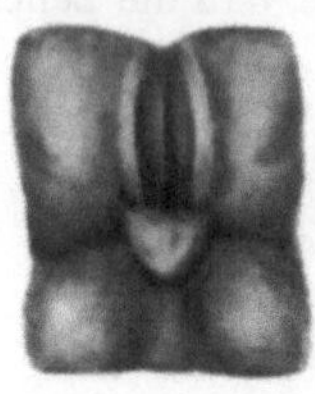
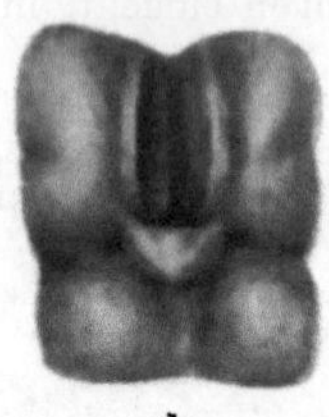
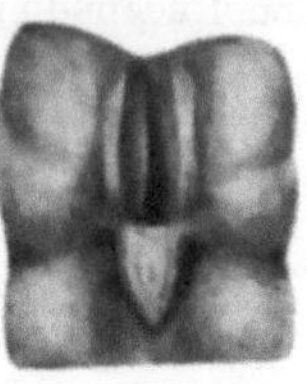

a b c

Fig. 38 a, b und c). Zirbeldrüsen dreier Katzen von gleichem Wurf.
Die Zirbeldrüse des virginellen Tieres (c) zeigt längliche spitzkegelförmige Gestalt.
Die Zirbeldrüse eines graviden Tieres (b) ist verkürzt, breiter, dicker und rundlicher geworden.
Die Zirbeldrüse des kastrierten Tieres (a) steht in der Mitte zwischen virgineller und Graviditätsform und zeigt mehr stumpfkegelförmige Gestalt.

An Meerschweinchen, Kaninchen, Katzen, Hunden und Rindern konnte ich die Resultate von Biach und Hulles bestätigen und noch dahin erweitern, daß man auch schon mit freiem Auge an der Formveränderung der Zirbeldrüse im ganzen als regelmäßige Folge der Kastration erkennen kann.

Fig. 38 zeigt die Zirbeldrüsen dreier Katzen vom gleichen Wurf, von denen die eine virginell und normal geblieben, die andere im Alter von 2 Monaten kastriert worden war, beide Tiere wurden dann im Alter von $1^1/_2$ Jahren untersucht. Während das normale Tier die längliche, spitzkegelförmige Gestalt der Zirbeldrüse behalten hat, ist das Organ des weiblichen Kastraten kürzer, breiter und dicker geworden und nähert sich in der Form dem des graviden Tieres.

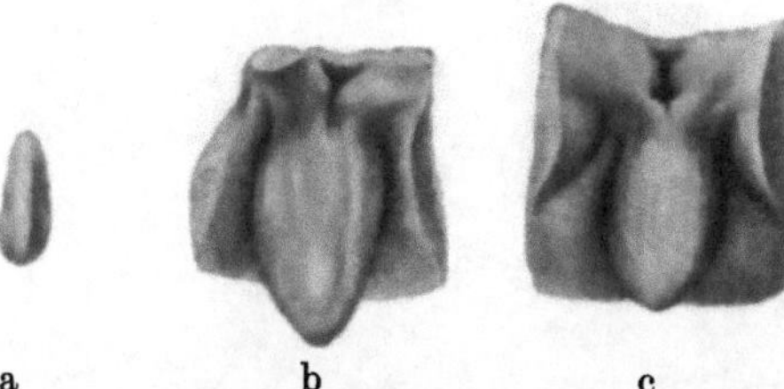

a b c

Fig. 39 a, b und c.
a) zeigt die Zirbeldrüse eines einjährigen, also noch nicht geschlechtsreifen Stieres.
b) zeigt in natürl. Größe das sehr stark ausgebildete Organ eines ausgewachsenen Stieres. Von Rückbildungserscheinungen ist weder makroskopisch noch mikroskopisch etwas zu sehen. Man hat im Gegenteil den Eindruck, daß die mächtige Ausbildung der Zirbeldrüse bei Stieren parallel mit der erhöhten Keimdrüsenfunktion geht.
c) stellt die Zirbeldrüse des kastrierten Rindes (Ochsen) dar, an welcher wieder eine mehr stumpfkegelförmige Gestalt zu erkennen ist.

Ähnliche Verhältnisse zeigt die Zirbeldrüse der Rinder (Fig. 39 a, b, c). Wenn auch hier nicht Tiere vom gleichen Wurf in Betracht kommen können, so gibt doch die ständige Wiederkehr der Verhältnisse einen brauchbaren Maßstab zur Beurteilung ab.

Die Zirbeldrüse eines halbjährigen Stieres (Fig. 39 a) ist noch um etwa das Fünf- bis Sechsfache kleiner als die Zirbeldrüse eines ausgewachsenen Tieres (Fig. 39 b). Regelmäßig findet man nämlich bei Stieren eine außerordentlich stark entwickelte Zirbeldrüse mit ausgesprochener, länglicher, spitzkegelförmiger Gestalt, was wohl mit der lebhaften Keimdrüsenfunktion dieser Tiere in direkter Beziehung stehen wird. Anders beim kastrierten Ochsen (Fig. 39 c), wo das Organ viel weniger kräftig und mehr rundlich vorgefunden wird.

Beobachtungen über die Zirbeldrüse von menschlichen Frühkastraten liegen bisher nicht vor. Nach Spätkastration beim Weibe fand ich keinerlei bemerkenswerten Veränderungen an der Zirbeldrüse, was ja auch schon nach Analogie mit den übrigen Blutdrüsen zu erwarten war.

Nach den Beobachtungen an frühkastrierten Tieren aber kann man fraglos von einer makroskopischen und mikroskopischen Kastrationsveränderung der Zirbeldrüse sprechen.

Noch deutlichere Veränderungen an der Zirbeldrüse ruft die Gravidität hervor.

Während z. B. die Zirbeldrüse einer 16jährigen Nullipara fast ausnahmslos ihre spitzige Form noch hat, ist diese, wie ich es in mehreren Fällen (Suizid, Sepsis, Eklampsie) beobachten konnte, bei Graviden in diesem Alter einer rundlichen Form gewichen (vgl. Fig. 40 a und b).

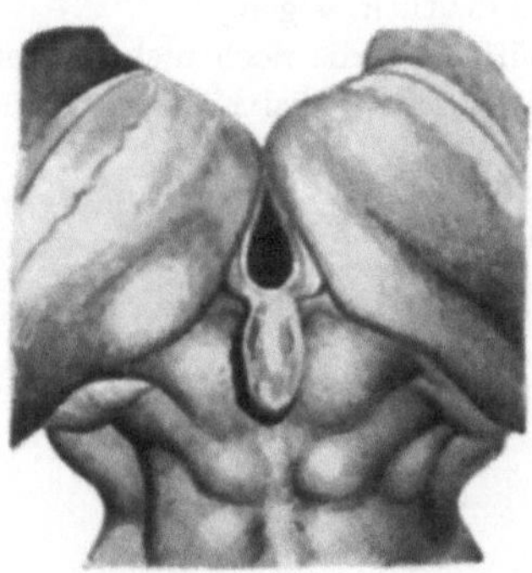

a

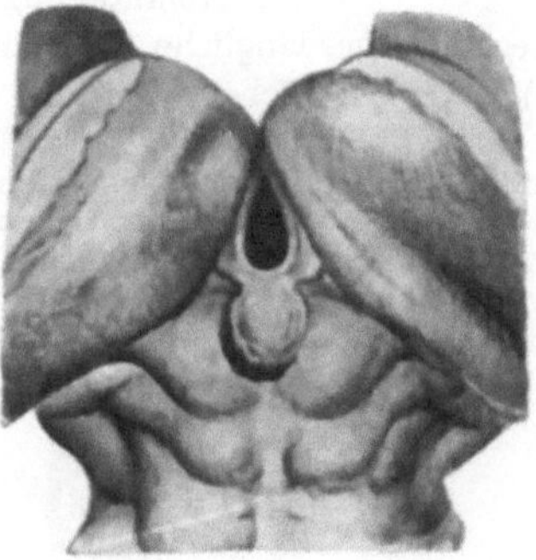

b

Fig. 40 a und b.

a) Zirbeldrüse eines 16jährigen jungen Mädchens (Virgo).

b) Zirbeldrüse einer 16jährigen Erstgebärenden am Ende der Schwangerschaft. (Tod durch Selbstmord.)

Die Zirbeldrüse der Schwangeren zeigt gegenüber der virginellen Zirbeldrüse deutliche Verdickung, Verkürzung und mehr kugelige Gestalt an Stelle der spitzkegelförmigen, länglichen Dimensionen, wie man sie sonst bei allen Personen vor Abschluß des Längenwachstums sehen kann.

Neben dieser makroskopischen Veränderung der Schwangerschaftszirbeldrüse findet sich auch mikroskopisch vermehrte Einlagerung von Kalksalzen in der Zirbeldrüse offenbar als Zeichen beschleunigter körperlicher Reife oder sonstiger eingreifender Veränderungen im Kalkstoffwechsel.

Noch strikteren Vergleichswert besitzen die Zirbeldrüsen der Katzen vom gleichen Wurf (Fig. 38 b und c), wobei das hoch gravide Tier eine viel kürzere, mehr rundliche und dickere Zirbeldrüse aufweist.

Die an sich schon mehr rundliche Zirbeldrüse des Hundes zeigt die Formveränderung in der Gravidität nur in einer Breiten- und Höhenzunahme und in einer mehr durchscheinenden und milchigen Beschaffenheit (größerer Lipoidreichtum?) gegenüber der virginellen Zirbeldrüse.

Dem Einwand, daß es sich hier immer noch um zufällige Alters- und Rassenverschiedenheiten handeln könne, suchte ich eben dadurch zu begegnen, daß ich besonders Hunde und Katzen vom gleichen Wurf bis zur Geschlechtsreife aufzog, die einen gravid werden ließ und die anderen als virginelle oder kastrierte Kontrolltiere benützte. Solche Versuche erstreckten sich regelmäßig über $1^1/_2$ bis 2 Jahre, was natürlich mit großen äußeren Schwierigkeiten verbunden war.

Auch diese Schwangerschaftsveränderung der Zirbeldrüse ist bei Wiederkäuern mit ihrer besonders groß ausgebildeten Epiphyse, besonders bei Rindern, wieder am deutlichsten zu beobachten.

Die Graviditätsveränderung der Zirbeldrüse beim Rinde geht, wie bereits erwähnt, mit vermehrter Kalkablagerung einher und es scheint, als ob auch die Abrundung des Organes, welche stellenweise geradezu zu einer maulbeerartigen, höckerigen Oberflächenbildung führt, in direktem Zusammenhang mit der Ablagerung von Hirnsandkonkrementen stünde.

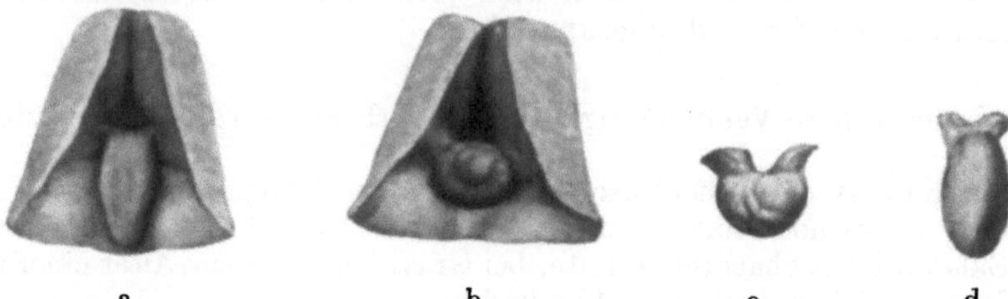

Fig. 41 a, b, c und d. Zirbeldrüsen von Büffelkühen, welche die in Frage kommenden Formveränderungen besonders deutlich zeigen.

a) Spitzkegelförmige, längliche Zirbeldrüse einer Büffelkuh, die noch nicht geworfen hat.

b) und c) Rundliche Zirbeldrüsen von graviden Büffelkühen, viel Kalkkonkremente enthaltend.

d) Stumpfkegelförmige Zirbeldrüse einer Büffelkuh, die früher schon geworfen hatte, aber zur Zeit der Schlachtung nicht gravid war.

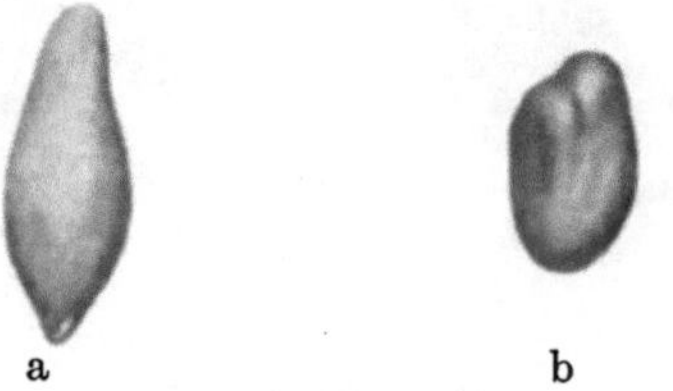

Fig. 42 a und b. Zirbeldrüsen von Haus-Kühen.

a) Spitzkegelförmige längliche Zirbeldrüse einer Kuh, die noch nicht geworfen hat.

b) Rundliche Zirbeldrüse einer graviden Kuh. Mikroskopisch viel Kalkkonkremente enthaltend.

Daß obige von Rindern stammende Abbildungen keinen so strikten Vergleichswert besitzen wie solche von Tieren gleichen Wurfes (also auch gleichen Alters und gleicher Rasse) ist klar. Aber die häufige Wiederkehr dieser Formenunterschiede unter gleichen Verhältnissen schien mir der Mühe wert in sein, auf diesen Gegenstand hinzuweisen und zu weiteren Untersuchungen anzuregen.

Die mikroskopische Untersuchung der Zirbeldrüsen von graviden Menschen und Tieren hat bisher noch wenig Positives ergeben. Man kann höchstens in Paraffinschnittpräparaten von einer Vermehrung der lipoidhaltigen Vakuolen in den Zellen und in der Zwischensubstanz sprechen, worauf auch schon die mehr milchige, durchscheinende Beschaffenheit der Zirbeldrüse gravider Nagetiere und Karnivoren hinweist (Lipoidanreicherung).

Beim Rind und beim Menschen steht die Kalkablagerung im Vordergrund der Graviditätsveränderung.

Mit feineren Methoden (Granulafärbung, Sudanfärbung am Gefrierschnitt usw.) ließen sich sicher noch andere charakteristische Veränderungen feststellen.

Wiederholte Graviditäten scheinen nach Befunden am Menschen und am Rinde die kugelförmige Umbildung und die Kalkablagerung zu begünstigen.

Sarteschi will bei kastrierten Kaninchen, Ziegen, Rindern, Schweinen und Hähnen keine Veränderungen in der Struktur der Zirbeldrüse gefunden haben. Dagegen gibt er an, daß epiphysenlose Weibchen sich nicht von Männchen begatten ließen.

Erschwert wird die Deutung aller dieser morphologischen Veränderungen der Zirbeldrüse dadurch, daß diese auch schon normalerweise mit zunehmendem Lebensalter vom Abschlusse des Längenwachstums an sich rückbildet und dabei ihre Form in ähnlichem Sinne wie bei der Kastration und Gravidität häufig verändert. Doch läßt sich besonders auf Grund der Beobachtungen an Tieren von gleichem Wurfe eine Beeinflussung der Zirbeldrüse durch Schwangerschaft und Kastration nicht mehr verkennen.

Die auffallenden klinischen Erscheinungen bei Zirbeldrüsentumoren reizten naturgemäß dazu an, eine Erklärung durch das Experiment zu suchen. Dasselbe stößt jedoch infolge der versteckten anatomischen Lage des Organes auf die denkbar größten Schwierigkeiten.

Reizversuche an der Zirbeldrüse hat E. v. Cyon 1903 veröffentlicht. Was davon zu halten ist, wurde schon oben auseinandergesetzt.

Mehr Erfolg versprechend sind die Versuche über die Exstirpation der Zirbeldrüse bei Tieren, wenn auch hier die Resultate vielfach noch negativ und widersprechend sind.

So haben Exner und Boese an Kaninchen die Zirbeldrüse mit dem Thermokauter zu zerstören versucht, aber keinerlei Einfluß auf Körperwachstum und Geschlechtsentwicklung wahrnehmen können. Es sollen jedoch diese Versuche, ebenso wie die gleichfalls negativen Ergebnisse von Sarteschi, nach Angaben des erfolgreichsten Autors C. Foà, keine vollständige Exstirpation der Zirbeldrüse aufweisen. Auch Biedl hat an jungen und erwachsenen Hunden die Exstirpation der Zirbeldrüse versucht. Die Operation gelang bei jungen Hunden bisher nicht, bei erwachsenen hatten sich keinerlei Folgeerscheinungen gezeigt, obwohl die Zirbeldrüse zerstört war. Es stimmt letzteres auch damit überein, daß auch der Ausfall anderer innersekretorischer Drüsen meist nur im jugendlichen Alter einen deutlichen Ausschlag gibt.

Die bisher noch am meisten positiven Versuche von C. Foà an jungen Hühnern sind insoferne von Interesse, als sie in der Tat den klinischen Symptomen der Zirbeldrüsenzerstörung entsprechen. Von den wenigen Tieren, welche die technisch sehr schwierige und eingreifende Operation überlebten, zeigten die Weibchen keinerlei Veränderungen am Genitale, trotz einer Beobachtungszeit bis zu einem Jahre. Es ist dies um so merkwürdiger, als die jungen Hähne nach Exstirpation der Zirbeldrüse eine raschere Entwicklung der Keimdrüsen und der sekundären Geschlechtscharaktere, nämlich eine sehr auffallende Hypertrophie der Hoden und des Kammes bis fast auf das Doppelte des normalen Gewichtes ergab.

Es ist nicht ohne weiteres einzusehen, warum nicht auch das weibliche Genitale im Tierexperiment in ähnlicher Weise durch die Zirbeldrüsenexstirpation beeinflußt werden sollte, wie das männliche, wo doch die klinischen Erscheinungen bei beiden Geschlechtern vollkommen analog sind. Derartige Widersprüche sind im Beginn der Erforschung noch bei allen innersekretorischen Drüsen, besonders wo technische Schwierigkeiten im Spiele waren, vorgekommen, und es müssen daher weitere Experimente hier einsetzen.

Eigene in dieser Richtung unternommene Versuche an jungen Hühnern, Hunden und Ratten konnten einstweilen nur die großen Schwierigkeiten bestätigen, mit welchen auch die früheren Experimentatoren zu kämpfen hatten. Die Versuche werden jedoch fortgesetzt und scheinen am ehesten doch noch bei Hunden Erfolg zu versprechen, weil die Beobachtung der Symptome bei Hühnern keine so deutliche ist, wie bei Säugetieren. Auch Kaninchen und andere Nagetiere eignen sich nicht für diese Versuche, weil die Zirbeldrüse winzig klein und schwer zu präparieren ist; sie besitzt kaum Hanfkorngröße und ist derart vom Plexus chorioideus umsponnen, daß man sie ohne langwierige Präparationen mit freiem Auge gar nicht sehen, geschweige denn Reizungseffekte an ihr beobachten kann, wie dies v. Cyon behauptet. Die Zirbeldrüse ist auch beim Hunde in der Jugend wenigstens nicht viel größer, doch sind die umgebenden Gewebe wenigstens so weit konsistent, daß man eher an eine Präparation nach der von Foà angegebenen Methode denken kann. Am günstigsten wäre es natürlich, die Wiederkäuer als Versuchstiere zu benützen, weil sie die größte Zirbeldrüse haben.

Untersuchungen über die Wirkung der Zirbeldrüsenextrakte auf den Kreislauf liegen von E. v. Cyon, Howell, Dixon und Halliburton, Jordan und Eyster, Ott und Scott, Kidd, Biedl u. a. vor. Die Wirkung auf den Blutdruck war eine inkonstante und wird mit der des Corpus luteum-Extraktes auf die Zirkulation verglichen. Am häufigsten zeigte sich noch vorübergehende Blutdrucksenkung und Erweiterung der Abdominalgefäße, insbesondere des Darmes und der Niere. Die Pinealextrakte können Verstärkung der Kontraktionen am schwangeren Uterus des Kaninchens hervorrufen, der weniger leicht erregbare virginelle Uterus bleibt unbeeinflußt (Ott und Scott). Wiederholt wurde auch bei bereits laktierenden Ziegen und Katzen eine Steigerung der Milchsekretion nach Pinealextraktinjektion beobachtet (Ott und Scott, Mackenzie).

Wir wissen jetzt, daß viele der eben beschriebenen Wirkungen durch Eiweißspaltprodukte von Typus der Histamine zustande kommen und ich konnte gemeinsam mit Lindemann die leicht gefäßkonstringierende Wirkung des Zirbeldrüsenextraktes (Epiglandol der Firma Hoffmann-La Roche & Co.) auch am Kaninchenohrpräparat nach Pisemski-Rischbieter nachweisen. Auch sahen wir bei Gebärenden leichte Steigerung der Wehentätigkeit auftreten.

Interessant ist noch die von R. Loewy und F. K. Walter nachgewiesene Tatsache, daß die Sekretwege der Zirbeldrüse durch perizelluläre Räume in den Plexus chorioideus verlaufen und so die Produkte der Zirbeldrüse in den Liquor cerebrospinalis gelangen lassen, ähnlich wie man dies für die Hypophyse annimmt (Edinger, Cushing, Jakoby). Den Sekreten beider Blutdrüsen ist somit die Möglichkeit gegeben, nicht nur im allgemeinen Kreislauf, sondern auch lokal an den wichtigen von uns postulierten „Stoffwechsel- und Eingeweidezentren" des Zwischenhirns anzugreifen.

Erwähnung möge hier auch finden, daß auch der Plexus chorioideus von manchen Autoren jetzt als innersekretorisches Organ angesehen wird. Irgendwelche Beziehungen desselben zu den Phasen des Geschlechtslebens sind bisher noch nicht beschrieben worden. E. H. Weber gibt außerdem an, daß im Plexus chorioideus nahe dem Foramen Monroi zwei kleine drüsenartige Gebilde eingelagert sind.

So weit die' experimentellen und physiologischen Daten, welche auf unser Thema Bezug haben. Es sei nochmals daraus hervorgehoben, daß die Zirbeldrüse nicht, wie man bisher glaubte, zur Pubertätszeit schon ihre Rolle ausgespielt hat, sondern daß sie auch später noch in die vielfachen Zusammenhänge zwischen Gehirn und Körperhaushalt im allgemeinen, zwischen Gehirn und Genitale im besonderen entweder direkt oder auf dem Wege über das Zwischenhirn einzugreifen scheint. Namentlich die Beobachtung der Zirbeldrüsen veränderung mit Rücksicht auf die verschiedenen Phasen des Geschlechtslebens zeitigte deutliche Ergebnisse.

Die ersten klinischen Beobachtungen, welche über die Funktion der Zirbeldrüse beim Menschen gemacht wurden, brachten demnach auch schon Berichte über die Symptome von seiten des Genitales. Im Gegensatz zur Hypophyse, welche bekanntlich die Entwicklung und Funktion des Genitales fördert, nimmt man nach den bisherigen Erfahrungen an, daß die Zirbeldrüse hemmend auf die Geschlechtssphäre einwirkt. So haben Ogle, Gutzeit, Oestreich-Slawyk, v. Frankl-Hochwart, Marburg, Raymond und Claude, Pellizzi, Machell u. a. Fälle beschrieben, wo bei jugendlichen Individuen unter den Erscheinungen einer Vierhügelgeschwulst abnormes Längenwachstum, geistige Frühreife und vorzeitige Entwicklung der primären und sekundären Geschlechtscharaktere auftraten. Die pathologisch-anatomische Untersuchung solcher Geschwülste ergab, daß es sich nicht um eine Hypertrophie der Zirbeldrüse (wie etwa an der Hypophyse bei der Akromegalie) handelt, sondern um eine Zerstörung des Organes durch ein Neoplasma, gewöhnlich ein Teratom. Die häufig im Gefolge davon auftretende Fettsucht, auf welche schon Nothnagel hingewiesen hatte, wird verschieden gedeutet, sei es, daß man einen direkten Einfluß der Zirbeldrüse auf den Fettstoffwechsel annehmen muß, sei es, daß man ähnlich wie bei der hypophysären Fettsucht eine mechanische oder chemische Einwirkung auf die oben erwähnte Region zwischen Zirbeldrüse und Hypophyse annehmen muß. Scheint es doch immer mehr und mehr sich herauszustellen, daß die angedeutete Hirnpartie, das sogenannte Zwischenhirn, ein Zentrum wichtiger Funktionen der Eingeweide und des Stoffwechsels darstellt.

Im einzelnen findet man sowohl bei Knaben, als auch bei Mädchen, welche an Zirbeldrüsentumoren leiden, vor dem siebenten Lebensjahre wieder im Gegensatz zu den Hypophysenerkrankungen eine Tendenz zum vorzeitigen Verschluß der Epiphysenfugen. Am Genitale sämtliche Erscheinungen der allerdings auch durch Störungen anderer innersekretorischer Drüsen gelegentlich auftretenden Pubertas praecox. Auffallend sind insbesondere das vorzeitige Auftreten der Menstruation und hochgradige Entwicklung der Mammae, sowie das Auftreten von Scham- und Barthaaren bei Kindern. Alle diese Symptome können entweder vereinzelt, ebenso wie auch nebeneinander und nacheinander auftreten. Bemerkenswert ist, daß in dem von v. Frankl-Hochwart beobachteten Falle erst vier Jahre nach dem Einsetzen des abnormen Längenwachstums die Genitalsymptome auftraten.

Es ist nicht leicht, aus den noch nicht in allzu großer Zahl vorliegenden Befunden eine sichere Erklärung für das Zustandekommen der Pubertas praecox zu geben. Die Mehrzahl der Beobachtungen spricht für ein Zustandekommen der Erscheinungen durch Hypo- oder Apinealismus. Marburg denkt auch an Dyspinealismus und nimmt für manche Fälle von pinealer Fettsucht sogar einen Hyperpinealismus an.

Wenn man sich demnach von den rein spekulativen Betrachtungen der früheren Zeit, welche z. B. die Zirbeldrüse als ein Zentrum für die psychischen Funktionen betrachtete, entfernt hat, so muß jetzt auf die große phylogenetische Bedeutung des Organs als Rest des Parietalauges hingewiesen werden, als welches es ein Sinnesorgan für Wärme- und Lichtwahrnehmungen gewesen zu sein scheint. Sein auch jetzt noch topographisch-anatomisch erkennbarer Zusammenhang mit dem Zentrum der Wärmeregulation (d. i. die ganze nur zum Teil erforschte Gehirnregion zwischen Hypophyse und Zirbeldrüse) wird vielleicht für künftige Forschungen und auch für unser engeres Thema von Bedeutung sein.

Vor allem sei nochmals darauf hingewiesen, daß die Zirbeldrüse sich nicht, wie man allgemein glaubt, noch vor der Pubertät zurückbildet, wie der Thymus, sondern daß sie ihren Höhepunkt gegen die Zeit hin erreicht, wo das Längenwachstum abgeschlossen wird, daß sie also wahrscheinlich auch in enger Beziehung mit dem Knochenwachstum steht.

Die Fälle von übermäßigem Wachstum mit vorzeitiger Geschlechtsentwicklung bei Zirbeldrüsentumoren machen uns diese Annahme noch wahrscheinlicher.

Ganz besonders aber weisen diese Fälle von Hyperpinealismus auf die Beziehung der Zirbeldrüse zum Geschlechtsapparat hin, und zwar nimmt man an, daß die Zirbel hemmend auf die Geschlechtsentwicklung einwirkt.

Biach und Hulles konnten ja zeigen, daß nach Kastration beim Tier eine gewisse Atrophie der Zirbeldrüse erfolgt.

Auch der Schwangerschaftsveränderung der Zirbeldrüse wurde bereits Erwähnung getan und es scheint, daß mit jeder Gravidität auch beim Menschen der physiologische Rückbildungsprozeß der Zirbeldrüse, welcher in bindegewebiger Durchwachsung und Verkalkung besteht, beschleunigt wird. Es mag uns das vielleicht auch ein Hinweis auf den veränderten Kalkstoffwechsel in der Gravidität sein. Weitere Untersuchungen über das morphologische Verhalten der Zirbeldrüse bei den verschiedensten

Krankheiten und Wachstumsstörungen, vor allem beim Infantilismus dürften interessante Ergebnisse zeitigen.

So kann man denn die Zirbeldrüse nicht als Pubertätsdrüse schlechtweg auffassen, weil man sehr häufig noch bei Menschen bis ins höchste Lebensalter Zirbeldrüsen mit anscheinend vollkommen normal funktionierendem Drüsengewebe vorfindet (Marburg, R. Loewy, Krabbe, eigene Untersuchungen u.a.)

Bedeutungsvoll erscheint der Parallelismus zwischen manchen Symptomen der Hypophysen- und der Zirbeldrüsenerkrankungen in bezug auf die Fettsucht, das Knochenwachstum und die Genitalentwicklung.

Ich erkläre mir diese Analogien nicht zum geringsten Teil aus der bereits früher erwähnten Einwirkung beider Drüsen auf ein und dasselbe „Eingeweide- und Stoffwechselzentrum" im dritten Ventrikel.

Den einzigen praktisch-therapeutischen Vorschlag über die Verwendung von Pinealextrakt hat bis jetzt R. Hofstätter gemacht, der ihn als Sedativum und krampfstillendes Mittel bei hypertonischen Zuständen des Uterus, z. B. bei drohender Uterusruptur empfiehlt. Auch Aufregungszustände nach Kastration und dysmenorrhoische Beschwerden sollen dadurch günstig beeinflußt werden. Hofstätter schlägt auch vor, man sollte den Zirbeldrüsenextrakt noch bei Auftreten des Kontraktionsringes intra partum, bei Fruchtwasserabfluß vor der eventuell notwendig werdenden Wendung, bei inkarzerierter Plazenta, schmerzhaften Wehen, Blasen- und Darmtenesmus, Priapismus und bei ovarieller Hyperfunktion versuchen.

Wenn demnach die Lehre von der inneren Sekretion der Zirbeldrüse für eine darauf aufzubauende Therapie noch wenig Anhaltspunkte bietet, so sind doch vielleicht die Keime zu einer solchen schon jetzt zu erkennen.

6. Nebenniere.

Eine fast nicht minder wichtige Rolle, wie in der allgemeinen Physiologie, spielen die Nebennieren in der Biologie der Geschlechtsorgane.

Die Nebenniere besteht bekanntlich aus zwei genetisch und funktionell verschiedenen Anteilen, der Rinde und dem Marke. Das Mark sezerniert, wie das im übrigen Körper verstreute chromaffine System, das Adrenalin, dessen Wirkung zu den wichtigsten und beststudierten auf dem Gebiete der inneren Sekretion zählt.

Die Rinde, von der man hauptsächlich bisher eine entgiftende Tätigkeit mutmaßt, gilt als wichtige Bildungsstätte für die Lipoide und findet sich gleichfalls in Form versprengter sogenannter akzessorischer Nebennieren unter anderem auch im Ligamentum latum.

Angeborene Störungen in der Nebennierenentwicklung (Hypertrophie, Tumoren, Aplasie) sind häufig mit hochgradiger Mißbildung der Genitalien vergesellschaftet. Hermaphroditismus, Pubertas praecox, Hirsutismus und alle Abstufungen von Genitalhypoplasie mit Auftreten heterosexueller Merkmale gehören dahin (vgl. auch die betreffenden Kapitel).

Aber auch an den späteren Phasen des Geschlechtslebens beteiligen sich die Nebennieren durch Veränderungen in ihrer Struktur und wahrscheinlich auch in ihrem Bau.

Bei der tierischen Brunst und bei der Menstruation des menschlichen Weibes ist Vergrößerung der Nebennieren festgestellt worden.

Noch bekannter ist die Hypertrophie der Nebennierenrinde, in geringem Grade auch die des Markes nach der Kastration. Am auffallendsten ist wohl die Nebennierenhypertrophie während der Schwangerschaft, welche vor allem wieder die Rinde betrifft (Guiesse, Stoerk und v. Haberer, Kolmer,

Verf., Kolde, Aschoff, Wiesel u. a.). Diese Schwangerschaftsveränderung wird ähnlich wie jene der anderen Blutdrüsen als Zeichen einer entgiftenden Tätigkeit aufgefaßt. Bei der Nebenniere speziell aber nimmt man noch an, daß sie eine Hauptquelle für die in der Schwangerschaft so außerordentlich vermehrten Lipoide sei (Albrecht und Weltmann, Neumann und Herrmann). So sehr die Wichtigkeit und die enorme Zunahme des Lipoidbestandes im ganzen Körper der Graviden von allen Seiten bestätigt worden ist, klingt es doch unwahrscheinlich, daß diese ganze Menge von Lipoidsubstanzen gerade nur von den Nebennieren erzeugt werden soll. Es dünkt mir wahrscheinlicher, daß die Plazenta, das Corpus luteum, die Leber und vielleicht auch der Darmkanal diesen enormen Mehrverbrauch an Lipoidsubstanzen decken wird.

Die weniger auffallende Hypertrophie des Nebennierenmarkes wurde von verschiedenen Seiten mit dem Adrenalingehalte des Blutes in Zusammenhang zu bringen gesucht.

M. Neu und seine Mitarbeiter gaben auch an, daß sie eine Vermehrung des Adrenalins im Schwangerenserum nachweisen konnten, doch wurde dieser Befund von anderen Seiten nicht bestätigt.

Trotzdem könnte man an einen gewissen Zusammenhang der Hypertrophie des Nebennierenmarkes mit der in der Gravidität herabgesetzten Kohlehydrattoleranz denken.

Die Schwangerschaftsglykosurie in ihren verschiedenen Formen, die leichter auszulösende Adrenalinglykosurie bei Graviden und noch manches andere weist doch auf eine erhöhte Reizbarkeit des sympathischen Nervensystems hin, wenn auch vielleicht die dabei mitspielende vermehrte Adrenalinmenge nicht in freiem Zustand nachweisbar sein dürfte.

Im Hinblick auf die Pigmentationsanomalien bei der mit Zerstörung des chromaffinen Systems einhergehenden Addisonschen Krankheit hat man auch die Schwangerschaftspigmentierungen mit der Schwangerschaftsveränderung der Nebenniere in Zusammenhang gebracht und dieses Verhalten auch experimentell zu beweisen versucht (Meirowsky, H. Königstein).

Im Adrenalin, in dessen genau bekannter chemischen Formel auch eine den Histaminen ähnliche Gruppe vorkommt, besitzen wir das derzeit stärkste kontraktionserregende Mittel für die glatte Muskulatur.

Vor dem Bekanntwerden des Pituitrins war es daher ein vielversprechendes Uterustonikum und wehenerregendes Mittel. Von Nachteil sind jedoch die hohe Giftigkeit und der Umstand, daß der Uteruskontraktion oft hochgradige Erschlaffung folgt.

Neuere Untersuchungen haben gezeigt, daß schon durch geringfügige autolytische Prozesse aus dem Serum und den Körpergeweben sehr rasch vasokonstringierende Substanzen sich bilden, welche Adrenalingehalt vortäuschen können (E. P. Pick, Wiechowski u. a.).

Über das Verhalten der Nebennieren bei pathologischen Schwangerschaften ist noch verhältnismäßig wenig berichtet worden. Manche Autoren sind geneigt, die Schwangerschaftstoxikosen mit der entgiftenden Tätigkeit der Nebenniere in Zusammenhang zu bringen, weil man gesehen hat, daß die Rinde auch bei allen möglichen anderen Vergiftungen auffallend hypertrophiert.

Wollte man z. B. die Eklampsie als Insuffizienz der Nebenniere gegenüber den Plazentargiften auffassen, so liegen die widersprechendsten pathologisch-anatomischen Befunde vor. Chirié hat bei 11 Fällen von Eklampsie Hypertrophie der Nebennierenrinde und des Markes beschrieben. Desgleichen bei

Schwangerschaftsnephritis (vgl. den erhöhten Lipoidgehalt des Blutes bei Eklampsie).

Ich selbst habe wiederholt bei ad exitum gekommenen Fällen von Eklampsie auffallende Lipoidarmut der Nebennierenrinde und Atrophie des Markes feststellen können. In manchen Fällen wieder normale Verhältnisse und eigentlich nur sehr selten Hypertrophie der Rinde. Es würde sich das auch eher mit der Insuffizienz bzw. der ausbleibenden Schwangerschaftshypertrophie der übrigen Blutdrüsen (Schilddrüse) bei der Eklampsie decken.

Systematische Nebennierenexstirpation an einer großen Anzahl junger Ratten von gleichem Wurf hat Novak vorgenommen und dabei gefunden, daß frühzeitige Exstirpation beider Nebennieren mäßige Hypoplasie des Genitales zur Folge hat. Die Ovarien zeigen spärliche Follikelreifung und mangelhafte Ausbildung der interstitiellen Zellen, Corpora lutea wurden überhaupt nicht beobachtet.

Daß das Vorhandensein der Nebennieren für den Eintritt der Konzeption, die Gravidität und den normalen Ablauf der Geburt (Wehentätigkeit) nicht unbedingt nötig ist, haben die Versuche Cristofolettis an Kaninchen und Ratten gezeigt. Epinephrektomierte Tiere wurden gravid und warfen am Ende lebende Junge.

Pharmakologisch interessant ist, daß das Pituitrin den Organismus für Adrenalin sensibilisiert, ein Verhalten, dessen klinische Seite noch nähere Untersuchung verdiente.

Bei der Addisonschen Krankheit zeigt sich die Beeinträchtigung der Ovarialfunktion häufig in Amenorrhöe. Konzeption bei solchen Kranken ist selten. Tritt dennoch Schwangerschaft ein, so erfolgt oft frühzeitige Unterbrechung derselben. Bei der öfters aber auch am normalen Ende beobachteten Geburt scheinen keine Störungen der Wehentätigkeit vorzuliegen, was gegen die Bedeutung des Adrenalins für die Wehentätigkeit spricht. An sich wird die Krankheit durch eine hinzutretende Gravidität meist verschlechtert, da ihr ja häufig Tuberkulose der Nebennieren zugrunde liegt.

In therapeutischer Beziehung spielt als einziges Produkt der Nebenniere das Adrenalin eine Rolle. Rein kausal wird es in neuerer Zeit bei Addisonscher Krankheit oft mit Erfolg verwendet.

Von guter symptomatischer Wirkung ist es bekanntlich besonders bei der Osteomalazie, ja es werden sogar wirkliche Heilerfolge damit geschildert (vgl. das betreffende Kapitel). Wenn man sich auch nicht auf den extremen Standpunkt Bossis stellen will, so steht doch nach den Arbeiten von Cristofoletti u. a. fest, daß die Osteomalazischen ganz besonders tolerant gegen Adrenalin sind und daß dieses Mittel sehr häufig die Beschwerden bessert. Wäre nicht diese erhöhte Toleranz und die Herabsetzung der Adrenalinglykosurie bei Osteomalazischen vorhanden, so könnte man die günstige Wirkung des Adrenalins bei der Osteomalazie als antineuralgische Wirkung auffassen. Tatsächlich wird das Adrenalin nach Carlton, R. Schmidt u. a. in interner und subkutaner Anwendung als ausgezeichnetes Mittel gegen Neuralgien des allerverschiedensten Sitzes mit Erfolg angewendet. Man muß sich die Wirkung als eine vasomotorische, gefäßregulierende vorstellen.

Die weitaus wichtigste Verwendung des Adrenalins ist die als unentbehrliches Zusatzmittel bei der Lokal- und Lumbalanästhesie. Das Adrenalin verstärkt und verlängert durch seine anämisierende Wirkung die Anästhesie, auch wird die Giftigkeit des jeweiligen Betäubungsmittels herabgesetzt und nicht zuletzt die Möglichkeit des Operierens in blutfreiem oder fast blutfreiem Gewebe dadurch herbeigeführt.

Nach den Untersuchungen Stöltzners, der die Nebennieren rachitischer Kinder erheblich kleiner als die gesunder Kinder fand, wäre das Adrenalin auch als Heilmittel für Rachitis angezeigt. Er hat auch zahlreiche gute Erfolge damit gesehen.

Die gefäßkonstringierende Wirkung des Adrenalins wird mit Erfolg überall dort verwendet, wo es sich um Stillung oder Verhütung operativer oder spontaner

Blutungen handelt und ebenso dort, wo Hyperämien vertrieben werden sollen. Möglicherweise spielt auch die Erhöhung der Blutgerinnbarkeit dabei eine Rolle. Am Urogenitaltrakt speziell kann es zur Erleichterung der Harnröhrenpassage und zur Stillung der Blasenblutungen, bei der Zystoskopie wertvolle Dienste leisten. Desgleichen bei traumatischen Nierenblutungen, auch bei stomachaler Einverleibung. Interessant ist die gute Wirksamkeit, welche mit Adrenalin per os bei Blasenkatarrhen gelegentlich hervorgerufen werden kann.

Am Uterus wurde das Adrenalin von Steinschneider bei „Endometritis haemorrhagica" lokal angewendet. Intramuskulär zur Verhütung von operativen Blutungen bei Hysterotomia anterior von Thaler. Auch bei puerperalen Blutungen kann das Adrenalin nach Neu außerordentlich blutstillende Wirkung nicht nur durch Kontraktion der Blutgefäße, sondern auch durch Tonussteigerung der Uterusmuskulatur entfalten. Wegen der geringeren Giftigkeit ist das Adrenalin jedoch auf diesem engeren Gebiete speziell durch das Pituitrin verdrängt worden.

Wenig studiert ist die Beeinflussung der Menstruation durch das Adrenalin, wiewohl einige Autoren (Bauer, G. Klein, Littauer u. a.) gute Erfolge mit Adrenalinbehandlung bei Dysmenorrhöe und Menorrhagien besonders jugendlicher Personen gesehen haben. Da nicht nur die Blutgefäße, sondern die glattmuskulären Organe überhaupt von Adrenalin stark beeinflußt werden, so kann es auch gegen Blasenatonie besonders post partum erfolgreich wirken. Schließlich haben eine Anzahl von Autoren (Cramer, Peters u. a.) den Pruritus vulvae mit Adrenalin erfolgreich behandelt. Ein günstiger Effekt bei Hämorrhoidalblutungen ist ebenfalls leicht verständlich.

Damit sind die vielseitigen Wirkungen noch lange nicht erschöpft und es ergeben sich täglich noch neue Möglichkeiten der Verwendung, wie auch immer wieder neue Zusammenhänge zwischen den Nebennieren und den übrigen Blutdrüsen aufgedeckt werden.

Namentlich die Beeinflussung der ovariellen Tätigkeit durch das Produkt der Nebennieren wird praktisch eine Rolle spielen.

7. Das Pankreas.

Erst kürzlich hat Prochownik ebenso wie Seitz darauf hingewiesen, wie gering noch unsere Kenntnisse über den Zsuammenhang von Pankreas und Genitale sind. Der Pankreasdiabetes und die Pankreasnekrose können wohl beide gelegentlich im Anschluß an Schwangerschaften auftreten. Letztere wie man annimmt, durch mehr zufällige Komplikationen, Infektionen, Thrombosen u. dgl.

Der Pankreasdiabetes entsteht möglicherweise durch Störung des Gleichgewichtes im System der innersekretorischen Drüsen. Manche Autoren sind sogar soweit gegangen, die Keimdrüse als primäre Ursache für die Insuffizienz der Langerhansschen Inseln im Pankreas hinzustellen. Aber gewiß mit Unrecht.

Es sind zwar Veränderungen der Langerhansschen Zellinseln bei der Schwangerschaft und nach der Kastration beschrieben worden, welche ähnlich wie die der übrigen Blutdrüsen hauptsächlich durch Vermehrung der Zellipoide zustande kommen (Rebaudi u. a.).

Sirtori hat im Gegensatz dazu eine Atrophie der Langerhansschen Inseln in der Schwangerschaft beobachtet.

Versuche mit totaler Pankreasexstirpation an jungen Tieren, welche die Notwendigkeit des Pankreas für die Keimdrüsenentwicklung dartun könnten, liegen begreiflicherweise nicht vor, da ja dieser Eingriff nicht monatelang überlebt werden kann.

Nur Pratt gibt an, daß er 3 Jahre lang eine Hündin mit künstlicher Atrophie des Pankreas beobachtet hat, bei welcher Menstruation und Brunst nicht eingetreten sind, auch die Brustdrüsen und die äußeren Geschlechtsteile sollen nicht zur Ausbildung gekommen sein. Leider wird gerade über das innere Genitale, besonders die Ovarien, nichts angegeben.

Bekannt ist dagegen, daß beim menschlichen Diabetes frühzeitig eine Herabsetzung der Genitalfunktion sich bemerkbar macht.

Die Menstruation ist manchmal verstärkt, manchmal ganz regelmäßig, oft aber spärlich und selten auftretend oder es besteht völlige Amenorrhöe. Im letzteren Falle wurde auch Atrophie des Uterus beobachtet (Hofmeier, Nebel u. a.). Über die uns vor allem dabei interessierenden Ovarialbefunde ist nichts bekannt.

Die Statistiken geben an, daß nur 5 % der diabetischen Frauen gravid werden (Seitz). Doch nimmt man an, daß es sich dabei nicht um eine Inanitionserscheinung, sondern um eine innersekretorische Einwirkung, wahrscheinlich auf die Ovulation, handelt, und daß dadurch die Sterilität zustande kommt.

Denkbar ist auch, daß das Zusammentreffen der diabetischen Stoffwechselstörungen mit der schon in der normalen Schwangerschaft bestehenden Labilität des Kohlehydratstoffwechsels zur besonderen Häufung toxischer Produkte (Azeton) führt, welche dann wieder das Genitale schädigen.

In diesem Sinne ist das Rezidivieren des Diabetes bei wiederholten Schwangerschaften bemerkenswert, ferner der Umstand, daß der Diabetes bei Schwangeren sich in einem Viertel aller beobachteten Fälle wahrscheinlich erst in der Schwangerschaft bzw. durch die Schwangerschaft entwickelt hat. Nach der Geburt ist die Glykosurie in vielen solchen Fällen verschwunden.

Anders liegt die Prognose, wenn zu einem bereits bestehenden Diabetes Schwangerschaft hinzutritt. 30 % aller dieser Frauen sollen während oder unmittelbar nach der Geburt an diabetischem Koma zugrunde gegangen sein (Offergeld). v. Noorden stellt die Prognose etwas günstiger und hat sogar gelegentlich leichte Besserung des Diabetes während der Schwangerschaft beobachtet. Der Geburtsverlauf ist im allgemeinen unkompliziert, die Wehentätigkeit ist normal; atonische Blutungen treten nicht häufiger auf als sonst. Puerperalsepsis ist im Gegensatz zur sonstigen geringen Resistenz der Diabetiker gegen Infektionen, nur selten beobachtet worden.

Die Resultate für die Kinder sind noch schlechter. Nach Offergeld sollen 50 % aller Kinder diabetischer Mütter intrauterin in allen Stadien der Schwangerschaft zugrunde gehen. Der Tod des Kindes ist nicht wie bei den Schwangerschaftstoxikosen das Anzeichen einer Besserung, sondern vielmehr die Folge einer besonders schweren, meist irreparablen Vergiftung des mütterlichen Organismus. Hydramnion ist ziemlich häufig.

Von den lebend zur Welt kommenden Kindern ist höchst interessanterweise ein Teil mit Polyurie, kongenitalem Diabetes, Hydrozephalus u. dgl. behaftet. Es weisen diese Vorkommnisse überaus deutlich auf eine zentrale Disposition zu dieser Stoffwechselstörung hin, deren Sitz man bisher mit Vorliebe in den vierten Gehirnventrikel verlegt hat. Ich konnte jedoch zeigen (vgl. Kapitel Hirn und Genitale), daß sich die Zone glykosurisch-polyurischer Störungen von der Rautengrube bis nach vorn in den dritten Ventrikel hinein erstreckt.

Therapeutisch kommt bei Schwangerschaft mit Diabetes zunächst eine antidiabetische Kur in Betracht, und erst wenn diese erfolglos ist, eine rechtzeitige Unterbrechung der Schwangerschaft.

Verschlimmerung des Diabetes wird auch durch Blutverluste, Adnexerkrankungen, insbesondere aber durch Myome herbeigeführt, auch solche, die mehr durch Wachstum als durch Blutung sich auszeichnen (Wirkung der ovariellen Myomtoxine auf die Blutbildung und auf das Pankreas?) (Prochownik).

Eine Wechselwirkung zwischen Pankreas und Genitale muß auch für die alimentäre Zuckerausscheidung in der Schwangerschaft mit einer gewissen Wahrscheinlichkeit in Betracht gezogen werden. Ovarium und Pankreas wirken diesbezüglich synergistisch.

Prochownik nimmt auch an, daß das Pankreassekret unter Umständen nicht nur durch bakterielle Toxine, sondern auch durch die Schwangerschaftshormone zu einem proteolytischen Gifte werden und so zur Pankreasnekrose führen kann.

Weitere klinische und experimentelle Untersuchungen sind auch auf diesem Gebiete noch sehr nötig.

8. Die Milz.

In den Lehr- und Handbüchern, welche zusammenfassende Darstellungen über die innersekretorischen Drüsen und ihre Erkrankungen bieten (Biedl, Falta, Seitz, Novak, v. Wagner-Jauregg und Bayer), ist die Milz bisher noch nicht als Organ mit innerer Sekretion aufgenommen und besprochen worden.

Dennoch ist in den letzten Jahren eine ganze Reihe von Tatsachen bekannt geworden, welche den tiefgreifenden Einfluß der Milz nicht nur auf die Blutbildung und Antitoxinerzeugung, sondern auch auf den Stoffwechsel (Eisen-, Eiweiß-, Fett- und Kohlehydratstoffwechsel) erwiesen haben. Würde demnach die Milz schon in ihrer Eigenschaft als „Stoffwechseldrüse“ in den Kreis der „Blutdrüsen“ oder innersekretorischen Drüsen einbezogen werden müssen, so liegt dies um so näher, wenn man auch die wenigstens teilweise schon eruierten Wechselbeziehungen der Milz zu den anderen Drüsen mit innerer Sekretion in Betracht zieht. Auch das Bekanntwerden von Beziehungen der Milz zum autonomen und vegetativen Nervensystem muß diesen Gedankengang bestärken.

Um so mehr erscheint es dann berechtigt, auch nach Korrelationen zwischen Milz und Keimdrüsen zu suchen, und es finden sich Angaben darüber tatsächlich auch schon in der älteren Literatur, sowie experimentelle Daten darüber aus der letzten Zeit.

Intuitiv, wie so oft, haben die Franzosen der Milz den Namen einer „glande parahépatique“ gegeben, und die Beziehungen beider Organe sind tatsächlich nicht nur entwicklungsgeschichtlich und anatomisch, sondern, wie an Hand der neueren Forschungen gezeigt werden kann, auch funktionell vielfach wechselseitige.

Um nur das für unser Fach Wichtigste von den noch wenig allgemein bekannten physiologischen Eigenschaften der Milz zu rekapitulieren, sei darauf hingewiesen, daß schon die embryonale Milz in der Pulpa rote Blutkörperchen und Myelozyten und in den Follikeln die Lymphozyten erzeugt. Im postembryonalen Leben tritt dann der myeloische Charakter der Milz zurück, dagegen ist die lymphozytenbildende Funktion der Milz sehr ausgesprochen. Nach Weidenreich soll sie auch neutrophile und eosinophile Leukozyten ins Blut abgeben. Auch rote Blutkörperchen und insbesondere Blutplättchen entstehen mit größter Wahrscheinlichkeit zeitlebens in der Milz.

Nach Exstirpation der normalen Milz beim Menschen tritt nach anfänglicher Lymphopenie deutliche Zunahme der Lymphozyten und Eosinophilen ein. Schultze erklärt dies durch den Ausfall eines innersekretorischen Produktes der Milz, welches auf das autonome Nervensystem hemmend einwirken soll. Hundemilzpreßsaft soll außerdem intravenös injiziert neutrophile Leukozytose mit Verminderung der Lymphozyten und eosinophilen Zellen hervorrufen. Blutbild und vegetatives Nervensystem stehen ja, wie man jetzt weiß, gleichfalls in gegenseitiger Abhängigkeit.

Von praktischem Interesse ist auch, daß Milzpräparate, insbesondere die Nukleinsäure bei subkutaner Injektion eine starke Hyperleukozytose erzeugen (Luciani, Falta, Bertelli und Schweger u. a.).

Die Wochen oder Monate nach der Milzexstirpation wieder einsetzende Rückkehr zur normalen Beschaffenheit soll dann durch vikariierendes Eintreten der Lymphdrüsen stattfinden.

Nach Bayer ist die Veränderung des Blutbildes nach Milzexstirpation (verstärkte Lymphozytose und Eosinophilie) auf ungehemmte, kompensatorische Funktionsentfaltung des Thymus zurückzuführen, wobei Thymus und Milz antagonistisch auf das autonome Nervensystem einwirken sollen, der Thymus fördernd, die Milz dagegen hemmend.

Nicht minder wichtig ist auch, daß die Milz als Einschmelzungsstätte für rote Blutkörperchen funktioniert, welch letztere durch erythrotoxische Stoffe von noch unbekannter Wirkungsweise geschädigt werden und dann der Phagozytose anheimfallen. In abgebautem Zustande werden sie dann der Leber zugeführt, wobei die Eisenkomponente des Hämoglobins in der Milz zurückgehalten wird und die übrigen, größtenteils eisenfreien Bruchstücke der Leber zur Gallenbildung zugeführt werden. Die hauptsächlichste Rolle scheinen bei diesem Prozeß die Retikuloendothelien in der Milz zu spielen (Erythrophagen).

Nach Milzentfernung wird eine dünnflüssige, farbstoffarme Galle sezerniert. Aber auch dieser Zustand wird in nicht allzu langer Zeit durch das vikariierende Eintreten der Lymphdrüsen und des Knochenmarks ausgeglichen, indem letztere die roten Blutkörperchen für den definitiven Abbau in der Leber vorbereiten.

Die Milz wird auch als „regionäre Lymphdrüse" des Blutes bezeichnet (Helly), weil sie nicht nur die roten Blutkörperchen, sondern auch „blutfremde" korpuskuläre Elemente phagozytiert und zwar mittels der Retikuloendothelien. Sie teilen sich in diese Tätigkeit mit den Kupfferschen Sternzellen der Leber, den Retikuloendothelien des Knochenmarks, der Lymphdrüsen, der Nebennierenrinde, Gebilden, welche nebst der Phagozytose auch noch Stoffwechselfunktionen zu erfüllen haben. Aschoff und Landau sprechen daher von einem „retikuloendothelialen Stoffwechselapparat". Frank geht sogar so weit, den Retikuloendothelien und den Splenozyten in der Milzpulpa die Produktion von Hormonen zuzuschreiben, welche unter normalen und pathologischen Verhältnissen unter anderem auch nach der Röntgenbestrahlung der Milz den leuko- und erythroblastischen Apparat des Körpers beeinflussen sollen.

Eine der bekanntesten und wichtigsten Stoffwechselfunktionen der Milz ist ihre Fähigkeit, das Eisen, welches im Stoffwechsel und zwar der Hauptsache nach aus den roten Blutkörperchen frei wird, dem Organismus zu erhalten (Asher, Großenbacher, Zimmermann, Pugliese, Bayer, M. B. Schmidt).

Nach Milzexstirpation übernimmt die Leber die eisenspeichernde Funktion der Milz und es entstehen (nebst stärkerer Phagozytose von Erythrozyten) in den Kupfferschen Sternzellen knötchenförmige Zellwucherungen, welche von Aschoff, Lepène und Mc Nee als Milzgewebe in der Leber bezeichnet worden sind. M. B. Schmidt, der diese Zellwucherung zuerst beschrieben hat, deutet sie ebenfalls als funktionelle kompensatorische Hypertrophie der Leber für den Ausfall der Milz.

Für die Größe des Gesamtstoffwechsels und des Gesamtenergieumsatzes scheint die Milz nach den bisher vorliegenden Untersuchungen nur geringe Bedeutung zu haben. Bezüglich des Eiweißstoffwechsels liegen eine Reihe von zusammenhanglosen Befunden vor, die bis jetzt eher für als gegen eine wesentliche Einflußnahme der Milz auf den Eiweißstoffwechsel sprechen. Nach Hashimoto und Pick scheint es sogar, daß in der Milz Stoffe produziert werden, welche den proteolytischen Abbau in der Leber fördern.

Die funktionelle Rolle der Milz im Fettstoffwechsel besteht zufolge den bisherigen Untersuchungen hauptsächlich darin, daß die Retikuloendothelien der Milz (gemeinsam mit den Retikuloendothelien des Knochenmarks, der Lymphdrüsen, der Nebennieren und den Kupfferschen Sternzellen der Leber) Lipoidsubstanzen aus dem Blut resorbieren, verarbeiten und eventuell bei erhöhtem Lipoidgehalt des Blutes (z. B. in der Schwangerschaft) aufspeichern. Es läßt sich dies auch morphologisch nachweisen.

Über die Beziehungen der Milz zum Kohlehydratstoffwechsel liegen erst spärliche Untersuchungen vor. Intravenös injizierte Dextrose und lösliche Stärke sollen bei splenektomierten Tieren prompt verbrannt werden (Verczàr). Eine Reihe von Tatsachen spricht auch für die Einflußnahme der Milz auf die Verdauung im allgemeinen, auf die Magenverdauung im besonderen (Anschwellung der Milz während der Verdauung, Herabsetzung der Verdauungskraft nach Milzexstirpation, erhöhte Freßgier und vermehrte Stuhlausscheidung entmilzter Tiere).

Nach Bayer wäre die stärkere Stuhlausscheidung milzloser Menschen und Tiere durch vermehrte Peristaltik infolge Ausfalls eines das autonome Nervensystem hemmenden Milzhormons zu erklären. In einem gewissen Widerspruch dazu steht allerdings, daß das aus der Milz gewonnene Hormonal ein exquisit peristaltikanregendes Mittel ist.

Praktisch wichtig ist auch die Tatsache, daß die Milz nebst dem Knochenmark und den Lymphdrüsen die Hauptproduktionsstätte der Antikörper darstellt, ebenso dürfte vielleicht die zweifellos vorhandene relative Resistenz der Milz gegen maligne Geschwülste in der Zukunft Bedeutung erlangen.

Würden schon die oben geschilderten Beziehungen der Milz zur Immunität zur Blutbildung, zum Stoffwechsel und zum vegetativen Nervensystem genügen, um sie den innersekretorischen Drüsen zumindest sehr nahe zu rücken, so bestärken die zwischen Thymus, Schilddrüse, Karotisdrüsen, Pankreas und Milz bekannten Korrelationen noch diese Auffassung.

Nach Bayer stehen Milz und Thymus in einem gegenseitigen Kompensationsverhältnis. Die oben erwähnten Wechselwirkungen beider in bezug auf das Blutbild und das autonome Nervensystem gehören hierher.

Nach Kloses Untersuchungen sollen Thymus und Milz auch sonst in gleichem Sinne wirken. Nach der Altersinvolution der Thymusdrüse kann die Milz für sie eintreten. Nach Thymusexstirpation haben auch Klose, Matti, Perrier Milzhypertrophie, insbesondere Vergrößerung der Follikel beschrieben. Flesch hat diese Befunde zum Teil bestätigt, andere Autoren, darunter auch Basch, kamen zu negativen Ergebnissen.

Auch über kompensatorische Hypertrophie der Milz nach Schilddrüsenexstirpation und umgekehrt wird gelegentlich berichtet.

Die Theorie von Schiff und Herzen über die Aktivierung des Pankreas durch die Milz ist von neueren Untersuchern widerlegt worden.

Nach Exstirpation der Karotisdrüsen bei jungen Katzen konnte Betke ein rachitisähnliches Krankheitsbild mit Zurückbleiben des Skelettwachstums und ähnlichen Milzveränderungen, wie sie von Flesch nach Thymusexstirpation beschrieben worden sind, nachweisen.

Nach all dem ist es wohl berechtigt, innersekretorische Beziehungen zwischen der Milz und den Keimdrüsen zu vermuten und tatsächlich finden sich genügend, wenn auch nur in den Grundzügen vorhandene Anhaltspunkte dafür, und zwar hauptsächlich in der älteren Literatur.

So sollen nach Heister, Bardeleben und Kocher milzlose Tiere ebenso fruchtbar bleiben wie normale Tiere, nach A. S. Schulze dagegen soll die Zahl der geworfenen Jungen im Durchschnitt bei splenektomierten Hunden und Katzen geringer sein als bei gesunden.

Über das Verhalten der Milz in den verschiedenen Phasen des Geschlechtslebens scheint bis vor kurzem nichts bekannt gewesen zu sein, erst 1913 haben Linnert und ich an der Hallenser Frauenklinik das konstante Vorkommen einer auffallenden Volumenzunahme der Milz in der Schwangerschaft bis um ein Drittel der ursprünglichen Größe bei Kaninchen und Meerschweinchen nachgewiesen.

An Hunden von gleichem Wurf habe ich dasselbe auch wiederholt beobachtet und dabei auch histologisch eine Vergrößerung der Malpighischen Körperchen sowie vermehrte Fetteinlagerung an den mit Sudan gefärbten Gefrierschnitten feststellen können.

Es deckt sich das mit den Beobachtungen von Aschoff, Landau, Eppinger u. a. über die Bedeutung der Retikuloendothelien für den Fettstoffwechsel, indem diese Zellen ebenso wie die Kupfferschen Sternzellen der Leber die Lipoidsubstanzen aus dem Blute resorbieren und bei allenfalls erhöhtem Lipoidgehalt des Blutes aufspeichern.

Bei graviden Frauen ist die Milzvergrößerung in autopsia sehr leicht nachweisbar. An der lebenden Graviden kann man die Vergrößerung gelegentlich perkutorisch und bei schlaffen Bauchdecken öfters auch palpatorisch beobachten. Größere Untersuchungsreihen darüber fehlen noch.

Auch nach Kastration konnte ich an Hunden und Nagetieren regelmäßig eine allerdings geringere Milzvergrößerung gegenüber den Kontrolltieren nachweisen. Man wird sie wohl als einfache kompensatorische Hypertrophie ähnlich wie die Kastrationshypertrophie der übrigen Blutdrüsen aufzufassen haben. Mikroskopische Untersuchungen darüber fehlen gleichfalls.

Noch interessantere Ergebnisse verspricht die genauere Beobachtung der Folgen nach frühzeitiger Milzexstirpation auf die Entwicklung der Geschlechtsorgane.

Asher und seine Schule sowie eine Anzahl anderer Autoren konnten zwar nach Milzexstirpation keine auffallenden Entwicklungsstörungen im Gesamtorganismus und den Geschlechtsorganen wahrnehmen. Auch leidet, wie oben erwähnt, die Zeugungsfähigkeit der Tiere nicht sehr wesentlich.

Beobachtet man jedoch, wie das für feinere Details unerläßlich ist, dieses Verhalten an Tieren von gleichem Wurf, so lassen sich doch gewisse nicht uninteressante Differenzen zwischen normalen und entmilzten Tieren feststellen.

Eine Anzahl der von mir in dieser Richtung unternommenen Versuche scheiterte daran, daß die meist sehr jungen Hunde oder Nagetiere unter Abmagerungserscheinungen einige Tage oder Wochen nach dem Eingriff zugrunde gingen. Bei anderen hatte sich aus versprengten kleinen, im großen Netz gelegenen Nebenmilzen eine Ersatzmilz nachgebildet. Nur bei zwei Hundepaaren gelang es mir, im zweiten Lebensmonat die Milz mit dauerndem Erfolg zu exstirpieren, und die Tiere dann bis zur Geschlechtsreife zu beobachten. Je ein Weibchen war operiert, je eines blieb als Kontrolltier. Es zeigte sich in beiden Fällen, daß im Alter von etwa 8 Monaten das Genitale des splenektomierten Hundes schon weiter in der Entwicklung vorgeschritten war als das des zugehörigen normalen Hundes, in dem einen Falle war der Uterus des milzlosen Tieres sogar schon im Brunststadium und das Ovarium enthielt jederseits mehrere frische Corpora lutea.

Es ist daher gewiß kein Zufall, wenn Bayer bei einer splenektomierten Patientin ein halbes Jahr nach der Operation eine auffallende Entwicklung der Mammae beobachten konnte.

Es erinnert dieser Zustand bei Tieren einigermaßen an die geschlechtliche Frühreife mancher chlorotischer Mädchen, mit Erscheinungen von Überfunktion des Ovariums, wie profuse Menstruation u. dgl.

Über Veränderungen der Milz zur Zeit der Menstruation ist bisher ebenfalls nichts bekannt geworden. Nun hat Chvostek bekanntlich eine menstruelle Leberhyperämie nachgewiesen. Es ist mehr als wahrscheinlich, daß eine solche menstruelle Hyperämie auch bei der Milz besteht.

An zahlreichen Tieren, bei welchen durch Injektionen von Ovarial- oder Plazentarextrakt künstliche Brunsterscheinungen am Genitale hervorgerufen worden waren, fand sich regelmäßig auch Milzvergrößerung bis um ein Drittel gegenüber der Kontrolle (eigene Versuche).

Beobachtungen bei der spontanen Brunst, womöglich an Tieren von gleichem Wurf, würden noch eindeutiger zum Ziele führen.

An der lebenden Frau wären solche Untersuchungen durch Palpation und Perkussion, analog denen des Chvostekschen Nachweises der Leberhyperämie durchzuführen.

Weitere Einblicke in die Beziehungen zwischen Milz und Ovarium gestattet das Studium der Chlorose, bei welcher die Mitbeteiligung beider Organe durch zahlreiche Beobachtungen festgestellt ist (vgl. Kapitel Chlorose). In erster Linie sprechen dafür die therapeutischen Erfolge mit der Eisenmedikation, was an einen Zusammenhang mit dem vorzüglichsten Eisendepot des menschlichen Körpers, mit der Milz denken läßt.

Es sei hier auch darauf hingewiesen, daß Chvostek bei besonders schweren Fällen von Chlorose unter 56 Fällen 21 mal einen schmerzhaften Milztumor gefunden hat, wobei man annehmen muß, daß die Milz an den lebhaften Regenerationsvorgängen im Blute der Chlorotischen beteiligt ist.

Versuche, die Amenorrhöe der Chlorotischen durch Milzpräparate zu beheben (Lienin Poehl in Form von Tabletten oder wässerigen Extrakten zur Injektion) fielen nicht ungünstig aus, so daß öfters die vorher monatelang ausgebliebenen Menses nach relativ kurzer Behandlung zum richtigen vierwöchentlichen Termin eintraten.

Um die noch wenig bekannte Stellung der Milz unter den übrigen innersekretorischen Drüsen noch weiter in ihren Grundzügen zu charakterisieren, sei darauf hingewiesen, daß Thymus und Milz im jugendlichen Organismus vielfach für einander vikariierend einzutreten scheinen. So wird die Milzvergrößerung nach Thymusexstirpation beschrieben. Das umgekehrte Verhalten wurde noch nicht studiert, wäre aber sicher von großem Interesse, weil Noel, Paton, Klose, Lampé und Vogt zeigen konnten, daß die Thymusexstirpation zur Hypertrophie der Hoden führt, ebenso wie in meinen Versuchen die Milzexstirpation zur Hypertrophie bzw. zur vorzeitigen Entwicklung des weiblichen Genitales geführt hat. Es wären demnach Thymus und Milz diesbezüglich in eine Reihe mit der Zirbeldrüse zu stellen, welche ja nach den Experimenten von Foà Hypertrophie der Hoden und der sekundären Geschlechtscharaktere hervorgerufen hat. Verschiedenheiten in dem diesbezüglichen Verhalten der männlichen und weiblichen Sexualorgane sind wohl kaum anzunehmen. Weitere Versuche sind hier noch dringend nötig, erfordern allerdings sorgfältige und langwierige Beobachtungsreihen.

Das Krankheitsbild der Chlorose zeigt uns demnach pathologische Wechselbeziehungen zwischen dem Ovarium und der Milz, ebenso wie die in vielen Dingen analoge Basedowsche Krankheit uns zahlreiche, sehr wohl bekannte Wechselbeziehungen zwischen dem Ovarium, der Schilddrüse und dem Thymus kennen gelehrt hat. Nochmals sei hier auf die noch wenig bekannten Analogien zwischen Thymus und Milz und ihre mutmaßliche Rolle bei beiden die weibliche Geschlechtssphäre so sehr alterierenden Konstitutionskrankheiten, der Chlorose und dem Basedow, hingewiesen.

Nach v. Noorden und v. Jagic läßt sich der Parallelismus zwischen Chlorose und Basedow dahin erweitern, daß bei beiden Krankheiten der respiratorische Stoffwechsel und der Stoffwechsel überhaupt ein erhöhter ist und daß manchmal beide Krankheiten sogar bei ein und demselben Individuum gleichzeitig vorkommen. Es ist kaum daran zu zweifeln, daß die Verknüpfung in den besonderen Wechselbeziehungen zwischen Ovarium, Schilddrüse, Thymus und Milz zu suchen ist. Milzvergrößerung wurde ja auch bereits nach Schilddrüsenexstirpation beobachtet, das umgekehrte Verhalten müßte gleichfalls noch studiert werden.

Man wird nach all dem von nun an wohl mit einer gewissen Berechtigung auch die Milz als Stoffwechseldrüse, Blutdrüse oder Drüse ohne Ausführungsgang betrachten müssen. Die vikariierenden Veränderungen derselben bei Erkrankung oder Ausfall anderer Drüsen mit innerer Sekretion, ihre Funktion als Regulationszentrum für den Eisenstoffwechsel sowie ihre überaus wichtigen, noch kaum in ihrer ganzen Tragweite bekannten Beziehungen zu den Immunitätsvorgängen im Organismus sprechen in diesem Sinne.

Obwohl man die Milz, wie gesagt, bisher nicht zu den Organen mit innerer Sekretion gerechnet hat, wurde doch ihr Extrakt vielfach zu organotherapeutischen Zwecken verwendet. Wieder sehen wir, wie auch anderwärts, daß eine Reihe von allgemeinen den Organextrakten überhaupt zukommenden Eigenschaften zunächst als spezifische betrachtet werden.

Gleich die bekannteste, die Darmperistaltik anregende Fähigkeit (Hormonal) ist kaum eine spezifische zu nennen, da auch hier wieder die Histamine, Eiweißspaltprodukte vom Typus des Imidoazolyläthylamins das wirksame Prinzip darstellen und die ja bekanntlich in fast allen Organextrakten, unter anderem auch besonders stark in der Darmschleimhaut (leichte Zerfallsmöglichkeit für Eiweißkörper) zu finden sind (Ott und Scott, G. Bayer u. a.). Manche Autoren (F. Müller, Kinoshita, G. Gayer u. a.) machen das gleichfalls in allen Organextrakten reichlich vorhandene Cholin für die peristaltogene Wirkung verantwortlich.

Folgerichtig müßte das Hormonal oder ein anderer Milzextrakt auch auf die glatte Muskulatur besonders des schwangeren Uterus wirken. Solche Versuche liegen aber meines Wissens bis jetzt nicht vor.

Mit dem nach Enriquez und Hallion, Zülzer u. a. in der Darmschleimhaut vorkommenden verwandten Prinzip (Enteroglandol Roche), das nach der Vorstellung obiger Autoren in der Milz bloß aufgespeichert werden soll (?), habe ich gemeinsam mit Lindemann deutliche vasokonstringierende Wirkung am Ohrgefäßpräparat und sehr deutlich auch Verstärkung der Wehentätigkeit bei gebärenden Frauen feststellen können. Die Wirkung war etwas schwächer als die des Pituitrins. Doch hatte es sich dabei nur um subkutane Injektionen geringer Mengen des Präparates gehandelt, und es wäre entschieden von Interesse, die bei chronischer Obstipation verwendete intravenöse Injektion von 20 bis 40 ccm Hormonal bei geeigneten Fällen von Wehenschwäche od. dgl. einmal zu versuchen.

Es sei hier auch auf die von Schäfer und Mackenzie beobachtete diuretische Wirkung der Milzextrakte hingewiesen, welche sie aber gleichfalls mit vielen anderen Organextrakten, z. B. den Hypophysenextrakten, gemeinsam haben.

Ungeklärt ist auch die Wirkungsweise der Milzextrakte auf die verschiedenen Blutungen, insbesondere die aus dem weiblichen Genitale. Wie die meisten Organextrakte wirken auch die Milzextrakte in frischem Zustand gerinnungsfördernd (Conradi, Wolf), in autolysiertem oder stark erhitztem Zustande (Starlings Sekretin) dagegen gerinnungshemmend (Doyon und Policard, Konradi).

Wenn trotzdem die verschiedensten, meist ovariellen Uterusblutungen durch autolysierte Milzextrakte (Th. Landaus Stagnin) günstig beeinflußt wurden, was auch von Runge bestätigt wird, so ist vielleicht die Wirkung als eine gefäßkonstringierende ähnlich wie die des Pituitrins aufzufassen oder es handelt sich um eine allgemeine Wirkung auf die Blutgerinnung, wie sie z. B. nach Seruminjektionen oder beliebigen Organextraktinjektionen auch bei der Hämophilie beobachtet wird.

Daß ich ebenso wie eine Reihe von anderen Autoren bei chlorotischer Amenorrhöe mit Lienin Poehl in Form von Tabletten und Injektionen flüssigen Extraktes Wiedereintreten der ausgebliebenen Menstruation erzielte, steht dazu in einem gewissen Gegensatz. Man könnte hier an eine die Milz und das Ovarium stimulierende Wirkung der zugeführten Lipoide und organischen Eisenverbindungen denken (Wood, Ascoli u. a.).

Eine Frage, deren Bearbeitung sicher auch Erfolg verspricht, wäre die Beeinflussung der Milztätigkeit im Sinne enier Reizung oder Abschwächung durch Röntgenbestrahlung bei der Chlorose, ebenso wie dies bisher bei den schweren Formen der Anämie teilweise mit ausgezeichnetem Erfolge geschehen ist. Auch die Uterusblutungen, besonders diejenigen ovarieller Natur müßten darauf deutlich reagieren.

Eine weitere Perspektive ergibt sich daraus, daß Milzextrakte immunisierter Tiere mit anscheinend gutem Erfolg bei verschiedenen Infektionskrankheiten besonders bei solchen, die mit Leukopenie einhergehen (Abdominaltyphus, Malariakachexie) verwendet worden sind. Es liegt hier jedenfalls ein die Antikörperbildung des Organismus stark beeinflussendes umstimmendes, vielleicht sogar stimulierendes Mittel vor, dessen Anwendung und Studium vielleicht auch bei puerperalen Infektionen Erfolg versprechen dürfte.

Wie die Milz sich bei karzinomatösen Erkrankungen verhält, ist gleichfalls noch wenig studiert worden.

9. Die Leber.

Wiewohl die Glykogenie der Leber von Claude Bernard als eine der ersten innersekretorischen Tatsachen überhaupt bekannt geworden ist, wird der Leber in den über innere Sekretion handelnden Werken nirgends noch ein eigenes Kapitel gewidmet. Eine Reihe von darauf bezüglichen wichtigen Tatsachen, die auch im Zusammenhang mit der Genitalfunktion stehen, wurden eben bislang auf andere Abschnitte dieser Lehre verteilt, abgehandelt.

So bespricht A. Blau die Beziehungen der weiblichen Genitalorgane zur Leber in einer eigenen Monographie gesondert von den übrigen Blutdrüsen im Rahmen der „Erkrankungen des weiblichen Genitales in Beziehung zur inneren Medizin".

Wenn im folgenden der Versuch gemacht wird, das für unser Thema: „Innere Sekretion der Leber und weibliches Genitale" bisher Bekannte zusammenzufassen, so sollen zunächst nur die praktisch wichtigen Daten mitgeteilt werden.

Da auch das sogenannte „äußere Sekret" der Leber, die Galle zum großen Teil schon unter normalen Verhältnissen, noch mehr aber unter pathologischen Umständen in den allgemeinen Kreislauf übergeht, also wie ein Hormon zu wirken Gelegenheit hat, seien drei wichtige Eigenschaften der von alters her als sehr heilkräftigen angesehenen Galle (das wirksamste Prinzip sind die gallensauren Salze) angeführt.

Am bekanntesten ist die große Giftigkeit der Galle, wenn sie den Organismus überschwemmt, besonders für das Herz und das Zentralnervensystem.

Nicht minder wichtig ist die hohe peristaltikanregende Kraft besonders der gallensauren Salze, die man sich in neuerer Zeit auch bei verschiedenen Zuständen von Darmträgheit zunutze zu machen versucht (Singer und Gläßner).

Drittens wird berichtet, daß gonorrhoische Infektionen des Genitales, wie auch die Blenorrhöe der Neugeborenen bei ikterischen Invididuen auffallend günstig verlaufen, was mit der auch experimentell bewiesenen stark bakteriziden Kraft der Galle speziell für Gonokokken gut übereinstimmt. Löhlein, Dufaux und v. Hofmann haben mit 2—5%igen Lösungen gallensaurer Salze, teils mit, teils ohne Zusatz von kolloidalem Silber schnellere, radikalere und glatte Heilungsversuche bei Blenorrhöe der Harnröhre und der Augen erzielt. Eine umfangreiche Nachuntersuchung dieser Tatsachen wäre gewiss von Interesse.

Neuestens entspricht übrigens das Choleval (Merk), ein kolloidales Silberpräparat mit gallensaurem Natrium als Schutzkolloid diesen Indikationen.

Von innersekretorischen Beziehungen zwischen der Leber und den Genitalorganen sind am bekanntesten die menstruelle Leberhyperämie und die Schwangerschaftsveränderung der Leber.

Menstruelle Reaktionen der Leber wurden zuerst als menstrueller Ikterus von Senator, Niemayer und Frerichs beschrieben. Bei Unterdrückung oder Aufhören der Menses sollte Leberschwellung eintreten, die mit dem Eintritt einer neuerlichen Blutung wieder verschwindet (Portal und Henoch). Als sogenannte Leberneuralgie hat Frerichs einen Fall beschrieben, in welchem mehrere Jahre lang, regelmäßig kurz vor Eintritt der Menses mehrtägige Anfälle von Ikterus mit heftigen Schmerzen und Anschwellung der Leber auftraten. Quincke deutete dieses Symptom als Reizzustand des sympathischen Plexus hepaticus und nahm an, daß es sich ausschließlich bei hysterischen, nervösen, oft bleichsüchtigen Personen findet.

Heute wissen wir, namentlich durch die Untersuchungen von Chvostek, daß alle diese Zustände auf die im Blute kreisenden menstruellen Ovarialprodukte zurückzuführen sind, welche nicht nur in der Leber, sondern auch in der Milz, in der Schilddrüse und anderen Organen die menstruelle Hyperämie hervorrufen. Bei pathologisch veranlagten Individuen mit krankhafter Ovarialsekretion (Chlorose) und erhöhter Reizbarkeit des vegetativen Nervensystems wird diese menstruelle Leberhyperämie sich um so mehr bemerkbar machen. So kann dann durch mechanische oder chemische Einflüsse ein menstrueller Ikterus oder sogar Gallensteinkoliken ausgelöst werden, um deren Erklärung sich nebst den genannten Autoren noch Metzger, Kehrer, Fellner, Schickele, Rißmann u. a. verdient gemacht haben.

Eine experimentelle Stütze für diese Auffassung konnte ich in denjenigen meiner Versuche finden, wo subkutane Injektion von Ovarial- oder Plazentarextrakt brunstartige Erscheinungen am Genitale in Form von Hyperämie und Hämorrhagie hervorrufen konnte, und zwar weitaus stärker, als dies mit Lipoidextrakten gelungen ist. Die Besichtigung der inneren Organe bei solchen Tieren, die unter der oft wiederholten Einwirkung der wässerigen Ovarialextraktinjektion standen, ergab regelmäßig auch starke Hyperämie der Leber und der Milz, wogegen der Darm blaß war.

Von morphologischen Schwangerschaftsveränderungen der Leber wurden Hyperämie, vermehrte Einlagerung von Fett, Lipoiden und Glykogen wiederholt beschrieben und ebenso oft wieder in Abrede gestellt (Hofbauer u. a.).

Es deckt sich dies mit der auch jetzt noch herrschenden Meinungsverschiedenheit, ob eine funktionelle Änderung bzw. Schwächung der Lebertätigkeit in der Schwangerschaft vorliegt.

Schon nach Analogie mit den übrigen innersekretorischen Drüsen sollte man von vornherein eine mehr oder minder weitgehende morphologische und funktionelle Schwangerschaftsveränderung der Leber für wahrscheinlich halten.

Bereits die normale Schwangerschaft stellt ja an die Organe des Stoffwechsels und der Entgiftung erhöhte Ansprüche. Die Untersuchung der verschiedenen Zweige des Stoffwechsels in der Schwangerschaft spricht ebenfalls sehr im Sinne einer tatsächlichen Schwangerschaftsveränderung der Leber, wenn auch normalerweise zur Annahme einer Insuffizienz kaum Anlaß vorliegen dürfte. Daß aber eine solche Insuffizienz gelegentlich unter der übermächtigen Einwirkung der Plazentartoxine doch namentlich an einer schon vorher funktionell (bzw. konstitutionell) schwächeren Leber in Erscheinung treten kann, beweisen die Fälle von katarrhalischem Ikterus, Cholelithiasis, Icterus gravis und akuter gelber Leberatrophie in der Schwangerschaft, Zustände, mit denen sich E. Kehrer, Schickele, A. Mayer, Rißmann, Fellner und Hofbauer besonders in den letzten Jahren befaßt haben.

Sicher ist die Leber als ein Hauptfaktor am Eiweißstoffwechsel beteiligt, da ja der Harnstoff als sein Endprodukt in der Leber gebildet wird. Die leicht verminderte Harnstoffausscheidung besonders am Ende der Schwangerschaft (Bar, Falk und Hesky, Landsberg) dürfte wohl dem Stickstoffansatz dieser Zeit entsprechen.

Die leicht vermehrte Ausscheidung von Ammoniak wäre dagegen nicht als Zeichen der Leberinsuffizienz im Sinne von Hofbauer, Falk und Hasky aufzufassen, sondern entspricht der vermehrten Azidosis des Blutes in der Schwangerschaft (Landsberg).

Gleichfalls mit der Leber in engem Zusammenhang steht die Bildung des in der Schwangerschaft fast regelmäßig bedeutend vermehrten Kreatins (Heynemann).

Hierher gehört auch die vermehrte Aminosäureausscheidung, insbesondere des Glykokolls in der Schwangerschaft, welches für die Entgiftung des Blutes eine besondere Rolle spielt (Leersum, Falk und Hesky, Landsberg).

Mit aromatischen Säuren gepaart bildet das Glykokoll die Gruppe der Polypeptide, welche gleichfalls in vermehrter Menge im Harn der Schwangeren erscheinen.

Alle diese unvollkommen abgebauten Endprodukte des Eiweißstoffwechsels, die insbesondere auch bei der Eklampsie und beim Karzinom in vermehrter Menge im Harn auftreten, lassen eine gewisse Schwäche des Schwangerenorganismus im Eiweißabbau erkennen, doch kann man nur mit einer gewissen Wahrscheinlichkeit, nicht aber mit Sicherheit, die Leber als den Ort dieser Störungen ansehen. Die neuerdings von Gleiser wieder bestätigte Vermehrung der Urobilinausscheidung in der Schwangerschaft ist ähnlich zu bewerten. Im Wochenbett verschwindet diese Urobilinurie sehr rasch.

Die Prüfung der Leberfunktion mittels Lävulose spricht gleichfalls eher für als gegen eine Leberinsuffizienz.

Es wäre deshalb geboten, die noch nicht sehr zahlreichen und einander widersprechenden morphologischen Untersuchungen über die „Schwangerschaftsleber" wieder aufzunehmen und es ist sehr wahrscheinlich, daß man nicht nur bei der Eklampsie und bei den anderen Schwangerschaftstoxikosen fettige Veränderungen der Leber u. dgl. finden wird, sondern auch das physiologische Analogon, nämlich die Lipoidanreicherung während der normalen Schwangerschaft.

Eine deutliche Steigerung aller dieser abnormen zum Teil auf die Leber bezogenen Stoffwechselvorgänge tritt bei den Schwangerschaftstoxikosen, vor allem bei der Eklampsie und der Schwangerschaftsniere auf. Besonders bei der Eklampsie finden sich außerdem noch sehr häufig auch schwere anatomische Leberveränderungen, die oft schon der akuten gelben Leberatrophie nahestehen.

Der akuten gelben Leberatrophie ganz ähnliche experimentelle Leberschädigung konnte ich durch häufige Wiederholung der subkutanen Injektion von wässerigem Plazentarextrakt bei Tieren hervorbringen.

Alle diese Tatsachen fordern zu erneuten Stoffwechseluntersuchungen, Experimenten und klinischen Beobachtungen auf.

Vielleicht werden auch die verschiedenartigen in der Schwangerschaft auftretenden Fermente und Immunkörper zum Teil in der Leber gebildet, deren Störung unter Umständen zu einer „Eiweißzerfallstoxikose" (Eklampsie) führen kann.

Den Angelpunkt der ganzen Lehre vom Kohlehydratstoffwechsel bildet das in der Leber gebildete und deponierte Glykogen, dessen Vermehrung in der Schwangerschaft noch fraglich, aber meiner Meinung nach doch sehr wahrscheinlich ist (Laktosurie und Glykosurie besonders am Ende der Schwangerschaft). Von dort aus wird auch der Blutzuckergehalt reguliert, welcher von den meisten Autoren übereinstimmend als nicht erhöht gegenüber der Norm gefunden wird. Für die verschiedenen Arten der Schwangerschaftsglykosurie hat man Gleichgewichtsstörungen im System der innersekretorischen Drüsen und im vegetativen Nervensystem verantwortlich zu machen gesucht und zwar nimmt man an, daß die Schilddrüse, die Hypophyse und das chromaffine System fördernd auf die Mobilisierung des Blutzuckers wirken.

Eine gewisse Durchlässigkeit des Nierenfilters wird in neuerer Zeit gleichfalls als begünstigendes Moment angenommen (Novak und Porges).

Die wichtige Rolle, welche die Leber bei allen diesen Prozessen spielen muß, ist uns vorläufig noch unbekannt, da die einzige positive Lävuloseprobe (Heynemann u. a.) als Zeichen einer herabgesetzten Assimilationsfähigkeit der Leber für Zucker in der Schwangerschaft noch nicht ausschlaggebend ist.

Das vermehrte Auftreten von Azeton im Harne der Schwangeren (Stolz, Novak und Porges u. a.) wird als Zeichen unvollkommener Fettverbrennung im Organismus aufgefaßt und es ist eine Beteiligung der Leber an diesem Vorgang mehr als wahrscheinlich. Eine Mehrbelastung des Fettstoffwechsels bei der Schwangeren ist ja durch die enorme Vermehrung der Neutralfette und Lipoide während der Gravidität genügend erklärt.

Fördernd und hemmend auf den Fettstoffwechsel wirken dieselben innersekretorischen Drüsen ein, wie beim Eiweißstoffwechsel. Die Lipoidvermehrung in der Gravidität ergreift das Blut, die innersekretorischen Drüsen und müßte ebenso wie in der Milz folgerichtig auch in der Leber zum Ausdruck kommen. Dahingehende morphologische und chemische Untersuchungen mit neueren Methoden sind dringend geboten.

Es ist mehr als wahrscheinlich, daß die Leber auch im Mineralstoffwechsel eine hervorragende Rolle spielt. Tiere mit chronischen Gallenfisteln bekommen eine derartige Osteoporose durch den mit dem Gallenabfluß verbundenen Kalkverlust, wie sie sonst durch keinen wie immer gearteten Eingriff an einer innersekretorischen Drüse hervorgerufen werden kann.

Vielleicht ist hier der Entstehungsort für die Osteomalazie und anderer noch unerklärter Stoffwechselstörungen zu suchen.

Die Beteiligung der Leber gemeinsam mit der Milz nicht nur an den Immunitätsvorgängen, sondern auch am Eisenstoffwechsel geht aus der Zerstörung der funktionsuntüchtig gewordenen roten Blutkörperchen in ihr hervor, deren Material teils der Neubildung von Erythrozyten, teils der Gallenbildung zugeführt wird.

Die therapeutische Wertung und Beeinflussung der Leber in bezug auf alle die oben angedeuteten Zusammenhänge mit der Keimdrüsenfunktion liegt noch in den allerersten Anfängen. Wenn auch nicht die direkte Verwendung der Galle oder der Leberextrakte mit ihrer zweifellosen Heilkraft bzw. starken pharmakodynamischen Wirkung eine ebensolche Bedeutung erlangen dürfte, wie in früheren Zeiten, so verdient doch die mächtige innersekretorische Tätigkeit der Leber und ihre Wirkung auf den intermediären Stoffwechsel besonders in der normalen und pathologischen Gravidität die größte Beachtung.

10. Die Niere.

Die Frage, ob der Niere wirklich auch eine innere Sekretion zukommt, steht derzeit lebhaft in Diskussion.

Hauptsächlich wird dafür geltend gemacht, daß Tiere mit einfacher Unterbindung beider Ureteren später an Urämie zugrunde gehen als Tiere nach Totalexstirpation beider Nieren. Da letzterer Eingriff an sich ein um so viel schwererer ist, verliert das Argument seine Stichhaltigkeit.

Auch die Versuche, nephrektomierte Tiere durch Einverleibung von wässerigem Nierenextrakt länger am Leben zu erhalten, sind nicht beweisend, weil dasselbe Resultat auch mit verschiedenen anderen Organextrakten erreicht werden konnte.

An sich wirkt der Nierenextrakt im Körper stark blutdrucksteigernd, diuretisch und lymphagog.

Mit Rücksicht auf unser Spezialgebiet wäre nur das von Novak unl Porges, später auch von E. Frank beschriebene Vorkommen eines renalen Schwangerschaftsdiabetes zu erwähnen. Es handelt sich dabei um eine Form der Glykosurie, welcher eine erhöhte Durchlässigkeit des Nierenfilters auch für Zucker bei normalem Blutzuckergehalt zugrunde liegt.

Man kann wohl annehmen, daß diese Art der Niereninsuffizienz ebenso wie die Schwangerschaftsalbuminurie durch die Plazentartoxine ausgelöst worden ist. Dies wäre eine mehr passiv-exkretorische als innersekretorische Funktion der Niere, wie ja auch die vorliegenden experimentellen Tatsachen einstweilen mehr gegen als für das Vorhandensein einer innersekretorischen Nierenfunktion sprechen.

Eine ebenso interessante als schwierig zu beantwortende Frage ist die, ob die Schwangerschaftsveränderungen der Niere, also das, was wir gewöhnlich als „Schwangerschaftsniere“ bezeichnen, primär und gleichzeitig mit der analogen Umwandlung der übrigen Blutdrüsen namentlich in der zweiten Hälfte der Schwangerschaft entsteht, oder ob eine spezielle Überbeanspruchung der Niere durch die Schwangerschaftsprodukte vorliegt.

Man dürfte kaum fehlgehen, wenn man sich einstweilen vorstellt, daß für die normalen Schwangerschaften die erstere Erklärungsmöglichkeit für die Lipoidanreicherung der Niere genügt.

Für die pathologischen Schwangerschaften, vielleicht schon für die einfache Schwangerschaftsalbuminurie wird man aber wohl an das Insuffizientwerden der Niere gegenüber den synzytialen Schädlichkeiten denken müssen.

Wie im Kapitel „Plazentare Erkrankungen“ näher ausgeführt wurde, kann man sich übrigens vorstellen, daß auch bei jeder normalen Schwangerschaft eine latente Albuminurie (analog der latenten Schwangerschaftsglykosurie) vorhanden ist, die denn auch in weitaus der Mehrzahl der Fälle während des Geburtsaktes tatsächlich in Erscheinung tritt.

Lipoidanreicherung der Niere als normale Schwangerschaftserscheinung konnte ich bei Tieren an mit Sudan gefärbten Gefrierschnitten der Niere regelmäßig nachweisen. Ich zweifle nicht, daß man auch an normalen Nieren gravider Frauen dasselbe feststellen kann.

Therapeutisch kommt daher zur Entlastung der Niere bei Schwangerschaftstoxikosen vor allem die Entfernung der Schädlichkeit, also der Frucht samt Plazenta, in Frage und dieses Moment ist es ja, was dazu geführt hat, einen so tiefgreifenden Unterschied zwischen der meist unmittelbar nach der Geburt verschwindenden Schwangerschaftsalbuminurie aus plazentaren Ursachen und zwischen der Nephritis in der Schwangerschaft zu machen.

Die organotherapeutische Verwendung von Nierenextrakten zu empfehlen, ist derzeit noch verfrüht, obwohl Dieulafoy und eine Reihe von anderen französischen Ärzten damit Vermehrung der Diurese, Schwinden der Ödeme und Besserung des Allgemeinbefindens bei urämischen Erscheinungen gesehen haben. Es käme in unserem Fach nur die Eklampsie für solche Versuche in Betracht. Über die Bedeutung der konstitutionellen Nierenschwäche bei Schwangerschaftsalbuminurie, Schwangerschaftsniere und Eklampsie vgl. das Kapitel Plazenta.

11. Die Brustdrüse.

In zweierlei Hinsicht spielt die Brustdrüse in der Lehre von der inneren Sekretion eine Rolle. Erstens wird die Frage aufgeworfen, ob sie selbst eine innere Sekretion besitzt (Albrecht, Luntz u. a.) und zweitens ist die Beeinflussung ihres Wachstums und ihrer äußeren Sekretion durch die übrigen Blutdrüsen, insbesondere das Ovarium und die Plazenta (vgl. die betreffenden Kapitel) viel diskutiert worden.

Die erste Frage schien nach den Überlegungen Sellheims u. a. für die Eklampsietheorie von Bedeutung zu werden. Die physiologischen Experimente aber, welche eine innere Sekretion der Mamma beweisen sollten, haben bisher noch zu keinem einheitlichen Ergebnis geführt, indem bloß Scherbak im Gegensatz zu anderen Autoren an Tieren nach Exstirpation der Brustdrüsen Abschwächung aller Brunsterscheinungen beobachten konnte.

Die Versuche mit frisch bereiteten (Schiffmann und Vystavel) und fabrikmäßig hergestellten Brustdrüsenextrakten (Mammin Poehl) sprechen für eine gewisse hemmende Einwirkung auf das Genitale. Russische Autoren (Fedorow, Bell, Schober, Kalabin, Meckertschianz u. a.), ferner L. Adler u. a. berichten über gute Erfolge bei Blutungen und über den Rückgang, ja sogar das Schwinden von Myomen. Tatsächlich wirkt das Mammin wohl bis zu einem gewissen Grade hemmend gegen Uterusblutungen, ob aber auf spezifische Weise oder durch irgendwelche unspezifische Eiweißspaltprodukte, bleibt vorläufig dahingestellt.

Eine hemmende Wirkung der laktierenden Brustdrüse auf die Ovarialtätigkeit, insbesondere auf die Ovulation und Menstruation scheint immerhin zu bestehen. Die Laktationsatrophie des Uterus und der Ovarien ist ein Beweis dafür (Foges, Herrmann und Stolper u. a.).

Auf der Annahme eines Antagonismus zwischen der physiologischen Funktion von Ovarium und Brustdrüsen beruht die von Polano empfohlene Saugbehandlung der Dysmenorrhöe.

Es ist hier der Ort, um auf die Innervationsverhältnisse bei der Brustdrüsensekretion hinzuweisen, welche unter dem Einfluß der Lehre von der inneren Sekretion allzu sehr in den Hintergrund gedrängt worden sind. Wenn auch der Nachweis erbracht wurde, daß eine von ihren Nerven losgelöste Brustdrüse noch sezernieren kann, so ist dies, wie auch Novak richtig hervorhebt, mit einer normalen Sekretion noch lange nicht gleichbedeutend.

Man könnte sich diesbezüglich analog wie bei der Innervation der ja ähnlich gebauten Speicheldrüsen vorstellen, daß der Vagus erregend, der Sympathikus hemmend auf die Milchsekretion wirkt. Es wird dies auch einigermaßen zur Aufklärung der auch von Halban, Biedl u. a. noch nicht ganz erklärten Tatsachen dienen, daß die Brustdrüse erst nach der Geburt zu sezernieren anfängt. Die Halbansche Erklärung von dem Fortfall eines assimilatorischen und Platzgreifen eines dissimilatorischen Reizes nach Ausstoßung der Plazenta mag vielleicht eine Ergänzung darin finden, daß der während der Schwangerschaft gesteigerte Sympathikustonus (Hemmung der Brustdrüsensekretion) einem gesteigerten Vagustonus im Wochenbett (Bradykardie usw.) und damit auch dem Auftreten der Brustdrüsensekretion Platz macht.

Wenig bekannt ist die Tatsache, daß nach Exstirpation der laktierenden Brustdrüse reichlich Zucker im Harn auftritt. Ob dies nur eine Ausscheidung des überschüssigen für die Milchbereitung reservierten Zuckers bedeutet, oder ob der Wegfall der inneren Brustdrüsensekretion die Ursache ist, steht noch dahin (Porcher, eigene Versuche).

Normalerweise wird die Brustdrüse bekanntlich durch die innere Sekretion des Ovariums zur Ausbildung gebracht (Knauer, Halban u. a.). Die Schwangerschaftshypertrophie und das Zustandekommen der Milchsekretion wird durch das befruchtete Ei, insbesondere die Plazenta, hervorgerufen.

Künstlich kann Wachstum und Sekretion der Brustdrüse sowohl durch Ovarial- als durch Plazentarsubstanzen wenigstens am Tier ausgelöst werden (vgl. Kapitel Plazentare Erkrankungen). Beim Menschen sind praktische Versuche, das Wachstum der Brustdrüsen auf organotherapeutischem Wege zu beeinflussen, wohl kaum bekannt. Dagegen hat man die Milchsekretion auf die allerverschiedenste Weise zu steigern gesucht. Wie ich gemeinschaftlich mit Grigoriu zeigen konnte, bedarf es jedoch bei der laktierenden Brustdrüse keiner spezifischen Mittel; es genügt jedes Lymphagogum, um die Milchsekretion zu steigern (vgl. Kapitel III). Es ist daher nicht zu verwundern, wenn viele Autoren auch mit anderen Organpräparaten, z. B. mit Pituitrin Erfolg gehabt haben.

Daraus auf eine spezifische Wirkung der Hypophyse schließen zu wollen, wäre unrichtig.

Die rationellste Organotherapie der Stillunfähigkeit wäre die Einverleibung des von Basch in Aussicht gestellten, fabrikmäßig bereiteten Plazentarpräparates, soweit nicht allgemein-diätetische Maßnahmen schon zum Ziele führen.

V. Hirn und Genitale.

Wir haben zu wiederholten Malen im Verlaufe der vorliegenden Abhandlung Gelegenheit gehabt, darauf hinzuweisen, daß unter dem Einfluß der Lehre von der inneren Sekretion der in früheren Zeiten als überaus bedeutungsvoll eingeschätzte Einfluß des Nervensystems auf die sekretorischen Vorgänge im allgemeinen und auf die Genitalfunktion im besonderen viel zu sehr in den Hintergrund gedrängt worden ist.

Erst die namentlich von der v. Noordenschen Schule (Eppinger, Falta, Rudinger und Heß) und von der pharmakologischen Schule H. H. Meyers (O. Loewi, Fröhlich, E. P. Pick u. a.) in den letzten Jahren aufgedeckten Zusammenhänge zwischen den innersekretorischen Drüsen und dem vegetativen Nervensystem haben wieder mit Nachdruck die Beachtung des neurogenen Einflusses nahegelegt.

Aber in Anbetracht der jahrzehntelangen Stagnation auf diesem Gebiet ist noch sehr vieles nachzuholen.

Seit Pflügers bekannter Erklärung der Menstruation als eines nervös-reflektorischen Vorganges, eine Theorie, die bekanntlich heftig bekämpft und schließlich ganz verworfen wurde, ist in dieser Richtung fast nicht mehr geforscht worden.

Und doch sollte uns der neuerdings von Wallart wieder nachgewiesene enorme Reichtum des Ovariums an Nervenendigungen, deren letzte Verzweigungen bis an die Follikel und interstitiellen Zellen heranreichen, darauf hinweisen. Man hat sich früher damit zufrieden gegeben, alle diejenigen Nerven in den inneren Organen, deren Funktion man sich nicht erklären konnte, als vasomotorische Nerven anzusehen, um so mehr, als ja durch die Lennandersche Theorie den inneren Organen auch eine Sensibilität abgesprochen wurde. Sicher mit Unrecht. Sie tritt eben nur unter ganz bestimmten Bedingungen über die Reizschwelle und ins Bewußtsein.

Hemmend auf alle unsere diesbezüglichen Erkenntnisse, namentlich was die Funktionen des Genitales anbelangt, haben die an sich gewiß klassischen Untersuchungen von Goltz, Langley u. a. insofern gewirkt, als die genannten Autoren den sympathischen Ganglien der unteren Körperhälfte eine so weitgehende Autonomie in bezug auf die Innervation des Genitaltraktes zugeschrieben haben, daß darüber der durch viele Tatsachen bewiesene Einfluß des Großhirns und des verlängerten Markes fast ganz in Vergessenheit geraten ist.

Das allgemeine ärztliche Denken hatte wohl eine vage Vorstellung davon, daß z. B. die Menstruation durch Geisteskrankheiten oder durch die Hypnose weitgehend beeinflußt werden kann. Der durch Bossis etwas zu weit gehende Behauptungen ausgebrochene Streit über den Zusammenhang zwischen Geistes- und Frauenkrankheiten hat auch mehr negative als positive Ergebnisse gezeitigt. Man gab zu, daß Frauen- und Geisteskrankheiten auf Grund der gleichen mangelhaften Anlage bei ein und demselben Individuum vorkommen können und verwahrte sich energisch dagegen, daß zumindest in dem Ausmaße, wie Bossi es wollte, Genitalleiden an sich zu Geisteskrankheiten führen könnten.

Dieser negativistische Standpunkt hat seinen Grund zum großen Teil wohl darin, daß die Physiologie uns nur sehr wenig lokalisatorische Daten über Genitalzentren im Gehirn an die Hand gibt.

Die Gallsche Behauptung von einem Zusammenhang zwischen Kleinhirn und Genitale wird noch immer und zwar ohne Beibringung von Gegenbeweisen von neueren Autoren vielfach in Abrede gestellt. Auch von Genitalzentren, E. Kehrer hat kürzlich darauf hingewiesen, namentlich für die Bewegungen des Penis, des Uterus und der Vagina, welche von Bechterew im Gyrus sigmoideus, von Sherrington und Grünbaum im Lobus paracentralis, endlich von Kilian, Oser und Schlesinger, Badge, Wallentin, Heddaeus, Spiegelberg, Obernier und Frankenhäuser im verlängerten Mark und Kleinhirn auf experimentellem Wege erschlossen wurden, ist nur selten die Rede.

Es war eben nicht nötig, an diese Dinge zu denken, weil die Lehre von der inneren Sekretion die vorhandenen Tatsachen in genügender Weise zu erklären schien. Der Rest wurde den Psychiatern überlassen.

In der Psychiatrie kannte man schon lange den auffallenden Einfluß organischer und funktioneller Hirnerkrankungen auf den Ernährungszustand, den Stoffwechsel und die Genitalfunktion. Aber auch dort waren die Vorstellungen darüber, auf welche Weise z. B. bei Tabes oder progressiver

Paralyse rapider körperlicher Verfall mit extremster Abmagerung in wenigen Tagen und andererseits auffallend schnell zunehmende Fettsucht bei Psychosen oder gewissen Verblödungsprozessen zustande käme, ganz vage und unbestimmt.

Erst G. Anton und in allerletzter Zeit M. Reichardt in Würzburg haben in einer Serie von Untersuchungen auf diese Zusammenhänge etwas nachdrücklicher hingewiesen und zur Sichtung aller einschlägiger Tatsachen aufgefordert, ohne daß jedoch ein bestimmtes anatomisches Substrat für alle diese Vorgänge namhaft gemacht wurde.

Nun hat bekanntlich Erdheim gelegentlich seiner Untersuchungen über die pathologische Anatomie der Hypophysenerkrankungen die Vermutung ausgesprochen, es könnte möglicherweise oberhalb der Hypophyse ein trophisches Zentrum im Hypothalamus existieren, durch dessen Schädigung namentlich die Fettsucht bei solchen Erkrankungen dieser Region zu erklären wäre, bei welchen die Hypophyse intakt ist.

Ich konnte nun im Anschluß an meine experimentellen Untersuchungen über die Physiologie der Hypophyse und des Zwischenhirns und später auch durch klinische Beobachtungen einen Komplex von Tatsachen aufdecken, welcher darauf hinweist, daß wir in der ganzen Region zwischen Zirbeldrüse und Hypophyse ein Stoffwechsel- und Eingeweidezentrum ersten Ranges vor uns haben.

Es gelang mir (1909) zu zeigen, daß man durch Einstich in den Boden des dritten Ventrikels selbst mit Schonung und Umgehung der Hyphophyse eine bis zu 4 % ansteigende und durch ein bis zwei Tage anhaltende Glykosurie erzeugen könne, welche ich im Gegensatz zu dem klassischen Claude Bernardschen Zuckerstich im vierten Ventrikel den „Hypothalamuszuckerstich" genannt habe.

Verletzung der Hypophyse allein hat in meinen Versuchen keine Glykosurie ergeben, so daß man die Ergebnisse E. A. Schäfers u. a. wohl als mechanische oder als chemische Reizung des Hypothalamus durch die Abströmung der traumatischen Hypophysenabbauprodukte wird auffassen müssen. Um eine Reizwirkung der Pars intermedia als Ursache dieser Glykosurie nach Tunlichkeit auszuschließen, habe ich die Verletzung des dritten Ventrikels mit Umgehung der Hypophyse auch von oben her mit positivem Erfolge ausgeführt. Man kann diesen „Hypothalamuszuckerstich" auch erfolgreich ausführen, unmittelbar nachdem Vorder- und Hinterlappen der Hypophyse total exstirpiert sind, wobei ja auch die gesamte Pars intermedia mitentfernt wird (vgl. Fig. 29).

Sollte es noch eines weiteren Beweises dafür bedürfen, so sei darauf hingewiesen, daß Karplus und Kreidl unabhängig von mir, aber ohne in ihren späteren Publikationen auf meine Befunde Rücksicht zu nehmen, nahezu an derselben Stelle ein Zentrum für den Sympathikus mit Sicherheit nachweisen konnten, indem sie bei der elektrischen Reizung des Tuber cinereum Pupillenerweiterung und Schweißdrüsensekretion bei der Katze erhielten. Von Glykosurie erwähnten Karplus und Kreidl in ihren Versuchen nichts.

Daß die Verletzung eines Sympathikuszentrums Glykosurie zur Folge hat, stimmt mit dem bereits bekannten physiologischen Tatsachen gut überein, indem ja auch die Claude Bernardsche Piqûre sich auf sympathische Zentren und Bahnen erstreckt.

Nur stellte man sich bisher vor, daß diese Zentren und Bahnen bereits im vierten Ventrikel ihr Ende finden, während ich den Nachweis erbringen konnte, daß sie weiter nach vorne bis in den phylogenetisch ältesten Hirnanteil reichen, also in die Gegend der Lamina terminalis, des Riechzentrums und des Chiasma opticum, mit einem Worte bis ins Zwischenhirn.

Es gruppiert sich das Zwischenhirn rings um den dritten Ventrikel herum und erstreckt sich zwischen Hypophyse und Zirbeldrüse einerseits, zwischen Pons und Chiasma opticum andererseits, eine Gegend, die, wenn man d s Gehirn mit einer Landkarte vergleichen wollte, vielleicht die meisten weißen Flecke in der ganzen Gehirntopographie aufzuweisen hat.

Dazu kommt noch, daß Eckhardt (1876) den bereits wieder in Vergessenheit geratenen Beweis erbracht hat, daß man durch Verletzung der Corpora mamillaria (also einer unmittelbar hinter der Hypophyse und dem Tuber cinereum gelegenen Region) ausgesprochene Polyurie erzeugen könne, was ich in zahlreichen eigenen Versuchen auch bestätigen konnte.

Auf Grund der allerdings schwieriger zu bewertenden elektrischen Reizversuche am Boden des dritten Ventrikels konnte ich auch erhebliche Blutdrucksteigerung, ferner Kontraktionen des schwangeren Uterus, des Mastdarms und der Blase bei Hunden und Katzen gelegentlich nachweisen. Meine diesbezüglichen Ergebnisse hat für die Blase R. Lichtenstern unter der Leitung von Kreidl und Karplus im Exnerschen Institut in Wien bestätigen können und geradezu von einem „Blasenzentrum im Zwischenhirn" gesprochen, ohne allerdings auf meine vorangegangene Publikation, welche wie die seinige in der Wiener klin. Wochenschr. erschienen war, zurückzukommen.

Aber auch noch eine Reihe anderer Momente spricht für die hohe vitale Bedeutung der Infundibularregion.

Gemeiniglich herrscht die Auffassung, daß das Gehirn mit Ausnahme gewisser Partien, wie z. B. des sensiblen Anteils der inneren Kapsel, ein im großen und ganzen unempfindlicher Körperteil sei, zum Unterschied von der überaus schmerzempfindlichen Dura, allenfalls auch der Pia mater. Selbst Physiologen und Neurologen vom Fach stehen heute noch größtenteils im Banne dieser Auffassung. Die meisten von ihnen müssen, wenn man sie fragt, ob das Gehirn empfindlich oder unempfindlich sei, erst nachdenken oder zu Nachschlagewerken, die auch nicht allzu viel darüber berichten, ihre Zuflucht nehmen.

Den wenigsten dürfte es daher bekannt sein, daß der Boden des dritten Ventrikels eine außerordentlich stark sensible Region darstellt, deren Schmerzempfindlichkeit sich an Intensität wohl nur mit der des Nervus trigeminus oder der sensiblen Vagusäste vergleichen läßt.

Ich konnte zeigen, daß man am tiefnarkotisierten Tier, bei welchem Duraverletzung keine Schmerzreaktion mehr hervorruft, durch Einstich einer Nadel in den Boden des dritten Ventrikels Schreien der Tiere, Schmerzatmung, hochgradige Pulsverlangsamung, ja sogar vorübergehenden Herzstillstand (Herzflimmern) hervorrufen kann, wie man das sonst nur bei starken Trigeminusreizen, etwa bei der Durchschneidung des Ganglion Gasseri beobachten kann.

Es handelt sich also hier zweifellos um bisher noch unbekannt gewesene sensible Zentren und Bahnen, welche vielleicht ihrer ganzen Lage und Beschaffenheit nach einen noch nicht erforschten Anteil der aufsteigenden Trigeminuswurzel repräsentieren. Versuche, dem Verlauf dieser Fasern durch Studium ihrer Degenerationsbahnen auf die Spur zu kommen, habe ich in größerer Anzahl gemeinsam mit R. Löwy im Obersteinerschen Institut in Wien in Angriff genommen, bin aber noch zu keinem sicheren Ergebnisse gelangt.

Die starken Wirkungen auf Herz, Kreislauf und Atmung lassen auch an eine direkte Beziehung oder doch zumindest durch die sensiblen Bahnen vermittelte reflektorische Beziehung zu einem benachbarten Vaguszentrum denken, was sich wiederum an ältere, allerdings etwas phantastische und vor allem nicht auf das Zwischenhirn, sondern irrtümlicherweise auf die Hypophyse selbst bezogene Vorstellungen v. Cyons anschließt.

Aus alledem geht hervor, daß wir am Boden des dritten Ventrikels sensible, sympathische und vielleicht auch Vaguszentren und -bahnen besitzen, also sehr differente, auf alle möglichen Reize leicht ansprechende Zentralstellen, denen auch allerlei vegetative Funktionsäußerungen (Polyurie, Glykosurie, Schweißsekretion, Blutdrucksteigerung, Kontraktion glattmuskulärer Organe usw.) zukommen.

Wir haben demnach eine Art „Eingeweidezentrum im dritten Ventrikel“ vor uns, und ich möchte besonderen Wert auf die Feststellung legen, daß diese vegetative Zone nicht nur, wie bisher allgemein angenommen wurde, bis zum vierten Ventrikel, sondern weiter frontalwärts bis in den dritten Ventrikel hinauf sich erstreckt.

So lassen sich auch die mit Glykosurie oder Polyurie einhergehenden Fälle von Tumoren der Hypophyse, namentlich des Hinterlappens (Simmonds u. a.) als Zwischenhirnreizung erklären, ebenso wie der vielzitierte Fall von Frank, bei welchem ein Projektil in der Mittellinie von oben her breit in die mittleren und hinteren Partien der Sella turcica hineinragte. Daraus auf eine Reizung des verschwindend kleinen Zwischenlappens (vgl. Fig. 28) zu schließen und so den vorhandenen Diabetes insipidus zu erklären, ist zum mindesten sehr gewagt.

Es ist doch viel wahrscheinlicher, eine Reizung der unmittelbar hinter der Hypophyse gelegenen Corpora mamillaria (Eckhardt, eigene Versuche) als Ursache der Polyurie anzusehen, woran weder Frank noch Biedl und eine ganze Reihe von anderen sich ihnen anschließenden Autoren gedacht hat.

Ähnliches wie für die Polyurie gilt für die Glykosurie, nur daß nicht die Corpora mamillaria, sondern das Tuber cinereum der Ausgangspunkt ist. Beide genannten Stoffwechselstörungen brauchen demnach nicht auf die Hypophyse oder bei negativem Hypophysenbefund auf den vierten Ventrikel allein, wie dies bisher allgemein geschehen ist, bezogen zu werden, sondern können durch Reizung oder Schädigung des Zwischenhirns bzw. des dritten Ventrikels ausgelöst werden.

Es ist jetzt ohne weiteres glaubhaft, daß das Hypophysensekret nicht nur auf dem Wege der Blutbahn im allgemeinen Körperkreislauf angreifen, sondern entsprechend den nachgewiesenen Sekretstraßen auch lokal auf dem Lymphwege durch Hypophysenhöhle, Hinterlappen und Zwischenlappen hindurch in den Boden des dritten Ventrikels gelangen und dort seine Hormonwirkung ausüben kann.

Ähnliche Sekretabfuhrwege durch die Lymphbahnen in das Zwischengewebe sind ja auch für die Zirbeldrüse nachgewiesen worden, und es ist vielleicht kein Zufall, daß das Zwischenhirn bzw. gerade der dritte Ventrikel zwischen Zirbeldrüse und Hypophyse eingeschaltet ist, wo doch die Symptomatologie dieser beiden „Gehirndrüsen“ in der Klinik und im Tierexperiment so viele gemeinsame Züge aufweist.

Schon Nothnagel, einer der ersten Beobachter eines Zirbeldrüsentumors (er nennt ihn bezeichnenderweise „Geschwulst der Vierhügel“), beschreibt als eines der hervorstechendsten Symptome die Fettsucht.

In den späteren Berichten anderer Autoren spielen Störungen im Knochenwachstum, in der Genitalentwicklung, der Behaarung und im Intellekt eine Rolle. Feinere Anomalien im Stoffwechsel sind noch gar nicht erforscht.

Dabei ist es auffallend, daß die Zirbeldrüse an sich ein wenig differenziertes, der Neurohypophyse etwas ähnliches Gewebe zeigt, dem an und für sich so vielerlei charakteristische Wirkungen gar nicht leicht beizumessen sind.

In der Tat stößt auch bis heute die Deutung der innersekretorischen Wirkungen der Zirbeldrüse auf große Schwierigkeiten, so daß eine Heranziehung der Zwischenhirnfunktionen zur Erklärung vieler hierher gehöriger Erscheinungen fast unabweislich wird.

Bedenkt man, daß die Zirbeldrüse phylogenetisch von dem Parietalaugen, einem mutmaßlich der Wahrnehmung der Wärmestrahlungseffekte dienenden Sinnesorgan, sich herleitet, und daß in der Nachbarschaft der Zirbeldrüse das Temperaturzentrum im Streifenhügel gelegen ist, so sind dies weitere Hinweise dafür, daß das Zwischenhirn Zentren für die allervitalsten vegetativen Funktionen beherbergt.

Daß z. B. Fettsucht bei Akromegalie ebenso wie bei Dysplasia adiposogenitalis, also bei Überfunktion ebenso wie bei Dysfunktion oder Unterfunktion der Hypophyse auftreten kann, läßt sich ohne die Einschaltung eines benachbarten „Stoffwechselzentrums", wie ich es nennen möchte, kaum erklären.

Das gleiche gilt für eine Reihe anderer vegetativer Störungen, wie Veränderungen der Körpertemperatur, des Kohlehydrat-, Eiweiß-, Respirations- und Mineralstoffwechsels, der Diurese, der Schweißsekretion, des Knochenwachstums, des Kreislaufs und nicht zuletzt der Geschlechtssphäre.

So ist es auch verständlicher, daß Genitalstörungen, Glykosurie, oder Polyurie ebenso wie die Fettsucht bei allen möglichen Arten von Hypophysentumoren, ob letztere jetzt mehr im Sinne einer Über- oder Unterfunktion des Organes wirken, vorkommen können und auf dieselbe Weise läßt sich auch das Verständnis dafür anbahnen, daß bei dem jetzt so aktuell gewordenen und auch mit konstitutionellen Genitalerkrankungen häufig zusammen genannten Diabetes insipidus ein durch einen Hypophysentumor geschädigtes „Zentrum für Wasser- und Salzregulierung" durch Zufuhr von Pituitrin vorübergehend zu normaler Funktion wieder stimuliert werden kann, eine Tatsache, die in letzter Zeit vergebens aus der Wirkung der Pars intermedia zu erklären versucht worden ist.

Es ließen sich aus der Literatur zahlreiche solche Beispiele trophisch-vegetativer Störungen anführen, welche viel leichter aus der meist sogar nachweisbaren mechanischen Schädigung des Zwischenhirns zu erklären wären, als durch die zwar oft wirklich vorhandene, oft aber recht gezwungenerweise angenommene Hypophysenschädigung (z. B. Behinderung des Sekretabflusses durch Druck auf den Hypophysenstiel, Hyperämie, Anämie usw.). Ja manchmal handelt es sich gar nicht um Hypophysentumoren, sondern um Geschwülste anderer Herkunft, welche beeinträchtigend auf die Gegend des Hypothalamus wirken und bei anatomisch intakter Hypophyse dennoch von hypophysären Störungen begleitet sind.

So bemüht sich B. Fischer in seiner Abhandlung „Hypophysis, Akromegalie und Fettsucht", den Beweis zu liefern, daß jeder Akromegalie ein Hypophysentumor (Adenom des Vorderlappens) zugrunde liegen muß. Ferner sucht er eine strenge Scheidung zwischen der Akromegalie und den zahlreichen Übergangsformen vorzunehmen, welche zur Leontiasis ossea, zum partiellen Riesenwuchs, zur Elephantiasis, zur Adipositas dolorosa, zur Sklerodermie, zur Osteoarthropathie atrophicante pneumique hinüber führen, was meines Erachtens sehr schwer durchführbar ist, weil ja ganz ähnliche Wachstumsstörungen auch bei Syringomyelie, Tabes und anderen schweren Erkrankungen des Zentralnervensystems auftreten, also durch vermutlich rein „trophischen" Einfluß des Nervensystems zustande kommen. Es können ja dabei innersekretorische Drüsen mitspielen, doch ist dies gerade im Hinblick auf die oft vorhandene symmetrische oder einseitige Lokalisation solcher Veränderungen ziemlich unwahrscheinlich.

Auch experimentelle Analogien dafür sind schon vorhanden. So konnte Probst durch Verletzung der Sehhügelregion Fettsucht bei einer Katze hervorrufen.

In eigenen Versuchen gelang es mir, wiederholt bei Hunden ein dem Symptomenkomplex der Dysplasia adiposogenitalis vollkommen entsprechendes Krankheitsbild durch isolierte Schädigung des dritten Ventrikels herbeizuführen. Gelegentliche Entzündungsprozesse im dritten Ventrikel riefen eine so hochgradige Atrophie des gesamten Genitales hervor, wie man sie sonst etwa durch Exstirpation innersekretorischer Drüsen, namentlich am erwachsenen Tier, niemals erzielen kann.

Die Berücksichtigung dieser Verhältnisse läßt auch die zahllosen bis jetzt mehr zusammenhanglosen kasuistischen Mitteilungen über Genitalstörungen bei Erkrankungen des Zentralnervensystems in einem anderen Lichte erscheinen.

Als einer der ausgezeichnetsten Kenner und Forscher auf dem Gebiete der inneren Sekretion hat Pineles kürzlich[1]) den toxischen Einfluß krankhafter Ovarialprodukte und Plazentartoxine auf das Nervensystem klargelegt.

Bezüglich der anatomischen und physiologischen Lokalisation im Gehirn für die mit den sexuellen Vorgängen im Zusammenhang stehenden Nerven- und Geisteskrankheiten ist aber auch er nicht zu befriedigenden Resultaten gelangt.

So werden z. B. die Tatsachen nebeneinander gestellt, daß die Migräne mit der Pubertät oder mit der Schwangerschaft zusammenhängt. Eine ausreichende Erklärung dafür kann aber nicht gegeben werden.

Wenn wir aber bedenken, daß die Migräne auch häufig bei Hypophysenerkrankungen vorhanden ist und daß, wie ich nachweisen konnte, der angrenzende Hirnteil sowohl mit den Genitalvorgängen in enger Beziehung steht, als auch außerordentlich schmerzempfindlich und daher für die bisher noch unbekannte Lokalisation der Migräne überhaupt herangezogen werden kann, wird der Zusammenhang plausibler.

Man wird sich auch vorstellen müssen, daß die mit trophischen und sensiblen Störungen einhergehenden sogenannten Hinterstrangserkrankungen, vor allem die Tabes, von den sensiblen und trophischen Bahnen des Zwischenhirns ihren Ausgang nehmen oder doch damit in mehr oder minder enger Beziehung stehen können; dadurch wird erst das Verbindungsglied zwischen der bereits bekannten Eingeweidezentren im verlängerten Mark und in der Hirnrinde geschaffen.

Im einzelnen kann die Gestationsneuritis wohl als Teilerscheinung einer Schwangerschaftstoxikose aufgefaßt werden. Sie kann sich auch auf den Sehnerven erstrecken, wovon schon im Kapitel Plazentare Erkrankungen die Rede war. Auch die verschiedenen Arten von Neuralgie, ferner die Polymyositis puerperalis sind durch die mit der Schwangerschaft zusammenhängenden toxischen oder infektiösen Schädlichkeiten an sich zu erklären.

Die osteomalazische Lähmung, teils als Folge einer Stoffwechselstörung, teils im Sinne von Pommer u. a. als primäre Erkrankung des Zentralnervensystems betrachtet, wurde im Kapitel Osteomalazie schon behandelt.

Als eine an sich ätiologisch noch dunkle Erkrankung zeigt die multiple Sklerose vielfache unoch ungeklärte Zusammenhänge, namentlich mit der Schwangerschaft. Vielleicht lassen sich die bei dieser Erkrankung häufig vorhandenen Störungen des Affektes mit Erkrankungen der subkortikalen Ganglien des Zwischenhirns in Zusammenhang bringen.

---

[1]) Nothnagels Suppl.-Bd. VII. Weiblicher Geschlechtsapparat und Nervensystem.

Sehr intensiv deuten die als Reizzustände des Nervus sympathicus und vagus aufgefaßten Uterus- und Ovarialkrisen bei der Tabes (Charcot, Möbius u. a.) auf das Zentrum für Vagus, Sympathikus und Genitalfunktion im Zwischenhirn hin.

Ähnliches gilt für die trophischen Störungen bei der Syringomyelie.

Bezüglich des Zusammenhangs zwischen Hirngeschwülsten und Genitale wird in der Darstellung der meisten bisherigen Autoren nur auf die Hirnmetastasen des malignen Chorionepithelioms hingewiesen.

Die reiche von den Psychiatern gesammelte Kasuistik über den Einfluß von Hirntumoren verschiedensten Sitzes auf die vegetativen Vorgänge in der Genitalsphäre, so interessant sie für uns wären, bleiben gewöhnlich unberücksichtigt. Es fehlte offenbar noch der verknüpfende gemeinsame Grundgedanke von der Existenz und Beeinflussung vegetativer und genitaler Zentren im Gehirn.

Dasselbe gilt für die Wertung des Hydrozephalus, dessen Bedeutung für die Genitalvorgänge wegen der Schädigung des dritten Ventrikels eine ganz besonders große ist. Künftige einschlägige Abhandlungen müssen den Einfluß der Hydrozephalie bei jugendlichen Individuen auf die Genitalentwicklung (Infantilismus, Amenorrhöe, Dysplasia adiposo-genitalis, Sterilität usw.) eingehend berücksichtigen.

Auch bei Besprechung der Enzephalitis wird meist den motorischen Lähmungserscheinungen die größte Aufmerksamkeit geschenkt, dagegen auf trophische Störungen (Genitalatrophie selbst bei Erwachsenen) nicht Rücksicht genommen. Auch werden fast regelmäßig nur die Seitenventrikel und kaum jemals der für die vegetative Zone viel wichtigere dritte Ventrikel beachtet.

Schwangerschaftstetanie und Chorea gravidarnm werden mit Recht als einigermaßen verwandt und mit den Schwangerschaftstoxikosen zusammenhängende Krankheitsbilder aufgefaßt.

Ganz ungeklärt in ihrer Entstehung ist noch die Hysterie. Sie dürfte vielleicht, wenigstens für manche Formen, mit vielen anderen früher als funktionelle oder vasomotorische Neurosen bezeichneten Krankheitsbildern (wie z. B. der Basedowschen Krankheit, der Sklerodermie, der Raynaudschen Krankheit usw.) das Schicksal teilen, daß eines Tages doch eine pathologisch-anatomische Basis in Gestalt bestimmter fester zu umgrenzender Anomalien der Blutdrüsen oder des Zentralnervensystems gefunden werden wird.

Wenn W. A. Freund eine sympathische, eine zerebrale und eine spinale Hysterie unterscheidet und alle Autoren sich über den innigen Zusammenhang von Hysterie und Genitalstörungen klar sind, so soll man sich nicht mit der allgemeinen Annahme einer mangelhaften Anlage des ganzen Individuums und seines Nervensystems begnügen, sondern versuchen, für die manchmal recht auffallenden, am Körper streng lokalisierten peripheren Erscheinungen (Menstruationsstörungen, Lähmungen, zirkumskripte Hautaffektionen u. dgl.) auch nach einer zentralen Lokalisation im Gehirn, vielleicht in der trophischen Zone des dritten und vierten Ventrikels zu suchen. Es wäre denkbar, eine dort lokalisierte erhöhte Reizbarkeit direkt zu beeinflussen. Auch spricht manches dafür, in dieser Region gewissermaßen eine Vermittlungsstelle für Wechselwirkungen zwischen physischen und psychischen Vorgängen zu erblicken.

Aus älterer Zeit bekannt ist der Zusammenhang der Epilepsie mit sexuellen Vorgängen (sexuelle Abstinenz, Koitus, Masturbation, Menstruation, Gravidität usw.). Man hat deshalb auch schon vorgeschlagen, die Epilepsie mittels Kastration zu heilen. Auch die Beziehungen zwischen Epilepsie und Eklampsie haben die Autoren besonders beschäftigt. Es ist vielleicht nicht uninteressant darauf hinzuweisen, daß schon Engel, ein Schüler Rokitanskys, und vor ihm Wenzel in der ersten Hälfte des vorigen Jahrhunderts auf Grund pathologisch-anatomischer Untersuchungen einen Zusammenhang zwischen Epilepsie und Hypophysenerkrankungen angenommen hat. Alle diese Momente weisen wieder auf das Zwischenhirn hin.

Ähnliches gilt für die Myasthenie, bei welcher man sich das gleichzeitige Vorkommen von Aplasie des weiblichen Geschlechtsapparates (Oppenheimer) oder Infantilismus (H. Curschmann) nicht recht erklären konnte. Auch diese Tatsache läßt sich, ebenso wie das Auftreten dieser Krankheit, gelegentlich von Graviditäten durch Vermittlung des Zwischenhirns leichter erklären.

Nervöse Störungen im Klimakterium, Dysmenorrhöe und Hyperemesis gravidarum, vielleicht auch der Pruritus vulvae lassen sich durch toxische Einflüsse vom Ovarium und Plazenta bzw. durch den Ausfall des Ovariums, besonders bei minderwertigem Nervensystem, leicht verstehen.

Endlich möchte ich die verschiedenartigen Schmerzen im Unterleib, wie Coccygodynie, Kreuzschmerzen, sowie den sogenannten Mittelschmerz nicht als Krankheitsbilder sui generis auffassen, wie das noch immer viele Autoren tun, sondern sie alle mehr oder minder dem enteroptotisch-asthenischen Symptomenkomplex (Stiller, Mathes) unterordnen.

So wird wohl auch in der Frage des Zusammenhangs zwischen Genitale und Zentralnervensystem der Fortschritt in möglichster Vereinfachung der Erklärung und Vereinheitlichung der Krankheitsbilder zu erwarten sein, ähnlich wie das ganze Heer uteriner Erkrankungen jetzt zum großen Teil auf die einheitliche ovarielle Ätiologie zurückgeführt worden ist und wie auf dem Gebiete der Schwangerschaftserkrankungen durch Einführung der Lehre von den plazentaren Reizstoffen eine einfache und einheitliche Erklärung der anscheinend heterogensten Zustände angebahnt wurde.

Literatur.

I. Allgemeine Vorbemerkungen.

Sammelwerke.

Biedl, A., Innere Sekretion. Ihre physiologischen Grundlagen und ihre Bedeutung für die Pathologie. 3. Aufl. Wien, Berlin 1916.

Die Erkrankungen des weiblichen Genitales in Beziehung zur inneren Medizin von A. Blau, Th. Jaschke, F. Kermauner, L. Knapp, V. Kroph, P. Mathes, A. Mayer, M. Neu, J. Novak, A. Payer, F. Pineles, J. Schottlaender, M. Stolz und G. A. Wagner, redigiert von L. v. Frankl-Hochwart, C. v. Noorden, A. v. Strümpell. Bd. 1 u. 2. 1912 u. 1913. H. Nothnagels spezielle Pathologie und Therapie Suppl. VI. u. VII.

Novak, J., Über die Bedeutung des weiblichen Genitale für den Gesamtorganismus und die Wechselbeziehungen seiner innersekretorischen Elemente zu den anderen Blutdrüsen in H. Nothnagels spez. Path. u. Therap. Suppl. VI. 1912.

Falta, W., Die Erkrankungen der Blutdrüsen. Wien 1913.

Verhandlungen der Deutschen Gesellschaft für Gynäkologie Bd. 15. Teil 1 u. 2. Herausgegeb. v. J. Veit, Baisch und Heynemann. Leipzig 1913.

Seitz, L., Die Störungen der inneren Sekretion in ihren Beziehungen zu Schwangerschaft, Geburt und Wochenbett in: Verhandl. d. Deutsch. Gesellsch. f. Gyn. Bd. 15. 1. Teil. 1913.

Wagner v. Jauregg und G. Bayer, Lehrbuch der Organotherapie mit Berücksichtigung ihrer anatomischen und physiologischen Grundlagen. Leipzig 1914.

Aschner, B., Praktische Folgerungen der Lehre von der inneren Sekretion. Sonderabdruck aus: Praktische Ergebnisse der Geburtshilfe und Gynäkologie 1916.

Abderhalden, E., Neue Forschungsrichtungen zur Feststellung von Organstörungen. Deutsche Strafrechtsztg. 1. Jahrg. Heft 1—3.

Derselbe, Die Abwehrfermente des tierischen Organismus. II. Aufl. Berlin 1913.

Derselbe, Lehrbuch der physiologischen Chemie. 2. Aufl. Wien 1909.

Adler, L., Zur Physiologie und Pathologie der Ovarialfunktion. Arch. f. Gyn. Bd. 95. Heft 2. Berlin 1911. Vgl. ferner Kap. II, III u. IV.

Ancel et Bouin, L'apparition des caractères sexuels secondaires sous la dépendance de la glande interstitielle du testicule. Compt. rend. Acad. 138. I. 2. 1904. S. 168. Nähere Literatur siehe Kap. interstitielle Eierstocksdrüse.

Anton, G., Über Formen und Ursaechn des Infantilismus. Münch. med. Wochenschr. 1906 und Allg. Zeitschr. f. Psych. Bd. 63. S. 578. 1906. Vgl. ferner Kapitel II III, IV und V.

Derselbe, Die Generationspsychosen; in Veits Handbuch der Gynäkologie.

Aschner, B., Über Herzneurose und Basedowoid und ihr verschiedenes Verhalten gegenüber der Funktionsprüfung mit Adrenalin. Zeitschr. f. klin. Med. Bd. 70. S. 485. 1910. (1792/10).

Derselbe, Über die Funktion der Hypophyse. Arch. f. d. ges. Physiol. Bd. 146. 1912.

Derselbe, Über die Beziehungen zwischen Hypophysis und Genitale. Arch. f. Gyn. Bd. 97. Heft 2. 1912.

Derselbe, Zur Physiologie des Zwischenhirns. Wiener klin. Wochenschr. 1912. Nr. 27.

Derselbe, Über das „Stoffwechsel- und Eingeweidezentrum im Zwischenhirn", seine Beziehungen zur inneren Sekretion (Hypophyse, Zirbeldrüse) und zum Diabetes insipidus. Berl. klin. Wochenschr. 1916. Nr. 28.

Aschner, B., Hypophyse und Diabetes insipidus. Münch. med. Wochenschr. 1917. Nr. 3. S. 81.

Derselbe und Chr. Grigoriu, Plazenta, Fötus und Keimdrüse in ihrer Wirkung auf die Milchsekretion. Arch. f. Gyn. Bd. 94. Heft 3.

Derselbe, Über brunstartige Erscheinungen (Hyperämie und Hämorrhagie am weiblichen Genitale) nach subkutaner Injektion von Ovarial- oder Plazentarextrakt. Arch. f. Gyn. Bd. 99. Heft 3.

Derselbe, Über die interstitielle Eierstocksdrüse der Wirbeltiere und des Menschen. Mitteil. d. naturforsch. Gesellsch. zu Halle Bd. 4. Nr. 3. 1914.

Derselbe, Über die interstitielle Eierstocksdrüse der Säugetiere und des Menschen. Zeitschrift f. Geb. u. Gyn. Bd. 76.

Derselbe, Über den Einfluß der Ovarialnervendurchschneidung auf das Ovarium. 85. Versammlung deutsch. Naturforscher und Ärzte in Wien. Gyn. Sekt. 22. Sept. Zentralbl. f. Gyn. Nr. 41. S. 1502.

Derselbe, Über Morphologie und Funktion des Ovariums unter normalen und pathologischen Verhältnissen. Arch. f. Gyn. Bd. 102. S. 3. 1914.

Derselbe, Kritischer Rückblick über wichtige gynäkologische Arbeiten aus dem Jahre 1913. Münch. med. Wochenschr. 1914. Nr. 18. S. 1001—1003 und Nr. 19. S. 1074 bis 1077.

Aschoff, L., Über die Cholesterinverfettung. Ver. Freiburger Ärzte. Münch. med. Wochenschr. 1910. Nr. 7.

Bab, J. vgl. Kap. II, III und IV.

Bartel, Über die hypoplastische Konstitution und ihre Bedeutung. Wiener klin. Wochenschrift Bd. 21. S. 783. 1908.

Derselbe, Status thymicolymphaticus und Status hypoplasticus. Wien 1912.

Derselbe und Hermann, Über die weibliche Keimdrüse bei Anomalien der Konstitution. Monatsschr. f. Geb. u. Gyn. Bd. 33. S. 127. 1911.

Basch, K., Thymus. Im Lehrbuch der Organotherapie v. Wagner, v. Jauregg und G. Bayer. 1914. Vgl. auch Kap. II, III u. IV.

Bauer, J., Zur Funktionsprüfung des vegetativen Nervensystems. Deutsch. Arch. f. klin. Med. Bd. 107. S. 39. 1912.

Derselbe, Die konstitutionelle Disposition zu inneren Krankheiten. Berlin, J. Springer 1917.

Bayer, G., Nebenniere und chromaffines System im Lehrbuch der Organotherapie von Wagner v. Jauregg und G. Bayer. 1914.

Derselbe, Organotherapeutische Versuche mit nichtinnersekretorischen Organen im Lehrbuch der Organotherapie von Wagner, v. Jauregg und G. Bayer. 1914.

Benthin, W., Neuere Forschungsergebnisse über Eierstock und innere Sekretion. Gyn. Rundschau Bd. 6. Heft 20. 1912.

Benthin, Ovarium und innere Sekretion. Therap. d. Gegenw. 1914. S. 193.

Biedl, A., Die Wechselbeziehungen der Organe mit innerer Sekretion. 17. Internat. Kongr. of Med., Section VI. p. 109. London 1913.

Blau, A., Die Beziehungen der weiblichen Genitalorgane zur Leber. Nothnagels Suppl. Bd. 6. 1912.

Boruttau, H., Die innere Sekretion in ihrer Beziehung zur Sexualfunktion. Schmidts Jahrbücher Bd. 318. S. 449. 1913.

Bouin und Ancel vgl. Kap. II.

Breus-Kolisko, Die pathologischen Beckenformen. Wien, Deuticke. 1900.

Brissaud vgl. Kap. II u. IV.

Bucura, C. J., Beiträge zur inneren Funktion des weiblichen Genitales. Zeitschr. f. Heilkunde. Wien 1907.

Derselbe, Zur Theorie der inneren Sekretion des Eierstocks. Zentralbl. f. Gynäkologie. Nr. 51. S. 1839.

Bucura, K. J., Über die Bedeutung der Eierstöcke. Volkmanns Vortr. Nr. 187/8. 1909.

Carnot, P., Opothérapie, médicaments animaux. Bibliothèque de thérapeutique. Paris. Baillière et fils. 1910.

Chrobak, R. und Rosthorn, A. v., Die Erkrankungen der weiblichen Geschlechtsorgane. Nothnagels spez. Path. u. Therap. Bd. 20. Wien 1908.

Chvostek, Konstitution und Blutdrüsen. Wiener klin. Wochenschr. 1912. Nr. 1. S. 6. Vgl. ferner Kap. II, III u. IV.

Claude und Gougerot vgl. Kap. II, IV u. V.

Cohn, Franz, Die Beziehungen der inneren Sekretion zu den Genitalfunktionen der Frauen. Ärztl. Verein in Frankfurt a. M. Sitzg. vom 17. Mai. Ref.: Münch. med. Wochenschr. S. 1327. Vgl. ferner Kap. interstitielle Eierstocksdrüse und Corpus luteum.

Cristofoletti vgl. Kap. II, III u. IV.

Cramer, H., Transplantation menschlicher Ovarien. Münch. med. Wochenschr. 1906.
Cushing vgl. Kap. Hypophyse.
Dalché, P., a) Dystrophie ovarienne. Le Bull. méd. 1901. b) La Puberté chez la femme. Paris 1906. c) Hyper- und hypovarie. Gaz. d. hôp. 1906.
Derselbe, Quelques accidents généraux de la vie génitale de la femme, leurs rapport avec les dysttophies polyglandulaires. Pathogénie, Traitement. Gaz. d. hop. 1912. Nr. 48. p. 689.
Derselbe und Fouqué, Dermatosen und Pubertät. Ginécol. 1910.
Ehrmann, R., Pankreas im Lehrbuch der Organotherapie von Wagner, v. Jauregg und G. Bayer. 1914.
Engelhorn vgl. Kap. Schilddrüse, Klimakterium, ovarielle Blutungen.
Eppinger, H., Falta, W. und Rudinger, C., Über den Antagonismus sympathischer und autonomer Nerven in der inneren Sekretion. Wiener klin. Wochenschr. 1908.
Dieselben, Über die Wechselwirkungen der Drüsen mit innerer Sekretion. Zeitschr. f. klin. Med. Bd. 66, 67 u. 68.
Eppinger und Heß, Zur Pathologie des vegetativen Nervensystems. I. Zeitschr. f. klin. Med. Bd. 67.
Dieselben, Die Vagotonie. Samml. klin. Abhandl. über Path. u. Therap. d. Stoffw. u. Ernährungsstör. 1910. Heft 9—10.
Erdheim vgl. Kap. Hypophyse u. Kap. V.
Falta, Weitere Mitteilungen über die Wechselwirkung der Drüsen mit innerer Sekretion. Wiener klin. Wochenschr. 1909. Nr. 30. S. 1059.
Derselbe, Erkrankungen der Drüsen mit innerer Sekretion usw. Handb. d. inn. Med., herausgegeb. v. Mohr u. Staehelin. Bd. 4. S. 423. 1912.
Fleck, Zur Frage der inneren Sekretion von Ovarium und Plazenta. Zentralbl. f. Gyn. 1909. Nr. 29.
Fellner, O. O. vgl. Kap. III.
Fischer, B., Hypophysis, Akromegalie und Fettsucht. Mitteil. d. patholog.-anatom. Institut in Frankfurt a. M. 1910.
Fleischmann, P., Purinstoffwechsel und Drüsen mit innerer Sekretion. Kongr. f. inn. Med. April 1914.
Foges, A., Keimdrüsen. Im Lehrb. der Organotherapie von Wagner v. Jauregg und G. Bayer. 1914. Vgl. ferner Kap. II, III u. IV.
Frank, E., Der renale Diabetes des Menschen und der Tiere. Verhandl. des deutsch. XXX. Kongr. f. inn. Med. Wiesbaden 1913.
Frank, R. T., Function of the ovary. Surgery, gynaecology and obstetrics, July 1911.
Fränkel, S. (Wien), Über Lipoide. Biochem. Zeitschr. Bd. 19. 1909.
Fränkel, L., Zusammenfassender Bericht über innere Sekretion des Ovariums. Zeitschr. f. Geb. u. Gyn. Bd. 64. S. 426—437. 1909. Vgl. ferner Kap. II, III u. IV.
Freund, H. W., Beziehungen der weiblichen Geschlechtsorgane zu anderen Organen. Lubarsch-Ostertags Ergebnisse der allgemeinen Pathologie und pathologischen Anatomie Bd. 3. 2. Hälfte. S. 170. 1896.
Freund und von den Velden, Anatomisch begründete Konstitutionsanomalien. Handb. d. inn. Med., herausgegeb. v. Mohr u. Staehelin Bd. 4. S. 533. 1912.
Fritsch, H., Alte und neue Geburtshilfe. Deutsche med. Wochenschr. 1908. Nr. 33. S. 1417.
Fröhlich, A. vgl. Kap. II, III, IV u. V.
Fromme, F., Die Beziehungen des Herzens zu Schwangerschaft, Geburt und Wochenbett in: Verhandl. d. Deutsch. Gesellsch. f. Gyn. Bd. 15. Teil 1.
Fürth, O. v., Probleme der physiologischen und pathologischen Chemie. 1. Bd. Gewebschemie. Leipzig 1912. 2. Bd. 1913.
Derselbe und Schwarz, K., Zur Kenntnis der Sekretine. P. A. Bd. 124. S. 427. 1908.
Gall vgl. Kap. V.
Gierke, v., Drüsen mit innerer Sekretion. Pathologische Anatomie, herausgegeb. von L. Aschoff. 3. Aufl. 1913.
Graves, W. P., Influence of ovarys as organ of internal secretion. Amer. Journ. f. Obstetr. and diseases of wom. and childr. Bd. 67. p. 649. 1913.
Guggisberg, H., Über die Wirkung der inneren Sekretion auf die Tätigkeit des Uterus. Zentralbl. f. Geb. u. Gyn. Bd. 75. S. 231. 1913.
Halban, Ovarium und Menstruation. Sitzungsber. d. kais. Akad. d. Wissensch. Bd. 110. S. 71. 1901.
Derselbe, Über den Einfluß der Ovarine auf die Entwicklung des Genitales. Monatsschr. f. Geb. u. Gyn. Bd. 12. S. 496. 1901.
Derselbe, Die innere Sekretion von Ovarium und Plazenta und ihre Bedeutung für die Funktion der Milchdrüse. Arch. f. Gyn. Bd. 75. S. 353—441. 1905. Vgl. ferner Kap. II, III u. IV.

Halberstätter vgl. Kap. II.
Harms, Experimentelle Untersuchungen über die innere Sekretion der Keimdrüsen und deren Beziehung zum Gesamtorganismus. G. Fischer, Jena 1914. Münch. med. Wochenschr. S. 439.
Hart, C., Konstitution und Krankheit. Mit besonderer Berücksichtigung des weiblichen Genitalapparates. Zeitschr. f. Geb. u. Gyn. Bd. 74.
Hegar, Über Entwicklungsstörungen des knöchernen Beckens (Assimilationsbecken und infantile Becken). Hegars Beitr. z. Geb. u. Gyn. Bd. 15. Heft 3.
Heimann, F., Innersekretorische Funktion der Ovarien und ihre Beziehungen zu den Lymphozyten. Zeitschr. f. Geb. u. Gyn. Bd. 73. S. 538. 1913.
His, W., Geschichtliches und Diathesen in der inneren Medizin. Ref. Kongr. f. inn. Med. 1911.
Hitschmann und Adler, Der Bau der Uterusschleimhaut des geschlechtsreifen Weibes mit besonderer Berücksichtigung der Menstruation. Monatsschr. f. Geb. u. Gyn. Bd. 27. S. 1. 1908. Vgl. ferner Kap. II.
Höfler, H., Geschichte der Organotherapie bis zum Beginne der neuzeitlichen Therapie in Lehrbuch der Organotherapie von Wagner v. Jauregg und G. Bayer. 1914.
Hofbauer, J. vgl. Kap. II, III u. IV.
Hoffmann, A., Lehrbuch der Konstitutionserkrankungen. Stuttgart 1893.
Hofmeier, Handbuch der Frauenheilkunde. 15. Aufl. 1913.
Hofstetter vgl. Kap. II, III u. IV.
Hüssy vgl. Kap. interstitielle Eierstocksdrüse und Kap. III.
Mc Illroy, A. L., The physiological influence of ovarian secretion. Proc. roy. soc. med. Bd. 5. Nr. 9. 1912.
Derselbe, Ovarian-Secretion. A review. Journ. of Obstetrics and gynaecology. May 1913.
Jaschke, R. Th., Die Beziehungen zwischen Herzgefäßapparat und weiblichem Genitalsystem. In Nothnagels spez. Pat. u. Therap. Suppl. Bd. 6. 1912.
Derselbe, Der klimakterische Symptomenkomplex in seinen Beziehungen zur Gesamtmedizin. Prakt. Ergebn. d. Geb. Bd. 5. 1913.
Iscovesco vgl. Kap. II u. III.
Kaufmann, J. vgl. Kap. V.
Kehrer, E., Über die Entwicklungsstörungen beim weiblichen Geschlecht. Beitr. z. Geb. u. Gyn. Bd. 15. S. 1. 1910. Vgl. weiters Kap. II, III, IV u. V.
Keller, R., Über Funktionsprüfungen der Ovarialtätigkeit. Münch. med. Wochenschr. Nr. 39. S. 2162.
Kermauner, F., Beziehungen zwischen dem Harnapparat und den weiblichen Geschlechtsorganen in H. Nothnagels spez. Path. u. Therap. Suppl. Bd. 6. 1912.
Klotz vgl. Kap. IV.
Knapp, L., Knochen- und Gelenkerkrankungen in ihrer Bedeutung für das weibliche Geschlecht in Nothnagels spez. Path. u. Therap. Suppl.-Bd. 6. 1912.
Knauer vgl. Kap. II.
Kohn, A., Über innere Sekretion. Prager med. Wochenschr. 1900.
Derselbe, Die Blutgefäßdrüsen. Prager med. Wochenschr. 1903.
Derselbe, Innere Sekretion und Organtherapie. Prager med. Wochenschr. 1910. Nr. 36.
Derselbe, Morphologische Grundlagen der Organotherapie im Lehrbuch der Organotherapie von Wagner v. Jauregg und G. Bayer. 1914.
Krehl, L., Über die Störung chemischer Korrelationen im Organismus. Deutsch. Arch. f. klin. Med. Bd. 88. S. 351. 1907 und Versamml. d. Naturf. u. Ärzte. Stuttgart 1906.
Krehl, Pathologische Physiologie. 8. Aufl. Leipzig 1914.
Krönig und Pankow, Runges Lehrbuch der Gynäkologie. 5. Aufl. Berlin, J. Springer.
Kroph, V., Erkrankungen der Haut und deren Beziehungen zu den Geschlechtsorganen des Weibes in H. Nothnagels spez. Path. u. Therap. Suppl. Bd. 7. 1913.
Landsberg, E., Zwei therapeutische Vorschläge für die gynäkologische Praxis. Kalzium gegen entzündliche Prozesse. Extrakt aus Corpora lutea vera gegen Blutungen. Therap. Monatsh. 28. Jahrg. Mai 1914.
Lindemann, W. und Aschner, B., Über Natur und Verbreitung vasokonstriktorischer und wehenerregender Substanzen im Körper. Münch. med. Wochenschr. Nr. 50. 1913.
Lindemann, Walter, Beiträge zur biologischen Bedeutung der Lipoide, besonders für die Sexualfunktion des Weibes. Habil.-Schrift. Halle, Sept. 1915. (Leipzig. G. Thieme.)
Lingen, L. v., Die Bedeutung der innersekretorischen Organe als Heilmittel. St. Petersb. med. Zeitschr. 1913. Nr. 1.
Linnert vgl. Kap. IV, Milz.
Loeb, L. vgl. Kap. II
Loewi, O., Pharmakologie und Klinik. Wiener klin. Wochenschr. 1910. S. 274.
Lubarsch, O., Die Zellularpathologie und ihre Stellung in der modernen Medizin, ins-

besondere zu der Konstitutionslehre und der Lehre von den Stoffwechselkrankheiten. Jahreskurse f. ärztl. Fortbildung. 6. Jahrg. Januarheft 1915.
Marshall, F. A. H. and Jolly, W. A., Contributions to the physiology of mammalian reproduction. II. The ovary as organ of internal secretion. Phil. Transact. Roy Soc. Biol. Vol. 198. p. 123. 1905 und Lance. 1905.
Marshall, F. A. H., The physiology of reproduction. London, Longmanns and Co. 1910.
Martin, A., Die Krankheiten der Eierstöcke. 1899. S. 442.
Martius, Pathogenese innerer Krankheiten. Leipzig und Wien 1909. Deuticke.
Mathes, Der Infantilismus, die Asthenie und deren Beziehungen zum Nervensystem Berlin 1912.
Mathes, P., Die asthenische Enteroptose in H. Nothnagels spez. Path. u. Therap. Suppl. Bd. 7. 1913.
Menge, Opitz' Handb. d. Frauenheilk. 1913.
Metzner, R., Innere Sekretion. In Zuntz-Loewy, Lehrb. d. Physiol. 2. Aufl. S. 590. Leipzig 1913.
Meyer, H., Über den Antagonismus der Gifte. Wiener klin. Wochenschr. 1908. Nr. 17.
Derselbe und Gottlieb, Experimentelle Pharmakologie. Wien 1910 und 2. Aufl. Wien 1911.
Meyer, R., Über die Beziehung der Eizelle und des befruchteten Eies zum Follikelapparat, sowie des Corpus luteum zur Menstruation. Arch. f. Gyn. Bd. 100. S. 1. Gesellsch. f. Geb. u. Gyn. zu Berlin. 28. Febr.
Miller, W. vgl. Kap. II.
Mohr, L., Über die innere Sekretion der Speicheldrüsen und ihre Beziehungen zu den Genitalorganen. Zeitschr. f. Geb. u. Gyn. Bd. 74. S. 408. 1913.
Möbius vgl. Kap. V.
Morawitz, P., Pathologie des Wasser- und Mineralstoffwechsels. Oppenheimers Handb. d. Biochem. Bd. 4. S. 2. 1910.
Derselbe, Ref. über innere Sekretion. Verhandl. d. Naturf. u. Ärzte. Karlsruhe 1911. S. 316.
Münzer, A., Über die innere Sekretion der Keimdrüsen. Berl. klin. Wochenschr. 1910. Nr. 45—47.
Derselbe, Zur prinzipiellen Bedeutung der Organotherapie. Berl. klin. Wochenschr. 1912. S. 2022.
Neu, M., Die Schwangerschaftstoxikosen in H. Nothnagels spez. Path. u. Therap. Suppl. Bd. 7. 1913. Vgl. ferner Kap. II, III, IV u. V.
Neumann und Herrmann, Biologische Studie über die weiblichen Keimdrüsen. Wiener klin. Wochenschr. 1911. Nr. 12.
Noorden, C. v., Handbuch der Pathologie des Stoffwechsels. 2. Aufl. Berlin 1907.
Novak, J., Die Bedeutung der Konstitutionsanomalien und der Konstitutionskrankheiten für den Gynäkologen. Wiener klin. Wochenschr. 1916. Nr. 34. S. 1065.
Derselbe, Wege und Ziele auf dem Gebiete der inneren Sekretion vom gynäkologischen Standpunkt. Monatsschr. f. Geb. Bd. 15. Heft 2. 1914.
Derselbe und Porges, O. und Strisower, R., Über eine besondere Form von Glykosurie in der Gravidität und ihre Beziehungen zum echten Diabetes. Verhandl. d. Deutsch. Gesellsch. f. Gyn. 1913.
Okintschitz, L., Über die gegenseitigen Beziehungen einiger Drüsen mit innerer Sekretion. Arch. f. Gyn. Bd. 102. S. 333. 1914.
Opitz, Handbuch der Frauenheilkunde 1913.
Oppenheimer, C., Die Fermente. 4. Aufl. Leipzig 1913.
Paltauf, R. vgl. Kap. IV.
Pankow vgl. Kap. II.
Payer, Krankheiten des Blutes und der blutbildenden Organe in N. Nothnagels spez. Path. u. Therap. Supp. Bd. 6. 1912.
Pfannenstiel (Krömer), Die Erkrankungen des Eierstockes und Nebeneierstockes. Veits Handb. d. Gyn. 2. Aufl. Bd. 4. S. 427.
Pfaundler, Über Wesen und Behandlung der Diathesen im Kindesalter. 28. Kongr. f. inn. Med. 1911.
Piccione, F., Einfluß der inneren Ovariensekretion auf das Blut. Riv. ospedaliera 1914. Nr. 14.
Pineles, F., Weiblicher Geschlechtsapparat und Nervensystem in H. Nothnagels spez. Path. u. Therap. Suppl. Bd. 7. 1913.
Derselbe, Epithelkörperchen (Glandulae parathyreoideae) im Lehrb. d. Organotherap. von Wagner v. Jauregg und G. Bayer. 1914.
Poetzl, O. vgl. Kap. V.
Pommer siehe unter Osteomalazie.

Popielski, L., Über die Hormonentheorie und die Organextrakte. Tygodnik lekarski 1912. Nr. 1.

Derselbe, Die Theorie der Hormone und innere Sekretion. Klin.-therap. Wochenschr. Bd. 20. S. 1133. 1913.

Derselbe, Über die spezifischen, gerinnungshemmenden und blutdruckherabsetzenden Substanzen des weiblichen Genitalapparates. Biochem. Zentralbl. Bd. 49. S. 168. 1913.

Derselbe und Panek, L., Chemische Untersuchung über das Vasodilation, den wirksamen Körper der Extrakte aus sämtlichen Teilen des Verdauungskanales, dem Gehirn, Pankreas und Pepton Witte. Pflügers Arch. Bd. 128. 1909.

Prenant vgl. Kap. II.

Regaud und Dubreuil vgl. Kap. II.

Reichardt vgl. Kap. V.

Reifferscheid vgl. Kap. interstitielle Eierstocksdrüse.

Rischbieter, W., Das isolierte Kaninchenohr als überlebendes Gefäßpräparat (nach Krawkow-Pissemski), zur Prüfung von Gefäßmitteln, speziell Adrenalin und Hypophysin. Zeitschr. f. exper. Med. Bd. 1. S. 355. 1913.

Rose, C., Wienand, Alkaloide in den Drüsen mit innerer Sekretion und ihre physiologische Bedeutung. Berl. klin. Wochenschr. Bd. 51. Nr. 26. S. 1217. 1914.

Rosthorn, Alfons v., Die Beziehungen der weiblichen Geschlechtsorgane zu inneren Erkrankungen. Verhandl. d. Kongr. f. inn. Med. 25. Kongr. 1908.

Sänger, Über die allgemeinen Ursachen der Frauenkrankheiten. Antrittsvorlesung. Leipzig 1892.

Sandes vgl. Kap. II.

Schauta, J., Über den Zusammenhang der Gynäkologie mit den übrigen Fächern der Gesamtmedizin. Wiener med. Blätter 1891—1899.

Schenk, F., Über die Giftigkeit von Organextrakten. Zeitschr. f. Geb. u. Gyn. Bd. 22. S. 229. 1914.

Scheuer, Oskar, Hautkrankheiten sexuellen Ursprungs bei Frauen. 1911.

Schickele, G., Innere Sekretion. Deutsche med. Wochenschr. Nr. 40. S. 1907.

Derselbe, Biochemische Untersuchungen über Uterus und Ovarium. Verhandl. d. Deutsch. Gesellsch. f. Gyn. 1911.

Derselbe, Untersuchungen über die innere Sekretion der Ovarien. Biochem. Zeitschr. Bd. 38. Heft 3 u. 4.

Derselbe, Beiträge zur Physiologie und Pathologie der Ovarien. Arch. f. Gyn. Bd. 97. S. 409. 1912.

Derselbe, Thrombose und innere Sekretion. Münch. med. Wochenschr. 1912. Nr. 1. Vgl. ferner Kap. II, III, IV u. V.

Schittenhelm, A., Eiweißabbau, Anaphylaxie und innere Sekretion. Deutsche med. Wochenschr. Bd. 38. S. 489. 1912.

Schmid, H. H., vgl. Kap. III u. IV.

Schroeder, R. vgl. Kap. II.

Schmid, R., Über Diathesen, Dyskrasien und Konstitutionen. Wiener klin. Wochenschr. 1911.

Schubert, Blutentziehungskuren. Stuttgart 1896.

Seitz, L., Innere Sekretion und Schwangerschaft. Leipzig 1913. Vgl. ferner Kap. II, III, IV u. V.

Sellheim, H., Bildungsfehler beim weiblichen Geschlecht. Wiener med. Wochenschr. Bd. 51. S. 2195. 1901.

Derselbe, Die Physiologie der weiblichen Genitalien. In Nagels Handb. d. Physiol. Bd. 2. 1906.

Derselbe, Über den Geschlechtsunterschied des Herzens. Zeitschr. f. angew. Anat. u. Konstitutionsl. Bd. 1. S. 162. 1913. Vgl. ferner Kap. II, III, IV u. V.

Skrobansky vgl. Kap. II.

Steinach, E., Geschlechstrieb und echte sekundäre Geschlechsmerkmale als Folge der innersekretorischen Funktion der Keimdrüsen. Zentralbl. f. Physiol. Bd. 24. Nr. 13. 1910.

Derselbe, Feminierung von Männchen und Maskulierung von Weibchen. Zentralbl. f. Physiol. Bd. 27. Nr. 14. 1913.

Stern, H., Theorie und Praxis der Blutentziehung. Würzburg 1914.

Stiller, Die asthenische Konstitutionskrankheit. Stuttgart Enke. 1907.

Stöckel, W. vgl. Kap. II u. III.

Stöltzner, vgl. Kap. II u. IV.

Stolper, L. vgl. Kap. II, III u. IV.

Strubell, Der Aderlaß. Berlin, Hirschwald. 1905.

Tandler, J., Über den Einfluß der innersekretorischen Anteile der Geschlechtsdrüsen auf die äußere Erscheinung des Menschen. Wiener klin. Wochenschr. 1910. Nr. 23. S. 459.

Tandler, J., Konstitution und Rassenhygiene. Zeitschr. f. angew. Anat. u. Konstitutionsl. Bd. 1. 1913.

Tandler, J. und Groß, S., Über den Einfluß der Kastration auf den Organismus. I. Beschreibung eines Eunuchenskeletts. Arch. f. Entwicklungsmechanik Bd. 27. S. 35. 1909. II. Die Skopzen. Ebenda Bd. 30. S. 235. 1910. III. Die Eunuchoide. Ebend. Bd. 29. S. 290. 1910.

Dieselben, Die biologischen Grundlagen der sekundären Geschlechtscharaktere. Berlin 1913. Springers Verlag.

Theilhaber vgl. Kap. II.

Veit, J. vgl. Kap. II u. III.

Villemin vgl. Kap. II.

Vogt, E. vgl. Kap. III u. IV.

Wagner v. Jauregg, Schilddrüse, im Lehrbuch der Organotherapie von Wagner v. Jauregg und G. Bayer. 1914.

Wallart vgl. Kap. interstitielle Eierstocksdrüse.

Weichselbaum, A., Rektoratsrede: Über die Beziehungen zwischen Körperkonstitution und Krankheit. Wien 1912.

Weiland, W., Grundlagen und Anwendungen der Organotherapie. Therap. Monatsh. Bd. 28. S. 229. 1914.

Wiedow (Freiburg i. B.), Das deforme Becken, ein Degenerationszeichen. Verhandl. d. Deutsch. Gesellsch. f. Gyn. Bd. 4. Leipzig 1892.

Wiesel, J. vgl. Kap. II, III, IV u. V.

Winter, J. vgl. Kap. III.

Zangemeister, H., Die Beziehungen der Erkrankungen der Harnorgane zu Schwangerschaft, Geburt und Wochenbett in: Verhandl. d. Deutsch. Gesellsch. f. Gyn. Bd. 15. 1. Teil. Vgl. ferner Kap. III.

Zimmern et Cottenot, Traitement par les rayons X des glandes à sécrétion interne en état de hyperactivité. Presse médicale 1914. Nr. 14. S. 133 und Strahlentherapie. Bd. 4. S. 305. 1914.

Zuelzer, G., Neue Untersuchungen über Hormone. Zentralbl. f. inn. Med. Bd. 27. S. 581. 1910.

Zuntz, L., Weibliche Geschlechtsorgane. Oppenheimers Handb. der Bioch. III. 1909.

II. Die innersekretorischen Erkrankungen des Ovariums.

A. Neuere Probleme aus der Morphologie, Physiologie und Pathologie des Ovariums.

1. Die interstitielle Eierstocksdrüse.

Die ältere Literatur über diesen Gegenstand findet sich ziemlich vollständig in den Arbeiten von Seitz, Stöckel, Wallart und L. Fränkel.

Vgl. auch die hierher gehörige Literatur über Ovarientransplantation und Röntgenbestrahlung der Ovarien im Anhang.

Adler, L., Zur Physiologie und Pathologie der Ovarialfunktion. Arch. f. Gyn. Bd. 95. Heft 2. Berlin 1911.

Aimé, P., Les cellules interstitielles de ovaire l'chez le cheval. Comp. rend. Soc. de biol. 58. II, p. 250. 1968.

Derselbe, Recherches sur les cellules interstitielles de l'ovaire chez quelques mammifères. These Nancy 1907.

Ancel et Bouin, Sur les cellulles interstitielles du testicule des mammifères et leur signification. Rév. biol. Nancy 10. Nov. 1903. Compt. rend. Soc. de biol. 1903. p. 1397, ibid. p. 1683.

Dieselben, Histogénèse de la glande interstitielle du testicule chez le porc. Compt. rend. Soc. de biol. 1903.

Dieselben, L'infantilisme de la glande interstitielle du testicule. Compt. rend. de l'acad. 1 février 1904.

Dieselben, L'apparition des caractérès sexuels secondaires est sous la dépendence de la glande interstitielle du testicule. Ibid., janvier 1904.

Ancel et Villemin, Sur la dégénérescence de la glande séminale déterminée par l'ablation du feuillet pariétal de la vaginale. Compt. rend. Soc. de biol. Tom. 66. p. 6. 1908.

Aschner, B. und Grigoriu, Chr., Plazenta, Fötus und Keimdrüse in ihrer Wirkung auf die Milchsekretion. Arch. f. Gyn. Bd. 94. Heft 3.

Aschner, B., Über die Beziehungen zwischen Hypophysis und Genitale. Arch. f. Gyn. Bd. 97. Heft 2. 1912.

Derselbe, Über brunstartige Erscheinungen (Hyperämie und Hämorrhagie am weiblichen Genitale) nach subkutaner Injektion von Ovarial- oder Plazentarextrakt. Arch. f. Gyn. Bd. 99. Heft 3.

Derselbe, Über den Einfluß der Ovarialnervendurchschneidung auf das Ovarium. 85. Versamml. deutsch. Naturf. u. Ärzte in Wien. Gyn. Sekt. 22. Sept. Zentralbl. f. Gyn. Nr. 41. S. 1502.

Derselbe, Über die interstitielle Eierstocksdrüse der Wirbeltiere und des Menschen. Mitteil. d. naturforsch. Gesellsch. zu Halle. Bd. 4. Nr. 3. 1914.

Derselbe, Über die interstitielle Eierstocksdrüse der Säugetiere und des Menschen. Zeitschr. f. Geb. u. Gyn. Bd. 76.

Derselbe, Über Morphologie und Funktion des Ovariums unter normalen und pathologischen Verhältnissen. Arch. f. Gyn. Bd. 102. Heft 3. 1914.

Derselbe, Praktische Folgerungen der Lehre von der inneren Sekretion. Sonderabdruck aus Prakt. Ergebn. d. Geb. u. Gyn. 1916.

Bab, J., Akromegalie und Ovarialtherapie. 85. Versamml. deutsch. Naturf. u. Ärzte in Wien. Gyn. Sekt. Zentralbl. f. Gyn. Nr. 46. S. 1679.

Derselbe, Organotherapeutische Erfahrungen und Anwendung von Aphrodisiaca in der Gynäkologie. 85. Versamml. deutsch. Naturf. u. Ärzte in Wien. Gyn. Sekt. Zentralblatt f. Gyn. Nr. 46. S. 1678.

Barnabo, I rapporti tra la ghiandola interstitiale etc. Policlinico 1901. S. 69.

Bell, W. Blair, The Arris and Gale lectures an the genital function of the ductless glands in the female. Lancet Vol. 481. p. 809 u. 937. Zentralbl. f. d. ges. Gyn. Bd. 1. S. 817.

Benthin, Über Follikelatresie in Säugerovarien. Arch. f. Gyn. Bd. 94. S. 498. 1911.

Derselbe, Follikelatresie in kindlichen Ovarien. Arch. f. Gyn. 1910.

Bianchi, Cesa D., Osservazioni sulla struttara e sulla funzione della cosidetta ghiandola interstiziale dell' ovaia. Arch. di Fisiol. 1906. H. 6.

Birnbaum, Blasenmole bei einem Zwillingsei und Luteinzellenverlagerung in einem Blasenmolenovarium. Monatsschr. f. Geb. u. Gyn. Bd. 19.

Böshagen, Über die verschiedenen Formen der Rückbildungsprodukte der Eierstocksfollikel und ihre Beziehungen zu den Gefäßveränderungen des Ovariums etc. Zeitschr. f. Geb. u. Gyn. Bd. 53. Heft 2. S. 323. 1904.

Born, Über die Entwicklung des Eierstockes des Pferdes. Arch. f. Anat. u. Physiol. 1974.

Bouin, Les deux glandes à sécrétion interne de l'ovaire, la glande interstitielle et le corps jaune. Rev. méd. l'Est 1912.

Bouin, P. et Ancel, P., Sur les homologies et la signification des glandes a sécrétiou interne de l'ovaire. Ibid. Tom. 67. p. 464 u. 497. 1909.

Bucura, C., Beiträge zur inneren Funktion des weiblichen Genitales. Zeitschr. f. Heilk. Bd. 27. 1907. Neue Folge Bd. 28.

Derselbe, Zur Theorie der inneren Sekretion des Eierstockes. Zentralbl. f. Gyn. Nr. 51. S. 1839.

Burckhard, Georg, Experimentelle Untersuchungen über das Verhalten der Ovarien und Tuben, sowie des Uterusrestes nach vollständiger resp. teilweiser Entfernung des Uterus bei Kaninchen. Zeitschr. f. Geb. u. Gyn. Bd. 58. S. 63—77. 1906.

Burkhardt, L., Rückbildung und Neubildung im Eierstocke unbegatteter Weibchen der Rana escullenta. Diss., Bonn 1913.

Caliri, V., Sulle alterazioni delle ovaia nelle malattie infettive acute e nelle intossicazioni batteriche sperimentalmente prodotte. Raccolta di scritti ostetrico-ginec. Pavia, Succ. fusi, Tipogr. 20 sett p. 219—229. 1909.

Carmichael und Marshall, Die Beziehungen zwischen den Funktionen der Ovarien und des Uterus. Brit. med. Journ. 1907. Nr. 30. Ref.: Zentralbl. f. Gyn. 1909. Nr. 26. S. 927.

Chiaje, S. delle, Über ein Zytotoxin, weiches die Fettentartung des Eierstocks hervorruft. Zentralbl. f. Gyn. Bd. 32. S. 705—706. 1908.

Chiarugi, Ricerche sulla struttura dell' ovaio della lepre. Istituto anatomico die Siena. 1885.

Coert, Over de ontwikkeling en den vow ban de Geschlaechts klier bej de zoogdieren, meer in het bizzonder van den Eierstock. Proefschrift von Leiden. 1898. (Beschreibt das Vorkommen von Fettkörnchenzellen bei Katzen im embryonalen Zustand und während der ersten Jugendzeit.)

Cohn, Franz, Zur Histologie und Histogenese des Corpus luteum und des interstitiellen Ovarialgewebes. Inaug.-Diss. Breslau 1903. Arch. f. mikrosk. Anat. u. Entwicklungsgesch. Bd. 62. 1903. — Bemerkungen zur Histologie und Drüsenfunktion des Corpus luteum. Eine Erwiderung an Lubosch. Anat. Anz. Bd. 25. Nr. 2 u. 3. 1904.

Czyborra, Uterus und Ovarien nach der Röntgenbestrahlung. Monatsschr. f. Geb. u. Gyn. Bd. 38. S. 354.

Fellner, O. O., Die wechselseitigen Beziehungen der innersekretorischen Organe, insbesondere zum Ovarium. Volkmanns Samml. klin. Vortr. Nr. 508.

Fischer, Chorionepitheliom und Luteinzysten. Deutsche med. Wochenschr. 1905. Nr. 4. S. 142.

Fraenkel, L., Vergleichend histologische Untersuchungen über das Vorkommen drüsiger Formationen im interstitiellen Eierstocksgewebe (glande interstitielle de l'ovaire). Arch. f. Gyn. 1905. Bd. 75.

Derselbe, Rückbildung von Ovarialtumoren nach Blasenmole. Monatsschr. f. Geb. u. Gyn. Bd. 32. 1910.

Derselbe, Die interstitielle Eierstocksdrüse. Berl. klin. Wochenschr. 1911. Nr. 2. S. 60.

Fraenkel, M., Die Röntgenstrahlen in der Gynäkologie. Berlin bei Richard Schoetz. 1911.

Frankl, O., Über die Ovarialfunktion bei Morbus Basedowi. Verhandl. d. Deutsch. Gesellsch. f. Gyn. Bd. 15. Teil II. S. 64. Zentralbl. f. Gyn. Nr. 22. S. 800. Gyn. Rundschau Nr. 17. S. 619.

Ganfini, C., Sul probabile significato fisiologico dell' atresia follicolare nell' ovaio di alcuni mammiferi. Arch. f. Anat. u. Embryol. Bd. 6. S. 2. 1907.

Derselbe, Sulla struttura e sviluppo delle cellule interstiziali dell' ovaio. Arch. f. Anat. u. Embryol. Bd. 7. S. 3. 1908.

Gentili, A., Le cellule interstiziali ovariche nella intossicazione alcoolica sperimentale. Arch. f. Path. Bd. 4. S. 170. 1903.

Harms, W., Überpflanzung der Ovarien in eine fremde Art. Zweite Mitteilung. Versuche an Tritonen. Arch. f. Entwicklungsmech. d. Organismus Bd. 35. S. 748.

Harz, Beiträge zur Histologie des Ovariums der Säugetiere. Arch. f. mikr. Anat. Bd. 22. 1883.

Heimann, Fr., Über die Beziehungen von Thymus und Ovarien zum Blutbild. Verhandl. d. Deutsch. Gesellsch. f. Gyn. Bd. 15. Teil 2. S. 261. Zentralbl. f. Gyn. Nr. 23. S. 843.

His, Beobachtungen über den Bau des Säugetiereierstockes. Arch. f. mikr. Anat. Bd. 1. 1865.

Hofbauer, Mikroskopische Studien zur Biologie der Genitalorgane im Fötalalter. Arch. f. Gyn. Bd. 79. S. 139—187. 1905.

Holzbach, Über die Funktion der nach Totalexstirpation des Uterus zurückgelassenen Ovarien und ihre Beziehung zu den postoperativen Erscheinungen. Arch. f. Gyn. Bd. 80. S. 306—319.

Hüssy und Wallart, J., Interstitielle Drüse und Röntgenkastration. Zeitschr. f. Geb. u. Gyn. Bd. 77. S. 177.

Mc. Ilroy, A. Louise, Development of the Epithelial Elements in the Ovary. Brit. med. Ass. July 23—30. Sect Obst. an Gyn. Brit. med. Journ. Oct. 9. p. 1037. 1909.

Dieselbe, Origin of the follicle cells of the ovary. Royal soc. of med. Obst. an gyn. sect. March. p. 226. Revue de gyn. Nov. p. 487. 1911.

Dieselbe, Ovarian secretion. A review. Journ. of obstetr. and gyn. of the Brit. emp. Vol. 23. May. p. 265.

Janosik, Zur Histologie des Ovariums. Sitzungsber. d. kais. Akad. d. Wissensch. Bd. 46. Heft 4. 1888.

Jaschke, R. Th., Der klimakterische Symptomenkomplex in seinen Beziehungen zur Gesamtmedizin. Prakt. Ergebn. Bd. 5. S. 275.

Keller, R., Über Veränderungen am Follikelapparat des Ovariums während der Schwangerschaft. Hegars Beitr. Bd. 19. S. 13. 1913.

Keitler, Über das anatomische und funktionelle Verhalten der belassenen Ovarien nach Exstirpation des Uterus. Monatsschr. f. Geb. u. Gyn. Bd. 20. S. 686. 1904.

Kingsbury, B. F., The morphogenesis of the mammalian ovary, Felis domestica. Amer. Journ. of Anat. 1913. Nr. 3. S. 345.

Kölliker, Über Corpora lutea atretica bei Säugetieren. Verhandl. d. Anat. Gesellsch. in Kiel. 1898.

Kyrle, Über Entwicklungsstörungen der menschlichen Keimdrüsen im Jugendalter. Wiener klin. Wochenschr. 1910. Nr. 23. S. 1583.

Lane-Claypon, Janet E., On Ovogenesis and the Formation of the Interstial Cells of the Ovary. Journ. of Obst. an Gyn. Brit. Empire Vol. 11. March. p. 205—214. 1907.

Lane-Claypon, On the Origin and Life-History of the Interstitial Cells of the Ovary in the Rabbit. Brit. med. Journ. July 1. p. 18—20. 1905.

Lauche, A., Experimentelle Untersuchungen an den Hoden, Eierstöcken und Brunstorganen erwachsener und jugendlicher Grasfrösche. Arch. f. mikr. Anat. Bd. II. Ab. 3/4. S. 51. 1915.

Limon, Etude histologique et histogénique de la glande interstitielle de l'ovaire. Arch. d'anat. mikr. V. Facs. II. Sept. 1912.

Mac Leod, Contributions à l'étude de la structure de l'ovaire des mammifères. Arch. de biologie Tom. 1. 1880.
Loeb, L., Untersuchungen über die Ovulation nebst einigen Bemerkungen über die Bedeutung der sogenannten „interstitiellen Drüse" des Ovariums. Zentralbl. f. Path. Bd. 25. Nr. 9. S. 336. 22. Juli 1911.
Loyez, Marie, Rôle du tissu conjonctif dans l'atresie folliculaire physiologique chez la femme. Compt. rend. des séanc. de la soc. de biol. p. 92.
Mandl, L. und Bürger, O., Die biologische Bedeutung der Eierstöcke nach Entfernung der Gebärmutter. Leipzig und Wien 1907.
Mulon, P., Sur une sécrétion lipoïde nouvelle de la glande interstitielle ovarienne. Soc. de biol. 19. Nov. 1910. La Gyn. 1911. Nr. 2. p. 132.
Mulon, P. et de Jong, Corps jaunes atrésiques de la femme. Leur pigmentation. Compt. rend. des séances de la soc. de biol. p. 585. 1910.
Nußbaum, M., Innere Sekretion und Nerveneinfluß. Ergebn. d. Anat. u. Entwickl. Bd. 15; Zentralbl. f. Gyn. Bd. 33. S. 1774. 1909.
Okintschitz, M. L., Welche Zellelemente des Ovariums können als Drüsengewebe angesehen werden? Revue de Gyn. Tom. 15. Nr. 6. S. 616. 1910.
Paladino, Ulteriori ricerche sulla destruzione e rinovamento continuo del parenchyma ovarica nei mammiferi. Napoli 1887.
Pardi, Ugo, Osservazioni sulle cellule interstiziali ovariche della coniglia e sugli elementi della teca interna dell' ovaio muliebre al di fuori e durante lo stato di gravidanza. Lo Sperimentale Bd. 68. p. 409—426.
Derselbe, a) Richerche sperimentali sulla funzione ovarica in gravidanza. Sperimentale 67. Suppl. z. Heft 4. p. 87. 1913. b) Sulla funzione endocrina dell' ovaio durante la gravidanza. Sperimentale No. 2. 1914 und Arch. ital. de biol. Vol. 61. p. 177. c) Sur les cellules interstitielles ovariques de la lapine et sur les éléments de la thèque interne de l'ovaire humain hors de la gestation et durant celle-ci. Arch. ital. de biol. Vol. 62. 3. p. 353. 1914.
Pfannenstiel, Das Ovarialkystom bei Chorionepithelneubildungen des Uterus. Veits Handb. d. Gyn. Bd. 4/1. S. 100.
Pflüger, Die Eierstöcke der Säugetiere und des Menschen. Leipzig 1863.
Plato, J., Zur Anatomie und Physiologie der Geschlechtsorgane. Arch. f. mikr. Anat. Bd. 50. 1897.
Polano, Experimentelle Untersuchungen über die Durchlässigkeit des Eierstocksepithels für korpuskuläre Elemente. Verhandl. d. Deutsch. Gesellsch. f. Gyn. Bd. 12. S. 730 bis 732. 1907.
Regaud et Dubreuil, Variations macroscopiques de la glande interstitielle de l'ovaire chez la lapine. Soc. de biol. Jan. 11. Presse méd. Nr. 5. p. 39. 1908.
Dieselben, Glande interstitielle de l'ovaire et rut chez la lapine. Compt. rend. Soc. de biol. Tom. p. 217. 1908.
Regaud et Policard, Notes histologiques sur l'ovaire des mammifères. Compt. rend. de l'assoc. des anat. 1901.
Reifferscheid, K., Die Einwirkung der Röntgenstrahlen auf tierische und menschliche Eierstöcke. Strahlentherapie Bd. 5. S. 407.
Roux, W., Gesammelte Abhandlungen über Entwicklungsmechanik. Leipzig 1895.
Runge, Ernst, Beitrag zur Anatomie der Ovarien Neugeborener und Kinder aus der Pubertätszeit. Arch. f. Gyn. Bd. 80. S. 43—67.
Schaeffer, A., Vergleichende histologische Untersuchungen über die interstitielle Eierstocksdrüse. Arch. f. Gyn. Bd. 94. 1911.
Schickele, G., Beiträge zur Physiologie und Pathologie der Ovarien. Arch. f. Gyn. Bd. 97. Heft 3.
Schroen, Beitrag zur Kenntnis der Anatomie und Physiologie des Eierstockes der Säugetiere. Zeitschr. f. wiss. Zool. Bd. 12. 1863.
Schulin, Zur Morphologie des Ovariums. Arch. f. mikr. Anat. Bd. 19. 1861.
Seitz, L., Die Follikelatresie während der Schwangerschaft, insbesondere die Hypertrophie und Hyperplasie der Theca interna-Zellen (Theka-Luteinzellen) und ihre Beziehung zur Corpus luteum-Bildung. Arch. f. Gyn. Bd. 77. S. 203. 1905.
Derselbe, Die Luteinzellenwucherung in atretischen Follikeln — eine physiologische Erscheinung während der Schwangerschaft. Zentralbl. f. Gyn. 1905. S. 257—263.
Derselbe, Über Follikelatresie in der Schwangerschaft. Verhandl. d. Deutsch. Gesellsch. f. Gyn. Bd. 11. S. 424. 1905. Vgl. ferner Verhandl. d. 15. Gyn.-Kongr. 1913. Hauptreferat von Seitz.
Sobotta, Die Follikelatrophie und Follikelatresie im Eierstock der Säugetiere. Phys. med. Gesellsch. Würzburg. 25. 1. Münch. med. Wochenschr. S. 484.
Sommer, M. P., Über die Ovarialveränderungen bei Mäusen und Kaninchen nach Cholininjektionen. Strahlentherapie Bd. 3. S. 871.

Steinach, E., Feminierung von Männchen und Maskulierung von Weibchen. Zentralbl. f. Physiol. Bd. 27. Nr. 14. 1913.
Stevens, The Fate of the Ovum and Graafian Follicle in Prae-menstrual-life. Journ. of Obst. Emp. p. 1—12. 1904.
Stoeckel, W., Über die zystische Degeneration der Ovarien bei Blasenmole. Zugleich ein Beitrag zur Histogenese der Luteinzellen. Festschrift für Fritsch.
Van der Stricht, La ponte ovarique et l'histogénèse du corps jaune. Bull. de l'acad. roy. de Belgique 1901. — L'Atresie ovulaire et l'atresie folliculaire du follicule de Graf dans l'ovaire de chauve-souris. Verhandl. d. Anat. Gesellsch. in Bonn 1904.
Tandler, J., Über den Einfluß der innersekretorischen Anteile der Geschlechtsdrüsen auf die äußere Erscheinung des Menschen. Wiener klin. Wochenschr. 1910. S. 459.
Derselbe und Groß, S., Über den Saisondimorphismus des Maulwurfbodens. Arch. f. Entwicklungsgesch. Bd. 35. S. 132. 1912.
Dieselben, Die biologischen Grundlagen der sekundären Geschlechtscharaktere mit 23 Textfiguren. 169 S. Berlin, J. Springer. 1913.
Theilhaber und Meier, A., Die physiologischen Variationen im Bau des normalen Ovariums und die chronische Oophoritis. Arch. f. Gyn. Bd. 78. S. 494—524.
Tourneux, Des cellules interstitielles de l'ovaire. Journ. de l'anat. et de la physiol. T. 15. 1879.
Tourneux, F., Hermaphroditisme de la glande génitale chez la taupe femelle adulte et localisation des cellules interstitielles. Ass. des anat. 6. session Toulouse 1904.
Ulesko-Stroganowa, Beitrag zur Kenntnis des epitheloiden Gewebes in dem Genitalapparat des Weibes. Monatsschr. f. Geb. u. Gyn. Bd. 25. S. 16—29 u. S. 166—182. 1907.
Voinow, Rôle probable de la glande interstitielle. Compt. rend. Soc. de biol. T. 57. S. 414. 1905.
Derselbe, La glande interstitielle a un rôle de défense génitale. Arch. de zool. expér. T. 3.
Derselbe, Glande interstitielle et spermatoxines. Ibid. p. 588. 1905.
Voronoff, Transplantation des Ovariums. Wiener med. Wochenschr. 1913. Nr. 3. S. 216.
Waldeyer, Eierstock und Ei. Leipzig 1870.
Wallart, Über Ovarialveränderungen bei Blasenmole und bei normaler Schwangerschaft. Zeitschr. f. Geb. u. Gyn. Bd. 53. 1904. — Untersuchungen über die interstitielle Eierstocksdrüse beim Menschen. Arch. f. Gyn. Bd. 81. 1903. — Über das Verhalten der interstitiellen Eierstocksdrüse bei Osteomalazie. Zeitschr. f. Geb. u. Gyn. 1908. — Untersuchungen über das Corpus luteum und die interstitielle Eierstocksdrüse während der Schwangerschaft. Zeitschr. f. Geb. u. Gyn. Bd. 63. 1908.
Wallart, J., Untersuchungen über die interstitielle Eierstocksdrüse beim Menschen. Arch. f. Gyn. Bd. 81. S. 271. 1907.
Derselbe, Untersuchungen über das Corpus luteum und die interstitielle Eierstocksdrüse während der Schwangerschaft. Zeitschr. f. Gyn. Bd. 63. S. 520. 1908.
Derselbe, Studien über die Nerven des Eierstocks mit besonderer Berücksichtigung der interstitiellen Drüse. Zeitschr. f. Geb. u. Gyn. Bd. 76. S. 321.
Derselbe, Über das Verhalten der interstitiellen Eierstocksdrüse bei Osteomalazie. Zeitschr. f. Geb. u. Gyn. Bd. 61. S. 581. 1908.
Weber, Arthur, Die Histologie des Eierstockes im Klimakterium. Monatsschr. f. Geb. u. Gyn. Bd. 20. S. 973—996. 1904.
Winiwarter, v., Recherches sur l'ovogénèse de l'ovaire des mammifères. Arch. de biol. T. 16. 1900.
Wolz, Untersuchungen zur Morphologie der interstitiellen Eierstocksdrüse des Menschen. Arch. f. Gyn. Bd. 97. S. 131.

Anhang.

a) Literatur über Ovarientransplantation.

Basso, Über Ovarientransplantation. Arch. f. Gyn. Bd. 77. S. 5. 1906.
Bucura, Beiträge zur inneren Funktion des weiblichen Genitales. Zeitschr. f. Heilk. B. 28. 1907. (Neue Folge Bd. 8). Heft 9.
Burckhard, G., Über Ovarientransplantationen. Berl. klin. Wochenschr. 1908. Nr. 45. S. 1337.
Chrobak, Über Einverleibung von Eierstocksgewebe. Zentralbl. f. Gyn. 1896. Nr. 20. S. 521.
Cramer, Transplantation menschlicher Ovarien. Münch. med. Wochenschr. 1906. Nr. 39. S. 1906.
Cramer, H., Transplantation der Ovarien. Gyn. Rundschau Bd. 3. 1909.
Foà, C., La greffe des ovaires en relation avec quelques questions de biologie générale

Arch. de biol. T. 34. S. 43. 1900 und L'inesto della ovaia in rapporto con alcune questioni di biologia generale. Riv. di biol. Turin. Vol. 2. p. 436. 1900.

Foges, A., Über die Transplantation der Ovarien. Wiener klin. Wochenschr. 1908. Nr. 8. S. 271.

Derselbe, Ovarientransplantation in der Milz. Wiener klin. Wochenschr. 1907. S. 615 und 1908. S. 271.

Derselbe, Zur Hodentransplantation bei Hähnen. Zentralbl. f. Physiol. 1898.

Frank, Über Transplantation der Ovarien. Zentralbl. f. Gyn. 1898. Nr. 17. S. 444.

Grigorieff, V. G., Über die Transplantation von Ovarien (russ.) St. Petersburg 1897.

Guthrie, C. C., Results of ovarian transplantation on body weight and egg weight in fowls. Journ. Amer. med. Ass. Vol. 51. p. 1314. 1908.

Derselbe, Ovarientransplantationsversuche bei Hühnern. Münch. med. Wochenschr. 1907. Nr. 44. S. 2201.

Derselbe, The survival and growht of subcutaneously engrafted ovarian and testicular tissue. The survival of engrafted thyroid and renal tissue. Proc. Soc. f. exper. biol. and med. Vol. 7. 1909.

Halban, Über Ovarientransplantation. Wiener klin. Wochenschr. 1889. Nr. 49. S. 1243.

Harms, W., Überpflanzung von Ovarien in eine fremde Art. Arch. f. Entwicklungsmech. Bd. 34. Heft 1. 1912.

Derselbe, a) Überpflanzung von Ovarien auf eine fremde Art. II. Mitteil. Versuche an Tritonen. Ibid. Bd. 35. S. 748. 1913. b) Experimentelle Untersuchungen über die innere Sekretion der Keimdrüse. Jena 1914.

Higuchi, Über Transplantation der Ovarien. Arch. f. Gyn. Bd. 91. S. 214. 1910.

Hooper, D., Transplantation homoplastique d'un ovaire chez une femme atteinte d'aménorrhoée avec troubles mentaux. Austr. méd. Journ. Vol. 2. p. 1297. Ref. in Presse méd. Nr. 15. p. 14. 1914.

Kawasoye, M., Kann ein transplantiertes Ovarium sich ebenso entwickeln wie ein in loco gebliebenes? Zeitschr. f. Geb. Bd. 71. S. 325. 1912.

Kayser, E., Zur Frage der Transplantation der Ovarien beim Menschen. Berl. klin. Wochenschr. 1910. Nr. 24.

Knauer, Die Ovarientransplantation. Arch. f. Gyn. Bd. 60. S. 322. 1900.

Limon, Observations sur l'état de la glande interstitielle dans les ovaires transplantés. Journ. de phys. et path. T. 6. 9. p. 684.

Magnus, Transplantation von Ovarien mit besonderer Rücksicht auf Abstammung. Ref.: Zentralbl. f. Gyn. 1909. S. 984.

Marshall, F. A. H. and Jolly, W. A., On the results of heteroplastic ovarian transplantation as compared with those produced by transplantation in the same individual. Quart. Journ. of exp. Phys. T. 1. p. 115. 1908.

Maximow, A., Die histologischen Vorgänge bei der Heilung von Eierstocksverletzungen und die Regenerationsfähigkeit des Eierstockgewebes. Volkmanns Arch. Bd. 160. S. 95. 1900.

Meyns, R., Transplantation embryonaler Keimdrüsen auf erwachsene Individuen. Allg. med. Arch. Bd. 79. Heft 2. 1912.

Pankow, Über die Reimplantation der Ovarien beim Menschen. Beitr. z. Geb. u. Gyn. Bd. 12. S. 229. 1908.

Derselbe, Was lehren uns die Nachbeobachtungen von Reimplantationen der Ovarien beim Menschen? Zentralbl. f. Gyn. 1908. Nr. 32. S. 1040.

Ribbert, Über Transplantation von Ovarien, Hoden und Mamma. Arch. f. Entwicklungsmechanik der Organismen Bd. 7. S. 688. 1898.

Rouville, de, Un cas d'autogreffes ovariennes humaines. Réunion obstetr. de Montpellier. 3. Déc. Bull. de la soc. d. obst. et de gyn. Déc. p. 823.

Rubinstein, Über das Verhalten des Uterus nach der Exstirpation der beiden Ovarien und nach ihrer Transplantation an anderer Stelle der Bauchhöhle. Petersb. med. Wochenschr. 1899. Nr. 31. S. 281.

Sauvé, L., Les greffes ovariennes. Ann. Gyn. Obst. 2. T. 7. p. 155. 1910.

Schultz, W., Verpflanzungen der Eierstöcke auf fremde Spezies, Varietäten und Männchen. Arch. f. Entwicklungsmech. Bd. 29. S. 79. 1910.

Steinach, E., Willkürliche Umwandlung von Säugetiermännchen in Tiere mit ausgeprägt weiblichen Geschlechtscharakteren und weiblicher Psyche. Pflügers Arch. Bd. 144. S. 71. 1912.

Tschernischoff, A., Die Eierstocksüberpflanzung, speziell bei Säugetieren. Zugleich ein Beitrag zur Frage der Transplantationsimmunität. Zieglers Beitr. Bd. 59. S. 162. 1914.

Tuffier, Th., Les greffes ovariennes humaines. Journ. de chir. Nr. 5. p. 529. 1914.

Voronoff, Greffes ovariennes. XVII. Intern. Kongr. in London 6.—12. August. Presse méd. Nr. 73. p. 735. Zentralbl. f. Gyn. 1914. Nr. 49. S. 1802.

Whithouse, Beckwith, The autoplastic ovarian graft and its clinical value. Brit. med. Journ. Sept. 27. p. 783. 1914.

b) Literatur über Röntgenbestrahlung der Ovarien.

Albers-Schönberg, Über eine bisher unbekannte Wirkung der Röntgenstrahlen auf den Organismus der Tiere. Münch. med. Wochenschr. 1903.

Ancel und Bouin, X-Strahlen und Geschlechtsdrüsen. Presse méd. 1907. Nr. 29.

Arbassier, H., Revue critique de l'action des rayons X sur l'ovaire en gynécologie. Thèse de Paris 1914. Nr. 336.

Bergonié et Tribondeau, Processus involutif des follicules ovariens après roentgenisation de la glande génitale femelle. Compt. rend. Soc. de biol. T. 62. S. 105. 1907.

Dieselben, Altérations de la glande interstitielle après roentgenisation de l'ovaire. Ibid. 1907. p. 274.

Dieselben, Action des rayons X sur l'ovaire de la lapine. Ibid. 1905. p. 284.

Boerma, N. J. A. F., Stralenbehandeling bij ziekten der vrouwelijke geslachtsdeelen-een aanwinst. Nederl. Tijdschr. v. Geneesk. II. Hälfte. Nr. 12. S. 1494.

Bouin, P., Ancel, P. et Villemin, Glande interstitielle de l'ovaire et rayons X. Compt. rend. Soc. de biol. 1907. p. 337.

Döderlein, Über Röntgentherapie. Münch. med. Wochenschr. 1911. Nr. 17. S. 929.

Gauß, C. J., Erfolge von Tiefenbestrahlungen in der Gynäkologie und Geburtshilfe. Deutsch. Röntgenkongr. 1910.

Görl, Die Sterilisierung der Frau durch Röntgenstrahlen. Münch. med. Wochenschr. 1910. Nr. 34. S. 1788.

Graff, Erwin v., Die Behandlung der nichtklimakterischen Meno- und Metrorrhagien mit Röntgenstrahlen. Sonderabdruck aus „Strahlentherapie" Bd. 4. Heft 1. 1914.

Fellner und Neumann, Über Röntgenbestrahlung der Ovarien in der Schwangerschaft. Zentralbl. f. Gyn. Bd. 30. 1906.

Fellner, O. O. und Neumann, F., Einfluß der Radiumemanation auf die Genitalorgane von Kaninchen. Zeitschr. f. Röntgenkunde Bd. 14. S. 345. 1912.

Fränkel, M., Meine ersten 28 Fälle günstiger Beeinflussung von Periodenbeschwerden durch Röntgenstrahlen. Zentralbl. f. Gyn. 1908. Nr. 5. S. 142.

Derselbe, Röntgenbestrahlungsversuche an tierischen Ovarien zum Nachweis der Vererbung erworbener Eigenschaften. Arch. f. mikr. Anat. Bd. 80. S. 61. 1912.

Derselbe, Röntgenstrahlenversuche an tierischen Ovarien. Arch. f. mikr. Anat. Bd. 84. S. 111. 1914.

Frank, F., Myome, die sich zur Röntgenbehandlung nicht eignen. Gesellsch. f. Geb. u. Gyn. zu Köln, Sitzg. vom 2. Juli 1913. Bericht: Monatsschr. f. Geb. u. Gyn. Bd. 41. Heft 2. S. 174—176.

Friedrich, W. und Krönig, B., Die Strahlenbehandlung der Myome in einer einmaligen Sitzung. Münch. med. Wochenschr. Nr. 49. S. 1669.

Halban, J., Protektive Wirkung der Radiumemanation auf die Brunstcharaktere der Tritonen. Mitteil. d. k. k. Gesellsch. d. Ärzte. Wiener klin. Wochenschr. 25. Jahrg. S. 645. 1912.

Halberstädter, Die Einwirkung der Röntgenstrahlen auf Ovarien. Berl. klin. Wochenschrift 1905. Nr. 3.

Heimann, F., Die physikalischen, technischen und klinischen Grundlagen der Strahlentherapie der Breslauer Frauenklinik. Therap. Monatsschr. Heft 11. S. 602.

Hüssy, P. und Wallart, J., Interstitielle Drüse und Röntgenkastration. Zeitschr. f. Geb. u. Gyn. Bd. 77. Heft 1. S. 177.

Kawasoye, M., Über die Einwirkung der Röntgenstrahlen auf die Eihäute. Zentralbl. f. Gyn. Bd. 14. S. 488. 1913.

Kelly, A., Howard, The Radium treatment of fibroid tumours. Surg. Gyn. and Obst. T. 20. Heft 3. p. 271.

Kouwer, B. J., Strahlenbehandlung bei Erkrankungen der weiblichen Geschlechtsorgane eine Gefahr. Nederl. Tijdschr. v. Geneesk. II. Hälfte. Nr. 9. S. 1245.

Kurihara, K., Experimentelle Untersuchungen über die Röntgenstrahlenwirkung auf die Uterusmuskulatur. Diss. Göttingen 1913.

Lacassagne, Les résults expérimentaux de l'irradation des ovaires. Ann. de gyn. et d'obstetr. 1913. p. 449.

Lange, S., Menorrhagia and uterine myoma treated by Roentgen ray. Lancet-Clinic. Vol. 112. Nr. 25. S. 661. 1914.

Derselbe, Report of Roentgen-ray treatment of menorrhagia and uterine fibroids. Lancet-Clinic. Vol. 114. Nr. 3. S. 59.

Lange, S., Röntgentherapie der Menorrhagien, Dysmenorrhagien und Uterusmyome. Amer. Röntg. Soc. Sitzg. vom 22.—25. Sept. Gericht: Journ. of the Amer. med. Assoc. 6. Nov. 1911.

Derselbe, Neue Resultate bei Strahlenbehandlung von Menorrhagien, Dysmenorrhagien und Uterusmyomen. Mississippi Valey Med. Assoc. Sitzg. vom 19.—22. Okt. Bericht: Med. Record. 3. Nov. S. 851. 1913.

Lengenfellner, Über Versuche von Einwirkung der Röntgenstrahlen auf Ovarien usw. Münch. med. Wochenschr. 1906. Nr. 44.

Levant, A., Des effets produits sur l'ovaire par les rayons X. Arch. mens. d'obst. T. 4. p. 494.

Mannaberg, J., Über Versuche, die Basedowsche Krankheit mittelst Röntgenbestrahlung der Ovarien zu beeinflussen. Wiener klin. Wochenschr. Nr. 18. p. 693. 1913.

Martin, A., Die Entwicklung der Strahlenbehandlung in der Gynäkologie im Jahre 1915. Monatsschr. f. Geb. u. Gyn. 1916. S. 175.

Matthaei, Röntgenstrahlen in der Gynäkologie. Hamburger geburtsh. Gesellsch., Sitzg. vom 5. April 1910.

Meyer, R., Über die Beziehung der Eizelle und des befruchteten Eis zum Follikelapparat, sowie des Corpus zur Menstruation. Arch. f. Gyn. Bd. 110. S. 1.

Derselbe, Beitrag zur Kenntnis der Röntgenstrahlenwirkung auf die anatomische Struktur des menschlichen Uterus und der Ovarien. Zentralbl. f. Gyn. Bd. 36. 1912.

Neufeld, H., Beiträge zur Röntgentherapie in der Gynäkologie. Diss. Zürich 1912.

Okintschitz, Zur Frage der Röntgenisation der Eierstöcke. Russ. Journ. f. Geb. u. Gyn. 1906.

Regaud, Cl. et Lacassagne, L., Sur l'évolution générale des phénomènes déterminés dans l'ovaire de la lapine par les rayons X. Compt. rend. des séances de la soc. de biol. 1914. p. 601.

Reifferscheid, K., Histologische Untersuchungen über die Beeinflussung menschlicher und tierischer Ovarien durch Röntgenstrahlen. Zentralbl. f. Gyn. 1910. Nr. 18.

Derselbe, Die Röntgentherapie in der Gynäkologie. Zwangl. Abhandl. a. d. Geb. d. med. Elektrologie u. Röntgenkunde. Leipzig 1911.

Derselbe, Die Einwirkung der Röntgenstrahlen auf tierische und menschliche Eierstöcke. Strahlentherapie Bd. 5. S. 1. 1914.

Ritter, H., Klinische Beobachtungen über die Beeinflussung der Ovarien durch Röntgenstrahlen. Strahlentherapie Bd. 1. S. 138. 1912.

Rost, G. und Krüger, Fr., Wirkung von Strahlentherapie auf die Keimdrüsen des Kaninchens. Med. Gesellsch. zu Kiel. 20. Nov. Münch. med. Wochenschr. 1914. Nr. 2. S. 103.

Rost, G. A. und Krüger, R., Experimentelle Untersuchungen über die Wirkungen von Thorium X auf die Keimdrüsen des Kaninchens. Strahlentherapie Bd. 4. S. 382. 1914.

Sasetzki, Wirkung der Röntgenstrahlen auf das Ovarium. Russ. Journ. f. Geb. u. Gyn. Bd. 22. H. 12. 1908. Ref. Zentralbl. f. Gyn. 1907. Nr. 27.

Schiffmann, J., Über Ovarialveränderungen nach Radium- und Mesothoriumbestrahlung. Zentralbl. f. Gyn. Bd. 38. S. 21. 1914.

Schmidt, H. E., Röntgenstrahlen und Sterilität. Sammelreferat Berl. klin. Wochenschr. 1911. S. 1517.

Schroeder, R. v., In welcher Weise wird das Uterusmyom durch Röntgenstrahlen beeinflußt? Diss. Jena. Jan. 1914.

Silberholz, Markus, Einfluß der Röntgen-, Radium- und Mesothoriumstrahlen auf die Fortpflanzung und Fruchtbarkeit. Diss. München 1914. Ref.: Monatsschr. f. Geb. u. Gyn. Bd. 41. S. 87.

Simon, S., Untersuchungen über die Einwirkung der Röntgenstrahlen auf die Eierstöcke. Diss. Bonn 1913.

Specht, O., Mikroskopische Befunde an röntgenisierten Kaninchenovarien. Arch. f. Gyn. Bd. 78. S. 458. 1906.

Stern, M. A., Roentgen-ray treatment of uterine myomas and metrorrhagias. Journ. Lancet Vol. 35. Nr. 7. p. 170.

Stern, S., X-ray treatment of uterine fibroids. Amer. Journ. of Obst. and Dis. of Women and Childr. Vol. 72. Nr. 453. p. 396.

Unzeitig, H., Über die Einwirkung der Röntgenstrahlen auf die Bursa Fabricii und einige andere Organe junger Hühner. Anat. Anz. Bd. 42. S. 22. 1912.

Zaretzky, Übersicht der Literatur über gynäkologische Röntgentherapie im Jahre 1912. Journ. akusch. i shensk. bol. 1913. April-März. (Sammelreferat.)

2. Corpus luteum.

Anhang: Literatur über Ovarialextraktwirkung.

Ancel, P. et Bouin, P., Sur la fonction du corps jaune, I. Méthodes de recherche. Compt. rend. Soc. biol. T. 6. p. 454. II. Action du corps jaune vrai sur l'utérus p. 515. III. Action du corps jaune vrai sur la glande mammaire p. 605. IV. Démonstration expérimentale de l'action du corps jaune sur l'utérus et la glande mammaire 1908. p. 689.

Dieselben, Le développement de la glande mammaire pendant la gestation est déterminé par le corps jaune. Ibid. T. 67. p. 466. 1909.

Dieselben, Sur les homologies et la signification des glandes à sécrétion interne de l'ovaire. Presse méd. 24. November. 1909. p. 846.

Dieselben, Rut et corps jaune chez la chienne. Compt. rend Soc. biol. T. 65. p. 365. 31. Okt. 1908.

Dieselben, Recherches sur les fonctions du corps jaune gestatif. II. Journ. d. phys. et de path. T. 13. 1911.

Ancel et Villemin, Période cataméniale coincidant avec l'époque ou le corps jaune à son maximum de développement. Il est vraisemblable que la menstruation est sous la dépendance du corps jaune. Sur l'ectopie expérimentale de l'ovaire et son retentissement sur le tractus génital. Ibid. 1908. p. 227.

Below, N., Sur la question du rôle des corps jaunes des ovaires. Congr. intern. d'obstetr. et de gynéc. St. Petersburg 1910 und Russkij Wratsch. 1910. Nr. 12.

Derselbe, Über die physiologische Bedeutung der Corpora lutea. Russkij Wratsch. 1910.

Derselbe, Glandula lutea und Ovarium in ihrem Verhalten zu den normalen physiologischen und pathologischen Vorgängen im weiblichen Organismus. Monatsschr. f. Geb. Bd. 36. S. 679. 1912.

Derselbe, V. internationaler Kongreß für Geburtshilfe und Gynäkologie in St. Petersburg. 1910. Ref.: Zentralbl. f. Gyn. 1910. Nr. 45.

Benthin, W., Beitrag zur Kenntnis der Aschenbestandteile der Ovarien. Zeitschr. f. Geb. u. Gyn. Bd. 68. 1911.

Birnbaum, Ovarium und innere Sekretion. Zeitschr. f. allg. Physiol. Bd. 8. 1908.

Derselbe, Blasenmole bei einem Zwillingsei und Luteinzellenverlagerung in einem Blasenmolenovarium. Monatsschr. f. Geb. u. Gyn. Bd. 19. S. 175. 1904.

Bouin et Ancel, Sur la fonction du corps jaune. Compt. rend. Mai 1909. L'Obst. 2. ann. Nr. 7. Juillet. p. 538. 1909.

Dieselben, Glande mammaire et corps jaune. La presse méd. 12 Juillet. Nr. 55. 1911.

Bouin, P. et Ancel, P., Recherches sur les fonctions du corps jaune gestatif. Journ. d. phys. et path. T. 12. p. 1. 1910.

Dieselben, Sur le follicule de Graaf mur et de la formation du corps jaune chez la chienne. Ibid. p. 317.

Dieselben, Sur le rôle du corps jaune dans le déterminisme expérimental de la sécretion mammaire. Compt. rend. Soc. biol. T. 76. S. 150. 1914.

Dieselben, Sur les cellules du myométrium, qui prennent le carmin des injections physiologiques. Compt. rend. Soc. biol. T. 74. p. 728. 1913.

Bouin, P. et Ancel et Villemin, Sur la physiologie du corps jaune de l'ovaire. Recherches faites à l'aide des rayons X. Presse méd. 1906. Nr. 96. p. 783.

Bucura, Beiträge zur inneren Funktion des weiblichen Genitales. Zeitschr. f. Heilk. Bd. 28. 1907. (Neue Folge. Bd. 8.)

Bucura, Über die Bedeutung der Eierstöcke. Volkmanns Samml. klin. Vortr. Nr. 513/514 (Gynäkologie Nr. 187/188).

Champy et Gley, Action des extraits d'ovaires sur la pression artérielle. Soc. de biol. 18. Nov. Presse méd. 1911. Nr. 93. p. 966.

Chirié, J. L., Le corps jaune. L'obst. Mai et Juin. 1911. p. 525 u. 593.

Derselbe, Corpus luteum und unstillbares Erbrechen. Gyn. Rundschau 1912. Heft 19.

Chrobak - Rosthorn, Erkrankungen der weiblichen Geschlechtsorgane. Spez. Path. u. Therap. v. Nothnagel Bd. 20.

Cohn, Franz, Über die Funktion des Corpus luteum. Monatsschr. f. Geb. u. Gyn. Bd. 20. S. 1165. 1904.

Derselbe, Über das Corpus luteum und den atretischen Follikel des Menschen und deren zystische Derivate. Arch. f. Gyn. Bd. 87. S. 387. 1909.

Derselbe, Freie intraperitoneale Blutung aus einem Corpus luteum. 1910.

Dannreuther, W. T., Corpus luteum organotherapy in clinical practice. Journ. of Amer. med. Assoc. Vol. Nr. 5. 1904.

Delestre, M., Origine des cellules à luteine du corps jaune chez la vache. Ann. de gyn. et d'obst. XXXVII. année. Sept. p. 545. 1910.

Devraigne et Chirié, Corps jaune et vomissements incoercibles. Congr. de la soc. obst. de France. La Gyn. 1911. Nr. 11. p. 681.

Dick and Curtis, Concerning the fonction of the corpus luteum and some allied problems Surg. Gyn. and Obst. nov. Vol. 15. Nr. 5. 1912.

O'Donoghue, Ch. H., The relation between the corpus luteum and the growth of the mammary gland. Journ. of Physiol. T. 43. 1911. Proc. Physiol. Soc. 21. X. 1911.

Derselbe, The artificial production of Corpora lutea and their relation to the mammary glands. Journ. of Phys. Bd. 46. Proc. Phys. Soc. p. 6. 1913.

Derselbe, Über die Corpora lutea bei einigen Beuteltieren. Arch. f. mikr. Anat. Bd. 84. S. 3. 1913.

Drahn, Fr., Die anatomischen Veränderungen am Geschlechtsapparat unserer Haustiere bei der Brunst mit besonderer Berücksichtigung der Hündin. Diss. Hannover 1913.

Essen-Möller, E., Doppelseitige Ovariotomie im Anfange der Schwangerschaft. Ausgetragenes Kind. Zentralbl. f. Gyn. 1904. Nr. 28. S. 869.

Fellner, O., Neuere Ergebnisse aus den Forschungen über das Corpus luteum. Monatsschrift f. Geb. u. Gyn. Bd. 25. S. 146.

Fraenkel, L., Zur Funktion des Corpus luteum. Arch. f. Gyn. Bd. 68. 1902.

Derselbe, Vortrag in der Gynäkologischen Gesellschaft in Wien vom 15. Dezember 1903. Ref.: Zentralbl. f. Gyn. 1904.

Derselbe, Weitere Experimente über die Funktion des Corpus luteum. Monatsschr. f. Geb. u. Gyn. Bd. 20. S. 1049. 1904.

Derselbe, Die physiologischen und pathologischen Beziehungen zwischen Ovarien und Uterus. Zeitschr. f. ärztl. Fortbild. Bd. 6. 1909.

Derselbe, Neue Experimente zur Funktion des Corpus luteum. Arch. f. Gyn. Bd. 91 S. 705. 1910.

Derselbe (Breslau), Neue Experimente über die Funktion des Corpus luteum. Internat. Gyn.-Kongr. Petersburg 1910. Referiert: Zentralbl. f. Gyn. 1910. Nr. 45. S. 1451.

Derselbe, Die Funktion des Corpus luteum. Arch. f. Gyn. Bd. 98. S. 438.

Derselbe, Das zeitliche Verhalten von Ovulation und Menstruation. Zentralbl. f. Geb. u. Gyn. 1911. Nr. 46.

Derselbe, Ovulation, Menstruation, Konzeption und Schwangerschaftsdauer. Verhandl. d. Deutsch. Gesellsch. f. Gyn. 1913.

Derselbe, Ovulation, Konzeption und Schwangerschaftsdauer. Zentralbl. f. Geb. u. Gyn. Bd. 74. S. 107. 1913.

Derselbe, Untersuchungen über die sogenannte Glande endocrine myométriale. Arch. f. Gyn. Bd. 99. S. 225. 1913.

Derselbe, Vasomotorische Phänomene durch Extrakte innerer Drüsen. Verhandl. d. Deutsch. Gesellsch. f. Gyn. 1913. S. 192.

Derselbe, Wirkung von Extrakten endokriner Drüsen auf die Kopfgefäße. Zeitschr. f. exper. Path. Bd. 16. S. 177. 1914.

Frank, R. T., Corpus luteum. Studies from department of pathology, college of physicians of Columbia university. Vol. 12. Brit. med. Journ. Aug. 17. 1912. p. 23.

Derselbe, The function of the ovary. Transact. of the amer. gyn. soc. May 23. 24 und 25. Amer. Journ. of Obst. and gyn. of the british empire. September. 1911. p. 137.

Gambaroff, B., Über die Wirkung des Eierstockextraktes auf die Zirkulation. 4. Kongr. russ. Gyn. 31. Dez. 1911.

Halban, J., Zur Symptomatologie der Corpus luteum-Zysten. Geb.-gyn. Gesellsch. in Wien. Ref.: Wiener klin. Wochenschr. 1915. Nr. 28. S. 773.

Derselbe und Köhler, R., Die Beziehungen zwischen Corpus luteum und Menstruation Arch. f. Gyn. Bd. 103. S. 575. 1914.

Hegar, Studien zur Histogenese des Corpus luteum und seiner Rückbildungsprodukte. Arch. f. Gyn. Bd. 91. S. 530.

Hermann, E., Über eine wirksame Substanz im Eierstock und in der Plazenta. Monatsschr. f. Geb. u. Gyn. Bd. 41. S. 1. 1915.

Hill, J. and O'Donoghue, Ch., The reproductive cycle in the marsupial dasyurus viverrinus. Quart. Journ. of microsc. science Vol. 59. S. 133. 1913.

Iscovesco, H., Les lipoides de l'ovaire. Compt. rend. Soc. biol. T. 72. p. 16. 1912.

Derselbe, Le lipoïde utéro-stimulant de l'ovaire. Propriétés physiologiques. Compt. rend. Soc. biol. T. 72. p. 104.

Derselbe, Los lipoïdes de l'ovaire du corps jaune du testicule Propriétése homo-stimulantes physiologiques et thérapeutiques. Presse méd. 1912. p. 845.

Derselbe, Action d'un lipoid (V Dc) extrait de l'ovaire sur l'organisme. Compt. rend. Soc. biol. T. 75. p. 393. 1913.

Derselbe, Lipoides homo-stimulants de l'ovaire et du corps jaune. Rev. de gynécol. et de chirurg. abdom. T. 22. p. 161. 1914.

Jaeger, Der Wert des Corpus luteum-Extraktes. Therap. Gaz. Nr. 7. 15. Juli 1912.

Kehrer, E., Diskussionsbemerkung zum Vortrage Millers: Die Rückbildung des Corpus luteum. Münch. med. Wochenschr. 1910. Nr. 10. p. 553.

Kleinhans, Experimentelles zur Corpus luteum-Frage. Monatsschr. f. Geb. u. Gyn. Bd. 20. S. 1048.

Kleinhans, F. und Schenk, F., Experimentelles zur Frage nach der Funktion des Corpus luteum. Zeitschr. f. Geb. u. Gyn. Bd. 61. S. 283. 1908.

Koblanck, A. und Löb, W., Über ein peptidspaltendes Enzym der Ovarien. Biochem. Zeitschr. Bd. 29. S. 102. 1910.

Krainz, K., Über die Reizwirkungen von Fremdkörpern auf die Uterusschleimhaut der Hündin. Arch. f. mikr. Anat. Bd. 84. Heft 1. 1914.

Krusen, W., The present status of Corpus luteum Organotherapy. Amer. Journ. of Obst. Oct. p. 522. 1912.

Lambert, Suc l'action des extraits du corps jaune de l'ovaire. Compt. rend. Soc. biol. T. 62. p. 18. 1907.

Landsberg, E., Zwei therapeutische Vorschläge für die gynäkologische Praxis. Kalzium gegen entzündliche Prozesse. Extrakt aus Corpora lutea vera gegen Blutungen. Therap. Monatsh. 28. Jahrg. Mai 1914.

Leopold und Ravano, Neuer Beitrag zur Lehre von der Menstruation und Ovulation. Arch. f. Gyn. Bd. 88. S. 566. 1907.

Lindenthal, Menstruation und Corpus luteum. Wiener klin. Wochenschr. 1903. Nr. 11.

Loeb, L., On the influence of pregnancy on the cyclic changes in the uterus. Journ. of Biochem. Chym. Vol. 14. p. 2. 1913. Proc. of Soc. of Biol. Chem. p. 29.

Derselbe, The experimental production of an early stage of extrauterine pregnancy. Proc. cos. exp. biol. and med. Vol. 11. p. 102. 1913.

Derselbe, The influence of pregnancy on the cyclic changes in the uterus. Amer. Journ. of Physiol. 31. Proceed. p. 25. 1913.

Derselbe, Über die experimentelle Erzeugung von Knoten von Deziduagewebe in dem Uterus des Meerschweinchens nach stattgefundener Kopulation. Zentralbl. f. allg. Path. u. path. Anat. Bd. 18. Nr. 14. S. 563. 1907.

Derselbe, The Production of Deciduomata and the relation between the ovarians and the formation of the decidua. Journ. Amer. Ass. Vol. 50. Nr. 23. p. 1897. 1908.

Derselbe, Über die künstliche Erzeugung von Dezidua und über die Bedeutung der Ovarien für die Dezidualbildung. Zentralbl. f. Physiol. 1908. Nr. 16. S. 498.

Derselbe, Über die Bedeutung des Corpus luteum. Zentralbl. f. Physiol. Bd. 23. S. 73. Nr. 3. 1909.

Derselbe, Der normale und pathologische Zyklus im Ovarium des Säugetieres. Virchows Arch. Bd. 206. 1910.

Derselbe, The function of the corpus luteum etc. Med. Record. 25. Juni 1910.

Derselbe, Weitere Untersuchungen über die künstliche Erzeugung der mütterlichen Plazenta etc. Zentralbl. f. Physiol. Bd. 24. Nr. 6. S. 203. 1910.

Derselbe, Über die Bedeutung des Corpus luteum für die Periodizität des sexuellen Zyklus beim weiblichen Säugetierorganismus. Deutsche med. Wochenschr. 1911. Nr. 1. S. 17.

Loeb, W. und Gutmann, S., Zur Kenntnis der Enzyme der Ovarien. Biochem. Zeitschr. Bd. 41. S. 445. 1912.

Loisel, G., Recherches sur les ovaires des grenouilles vertes. Compt. rend. de la soc. de biol. 1901. p. 504.

Mandl, L., Diskussionsbemerkungen zu Fraenkels Vortrag. Zentralbl. f. Gyn. Bd. 28. 1904.

Derselbe, Beitrag zur Kenntnis der Funktionen der weiblichen Keimdrüse. Wiener klin. Wochenschr. 1911. S. 411.

Marcotti, A., Über das Corpus luteum menstruationis und das Corpus luteum graviditatis. Arch. f. Gyn. Bd. 103. S. 63. 1914.

Marshall, F. A. H., On the ovarian factor concerned in the recurrence of oestrus. Proceed. Physiol. Soc. 18. XI. 1911. Journ. of Physiol. T. 43. 1911.

Meyer, R., Über Corpus luteum-Bildung beim Menschen. Arch. f. Gyn. Bd. 93. Heft 2. S. 354.

Meyer, Robert, Über die Beziehung der Eizelle und des befruchteten Eies zum Follikelapparat, sowie des Corpus luteum zur Menstruation. Arch. f. Gyn. Bd. 100.

Meyer, R. und Ruge, C., Über Corpus luteum-Bildung und Menstruation in ihrer zeitlichen Zusammengehörigkeit. Zentralbl. f. Gyn. Bd. 37. S. 50. 1913.

Miller, J. W., Die Rückbildung des Corpus luteum. Münch. med. Wochenschr. 1910. Nr. 10. S. 553.

Derselbe, Die Rückbildung des Corpus luteum. Arch. f. Gyn. Bd. 91. S. 263.

Derselbe, Corpus luteum und Schwangerschaft. Das jüngste operativ erhaltene menschliche Ei. Berl. klin. Wochenschr. Bd. 50. Nr. 19. 1913.

Derselbe, Corpus luteum, Menstruation und Gravidität. Arch. f. Gyn. Bd. 101. S. 568. 1914.

Miller, J. W, Über Corpus luteum-Bildung beim Menschen. Kritische Bemerkungen zu der im Arch. f. Gyn. Bd. 63. Heft 2 erschiedenen Arbeit Prof. Dr. Rob. Meyers. Zentralbl. f. Gyn. 1911. Nr. 30. S. 1089.

Morley, Über mit Corpus luteum-Extrakt behandelte Fälle. Journ. Michigan state Med. soc. Nov. 1909.

Neumann, J. und Herrmann, E., Biologische Studien über die weibliche Keimdrüse. Wiener klin. Wochenschr. 1911. Nr. 12. Gesellsch. d. Ärzte Wiens. Sitzg. vom 31. März. Wiener med. Wochenschr. 1911. Nr. 15. S. 982.

Okintschitz, V. Internationaler Kongreß für Geburtshilfe und Gynäkologie in Petersburg vom 22.—28. September 1910. Ref.: Zentralbl. f. Gyn. 1910. Nr. 45. S. 1451.

Derselbe, Über die sekretorische Tätigkeit der Eierstöcke. Journ. akuscherstwa i shenskich bolesnej 1909. Nr. 1.

Derselbe, Die Rolle des Eierstocks im Organismus. Russki Wratsch. 1909. Nr. 11 u. 13.

Pankow, Ovarium mit geplatzter Corpus luteum-Zyste. Verhandl. d. Deutsch. Gesellsch. f. Gyn. Bd. 14. S. 774. 1911.

Parhon, Dumitrescu und Zugrava, Untersuchungen über die physiologische und therapeutische Aktion der Lipoide der Geschlechtsdrüsen. Zweiter rumän. Kongr. f. Med. u. Chir. Bukarest 1914.

Pfannenstiel-Krömer, Die Erkrankungen des Eierstockes und des Nebeneierstockes, Veits Handb. d. Gyn. Bd. 4. 1. Hälfte.

Prénant, De la valeur morphologique du corps jaune, son action physiologique et thérapeutique possible. Rev. gén. des sciences. 1898.

Podbielski, L., Über die spezifischen gerinnungshemmenden und blutdruckherabsetzenden Substanzen des weiblichen Genitalapparates. Biochem. Zeitschr. Bd. 49. 1913.

Pottet, Réaction de fixation et sécrétion interne du corps jaune ovarien. Soc. d'obst. de gyn. et de ped. de Paris. Séance du 10 Oct. 1910.

Ravano, Über die Frage nach der Tätigkeit des Eierstockes in der Schwangerschaft. Arch. f. Gyn. Bd. 83. S. 587. 1907.

Regaud et Dubreuil, Acceleration du rut par la cohabitation. Compt. rend. Soc. biol. 1909. S. 139.

Ruge, II C., Über Ovulation, Corpus luteum und Menstruation. Arch. f. Gyn. Bd. 100. S. 20. 1913.

Sandes, The corpus luteum of Dasyurus viverrinus. Zit. nach Sobotta.

Schauta, Diskussion zu Fraenkels Vortrag in der Gyn. Gesellsch. in Wien vom 15. Dez. 1903. Zentralbl. f. Gyn. 1903.

Schickele, Wirksame Substanzen in Uterus und Ovarien. Münch. med. Wochenschr. 1911. Nr. 3. S. 123.

Schickele, G., Untersuchungen über die innere Sekretion der Ovarien. Biochem. Zeitschr. Bd. 38. 1912.

Derselbe, Biochemische Untersuchungen über Uterus und Ovarium. Verhandl. d. Deutsch. Gesellsch. f. Gyn. Bd. 14. S. 530. 1912.

Schröder, R., Anatomische Studien zur normalen und pathologischen Physiologie des Menstruationszyklus. Arch. f. Gyn. Bd. 104. 1. S. 27. 1915.

Derselbe, Neue Ansichten über die Menstruation und ihr zeitliches Verhalten zur Ovulation. Monatsschr. f. Geb. u. Gyn. Bd. 38. S. 1. 1913.

Derselbe, Über die zeitlichen Beziehungen der Ovulation und Menstruation. Arch. f. Gyn. Bd. 101. S. 1. 1913.

Seitz, L., Wintz, H. und Fingerhut, L., Über die biologische Funktion des Corpus luteum, seine chemischen Bestandteile und deren therapeutische Verwendung bei Unregelmäßigkeiten der Menstruation. Münch. med. Wochenschr. Bd. 61. Nr. 30 u. 31. Juli 1914.

Skrobansky, Diskussion zu Fraenkels Vortrag in der Gyn. Gesellsch. in Wien vom 15. Dezember 1903. Zentralbl. f. Gyn. 1903.

Sobotta, Das Wesen, die Entwicklung und die Funktion des Corpus luteum. Sitzungsber. der phys.-med. Gesellsch. Würzburg. S.-A. 1904. S. 1—11.

Sommer und Wetzel, Über die chemischen Veränderungen des Ovarialeies der Ringelnatter. Arch. f. Anat. u. Physiol. Physiol. Abt. 1904. S. 389.

Stevens, Das Schicksal des Ovulums und des Graafschen Follikels im prämenstruellen Leben. Transactions of the obstetrical soc. of London. 1904. Nr. 10. S. 312.

Theilhaber, Zur Lehre von der Entstehung der Menstruation. Münch. med. Wochenschr. 1911. S. 465.

Villemin, F., Sur le rôle du corps jaune ovarien chez la femme et la lapine. Compt. rend. Soc. biol. 1908. p. 363.

Derselbe, Sur les rapports du corps jaune avec la menstruation et le rut. Compt. rend. Soc. biol. 1908. p. 444.

Villemin, F., Le corps jaune considéré comme glande à sécrétion interne de l'ovaire. Paris 1908. Doin. La Gyn. 12 ann. Nr. 3. Suppl. Mai. p. 218—248.
Derselbe, L'ovulation est-elle spontanée chez la lapine. Compt. rend. Soc. biol. 1908. p. 662.
Derselbe, Sur l'action physiologique des injections intravasculaires d'extrait de corps jaunes. Soc. de Biol. séance du 21 mai. La Gyn. T. 14. Nr. 4. p. 352.
Wallart, J., Chemische Untersuchungen über den Luteingehalt des gelben Körpers während der Gravidität. Hegars Beitr. Bd. 14. S. 148. 1909.
Derselbe, Über Frühstadien und Abortivformen der Corpus luteum-Bildung. Aus dem Frauen-Spital Basel-Stadt (Dir. Prof. Dr. v. Herff).
Walter, L., Zur Pathologie des Corpus luteum. Beitr. z. Geb. u. Gyn. Bd. 19. Erg.-Heft S. 61.
Weinberg, B., Über das Vorkommen von Jod und Chlor in menschlichen Ovarien. Hegars Beitr. Bd. 19. S. 222. 1914.
Young, J. Stierling, The history of the ovary. Journ. of obst. and gyn. of the british empire. Dez. Vol. 20. Nr. 6. p. 285.
Derselbe, On fat and fat-crystals occurring in the ovary. Med. chron. p. 321. Journ. of obst. and gyn. of the brit. empire Vol. 21. Nr. 1. p. 17. 1911.

Anhang. Ovarialextraktwirkung.

Bab, H., Akromegalie und Ovarialtherapie. Zentralbl. f. Gyn. Bd. 1. S. 26. 1914.
Derselbe, Zur medikamentösen Behandlung der innersekretorischen Ovarialinsuffizienz. Med. Klinik 1915. S. 429.
Below (Charkow), Über Ovarioluteine. 5. internat. Kongreß für Geburtshilfe und Gynäkologie in St. Petersburg. 1910. Ref.: Zentralbl. f. Gyn. 1910. Nr. 45. S. 1452.
Brown-Séquard, Remarques sur les effets produits sur la femme par des injections souscoutanées d'un liquide retiré d'ovaire d'animaux. Compt. rend. Soc. biol. 1890. S. 456 u. 651.
Bucura, Zur Therapie der klimakterischen Störungen und der Dyspareunie. Münch. med. Wochenschr. 1909. Nr. 43.
Chrobak, Über Einverleibung von Eierstocksgewebe. Zentralbl. f. Gyn. 1896. S. 521.
Dannreuther, W. T., Corpus luteum organotherapy in clinical practice with report of a bilateral Salpingoophorectomy in which the administration of corpus luteum extract was followed by the reestablishment of menstruation. Journ. of amer. Med. Ass. Vol. 62. Nr. 5. 1914.
Drevet, Effet thérapeutique du corps jaune de l'ovaire. Thèse de Paris 1907.
Fellner, O. O., Experimentell erzeugte Wachstumsveränderungen am weiblichen Genitale der Kaninchen. Zentralbl. f. allg. Path. Bd. 23. S. 673. 1912.
Ferroni, Sugli effeti delle injezioni sperimentali di estratto di corpo luteo. Annal. di ostetricia e ginecologia. 29. Jahrg. Bd. 1. 1907.
Flockemann, Zur Beeinflussung der Ausfallserscheinungen beiderseits kastrierter Frauen durch Ovarialpräparate. Münch. med. Wochenschr. 1901. Nr. 48. u. 1912.
Fraenkel, L., Neue Experimente zur Funktion des Corpus luteum. Arch. f. Gyn. Bd. 91. S. 705.
Hallion, Influence vasodilatatrice des produits ovariens sur le corps thyréoïde. Compt. rend. de la soc. de biol. 1907.
Herrmann, E., Über eine wirksame Substanz im Eierstock und in der Plazenta. Monatsschrift f. Geb. u. Gyn. Bd. 41. Nr. 1. 1915.
Iscovesco, Action sur l'organisme d'un lipoïde. (V. D. C.) extrait de l'ovaire. Soc. de biol. de Paris. 15. Nov. Presse méd. 1911. Nr. 94. p. 945.
Jacobs, Eierstockstherapie. Policlinique 1896.
Jayle, Revue de gyn. et de chir. abdom. 1898. Ref.: Zentralbl. f. Gyn. 1898. S. 1327.
Jayle, J., Die Opotherapie mit Ovarium. Revue de gynéc. T. 7. 1903.
Lambert, Sur l'action des extraits du corps jaune de l'ovaire. Compt. rend. de la soc. de biol. 1907.
Landau, Zur Behandlung von Beschwerden der natürlichen und antizipierten Klimax. Berl. klin. Wochenschr. 1896. Nr. 25. S. 557.
Lebreton, Corps jaune et autointoxication gravidique. Compt. rend. de la soc. de biol. 1907.
Leighton, A. P., The use of luteum extract in the treatment of menstrual disorders. Amer. Journ. of Obst. Nov.
Loeb, O. und Zöppritz, B., Die Beeinflussung der Fortpflanzungsmöglichkeit durch Jod. Deutsche med. Wochenschr. Bd. 40. S. 1261.
Löwy und Richter, Deutsche med. Wochenschr. 1895. Nr. 15.

Mainzer, Vorschlag zur Behandlung der Ausfallserscheinungen nach Kastration. Deutsche med. Wochenschr. 1896. Nr. 12. S. 188.
Mathes, Einwirkung des Oophorins auf den Stoffwechsel der Frauen mit oder ohne Ovarien. Monatsschr. f. Geb. u. Gyn. Bd. 18. S. 261. 1903.
Mond, Kurze Mitteilungen über die Behandlung der Beschwerden bei natürlicher oder durch Operation veranlaßter Amenorrhöe mit Eierstockkonserven (Ovariin Merck). Münch. med. Wochenschr. 1896. Nr. 14.
Mossé und Oulié, Compt. rend. Soc. biol. T. 51. S. 447.
Neumann, J. und Hermann, E., Biologische Studien über die weibliche Keimdrüse. Wiener klin. Wochenschr. 1911. Nr. 12.
Neumann und Vas, Über den Einfluß der Ovariumpräparate auf den Stoffwechsel. Monatsschr. f. Geb. u. Gyn. Bd. 15. 1902.
Offergeld, H., Klinische Versuche mit Ovarialsubstanz. Deutsche med. Wochenschr. 1911.
Okintschitz, L., Sur le rôle de l'ovaire dans l'organisme. Russki Wratsch. Vol. 8. p. 370 u. 471. Ref. Journ. de phys. et path. T. 11. p. 986. 1909.
Parhon et Goldstein, Note sur les lipoïdes des ovaires. Compt. rend. Soc. de piol. T. 66. p. 650. 1909.
Popielski, L., Über die spezifischen gerinnungshemmenden und blutdruckherabsetzenden Substanzen des weiblichen Genitalapparates. Biochem. Zeitschr. Bd. 49. S. 168.
Prochownick, Über Ovaradentriferrin. Zentralbl. f. Gyn. 1910. Nr. 46.
Recasens, L'homoorganothérapie dans le traitement de quelques gynécopathies. XVII. Intern. med. Kongr. in London. Monatsschr. f. Geb. u. Gyn. Bd. 38. S. 459.
Schauta, Diskussion zum Vortrage von Fraenkel in der Gesellsch. f. Geb. u. Gyn. in Wien Zentralbl. f. Geb. u. Gyn. Nr. 19 n. 20.
Schickele, G., Wirksame Substanzen im Uterus und Ovarium. Münch. med. Wochenschrift 1911. Nr. 3.
Derselbe, Untersuchungen über die innere Sekretion der Ovarien. Biochem. Zeitschr. Bd. 38. 3. und 4. Heft. I. u. II. Mitteil. 1912.
Seeligmann, Über die Resultate der Oophorinbehandlung bei gynäkologischen Erkrankungen. Zentralbl. f. Gyn. 1900. S. 303.
Skrobansky, K., Über Immunisierung von Tieren mit Ovarien einer anderen Tierspezies. Russ. Zeitschr. f. Geb. Januar 1904.
Sollier et Chartier, L'opothérapie ovarienne et hypophysaire dans certains troubles mentaux. Congr. de Dijon, août 1908.
Stickel, Experimentelle Untersuchungen über den Einfluß der Drüsen mit innerer Sekretion auf die Uterustätigkeit. T. 1. Ovarium. Arch. f. Anat. u. Phys., phys. Abt. Jahrg. 1913. Heft 3/4. S. 359—411.
Stolper, L., Ovarium und Alkylaminoacetobrenzkatechin. Berichte d. Deutsch. Chem. Gesellsch. Bd. 37. 1904.
Touvenant, Über Organtherapie mit Eierstocksubstanz. Ref.: Zentralbl. f. Gyn. 1897. S. 198.
Villemin, F., Sur l'action physiologique des injections intravasculaires d'extrait de corps jaune. Compt. rend. Soc. biol. T. 68. p. 874. 1910.
Walther, H., Ovaradentriferrin in der gynäkologischen Praxis. Münch. med. Wochenschr. Nr. 48. Nov. 1911.
Weinberg, B., Über das Vorkommen von Jod und Chlor in menschlichen Ovarien. Hegars Beitr. Bd. 19. S. 222. 1914.
Wiljamawsky, Der therapeutische Wert des Ovaradentriferrins. Prakt. Wratsch. 1912. Nr. 47.
Zöppritz, R., Der Jodgehalt menschlicher Ovarien. Münch. med. Wochenschr. Bd. 59. S. 1898. 1912.

B. Klinik der innersekretorischen Erkrankungen des Ovariums.

1. Ovarielle Blutungen.

Adachi, S., Histologische Untersuchungen an Ovarien bei sogenannten metritischen Blutungen. Monatsschr. f. Geb. u. Gyn. Bd. 35. S. 345. 1912.
Adler, Ludwig, Zur Physiologie und Pathologie der Ovarialfunktion. Arch. f. Gyn. Bd. 95. S. 349. 1911.
Adler, Leo vgl. unter Brustdrüse.
Ahreiner, Über Blutungen bei der sogenannten chronischen Metritis. Arch. f. Gyn. Bd. 85. S. 372. 1908.
Amczislavsky vgl. unter Brustdrüse (Mammin).

Aschner, B., Über brunstartige Erscheinungen nach subkutanen Injektionen von Ovarial- und Plazentarextrakt. Arch. f. Gyn. Bd. 99. S. 534. 1913.
Derselbe, Über Morphologie und Funktion des Ovariums unter normalen und pathologischen Verhältnissen. Arch. f. Gyn. Bd. 102. Heft 3. 1914.
Derselbe, Praktische Folgerungen der Lehre von der inneren Sekretion. Prakt. Ergebn. d. Geb. u. Gyn. 1916.
Derselbe, Kritischer Rückblick über wichtige gynäkologische Arbeiten aus dem Jahre 1913. Münch. med. Wochenschr. 1914. S. 1001 u. S. 1074.
Aschner und Grigoriu, Plazenta, Fötus und Keimdrüsen in ihrer Wirkung auf die Milchsekretion. Arch. f. Gyn. Bd. 94.
Aymerich, G., Relation of Anatomical Alterations of the Ovaries and Essential Metrorrhagia. Amer. Journ. of Obst. March. Vol. 71. p. 521.
Bab, H. vgl. unter Hypophyse (Pituitrin).
Bartel und Herrmann vgl. Kap. I.
Barth, O., Über das Vorkommen menstrueller Blutungen nach restloser Entfernung beider Ovarien. Inaug.-Diss. Straßburg.
Below vgl. Corpus luteum.
Brennecke zit. nach Adler.
Bürger und Mandl vgl. Kap. Myom.
Busse (Jena), Die Behandlung von Gebärmutterblutungen mit Serum. Zentralbl. f. Gyn. 1909. Nr. 7. S. 236.
Cantoni, V., Über die Blutveränderungen während der Menstruation. Arch. f. Gyn. Bd. 99. S. 541. 1913.
Dalché, Hyperovarie. Virginelle Metrorrhagien. Gaz. d. hôp. 1905. 3. Juli. Ref.: Zentralbl. f. Gyn. 1907. Nr. 43. S. 1352.
Dalché, P., Dystrophie ovarienne. Le Bull. méd. 1901.
Derselbe, La Puberté chez la femme. Paris 1906.
Derselbe, Hyper- und Hypovarie. Gaz. d. hôp. 1906.
Derselbe, Quelques accidents généraux de la vie génitale de la femme, leurs rapports avec les dystrophies polyglandulaires. Pathogénie. Traitement. Gaz. d. hôp. 1912. Nr. 48. S. 689.
Duffy, R., Uterine Hemorrhage at Puberty. New Orleans Med. and Surg. Journ. Jan. Nr. 7. Ref. The Journ. of the Amer. Med. Assoc. Jan. Vol. 68. Nr. 4. p. 371.
Ebeler, Zur Behandlung genitaler Blutungen mit Tampospuman. Frauenarzt 1914. Nr. 4.
Fischer, W., Menstruation. Gyn. Rundschau Nr. 7. S. 665. 1913.
Fischer, J. (Wien), Über Blutungen am Beginn der Pubertät. Monatsschr. f. Geb. u. Gyn. Bd. 25. Heft 4.
Foges, Keimdrüsen: in Wagner-Bayers Lehrb. d. Organotherap.
Fränkel, L. vgl. unter Corpus luteum.
Fränkel, L. und Böhm (Breslau), Genitalblutungen bei Hämophilie. Monatsschr. f. Geb. u. Gyn. Bd. 30. S. 417. 1909.
Frankl, O. und Aschner, B., Zur quantitativen Bestimmung des tryptischen Fermentes in der Uterusmukosa. Gyn. Rundsch. 1911. Nr. 17.
Giannettasio, N., Contributo alla conoscenza dello strumo ovario colloideo. Rif. med. Vol. 30. p. 38 u. 68. 1914.
Graff, v., Behandlung nichtklimakterischer Blutungen mit Röntgenstrahlen. Strahlentherapie Bd. 4. 1914. Vgl. ferner unter Schilddrüse.
Grube, Über unstillbare Blutungen aus dem Uterus und Arteriosclerosis uteri. Geburtshilfliche Gesellschaft zu Hamburg. 11. Febr. 1902. Ref.: Monatsschr. f. Geb. u. Gyn. Bd. 16. S. 258.
Gumprich, G., Der Einfluß der Menstruation auf das Blutbild bei gesunden Individuen. Hegars Beitr. Bd. 19. S. 435. 1915.
Halban vgl. unter Corpus luteum.
Henkel, M., Über die Wechselbeziehungen zwischen Uterus und Ovarien. Ein Beitrag zur Behandlung gynäkologischer Blutungen. Münch. med. Wochenschr. 1911. Nr. 7.
Halban und Frankl, O., Zur Biochemie der Uterusmukosa. Gyn. Rundschau 1910. Nr. 13.
Heynemann, (Halle a. S.) Uterine Blutungen unter ovariellem Einflusse. Freie Vereinigung mitteldeutscher Gynäkologen. Sitzg. am 16. Januar 1910. Ref.: Zentralbl. f. Gyn. 1910. Nr. 10. S. 350.
Hitschmann und Adler, Zeitschr. f. Geb. u. Gyn. 1907; Monatsschr. f. Geb. u. Gyn. 1908.
Höhne, Ottomar, Ursachen und Therapie, Organotherapie der Menorrhagien. Jahreskurs f. ärztl. Fortbild. Juli. Ref.: Deutsche med. Wochenschr. 1914. Nr. 36. S. 1079.
Hofbauer, J., vgl. unter Hypophyse.
Hofstätter, R., Hypophysenmedikation bei Pubertätsblutungen. Gyn. Rundschau Bd. 8. Heft. 15. 1915.

Hofstätter, R., Anwendung der Hypophysensubstanzen in der inneren Medizin und Gynäkologie. Mitteil. d. Gesellsch. f. d. ges. Therap. 1914. 2. Jg. 7. Heft.

Hours, P. (Paris), Contribution à l'étude de metrorrhagie de la puberté. Inaug.-Diss. Paris 1906.

Jacobsohn, M., Die Bedeutung der Gefäßveränderungen des Uterus und der Ovarien für die Entstehung uteriner Blutungen. Diss. Freiburg 1911. S. 427. 1910.

Kaji, Zur ovariellen Ätiologie uteriner Blutungsn. Monatsschr. f. Geburtsh. u. Gyn. Bd. 32.

Kalabin zit. nach Foges.

Kalledey, L., Zur Lehre von der Ätiologie und Organotherapie der Uterusblutungen. Verhandl. d. Deutsch. Gesellsch. f. Gyn. Bd. 15. Teil 2. S. 88. Zentralbl. f. Gyn. Nr. 22. S. 801.

Keller, R., Blutgerinnungszeit und Ovarialfunktion. Arch. f. Gyn. Bd. 97. S. 548. 1912.

Derselbe, Über Funktionsprüfungen der Ovarialtätigkeit. Münch. med. Wochenschr. Nr. 39. S. 2162.

Klein vgl. unter Nebenniere.

Koch, C., Zur Behandlung schwerer Metrorrhagien bei akut-entzündlichen Adnexerkrankungen durch Portioinjektionen (Pituitrin Sekale). Arch. f. Gyn. Bd. 98. S. 297. 1912.

Köhler, R. vgl. Corpus luteum.

Kottmann, K. und Lidsky, A., Beitrag zur Hämophilie mit spezieller Berücksichtigung der Gerinnungsverhältnisse des Blutes an der Hand von Gerinnungskurven. Münch. med. Wochenschr. 1910. Nr. 1.

Klein, G., Zur Pathologie der menstruellen Blutungen. Monatsschr. f. Geb. u. Gyn. Bd. 35.

Kouwer, Mikroskopische Präparate des exstirpierten Uterus einer 69jährigen Frau. (Ursache der Blutungen, verkalkte Arterien.) Niederl. Gyn. Gesellsch. 17. März 1907.

Kramer, Anna, Das anatomische Verhalten der Uterusschleimhaut bei klimakterischen Blutungen. Inaug.-Diss. Straßburg 1914.

Landsberg, E., Zwei therapeutische Vorschläge für die gynäkologische Praxis. Kalzium gegen entzündliche Prozesse. Extrakt aus Corpora lutea vera gegen Blutungen. Therap. Monatsh. 28. Jahrg. Mai 1914.

Lapeyre, Behandlung der Metrorrhagien mit animalem Serum. Gynécologie. 1908. Heft 5. Ref.: Zentralbl. f. Gyn. 1909. Nr. 11. S. 396.

Littauer vgl. unter Nebenniere (Adrenalin).

Latzko, W., Wiener klin. Wochenschr. 1915. Nr. 28. Diskuss. 2. Halban, Geb.-gyn. Gesellsch.

Lauth, Gustav, Über das Verhalten des Uterus bei ovariellen Blutungen. Inaug.-Diss. Halle. Juli 1914.

Liepmann vgl. unter Hypophyse (Pituitrin).

Loeb, W., Milz- und Ovarialenzyme. Physiol. Gesellsch. zu Berlin. Sitzg. vom 1. u. 15. Dez. 1911. Deutsche med. Wochenschr. 1912. Nr. 15. S. 729.

Mathes vgl. Kap. I.

Loeb und Gutmann, Ovarialenzyme. Biochem. Zeitschr. Bd. 41. S. 445.

Merklein zit. nach Foges.

Meyer, R. vgl. unter Corpus luteum.

Muratow, Metrorrhagien infolge von Syphilis. Medizinskoje Obosreine. 1907. Nr. 1. Ref.: Gyn. Rundschau 1908. S. 556.

Miller, J. W. vgl. unter Corpus luteum.

Nerking, Narkose und Lezithin. Münch. med. Wochenschr. 1909. S. 29.

Neu, M., Zur Frage der sogenannten Pseudomenstruation. Zentralbl. f. Gyn. Nr. 10. S. 1911.

Novak, E., Die pathologische Physiologie der uterinen Blutungen. Journ. of the Amer. med. Assoc. 1914. August. Ref. Zentralbl. f. Gyn. Nr. 43. S. 760.

Novak, J., Wege und Ziele auf dem Gebiete der inneren Sekretion. Monatschr. f. Geb. u. Gyn. Bd. 40. 1914.

Nunez, Syphilitische Metrorrhagien. Gac. Med. Catalana, ref.: Münch. med. Wochenschr. 1910. S. 2316.

Okintschitz vgl. Corpus luteum.

Pankow, Die Ursachen der Uterusblutungen. Münch. med. Wochenschr. Bd. 52. 1909.

Derselbe, Über die ovarielle Ursache uteriner Blutungen. Monatsschr. f. Geb. u. Gyn. Bd. 33. S. 339. 1911.

Derselbe, Graviditäts-, Menstruations- und Ovulationssklerose der Uterus- und Ovarialgefäße. Arch. f. Gyn. Bd. 80. S. 271. 1906.

Derselbe, Die Metropathia haemorrhagica. Zeitschr. f. Geb. u. Gyn. Bd. 65. S. 336. 1909.

Paperna zit. nach Foges.

Pfannenstiel-Krömer, Die Erkrankungen des Eierstockes. Veits Handb. 4. Bd.

Pinkus zit. nach **Adler**.
Pölzl, A., Kleinzystische Degeneration der Ovarien als wahrscheinliche Ursache unstillbarer Genitalblutungen. Wiener klin. Wochenschr. Bd. 15. Nr. 17.
Pyhlau, W., Über Blutungen nach Adnexoperationen unter besonderer Berücksichtigung der sogenannten Pseudomenstruation. Diss. Heidelberg 1911.
Reinicke, Die Sklerose der Uterinarterien und die klimakterischen Blutungen. Arch. f. Gyn. Bd. 53. S. 340. 1897.
Riddle Goffe, J., Die biochemische Funktion des Endometriums bei der Ätiologie von Metrorrhagien und Menorrhagie. New York Med. Journ. Vol. 100. Nr. 5. 1914. Ref.: Zentralbl. f. Gyn. Nr. 43. S. 759.
Ruge, C. vgl. unter Corpus luteum.
Schiötz, C., Katarakt und innere Sekretion. Norsk. Mag. f. Laegevidensk. Vol. 74. p. 1201. 1913.
Seitz, L., Verhandl. d. Deutsch. Gesellsch. f. Gyn. Bd. 15. 1913.
Sohma, Über die Histologie der Ovarialgefäße in den verschiedenen Lebensaltern mit Berücksichtigung der Menstruations- und Ovulationssklerose. Arch. f. Gyn. Bd. 84. S. 377. 1908.
Schickele, G., Zur Kasuistik der Pubertätsblutungen. Oberrhein. Gesellsch. f. Geb. u. Gyn. 8. März 1914. Ref.: Beitr. f. Geb. u. Gyn. Bd. 19. S. 124.
Derselbe, Biochemische Untersuchungen über Uterus und Ovarium. Verhandl. d. Deutsch. Gesellsch. f. Gyn. 1911.
Derselbe, Die Beziehungen der Menstruation zu allgemeinen und organischen Erkrankungen. Ergebn. d. inn. Med. u. Kinderheilk. Bd. 12. S. 385. Berlin 1913.
Derselbe, Beiträge zur Physiologie und Pathologie der Ovarien. Arch. f. Gyn. Bd. 97.
Derselbe, Beitrag zur Herkunft zystischer Gebilde der Ovarien. Hegars Beitr. Bd. 16. S. 130. 1910.
Derselbe und **Keller**, R., Über die sogenannte chronische Metritis und die kleinzystische Degeneration der Ovarien, ihre Beziehungen zu den Uterusblutungen. Arch. f. Gyn. Bd. 95. Heft 3. 1912.
Dieselben, Die glanduläre Hyperplasie der Uterusschleimhaut, ihre Beziehungen zu den Uterusblutungen. Arch. f. Gyn. Bd. 95. Heft 3. 1912.
Schottländer vgl. interstitielle Eierstocksdrüse.
Schultze, W. H., Tödliche Menorrhagie in einem Falle von Thyreoplasie mit Hauptzellenadenom der Hypophyse. Virchows Arch. Bd. 216. S. 443. 1914.
Schmid, H. H. vgl. unter Hypophyse (Pituitrin).
Seitz, L. vgl. interstitielle Eierstocksdrüse.
Steinschneider, Adrenalin bei Gebärmutterblutungen. Münch. med. Wochenschr. 1905.
Stiller vgl. Kap. I.
Temesvary zit. nach **Foges**.
Thaler, H., Wiener klin. Wochenschr. 1915. Nr. 28. Diskuss. z. Halban, Geb.-gyn. Gesellsch.
Theilhaber, H., Rolle der Ovarien und der Uterusmuskulatur bei der Entstehung und dem Verlaufe der Uterusblutungen. Arch. f. Gyn. Bd. 94. Heft 3. 1911.
Tschernyschew zit. nach **Foges**.
Wagner, G. A., Zur Behandlung der Genitalblutungen der Frau. Therap. Monatsschr. Heft 8. S. 424.
Wallart, vgl. interstitielle Eierstocksdrüse.
Weil, Zusammenhang zwischen Blutgerinnungszeit und Uterusblutungen. Soc. d. biol. 20 Avril 1912. Ref. Wiener med. Wochenschr. S. 227.
Weiß, Schwere klimakterische Menorrhagien durch Sklerose der Uterinarterien und ihre Behandlung. Gyn. Gesellsch. zu Dresden. 17. Dezember 1908. Bericht: Zentralbl. f. Gyn. 1909. S. 705.
Werner, P., Wiener klin. Wochenschr. 1915. Nr. 28. Diskuss. zu Halban, Geb.-gyn. Gesellsch.
Zacharias, Erich, Genitalblutungen neugeborener Mädchen. Med. Klinik 1914. Nr. 46. Ref.: Wiener klin. Wochenschr. Nr. 1. S. 16.
Zoeppritz, Der Jodgehalt menschlicher Ovarien. Münch. med. Wochenschr. 1912. Nr. 35. S. 1848.

2. Myom.

Abel, Dauererfolge der Zweifelschen Myomektomie. Arch. f. Gyn. Bd. 57. 1898.
Alterthum, Die Folgezustände nach Kastration und die sekundären Geschlechtscharaktere. Beitr. z. Geb. u. Gyn. Bd. 2. Über das spätere Befinden der Operierten nach Ausführung der Amputatio uteri supravag. Inaug.-Diss. Freiburg 1895.

Amann, Verhandl. d. Deutsch. Gesellsch. f. Gyn. 1899.
Aschner, B., Über Morphologie und Funktion der Ovarien. Arch. f. Gyn. Bd. 102. 1914.
Derselbe, Prakt. Ergebn. der Geb. u. Gyn. 1916.
Baudron, De l'hysterectomie vaginale. Paris 1894.
Benthin, Zur Ätiologie der Uterusmyome. Monatsschr. f. Gyn. Bd. 39. 1914.
Brennecke, Zeitschr. f. Gyn. Bd. 12.
Bucura, C. J., Beitrag zur inneren Funktion des weiblichen Genitale. Zeitschr. f. Heilk. Bd. 27. Heft 9. 1907.
Bulius, Der Eierstock bei Fibromyoma uteri. Zeitschr. f. Gyn. Bd. 23.
Burckhard, Über die Dauererfolge der Myomoperatinoen. Zeitschr. f. Geb. u. Gyn. Bd. 43.
Buschbeck, Überblick über 100 vaginale Totalexstirpationen wegen Uterusmyom und Nachprüfung der Enderfolge dieser Operationen. Arch. f. Gyn. Bd. 56.
Derselbe, Nachprüfung über die Dauererfolge der in den Jahren 1885—1897 wegen schwerer chronischer Adnexerkrankungen ausgeführten Totalexstirpationen des Uterus und der Adnexe. Arch. f. Gyn. Bd. 56.
Chrobak zit. nach Abel.
Döderlein, Die desmoiden Geschwülste des Uterus in: Küstners Lehrb. d. Gyn. Jena 1901. S. 185 u. 186.
Falta und Decio, Beziehungen zwischen Uterusmyom und Kreislauf. Monatsschr. f. Geb. u. Gyn. Okt. 1911.
Fedoroff, Über die Einwirkung des Mammin Poehl auf die Muskulatur des Uterus und die Fibroide desselben. Russ. Journ. f. med. Chem. u. Organotherap. 1906. Nr. 34 bis 35.
Fehling, Über maligne Degeneration und operative Behandlung der Uterusmyome. Beitr. z. Geb. u. Gyn. Bd. 1.
Fränkel, M. vgl. ovarielle Blutungen.
Fleck, Myom und Herzerkrankung in ihren genetischen Beziehungen. Arch. f. Gyn. Bd. 71. S. 258.
Freund, W. H., Zur Ätiologie der Uterusmyome. Zeitschr. f. Geb. u. Gyn. Bd. 74.
Fritsch, Die Krankheiten der Frauen. 10. Aufl. 1901.
Gauß und Krinski, Röntgenbehandlung der Myome. Verhandl. d. Deutsch. Gesellsch. f. Gyn. Bd. 15. 2. S. 392.
Gebhardt, Veits Handb. Bd. 2. S. 435.
Glaevecke, Körperliche und geistige Veränderungen im weiblichen Körper nach künstlichem Verluste der Ovarien einerseits und des Uterus andererseits. Arch. f. Gyn. Bd. 35. S. 1. 1889.
Goodmann, The Cyclical Theory of Menstruation. Amer. Journ. of obst. Vol. 11.
Gottschalk, Verhandl. d. Deutsch. Gesellsch. f. Gyn. 1899.
Grammatikati, Experimentelle Untersuchungen über das weitere Schicksal der Ovarien und Tuben nach der Totalexstirpation des Uterus bei Kaninchen. Zentralbl. f. Gyn. 1889. Nr. 7 und Über klinische Erscheinungen nach operativer Entfernung einzelner Teile der weiblichen Geschlechtsorgane (Ovarien, Uterus usw.). Wratsch. 1891. p. 5.
Hegar, E. vgl. Kastration und Zentralbl. f. Gyn. 1887. S. 702.
Henkel, M., Ovarialhormone und Uterusmyome. Therap. d. Gegenw. H. 12. Dez. 1911.
Herz, M. vgl. Klimakterium.
Hofmeier, Myom und Sterilität. Zeitschr. f. Geb. u. Gyn. Bd. 30 u. 42. Berl. klin. Wochenschr. 1896. S. 949; Cntralbl. f. Gyn. Bd. 20. S. 1063.
Holzbach, E., Über die Funktion der nach Totalexstirpation des Uterus zurückgelassenen Ovarien und ihre Beziehungen zu den postoperativen Erscheinungen. Arch. f. Gyn. Bd. 80. 1906.
Jaschke, Myomherz in Nothnagels Suppl. Bd. 6. 1912.
Jayle, De l'Insuffisance ovarienne. Revue de gynec. et de chir. abdom. Paris 1901.
Josephsohn zit. nach Benthin.
Jouin, Über Wechselbeziehungen zwischen Schilddrüse und Eierstocksgewebetherapie. Zentralbl. f. Gyn. 1897.
Katz, F., Myom-Sterilität? Sterlitität-Myom? Diss. Tübingen 1912.
Keitler, Über das anatomische und funktionelle Verhalten der belassenen Ovarien nach Exstirpation des Uterus. Monatsschr. f. Geb. u. Gyn. Bd. 20. S. 686.
Kelly, H., Conservation of the ovary in hysterectomy and hysteromyomotomy. The brit. med. Journ. 1898. Jan. 29.
Keßler, L., Myom, Herz, Ovarien. St. Petersb. med. Wochenschr. 1905. S. 40.
Kisch, F. H., Uterus und Herz in ihren Wechselbeziehungen (Cardiopathia uterina). Eine klinische Studie. Leipzig 1898.
Kitzky, Beiträge zur Kenntnis der Ausfallserscheinungen nach Totalexstirpation des Uterus per vaginam. Inaug.-Diss. Berlin 1898.

Klein, G., Röntgenbehandlung der Myome. Verhandl. d. Deutsch. Gesellsch. f. Gyn. Bd. 15. 2. S. 421.
Küstner, Verhandl. d. Deutsch. Gesellsch. f. Gyn. Bd. 16. 2. S. 220; Lehrb. d. Gyn. 1901.
Leopold und Ehrenfreund, Über 151 vaginale Totalexstirpationen wegen Uterusmyome und über den Einfluß der Erhaltung der Eierstöcke auf das spätere Befinden der operierten Frauen. Beitr. z. Geb. u. Gyn. Festschr. f. Chrobak. 1903.
Mackenrodts und Gottschalk, Gesellsch. f. Geb. u. Gyn. Berlin, Sitzg. vom 26. Juni 1903.
Mainzer, 200 vaginale Radikaloperationen wegen chronisch entzündlicher Adnexerkrankungen nebst Untersuchungen über die Dauererfolge der vaginalen Radikaloperation. Arch. f. Gyn. Bd. 54.
Mandl und Bürger, Arch. f. Gyn. Bd. 69.
Dieselben, Die biologische Bedeutung der Eierstöcke nach Entfernung der Gebärmutter. Wien. Deuticke 1904. Daselbst zahlreiche ältere Literaturangaben.
Mayer, A., Die Störung der Eierstockfunktion bei Myom. Oberrhein. Gesellsch. f. Geb. u. Gyn. Sitzg. vom 8. März 1914. Bericht: Hegars Beitr. z. Geb. u. Gyn. Bd. 19. Ergänzungsheft S. 115.
Derselbe und Schneider, E., Über Störungen der Eierstockfunktion bei Uterusmyom und über einige strittige Myomfragen. Münch. med. Wochenschr. Bd. 14. 1914.
Menge - Opitz, Lehrb. d. Gyn. 1913.
Neisser, E. und Königsfeld, H., Zur Frage der Beziehungen zwischen Myom und Diabetes. Med. Klinik Bd. 19. 1911.
Neu, M., Über die Beziehungen zwischen Herz und Myom. Zeitschr. f. Geb. u. Gyn. 1910. S. 688.
Derselbe und Wolff, A., Experimentelles und Anatomisches zur Frage des sogenannten Myomherzens. Münch. med. Wochenschr. 1912. S. 73.
Novak, J., Nothnagels Suppl. Bd. 6.
Olshausen, Über die Wahl der Operationen bei Myomen. Zentralbl. f. Gyn. 1902. Nr. 1.
Panzer, R., Die Myomherz-Frage und ihre Entwicklung in den letzten zehn Jahren. Diss. München 1909.
Pfannenstiel, Zentralbl. f. Gyn. 1896. S. 1064. Nr. 49.
Prónai, K., Ovarien $4^1/_2$ Jahre nach Uterusexstirpation. Zentralbl. f. Gyn. 1910. Nr. 6. S. 182.
Reinl, Die Wellenbewegung der Lebensprozesse des Weibes. Samml. klin. Vortr. Nr. 243.
Rosthorn, v., Verhandl. d. Deutsch. Gesellsch. f. Gyn. 1899.
Runge, Lehrbuch der Gynäkologie. 1903.
Schickele vgl. ovarielle Blutungen.
Schauta, Verhandl. d. Deutsch. Gesellsch. f. Gyn. 1899.
Schrader, Stoffwechsel während der Menstruation. Zeitschr. f. klin. Med. Bd. 25.
Segond zit. nach Abel.
Seitz, L. (Erlangen), Ovarialhormone als Wachstumsursachen der Myome. Münch. med. Wochenschr. 1911. Nr. 24. S. 1281.
Shober zit. nach Mandl und Bürger.
Stolper, L. vgl. Kastration.
Straßmann, Beitrag zur Lehre von der Ovulation, Menstruation und Konzeption. Arch. f. Gyn. Bd. 52.
Thorn, Über vaginale Myomotomien und das Verhältnis der Enukleation zur Totalexstirpation. Zentralbl. f. Gyn. 1902. Nr. 11.
Trenholme zit. nach Veit.
Veit, J., Ätiologie, Symptomatologie, Diagnostik, Prognose der Myome. Handb. d. Gyn. 2. Aufl. Bd. 1. S. 487. 1907.
Vineburg, H. N., Wat is the Fate of the Ovaries up in Situ after Hysterectomy. Amer. Gyn. Soc. May 18. Journ. Amer. Med. Assoc. p. 2014.
Walcher zit. nach Seitz.
Waldstein, Über Zystenbildung in Ovarialresten. Zentralbl. f. Gyn. 1900.
Werth, Untersuchungen über den Einfluß der Erhaltung des Eierstockes auf das spätere Befinden der Operierten nach der supravaginalen Amputation und vaginalen Totalexstirpation des Uterus. Klin. Jahrb. Jena 1902.
Derselbe, Über Ausfallserscheinungen nach abdominaler Myomotomie mit Zurücklassung der Ovarien. Verhandl. d. Deutsch. Gesellsch. f. Gyn. 1899. S. 140.
Wijn, C. L., Over orgaamtherapie bij menstruatiestoornissen en fibromatoma uterie. Nederl. Tijdschr. v. Geneesk. Bd. 1. S. 604. 1913.
Zweifel, P., Verhandl. d. Deutsch. Gesellsch. f. Gyn. 1899.

Anhang: Neuere Literatur über das Parovarium und die glande myometriale.

Ancel, P. et Bouin, P., Sur l'existence d'une glande myométricale endocrine chez la lapine gestante. Compt. rend. Assoc. anat. T. 13. Réun. Paris p. 97. 1911.

Aschheim, Über den Glykogengehalt der Uterusschleimhaut. Zentralbl. f. Gyn. Nr. 5. S. 65.

Derselbe, Zur Histologie der Uterusschleimhaut. Über das Vorkommen von Fettsubstanzen. Zeitschr. f. Geb. u. Gyn. Bd. 77. Heft 2. S. 485.

Derselbe, Zur Frage der inneren Sekretion der Uterusschleimhaut. Zentralbl. f. Gyn. Bd. 51. 1914.

Becker, Nebeneierstock und Gartnerscher Gang. Diss. Göttingen 1910.

Bouin, P. et Ancel, P., Sur les cellules du myométrium, qui prennent le carmin des injections physiologiques. Compt. rend. Soc. biol. T. 74. S. 728. 1913.

Driessen, L. F. (Amsterdam), Glykogenproduktion, eine physiologische Funktion der Uterusdrüsen. Zentralbl. f. Gyn. 1911. Nr. 37. S. 1308.

Fränkel, L., Untersuchungen über die sogenannte Glande endocrine myométriale. Arch. f. Gyn. Bd. 99. S. 225. 1913.

Keiffer, M. H., Existe-t-il une glande myométriale dans l'utérus humain? Ann. et bull. Soc. sc. méd. et nat. de Bruxelles. T. 72. 1914.

Mercier, L., A propos des néphrophagocytes de l'utérus de la lapine gestante. Compt. rend. Soc. biol. T. 74. Nr. 3. 1913.

Derselbe, Recherches sur les néphrophagocytes de l'utérus gravide chez la lapine. Compt. rend. Soc. biol. T. 43. p. 534. 1912.

Vercesi, C., Sur le tissu interstitiel de l'utérus (Glande myométricale — monster cells). Arch. ital de Biol. T. 62. Fasc. III. p. 421—437. 1914. (Erschienen 31. März.)

Derselbe, Sul tessuto interstiziale dell' utero. Folia gyn. Vol. 10. Fasc. I. p. 51—69.

3. Dysmenorrhöe.

Zugleich neuere Literatur über Physiologie und Pathologie der Menstruation.

Adler, L., Zur Physiologie und Pathologie der Ovarialfunktion. Arch. f. Gyn. Bd. 95.

Amersbach, R., Über die Gerinnungsfähigkeit des Blutes während der Menstruation. Diss. Heidelberg 1911.

Aschner, B., Über brunstartige Erscheinungen nach subkutanen Injektionen von Ovarial und Plazentarextrakt. Arch. f. Gyn. Bd. 99. S. 534. 1913.

Bell, W. Blair, The causes of non-coagulability of normal menstrual blood and of pathological clotting. Journ. of Physiol. Vol. 18. S. 462. 1914.

Berger und Löwy, Über Augenerkrankungen menstruellen Ursprunges. Bergmann, Wiesbaden 1906.

Blumenthal, Ergebnisse der Blutuntersuchungen in der Geburtshilfe und Gynäkologie. Hegars Beitr. z. Geb. u. Gyn. Bd. 11.

Birnbaum und Osten (Göttingen), Untersuchungen über die Gerinnung des Blutes während der Menstruation. Arch. f. Gyn. Bd. 80. S. 373. 1906.

Bode zit. nach A. Payer.

Bonnier, P., Action directe sur la glycosurie par voie naso-bulbaire. Compt. rend. Soc. biol. T. 70. p. 451. 1911.

Carnot und Deflandre (Paris), Schwankungen in der Zahl der roten Blutkörperchen bei der Frau während der Menstruation. Soc. de biol. de Paris . 1909. Ref.: Zentralbl. f. Gyn. 1910. Nr. 9. S. 335.

Christin (Paris), Albuminurie und Menstruation. Inaug.-Diss. Paris 1905. Ref.: Zentralblatt f. Gyn. 1906. Nr. 36. S. 1008.

Chrobak-Rosthorn, v., Die Erkrankungen der weiblichen Geschlechtsorgane. I. Teil Nothnagels Spez. Path. u. Therap. Hölder, Wien 1900. Bd. 20.

Chvostek, Die menstruelle Leberhyperämie. Wiener klin. Wochenschr. 1909. Nr. 9.

Cimbal, Über Menstruation und Geistesstörungen. Ref.: Münch. med. Wochenschr. 1905. S. 1362.

Cotte, Dysmenorrhöe. Ref.: Deutsche med. Wochenschr. 1909. Nr. 45.

Dalché, Quelques accidents généraux de la vie génitale de la femme, leurs rapports avec les dystrophies polyglandulaires. Pathogénie, Traitement. Gaz. d. hôp. 1912. Nr. 48. p. 689. — Dalché et Fouquet, Pigmentations cutanées d'origine génitale chez la femme. La gynécologie 1903.

Dirks, M., Über Veränderungen des Blutbildes bei der Menstruation, bei Menstruationsanomalien und in der Menopause. Arch. f. Gyn. Bd. 97. S. 583. 1912.

Drenckhahn, Behandlung der Dysmenorrhöe. Zentralbl. f. Gyn. 1910. Nr. 47. S. 1531.

Derselbe, Erfahrungen über Atropinanwendung in der Gynäkologie. Therap. Monatsh. 1905. S. 57.

Eppinger und Heß vgl. Kap. I.
Fehling vgl. Kap. I.
Fischer, W., Menstruation. Sammelref. Gyn. Rundschau Bd. 5. S. 734. 1911; Bd. 6. S. 607. 1912.
Fließ, Die Beziehungen zwischen Nase und den weiblichen Geschlechtsorganen. Deuticke, Leipzig und Wien 1897.
Freund, Die Haut der schwangeren und genitalkranken Frauen. Verhandl. d. Deutsch. Gesellsch. f. Gyn. VIII. Kongr. S. 496.
Gebhard, Die Menstruation. Veits Handb. d. Gyn. Bd. 3. 1. Hälfte.
Gow, On the relation of heart disease to menstruation. Amer. Journ. of Obst. Vol. 92. p. 706.
Graefenberg, Dysmenorrhöe und Tuberkulose. Münch. med. Wochenschr. 1910. Nr. 10.
Grigoriu, M., Christea und Denk, W., Über Blutgerinnung während der Menstruation. Wiener klin. Wochenschr. 1910. S. 234.
Gürber, Über Uzara. Münch. med. Wochenschr. 1911. Nr. 40.
Gumprich, Grete, Der Einfluß der Menstruation auf das Blutbild bei gesunden Individuen. Inaug.-Diss. Straßburg 1914.
Halban, J., Zur Lehre von der Menstruation. Zentralbl. f. Gyn. Nr. 46. 1911. S. 90.
Derselbe, Ovarium und Menstruation. Verhandl. d. Deutsch. Gesellsch. f. Gyn. 1901.
Derselbe und Frankl, O., Zur Biochemie der Uterusmukosa. Gyn.Rundschau Bd. 4. S. 471. 1910.
Hegar, Zur Frage der sogenannten Menstrualpsychosen. Allg. Zeitschr. f. Psych. Bd. 58.
Hill, J. and Donoghue, O., The reproductive cycle in the marsupial dasyurus viverrinus. Quart. Journ. of microsc. science. Vol. 59. S. 133. 1903.
Hartmann, Münch. med. Wochenschr. 1909. Nr. 16.
Hitschmann und Adler, Die Lehre von der Endometritis. Zeitschr. f. Geb. u. Gyn. Bd. 60. S. 63. 1907.
Dieselben (Wien), Der Bau der Uterusschleimhaut des geschlechtsreifen Weibes mit besonderer Berücksichtigung der Menstruation. Monatsschr. f. Geb. u. Gyn. Bd. 27. S. 1. 1908.
Dieselben, Vortrag: Über den Bau der normalen Uterusmukosa und
Dieselben, Die Endometritis. Kongr. d. Deutsch. Gesellsch. f. Gyn. zu Dresden. 1907.
Hirz, Uzara und Opium. Münch. med. Wochenschr. 1913. Nr. 40.
Hoeven, van der, Die Schleimhaut der Gebärmutter. Arch. f. Gyn. 1912. Heft 3.
Hofbauer, XXV. Kongreß für innere Medizin zu Wien 1908. Über Asthma sexuale. Monatsschr. f. Geb. u. Gyn. Bd. 28. S. 45. 1908.
Hoppe-Seyler, Brodersen und Rudolph, Über den Blutverlust bei der Menstruation. Hoppe-Seylers Zeitschr. f. physiol. Chemie Bd. 42. S. 545. 1904.
Kehrer, A., Zur Menstruationslehre. Beitr. z. klin. u. exper. Geburtsklin. u. Gyn. 1884.
Kehrer, E., Arch. f. Gyn. Bd. 81. Arch. f. exper. Path. Bd. 58. S. 366. 1908.
Keller, R., Gefäßveränderungen in der Uterusschleimhaut zur Zeit der Menstruation. Zeitschr. f. Geb. u. Gyn. Bd. 69. S. 333. 1911.
Derselbe und Schickele, G., Die menstruellen Veränderungen der Uterusschleimhaut. Monatsschr. f. Geb. u. Gyn. Bd. 34. S. 621. 1911.
Kermauner, Periodisches angio-neurotisches Ödem. Mnoatsschr. f. Geb. u. Gyn. Bd. 17. S. 981. 1903.
Derselbe (Wien), Über Ätiologie und Therapie der Dysmenorrhöe. Monatsschr. f. Geb. u. Gyn. Bd. 26. S. 645. 1907.
Derselbe, Nothnagels Suppl.-Bd. 6.
Klein, G., Adrenalin und Pituitrin bei Dysmenorrhöe. Monatsschr. f. Geb. u. Gyn. Bd. 37. S. 169. 1913.
Klein (München), Über Ursache und Bedeutung der menstruellen Blutung. Münch. med. Wochenschr. 1911. Nr. 19. S. 997.
Koblanck und Roeder, Tierversuche über Beeinflussung des Sexualsystems durch nasale Eingriffe. Berl. klin. Wochenschr. 1912. S. 1893.
Krafft-Ebing, Psychosis menstrualis. Enke, Stuttgart 1902.
Krönig, Gesellschaft für Geburtshilfe zu Leipzig. 20. März 1893. Ref.: Zentralbl. f. Gyn. 1893. S. 455.
Küstner, Grundzüge der Gynäkologie 1904. S. 440.
Kuttner, Über Magenblutungen und besonders über deren Beziehungen zur Menstruation. Berl. klin. Wochenschr. 1895. Nr. 7.
Derselbe, Über nasale Reflexe. Deutsche med. Wochenschr. 1908. S. 1050.
Kußmaul, Über geschlechtliche Frühreife. Würzburger med. Zeitschr. Bd. 3. 1862. Zusammenstellung der bis dahin bekannten Fälle.
Leopold-Lévi, Migraine ovarienne. Compt. rend. Soc. biol. T. 72. p. 233. 1912.
Derselbe, Migraine et traitements opothérapiques. Bull. de la soc. de thérapeut. T. 47 p. 94. 1912.

Leopold-Lévi, Insuffisance ovarienne et opothérapie surrénaline. Compt. rend. Soc. biol. T. 43. p. 604. 1912.
Lutter zit. nach A. Payer.
Magnus-Levy, Einfluß sexueller Vorgänge auf den Stoffwechsel. v. Noordens Handb. d. Path. d. Stoffw. Bd. 1. Berlin 1906.
Mathes, P., Dermatitis symmetrica dysmenorrhoica. Arch. f. Dermat. u. Syph. Bd. 114. 1912. Ferner Nothnagels Suppl. Bd. 7. 1913.
Menge, Das Wesen der Dysmenorrhöe. Zentralbl. f. Gyn. 1901. S. 1367.
Merletti, Annali di ostetr. 1910. p. 673.
Metzger, Über menstruellen Ikterus. Münch. med. Wochenschr. 1905. S. 1145.
Neumann, Beziehungen zwischen Menstruation und Lungentuberkulose. Berl. klin. Wochenschr. 1899. S. 459.
Neurath, Die vorzeitige Geschlechtsentwicklung. Ergebn. d. inn. Med. u. Kinderheilk. Bd. 4. S. 46. 1909. (Mit Literaturübersicht.)
Derselbe, Vorzeitige Geschlechtsentwicklung (Menstruatio praecox). Wiener med. Wochenschr. 1909. Nr. 23.
Niemeyer zit. nach Chvostek.
Novak, J., Atropinbehandlung der Dysmenorrhöe. Wiener klin. Wochenschr. 1913. Nr. 50.
Olshausen, Zeitschr. f. Geb. u. Gyn. Bd. 51. S. 226. 1904.
Pàl, Gefäßkrisen. Leipzig 1905.
Ott, J., Gesetz der Periodizität der physiologischen Funktion im weiblichen Organismus. Zentralbl. f. Gyn. Bd. 14. 1890.
Pankow Arch. f. Gyn. 1904. Bd. 73.
Peyer, Über nervösen Schnupfen und Speichelfluß bei Erkrankungen des Sexualapparates. Münch. med. Wochenschr. 1889. Nr. 3.
Payer, A., Nothnagels Suppl.-Bd. 6.
Pflüger, E., Über die Bedeutung und Ursache der Menstruation. Unters. a. d. phys. Labor. Bonn 1865.
Plönies, Die gegenseitigen Beziehungen der Menstruation und der Magenkrankheiten usw. Arch. f. Verdauungskrankh. Bd. 14. S. 6.
Pölzl, Anna (Wien), Über menstruelle Veränderungen des Blutbefundes. Wiener klin. Wochenschr. 1910. Nr. 7. S. 238.
Pollitzer, Ein Fall von vikariierender Menstruation aus der Mamma. Geb.-gyn. Gesellsch. in Wien. 10. Mai 1904. Ref.: Zentralbl. f. Gyn. 1905.
Quincke, Nothnagel, Path. u. Therap. Bd. 18.
Reinert zit. nach A. Payer.
O'Reilly, Observations on the intranasal Treatment of Dysmenorrhoea. Amer. Journ. of Obst. Vol. 72. p. 634 u. 688.
Riebold, Der Nachweis somatischer Perioden im weiblichen Organismus und ihre Abhängigkeit von kosmischen Perioden. Arch. f. Gyn. Bd. 84. Heft 1.
Derselbe (Dresden), Über Menstruationsfieber, menstruelle Sepsis und andere, während der Menstruation auftretende Krankheiten infektiöser, resp. toxischer Natur. Deutsch. med. Wochenschr. 1906. Nr. 28 u. 29.
Derselbe, Über prämenstruelle Temperatursteigerungen. Deutsche med. Wochenschr. 1906. Nr. 11 u. 12.
Derselbe (Dresden), Über die Wechselbeziehungen zwischen dem Ovulationsvorgange inkl. Menstruation und inneren Krankheiten. Münch. med. Wochenschr. 1907. Nr. 38. S. 1868 und Nr. 39. S. 1935.
Derselbe (Dresden), Über periodische Fieberbewegungen mit rheumatischen Erscheinungen bei jungen Mädchen (sogenanntes rekurierendes rheumatoides Ovulations fieber). 79. Naturforscherversamml. in Dresden. 1907. Ref.: Zentralbl. f. Gyn 1907. Nr. 43. S. 1353.
Derselbe, Über rekurrierendes rheumatoides Ovulationsfieber. Deutsch. Arch. f. klin. Med. 1908.
Derselbe, Beobachtungen der inneren Klinik über die Beziehungen der Ovulation zur Menstruation. Verhandl. d. XXV. Kongr. f. inn. Med. zu Wien. 1908.
Rutherford, W. J., Epilepsie in ihren Beziehungen zur Gynäkologie. Glasgow med. Journ. Juni 1910.
Schaeffer, Die Menstruation. Handb. d. Gyn. von Veit. Bd. III/1. 1908. Daselbst ausführliche Literaturangaben bis 1907.
Schickele, G., Die Bedeutung der Keimdrüsen für das Auftreten der Brunstveränderungen. Zeitschr. f. d. ges. exper. Med. Bd. 1. S. 539. 1913.
Derselbe, Die Lehre der Endometritis. Hegars Beitr. Bd. 13. 1909.
Derselbe, Die Lehre der Menstruation. 83. Versamml. d. Naturf. u. Ärzte. Karlsruhe 1911.

Schiff, Über nasale Dysmenorrhöe. Festschr. f. Chrobak. Wien 1903.
Schittenhelm zit. nach A, Payer.
Schrader, Untersuchung über den Stoffwechsel während der Menstruation. Zeitschr. f. klin. Med. Bd. 25. S. 72. 1894.
Schröder, R., Anatomische Studien zur normalen und pathologischen Physiologie f. Menstruationszyklus. Arch. f. Gyn. Bd. 104. Heft 1. S. 27—102.
Senator, Über menstruelle Gelbsucht. Berl. klin. Wochenschr. 1872. S. 615.
Sedziak, Die krankhaften Störungen von Nase, Kehlkopf und Ohr im Verlaufe von Genitalleiden. Ref.: Zentralbl. f. Gyn. 1909. S. 642.
Sfameni zit. nach A. Payer.
Silva, Policlinico 1896. Februar, zit. nach A. Payer.
de Sinety, Vikariierende Menstruation und Verschluß der Vagina. Revue de gynécologie T. 7. Ref.: Zentralbl. f. Gyn. 1904.
Sternthal, Menstrualexantheme. Enzykl. d. Haut- u. Geschlechtskrankh. E. Lesser. 1900.
Swoboda, Die Perioden des menschlichen Organismus in ihrer psychologischen und biologischen Bedeutung. Leipzig u. Wien 1904.
Szili (Budapest), Über Dysmenorrhöe. Ref.: Zentralbl. f. Gyn. 1911. Nr. 33. S. 1193.
Theilhaber, A., Zur Lehre von der Entstehung der Menstruation. Münch. med. Wochenschrift 1911. Nr. 9.
Theilhaber und Meier, Zur anatomischen Pathologie und Therapie der chronischen Metritis. Arch. f. Gyn. Bd. 86. 1908.
Tobler, Maria, Über den Einfluß der Menstruation auf den Gesamtorganismus. der Frau. Auf Grund von 1000 Beobachtungen. Monatsschr. f. Geb. u. Gyn. Bd. 22. 1905.
Velde, van de, Über den Zusammenhang zwischen Ovarialfunktion, Wellenbewegung und Menstrualblutung und über die Entstehung des sogenannten Mittelschmerzes Jena 1905.
Vertes, Über das wechselseitige Verhältnis der weiblichen Geschlechtsorgane und der Erkrankungen des Magens. Monatsschr. f. Geb. u. Gyn. Bd. 32. S. 128.
Viville, G., Die Beziehungen der Menstruation zum Allgemeinorganismus bei gynäkologischen Erkrankungen. Arch. f. Gyn. Bd. 97. S. 511. 1912.
Zuntz, L., Über den Einfluß der Menstruation auf den Stoffwechsel. Verhandl. d. Deutsch. Gesellsch. f. Geb. u. Gyn. zu Berlin 1904. Zeitschr. f. Geb. u. Gyn. Bd. 52.
Derselbe, Untersuchungen über den Einfluß der Ovarien auf den Stoffwechsel. Arch. f. Gyn. Bd. 78. S. 106.

4. Chlorose.

Vgl. auch unter Kap. Milz.

Abderhalden, E., Über Assimilation des Eisens. Beziehungen des Eisens zur Blutbildung. Zeitschr. f. Biol. Bd. 39. 1899.
Adler, L., Zur Physiologie und Pathologie der Ovarialfunktion. Arch. f. Gyn. Bd. 95. 1911.
Albu, A., Über die Autointoxikationen. Berlin 1895. S. 118.
Derselbe, Über Indikationen des Aderlasses. Berl. klin. Wochenschr. 1896. S. 952.
Arneth, J., Parallel laufende Magensaft- und Blutuntersuchungen bei der Chlorose. Deutsche med. Wochenschr. 1906. Nr. 17.
Asher, L. und Großenbacher, H., Untersuchungen über die Funktion der Milz. Biochem. Zeitschr. Bd. 17. 1909.
Bartel, Untersuchungen über die Ursachen der gesteigerten Harnsäureausscheidung in Krankheiten. Arch. f. klin. Med. Bd. 1. S. 47. 1866.
Bauer, J., Über Zersetzungsvorgänge im Tierkörper unter dem Einfluß von Blutentziehungen. Zeitschr. f. Biol. Bd. 8. S. 567. 1872.
Bayer, A., Mitteil. a. d. Grenzgeb. d. Med. u. Chir. Bd. 21, 22 u. 27.
Beneke, Grundlinien der Pathologie des Stoffwechsels 1874. S. 400 ff.
Blondel zit. nach Biedl.
Breuer, R. und Seiller, R., v. Über den Einfluß der Kastration auf den Blutbefund weiblicher Tiere. Arch. f. exper. Path. u. Pharm. Bd. 50. 1903.
Bucura, C., Über die Bedeutung der Eierstöcke. Samml. klin. Vortr. (Gynäkologie) 1909. Nr. 187—88.
Derselbe, Beiträge zur inneren Funktion des weiblichen Genitales. Zeitschr. f. Heilkunde 1907.
Bunge, Lehrbuch der physiol. Chemie. 2. Aufl. Leipzig 1889. S. 85 ff.
Byloff, Über Zwerchfellhochstand. Wiener klin. Wochenschr. 1913.
Charrin, La Chlorose. Gaz. hebd. 1896. Nr. 1.
Chatin, P., Du Chloro-Brigthisme. Paris 1894.
Clément, Hypertrophie de la rate dans la chlorose. Acad. de méd. 17. Apr. 1894.
Chvostek, F., Zur Symptomatologie der Chlorose. Wiener klin. Wochenschr. 1893. S. 487, 749, 814.

Dalché vgl. Kap. I.
Diepgen und Schröder (Frankfurt a. M.), Über das Verhalten der weiblichen Geschlechtsorgane bei Hysterie, Herzleiden und Chlorose. Zeitschr. f. klin. Med. Ed. 59. S. 154. 1906.
Dyes, A., 1. Das Wesen, die Entstehung, Verhütung und radikale Heilung der Bleichsucht und sogenannten Blutarmut. Allg. med. Zentralztg. 1883. S. 301 u. 313. 2. Die Bleichsucht, sogenannte Blutarmut und der Schlagfluß. 3. Aufl. Stuttgart 1892.
Engelhorn vgl. Klimakterium.
Eppinger, H. und Heß, L., Die Vagotonie in v. Noordens Abhandl. Berlin 1910.
Fränkel, E., Über die Kombination von Chlorose mit Aplasie des weiblichen Genitales. Arch. f. Gyn. Bd. 7. 1875.
Falta vgl. Kap. I.
Goluboff, Splenalgia et osteomyelalgia chlorotica. Russ. Arch. f. klin. Med. St. Petersburg. 1898.
Grawitz, Klinische Pathologie des Blutes. IV. Aufl. 1911. Verlag Thieme, Leipzig.
Gürber, Einfluß großer Blutverluste auf den Stoffwechsel. Münch. med. Wochenschr. 1892. S. 416.
Hegar, A. vgl. Kap. V.
Hößlin, v., Über Hämatin- und Eisenausscheidung bei Chlorose. Münch. med. Wochenschrift 1890. Nr. 14.
Hoffmann, Konstitutionskrankheiten. Stuttgart 1893.
Hoppe-Seyler, Brodersen und Rudolph, Über den Blutverlust bei der Menstruation. Zeitschr. f. physiol. Chemie Bd. 42.
Immermann, Krankheiten des Blutes in v. Ziemßens Handb. d. spez. Path. u. Therap. Bd. 13. II. Hälfte. S. 275—349. Aufl. 1879.
Kahane, M., Die Chlorose. Wien, Urban & Schwarzenberg 1901.
Kottmann, Über innere Sekretion und Autolyse mit spezieller Berücksichtigung der Eiweiß-Autolyse und klinische Fragen über Basedow, Myxödem, Chlorose und Karzinom. Korr.-Bl. d. Schweiz. Ärzte 1910. Nr. 34.
Kraus, F., Über den Einfluß von Krankheiten auf den respiratorischen Gaswechsel. Zeitschr. f. klin. Med. Bd. 22. S. 449. 1893.
Krönig, Über Venaesektionen. Berl. klin. Wochenschr. 1896. Nr. 42/43.
Landsberg, E., Zwei therapeutische Vorschläge für die gynäkologische Praxis. Kalzium gegen entzündliche Prozesse. Extrakt aus Corpora lutea vera gegen Blutungen. Therap. Monatsh. 28. Jahrg. Mai 1914.
Leube zit. nach v. Noorden-Jagic.
Lloyd, Jones E., On the causes of chlorosis. Brit. med. Journ. Vol. 2. p. 670. 1893.
Mathes vgl. Kap. I und Infantilismus.
Meinert, Über einen bei gewöhnlicher Chlorose typischen Befund. Volkmanns Samml. klin. Vortr. Neue Folge Bd. 115 u. 116.
Derselbe, Zur Ätiologie der Chlorose. Sep.-Abdr. aus den Verhandl. d. X. Versamml. d. Gesellsch. f. Kinderheilk. in Nürnberg. 1893. Wiesbaden 1894.
Morawitz, P., Untersuchungen über Chlorose. Münch. med. Wochenschr. 1910. Nr. 27.
Müller, F., Über Pseudochlorose zit. nach Falta.
Noorden, C. v., Handbuch der Pathologie des Stoffwechsels. Berlin 1907.
Derselbe, Über hysterische Vagusneurosen. Charité-Annalen Bd. 18. 1893.
Noorden, v. und Jagic, v., Die Bleichsucht. Hölder. Wien und Leipzig 1912.
Nothnagel, Über Chlorose. Wiener med. Presse 1891. Nr. 51.
Novak, J., Die Bedeutung der Konstitutionsanomalien und der Konstitutionskrankheiten für den Gynäkologen. Wiener klin. Wochenschr. 1916. Nr. 34.
Otten, M., Zur Klinik der Chlorose. Jahrb. d. Hamburgischen Staats-Krankenanstalten Bd. 10. 1905.
Payer, A. Nothnagels Suppl.-Bd. 6.
Pfaundler, M., Über Wesen und Behandlung der Diathesen im Kindesalter. Zentralbl. f. inn. Med. Bd. 28. S. 36. 1911.
Rethers, Th., Beiträge zur Pathologie der Chlorose. Diss. Berlin 1891. S. 8.
Rieder, Bemerkungen über das tardive Auftreten der Chlorose. Münch. med. Wochenschr. 1893.
Romberg, E., Bemerkungen über Chlorose und ihre Behandlung. Berl. klin. Wochenschr. 1897. Nr. 25.
Rosthorn, v., Die Beziehungen der weiblichen Geschlechtsorgane zu inneren Erkrankungen. Verhandl. d. Kongr. f. inn. Med. 1908.
Schaeffler vgl. unter Dysmenorrhöe.
Schickele, G., Arch. f. Gyn. Bd. 97. 1912.
Schmidt, P., Gibt die Behandlung der Chlorose mit Aderlaß und Schwitzkur bessere

Resultate als die Eisentherapie? Diss. Kiel 1896 und Münch. med. Wochenschr. 1896. Nr. 27/28.
Schmitt, A., Über Störungen der inneren Sekretion bei Chlorose. Münch. med. Wochenschrift 1914. Nr. 24. S. 1333.
Schmincke, Über die normale und pathologische Physiologie der Milz. Münch. med. Wochenschr. 1916. Nr. 28—31.
Scholz, F., Die Behandlung der Bleichsucht mit Schwitzbädern und Aderlässen. Leipzig 1890.
Schrader zit. nach Falta.
Schubert, Die Blutentziehungskuren. Stuttgart 1896.
Spillmann et Etienne, Sur le traitement de la chlorose par l'ovarine et le suc ovarien. La sém. méd. 1896. p. 337.
Stieda, Chlorose und Entwicklungsstörungen. Zeitschr. f. Geb. u. Gyn. Bd. 32. S. 60. 1895.
Stiller vgl. Kap. I.
Strauß, Über Pseudoanämien. Berl. klin. Wochenschr. 1907. Nr. 19.
Strubell, E., Der Aderlaß. Berlin. Hirschwald 1905.
Derselbe, Der Aderlaß. Zentralbl. f. die Grenzgeb. d. med. u. chir. Bd. 5. 1902.
Strümpell, A. v., Lehrbuch der inneren Medizin. Leipzig 1907.
Tandler, Über den Einfluß der innersekretorischen Anteile der Geschlechtsdrüsen auf die äußere Erscheinung des Menschen. Wiener klin. Wochenschr. 1910. Nr. 13.
Tobler, M., Monatsschr. f. Gyn. Bd. 22. S. 1. 1905.
Touvenant, Organotherapie par l'ovaire. Rev. internat. de Méd. et de Chir. 10. Okt. 1896. p. 361.
Türk, W., Vorlesungen über klinische Hämatologie. I. Teil und II. Teil. 1. Hälfte. Wien 1912.
Virchow, Über die Chlorose und die damit zusammenhängenden Anomalien im Gefäßapparate, insbesondere über Endocarditis puerperalis. Beitr. z. Geb. u. Gyn. Bd. 1. Berlin 1870.
Wilhelmi, Bleichsucht und Aderlaß. Güstrow. 1889.
Zander, Zur Lehre von der Ätiologie, Pathologie und Therapie der Chlorose. Virchows Arch. Bd. 84. S. 177.
Zweig, Pathologie und Therapie der Enteroptose. Halle 1911.

5. Osteomalazie.

Ascoli zit. nach Seitz.
Bab, H., Die Behandlung der Osteomalazie mit Hyophysenextrakt. Münch. med. Wochenschrift 1911. Nr. 34.
Bauer, J., Zur Klinik der Tetanie und Osteomalazie. (Kalziprive Osteopathien.) Wiener klin. Wochenschr. 1912. Nr. 45.
Bernard, Le traitement de l'ostéomalacie par l'adrénaline. La Ginecol. moderna 1910. Februar.
Binz, J., Kastration wegen Osteomalazie bei Schwangerschaft. Diss. Bonn. März-April 1915.
Bondi zit. nach Seitz.
Bossi, Einfluß der Nebennierenkapsel auf die Ossifikation des Skelettes bei Osteomalazie und Rachitis. La Ginecol. moderna. Jahrg. I. Heft 1.
Derselbe, Adrenalin bei Osteomalazie. Brit. med. Journ. 1908. Sept.
Derselbe, Die Nebennieren und die Osteomalazie. Arch. f. Gyn. Bd. 83. Heft 3.
Derselbe, Nebennieren und Osteomalazie. Zentralbl. f. Gyn. 1907. Nr. 3. Ebendort Nr. 6.
Derselbe, Über die Prophylaxe der Beckendifformitäten infolge von Rachitis. Zentralbl. f. Gyn. 1907. Nr. 50.
Bucura vgl. Corpus luteum.
Bulius, Osteomalazie und Eierstock. Hegars Beitr. Bd. 1. 1898.
Chiari und Fröhlich zit. nach Falta.
Chrobak zit. nach Seitz.
Corletto, F., Ein neuer Fall von Heilung der Osteomalazie nach Bossi. Ginec. med. 1914. Aug.-Dec. p. 286.
Cramer, Über Wesen und Behandlung der Osteomalazie. Münch. med. Wochenschr. 1911. Nr. 8.
Derselbe, Ovarien und Ostemalazie. Ber. Monatschr. f. Geb. u. Gyn. Bd. 28. Heft 5. S. 569—570. 1908.
Cristofoletti, Zur Pathogenese der Osteomalazie. Gyn. Rundschau 1911. Heft 4.
Curschmann, H., Über Osteomalacia senilis und tarda. Med. Klinik 1911. Nr. 41. 8. Oktober.

Engländer, Adrenalin bei Knochenerweichung (Osteomalazie). Zentralbl. f. Gyn. 1910. Nr. 13.
Erdheim, Über Epithelkörperbefunde bei Osteomalazie. K. k. Akad. d. Wissensch. Bd. 116. Abt. 3.
Everke zit. nach Seitz.
Falk, Osteomalazie und innere Sekretion der Ovarien. Zentralbl. f. Gyn. 1910. Nr. 11.
Falta, Blutdrüsenerkrankungen. Berlin. Springer 1913.
Fehling, Über Wesen und Behandlung der Osteomalazie. Arch. f. Gyn. Bd. 28, 29, 30, 32, 39 u. 48.
Derselbe, Über Wesen und Behandlung der Osteomalazie. Zentralbl. f. Gyn. 1890.
Derselbe, Zeitschr. f. Geb. u. Gyn. Bd. 30.
Fellner, O. O. und Neumann, Über Röntgenbestrahlung bei Osteomalazie. Zentralbl. f. Gyn. 1909. S. 837.
Fraenkel, L., Über Ovarialkörper und Osteomalazie. Münch. med. Wochenschr. 1908. Nr. 15.
Franqué, Verhandl. d. Deutsch. Gesellsch. f. Gyn. Bd. 15.
Hoenicke, Zur Theorie der Osteomalazie. Berl. klin. Wochenschr. 1904.
Kaji (Halle), Über den pathologischen Befund der Ovarien bei Osteomalazie in Japan. Gyn. Rundschau Bd. 4. S. 289. 1910.
Kehrer, E. vgl. Tetanie.
Knapp, L., Nothnagels Suppl.-Bd. 6.
Koch, C., Zur Behandlung der Osteomalazie mit Hypophysenextrakt. Med. Klinik Bd. 8. S. 1022. 1912.
Köppen, Über osteomalazische Lähmungen. Arch. f. Psych. u. Nervenkrankh. 1891.
Latzko, W., Zur Diagnose und Frequenz der Osteomalazie. Monatsschr. f. Geb. u. Gyn. Bd. 1. 1895 und Wiener klin. Wochenschr. 1893 u. 1894.
Derselbe, Beiträge zur Diagnose und Therapie der Osteomalazie. Monatsschr. f. Geb. u. Gyn. Bd. 6.
Derselbe und Schnitzler, J., Beitrag zur Organotherapie bei Osteomalazie. Deutsche med. Wochenschr. 1897.
Lewinson, A., Über Ovarialbefunde bei Osteomalazie. Diss. München 1910.
Liesegang, R. E., Über die puerperale Osteomalazie. Zentralbl. f. Gyn. 1915. Nr. 15—16.
Litzmann zit. nach Pineles.
Marek, R., Über einen Fall von Tetanie nach Adrenalininjektionen bei Osteomalazie. Wiener klin. Wochenschr. 1911. Nr. 18.
Meyer, R. vgl. Corpus luteum.
Moebius zit. nach Falta.
Mohr, Osteomalazie. In: v. Noordens Handbuch der Pathologie des Stoffwechsels.
Nakahama, Über Rachitis und Osteomalazie in Toyama (Japan). Med. Klinik 1908. Nr. 20.
Neu, M., Über einen durch Pituitrin günstig beeinflußten Fall von Osteomalazie. Zentralbl. f. Gyn. Bd. 35. S. 1223. 1911.
Neuner zit. nach Seitz.
Novak, J., Zur Adrenalinbehandlung der Osteomalazie. Arch. f. Gyn. Bd. 93. S. 219. 1911.
Novak, J. vgl. Nebenniere.
Derselbe, und Porges, O., Über die Azidität des Blutes bei Osteomalazie. Wiener klin. Wochenschr. Bd. 26. Nr. 44. S. 1791. 1913.
Dieselben, Über die puerperale Osteomalazie. Bemerkungen zu der gleichnamigen Arbeit von R. E. Liesegang. Zentralbl. f. Gyn. Nr. 23. S. 393.
Ogata, Minakuchi und Kaji, Klinische und pathologische Untersuchungen bei der rachitischen Osteomalazie. Hegars Beitr. Bd. 17. 1911.
Pal, Demonstration eines mit Hypophysenextrakt behandelten Falles von Osteomalazie. Wiener klin. Wochenschr. 1912. S. 1027.
Pankow zit. nach Seitz.
Parhon und Goldstein zit. nach Seitz.
Pineles, Nothnagels Suppl.-Bd. 7.
Pommer, Untersuchungen über Osteomalazie und Rachitis. Leipzig 1885.
Recklinghausen, v., Untersuchungen über Rachitis und Osteomalazie. Jena, Fischer 1910.
Renz zit. nach Seitz.
Rißmann, Die Initialsymptome der Osteomalazie. Monatsschr. f. Geb. u. Gyn. Bd. 6.
Salis, H. v., Erfolgreiche Adrenalinbehandlung bei rezidivierter Osteomalazie. Münch. med. Wochenschr. Bd. 60. S. 2563. 1913.
Schmid, A., Die Therapie der Osteomalazie mit besonderer Berücksichtigung der Organotherapie. Diss. Erlangen 1913.

Schmid, M. B., Referat über Rachitis und Osteomalazie. Verhandl. d. Deutsch. path. Gesellsch. Bd. 13. S. 3. 1909.
Schmidt und Stöltzner, Über Rachitis und Osteomalazie. Deutsche path. Gesellsch. 13. Versamml. 1909.
Schmorl, Die pathologische Anatomie der Rachitis. Münch. med. Wochenschr. 1909. Nr. 24.
Schnell, F., Die Behandlung der Osteomalazie in den letzten 15 Jahren 1898 bis 1912. Kritisches Sammelreferat. Zentralbl. f. Gyn. Bd. 75. S. 179. 1913.
Schwarz, O. vgl. Nebenniere.
Sellheim zit. nach Seitz.
Seitz, L., Verhandl. d. Deutsch. Gesellsch. f. Gyn. Bd. 15 (1). 1913.
Senator, H., Osteomalazie und Organotherapie. Berl. klin. Wochenschr. 1897.
Stern, R., Beitrag zur Klinik und Organotherapie der Osteomalazie nebst anatomischen Untersuchungen über die interstitielle Eierstocksdrüse. Zentralbl. f. Gyn. Bd. 68. S. 47. 1911.
Sternberg, M., Über Diagnose und Therapie der Osteomalazie. Zeitschr. f. klin. Med. Bd. 22.
Derselbe, in: Nothnagels Handbuch Bd. 7.
Stocker, S., Über die Ätiologie und Therapie der Osteomalazie und Rachitis. Korresp.-Blatt f. Schweiz. Ärzte Bd. 43. S. 257. 1913.
Stöltzner, Korreferat über Rachitis und Osteomalazie. Verhandl. d. Deutsch. path. Gesellsch. Bd. 13. S. 20. 1909.
Stolper, L. vgl. Kastration.
Taniguchi, Arch. f. Gyn. 1914. (Unter dem Pseudonym *** erschienen.)
Theilhaber, Zur Lehre von der Behandlung der Osteomalazie. Zentralbl. f. Gyn. 1906. Nr. 5.
Torkel zit. nach Seitz.
Velits, v., Über Adrenalinwirkung bei Osteomalazie. Zentralbl. f. Gyn. 1907. Nr. 29.
Wallart, Über das Verhalten der interstitiellen Eierstocksdrüse bei Osteomalazie. Zeitschr. f. Geb. u. Gyn. Bd. 61. Heft 3.
Winckel, v., Osteomalazie. In: Penzoldt-Stintzing, Handb. d. Therap. inn. Krankh. 1898.
Zuntz, L., Über den Einfluß der Ovarien auf den Stoffwechsel, speziell bei Osteomalazie. Gesellsch. f. Geb. u. Gyn. zu Berlin. Sitzg. vom 10. Mai. Zeitschr. f. Geb. u. Gyn. Bd. 68. S. 816.
Derselbe, Stoffwechselversuche bei Osteomalazie. Arch. f. Gyn. Bd. 99. S. 145. 1913.

6. Hypergenitalismus (Pubertas praecox).

Abels zit. nach Biedl.
Adams, A., Case of precocious development associated with a tumor of left suprarenal body. Transactions of the pathol. soc. London Vol. 56. S. 208. 1905.
Asch zit. nach Biedl.
Askanazy, M., Chemische Ursachen und morphologische Wirkungen bei Geschwulstkranken, insbesondere über sexuelle Frühreife. Zeitschr. f. Krebsforsch. Bd. 9. Heft 3. 1910.
Falta, Erkrankungen der Blutdrüsen. Berlin 1913.
Gebhard, Menstruatio praecox in Veits Handb. d. Gyn. Bd. 3. S. 1. 1898.
Gerard zit. nach Falta.
Gilfort, On a condition of mixed premature and immature development. Med.-chir. Transact. Vol. 80. S. 17. 1896/97.
Guthrie and Emery, Precocious obesity, premature sexual and physical development etc. Transact. of clin. Soc. of London. Vol. 40. p. 175. 1907.
Halban vgl. unter Hermaphroditismus.
Haller, v. zit. nach Biedl.
Herzog, Ein Fall von allgemeiner Behaarung mit heterologer Pubertas praecox bei dreijährigem Mädchen (Hirsutismus?). Münch. med. Wochenschr. 1915. Nr. 6.
Hofstätter, Über sekundäre Geschlechtscharaktere. Zentralbl. f. d. Grenzgeb. d. Med. u. Chir. Bd. 16. 1912.
Hudovernig et Popovitz, Gigantisme précoce. Nouv. iconogr. d. l. salp. T. 16. p. 181. 1903.
Klein, Ein Fall von Pubertas praecox. Deutsche med. Wochenschr. 1899. Nr. 47.
Kußmaul, Über geschlechtliche Frühreife. Würzburger med. Zeitschr. Bd. 3. 1862.
Launois, Pinard et Gallais, Syndrôme adiposogénital avec hypertrichose etc. Gaz. d. hôp. T. 84. p. 649. 1911.
Lenz, J., Vorzeitige Menstruation. Geschlechtsreife und Entwicklung (Menstruatio, puber-

tas et evolutio praecox) mit besonderer Berücksichtigung der Skelettentwicklung. Arch. f. Gyn. 1913. S. 67.
Macijewska, M., Menstruatio praecox. Diss. Berlin 1912.
Münzer, A., Pubertas praecox und physische Entwicklung. Berl. klin. Wochenschr. Bd. 51. S. 448. 1914.
Neurath, Die vorzeitige Geschlechtsentwicklung. Ergebn. d. inn. Med. u. Kinderheilk. Bd. 4. S. 46. 1909.
Ogston, Ein Beitrag zur Kasuistik abnormer geschlechtlicher Entwicklung. Österr. Jahrb. f. Päd. 1872. S. 181.
Pellizzi vgl. Zirbeldrüse.
Risel, H., Adipositas und exsudative Diathese. Zeitschr. f. Kinderheilk. Bd. 2. S. 325. 1911.
Rebattu zit. nach Hofstätter.
Schüller, vgl. Kap. V.
Stoeltzner, (Halle a. d. S.), Menstruatio praecox. Med. Klinik 1908. Nr. 1.
Straßmann zit. nach Biedl.
Thomas, E., Über riesenwuchsähnliche Zustände im Kindesalter. Zeitschr. f. Kinderheilk. Bd. 5. S. 401. 1912.
Verebély, Ein Fall von Pubertas praecox und Ovarialgeschwulst. Orvosi hetilap. 1912. Nr. 6 und Wiener klin. Wochenschr. 1912. S. 501.
Wetzler zit. nach Biedl.
Wolff, B., Zur Kenntnis der Entwicklungsanomalien bei Infantilismus und bei vorzeitiger Geschlechtsreife. Arch. f. Gyn. Bd. 94. Heft 2.
Zacharias, E., Genitalblutungen neugeborener Mädchen. Med. Klinik Bd. 46. 1914.

7. Aplasie der Ovarien und 8. Kastration.

Adler, L., Arch. f. Gyn. Bd. 95.
Alterthum, Ernst, Die Folgezustände nach Kastration und die sekundären Geschlechtscharaktere. Hegars Beitr. zur Geb. u. Gyn. Bd. 2. 1899.
Antonelli, G., Ricerche sperimentali intorno agli effetti della castrazione ovarica sul sangue. Policlin. Vol. 21. p. 97. 1914.
Becker, F., Der männliche Kastrat mit besonderer Berücksichtigung seines Knochensystems. Inaug.-Diss. Freiburg 1898.
Berezowski, A., Über den Einfluß der Kastration auf die Zellgröße. Arch. f. Zellforsch. Bd. 7. S. 185. 1911.
Bergmann, G. v., Neuere Gesichtspunkte bei Entfettungskuren. Berl. klin. Wochenschr. 1910. S. 629.
Bischoff zit. nach Tandler und Groß.
Blair Bell zit. nach Biedl.
Breuer und Seiller, v., Über den Einfluß der Kastration auf den Blutbefund weiblicher Tiere. Arch. f. exper. Path. Bd. 50. S. 169. 1903.
Bucura, Beiträge zur inneren Funktion des weiblichen Genitales. Zeitschr. f. Heilk. Jahrg. 1907. Bd. 28.
Derselbe, Über die Bedeutung der Eierstöcke. Volkmanns Samm. klin. Vortr. Nr. 513/514. (Gynäkologie Nr. 187/188.)
Chrobak zit. nach Bucura.
Cristofoletti, Gyn. Rundschau 1911.
Curatulo und Tarulli, Einfluß der Abtragung der Eierstöcke auf den Stoffwechsel. Zentralbl. f. Gyn. Bd. 9. S. 149.
Dieselben, Sulla secrezione interna della ovaie. Ann. di ostet. e ginec. 1896.
Ecker, Zur Kenntnis des Körperbaus schwarzer Eunuchen. Abhandl. d. Senkenbergsch. naturf. Gesellsch. Bd. 5. 1864—65.
Engel, E., Kann die Ovarientransplantation als erfolgreiche Behandlung der Ausfallserscheinungen kastrierter Frauen angesehen werden? Berl. klin. Wochenschr. 1912. S. 985.
Etienne, Jeandelize et Richon, Malformations organiques multiples chez un castrat naturel. Compt. rend. Soc. d. l. biol. T. 86. p. 755. 1907.
Falk, Arch. f. Gyn. Bd. 58. S. 565. 1899 und Zentralbl. f. inn. Med. 1910. Nr. 11. S. 374.
Foges, Die Kastration beim Weibe und ihre Beziehungen zum Gesamtorganismus. Sammelreferat für die Grenzgeb. d. Med. u. Chir. Bd. 1. 1898.
Fraenkel, L., Ovarial-Antikörper und Osteomalazie. Münch. med. Wochenschr. 1908. S. 1327.
Gall vgl. Kap. V.
Franz, K. zit. nach Biedl.

Glaevecke, Körperliche und geistige Veränderungen am weiblichen Körper nach Verlust der Ovarien einerseits und des Uterus andererseits. Arch. f. Gyn. Bd. 35.
Goldthwait, Painter Osgood und Mac Crudden, Untersuchungen über den Stoffwechsel bei Osteomalazie. Amer. Journ. of Phys. Vol. 14 u. 17.
Goodell, The effect of castration of women and other problems in gynaecology. Ann. of Gyn. and Paed. 1894. Nr. 4.
Goodmann zit. nach Mandl und Bürger.
Gottschalk, S., Über die Kastrationsatrophie der Gebärmutter. Zentralbl. f. Gyn. 1896.
Groß und Tandler, Über den Einfluß der Kastration auf den Organismus. Wiener klin. Wochenschr. 1907. S. 1595 und Arch. f. Entwicklungsmechanik Bd. 28. S. 35. 1909.
Hofstätter, Zentralbl. f. Grenzgeb. d. Med. u. Chir. 1912.
Hahn, H., Anatomische und physiologische Folgeerscheinungen der Kastration. Sitz.-Ber. d. Gesellsch. f. Morph. u. Phys. München. 1902.
Halban, J., Über den Einfluß der Ovarien auf die Entwicklung des Genitales. Monatsschrift f. Geb. u. Gyn. Bd. 12. S. 496. 1901.
Hallion, Effet vasodilat. de l'extrait ovar. sur le corps thyréoïd. Soc. biol. T. 63. p. 40 bis 42. 1907.
Hegar, Die Kastration der Frauen. Volkmanns Samml. klin. Vortr. Nr. 136—138. (Gynäkologie Nr. 42.)
Heymann, Zur Einwirkung der Kastration auf den Phosphorgehalt des weiblichen Organismus. Zeitschr. f. physiol. Chemie Bd. 41. S. 246. Arch. f. Gyn. Bd. 73. S. 366. 1904.
Hirsch, J., Über die Behandlung von Störungen der inneren Sekretion der Ovarien mit Glanduovin (Extractum ovariale). Berl. klin. Wochenschr. Bd. 39. 1913.
Hoffmann, L., Über die Kastration der Haustiere. Schneidemühls. tiermed. Vortr. Bd. 2. 1892.
Howitz zit. nach Falta.
Jentzer und Beuttner, Experimentelle Untersuchungen zur Frage der Kastrationsatrophie. Zeitschr. f. Geb. u. Gyn. Bd. 42. S. 66. 1900.
Josephson zit. nach Falta.
Keller, Arch. f. Gyn.
Kermauner, F., Das Fehlen beider Keimdrüsen. Zieglers Beitr. Bd. 54. S. 478. 1912.
Kopec, St., Untersuchungen über Kastration und Transplantation bei Schmetterlingen. Arch. f. Entwicklungsmech. Bd. 33. S. 1. 1911.
Korsanke, P., Über die Kastration weiblicher Tiere mit besonderer Berücksichtigung der Stute. Diss. Gießen 1911.
Landau, M., Zur Behandlung der Beschwerden der natürlichen und antizipierten Klimax mit Eierstocksubstanz. Berl. klin. Wochenschr. 1896.
Loewy, A., Neuere Untersuchungen zur Physiologie der Geschlechtsorgane. Ergebn. d. Physiol. (Asher-Spiro) Bd. 2. 1903.
Derselbe, Zur Frage nach dem Einfluß der Kastration auf den Stoffwechsel. Zentralbl. f. Physiol. 1902.
Derselbe und Richter, Zur Frage nach dem Einfluß der Kastration auf den Stoffwechsel. Zentralbl. f. Physiol. 1902.
Derselbe und Richter, Fr., Sexualfieber und Stoffwechsel. Arch. f. Anat. u. Physiol. Suppl.-Bd. 174. 1899. — Über den Einfluß der Kastration auf den Stoffwechsel. Zentralbl. f. Physiol. Bd. 16. S. 449.
Lüthje, Über die Kastration und ihre Folgen. Arch. f. exper. Path. u. Therap. Bd. 48. S. 184 und ebenda Bd. 50. S. 268.
Magnus-Levy, Der Stoffwechsel nach der Kastration. v. Noordens Handb. d. Path. d. Stoffw. 2. Aufl. 1906. Bd. 1. S. 423.
Mandl-Bürger, Die biologische Bedeutung der Eierstöcke. Deuticke. 1905.
Mainzer, Vorschlag zur Behandlung der Ausfallserscheinungen nach Kastration. Deutsche med. Wochenschr. 1896.
Mathes, P., Ein Beitrag zur Lehre von den Geschlechtscharakteren. Wiener klin. Wochenschrift 1903. Nr. 49.
Mayer, August, Über den Einfluß des Eierstocks auf das Wachstum des Uterus in der Fötalzeit und in der Kindheit und über die Bedeutung des Lebensalters zur Zeit der Kastration. Zeitschr. f. Geb. u. Gyn. Bd. 77. Heft 2. S. 279—300.
Miklucho-Macley zit. nach Tandler u. Groß.
Moebius, J. P., Über die Wirkungen der Kastration. Leipzig 1903 und Halle 1906.
Mohr, Erkrankungen der Knochen und Gelenke in v. Noordens Handb. S. 853. 1907.
Neumann, Weitere Untersuchungen über den Stoffwechsel bei puerperaler Osteomalazie. Arch. f. Gyn. Bd. 51.
Derselbe und Herrmann, Biologische Studien über die weibliche Keimdrüse. Wiener klin. Wochenschr. 1911. Nr. 12.

Neumann und Vas, Einfluß der Ovarialpräparate auf den Stoffwechsel. Monatsschr. f. Geb. u. Gyn. Bd. 15. S. 433.
Noorden, C. v., Die Fettsucht. 2. Aufl. Wien 1910.
Novak, J., Nothnagels Suppl.-Bd. 6.
Oberholzer, E., Über die Wirkung der Kastration auf die Libido sexualis. Sexualprobleme Bd. 8. 1912.
Pächtner, Kastration und Stoffwechsel. Verhandl. d. Berliner physiol. Gesellsch. 1906.
Pankow, Der Einfluß der Kastration und der Hysterektomie auf das spätere Befinden der operierten Frauen. Münch. med. Wochenschr. Bd. 16. 1909.
Peritz zit. nach Falta.
Pfister, Die Wirkung der Kastration auf den weiblichen Organismus. Arch. f. Gyn. Bd. 56. S. 583. 1898.
Pick zit. nach Falta.
Pinzani, Experimentelle Untersuchungen über den Einfluß der Kastration auf den Stoffwechsel und die Blutbeschaffenheit. Arch. di ostetricia e gynecologia. November 1898. Ref.: Zentralbl. f. Gyn. Bd. 23. S. 1311.
Pollak, Die antizipierte Klimax und die nächsten Folgen für den Organismus. Monatsschr. f. Geb. u. Gyn. Bd. 22. S. 905.
Popiel, zitiert nach Magnus-Levy, Physiologie des Stoffwechsels. In v. Noordens Handb. d. Path. d. Stoffw.
Reach, F., Untersuchungen über die Beziehung der Geschlechtsdrüsen zum Kalkstoffwechsel. Biochem. Zeitschr. Bd. 42. S. 59. 1912.
Derselbe, Studien über den Kohlehydratstoffwechsel. Biochem. Zeitschr. Bd. 33. S. 436. 1911.
Reinl zit. nach Mandl und Bürger.
Repreff zit. nach Magnus-Levy.
Roberts zit. nach Tandler und Groß.
Rosthorn v., zit. nach Kermauner.
Schickele, Die sogenannte Wellenbewegung im Leben des Weibes. 84. Versamml. d. Naturf. u. Ärzte. Sept. 1912 in Münster.
Schneider, N. N., Zur Frage nach der Wirkung der Exstirpation der Sexual- und Schilddrüse auf den Gas- und Stickstoffwechsel bei Kaninchen. Experimentelle Untersuchung. Diss. St. Petersburg 1914.
Schultz und Falk, Phosphorsäureausscheidung nach Kastration. Zeitschr. f. physiol. Chemie Bd. 27. S. 250. 1899.
Shebuneff, A. P., Über den Gas- und Stickstoffwechsel kastrierter Tiere (Männchen). Diss. St. Petersburg 1914.
Segmüller, Heinrich, Über Ausfallserscheinungen und Folgezustände nach doppelseitiger Ovariotomie. Diss. Erlangen 1914. Münch. med. Wochenschr. S. 196.
Seitz, Verhandl. d. Deutsch. Gesellsch. f. Gyn. Bd. 15. 1913.
Sellheim, H., Der Einfluß der Kastration auf das Knochenwachstum des geschlechtsreifen Organismus und Gedanken über die Beziehungen der Kastration zur Osteomalazie. Zeitschr. f. Geb. u. Gyn. Bd. 74. S. 362. 1913.
Derselbe, Über den Geschlechtsunterschied des Herzens. Zeitschr. f. angew. Anat. u. Konstitutionsl. Bd. 1. S. 162. 1913.
Derselbe, Zur Lehre von den sekundären Geschlechtscharakteren. Beitr. z. Geb. u. Gyn. 1899.
Sokoloff, B., Einfluß der Ovarienexstirpation auf Strukturveränderungen des Uterus. Arch. f. Gyn. Bd. 51. 1896.
Soula, L. C., Influence de la castration sur les processus de protéolyse et d'aminogénèse dans les centres nerveux. Compt. rend. des séanc. de la soc. de biol. T. 74. p. 758.
Stieda, A., Über einen im jugendlichen Alter Kastrierten. Deutsche med. Wochenschr. 1908. Nr. 18.
Stolper, L., Über den Einfluß der weiblichen Keimdrüse auf den Zuckerstoffwechsel. Gyn. Rundschau 1912. Nr. 3. S. 93.
Derselbe, Pankreas und Ovarium in ihren Beziehungen zum Zuckerstoffwechsel. Gyn. Rundschau 1912. Bd. 6. Nr. 24.
Swinarski - Pfannenstiel zit. nach Falta.
Tandler, J., Einfluß der Geschlechtsdrüsen auf die Geweihbildung bei Renntieren. Sitzungsber. d. Wien. Akad. 1910.
Derselbe, Untersuchungen an Skopzen. Wiener klin. Wochenschr. 1908. S. 277.
Derselbe, Über den Einfluß der innersekretorischen Anteile der Geschlechtsdrüsen auf die äußere Erscheinung des Menschen. Wiener klin. Wochenschr. 1910. S. 459.
Tandler und Groß, Einfluß der Kastration auf den Organismus. Wiener klin. Wochenschrift 1907. S. 1596.

Tandler und Groß, Beschreibung eines Eunuchen-Skeletts. Arch. f. Entwicklungsmech. Bd. 27. 1909.
Dieselben, Die biologischen Grundlagen der sekundären Geschlechtscharaktere. Berlin 1913.
Dieselben, Die Skopzen. Arch. f. Entwicklungsmech. Bd. 29. 1910.
Dieselben, Über den Einfluß der Kastration auf den Organismus. III. Die Eunuchoide. Ibid. Bd. 29. 1910.
Tandler, J. und Keller, K., Über den Einfluß der Kastration auf den Organismus. IV. Die Körperform der weiblichen Frühkastration des Rindes. Arch. f. Entwicklungsmech. Bd. 31. S. 289. 1910.
Tangl, F., Zur Kenntnis des Einflusses der Geschlechtsfunktionen auf den Stoffwechsel. Landw. Jahrb. 1908. Ref.: Zentralbl. f. Physiol. Bd. 22. S. 457. 1908.
Teinturier, Les skopitzys. Progr. méd. 1877. Nr. 51—53.
Tollot und Sarvouat, Osteomal et goître exophthalm. Revue 1906. Nr. 26. p. 445.
De Vite, D., Ricambio respiratorio e ricambio materiale in animali castrati dalla nascita. Rif. med. Vol. 29. p. 1065. 1913.
Wolff, B. zit. nach Tandler und Groß.
Yatsushiro, Experimentelle Versuche über den Einfluß der Kastration auf die tuberkulöse Infektion und auf Verlauf der Tuberkulose. Deutsche Zeitschr. f. Chir. Bd. 125. S. 497. 1913.
Zuntz, L., Über den Einfluß der Ovarien auf den Stoffwechsel. I. Menstruation und Stoffwechsel. Arch. f. Gyn. Bd. 78. 1906.
Derselbe, Einfluß der Kastration auf den respiratorischen Stoffwechsel. Zeitschr. f. Chir. Bd. 95. 1908.
Derselbe, Experimentelle Untersuchungen über den Einfluß der Kastration und der Oophorindarreichung auf den Stoffwechsel der Frau. Verhandl. d. gyn. Gesellsch. zu Berlin. 8. Juli 1904. Zeitschr. f. Geb. u. Gyn. Bd. 53. Heft 2.
Derselbe, Weitere Untersuchungen über den Einfluß der Ovarien auf den respiratorischen Stoffwechsel. Arch. f. Gyn. Bd. 96. S. 188. 1912.

9. Eunuchoidismus.

Aschheim, Zur Frage der inneren Sekretion der Uterusschleimhaut. Zentralbl. f. Gyn. Bd. 38. S. 1497. 1914.
Adler, L. Arch., f. Gyn. Bd. 95.
Aubry, Jeandelize et Richon, A propos d'un type infantile à longs membres avec persistance des cartilages épiphysaires. Compt. rend. Soc. biol. T. 60. S. 153. 1906.
Bauer, J. vgl. Kap. I.
Biedl l. c.
Clerc, A., Un cas de gigantisme eunuchoïde. Bull. et mém. Soc. méd. hôp. Paris. T. 29. 1913.
Duckworth, Notes on the anatomy of an Eunuchoid man. Journ. of Anat. Physiol. Vol. 41. p. 30. 1907.
Elbstein, Über Eunuchoidismus bei Diabetes insipidus. Mitteil. a. d. Grenzgeb. d. Med. u. Chir. Bd. 25. S. 441. 1912.
Etienne, Jeandelize und Richon, Malformations organiques multiples chez un castrat naturel. Compt. rend. Soc. biol. T. 62. 1907.
Falta, Blutdrüsenerkrankungen. Berlin 1913.
Goldstein, R., Über Eunuchoide. Über familiär auftretende Entwicklungsstörungen der Drüsen mit innerer Sekretion und des Gehirns. Arch. f. Psych. Bd. 53. S. 2. 1913.
Griffith, The condition of the testes and prostata gland in eunuchoid persons. Journ. of Anat. Vol. 28. 1894.
Guggenheimer, Über Eunuchoide. Deutsch. Arch. f. klin. Med. Bd. 107. S. 518. 1912.
Derselbe, Über Eunuchoide etc. Deutsch. Arch. f. klin. Gyn. Bd. 70. S. 205. 1903.
Halban, Arch. f. Gyn. Bd. 70. 1903.
Howitz zit. nach Falta.
Haß, J., Knochenveränderungen bei Eunuchoidie. Mitteil. d. Gesellsch. f. inn. Med. u. Kinderheilk. Wien. Bd. 11. S. 212. 1912.
Josefsohn und Lundquist, Abnormes Längenwachstum bei ungenügender Entwicklung des Genitale. Deutsche Zeitschr. f. Nervenheilk. Bd. 39. Heft 3 u. 4.
Kohn, A. vgl. Kap. I.
Launois et Roy, Etudes biologiques sur les géants. Paris 1904. (Dort weitere Fälle.)
Dieselben, Gigantisme et castration. Rev. intern. méd. 1903.
Marie, A., Eunuchisme et erotisme. Nouv. iconogr. Salp. T. 19. p. 472. 1906.
Meige, L'infantilisme, le féminisme et les hérmaphrodites antiques. L'anthropologie 1895.
Noorden, v. und Jagic, v., Bleichsucht. Hölder, Wien 1912.

Novak, J., Die Bedeutung der Konstitutionsanomalien und der Konstitutionskrankheiten für den Gynäkologen. Wiener klin. Wochenschr. 1916. Nr. 34 und Nothnagels Suppl.-Bd. 6.
Onuf, B., A study of eunuchoidismus in its various aspects and its bearing on other pathological states. Amer. Journ. of dermat. and genito-urin. dis. Vol. 16. 1912.
Pelikan, Gerichtlich-medizinische Untersuchungen über das Skopzentum in Rußland. Übersetzt von Ivanico. Gießen 1876.
Peritz, Über Eunuchoidie. Neurol. Zentralbl. 1910. S. 1286.
Pirsche, De l'influence de la castration sur le développemeet du squelette. Paris 1902.
Rebattu, J. et Gravier, L., Gigantisme eunuchoide. Etude des troubles de la sécrétion interne du testicule. Dissociation des sécrétions interne et externe du testicule. Retard de l'établissement de la sécrétion interne. Nouc. Icon. Salpetr. T. 26. p. 257. 1913.
Saenger, A., Über Eunuchoidismus. Deutsche Zeitschr. f. Nervenheilk. Bd. 51. S. 178. 1914.
Sainton, Eunuchisme familiale etc. Nouv. iconogr. de la salp. T. 15. p. 272. 1902.
Sterling, W., Klinische Studien über den Eunuchoidismus und verwandte Krankheitszustände: Späteunuchoidismus (Falta), Degeneratio genito-sclerodermica (Noorden). Zeitschr. f. d. ges. Neurol. u. Psychiatr. Bd. 16. S. 235. 1913.
Swinarski - Pfannenstiel vgl. Aplasie der Ovarien.
Tandler, J. und Groß, S., Eunuchoidismus. Wiener klin. Wochenschr. Bd. 63. S. 1409. 1913.
Dieselben, III. Mitteilung: Die Eunuchoidie. Arch. f. Entwicklungsmech. Bd. 29. S. 290. 1910.
Dieselben, Die biologischen Grundlagen der sekundären Geschlechtscharaktere. Berlin 1913.
Voltz, Ein Fall von bilateral-symmetrischem Riesenwuchs der Extremitäten des Schulter- und Beckengürtels in Verbindung mit Kryptorchismus.
Wiesel, J., Agenitalismus und Hypogenitalismus. Die Bindegewebsdiathese als Ursache multiglandulärer Störungen (Insuffisance pluriglandulaire). Lewandowskys Handb. d. Neurol. Bd. 4. 1913.
Wolff, Br., Zur Kenntnis der Entwicklungsanomalien bei Infantilismus und vorzeitige Geschlechtsreife. Arch. f. Gyn. Bd. 94.

10. Hypoplasia ovarii.

(Infantilismus, Status hypoplasticus, Asthenie, Enteroptose, Amenorrhöe und Sterilität).

Adler, Leo, Keimdrüsen und Jod. Zentralbl. f. Physiol. Bd. 27. S. 844. 1913.
Adler, Ludwig, Zur Physiologie und Pathologie der Ovarialfraktur. Arch. f. Gyn. Bd. 95.
Albrecht, H., Der asthenische Infantilismus des weiblichen Geschlechtes und seine Bedeutung für die ärztliche Praxis. Med. Klinik Bd. 10. S. 268. 1914.
Albu, Bewertung der Viszeralptose als Konstitutionsanomalie. Berl. klin. Wochenschr. 1909. Nr. 7.
Ammon, L'infantilisme et le féminisme au conseil de révision. L'anthropologie T. 3. 1896.
Anton, G., Die Formen und Ursachen des Infantilismus. Zeitschr. f. Prych. Bd. 63. S. 578. 1906.
Derselbe, Vier Vorträge über Entwicklungsstörungen beim Kinde. Berlin 1908.
Apert, Infantilismus. Traite d. mal. de l'enfance (Graucher-Comby) T. 1. p. 993. 1904.
Aschner, B., Über einen Fall von hypoplastischem Zwergwuchs mit Gravidität nebst Bemerkungen über die Ätiologie des Zwergwuchses. Monatsschr. f. Geb. u. Gyn. Bd. 32. S. 641. 1910.
Derselbe, Arch. f. Gyn. Bd. 99.
Aschner und Grigoriu, Arch. f. Gyn. Bd. 94.
Aubry, Jeandelize et Richon, A propos d'un type d'infantile etc. Compt. rend. Soc. biol. a Paris. T. 85. p. 153. 1906.
Bab, H., Die Pathologie der infantilistischen Sterilität, ihre Therapie auf alten und neuen Wegen. Volkmanns Samml. klin. Vortr. Gynäkologie Nr. 198 bis 200.
Derselbe, Zur medikamentösen Behandlung der innersekretorischen Ovarialinsuffizienz. Med. Klinik Bd. 11. S. 429. 1915.
Bartel und Hermann, Über die weibliche Keimdrüse bei Anomalie der Konstitution. Monatsschr. f. Geb. u. Gyn. 1911. Heft 2. S. 127.
Bauer, J., Die konstitutionelle Disposition zu inneren Erkrankungen. Springer, Berlin. 1917.
Bönniger zit. nach Mathes.
Breus und Kolisko, Die pathologischen Beckenformen. Wien, Deuticke. 1900.
Brissaud, L'infantilisme vrai. Nouv. iconogr. de la Salp. T. 21. p. 1. 1907.

Brissaud, Leçons sur les malad. nerv. Myxoedeme cretinisme, infantilisme I. sér. 1895. Infantilisme myxoedemat. Ibid. II. sér. 1899. p. 417. Classification clin. d'infant. Ibid. p. 443.
Derselbe, De l'infantilisme myxoedémateux. Nouv. Icon. de la salp. 1897.
Brissaud et Meige, Type infantile du gigantisme. Nouv. iconogr. de la salp. T. 17. p. 165. 1904.
Chrobak, Über Einverleibung von Eierstockgeweben. Zentralbl. f. Gyn. Bd. 20. 1896.
Dupuy, R., Arriération infantile et opothérapies endocriniennes. Rev. méd. T. 32. p. 307. 1912.
Falta, W., Blutdrüsenerkrankungen. Berlin Springer 1913.
Fellenberg, R. v., Behandlung der weiblichen Unfruchtbarkeit. Schweiz. Korresp.-Blatt 1915. Nr. 45.
Fellner, O. O., Arch. f. Gyn. Bd. 101.
Fromme, Zur Behandlung der Amenorrhöe. Zentralbl. f. Gyn. 1912. S. 1366.
Füth, H. (Köln), Über Menstruationsverhältnisse bei einseitiger Ovarialgeschwulst. Med. Klinik 1908. Nr. 38.
Glénard, Application de la méthode naturelle à l'analyse de la dyspepsie nerveuse, de l'entéroptose. Lyon. méd. Mars 1885.
Halban und Tandler, Anatomie und Ätiologie der Genitalprolapse beim Weibe. Wien und Leipzig, Braumüller. 1907.
Hausmann, Palpatorisch bestimmbare abdominale Zeichen der asthenischen Konstitutionskrankheit. Wiener klin. Wochenschr. 1909. Nr. 31.
Hegar, Entwicklungsstörungen. Fötalismus und Infantilismus. Münch. med. Wochenschr. 1905. Nr. 16. S. 377.
Hermann, E., Die klinische Bedeutung der Veränderungen am weiblichen Genitale bei Status hypoplasticus. Gyn. Rundsch. 1914. Heft 50. S. 17.
Hertoghe, Nouvelles recherches sur les arrêts de croissance et l'infantilisme. Bull. Acad. roy. d. méd. de belg. T. 30. X. 1912.
Hofstätter, Zur Behandlung der Amenorrhöe. Zentralbl. f. Gyn. 1912. Nr. 46.
Hirsch, J., Über die Behandlung von Störungen der inneren Sekretion der Ovarien mit Glanduovin (Extractum ovariale). Berl. klin. Wochenschr. 1913. Nr. 39.
Josefson und Lundquist, Abnormes Längenwachstum bei ungenügender Entwicklung der Genitalien. Deutschr. Zeitschr. f. Nervenheilk. Bd. 39. S. 269. 1910.
Kehrer, F. A., Zwergwuchs. Zentralbl. f. Gyn. 1911. Nr. 39.
Kehrer, E., Die Entwicklungsstörungen beim weiblichen Geschlechte. Hegars Beitr. z. Geb. u. Gyn. Bd. 15. Heft 1 u. 2. 1910.
Derselbe, Die Ursachen des Infantilismus. Hegars Beitr. z. Geb. u. Gyn. Bd. 15. Heft 1 u.2.
Kehrer, F. A., Embryonismus, Fötalismus und Infantilismus. Beitr. z. Geburtsh. u. Gyn. Bd. 17. S. 207. 1912.
Koch, R., Die gegenwärtigen Anschauungen über den Infantilismus. Frankf. Zeitschr. f. Path. Bd. 16. S. 316. 1915.
Krömer, Die Wanderniere als Teilerscheinung erworbener Enteroptose. Gyn. Rundschau Bd. 5. S. 1.
Kyrle, Über Entwicklungsstörungen der männlichen Keimdrüsen im Jugendalter. Wiener klin. Wochenschr. 1910. S. 1583.
Landau, Th., Amenorrhöe und Gynäkologie. Berl. klin. Wochenschr. Bd. 49. S. 1744. 1912.
Landsberg, E., Therap. Monatsh. Mai 1914.
Lasègue zit. nach Anton.
Launois et Roy, Gigantisme et infantilisme. Nouv. iconogr. de la salp. T. 15. p. 540. 1902.
Lévi, Contribution à l'infantilisme du type Lorain. Nouv. iconogr. de la Salp. T. 21. p. 297, 421. 1908.
Lindemann, W., Über die Bedeutung der Lipoide für das weibliche Genitale. Habil.-Schrift. Halle 1915.
Loeb, O. und Zoeppritz, B., Die Beeinflussung der Fortpflanzungsfähigkeit durch Jod. Deutsche med. Wochenschr. 1914. S. 1261.
Lorenz, Walter, Über Beziehungen zwischen Auftreten der ersten Menstruation und engem Becken. Inaug.-Diss. Jena 1914.
Lorain zit. nach Falta.
Martin, E., Der Haftapparat der weiblichen Genitalien. Berlin 1911. Karger.
Mathes, Über Enteroptose usw. Arch. f. Gyn. Bd. 77.
Derselbe, Der Infantilismus, die Asthenie und deren Beziehungen zum Nervensystem. Berlin 1912. S. Karger.
Derselbe, Über die Einwirkung des Oophorins auf den Stoffwechsel. Monatsschr. f. Geb. u. Gyn. 1903.

Meige, H., L'infantilisme chez la femme. Nouvelle Iconogr. de la salpetriére 1902. S. 209.
Derselbe, Infantilisme, de la femme. Nouv. iconogr. de la salp. T. 8. p. 218. 1895.
Derselbe, L'infantilisme le féminisme etc. L'anthropologie. 1895. p. 257, 414, 529.
Meige et Allard, Deux infantiles etc. Nouv. iconogr. de la Salp. T. 11. 1898.
Meige et Feindel, Infantilisme myxoedemateux etc. Nouv. iconogr. de la salp. T. 16. p. 232. 1903.
Mekerttschiantz, A., Über die Anwendung von Ovarin Poehl bei Amenorrhöe. Gyn. Rundschau Bd. 4. Heft 7. 1910.
Mayer, August, Orthostatische Albuminurie und Sterilität bei Infantilismus. Med. Klinik 1907. Nr. 46.
Derselbe, Hypoplasie und Infantilismus in Geburtshilfe und Gynäkologie. Beitr. z. Geb. u. Gyn. Bd. 15. S. 377. 1910.
Derselbe, Ein Beitrag zur Lehre von der Hypoplasie der Genitalien und vom Infantilismus auf Grund von klinischen Beobachtungen. Beitr. z. Geb. u. Gyn. Bd. 12. Heft 3.
Derselbe, Zum klinischen Bilde des Infantilismus und der Hypoplasie. 81. Naturf.- u. Ärzteversamml. Ref.: Münch. med. Wochenschr. 1910. Nr. 10. S. 513.
Neumann und Herrmann, Biologische Studien über die weibliche Keimdrüse. Wiener klin. Wochenschr. 1911. Nr. 12.
Noorden, v., Über Tiefstand und Atonie des Magens. Münch. med. Wochenschr. 1909. S. 2668.
Novak, J., Die Bedeutung der Konstitutionsanomalien und der Konstitutionskrankheiten für den Gynäkologen. Wiener klin. Wochenschr. 1916. Nr. 34.
Ogorek, M., Funktionierendes Ovarium bei nie menstruierter Frau. Zentralbl. f. Gyn. 1911. Nr. 35.
Pende, N., Klinischer Begriff und Pathogenese des Infantilismus. Deutsch. Arch. f. klin. Med. Bd. 105. 1902.
Peritz, Der Infantilismus. Ergebn. d. inn. Med. u. Kinderheilk. Bd. 7. S. 405. 1911.
Ries, Alternierende Adnexschwellungen. Deutsche med. Gesellsch. in Chicago. 27. Febr. Münch. med. Wochenschr. Nr. 27. S. 1522.
Salecker, Über Infantilismus und ähnliche Entwicklungsstörungen. Charité-Ann. Bd. 37. S. 37. 1913.
de Sanctis, Gli infantilismi. Rivista sperimentale di Fren. e med. leg. Vol. 3. 1905.
Schickele, G., Arch. f. Gyn. Bd. 97.
Sellheim, Über Entwicklungsstörungen. Verhandl. d. Deutsch. Gesellsch. f. Gyn. 1901.
Souques, A., Origine de l'infantilisme. Bull. et mém. soc. méd. des hôp. Paris T. 28. p. 135. 1912.
Stiller, Die asthenische Konstitutionskrankheit. Stuttgart, Encke. 1907.
Tandler, Zur Frage der Hepatoptose. Wiener klin. Wochenschr. Bd. 48. 1908.
Derselbe, Über Infantilismus. Wiener med. Presse Bd. 15. 1907.
Theilhaber, Beziehungen zwischen gastro- und intestinalen Erkrankungen usw. Münch. med. Wochenschr. 1893. Nr. 47 u. 48.
Derselbe, Welche Symptome machen die Flexionen und Versionen des Uterus? Münch. med. Wochenschr. 1896. Nr. 22 u. 23.
Derselbe, Der Zusammenhang von Nervenerkrankungen mit Störungen in den weiblichen Geschlechtsorganen. Graefes Samml. zwangl. Abhandl. usw. Bd. 4. Marhold, Halle.
Thibierge et Gastinel, Un cas de gigantisme infantilique. Nouv. iconogr. de la salp. T. 22. p. 442. 1909.
Velden, R. von den, Zur Lehre vom Infantilismus. Zeitschr. f. Geb. u. Gyn. Bd. 74.
Wagner, G. A., Über familiäre Chondrodystrophie. Arch. f. Gyn. Bd. 100. S. 70. 1913.
Wertheim, E., Schwangerschaft und Geburt bei Lageanomalien des Uterus. v. Winckels Handb. d. Geburtsh. Bd. 2. 1. Teil. S. 419. 1904.
Wiesel, J., Agenitalismus und Hypogenitalismus. Die Bindegewebsdiathese als Ursache multiglandulärer Störungen (Insuffisance pluriglandulaire). In Lewandowskys „Innere Sekretion und Nervensystem". Handb. d. Neurol. Berlin 1913.
Wolff, B., Zur Begriffsbestimmung des Infantilismus. Arch. f. Kinderheilk. Bd. 57. 1912.
Zoeppritz, Zur Behandlung der Amenorrhöe. Verhandl. d. Deutsch. Gesellsch. f. Gyn. Bd. 15. Teil 2. S. 498. Zentralbl. f. Gyn. Nr. 25. S. 924.
Zweig, W., Die Pathologie und Therapie der Enteroptose. Halle 1911.

11. Hermaphroditismus und Pseudohermaphroditismus.

Alberti, Kasuistik zur Hypertrichosis universalis acquisita mit Veränderung der Sexualorgane. Beitr. z. Geb. u. Gyn. Bd. 9. S. 339. 1905.
Ancel, P., Les follicules pluriovulaires et le déterminisme du sexe. Compt. rend. Soc. biol. T. 35. p. 1049. 1903.

Arzt, L., Zur Kenntnis des „fraglichen“ Geschlechtes (homines neutrius generis Virchow). Wiener klin. Wochenschr. 1912. Nr. 6.

Auvray et Pfeffel, Fibrome utérin chez un pseudo-hermaphrodite masculin externe etc. Bull. et mém. de la soc. anat. Paris. T. 20. p. 501. 1910.

Baer, Zur Kenntnis der Hypertrichosis congenita familiaris. Arch. f. Dermat. u. Syphilis. Bd. 84. 1907.

Bayer, H., Über wahres und scheinbares Zwittertum. Hegars Beitr. Bd. 13. S. 180. 1909.

Bonazzi, J., Contribution à l'étude de la détermination expérimentale du sexe. Arch. ital. d. biol. Vol. 56. p. 433. 1912.

Bortz, Nebennieren und Geschlechtscharaktere. Arch. f. Gyn. Bd. 88. S. 445. 1909.

Bucura, Geschlechtsunterschiede beim Menschen. Eine klinisch-physiologische Studie. Wien und Leipzig 1913.

Derselbe, Zur Theorie der inneren Sekretion des Eierstockes. Zentralbl. f. Gyn. Bd. 51. 1913.

Engelhardt, Über einen Fall von Pseudo-Hermaphroditismus feminis mit Karzinom des Uterus. Monatsschr. f. Geb. u. Gyn. Bd. 12. S. 729. 1900.

Foges, A., Zur Lehre von den sekundären Geschlechtscharakteren. Pflügers Arch. Bd. 93. S. 39. 1902.

Fraenkel, P., Ein Fall von Pseudohermaphroditismus femininus externus. Virchows Arch. Bd. 215. S. 378. 1914.

Freund, Abnorme Behaarung bei Entwicklungsstörungen. Beitr. z. Geb. u. Gyn. 1900. S. 181.

Gall zit. nach Moebius.

Gerhart, H., Rudimentärer Hermaphroditismus bei Rana esculenta. Arch. f. mikr. Anat. Bd. 65. 1905.

Grawitz zit. nach Falta.

Gudernatsch, J. F., Hermaphroditismus verus in man. Amer. Journ. of Anat. Vol. 11. p. 267. 1911.

Guinon, L. et Bijou, Déviation du type sexual chez une jeune fille caractérisé par l'obesité et le développement d'attributs masculins simulant l'hermaphrodisme. Bull. Soc. de pédiatr. de Paris Vol. 8. p. 129. 1906.

Halban, J., Die Entstehung der sekundären Geschlechtscharaktere. Arch. f. Gyn. Bd. 70. 1903. Wiener klin. Wochenschr. 1903. Nr. 28.

Halberstädter, L., Ein Fall von Pseudohermaphroditismus externus. Deutsche med. Wochenschr. Bd. 41. S. 1312.

Hegar, Alfred, Abnorme Behaarung und Uterus duplex. Hegars Beitr. z. Geb. u. Gyn. Bd. 1. 1898.

Hegar, Korrelationen der Keimdrüsen und Geschlechtsbestimmung. Beitr. z. Geb. u. Gyn. Bd. 7. S. 201. 1903.

Hegar, August, Über abnorme Behaarung bei weiblichen Geisteskranken. Beitr. z Geb. u. Gyn. Bd. 19. Erg.-Heft.

Hegler, C. E., Fraenkel und Schumm, O., Zur Lehre von der Haematoporphyria congenita. Zugleich ein Beitrag zur Kasuistik des weiblichen Bartwuchses. Deutsche med. Wochenschr. Bd. 39. S. 842. 1913.

Herbst, Formative Reize in der tierischen Ontogenese. Leipzig 1901.

Hertwig, R., Über den derzeitigen Stand des Sexualitätsproblems. Biol. Zentralbl. Bd. 32. Nr. 1, 2, 3. 1912.

Herzog, W., Ein Fall von allgemeiner Behaarung mit heterologer Pubertas praecox bei dreijährigem Mädchen (Hirsutismus?). Münch. med. Wochenschr. Bd. 62. S. 184 ff.

Hofbauer, Hypertrichosis bei Ovarialerkrankungen. Nordostdeutsche Gesellsch. f. Gyn. 27. Febr. 1909. Ref.: Monatsschr. f. Geb. u. Gyn. Bd. 29. 1909.

Hofstätter, R., Unser Wissen über die sekundären Geschlechtscharaktere. Zentralbl. f. d. Grenzgeb. d. Med. u. Chir. Bd. 16. S. 37. 1902.

Kammerer, P., Ursprung der Geschlechtsunterschiede. In Abderhalden, Fortschr. d. naturw. Forsch. Bd. 5. S. 1. 1912.

Derselbe, Regeneration sekundärer Sexualcharaktere bei den Amphibien. Arch. f. Entwicklungsmech. Bd. 25. S. 82. 1907.

Keller, R., Keimdrüsentumoren bei einem Pseudohermaphroditen. Arch. f. Gyn. Bd. 100. S. 188. 1913.

Kermauner, F., Die Mißbildungen der weiblichen Geschlechtsorgane. In E. Schwalbes Morphol. d. Mißbild. Bd. 1. Lief. 2. Jena 1909.

Kermauner, F., Sexus anceps oder Hermaphroditismus. Frankf. Zeitschr. f. Path. Bd. 11. S. 444. 1912.

Kohn, A., Histologische Grundlagen der inneren Sekretion in Wagner-Jauregg-Bayers Lehrb. d. Organotherap.

Krokiewicz, Ein Fall von Hermaphroditismus spurius feminus completus. Virchows Arch. Bd. 146. S. 525. 1896.

Kußmaul, Über geschlechtliche Frühreife. Würzb. med. Zeitschr. Bd. 3. 1862.

Lenhossék, M., Das Problem der geschlechtsbestimmenden Ursachen. Jena 1903.

Linke, J., Die Bedeutung der Eierstöcke für die Entstehung des Geschlechts. Med. Klinik 1911. Nr. 44. und Nachtrag Med. Klinik 1911. Nr. 51.

Meisenheimer, J., Über die Wirkung von Hoden- und Ovarialsubstanz auf die sekundären Geschlechtsmerkmale des Frosches. Zoolog. Anz. Bd. 38. Heft 2. 1911.

Meixner, Zur Frage des Hermaphroditismus verus. Zeitschr. f. Heilk. Bd. 26. S. 85. 1905.

Mihailesco, C. D. und Bolintineanu, Al., Studie über einen Fall von Pseudohermaphroditismus. Journ. de Bucarest Bd. 1. Heft 2/3. 1913. Nov. Ref.: Zentralblatt f. Gyn. Nr. 5. S. 78.

Moebius, P. J., Beiträge zur Lehre von den Geschlechtsunterschieden. Halle 1903—1905.

Neugebauer, F. L. v., Hermaphroditismus beim Menschen. Bibl. med. Monogr. Bd. 2. Leipzig 1908.

Nußbaum, M., Über die Beziehungen der Keimdrüsen zu den sekundären Geschlechtscharakteren. Pflügers Arch. Bd. 129. S. 110. 1909.

Peham, H., Über Fütterungen mit Ovarialsubstanz zur Beeinflussung der Geschlechtsbildung. Monatsschr. f. Geb. u. Gyn. Bd. 25. 1907.

Pfitzner, Ein Beitrag zur Kenntnis der sekundären Geschlechtsunterschiede beim Menschen. Schwalbes Morph. Arb. Bd. 7. Heft 2. S. 473. 1897.

Pflüger, Über das Geschlecht bestimmende Ursachen und die Geschlechtsverhältnisse des Frosches. Pflügers Arch. Bd. 29. 1882.

Derselbe, Ob die Entwicklung der sekundären Geschlechtscharaktere vom Nervensystem abhängt? Pflügers Arch. Bd. 116. 1907.

Pick, Über Neubildungen am Genitale bei Zwittern. Arch. f. Gyn. Bd. 76. S. 192. 1905.

Poll, H., Zur Lehre von den sekundären Sexualcharakteren. Sitzungsber. d. Gesellsch. Naturfr. Berlin. 1909. Nr. 6. S. 331.

Ringel, Pseudohermaphroditismus femininus. Wiener med. Wochenschr. Bd. 59. 1912.

Sauerbeck, E., Über den Hermaphroditismus verus und den Hermaphroditismus im allgemeinen vom morphologischen Standpunkte aus. Frankf. Zeitschr. f. Path. Bd. 3. S. 339, 661 u. 829. 1909.

Derselbe, Der Hermaphroditismus vom morphologischen Standpunkte aus. Ergebn. d. Anat. u. Entwicklungsgesch. Bd. 15. S. 378.

Schenk, L., Lehrbuch der Geschlechtsbestimmung. Halle 1900.

Scheicher, A., Mißbildungen mit Verwischung des Geschlechtscharakters. Diss., München 1913.

Schleip, W., Über geschlechtsbestimmende Ursachen im Tierreiche. Ergebn. u. Fortschr. d. Zool. Bd. 3. Heft 3. 1912.

Schmidt, H., W. Über Pseudohermaphroditismus bei Rana temp. Arch. f. mikr. Anat. Bd. 72. 1908.

Schottländer, Über mehreiige Follikel und mehrkernige Eizellen. Monatsschr. f. Geb. u. Gyn. Bd. 21. S. 622—648. 1905.

Sellheim, Zur Lehre von den sekundären Geschlechtscharakteren. Beitr. z. Geb. u. Gyn. Bd. 1. S. 229. 1898.

Sippel, Gibt es männliche und weibliche Eier im Eierstock der Frau? Zentralbl. f. Gyn. Bd. 31. S. 431—435.

Steinach, E., Umstimmung des Geschlechtscharakters bei Säugetieren durch Austausch der Pubertätsdrüsen. Zentralbl. f. Physiol. Bd. 25. Nr. 17. 1911.

Tandler und Groß, Die biologischen Grundlagen der sekundären Geschlechtscharaktere. Berlin, Springer 1913.

Thomsen, E., Die Differenzierung des Geschlechtes und das Verhältnis der Geschlechter beim Hühnchen. Preisschrift. Rostock 1911.

Uffreduzzi, O., Ermafroditismo vero nell' uomo. Arch. di antrop. crim. psich. e med. leg. Vol. 31. p. 602. 1910.

Waelsch, Ludwig, Über Hypertrichosis (Alopecia congenita). Arch. f. Dermat. u. Syph. Bd. 103. 1910.

Weber, M., Über einen Fall von Hermaphroditismus bei Fringilla coelebs. Zool. Anz. Bd. 16. S. 508. 1890.

Widal et Digue, Gigantisme eunuchoïde, feminisme etc. Bull. mém. de la soc. des hôpit. T. 21. p. 218. 1904.

Wymer, T., Über die Theorie des Hippokrates von der geschlechtlichen Differenzierung der Keimdrüsen. Diss. München 1913.

Zacharias, P., Beiträge zur Kenntnis der Geschwulstbildung an den Keimdrüsen von Pseudohermaphroditen. Arch. f. Gyn. Bd. 88. S. 506. 1909.

12. Späteunuchoidismus.

(Multiple Blutdrüsensklerose und ähnliche Erkrankungen.)

Abrami, Kinberg et Cotoni, Syndrôme d'insuffisance pluriglandulaire. etc. Rev. de méd. T. 31. S. 641. 1911.

Achard et Demanche, Un cas d'atrophie testiculaire. Bull. et mém. de la soc. méd. des hôpit. T. 23. S. 1305. 1906.

Biedl und Wiesel, Über die funktionelle Bedeutung der Nebenorgane des Sympathikus usw. Arch. f. d. ges. Physiol. Bd. 92. S. 434. 1902.

Borchardt, Funktion und funktionelle Erkrankungen der Hypophyse. Ergebn. d. inn. Med. u. Kinderheilk. Bd. 3. S. 320. 1909. Daselbst weitere Literaturangaben und Anführung mehrerer einschlägiger Fälle.

Brissaud et Bauer, Un cas d'infantilisme reversif avec autopsie. Bull. et mém. de la soc. des hôpit. T. 24. p. 39. 1907.

Brissaud, Gougerot et Gy, Insuffisance endocrinienne thyréo-testiculaire. Rev. neurol. T. 2. p. 1354. 1908.

Carnot, Opothérapie. Paris. Baillière et fils. 1910.

Charcot, Myxoedeme, cachexie pachydermique en état crétinoïde. Gaz. des hôpit. 1891. Nr. 10.

Claude, H., Syndrômes d'hyperfonctionnement etc. Compt. rend. Soc. biol. T. 59. p. 362. 1905.

Claude et Gougerot, Délimination des syndrômes d'insuffisance et d'hyperfonctionnement pluriglandulaire. Gaz. des hôpit. 1912. Nr. 57. p. 849.

Dieselben, Sur l'insuffisance simultanée de plusieurs glandes à sécrétion interne. Compt. rend. Soc. d. biol. T. 63. p. 785. 1907.

Dieselben, Les syndrômes d'insuffisance pluriglandulaire. Rev. de méd. T. 28. p. 861. 950. 1908.

Dieselben, Insuffisance pluriglandulaire endocrinienne etc. Journ. de physiol. et de path. gén. T. 10. p. 464. 1908.

Dieselben, Syndrômes pluriglandulaires etc. Gaz. des hôpit. T. 85. p. 849, 897. 1912.

Cordier et Francillon, Un cas d'infantilisme de type reversif avec syndrôme pluriglandulaire. Lyon méd. 1911. p. 26.

Cordier et Rebattu, L'infantilisme régressif ou tardif. Nouv. iconogr. de la salp. T. 24. p. 405. 1911.

Dalché, Dystrophie orchidienne etc. Bull. de la soc. des hôpit. T. 18. p. 567. 1901., ibid. T. 19. p. 478. 1902.

Dalché et Galup, Maladie de Paget avec signes addisoniens etc. Bull. de la soc. des hôpit. T. 27. p. 1218. 1909.

Dercum, A subcutaneous connective tissue dystrophy of the arms and back, associated with symptoms resembling Myxoedema. University Med. Magaz. Dezember 1888.

Derselbe, Two cases of Adiposis dolorosa. Transact. of the Coll. of Physicians of Philadelphia. 5. Februar 1902.

Derselbe, Three cases of a hitherto unclassified affection resembling in its grosser aspects obesity, but associated with special nervous symptoms. Adiposis dolorosa. Amer. Journ. of med. scienc. November 1892.

Dupré et Kahn, Sclérodermie et maladie de Raynaud. Syndrôme polyglandulaire. Bull. et mém. de la soc. des hôpit. T. 27. p. 1230. 1909.

Dupré et Guillain, Association des syndrômes basedow, sclérodermique et tétanique. Mens. Soc. Med. hôp. Paris T. 45. 1900.

Falta, Späteunuchoidismus und multiple Blutdrüsensklersoe. Berl. klin. Wochenschr. Bd. 49. S. 1412, 1477. 1912.

Freund, W. A., Die Beziehungen der weiblichen Geschlechtsorgane in ihren physiologischen und pathologischen Veränderungen zu anderen Organen. Ergebn. d. allgem. Path. u. path. Anat. Bd. 3. 2. Hälfte. S. 300. 1896.

Gougerot, Syndrôme pluriglandulaire. Paris méd. 1911. p. 77.

Gougerot et Gy, Insuffisance pluriglandulaire interne thyréo-testiculo-surrenale. Nouv. iconogr. de la salp. T. 24. p. 449. 1911.

Hastings Gilford, The disorders of postnatal growth and development. London. Adlard and Son. 1911.

Hutchinson zit. nach Falta.

Jayle, F., Die Sklerosis und Kraurosis vulvae. Verhandl. des V. internat. gyn. Kongr. in St. Petersburg. Ref.: Monatsschr. f. Geb. u. Gyn. Bd. 32. 1910.

Kahn, Studien an Paraganglien. Arch. f. d. ges. Physiol. Bd. 147. 1912. S. 445.

Kisch, Zur lipogenen Ätiologie des Diabetes. Wiener med. Wochenschr. 1909. S. 865.

Derselbe, Die Lipomatosis als Degenerationszeichen. Berl. klin. Wochenschr. 1904. Nr. 21.

Kisch, Über sexuelle Beziehungen der Lipomatosis. Wiener med. Wochenschr. 1907. Nr. 22.

Derselbe, Über Feminismus männlicher lipomatöser Individuen. Wiener med. Wochenschr. 1905. Nr. 8. S. 365.

Kölle, W., Über Heilung zweier Sklerodermiefälle mit Coeliacin (Merck). Münch. med. Wochenschr. 1912.

Larrey, Mémoires de chir. mil. et camp. T. 2. p. 62. 1912.

Launois, et Bensaude De l'adéno-lipomatose symmétrique à prédominance cerv. Nouv. iconogr. Salp. T. 13, 41. p. 184, 243. 1900.

Lichtwitz, Über einen Fall von Sklerodermie und Morbus Addisoni. Deutsch. Arch. f. klin. Med. Bd. 94. 1908.

Löning und Fuß, Schilddrüsenveränderungen bei Adiposis dolorosa. Kongr. f. inn. Med. 1906. S. 222.

Lorand, Über die Entstehung der Fettsucht mit Rücksicht auf Veränderungen gewisser Blutgefäßdrüsen. Med. Klinik 1905. S. 387.

Müller, Akromegalie, Osteomalazie, Tetanie, Struma. Gesellsch. f. inn. Med. 1908. Dezember. Ref.: Wiener klin. Wochenschr. 1909.

Noorden, v., Die Fettsucht. v. Noordens Handb. d. Path. d. Stoffw. Bd. 2. S. 189. 1907.

Novak, Nothnagels Suppl.-Bd. 6.

Pineles, Die Beziehungen der Akromegalie zum Myxödem und anderen Blutdrüsenerkrankungen. Volkmanns Samml. klin. Vortr. 1899. Nr. 242. Neue Folge.

Rasch, Sklerodermie mit Affektion der Mundschleimhaut und Basedow mit Addison-Symptomen. Dermat. Zeitschr. Bd. 19. S. 244. 1912.

Rénon et Delille, Insuffisance thyréo-ovarienne et hyperactivité hypophysaire etc. Bull. et mém. de la soc. méd. des hôpit. T. 25. p. 273. 1908.

Rénon, L., Delille, A. et Monier-Vinard, A., Syndrome polyglandulaire par hyperactivité hypophysaire etc. Société méd. des hopit. T. 2. p. 704. 1908.

Dieselben, Syndrôme polyglandulaire etc. Société méd. des hôpit. T. 1. p. 204. 1909.

Rummo et Ferranini, Geroderma genito-distrofico. Rif. med. Vol. 13. p. 340. 1897.

Sainton et Rathery, Bull. et mém. de la soc. méd. des hôpit. de Paris 1908. Nr. 16. p. 647.

Sourdel, Contribution à l'étude anatomo-clinique des syndrômes pluriglandulaires. Thèse de Paris. 1912. (Literatur.)

Thompson, Atrophy of the parathyr. glands and other glandul. struct. in primary infant. atrophy. Amer. Journ. of med. scienc. Okt. 1907.

Thorn, Beitrag zur Lehre von der Atrophia uteri. Zeitschr. f. Geb. u. Gyn. Bd. 16. 1889.

Tschlenoff, M. A., Über die Pagetsche Krankheit (Pagets disease of the nipple). Dermat. Zeitschr. Bd. 12. 1905.

Variot et Pironneau, Nanisme avec dystrophic osseuse et cutanée spéciales, soupçon d'agénésie des caps. surren. Bull. soc. Paed. Paris. Juni 1910. p. 307.

Weiß, Adiposis dolorosa. Sammelreferat. Zentralbl. f. d. Grenzgeb. d. Med. u. Chir. Bd. 7. Nr. 1. 1904.

13. Atrophia ovarii.

(Klimacterium praecox, Kraurosis vulvae, pathologische Laktationsatrophie.)

Bab siehe Kap. V.

Baisch zit. nach Novak.

Chiari, Braun und Späth, Klinik der Geburtshilfe und Gynäkologie. Erlangen 1852.

Doederlein, Die Atrophia uteri. Veits Handb. d. Gyn. Bd. 2. 1907.

Engström, Zur Kenntnis der puerperalen Hyperinvolution der Gebärmutter. Festschrift der Deutsch. Gesellsch. f. Geb. u. Gyn. Wien 1894.

Falta siehe Kap. V.

Foges, Beiträge zu den Beziehungen von Mamma und Genitale. Wiener klin. Wochenschr. 1908. Nr. 5.

Fränkel, L., Die klinische Bedeutung der Laktationsatrophie des Uterus. Arch. f. Gyn. Bd. 7. S. 305. 1882.

Frommel, Über puerperale Atrophie des Uterus. Zeitschr. f. Geb. u. Gyn. Bd. 7. S. 305. 1882.

Gottschalk, Beitrag zur Lehre von der Atrophia uteri. Volkmanns Samml. klin. Vortr. 1892. Nr. 49. (Gynäkologie) Nr. 20.

Hansen, Über die puerperale Verkleinerung des Uterus. Zeitschr. f. Geb. u. Gyn. Bd. 13.

Hoppe-Seyler siehe Kap. V.

Kiwisch, Klin. Vortr. Bd. 1. 1854.

Kleinwächter, Über Atrophie des Uterus und der Ovarien. Zeitschr. f. Geb. u. Gyn. Bd. 17.

Kurdinowski, Über die reflektorische Wechselbeziehung zwischen den Brustdrüsen und dem Uterus usw. Arch. f. Gyn. Bd. 81. 1907.
Müller, P., Festschrift für A. v. Kölliker. 1887.
Novak, J., Nothnagels Suppl.-Bd. 6 und Monatsschr. f. Geb. u. Gyn. Bd. 40. Heft 2. 1914.
Pfannenstiel, Die Erkrankungen des Eierstockes und des Nebeneierstockes. Veits Handb. f. Gyn. Bd. 4. Heft 1. S. 89.
Schickele, G., Arch. f. Gyn. Bd. 97.
Schiff, siehe Kap. V.
Simpson, Edinb. med. Journ. 1883.
Thorn, Beitrag zur Lehre von der Atrophia uteri. Zeitschr. f. Geb. u. Gyn. Bd. 16. S. 67.
Derselbe, Die Amenorrhöe der Stillenden. Gyn. Rundschau 1907.

14. Klimakterium.

Adler, Ludw., Arch. f. Gyn. Bd. 95.
Albrecht, Genitalorgane seniler Frauen und Bebartung. Zentralbl. f. Gyn. 1905.
Aschner, B., Arch. f. Gyn. Bd. 97 u. 102.
Aschoff, Über Arteriosklerose usw. Med. Klinik 1908. Heft 1.
Berger und Loewy, Über Augenerkrankungen, sexuellen Ursprungs bei Frauen. Wiesbaden 1906.
Bien, G. zit. nach Tandler und Groß.
Binswanger und Siemerling, Lehrbuch der Psychiatrie. 3. Aufl. Jena 1911.
Börner, Die Wechseljahre der Frau. Stuttgart 1886.
Bucura, K. J., Zur Therapie der klimakterischen Störungen und der Dyspareunie. Münch. med. Wochenschr. 1909.
Chrobak und Rosthorn, v., Die Erkrankungen der weiblichen Geschlechtsorgane. I. Teil. S. 397. Wien 1900.
Clement, Cardiopathie de la ménopause. Lyon Méd. 1884. Nr. 31.
Cristofoletti, Gyn. Rundschau 1911.
Curschmann, H., Angina pectoris vasomotoria III. Jahresversamml. d. Gesellsch. deutsch. Nervenärzte. Wien 1909. Ref.: Münch. med. Wochenschr. 1909. S. 2082.
Dercum, A subcutaneous connective tissue dystrophy of the arms and back with symptoms resembling Myxoedema. Univ. Med. Magazine. Dez. 1888. — Ferner: Amer. Journ. of med. scienc. 1892. Nov.
Dyes, Bleichsucht und Schlagfluß. Stuttgart 1892. III. Aufl.
Dubois, Zur Frage der sogenannten Ausfallserscheinungen. Monatsschr. f. Geb. u. Gyn. Bd. 37. S. 206. 1913.
Engelhorn, E., Zur Behandlung der Ausfallserscheinungen. Münch. med. Wochenschr. S. 1527.
Eppinger, Falta, Rudinger; Eppinger und Heß vgl. Kap. I.
Falta, Blutdrüsenerkrankungen. Berlin 1913.
Fränkel, E., Über den Uterus senilis, insbesondere das Verhalten der Arterien in demselben. Arch. f. Gyn. Bd. 83. S. 640. 1907.
Friedmann, Die Altersveränderungen und ihre Behandlung. Urban & Schwarzenberg, Berlin-Wien 1902.
Fritsch, Klimakterische Beschwerden. Deutsche Klinik am Eingange des 20. Jahrh. Berlin-Wien. Bd. 9. 1904.
Gluzinski, A., Das klinische Bild der Übergangszeit beim Weibe (Klimakterium) im Zusammenhange mit Störungen der inneren Sekretion der Drüsen ohne Ausführungsgang. Gaz. Lekarska. 1909. Nr. 36. Ref.: Zentralbl. f. Gyn. Bd. 9. S. 1231.
Hegar, A. vgl. Kap. V.
Herz, M., Die sexuelle psychogene Herzneurose (Phrenokardie). Wien und Leipzig, Braumüller. 1909.
Derselbe, Über Herzbeengung. K. k. Gesellsch. der Ärzte in Wien. Ref.: Münch. med. Wochenschr. 1909. S. 260.
Derselbe, Die physikalischen Symptome der Herzbeengung. Zeitschr. f. exper. Path. u. Therap. Bd. 6. 1909.
Jaschke, Nothnagels Suppl. Bd. 6 und Prakt. Ergebn. d. Geb. u. Gyn. Bd. 5. 1913.
Hofmeier, Handbuch der Frauenheilkunde. 15. Aufl. 1913.
Hufeland, Encheiridium medicum. Berlin 1839.
Huzinsky, Wiener klin. Wochenschr. 1909. Nr. 48.
Jung, Ph., Die Behandlung der klimakterischen Beschwerden des Weibes. Deutsche med. Wochenschr. 1912. Nr. 38. Nr. 15.
Kisch, Uterus und Herz in ihren Wechselbeziehungen. Leipzig 1898. Daselbst weitere Literatur.
Kleinwächter, Einige Worte über Menopause. Zeitschr. f. Geb. u. Gyn. Bd. 47.

Klapp, L., Knochen- und Gelenkserkrankungen in ihrer Bedeutung für das weibliche Geschlecht. 6. Suppl.-Bd. zu Nothnagels Handb. Wien und Leipzig 1912.

Kon, J. und Karaki, Y., Über das Verhalten der Blutgefäße in der Uteruswand. Virchows Arch. 1910. Heft 3. S. 456.

Krehl, Herzmuskelerkrankungen und die nervösen Herzkrankheiten. Nothnagels Handb. Wien 1901. Bd. 15.

Krönig zit. nach Novak.

Kroph, V., Erkrankungen der Haut und deren Beziehungen zu den Geschlechtsorganen des Weibes. 6. Suppl.-Bd. zu Nothnagels Handb. 1913.

Lorand, Das Altern. Verlag O. Klinkhardt. 1910. III. Aufl.

Martin, A., Die sogenannten Ausfallserscheinungen. Berl. klin. Wochenschr. Bd. 49. S. 171. 1914.

Mendel, K., Die Wechseljahre des Mannes (Climacterium virile). Neurol. Zentralbl. 1910. Nr. 20.

Menge-Opitz, Handb. d. Frauenheilk. 1913. S. 138.

Mosbacher und Mayer, Klinische und experimentelle Beiträge zur Frage der sogenannten Ausfallserscheinungen. Monatsschr. f. Geb. u. Gyn. Bd. 37. Heft 3. 1913.

Neumann und Hermann, Wiener klin. Wochenschr. 1912. Nr. 12 u. 42. Biochem. Zeitschr. Bd. 43. Heft 1.

Novak, J., Über die wechselseitigen Beziehungen zwischen Konstitutionsanomalien und Veränderungen des weiblichen Genitale. 6. Suppl.-Bd. zu Nothnagels Handb. Wien und Leipzig. 1912.

Opitz, Med. Klinik 1909. S. 49.

Pal, J., Gefäßkrisen. Leipzig 1905.

Pankow, Die Metropathia haemorrhagica. Zeitschr. f. Geb. u. Gyn. Bd. 65. 1909.

Pineles, Nothnagels Suppl.-Bd. 7.

Pelnar, Die klimakterische Neurose. Zeitschr. f. klin. Med. Bd. 82. S. 3—4.

Pollak, Monatsschr. f. Geb. u. Gyn. Bd. 22. S. 327. 1905.

Reinicke, Die Sklerose der Uterinarterien und die klimakterischen Blutungen. Arch. f. Gyn. Bd. 53. 1897.

Ruttin, M. (Wien), nach persönl. Mitteilungen.

Schaeffer, A., Die Menstruation. In Veits Handb. d. Gyn. 2. Aufl. Bd. 3. Heft 1. S. 73.

Schauta, F., Die Frau von 50 Jahren. Wiener med. Wochenschr. 1917.

Scheuer, O., Hautkrankheiten sexuellen Ursprunges bei Frauen. 1911.

Schickele, G., Zur Deutung seltener Hypertonien. Med. Klinik 1912.

Derselbe, Hypertonus beim Weibe. Wiener med. Klinik 1912. Nr. 31.

Derselbe, Die sogenannten Ausfallserscheinungen. Monatsschr. f. Geb. u. Gyn. Bd. 36. S. 80. 1912.

Derselbe, Die nervösen Ausfallserscheinungen der normalen und frühzeitigen Menopause in ihren Beziehungen zur inneren Sekretion. In Lewandowskys Handb. d. Neurol. Bd. 4. Innere Sekretion und Nervensystem. Berlin 1913.

Schubert, Blutentziehungskuren. Stuttgart 1896.

Schuster, Die klimakterische und präklimakterische Atherosklerose, eine Folge innersekretorischer Störungen. Fortschr. d. Med. 1910. Nr. 9.

Schwalbe, J., Lehrbuch der Greisenkrankheiten. Stuttgart 1909.

Seitz, Verhandl. d. Deutsch. Gesellsch. f. Gyn. Halle 1913.

Simmonds, Cholmogoroff, Theilhaber, zit. nach Jaschke. Herzgefäßapparat und weibliches Genitale. Suppl. zu Nothnagels Handb. Bd. 6. 1912.

Stern, H., Theorie und Praxis der Blutentziehung. Würzburg 1914.

Stoeckel, Die Erkrankungen der weiblichen Harnorgane. In Veits Handbuch der Gynäkologie. 2. Aufl. Bd. 2.

Strubell, Der Aderlaß. Berlin, Hirschwald. 1905.

Tandler und Groß, Die biologischen Grundlagen der sekundären Geschlechtscharaktere. Berlin 1913.

Valberg, M., Zur Altersanatomie des Kaninchenovariums. (Aus dem anatomischen Institut Upsala.) Upsala läkareforenings Förhandlingar. Ny följd. Bd. 20. Heft 3/4.

Wagner, G. A., Digestionstrakt inkl. Peritoneum im 6. Suppl.-Bd. zu Nothnagels Handb. Wien und Leipzig. 1912.

Walthard, Zentralbl. f. Gyn. 1912. Nr. 16. S. 489.

Weiß, Adiposis dolorosa. Sammelreferate. Zentralbl. f. d. Grenzgeb. d. Med. u. Chir. Bd. 7. 1904.

Derselbe, Schwere klimakterische Menorrhagien durch Sklerose der Uterinarterien und ihre Behandlung. Gyn. Gesellsch. zu Dresden. 17. XII. 1908. Zentralbl. f. Gyn. 1909. S. 705.

Wiesel, J., Der heutige Stand der Lehre von der Atherosklerose. Wien 1909.

III. Plazentare Erkrankungen.

Abderhalden, E., Die Abwehrfermente des tierischen Organismus. II. Aufl. Berlin 1913.
Derselbe, Münch. med. Wochenschr. 1912. Nr. 24, Nr. 36, Nr. 40. Deutsche med. Wochenschrift 1912. Nr. 46. Zeitschr. f. physiol. Chemie Bd. 77 u. 81. 1912. Deutsche med. Wochenschr. 1912. Nr. 46.
Derselbe, Freund, R. und Pinkussohn, L., Serologische Untersuchungen mit Hilfe der „optischen Methode". Prakt. Ergebn. d. Geb. u. Gyn. Bd. 2. S. 367. Heft 2.
Acconci, Untersuchungen über die pathologische Anatomie der Plazenta bei Schwangerschaftsalbuminurie. Soc. ital. di ost. e gin. Vol. 18. p. 525.
Adler, Leo, Monatsschr. f. Geb. u. Gyn. Bd. 36. Ergänzungsheft. S. 133.
Ahlfeld, Lehrbuch der Geburtshilfe. 2. Aufl. S. 242.
Albeck, V., Beiträge zur Klinik und Therapie der Eklampsie. Zeitschr. f. Gyn. Bd. 67. S. 156 ff. 1910.
Albrecht, H., Zur Ätiologie der Chorea gravidarum. Zeitschr. f. Geb. u. Gyn. Bd. 67. Heft 3. S. 677.
Albrecht und Weltmann, Über das Lipoid der Nebennierenrinde. Wiener klin. Wochenschrift 1911. Nr. 14. S. 483.
Alzheimer, Über die Indikationen für eine künstliche Schwangerschaftsunterbrechung bei Geisteskranken. Münch. med. Wochenschr. 1907. Nr. 33. S. 1620.
Amann, J. A., Cholelithiasis und Schwangerschaft. Monatsschr. f. Geb. u. Gyn. Bd. 41. S. 50.
Ancel et Bouin, P., Sur le déterminisme de l'accouchement. Compt. rend. Acad. T. 155. Nr. 24. 1912.
Arneth, J. (Würzburg), Die Leukozytose in der Schwangerschaft, während und nach der Geburt und die Leukozytose der Neugeborenen. Arch. f. Gyn. Bd. 74. S. 145. 1905.
Aschner und Grigoriu, Plazenta, Fötus und Keimdrüse in ihrer Wirkung auf die Milchsekretion. Arch. f. Gyn. Bd. 94. S. 767. 1911.
Aschner, Untersuchungen über die Schwangerschaftsalbuminurie. Verhandl. d. Deutsch. Gesellsch. f. Gyn. 1913.
Derselbe, Schwangerschaftsveränderungen der Zirbeldrüse. Ibid.
Derselbe, Die Serodiagnostik der Schwangerschaft. Handb. d. Serol. von Kraus und Levaditi. II. Aufl. Im Erscheinen begriffen.
Derselbe, Über die posteklamptische Amnesie. Zeitschr. f. Geb. u. Gyn. Bd. 75.
Derselbe, Über brunstartige Erscheinungen (Hyperämie und Hämorrhagie am weiblichen Genitale) nach subkutaner Injektion von Ovarial- und Plazentarextrakt. Arch. f. Gyn. Bd. 99.
Derselbe, Zur Lehre von der vorzeitigen Lösung der Plazenta bei normalem Sitz. Arch. f. Gyn. Bd. 102.
Derselbe, Untersuchung über die Serumfermentreaktion nach Abderhalden. Berl. klin. Wochenschr. 1913. Nr. 27.
Derselbe, Über die Beziehung zwischen Hypophysis und Genitale. Arch. f. Gyn. Bd. 97.
Derselbe, Über einen Fall von hypoplastischem Zwergwuchs mit Gravidität. Monatsschr. f. Geb. u. Gyn. Bd. 33.
Vgl. ferner Literaturverzeichnis zu Kap. I.
Aschoff (Freiburg i. B.), Zur Cholesterinesterinämie der Schwangerschaft. Wiener klin. Wochenschr. 1911. Nr. 16. S. 559.
Ascoli, Sul passagio dell' albumina da madre a feto. Experienze. Annali di Ostetricia e Gin. Nr. 10 u. 11. Milano.
Baisch, K., Hyperemesis und Ptyalismus in der Gravidität. Monatsschr. f. Geb. u. Gyn. Bd. 20. S. 47. 1904.
Derselbe, Hyperemesis gravidarum. Berl. klin. Wochenschr. 1907. Nr. 11. S. 297.
Ballerini, La Ginecologia, Firenze 1906 und Soc. cult. d. scienze med. e nat. Cagliari. 1906. Zit. nach Hofbauer, Die biologische Bedeutung der Plazenta S. 672.
Derselbe, Klinische Erfahrungen über die frühzeitige Ablösung der normal sitzenden Plazenta. Geb. u. gyn. Gesellsch. der Emilia u. d. Marken. Lucina 1913. N. 3. Ref.: Gyn. Rundschau S. 299. 1913.
Bar, Leçon de pathol. obetstr. Paris 1907. Zit. nach Schickele S. 378.
Baranger, Cardiopathies et grossesses. Thèse de Paris 1898.
Barger und Dale, Zentralbl. f. Physiol. 1910. Nr. 24. S. 385 und Journ. of Physiol. T. 41. 1911.
Basch, Monatsschr. f. Kinderheilk. Bd. 8. Nr. 9. 1910. und Deutsche med. Wochenschr. 1910. Nr. 21.
Basso, Über Autolyse der Plazenta. Arch. f. Gyn. Bd. 76. Heft 1. S. 162.

Bauer und Lehndorf, Die Aktivierung der Kobragifthämolyse durch menschliche Sera. Münch. med. Wochenschr. 1909. Nr. 28.
Dieselben (Wien), Das Verhalten des Serums Schwangerer zur Kobragift-Pferdeblut-Hämolyse. Folia serologica. Bd. 3. Heft 3. 1909.
Bauereisen, Zeitschr. f. Geb. u. Gyn. Bd. 71. S. 82. 1912.
Benthin, W., Der Blutzuckergehalt in der Schwangerschaft, in der Geburt, im Wochenbett und bei Eklampsie. Zentralbl. f. Geb. u. Gyn. Bd. 71. S. 544. 1912.
Derselbe, Über den Kohlehydratstoffwechsel in Gravidität und bei der Eklampsie. Ein Beitrag zur Frage der Leberinsuffizienz. Monatsschr. f. Geb. u. Gyn. Bd. 34. Heft 3. 1913.
Bergell und Liepmann, Über die in der Plazenta enthaltenen Fermente. Münch. med. Wochenschr. 1905. Nr. 46. S. 2211.
Bergsma, Zeitschr. f. Geb. u. Gyn. 1909. Nr. 42. S. 1445.
Bergell, F. und Falk, E., Über die Funktion der Plazenta. Münch. med. Wochenschr. 1908. Nr. 43.
Bienenfeld, B., zit. nach Biedl.
Biedl und Königstein, Zeitschr. f. exper. Path. u. Therap. Bd. 8. Heft 2. 1910.
Biedl und Kraus, Wiener klin. Wochenschr. 1909 und Zeitschr. f. Immun.-Forsch. 1909. Bd. 4 u. 5. Tagg. d. freien Vereinig. f. Mikrobiol. Dresden 1911.
Birnbaum, R., Über die Ausscheidung der Chloride in der Schwangerschaft, speziell bei Hydrops gravidit. und Albuminurie. Arch. f. Gyn. Bd. 83. S. 653. 1907.
Derselbe, Zur Ätiologie, Pathogenese und Klinik der Chorea gravidarum. Prakt. Ergebn. d. Geb. u. Gyn. Bd. 2. Heft 1. S. 206.
Bittner, A., Über Schwangerschaftsveränderungen an der Leber und anderen Organen. Diss. Gießen 1913.
Blot, De la glycosurie physiologique chez les femmes en couches les nourrices et un certain nombre de femmes enceintes. Compt. rend. de la soc. de biol. October 1856.
Blumreich, Der Einfluß der Gravidität auf die Blutalkaleszenz. Arch. f. Gyn. Bd. 59. S. 699. 1899.
Boissard und Verdoux (Paris), Ein Fall von Anaemia perniciosa während der Gravidität. Soc. d'obstetr. de Paris. Sitzg. am 21. Juli 1909.
Bokelmann, W., Zur Frage der künstlichen Unterbrechung der Schwangerschaft bei inneren und Geisteskrankheiten. Samml. zwangl. Abhandl. a. d. Geb. d. Frauenheilk. u. Geburtsh. Bd. 7. Heft 6.
Bolaffio, M., Anaphylaxieversuche in Beziehung zur Schwangerschaft. Zeitschr. f. Geb. u. Gyn. Bd. 76. Heft 2.
Boldt, H. J., Die Bedeutung der Abderhaldenschen Reaktion für den Praktiker. The post-graduate. Bd. 29. S. 897.
Bondi, J., Über Fermente im Fruchtwasser. Zentralbl. f. Gyn. 1903. S. 681.
Derselbe, Über das Fett in der Plazenta. Arch. f. Gyn. Bd. 93. Heft 2. S. 189. 1911.
Bonnaire, M. E., Vomissements incoércibles de la grossesse. La Presse méd. 1908. Nr. 72. p. 569. Zit. nach Frommels Jahresber. Bd. 22. S. 533. 1909.
Bonnet, Deutsche med. Wochenschr. 1902. Nr. 30.
Derselbe, Anat. Hefte Bd. 59, 64 u. 68.
Bonnet, R., Lehrbuch der Entwicklungsgeschichte. Berlin 1907.
Borchardt, Zeitschr. f. klin. Med. Bd. 66. S. 332. 1908.
Bossi (Genua), Über die Widerstandsfähigkeit von Tieren während der Schwangerschaft und im Puerperium gegen Infektion und Intoxikation. Arch. f. Gyn. Bd. 68. Heft 2. 1903.
Botazzi, Versuche über die chemische Zusammensetzung der menschlichen Plazenta. Boll. della r. accad. med. di Genova Vol. 18. p. 245. 1903.
Bouffe de Saint-Blaise (Paris), Les autointoxications de la grossesse. Paris 1899.
Brauer, L., Über Graviditätshämoglobinurie. Münch. med. Wochenschr. 1902. Nr. 20. S. 825.
Derselbe, Über Graviditätsikterus. Zentralbl. f. Gyn. 1903. S. 787.
Bräuner, Versuche über die täglichen Variationen der Nierenleistung bei konstanter Kost. Zeitschr. f. klin. Med. Bd. 85. S. 438.
Brechet, P., Hautkrankheiten in der Schwangerschaft. Med. Rec. 1915. Nr. 1.
Breus und Kolisko siehe Kap. I.
Brieger und Trebing, Weitere Untersuchungen über die antitryptische Kraft des menschlichen Blutserums, insbesondere bei Krebskranken. Berl. klin. Wochenschr. 1908.
Brinkmann, J., Materialien zur Frage der Korrelationen der Drüsen mit innerer Sekretion innerhalb der Gravidität. Inaug.-Diss. Heidelberg 1911, bei J. Hörning.
Bucera, Über den Übergang von Arzneistoffen in die Frauenmilch. Zeitschr. f. exper. Path. u. Therap. Bd. 4. S. 398.

Bucura, C. J., Über die Bedeutung der Eierstöcke. Volkmanns Samml. klin. Vortr. 1909. Nr. 187/188.
Bucura, K. J., Über die Nerven in der Nabelschnur und in der Plazenta. Zeitschr. f. Heilk., Abt. f. Chir. 1907.
Büttner, Einige Gesichtspunkte zur Regelung der Ernährung während der Schwangerschaft. Zeitschr. f. Krankenpfl. 1906. Nr. 5.
Derselbe, Untersuchungen über die Nierenfunktion bei Schwangerschaftsniere und Eklampsie. Arch. f. Gyn. Bd. 74.
Bumm, Grundriß zum Studium der Geburtshilfe. Wiesbaden 1903, bei J. F. Bergmann.
Derselbe, Die Behandlung der Eklampsie. Deutsche med. Wochenschr. 1907. Nr. 46.
Derselbe, Diskussion zu dem Vortrage von Zinßer. Über die Schädigung der Niere bei der Eklampsie. Gesellsch. f. Geb. u. Gyn. zu Berlin. 24. Januar 1913.
Buschke, Herpes gestationis. Enzyklopädie der Haut- und Geschlechtskrankheiten. E. Lassar. 1900.
Mac Callum, Zentralbl. f. d. Grenzgeb. d. Med. u. Chir. 1908. Nr. 6. S. 209.
Chirié, Hypertension artérielle et accès éclamtiques. Ann. de gyn. et d'obst. Febr. 1908. S. 113.
Christea, Grigoriu, M. und Bienenfeld, Bianka, Über Gerinnung und gerinnungerregende Substanzen bei der Eklampsie. Wiener klin. Wochenschr. 1910. Nr. 38.
Chvostek, Menstruelle Leberhyperämie. Wiener klin. Wochenschr. Bd. 12. S. 9. 1909.
Ciaccio, Anat. Anz. Bd. 23. 1903.
Claude Bernard, Compt. rend. de l'acad. des Sciences. Vol. 48. 1859.
Comte, Zieglers Beitr. Bd. 23. S. 90. 1893.
Cramer, H., Chlornatriumentziehung bei Hydrops graviditatis. Monatsschr. f. Geb. u. Gyn. Bd. 23. S. 437.
Curtis, A., Experiments in the production of abortion and labour by the Use of placental Extracts. Surg., Gyn. and Obst. Vol. 20. S. 3.
Dahlmann, A., Eklampsieähnliche Krankheitsbilder und Schwangerschaftsleber nach Pfortaderunterbindung im Tierversuch. Zentralbl. f. Geb. u. Gyn. Bd. 78. Heft 1.
Dibbelt, Die Bedeutung der Kalksalze für die Schwangerschaft und Stillperiode usw. Zieglers Beitr. zur path. Anat. Bd. 48. Heft 1.
Dienst, 1. Kritische Studien über die Pathogenese der Eklampsie. Zentralbl. f. Gyn. 1901. Nr. 19. 2. Verhandl. d. Deutsch. Gesellsch. f. Gyn. Bd. 9. 1901. S. 351. Gießen.
Dienst, A. (Oppeln), Die Pathogenese der Eklampsie und ihre Beziehung zur normalen Schwangerschaft, zum Hydrops und zur Schwangerschaftsniere. Arch. f. Gyn. Bd. 86. S. 314. 1908.
Derselbe, Zur Therapie der Eklampsie usw. Zentralbl. f. Gyn. 1909. Nr. 50. S. 1697.
Derselbe, Die ätiologische Bedeutung der weißen Blutkörperchen für die Schwangerschaftsniere und die Eklampsie. Arch. f. Gyn. Bd. 90. S. 536. 1910.
Derselbe, Zur Ätiologie der Eklampsie. Vorläufige Mitteilung. Zentralbl. f. Gyn. 1911. Nr. 11. S. 438. Studien über die ätiologische Bedeutung des Fibrinferments und Fibrinogens für die Schwangerschaftsniere und Eklampsie. Arch. f. Gyn. Bd. 96. Heft 1. S. 43. 1912.
Dietrich (Göttingen), Studien über Blutveränderungen bei Schwangeren, Gebärenden und Wöchnerinnen. Arch. f. Gyn. Bd. 94. S. 383. 1911.
Dixon, W. F., und Frank E. Taylor, Über die Wirkung von Plazentarextrakten. Zentralbl. f. Physiol. Bd. 21. Nr. 15. 1907.
Ebeler, F. und Löhnberg, E., Weitere Erfahrungen mit der Abderhaldenschen Fermentreaktion. Berl. klin. Wochenschr. Nr. 13.
Echols, C. M., Die Grenzen der Dialysierungsmethode als praktische Schwangerschaftsdiagnose. Journ. of the Amer. Med. Assoc. 1914. Aug.
Eisenreich, Über die therapeutische Beeinflussung der Eklampsie. Gyn. Gesellsch. München. 11. Febr. Ref.: Münch. med. Wochenschr. Nr. 12. S. 407.
Elias, H., Die temperaturherabsetzende Wirkung von Gewebspreßsäften und Lipoiden. Beitr. z. Karzinomforsch. 1910. Heft 2.
Derselbe und Kolb, L., Über die Rolle der Säure im Kohlehydratstoffwechsel. II. Mitteilung. Über Hungerdiabetes. Biochem. Zeitschr. Bd. 52. S. 331. 1913.
Engelhorn, Habilitationsschrift. Erlangen 1912
Engelmann, F., Die Plazentartheorie der Eklampsieätiologie. Zentralbl. f. Gyn. Bd. 33. 1909.
Engelmann und Stade, Über die Bedeutung des Blutegelextraktes für die Therapie der Eklampsie. Münch. med. Wochenschr. 1909. Nr. 43.
Erdheim und Stumme, Schwangerschaftsveränderung der Hypophyse. Berl. klin. Wochenschr. 1908. 25. Mai.
Dieselben, Über die Schwangerschaftsveränderungen der Hypophyse. Zieglers Beitr. Bd. 46. 1909.

Esch, Untersuchungen über das Verhalten der Harngiftigkeit in der Schwangerschaft, in der Geburt und im Wochenbett, mit Berücksichtigung der Eklampsie. Arch. f. Gyn. Bd. 98. 1912.
Essen-Möller, Aktive oder abwartende Eklampsiebehandlung? Monatsschr. f. Gyn. Bd. 43. Heft 2. 1916.
Falk, Zur Biochemie der Plazenta. 80. Versamml. deutscher Naturf. u. Ärzte.
Falk und Hesky, Über Ammoniak-, Aminosäuren- und Peptid-Stickstoff im Harn Gravider. Zeitschr. f. klin. Med. Bd. 71. S. 262. 1910.
Fehling, H., Zur Physiologie der plazentaren Stoffverkehrs. Arch. f. Gyn. Berlin 1877. Bd. 11. S. 523.
Derselbe, Stoffwechsel zwischen Mutter und Kind. Arch. f. Gyn. Bd. 9.
Derselbe, Weitere Beiträge zur klinischen Bedeutung der Nephritis in der Schwangerschaft. Arch. f. Gyn. Bd. 34. S. 468. 1881.
Derselbe, Über Begriff und Pathogenese der Eklampsie. Verhandl. d. Deutsch. Gesellsch. f. Gyn. Bd. 19. S. 292. 1901.
Derselbe, Die Nierenerkrankung in ihrer Bedeutung für Schwangerschaft und Geburt. Mitteil. a. d. Grenzgeb. d. Med. u. Chir. Bd. 9. S. 173. 1902.
Derselbe, Über habituelles Absterben der Früchte bei Nierenerkrankungen der Mutter. Arch. f. Gyn. Bd. 27. S. 300. 1885.
Fellner (Wien), Die Beziehungen innerer Krankheiten zur Schwangerschaft, Geburt und Wochenbett. Deuticke, Leipzig und Wien. 1903.
Fellner, O., Über Schwangerschaftstoxikosen. Monatsschr. f. Geb. u. Gyn. Bd. 29. Heft 1.
Derselbe, Herz und Schwangerschaft. Monatsschr. f. Geb. u. Gyn. Bd. 14. 1901.
Derselbe, Über die Tätigkeit des Ovariums in der Schwangerschaft. Arch. f. Gyn. Bd. 87. S. 318. 1909.
Derselbe, Experimentelle Untersuchungen über die Wirkung von Gewebsextrakten aus der Plazenta und den weiblichen Sexualorganen auf das Genitale. Arch. f. Gyn. Bd. 100. S. 641.
Derselbe, Die wechselseitigen Beziehungen der innersekretorischen Organe, insbesondere zum Ovarium. Volkmanns Samml. klin. Vortr. 1908. Nr. 185.
Fetzer (Tübingen), Die therapeutische Verwendung von Schwangerenserum nebst Versuch einer Erklärung auf experimenteller Grundlage. Gynäkologenkongr. (deutsch.) München, Juni 1911. Ref.: Zentralbl. f. Gyn. 1911. Nr. 29. S. 1043.
Fetzer, Experimentelle Untersuchungen über den Eisenstoffwechsel. Verhandl. des 26. Kongr. f. inn. Med. zu Wiesbaden 1909.
Fieux et Mauriac, Ann. de obstetr. et gyn. Febr. 1910. p. 74.
Fleck, G., Zur Frage der inneren Sekretion von Ovarium und Plazenta. Zentralbl. f. Gyn. 1905. Nr. 24. S. 744.
Frank und Heymann, Berl. klin. Wochenschr. 1912. Nr. 36.
Fränkel, Zur Diagnose der Gravidität mit dem Abderhaldenschen Dialysierverfahren. Zeitschr. f. Immunitätsforsch. Bd. 22. Heft 4 u. 5.
Frank, R. T., Results obtained by injection of placenta into animals of the same and of different speciell. Journ. of exper. Med. Vol. 9. p. 263. 1907.
Derselbe, An experimental study of the placenta under physiological and pathological conditions (ferments „vital" staining). Surgery, gynecol. and obstetr. p. 558. November 1912.
Frankl, O., Zur Frage der Plazentartoxine. Gyn. Rundschau Bd. 3. Heft 3. 1909.
Frankl und Handovsky, Zur experimentellen Plazentarforschung. Gyn. Rundschau 1909. Nr. 10. S. 375.
Franqué, O. v., Vorzeitige Lösung der recht sitzenden Plazenta. Niederrhein. Gesellsch. f. Natur- u. Heilk. Bonn. 8. Febr. Deutsche med. Wochenschr. Nr. 30. S. 902.
Franz, K., Zur Entwicklung des knöchernen Beckens nach der Geburt. Hegars Beitr. Bd. 13. 1909.
Franz, R., Über die Bedeutung der Eiweißzerfallstoxikose bei der Geburt und bei der Eklampsie. Münch. med. Wochenschr. 1912.
Derselbe, Über das Verhalten der Harntoxizität in der Schwangerschaft, Geburt und im Wochenbett. Arch. f. Gyn. Bd. 96. 1912.
Derselbe, Über die antiproteolytische Serumeinwirkung in Schwangerschaft, Geburt und Wochenbett und die Bedeutung der Antitrypsinmethode für die serologische Schwangerschaftsdiagnostik. Arch. f. Gyn. Bd. 102. Heft 3.
Freund, H. W. (Straßburg i. E.), Leukämie bei Schwangeren. v. Winckels Handb. der Geb. Bd. 2. 1. Teil. S. 585. 1904.
Derselbe, Sitzungsber. f. Geb. u. Gyn. 15. Okt. 1905. Baden-Baden. Ref.: Monatsschr. f. Geb. u. Gyn. Bd. 23. S. 382. 1906.
Derselbe, Lungen- und Kehlkopftuberkulose bei Schwangeren. v. Winckels Handb. d. Geb. Bd. 2. 1. Teil. S. 590.

Freund, H. W., Die Beziehungen der weiblichen Geschlechtsorgane in ihren physiologischen und pathologischen Veränderungen zu den anderen Organen. Lubarsch-Ostertags Ergebn. d. allgem. Path. Bd. 3. 2. Hälfte. 1896.

Derselbe, Allgemeines über Hautkrankheiten bei Schwangeren. v. Winckels Handb. d. Geb. Bd. 2. 1. Teil. 1904.

Freund, R. (Berlin), Serumtherapie bei Schwangerschaftstoxikosen. Med. Klinik 1911. Nr. 10. S. 371.

Derselbe, Über Eklampsie und ihre Behandlung auf Grund von 551 Fällen. Arch. f. Gyn. Bd. 97. 1912.

Derselbe, Zur Eklampsiefrage. 15. Versamml. d. Deutsch. Gesellsch. f. Geb. u. Gyn. Halle 1913.

Derselbe, Eklampsietherapie. Sammelref. Med. Klinik 1912.

Derselbe, Zur plazentaren Eklampsie-Ätiologie. Berl. klin. Wochenschr. 1909. Nr. 15. S. 682.

Freund und Kaminer, Über die Beziehungen zwischen Tumorzellen und Blutserum. Wiener klin. Wochenschr. 1910. Nr. 34 und Biochem. Zeitschr. Bd. 26. S. 312.

Freund und Mohr, Zur Giftwirkung der Plazenta. 80. Versamml. Deutsch. Naturf. u. Ärzte.

Fritsch, H., Alte und neue Geburtshilfe. Deutsche med. Wochenschr. 1908. Nr. 33. S. 1417.

Fröhlich und Löwi, Arch. f. exper. Path. u. Pharm. Bd. 62. 1910.

Fromme (Berlin), Über gesteigerte Reaktionsfähigkeit Schwangerer gegen artfremdes Eiweiß. Berl. klin. Wochenschr. 1911. Nr. 12. S. 544.

Führer, Münch. med. Wochenschr. 1912. Nr. 16.

Füth (Leipzig), Über die Gefrierpunktserniedrigung des Blutes von Schwangeren, Kreißenden und Wöchnerinnen. Zeitschr. f. Geb. u. Gyn. Bd. 51. S. 249. 1904.

Füth und Krönig, Experimentelle Untersuchungen über die Ätiologie der Eklampsie. IX. Kongr. f. Gyn. 1901.

Gaifami, P. J., Sulla tossicità degli estratti acquosi placentari e sull' azione svelenante su essi dal siero di sangue. Path. Vol. 5. p. 113. 1913.

Gammeltoft, S. A., Untersuchungen über den Stickstoffwechsel während der Gravidität. Skandinav. Arch. f. Physiol. Bd. 28. S. 325. 1913.

Gelpke, zit. nach Seitz.

Gentili, A., La decidua considerata come glandola endocrina. Ann. di ostetr. e ginecol. Vol. 2. p. 257. 1913.

Derselbe, Über die innere Sekretion der Decidua im Hinblick auf die Arbeit von J. Schottländer: „Zur Theorie der Abderhaldenschen Schwangerschaftsreaktion usw." Zentralblatt f. Gyn. Bd. 38. S. 1159. 1914.

Geßner, Über Leberveränderung bei der Eklampsie. Gyn. Rundschau 1916. Heft 1/2.

Gilbert, (Paris) Chlorose und Albuminurie bei schwangeren Frauen. Ref.: Zentralbl. f. Gyn. 1903. Nr. 29. S. 909.

Gilbert, Lereboullet und Stein (Paris), Vergleichende Untersuchungen über die physiologische Cholämie bei der Mutter und dem Neugeborenen. Ann. d. Gynéc. et d'ostétr. 1903.

Gizelt, A., Über einige chemische und physiologische Eigenschaften der Organextrakte auf Grund von Versuchen über Extrakte von Uterus, Ovarium, Plazenta und Fötus. Pflügers Arch. Bd. 152. S. 562. 1913.

Goltz und Ewald, Pflügers Arch. Bd. 63. S. 362.

Goodman and Berkowitz, Abderhalden-Reaktion in Malignant Tumors, Pregnancy and Angiosclerosis. Surg. Gyn. and Obst. Chicago. Oct. T. 21. Nr. 4.

Gottschalk, Ein Fall von vorzeitiger Lösung der normal sitzenden Plazenta im neunten Schwangerschaftsmonat. Zeitschr. f. Geb. u. Gyn. Bd. 36. S. 542. 1897.

Graefenberg, Beiträge zur Physiologie der Eieinbettung. Zeitschr. f. Geb. u. Gyn. Bd. 65. S. 1. 1910.

Graf, Monatsschr. f. Geb. u. Gyn. Bd. 32. Heft 2. S. 125.

Gräfenberg, Münch. med. Wochenschr. 1909. Nr. 14.

Graf, R. und Landsteiner, Versuche über die Giftigkeit des Blutserums bei Eklampsie. Zentralbl. f. Gyn. 1909. Nr. 4. S. 142.

Graff, v. und Zubrzycki, v., Arch. f. Gyn. Bd. 95. Heft III und Zeitschr. f. Geb. u. Gyn. Bd. 72. S. 303. 1912.

Grönne, Et Tilfaelde af Chondrodystrofi. Dem. Gesellsch. f. Geb. u. Gyn. Kopenhagen. 7. April. Ref.: Usgeskr. f. Laeger. p. 1822.

Grosser, O., Vergleichende Anatomie und Entwicklungsgeschichte der Eihäute und der Plazenta. Wien, Braumüller. 1909.

Grube und Reifferscheid, Experimentelle Untersuchungen zur Frage der Schwangerschaftstoxikämie. Med. Klinik Bd. 14. S. 569. 1912.

Guggisberg, H., Experimentelle Untersuchungen über die Toxikologie der Plazenta. Zeitschr. f. Gyn. Bd. 67. S. 84. 1910.
Gusserow, Stoffaustausch zwischen Mutter und Frucht. Arch. f. Gyn. Bd. 13. Heft 1.
Gusserow (Zürich), Über hochgradigste Anämie Schwangerer. Arch. f. Gyn. Bd. 2. S. 218. 1871.
Guzzoni degli Ancaracci, Über das Vorkommen der Milchsäure in der menschlichen Plazenta. Rendiconti della società Toscana di ost. e gin. 1903. Florenz.
Halban, Schwangerschaftsreaktion der fötalen Organe und ihre puerperale Involution. Zeitschr. f. Geb. u. Gyn. Bd. 53. S. 193.
Derselbe, Über ein bisher nicht beobachtetes Schwangerschaftssymptom (Hypertrichosis graviditatis). Wien. klin. Wochenschr. 1906. Nr. 1 und Ref. im Zentralbl. f. Gyn. 1906. Nr. 20. S. 591.
Derselbe (Wien), Über fötale Menstruation und ihre Bedeutung. Zentralbl. f. Gyn. 1904. Nr. 43. S. 1270.
Derselbe, Agglutinationsversuche mit mütterlichem und kindlichem Blute. Wiener klin. Wochenschr. 1911. Nr. 24. S. 545.
Derselbe, Zur Frage der Graviditätshypertrophie. Wiener klin. Wochenschr. 1907. Nr. 45.
Halban-Landsteiner, Über Unterschiede des fötalen und des mütterlichen Blutserums etc. Münch. med. Wochenschr. 1902. Nr. 12.
Halsted, Verhandl. d. Deutsch. Gesellsch. f. Chir. Bd. 40. 1911.
Harabath, R., Über Graviditätshypertrichosis. Gyn. Rundschau 1913. S. 705.
Heide, v. d. (Jena), Experimentell-biologische Untersuchungen über den Geburtseintritt. Münch. med. Wochenschr. 1911. Nr. 32. S. 1705.
Heide, v. d. und Krösing, Zeitschr. f. Geb. u. Gyn. H. 1. Bd. 67.
Heil, Gibt es eine physiologische Pulsverlangsamung im Wochenbett? Arch. f. Gyn. Bd. 56. 1898 und Monatsschr. f. Geb. u. Gyn. Bd. 14. S. 657. 1910.
Heinrichsdorff, Habilitationsschrift. Breslau 1912.
Henkel, Arch. f. Gyn. 1913.
Herrmann, E., Über eine wirksame Substanz im Eierstock und in der Plazenta. Monatsschrift f. Geb. u. Gyn. Bd. 41. Heft 1.
Derselbe und Neumann, J., Über die Lipoide der Gravidität und deren Ausscheidung nach vollendeter Schwangerschaft. Wiener klin. Wochenschr. Bd. 25. S. 1557. 1912.
Heß und Saxl, Zur Kenntnis der spezifischen Eigenschaften der Karzinomzelle. Beitr. zur Karzinomforsch. aus der ersten med. Klinik in Wien. 1909. Heft 1.
Heymann, F., Neuere Arbeiten über die physiologische Blutbeschaffenheit der Schwangeren und Neugeborenen und über die Beziehungen zwischen mütterlichem und fötalem Blut. Folia haematologica. Bd. 3. 1906.
Heynemann-Benneke, Zeitschr. f. Geb. u. Gyn. Bd. 71. S. 122. 1912.
Heynemann (Halle a. d. S.), Eine Reaktion im Serum Schwangerer, Kreißender und Wöchnerinnen. Arch. f. Gyn. Bd. 90. S. 237. 1910.
Heynemann, Th., Zur Frage der Leberinsuffizienz und des Kreatininstoffwechsels während der Schwangerschaft und bei den Schwangerschaftstoxikosen. Zeitschr. f. Gyn. Bd. 71. S. 110. 1912.
Hieß, V., Demonstration eines subchorialen Hämatoms, kombiniert mit partieller blasenmolenähnlicher Degeneration der Chorionzotten. Geb.-gyn. Gesellsch. Wien. 12. Mai 1914. Gyn. Rundschau Bd. 9. S. 141.
Hildebrandt, Hofmeisters Beitr. Bd. 56. S. 463.
Hinselmann, Die Veränderungen der Decidua parietalis bei Graviditas extrachorialis. Zeitschr. f. Geb. u. Gyn. Bd. 76. Heft 3 S. 829.
Hirsch, P., Fermentstudien. 1. Bestimmung von Fermentwirkungen mit Hilfe des Interferometers. I. Mitteilung. Die Anwendung der „interferometrischen Methode" zum Studium der Abwehrfermente. Hoppe-Seyler, Zeitschr. f. physiol. Chemie Bd. 91. Heft 6.
Hitschmann, Die Deportation der Zotten und ihre Bedeutung. Zeitschr. f. Geb. u. Gyn. Bd. 53. Heft 1.
Derselbe und Lindenthal, Über das Wachstum der Plazenta. Zentralbl. f. Gyn. 1902. S. 1167.
Hoennicke, Berl. klin. Wochenschr. 1904. S. 1154 und Samml. zwangl. Abhandl. Halle. 1905.
Hofbauer, J., Die Graviditätsveränderungen der Organe in klinischer Beleuchtung. Volkmanns Samml. klin. Vortr. Gynäkologie Nr. 210.
Derselbe, Beiträge zur Ätiologie und zur Klinik der Graviditätstoxikosen. Zeitschr. f. Geb. u. Gyn. Bd. 61. Heft 2.
Derselbe, Organveränderungen während der Gravidität und deren Bedeutung für die Klinik. Gesellsch. f. Geb. u. Gyn. Berlin 1908. 10. Juli.

Hofbauer, J., Schwangerschaftstoxikämie. Deutsche med. Wochenschr. 1910. Nr. 36.
Derselbe, Zur Physiologie des Puerperiums. Monatsschr. f. Geb. u. Gyn. Suppl.-Bd. 1907.
Derselbe, Schwangerschaftstoxikosen. Deutsche med. Wochenschr. 1910. Nr. 36. S. 1642.
Derselbe, Larynx und Schwangerschaft. Monatsschr. f. Geb. u. Gyn. Bd. 28. S. 45. 1908.
Derselbe, Die biologische Bedeutung der Plazenta. Ref.: Zeitschr. f. Geb. u. Gyn. Bd. 64. S. 668. 1909.
Derselbe, Die alimentäre Glykosurie von Graviden. Wiener klin. Wochenschr. 1899. Nr. 1. S. 1.
Derselbe, Die Aufnahme von Eisen durch die menschliche Plazenta aus dem maternen Blut. Zeitschr. f. physiol. Chemie Bd. 40. S. 240. 1903.
Derselbe, Grundzüge einer Biologie der menschlichen Plazenta. Wien, Leipzig 1905.
Derselbe, Volkmanns Vortr. N. F. S. 455.
Hoffner, Über Schwangerschaftsveränderungen außerhalb der Genitalsphäre. Hegars Beitr. z. Geb. u. Gyn. Bd. 4. 1901 und Inaug.-Diss. Heidelberg 1911.
Hoffström (Helsingfors), Eine Studie über den Stoffwechsel während der Schwangerschaft. Ref.: Zentralbl. f. Gyn. 1911. Nr. 15. S. 605.
Hofmeister, Über Laktosurie. Zeitschr. f. physiol. Chemie Bd. 1. S. 101.
Hofmeier, M., Die Bedeutung der Nephritis in der Schwangerschaft. Zeitschr. f. Geb. u. Gyn. Bd. 3. S. 271. 1878.
Holzbach, Über Nierensuffizienz in der Schwangerschaft. Zeitschr. f. Geb. u. Gyn. Bd. 77. 1915.
Hüssy, P., Gedanken über die Modifikationen der Abderhaldenschen Fermentreaktion. Gyn. Rundschau. 1915. Heft 5.
Hull, E. F. und Rohdenburg, G. L., Experimente zur Ätiologie der Eklampsie. Amer. Journ. of Obst. and Dis. of Women and Childr. Dec. 1914. Ref.: Zentralbl. f. Gyn. Bd. 25. S. 435.
Jägerroos, Studien über den Eiweiß-, Phosphor- und Salzumsatz während der Gravidität. Arch. f. Gyn. Bd. 67. S. 517. 1902.
Derselbe, Eiweißkörper des Harnes bei Gebärenden und Wöchnerinnen. Arch. f. Gyn. Bd. 91. Heft 1. 1910.
Jaschke, R. Th., Die Wertung der verschiedenen Formen von Herzkrankheiten in der Schwangerschaft. Zeitschr. f. Geb. u. Gyn. Bd. 78. S. 163. Ferner Nothnagels Suppl.-Bd. 6.
Jellinghaus, C. F., Vorübergehende Hypertrichosis durch Schwangerschaft verursacht. Zentralbl. f. Gyn. 1910.
Iscovesco siehe Corpus luteum.
Jung, Ph., Behandlung des sogenannten unstillbaren Erbrechens während der Schwangerschaft. Deutsche med. Wochenschr. 1916. S. 3.
Kaltenbach, Die Laktosurie der Wöchnerinnen. Zeitschr. f. Geb. u. Gyn. Bd. 4. S. 161.
Kawamura, R., Die Cholesterinverfettung (Cholesterinsteatose). Jena 1911.
Kawasoye, M., Über die Einwirkung der Röntgenstrahlen auf die Eihäute. Zentralbl. f. Gyn. 1913. Nr. 14. S. 488.
Kehrer, E., Münch. med. Wochenschr. 1912. Nr. 33.
Derselbe, Volkmanns Samml. klin. Vortr. Gynäkologie. Bd. 147. 1905.
Derselbe, Verhandl. d. Deutsch. Gesellsch. f. Gyn. 1911.
Derselbe, Die Nierendekapsulation bei Eklampsie. Zeitschr. f. gyn. Urol. Bd. 1. S. 111. 1908.
Derselbe, Der plazentare Stoffaustausch in seiner physiologischen und pathologischen Bedeutung. Würzburg. Abhandl. a. d. Gesamtgeb. d. prakt. Med. Würzburg. 1907. (Daselbst reiche Literaturangaben.)
Kehrer, F., A., Über Gestationserscheinungen. Arch. f. Gyn. Bd. 94. Heft 1. 1911.
Keitler, H. und Lindner, K., Über die Abderhaldensche Dialysiermethode. Wiener klin. Wochenschr. Jahrg. 27. S. 549.
Keller, R., Über Veränderungen am Follikelapparat des Ovariums während der Schwangerschaft. Beitr. z. Geb. u. Gyn. Bd. 19. Heft 1. S. 13—38. 1913/1914.
Kelly, H., Experiments in the production of abortion and labour by the use of placental extracts. Journ. of Obst. and Gyn. Vol. 26. Nr. 2. Febr.
Kermauner, F., Eklampsiefragen. Wiener med. Wochenschr. Bd. 62. S. 1542. 1912.
Kleinwächter, Zeitschr. f. Geb. u. Gyn. Bd. 16. S. 144. 1889.
Derselbe, Diss. Marburg 1906.
Klose, Neue deutsche Chirurgie 1912. Stuttgart. Bd. 3. Chirurgie des Thymus.
Knapp, Zentralbl. f. Gyn. 1897. S. 417.
Knöpfelmacher, Wiener klin. Wochenschr. Bd. 17. S. 9. 1904.
Kolde, Arch. f. Gyn. Bd. 98. Heft 3. S. 505. 1912.
Kollmann, Zeitschr. f. Biol. Bd. 42.

Kolmer, Pflügers Arch. f. Physiol. Bd. 144. 1912.
Köppen, Neurol. Zentralbl. Bd. 11. S. 219. 1892.
Koßmann, Das Synzytium der menschlichen Plazenta. Zentralbl. f. Gyn. 1893.
Krainz, Über Reizwirkungen von Fremdkörpern auf die Uterusschleimhaut der Hündin. Diss. a. d. geburtsh. Klinik d. tierärztl. Hochschule in Wien. 1914.
Kraus und Graff, E. V. (Wien), Über die Wirkungen des Plazentarserums und des Serums Gravider auf menschliche Karzinomzellen. Wiener klin. Wochenschr. 1911. Nr. 6. S. 191.
Kreidl und Mandl, Experimentelle Beiträge zur Physiologie des Stoffaustausches usw. Zentralbl. f. Physiol. Bd. 17. Nr. 11.
Dieselben, Experimentelle Beiträge zu den physiologischen Wechselbeziehungen zwischen Fötus und Mutter. Aus den Sitzungsber. d. kais. Akad. d. Wissensch. in Wien. Mathem.-naturwiss. Klasse Bd. 113. 1904.
Dieselben, Über den Übergang der Immunhämolysine von der Frucht auf die Mutter. Wiener klin. Wochenschr. 1904. S. 611.
Krönig und Füth, Vergleichende Untersuchungen über den osmotischen Druck im mütterlichen und kindlichen Blut. Monatsschr. f. Geb. u. Gyn. Bd. 12. 1901.
Kroph, Nothnagels Suppl.-Bd. 7.
Labbé, A. und Petridis, P., Die Abderhaldensche Reaktion als Schwangerschaftsdiagnose. Journ. méd. Paris. 1914.
Lamers, Zeitschr. f. Geb. u. Gyn. Bd. 71. S. 393. 1912.
Lampe, Deutsche med. Wochenschr. 1912. Nr. 24. S. 1127.
Landau, M. und Mac Nee, J. W., Zur Physiologie des Cholesterinstoffwechsels. Zieglers Beitr. Bd. 58. S. 667. 1914.
Landsberg, E., Untersuchungen von Harn und Blut bei Eklampsie bezüglich der Verteilung der Stickstoffsubstanzen und des Gehaltes an Fibrinogen und Reststickstoff. Zentralbl. f. Gyn. Bd. 73. p. 234. 1913.
Derselbe, Eiweiß- und Mineralstoffwechseluntersuchungen bei der schwangeren Frau nebst Tierversuchen mit besonderer Berücksichtigung der Funktion endokriner Drüsen. Zeitschr. f. Geb. u. Gyn. Bd. 76. S. 53. 1914.
Derselbe, Die Bedeutung der innersekretorischen Drüsen für den Stoffwechsel in der Schwangerschaft. Verhandl. d. Deutsch. Gesellsch. f. Gyn. Bd. 15. Teil 2. S. 154. Zentralbl. f. Gyn. Nr. 22. S. 805.
Lébreton, Compt. rend. Soc. biol. T. 2. p. 628. 1899.
Lecorché, Arch. de gyn. 1885.
Leersum, E. C. van, Biochem. Zeitschr. Bd. 11. 1908.
Lehmann, F., Über habituelle Schwangerschaftsunterbrechung und innere Sekretion. Arch. f. Gyn. Bd. 101. S. 205. 1913.
Lichtenstein, Gegen die plazentare Theorie der Eklampsie-Ätiologie. Zentralbl. f. Gyn. 1909. Nr. 8. S. 265.
Derselbe, Kritische und experimentelle Studien zur Toxikologie der Plazenta. Arch. f. Gyn. Bd. 86. Heft 2.
Derselbe, Weitere Erfahrungen mit der abwartenden Eklampsiebehandlung. Monatsschr. f. Gyn. Bd. 38. 1913.
Liepmann, Zur Biologie der menschlichen Plazenta. Arch. f. Gyn. Bd. 52. Heft 1.
Liepmann, W., Zur Technik und Kritik der Plazentarforschung. Zentralbl. f. Gyn. 1909.
Lindemann, W., Über Beeinflussung der Abderhaldenschen Reaktion durch Cholesterin. Zeitschr. f. exper. Med. Bd. 4. Heft 2.
Derselbe, Quantitative Gesamtfett-, Cholesterin- und Cholesterinesterbestimmungen bei Eklampsie und Amenorrhöe. 15. Versamml. d. Deutsch. Gesellsch. f. Gyn. Halle a. S.
Derselbe, Untersuchungen zur Lipoidchemie des Blutes bei Schwangerschaft, Amenorrhöe und Eklampsie. Zeitschr. f. Gyn. Bd. 74. S. 819.
Derselbe, Über Wehenmittelsynthese und ein neues Wehenmittel. (Präparat 197 Roche.) Berl. klin. Wochenschr. 1913. Nr. 44. S. 2042.
Derselbe, Beitrag zur biologischen Bedeutung der Lipoide besonders für die Sexualfunktion des Weibes. Habilitationsschrift. Halle 1915. (Leipzig, G. Thieme.)
Derselbe und Aschner, B., Über Natur und Verbreitung vasokonstriktorischer und wehenerregender Substanzen im Körper. Münch. med. Wochenschr. Bd. 60. S. 2779. 1913.
Linser und Mayer, A. (Tübingen), Ein Versuch, Schwangerschaftstoxikosen durch Einspritzungen von Schwangerschaftsserum zu heilen. Münch. med. Wochenschr. 1910. Nr. 52. S. 2757.
Lizuka, S., Über Vorkommen von Muskelfasern in der menschlichen Plazenta. Beitr. z. Geb. u. Gyn. Bd. 19.
Lockemann und Thies, Biochem. Zeitschr. Bd. 25.

Loeb, L., Weitere Untersuchungen über die künstliche Erzeugung der mütterlichen Plazenta usw. Zentralbl. f. Physiol. Bd. 24. S. 203. 1910.
Löschke, Arch. f. Gyn. Bd. 96. Heft 3. 1912.
Lubarsch, Thrombose. Handb. d. allgem. Path. Wiesbaden 1905. Bd. 1.
Ludwig, Über Glykosurie und alimentäre Glykosurie in der Schwangerschaft. Wiener klin. Wochenschr. 1899. Nr. 12.
Lüthje, Exper. Arch. Bd. 48. S. 184. 1902 und Bd. 50. S. 268. 1903.
Lusk, Ernährung und Stoffwechsel. Übersetzt von L. Heß. Wiesbaden 1910.
Magnes (Toulouse), Die perniziöse Anämie während der Schwangerschaft. Thèse de Lyon. 1910. Ref.: Zentralbl. f. Gyn. 1911. Nr. 15. S. 603 und Nr. 19. S. 726.
Mainzer, Zentralbl. f. Gyn. 1908. S. 1450.
Malone, R. H., Die Diagnose der Schwangerschaft: eine einfache Methode auf Grund der Anwesenheit spezifischer Enzyme im Urin. Journ. Amer. Med. Assoc. 15. Jahrg. S. 1651.
Martin, Ed., Versuche über den Einfluß einer intravenösen Injektion von Plazentarsubstanz auf den eigenen Organismus beim Kaninchen. Monatsschr. f. Geb. u. Gyn. 1906. Heft 5. S. 590.
Mathes, Über Autolyse der Plazenta. Zentralbl. f. Gyn. 1901. S. 1385.
Derselbe, Der Infantilismus, die Asthenie usw. Berlin 1912 bei Karger.
Mathes (Graz), Über Blutgerinnungszeit in der Schwangerschaft. Münch. med. Wochenschrift 1910. Nr. 36.
Mathes, P., Beobachtungen an mit Plazentarsaft durchströmten Hundenieren. Zeitschr. f. Geb. Bd. 62. S. 108. 1908.
Derselbe, Die Gefrierpunktserniedrigung des mütterlichen und kindlichen Blutes. Zentralblatt f. Gyn. 1901. Nr. 30. S. 866.
Mayer, A., Normales Schwangerenserum als Heilmittel gegen Schwangerschaftsdermatosen im besonderen und Schwangerschaftstoxikosen überhaupt. Zentralbl. f. Gyn. 1911. Nr. 9. S. 350.
Derselbe, Weitere Erfahrungen über die Behandlung von Schwangerschaftstoxikosen mit normalem Schwangerenserum. Zentralbl. f. Gyn. 1911. Nr. 37. S. 1299.
Mayer, E., Arch. f. Gyn. Bd. 90. S. 600. 1910.
Merletti, Zentralbl. f. Gyn. 1902. Nr. 16. S. 216.
Derselbe, Zentralbl. f. Gyn. 1908. Nr. 12. S. 420.
Meyer, E., Behandlung der Graviditätstetanie mit Kalziumsalzen. Therap. Monatsschr. 1911. Nr. 7.
Meyer, H., Über die Beziehung zwischen den Lipoiden und pharmakologischer Wirkung. Münch. med. Wochenschr. 1909. Nr. 31.
Miller, J. R., The Relation of Albuminurie Retinitis to the Toxemias Pregnancy. Amer. Journ. of Obst. August. Vol. 72. p. 253.
Miller, J. W. siehe Corpus luteum.
Möbius, Die Basedowsche Krankheit. 2. Aufl. 1906.
Mohr, Münch. med. Wochenschr. 1909. Nr. 49.
Mohr, L. und Freund, R., Experimenteller Beitrag zur Pathogenese der Eklampsie. Berl. klin. Wochenschr. 1908. Nr. 40.
Mohr, L. und Heimann, W., Zur Chemie der normalen und Eklampsie-Plazenta. Biochem. Zeitschr. Bd. 46. Heft 5. S. 367. 1912.
Mosbacher, Deutsche med. Wochenschr. 1911. Nr. 22.
Moulden, Toxemia of pregnancy. Amer. Journ. of Obst. Jan. 1916.
Müller, Johannes, De respiratione foetus. Lipsiae. 1823.
Müller und Jochmann, Über eine einfache Methode zum Nachweis proteolytischer Fermentwirkungen. Münch. med. Wochenschr. 1906. Nr. 26.
Münzer, A., Zur Ätiologie der Puerperalpsychosen. Neurol. Zentralbl. 1911. Nr. 15.
Nasse, Das Blut der Schwangeren. Horns Arch. 1820. Mai-Juni. S. 426. Arch. f. gemischte Arbeiten. 1853. Arch. f. Geb. u. Gyn. Bd. 10. S. 315. 1876.
Nebel, Zeitschr. f. Geb. u. Gyn. Bd. 31. S. 499. 1888.
Neu (Heidelberg), Beitrag zur Biologie des Blutes in der Gestationsperiode des Weibes. Med. Mlinik 1910. Nr. 46.
Derselbe, Weitere experimentelle Beiträge zur Biologie des Blutes in der Gestationsperiode des Weibes. Münch. med. Wochenschr. 1911. Nr. 34. S. 1810.
Derselbe, Experimentelles über die Bedeutung der Gerinnungskomponente für den postpartalen Blutstillungsmechanismus. Münch. med. Wochenschr. 1909. Nr. 50.
Neu, Zentralbl. f. Gyn. 1907. Nr. 38. S. I129 und Nr. 50. S. 1557.
Neu, Maximilian, Herpes zoster im Wochenbett einer Eklamptischen. Monatsschr. f. Geb. u. Gyn. Bd. 21. 1905.
Neubauer, E. und Novak, J., Zur Frage der Adrenalinämie und des Blutzuckers in der Schwangerschaft. Deutsche med. Wochenschr. Nr. 49. 7. Dez. 1911.

Neumann, J., Über puerperale Bradykardie. Monatsschr. f. Geb. u. Gyn. Bd. 2. S. 278. 1895.
Neumann und Herrmann (Wien), Biologische Studien über die weibliche Keimdrüse. Wiener klin. Wochenschr. 1911. Nr. 12. S. 411.
Neusser (und Wiesel), Erkrankungen der Nebennieren. 1910. 2. Aufl.
Nicholson, Über die physiologischen Veränderungen im mütterlichen Organismus während der Schwangerschaft und ihre Bedeutung. Edinburgh. Obstetrical Soc. Session 1905/06. Mai.
Niklas, F., Zur Frage der Plazentarhormone und der Verwendung von Plazentarsubstanzen als Laktagoga. Monatsschr. f. Geb. u. Gyn. Bd. 38. Erg.-Heft. S. 60. 1913.
Noorden, C. v., Die Krankheiten der Nieren. v. Noordens Handb. d. Path. d. Stoffw. 2. Aufl. Bd. 1. 1906.
Derselbe, Über Albuminurie. Zeitschr. f. Urol. 1907. S. 1017.
Derselbe, Über die puerperale Laktosurie nach dem Gebrauch von Traubenzucker. Dubois' Arch. 1893. S. 385.
Novak, J., Nothnagels Suppl.-Bd. 6. Vgl. ferner Kap. I.
Derselbe, Porges, O. und Strisower, R., Über eine besondere Form von Glykosurie in der Gravidität und ihre Beziehungen zum echten Diabetes. 1. Schwangerschaftsglykosurie. Zeitschr. f. klin. Med. Bd. 78. S. 413. 1913.
Novak, Arch. f. Gyn. Bd. 93. S. 219. 1911.
Derselbe und Jetter, Über puerperale Bradykardie. Monatsschr. f. Geb. u. Gyn. Bd. 33. 1910.
Oehninger, Maria, Fettgehalt und Fettstoffwechsel im menschlichen Amnionepithel. Inaug.-Diss. Würzburg 1914.
Offergeld, Arch. f. Gyn. Bd. 68. S. 160.
Derselbe, Deutsche med. Wochenschr. 1909. Nr. 28. S. 1226.
Opitz, Münch. med. Wochenschr. 1903 und Deutsche med. Wochenschr. 1903.
Opitz (Berlin), Biochemische Untersuchungen des Blutes schwangerer Frauen. Gynäkologenversamml. in Würzburg. Juni 1903. Ref.: Zentralbl. f. Gyn. 1903. Nr. 28. S. 863.
Orlovius, M., Funktionsprüfung erkrankter Nieren bei bestehender Schwangerschaft zur Entscheidung der Frage der künstlichen Unterbrechung. Zeitschr. f. Geb. u. Gyn. Bd. 77. S. 348.
Parodi, H., Sull' azione degli estratti di placenta. Sperim. Vol. 67. p. 55. 1913.
Payer, A. (Graz), Das Blut der Schwangeren. Arch. f. Gyn. Bd. 71. Heft 2.
Derselbe, Über den Einfluß des Zuckers auf den Stoffwechsel der Schwangeren und auf den Geburtsverlauf. Monatsschr. f. Geb. u. Gyn. Bd. 10. Heft 6.
Peham, Zentralbl. f. Gyn. 1902. Nr. 48. S. 1313.
Pepere, La Ginecol. Vol. 2. Fasc. 2 und Arch. ital. de biol. Vol. 148. Fasc. 1. 1907.
Peters, Zum Kapitel der Schwangerschaftsdauer. Gyn. Rundschau Heft 9 u. 10. Mai 1915.
Peters, H., Über die Einbettung des menschlichen Eies. Leipzig und Wien 1899.
Petri, Th., Neue Probleme des parenteralen Eiweißabbaues in ihrer Beziehung zur Geburtshilfe und Gynäkologie. Zeitschr. f. Geb. u. Gyn. Bd. 41.
Pfannenstiel, Zur Synzytiumgenese. Zentralbl. f. Gyn. 1898 u. 1899.
Pick und Pineles, Biochem. Zeitschr. Bd. 12. 1908.
Pinard, Ann. d'obstetr. et gyn. 1909. Sug. 457.
Pinto, Ann. di ost. e gin. 1905.
Polano, Münch. med. Wochenschr. 1907. Nr. 35. S. 1731 u. Nr. 47. S. 2335.
Derselbe, Zeitschr. f. Geb. u. Gyn. Bd. 65.
Derselbe, 1. Experimentelle Beiträge zur Biologie der Schwangeren. Habil.-Arbeit 1904 und Ref. Jahresber. Bd. 18. S. 630. — 2. Der Antitoxinübergang von der Mutter auf das Kind. Versamml. Deutsch. Naturf. u. Ärzte. Breslau 1904 und Ref. Münch. med. Wochenschr. Nr. 42 und Zeitschr. f. Geb. u. Gyn. Bd. 53. S. 456.
Porcher siehe Brustdrüse.
Porges und Leimdörfer, Über die Kohlensäurespannung im Blute bei Karzinomkranken. Beitr. z. Karzinomforsch. a. d. I. med. Klinik in Wien. Heft 3. S. 141.
Derselbe und Novak, Über die Ursache der Azetonurie bei Schwangeren. Berl. klin. Wochenschr. 1911. Nr. 39.
Poten, Die Verschleppung der Chorionzotten. Arch. f. Gyn. Bd. 66. S. 590. 1902.
Raineri, Ann. di ost. e di gin. Vol. 30. Fasc. 1.
Ravano, Über die Frage nach der Tätigkeit des Eierstocks in der Schwangerschaft. Arch. f. Gyn. Bd. 83. S. 587. 1907.
Rebaudi, St., Der Schweißdrüsenapparat während der normalen und der pathologischen Schwangerschaft. Beitr. z. Geb. u. Gyn. Bd. 17. Heft 1. 1911.
Derselbe, Hyperemesis gravidarum und Adrenalintherapie. Zentralbl. f. Gyn. 1909. S. 1523.

Reichenstein, Wiener klin. Wochenschr. 1909. Nr. 42. S. 1445.

Reifferscheid, Euphyllin zur Hebung der Diurese bei Eklampsie. Zentralbl. f. Gyn. 1914.

Resinelli, Über die Durchgängigkeit der Plazenta für Methylenblau. Med.-chir. Akad. zu Ferrara. Sitzg. v. 7. VIII. und Münch. med. Wochenschr. 1902. Nr. 13.

Derselbe, Über hämolytische und hämoagglutinierende Wirkung von Blutserum der Mutter und Fötus und der Amnionflüssigkeit. Med.-chir. Accad. Ferrara. Sitzg. v. 28. November 1901.

Ribbert, Arch. f. Entwicklungsmech. Bd. 7. 1898.

Rißmann, Weitere Beiträge zur diätetischen und medikamentösen Beeinflussung der Schwangerschaft. Med. Klinik 1915.

Derselbe, Neue Wege der Eklampsiebehandlung. Zeitschr. f. Geb. u. Gyn. Bd. 78. 1916.

Rosenthal, Zeitschr. f. klin. Med. Bd. 72. S. 505.

Rosthorn, Alfons v., Anatomische Veränderungen im Organismus während der Schwangerschaft. v. Winckels Handb. d. Geb. Bd. 1. 1. Teil. 1903.

Ruge II, C., Neue Arbeiten über die Eklampsie (Sammelreferat). Med. Klinik 1916. Nr. 25. S. 674.

Rübsamen (Bern), Ein Versuch, Schwangerschaftstoxikosen durch Einspritzung von Schwangerschaftsserum zu heilen. Zentralbl. f. Gyn. 1911. Nr. 21. S. 778.

Sänger (Leipzig), Über Leukämie bei Schwangeren und angeborene Leukämie. Arch. f. Gyn. Bd. 33. S. 161. 1888.

Sakurai (München), Blutdruckmessungen bei Schwangeren, Gebärenden und Wöchnerinnen. Hegars Beitr. z. Geb. u. Gyn. Bd. 14. S. 498. 1909.

Salomon und Saxl, Über einen Harnbefund bei Karzinomatösen. Beitr. z. Karzinomforsch. 1910. Heft 2. S. 29.

Sauerbruch und Heyde (Marburg), Untersuchungen über die Ursachen des Geburtseintrittes. Münch. med. Wochenschr. 1910. Nr. 50. S. 2617.

Dieselben, Weitere Mitteilungen über die Parabiose bei Warmblütern mit Versuchen über Ileus und Urämie. Zeitschr. f. exper. Path. Bd. 6. 1909.

Savaré, Untersuchungen über einige fermentative Eigenschaften des Plazentagewebes. Gynécol. 1907. Heft 11.

Schenk, F., Schutzeffekte normaler Sera gegen die Wirkung menschlichen Plazentarsaftes beim Kaninchen. Zentralbl. f. Gyn. 1909. Nr. 39. S. 1353.

Derselbe, Über Besonderheiten der Giftwirkung des menschlichen Plazentarsaftes beim Kaninchen. Zentralbl. f. Gyn. 1909. Nr. 4. S. 1500.

Derselbe, Der gegenwärtige Stand der Lehre von der plazentaren Ätiologie der Eklampsie. Zeitschr. f. Geb. u. Gyn. Bd. 66. S. 59. 1910.

Derselbe, Untersuchungen über das biologische Verhalten des mütterlichen und kindlichen Blutes und über Schutzstoffe der normalen Milch. Habilitationsschr. Prag 1903.

Derselbe, Über gesteigerte Reaktionsfähigkeit gravider Tiere gegen subkutane Gewebsinjektionen. Münch. med. Wochenschr. 1910. Nr. 17. S. 903.

Scherback, Wiener klin. Wochenschr. 1912. Nr. 5.

Schickele, G., Zur Lehre von der inneren Sekretion der Plazenta. Biochem. Zeitschr. Bd. 38. Heft 3 u. 4. 1912.

Derselbe, Zur Kenntnis der Graviditätstoxikosen. Verhandl. d. Deutsch. Gesellsch. f. Gyn. Bd. 13. S. 420.

Derselbe, Beiträge zur Physiologie und Pathologie der Schwangerschaft. Arch. f. Gyn. Bd. 92. S. 374. 1910.

Schiffmann, Zur Kenntnis der Opsonie beim Puerperalprozeß. Wiener klin. Wochenschr. 1909. S. 82.

Schiller, Zur Eklampsiebehandlung auf Grund der Erfahrungen der Königsberger Universitätsklinik. Monatsschr. f. Geb. u. Gyn. Bd. 39. 1914.

Schirokauer, Das Verhalten des diastatischen und antitryptischen Ferments in der Schwangerschaft. Arch. f. Gyn. Bd. 91. S. 152.

Schirokauer, H. H., Zum Zuckerstoffwechsel in der Schwangerschaft. Berl. klin. Wochenschr. Bd. 11. S. 500. 1912.

Schittenhelm und Weichardt, Münch. med. Wochenschr. 1910. Nr. 34 und 1911. Nr. 16 und 1912. Nr. 2. S. 67.

Schlimpert, Untersuchungen auf Cholesterin im Blut von geburtshilflichen und gynäkologischen Fällen. Freiburger med. Gesellsch. 18. Febr. Ref.: Deutsche med. Wochenschrift Bd. 39. S. 583.

Schmorl, Pathologisch-anatomische Untersuchungen über die puerperale Eklampsie. Leipzig 1893.

Derselbe, Münch. med. Wochenschr. 1904. S. 167 und Verhandl. d. Deutsch. path. Gesellsch. 1904. S. 100.

Derselbe, Über das Schicksal embolisch verschleppter Plazentarzellen. Zentralbl. f. Gyn. 1905.

Schmorl, Zur Lehre von der Eklampsie. Arch. f. Gyn. Bd. 65. S. 504. 1902.
Schneider, O., Über den Nachweis und Gehalt von gefäßverengenden Substanzen im Serum von Schwangeren, Kreißenden und Wöchnerinnen und von Nabelschnurblut. Zentralbl. f. Gyn. Bd. 96. Heft 1. S. 171. 1912.
Schneller, A., Über galvanische Nervenmuskelerregbarkeit in der Schwangerschaft. Inaug.-Diss. Erlangen 1915.
Scholten-Veit, Untersuchungen über Zottendeportation und ihre Folgen. Zentralbl. f. Gyn. 1902. Nr. 7. S. 169.
Scholten und Veit, J., Synzytiolyse und Hämolyse. Ein Beitrag zur Physiologie und Pathologie der Schwangerschaft. Zeitschr. f. Geb. u. Gyn. Bd. 49. S. 210. 1903.
Schrader, Einige abgrenzende Ergebnisse physiologisch-chemischer Untersuchungen über den Stoffwechsel während der Schwangerschaft und im Wochenbett. Arch. f. Gyn. Bd. 60. S. 534. 1900.
Schröder, H., Über Blutdruck- und Gefrierpunktbestimmungen bei Eklampsie. Verhandl. d. Deutsch. Gesellsch. f. Gyn. Bd. 9. S. 358. 1901.
Schwarz, H., Der Wert der Abderhaldenschen biologischen Reaktionen für den Geburtshelfer und Gynäkologen. Journ. of the Amer. Med. Asoc.
Seitz, L., Die Störungen der inneren Sekretion in ihren Beziehungen zu Schwangerschaft, Geburt und Wochenbett. 8. Ovar und Schwangerschaft. Verhandl. d. Deutsch. Gesellsch. f. Geb. u. Gyn. Bd. 15. Teil 1. S. 405. 1913.
Derselbe, Hyperemesis als Schwangerschaftsintoxikation. Deutsche med. Wochenschr. Bd. 38. Nr. 15. 1912.
Derselbe, Über das primäre Chorionepitheliom des Ovariums. Zeitschr. f. Geb. u. Gyn. Bd. 78. Heft 1. S. 244.
Derselbe, Nierenerkrankungen während der Schwangerschaft, Geburt und Wochenbett. v. Winckels Handb. d. Geb. Bd. 2. 3. Teil. S. 2327. 1905.
Seitz, Arch. f. Gyn. Bd. 89. S. 51. 1909.
Derselbe, Arch. f. Gyn. Bd. 87. S. 84. 1909.
Sellheim, Zentralbl. f. Gyn. 1910. Nr. 50. S. 1608.
Siegmund, A., Schwangerschaftserbrechen heilbar durch Thyreoidin. Zentralbl. f. Gyn. 1910. Nr. 42. S. 1349.
Skrobansky, Zentralbl. f. Gyn. 1904. S. 621.
Starling, Verhandl. d. Naturforscherversamml. Stuttgart 1906. Teil 1. S. 256.
Stern, R., Zeitschr. f. Geb. u. Gyn. Bd. 68. S. 46. 1911.
Derselbe, Zeitschr. f. Geb. u. Gyn. Bd. 68. S. 66. 1911.
Stilling und Mehring, v., Zentralbl. f. d. med. Wissensch. 1889.
Stoeckel, W., Behandlung der Schwangerschaftsniere und Eklampsie. Zentralbl. f. Gyn. 1914. Nr. 17.
Stoerk und Haberer, v., Arch. f. mikr. Anat. Bd. 72. 1908.
Stolz, Die Azetonurie in der Schwangerschaft, Geburt und im Wochenbett als Beitrag zur physiologischen Azetonurie. Arch. f. Gyn. Bd. 65. S. 531.
Strahl, Die menschliche Plazenta. Ergebn. der Anat. u. Entwicklungsgesch. v. Merkel und Bonnet. 1892.
Sugi, K., Über die Lipoide im menschlichen Uterus. Zeitschr. f. Geb. u. Gyn. Bd. 73. S. 787. 1913.
Thaler und Zuckermann, Über einen Fall von Früheklampsie. Geb.-gyn. Gesellsch. Wien. Ref.: Zentralbl. f. Gyn. 22. Mai. S. 359 ff.
Thierry, H., Untersuchungen über die elektrische Erregbarkeit bei Schwangeren. Zeitschr. f. Geb. u. Gyn. Bd. 73. Heft 3.
Thies, J., Zur Ätiologie der Eklampsie. Arch. f. Gyn. Bd. 112. S. 513. 1910.
Thies und Gräfenberg, Zeitschr. f. Immunitätsforsch. Bd. 9. Heft 6. 1911.
Todyo, Frankf. Zeitschr. f. Path. Bd. 10. S. 219. 1912.
Veit, J., Deportation von Chorionzotten. Zeitschr. f. Geb. u. Gyn. Bd. 44.
Derselbe, Die Verschleppung der Chorionzotten. Bergmann, Wiesbaden. 1905.
Derselbe, Zeitschr. f. Geb. u. Gyn. 1904. S. 1.
Derselbe, Verhandl. d. Deutsch. Gesellsch. f. Gyn. 9. Kongr. S. 747.
Derselbe, Untersuchungen über den osmotischen Druck zwischen Mutter und Kind. Zeitschr. f. Geb. u. Gyn. Bd. 42. S. 316.
Derselbe, Über Albuminurie in der Schwangerschaft. Berl. klin. Wochenschr. 1902.
Derselbe, Über Albuminurie und Schwangerschaft. Zeitschr. f. Geb. u. Gyn. Bd. 47. S. 869.
Derselbe, Über Eklampsiebehandlung. Therap. d. Gegenw. Heft 8. S. 281.
Derselbe, Zeitschr. f. Geb. u. Gyn. Bd. 72. Heft 1. 1912.
Veit und Scholten, Über Synzytiolyse. Zeitschr. f. Geb. u. Gyn. Bd. 49. S. 210.
Velden, van den, Experimentelle onderzoekingen over de autointoxicatie der zwangerschaft. Nederl. Tijdschr. voor Verlosk. en Gyn. 8. Jaar und Ref.: Jahresber. f. Geb. u. Gyn. Bd. 14. S. 666.

Velden, van den, Untersuchungen über die Elimination von Methylenblau in normalen und pathologischen Schwangerschaften. Internat. Gyn.-Kongr. in Amsterdam und Ref.: Zentralbl. f. Gyn. 1899. S. 1139.
Derselbe, Diskussion 82. Naturf.-Versamml. zu Königsberg. 1910. Gyn. Abteil.
Vértes, Zur Pathogenese der Eklampsie. Monatsschr. f. Geb. u. Gyn. Bd. 40. 1914.
Vicarelli, Prager med. Wochenschr. 1893. S. 16.
Vogt, E., Zentralbl. f. Gyn. 1909. Nr. 23. S. 801 und 1911. S. 1559.
Wagner, Zur Behandlung der Eklampsie. Med. Klinik 1913.
Walcher, Verhandl. d. deutsch. Naturf. u. Ärzte. Stuttgart 1906.
Walcher jun., Zentralbl. f. Gyn. 1912. Nr. 42. S. 1388.
Weber, F., Die biologische Diagnose der Gravidität nach Abderhalden. Inaug.-Diss. Göttingen 1914.
Wechselmann, Über Impetigo herpetiformis gravidarum Hebrae und die Pathogenese der großen Schwangerschaftsdermatosen. Arch. f. Dermatol. u. Syphilis. Bd. 102. 1910.
Weichardt, W., 1. Zur modernen Lehre der Eklampsie. Deutsche med. Wochenschr. 1902. 2. Sitzg. d. Gesellsch. f. Geb. u. Gyn. zu Berlin. 12. Mai 1905.
Weichardt, Zur plazentaren Theorie der Eklampsieätiologie. Arch. f. Gyn. Bd. 87. 1909.
Derselbe, Münch. med. Wochenschr. 1901. Nr. 52; 1902. Nr. 44.
Derselbe, Deutsche med. Wochenschr. 1902. Nr. 35.
Derselbe, Zeitschr. f. Geb. u. Gyn. Bd. 50. Nr. 25.
Derselbe, Hyg. Rundschau 1903. Nr. 10.
Weiß, v., Über vorzeitige Lösung der normal sitzenden Plazenta. Zeitschr. f. Geb. u. Gyn. Bd. 46. S. 256. 1894.
Werner, P., Untersuchungen über die Nierenfunktion bei gesunden und kranken Schwangeren und Wöchnerinnen. Arch. f. Gyn. Bd. 104. 1915.
Derselbe, Moderne Eklampsietherapie. Therap. Monatsh. 1915.
Werner, S. und Kolisch, E., Vergleichende Untersuchungen über die Giftigkeit von Harn, Serum und Milch (Kolostrum) während der Schwangerschaft, der Geburt und des Wochenbettes, mit besonderer Berücksichtigung der Eklampsie. Arch. f. Gyn. Bd. 103. S. 222. 1914.
Weymersch, Experimente über die kardiovaskuläre Wirkung des Extraktes der menschlichen Plazenta. Bull. de la soc. royale des sciences méd. et nat. de Bruxelles. Sitzg. vom Juli 1907. Ref.: Zentralbl. f. Gyn. 1909. S. 1692.
Windscheid, Sklerodermie und Gravidität. Gesellsch. f. Geb. u. Gyn. in Leipzig. 23. Nov. 1908. Ref.: Gyn. Rundschau Bd. 3. 1909.
Winter, J., Aktive und konservative Eklampsiebehandlung. Monatsschr. f. Geb. Bd. 38. 1913.
Derselbe, Über die Prinzipien der Eklampsiebehandlung. Zeitschr. f. Geb. u. Gyn. Bd. 78. 1916.
Derselbe, Die Behandlung der Eklampsie durch den praktischen Arzt. Med. Klinik 1915. S. 1337.
Derselbe, Der künstliche Abort bei Schwangerschaftstoxikosen. Med. Klinik 1917. Nr. 7.
Derselbe, Zur Ätiologie der Hyperemesis gravidarum. Zentralbl. f. Gyn. 1907. Nr. 48. S. 1497.
Winter, G., Zur Lehre von der vorzeitigen Lösung der Plazenta bei Nephritis. Zeitschr. f. Geb. u. Gyn. Bd. 11. S. 398. 1885.
Wolff, B., Über die Herkunft des Amnionwassers. Berl. klin. Wochenschr. Bd. 50. Nr. 31. 1913.
Derselbe, Biologische Beziehungen zwischen Mutter und Kind während der Schwangerschaft. Stud. z. Path. d. Entwickl. Bd. 1. S. 50. 1913.
Wolff, P. und M. Zade, Diagnose und Prognose der Nierenveränderungen in der Schwangerschaft. Monatsschr. f. Geb. Bd. 40. Heft 6.
Wolff, W., Ein Fall von Neurofibromatose. Wachstum und Neuauftreten von Tumoren in der Gravidität. Hegars Beitr. z. Geb. u. Gyn. Bd. 5. 1901.
Wolf-Eisner, A., Über Eklampsie. Berl. klin. Wochenschr. 1911. Nr. 45.
Wychgel, Nederl. Tijdschr. v. Geneesk. Bd. 2. Nr. 10. 1902 und Ref.: Zentralbl. f. Gyn. 1904. S. 1465.
Derselbe, Über Synzytiolyse. Zeitschr. f. Geb. u. Gyn. Bd. 47. S. 288.
Derselbe (Leiden), Untersuchungen über das Pigment der Haut und den Urin während der Schwangerschaft. Zeitschr. f. Geb. u. Gyn. Bd. 47. S. 288. 1902.
Zangemeister (Leipzig), Die Beschaffenheit des Blutes in der Schwangerschaft und der Geburt. Zeitschr. f. Geb. u. Gyn. Bd. 49. S. 92. 1903.
Derselbe (Leipzig), Untersuchungen über die Blutbeschaffenheit und die Harnsekretion bei Eklampsie. Zeitschr. f. Geb. u. Gyn. Bd. 50. S. 385. 1903.

Zangemeister, Neuere physiologische Forschungen in der Geburtshilfe. Volkmanns Samml. klin. Vortr. 1904. Neue Folge Nr. 379.
Derselbe, Albuminurie bei der Geburt. Arch. f. Gyn. Bd. 66.
Derselbe, Über die Ausscheidung der Chloride in der Schwangerschaft, speziell bei Nephritis gravidarum. Arch. f. Gyn. Bd. 84. Heft 3. 1908.
Derselbe und Meißl (Leipzig), Vergleichende Untersuchungen über mütterliches und kindliches Blut und Fruchtwasser nebst Bemerkungen über die fötale Harnsekretion. Münch. med. Wochenschr. 1903. S. 677.
Derselbe und Wagner (Leipzig), Die Zahl der Leukozyten von Schwangeren, Gebärenden und Wöchnerinnen. Deutsche med. Wochenschr. 1902. Nr. 31.
Zarate, Vorzeitige Plazentarlösung und Eklampsie. Ann. d. Gyn. et d'obst. Paris. T. 41. Nr. 8.
Zinßer, Über die Schädigung der Tiere bei Eklampsie. Berl. klin. Wochenschr. 1913.
Derselbe, Über die Toxizität des menschlichen Harnes im puerperalen Zustand und bei Eklampsie. Zentralbl. f. Gyn. 1913.
Derselbe, Ist die Eklampsie eine Eiweißzerfallstoxikose? Zeitschr. f. Geb. u. Gyn. Bd. 78. 1916.
Zoeppritz, B., Schwangerschaft und Nephrektomie. Zeitschr. f. urol. Chir. Bd. 3. Heft 1 und 2.
Zubrzycki, J. R. v., Studien über die Meiostagminreaktion bei Karzinom und Schwangerschaft. Arch. f. Gyn. Bd. 102. Heft 1.
Zuelzer, Über alimentäre Glykosurie in Krankheiten und über puerperale Laktosurie. v. Noordens Beitr. Berlin 1894. Bd. 2. S. 46.
Zuntz, L. (Berlin), Respiratorischer Stoffwechsel und Atmung während der Gravidität. Arch. f. Gyn. Bd. 90. S. 452. 1910.
Derselbe, Untersuchungen über die Gesamtblutmenge in der Gravidität und im Wochenbett. Zentralbl. f. Gyn. 1911. Nr. 39. S. 1365.
Zweifel, P., Über den Aderlaß bei der Behandlung der Eklampsie. Arch. f. Gyn. Bd. 79. 1912.
Derselbe, Über die Behandlung der Eklampsie. Monatsschr. f. Geb. u. Gyn. Bd. 37. 1913.
Derselbe, Die Respiration des Fötus. Arch. f. Gyn. Bd. 9. S. 291.
Derselbe, Der Übergang von Chloroform und Salizylsäure in die Plazenta. Arch. f. Gyn. Bd. 12. Heft 2 und Einfluß der Chloroformmaske Kreißender auf den Fötus. 49. Versamml. deutsch. Naturf. u. Ärzte. Hamburg 1876.
Derselbe, Die Behandlung der Blutungen in der Nachgeburtszeit. Monatsschr. f. Geb. u. Gyn. Bd. 41. Heft 3.
Derselbe, Diskussion zu Skutsch. Zentralbl. f. Gyn. 1908. S. 50 und 1909. S. 1094.

IV. Die Erkrankungen der übrigen Blutdrüsen in ihren Beziehungen zu den sexuellen Vorgängen.

1. Schilddrüse.

Asher, L. und Flack, M., Die innere Sekretion der Schilddrüse und die Bildung des inneren Sekretes unter dem Einfluß von Nervenreizung. Zeitschr. f. Biol. Bd. 55. S. 83. Neue Folge Bd. 37.
Barrett, Channing, W. III, Die Schilddrüse und ihre Degeneration in Beziehung zu Gynäkologie und Geburtshilfe. Amer. Journ. of Obst. and Dis. of Women and Childr. 1914. Oct.
Baruch, D., De l'insuffisance thyréo-ovarienne dans la ménopause chirurgical. Journ. méd. de Bruxelles. 1912. p. 521.
Bauer, J., Fortschritte in der Klinik der Schilddrüsenerkrankungen. Med. Klinik. Beiheft Nr. 5. 1913.
Derselbe, Untersuchungen über Blutgerinnung mit besonderer Berücksichtigung des endemischen Kropfes. Verhandl. d. Deutsch. Kongr. f. inn. Med. XXX. Kongr. Wiesbaden 1913.
Beck, v., Struma und Schwangerschaft. Beitr. z. klin. Chir. Bd. 80. S. 73. 1912.
Bonnaire, Kropf und Schwangerschaft. Sitzungsber. d. Soc. d'obst. de Paris. 9. Febr. 1898. Ref.: Zentralbl. f. Gyn. 1898. S. 570.
Braun, v., Thyreoidin bei Beckenenge. Zentralbl. f. Gyn. 1896. S. 722.
Caro, Schilddrüsensekretion und Schwangerschaft in ihren Beziehungen zur Tetanie und Nephritis. Mitteil. a. d. Grenzgeb. d. Med. u. Chir. Bd. 17. 1903.
Derselbe, Beziehungen der Schilddrüse zu den Genitalorganen und zur Schwangerschaft. Berl. klin. Wochenschr. 1905. Nr. 11. S. 310.
Chvostek, F., a) Das konstitutionelle Moment in der Pathogenese des Morbus Basedowi.

Zeitschr. f. angew. Anat. u. Konstitutionsl. Bd. 1. S. 27. 1913. b) Zur Pathogenese des Morbus Basedowi. Wiener klin. Wochenschr. Bd. 27. S. 141. 1914.
Collard - Huard, Do l'insuffisance ovarienne, envisagée dans ses rapporte avec l'insuffisance thyréoïdienne. Thèse de Paris 1911.
Croom, Die Beziehungen des Morbus Basedowi zur Geburtshilfe und Gynäkologie. Edinburgh med. Journ. 1907.
Davidowitsch, Morbus Basedowi und Schwangerschaft. Diss. Berlin 1913.
Davis, E. P., Thyreoid disease complicating pregnancy and parturition. Amer. Journ. of med. Assoc. Vol. 143. p. 815. 1912.
Eiselsberg, v., Die Krankheiten der Schilddrüse. Deutsche Chir. 1901. Lief. 38.
Derselbe, Über Wachstumsstörungen bei Tieren nach frühzeitiger Schilddrüsenexstirpation Arch. f. klin. Chir. Bd. 49. 1895.
Elsner, H. L., The association of uterine growth with goitre; typical and atypical exophthalmic goitre. Amer. Journ. of med. scienc. Vol. 147. p. 634. 1914.
Engelhorn, Schilddrüse und weibliche Geschlechtsorgane. Gyn. Rundschau 1912. Nr. 8 und Habilitationsschrift. Erlangen 1912.
Eppinger, H., Die Basedowsche Krankheit. In Lewandowskys Handb. d. Neurol. 4. Innere Sekretion und Nervensystem. 1913.
Eppinger und Heß, Zur Pathologie des vegetativen Nervensystems III. Zeitschr. f. klin. Med. Bd. 68. 1909.
Faas, J., Über die Schwangerschaftstetanie. Diss. Erlangen 1913.
Fellner, Die Beziehungen innerer Krankheiten zur Schwangerschaft, Geburt und Wochenbett. Deuticke, Wien. 1903.
Fischer, Schilddrüse und weiblicher Genitalapparat. Wiener med. Presse 1895. Nr. 50. S. 1922.
Fothergill, W. E., Hypertrophy of the foetal thyroid with maternal eclampsia. Journ. of Obstetr. and Gynaec. Vol. 5. p. 19. 1904.
Fraenkel, Meine ersten 28 Fälle günstiger Beeinflussung von Periodenbeschwerden durch Röntgenstrahlen. Zentralbl. f. Gyn. 1908. Nr. 5. S. 142.
Frankl, O., Über die Ovarialfunktion bei Morbus Basedowi. Gyn. Rundschau Bd. 7. S. 619. 1913.
Freund, H. W., Die Beziehungen der Schilddrüse zu den weiblichen Geschlechtsorganen. Deutsche Zeitschr. f. Chir. Bd. 18. S. 213. 1883.
Derselbe, Die Beziehungen der weiblichen Geschlechtsorgane in ihren physiologischen und pathologischen Veränderungen zu anderen Organen. Ergebn. d. allgem. Path. u. path. Anat. von Lubarsch-Ostertag. 1896. 2. Hälfte. S. 303.
Freund, W., Über die Beziehungen der Schilddrüse und der Brustdrüse zu den schwangeren und erkrankten weiblichen Genitalien. Deutsche Zeitschr. f. Chir. Bd. 31. S. 446. 1891.
Fürth, v. und Schwarz, Über die Wirkung des Jodothyrins auf den Zirkulationsapparat. Pflügers Arch. f. Physiol. Bd. 124. S. 113.
Glaeßner, Wiener klin. Wochenschr. 1909. Nr. 52. S. 1837.
Graff, E. v., Schilddrüse und Genitale. Arch. f. Gyn. Bd. 102. S. 109. 1914. Die Basedowsche Krankheit als Kontraindikation gegen gynäkologische Röntgentherapie. Wiener klin. Wochenschr. Bd. 27. S. 93. 1914.
Derselbe und Novak, J., Basedow und Genitale. Arch. f. Gyn. Bd. 102. S. 18. 1914.
Hertoghe, Die Rolle der Schilddrüse bei Stillstand und Hemmung des Wachstums und die Entwicklung und der chronisch gutartige Hyperthyreoidismus. Übers. von Spiegelberg. München 1900.
Himmelheber, Akuter Thyreoidismus als Komplikation nach einer gynäkologischen Operation. Zentralbl. f. Gyn. 1909.
Hofmeister, Zur Frage nach den Folgezuständen der Schilddrüsenexstirpation. Deutsche med. Wochenschr. 1896. Nr. 22.
Derselbe, Experimentelle Untersuchungen über die Folgen des Schilddrüsenverlustes. Bruns Beitr. z. klin. Chir. Bd. 11. 1894.
Horsley, Die Funktion der Schilddrüse. Festschrift f. Virchow. Berlin 1891. Bd. 1.
Jouin, Le traitement des fibromes par la médication thyroïdienne. L'abeille méd. 1896. Nr. 21. Ref.: Zentralbl. f. Gyn. 1896. S. 952.
Kocher, Über Kropfexstirpationen und ihre Folgen. Arch. f. klin. Chir. Bd. 29. S. 254.
Korentschewsky, W. G., Die Beziehungen zwischen Schild- und Keimdrüsen in Verbindung mit deren Einfluß auf den Stoffwechsel. Zeitschr. f. exper. Path. Bd. 16. S. 68. 1914.
Kutschera, A. v., Der endemische Kretinismus, seine Ursachen und seine Behandlung. Wien, Alfred Hölder. 1911. Beilage zu Nr. 7 von „Das österr. Sanitätswesen".
Lampé, A. E., Liesegang, S. E. und Klose, H., Die Basedowsche Krankheit, eine

chirurgisch-experimentelle und biologische Studie. Beitr. z. klin. Chir. Bd. 77. Heft 3. 1912.

Lange, Die Beziehungen der Schilddrüse zur Schwangerschaft. Zeitschr. f. Geb. u. Gyn. Bd. 40. 1899.

Lanz, Progenitur Thyreopriver. Arch. f. klin. Chir. Bd. 74. S. 882. 1904.

Lévi, L. et Rothschild, Les petitis signes d'insuffisance thyroïdienne. Gaz. des hôpit. T. 80. p. 879. 1907.

Lorand, A., Die Entstehung der Fettsucht und ihre Behandlung, insbesondere durch Schilddrüsenkuren. Wiener med. Wochenschr. 1910. S. 803.

Mannaberg, J., Über Versuche, die Basedowsche Krankheit mittels Röntgenbestrahlung der Ovarien zu beeinflussen. Wiener klin. Wochenschr. Bd. 26. S. 693. 1913.

Mathes, P., Über den Einfluß von Schilddrüsenpreßsaft auf die Blutgerinnung. Wiener med. Wochenschr. 1911. Nr. 19.

Merckens, Die geographische Verbreitung des Kropfes in Baden und die Beziehungen der Struma graviditatis zur Eklampsie. Diss. Freiburg i. Br. 1912.

Moebius, P. J., Die Basedowsche Krankheit. Nothnagels Handb. Bd. 22. 1896.

Mosbacher, E., Klinisch-experimentelle Beiträge zur Frage: Thyreoidea und Wehentätigkeit. Zeitschr. f. Geb. u. Gyn. Bd. 75. S. 362. 1913.

Nicholson, Die Behandlung der puerperalen Eklampsie mit Schilddrüsensaft. Zentralbl. f. Gyn. 1903. S. 466 u. 740.

Olitsky, P. K., Amenorrhea due to thyroid insufficiency. Med. Rec. Vol. 524. 1912.

Parhon, C. und Goldstein, M. (Bukarest), Über das Vorhandensein eines Antagonismus zwischen den Funktionen des Ovariums und denjenigen der Thyreoidea. Romana med. 1904. Nr. 15—18. Ref.: Zentralbl. f. Gyn. 1905. Nr. 17. S. 541.

Philipps, Die Opotherapie in der Gynäkologie. Lancet. 18. Mai 1901. S. 1394.

Pick und Pineles, Untersuchung über die physiologisch wirksame Substanz der Schilddrüse. Zeitschr. f. exper. Path. Bd. 7. S. 518. 1909.

Pineles, Über Thyreoplasie (kongenitales Myxödem) und infantiles Myxödem. Wiener klin. Wochenschr. 1902. S. 1129.

Pychlau, Ein erfolgreich mit Milch einer thyreoidektomierten Frau behandelter Fall von Morbus Basedowi. Deutsche med. Wochenschr. Bd. 39. S. 2299.

Rowinski, M. J., Zur Frage nach dem Einfluß der Thyreoideaextrakte und Kastration auf den Gas- und Stickstoffwechsel bei Tieren. Diss. St. Petersburg 1913.

Rübsamen, W., Über Schilddrüsenerkrankungen in der Schwangerschaft. Arch. f. Gyn. Bd. 98. Heft 2. S. 268.

Schein, Das Schilddrüsensekret in der Milch. Wiener med. Wochenschr. 1895. Nr. 12—14.

Schmauch, G., Die Schilddrüse der Frau und der Einfluß auf Menstruation und Schwangerschaft. Monatsschr. f. Geb. u. Gyn. Bd. 38. 1913.

Sehrt, E., a) Neuere chirurgische Arbeiten aus dem Gebiete der inneren Sekretion (Schilddrüse, Thymus, Hypophyse, Keimdrüsen). Med. Klinik 1913. Nr. 8. S. 300. b) Zur thyreogenen Ätiologie der hämorrhagischen Metropathien. Münch. med. Wochenschr. Bd. 60. Nr. 18. S. 961. 1913. c) Die Schilddrüsenbehandlung der hämorrhagischen Metropathien. Münch. med. Wochenschr. Bd. 61. Nr. 6. S. 293. 1914. d) Die Beziehungen der Schilddrüseninsuffizienz zu den nervösen Beschwerden und der spastischen Obstipation bei Frauen. Münch. med. Wochenschr. Bd. 61. Nr. 8. S. 408. 1914.

Siegmund, Das Schwangerschaftserbrechen heilbar durch Thyreoidin. Zentralbl. f. Gyn. 1910. S. 1349.

Siegmund, A., Der Milchmangel der Frauen heilbar durch Thyreoidin. Ibid. 1910. Nr. 43. S. 1391.

Skutsch, Morbus Basedowi und Schwangerschaft. Gesellsch. f. Geb. u. Gyn. Leipzig 1908. März.

Stern, R., Differentialdiagnose und Verlauf des Morbus Basedowi und seiner unvollkommenen Formen. Jahrb. f. Physiol. Bd. 29. S. 179. 1909.

Szánto, Ein Fall von myxödematöser Atrophia uteri et ovarii. Pester med.-chir. Presse 1901. Nr. 42.

Thaler, Schwerer Basedow als Schwangerschaftskomplikation. Strumektomie in graviditate. Wiener geb.-gyn. Gesellsch. 12. Jan. Gyn. Rundschau. Bd. 9. S. 237.

Thompson, The influence of the thyroid glands on pregnancy. Brit. med. Journ. 1913. Nr. 2762. p. 79.

Ullmann, E., Über Beziehungen zwischen dem Uterusmyom und dem Kropf. Wiener klin. Wochenschr. 1910. S. 585.

Vermorel, E., De l'origine thyréoïdienne de certaines tachycardies ou palpitations, dites nerveuses de la puberté et de la ménopause. Diss. Paris 1907. Ref.: Zentralbl. f. Gyn. 1909. S. 1720.

Wagner, K., Bemerkungen zu den Beziehungen der Röntgenbehandlung der Ovarien und des Basedow. Wiener klin. Wochenschr. Bd. 27. S. 430. 1914.

Wagner v. Jauregg, J., Schilddrüse. In Wagner v. Jauregg und G. Bayer, Lehrb. d. Organotherap. 1914. S. 88.

Waller, E. G., Relationship of the thyroid gland to other internal secretions of sexual origin. Practitioner. August 1912.

Weil, Schilddrüsenpräparate gegen Sterilität. Münch. med. Wochenschr. 1912. Bd. 59. S. 2283.

Wettergreen, Zentralbl. f. Gyn. 1891. S. 189.

Woronytsch, N., Zur Frage der menstruellen Schilddrüsenvergrößerung. Wiener klin. Wochenschr. Bd. 27. S. 937. 1914.

2. Epithelkörperchen.

Adler, L. und Thaler, H., Experimentelle und klinische Studien zur Graviditätstetanie. Zeitschr. f. Geb. u. Gyn. Bd. 62. S. 194. 1908. Diskussion zum Vortrag Erdheim. Wiener klin. Wochenschr. 1906.

Bauer, J., Zur Klinik der Tetanie und Osteomalazie. Wiener klin. Wochenschr. 1912. S. 1780.

Erdheim, Über Epithelkörperchenbefunde bei Osteomalazie. Sitzungsber. d. k. k. Akad. d. Wissensch. Wien. Bd. 116. S. 311. 1907. Abt. 3.

Faas, J., Über die Schwangerschaftstetanie. Diss. Erlangen 1913.

v. Frankl-Hochwart, Die Tetanie. Handb. d. spez. Path. u. Therap. v. Nothnagel. Wien 1909.

Frommer, Experimentelle Untersuchungen zur parathyreoidalen Insuffizienz in bezug auf Eklampsie und Tetanie usw. Monatsschr. f. Geb. u. Gyn. Bd. 24. S. 748. 1916.

Groß, Über die Beziehungen der Tetanie zum weiblichen Sexualapparat. Münch. med. Wochenschr. 1906. Nr. 33. S. 1616.

Haberfeld, Die Epithelkörperchen bei Tetanie und bei einigen anderen Erkrankungen. Wiener med. Wochenschr. 1910. Nr. 45. S. 2691.

Kaiser, Eklampsie und Parathyreoidin. Zentralbl. f. Gyn. 1907. Nr. 41. S. 1240.

Kehrer, E., Die geburtshilflich-gynäkologische Bedeutung der Tetanie. Arch. f. Gyn. Bd. 99. S. 372. 1913.

Kohn, A., Die Epithelkörperchen. Ergebnisse der Anatomie und Entwicklungsgesch. Bd. 9. S. 194—252.

Meyer, M., Zur Frage der Beziehungen zwischen Ovarien und Epithelkörperchen. Berl. klin. Wochenschr. Bd. 94. S. 373. 1914.

Pepere, Schwangerschaftseklampsie und Parathyreoidkörperinsuffizienz. Verhandl. d. ital. path. Gesellsch. 3. Tagung in Rom 1905. Ref.: Zentralbl. f. Path. Bd. 17. S. 313. 1906.

Pineles, F., Epithelkörperchen (Glandulae parathyreoidae). In Wagner v. Jauregg und G. Bayer, Lehrb. d. Organotherap. 1914. S. 155.

Pineles, Zur Pathogenese der Tetanie. Deutsch. Arch. f. klin. Med. Bd. 85. 1906.

Derselbe, Tetaniestar, Zuckerstar, Altersstar. Wiener klin. Wochenschr. 1906.

Purpura, A., Tiro-paratiroidectomia e castrazione. Roma. Ann. e giorn. de Policlinico 1912.

Seitz, Eklampsie und Parathyreoidea. Verhandl. d. Gesellsch. f. Gyn. zu Straßburg vom 2.—5. Juni 1909. S. 357. Ref.: Zentralbl. f. Gyn. 1909. S. 972.

Stöltzner, Spasmophilie und Kalziumstoffwechsel. Neurol. Zentralbl. Bd 27. S. 58. 1908.

Todyo, R., Über das Verhalten der Epithelkörperchen bei Osteomalazie und Osteoporose. Frankf. Zeitschr. f. Path. Bd. 10. S. 219. 1912.

Vassale, Le traitement de l'eclampsie gravidique par la parathyroïdine. Arch. ital. de biol. Vol. 43. Fasc. II. 1905.

Derselbe, Schwangerschaftseklampsie und Insuffizienz der Parathyreoiddrüse. Sitzungsberichte d. med.-chir. Gesellsch. in Modena. 4. Juli 1906. Ref.: Münch. med. Wochenschrift 1906. Nr. 33. S. 1644.

Voegtlin, C. and MacCallum, W. G., On the influence of various salts upon tetany following parathyroidectomy. Journ. of Pharm. and exp. therap. Vol. 2. p. 421. Mai 1911.

Zanfrognini, Giftigkeit der Plazenta und Parathyreoidea. Ginecologia moderna. 1908. Fasc. 2 u. 3. Ref.: Zentralbl. f. Gyn. 1909. Nr. 19. S. 959.

Derselbe, Insufficienza paratiroidea e gravidanza. Bollettino della accademia medica di Genova. 1905. Zit. nach Erdheim.

Zanfrognini, A., Eclampsia ed anomalia paratiroidea congenita. Istituto ostetr. Genova. 1905.

3. Thymus.

Anton, Über den Thymustod. Wiener klin. Wochenschr. Bd. 25. S. 1056. 1912.

Derselbe, Wahre Hypertrophie des Gehirns mit Befunden an der Thymusdrüse. Wiener klin. Wochenschr. Bd. 15. S. 132. 1902.

Bompiani, G., Der Einfluß des Säugens auf die Restitutionsfähigkeit des Thymus nach der Schwangerschaft. Zentralbl. f. allgem. Path. Bd. 25. Nr. 22. 1914.

Bartel, J., Status thymicolymphaticus und Status hypoplasticus. Leipzig und Wien 1912.

Basch, K., Zur Thymusexstirpation bei jungen Hunden. Monatsschr. f. Kinderheilk. Bd. 7. S. 9. 1908.

Basch, Beiträge zur Physiologie und Pathologie der Thymusdrüse. Jahrb. f. Kinderheilk. Bd. 64. S. 289. 1906; Bd. 68. S. 668. 1908.

Béclère, H. et Pigache, R., Actions des rayons de Roentgen sur les corpuscules de Hassal. Bull. et mém. Soc. anat. T. 86. 1. Janv. 1911.

Fulci, F., Die Restitutionsfähigkeit des Thymus der Säugetiere nach der Schwangerschaft. Vorläufige Mitteilung. Zentralbl. f. allgem. Path. Bd. 24. S. 968. 1913.

Fischl, R., Experimentelle Beiträge zur Frage der Bedeutung der Thymusexstirpation bei jungen Tieren. Zeitschr. f. exper. Path. Bd. 1. S. 387. 1905.

Friedleben, A., Die Physiologie der Thymusdrüse in Gesundheit und Krankheit vom Standpunkte experimenteller Forschung und klinischer Erfahrung. Frankfurt a. M. 1858.

Hammar, J. A., Die Thymusliteratur im Referatsjahre 1913.

Hammar, Fünfzig Jahre Thymusforschung. Ergebn. d. Anat. u. Entwicklungsgesch. Bd. 19. S. 1. 1910. (Literatur!)

Hart, C., Über die sogenannte lymphatische Konstitution (Lymphatismus, Status thymicolymphaticus) und ihre Beziehungen zur Thymushyperplasie. Med. Klinik 1913. Nr. 36 u. 37.

Hart, Thymushyperplasie bei Morbus Addisoni. Wiener Klin. Wochenschr. Bd. 21. S. 1119. 1908.

Heimann, Fr., Über die Beziehungen von Thymus und Ovarien zum Blutbild. Verhandl. d. Deutsch. Gesellsch. f. Gyn. Bd. 15. Teil 2. S. 261. Zentralbl. f. Gyn. Nr. 23. S. 843.

Hermann, E., Demonstration von Ovarien bei Status lymphaticus bzw. hypoplasticus. Zentralbl. f. Physiol. Bd. 23. Nr. 8. 1909.

Klose und Vogt, Klinik und Biologie der Thymusdrüse usw. Beitr. z. klin. Chir. Bd. 79. S. 1. 1910.

Lampé, A. E., Die Bedeutung der Thymusdrüse für den Organismus. Fortschr. d. naturwiss. Forsch. Bd. 9. 1913.

Lange, S., Behandlung der Vergrößerung der Thymusdrüsen mit Röntgenstrahlen. Fortschritte a. d. Geb. d. Röntgenstrahl. Bd. 17. Nr. 6. 1911.

Matti, H., Physiologie und Pathologie der Thymusdrüse. Ergebn. d. inn. Med. Bd. 10. S. 1. 1912.

Matti, Untersuchungen über die Wirkung experimenteller Ausschaltung der Thymusdrüse. Mitteil. a. d. Grenzgeb. d. Med. u. Chir. Bd. 24. S. 665. 1912.

Neusser, v., Ausgewählte Kapitel der klinischen Symptomatologie und Diagnostik Heft 4. Zur Diagnose des Status thymicolymphaticus. Wien 1911.

Paltauf, R., Wiener klin. Wochenschr. 1896. Nr. 16.

Paton Noel, L., The thymus and the sexual organs. III. Their relationship to the growth of animal. Journ. of Physiol. Vol. 42. p. 268. 1911.

Popper, Über die Wirkungen des Thymusextraktes. Sitzungsber. d. kais. Akad. d. Wiss. Wien. Bd. 114. S. 539. 1905; Bd. 115. S. 201. 1906.

Ranzi und Tandler, Über Thymusexstirpation. Demonstration. Wiener klin. Wochenschrift 1909. S. 980.

Weidenreich, Fr., Der Thymus des erwachsenen Menschen als Bildungsstätte ungranulierter und granulierter Leukozyten. Münch. med. Wochenschr. 1912. Nr. 48. S. 2601.

Werdt, F. v., Zur Frage der Beziehung zwischen Status lymphaticus bzw. thymicolymphaticus und Morbus Addisoni. Berl. klin. Wochenschr. 1910. S. 2383.

Wiesel, J., Der Status thymicolymphaticus. In Lewandowskys Handb. d. Neurol. Bd. 2. Berlin 1913.

Wiesel, Pathologie des Thymus. Lubarsch-Ostertag, Ergebn. Bd. 14. Heft 2. S. 146. 1912. (Literatur.)

4. Hypophyse.

Anders und Jameson, The relation of glycosuria to pituitary disease and the report of a case with statistics. Amer. Journ. of med. scienc. September 1914.

Aschner, B., Über Folgeerscheinungen nach Exstirpation der Hypophyse. 39. Versamml. d. Deutschr. Gesellsch. f. Chir. Berlin 1910.

Derselbe, Über einen Fall von hypoplastischem Zwergwuchs mit Gravidität nebst Bemerkungen über die Ätiologie des Zwergwuchses. Monatsschr. f. Geb. u. Gyn. Bd. 32. S. 644. 1910.
Derselbe, Demonstration von Hunden nach Exstirpation der Hypophyse. Wiener klin. Wochenschr. 1909. Nr. 49. S. 1730.
Derselbe, Über die Funktion der Hypophyse. Pflügers Arch. Bd. 146. 1912 und Wiener klin. Wochenschr. 1912.
Derselbe, Zur Physiologie des Zwischenhirns. Wiener klin. Wochenschr. 1912. Nr. 27.
Derselbe, Hypophyse und Diabetes insipidus. Münch. med. Wochenschr. 1917. Nr. 3.
Derselbe, Über das „Stoffwechsel- und Eingeweidezentrum im Zwischenhirn", seine Beziehung zur inneren Sekretion (Hypophyse, Zirbeldrüse) und zum Diabetes insipidus. Berl. klin. Wochenschr. 1916. Nr. 28.
Derselbe, Über die Beziehungen zwischen Hypophysis und Genitale. Arch. f. Gyn. Bd. 97. S. 200. 1912.
Derselbe und Porges, Über den respiratorischen Stoffwechsel hypophysipriver Tiere. Biochem. Zeitschr. Bd. 39. S. 200. 1912.
Ascoli, G. e Legnani, Lipofise ed organo indispensabile alla vita? Boll. della soc. med. chir. di Pavia. 1912, auch A. i. B. Vol. 59. p. 235. 1913. Ferner Münch. med. Wochenschr. 1941.
Austoni, A., Sulla compressione artificiale dell' ipofisi. Policlin. Sez. chir. Vol. 4. p. 159. 1913.
Bab, Über die Behandlung der Osteomalazie mit Hypophysenextrakten. Wiener klin. Wochenschr. 1911. Nr. 27. S. 997.
Bab, H., Akromegalie und Ovarialtherapie. Zentralbl. f. Gyn. 1914. Nr. 1. S. 26.
Babinski, Tumeur du corps pituitaire sans acromégalie etc. Rev. neurol. 1901. p. 931.
Bartlett, Frank K., A case of acromegaly and polyglandular syndrome, with special reference to the pineal gland. Amer. Journ. of med. scienc. T. 12. p. 201. 1913.
Bauer, Th. und Wassing, Hans, Zur Frage der Adipositas hypophysarea. (Basophiles Adenom der Hypophyse.) Wiener klin. Wochenschr. Bd. 26. S. 1236. 1913.
Béclère, Die Röntgenbehandlung der Hypophysengeschwülste des Gigantismus und der Akromegalie. Strahlentherapie Bd. 3. S. 508. 1913.
Benedict, F. and Homans, J., The metabolism of the hypophysectomized dog. Journ. of med. res. Vol. 25. p. 409. Febr. 1912.
Berblinger, Über experimentell hervorgerufene Hypophysenveränderungen. Verhandl. d. Deutsch. path. Gesellsch. Bd. 17. S. 184. 1914.
Bernstein, S., Gaswechseluntersuchungen bei einem Falle von Hypophysengangtumor. Zeitschr. f. exper. Med. Bd. 1. S. 105. 1913.
Biedl, A., Hypophysenexstirpation. Wiener klin. Wochenschr. 1897. S. 195.
Borchardt, L., Hypophyse. In Wagner v. Jauregg und G. Bayer, Lehrb. d. Organotherap. 1914. S. 207.
Derselbe, Die Hypophysenglykosurie und ihre Beziehung zum Diabetes bei der Akromegalie. Zeitschr. f. klin. Med. Bd. 66. S. 332. 1908.
Brissaud et Meige, Gigantisme et acromégalie. Journ. de méd. et de chir. pratiques. 1895. 25. Januar.
Camus, J. et Roussay, G., Polyurie expérimentale par lésions de la base du cerveau. La polyurie dite hypophysaire. Compt. rend. Soc. biol. T. 75. p. 628. 1913.
Dieselben, Présentation de sept chiens hypophysectomisés depuis quelques mois. Compt. rend. Soc. biol. T. 74. S. 1386. 1912.
Dieselben, Hypophysectomie et glycosurie alimentaire. Compt. rend. Soc. biol. T. 76. p. 344. 1913.
Dieselben, Hypophysectomie et polyuries expérimentales. Compt. rend. Soc. biol. T. 75. p. 483. 1913.
Carnot, P. et Dumont, J., Syndrôme hypophyso-génital d'origine syphilitique. Bull. et mém. de la soc. méd. des hôpit. de Paris T. 28. 1912.
Claude, H. et Baudouin, A., Le mécanisme de la glycosurie hypophysaire. Compt. rend. Soc. biol. T. 73. p. 586. 1912.
Comte, Contribution à l'étude de l'hypophyse humaine et de ses relations avec le corps thyroïde. Zieglers Beitr. Bd. 23. Heft 1. S. 90. 1898.
Crowe, Cushing and Hormans, Experimental hypophysectomy. Bull. of the John Hopkins hospital. Mai 1910. Ref.: Zentralbl. f. Chir. 1910. Nr. 38. S. 1268/1269.
Crowe, S. J., Cushing, H. and Hormans, J., The functions of the pituitary body. Lancet Vol. 178. p. 1707. 1910.
Cushing, H., Chirurgische Erfahrungen bei Krankheiten der Hypophysis cerebri. Journ. Amer. Med. Assoc. Chicago. Vol. 53. Nr. 18. 1914.
Derselbe, Amer. Journ. Med. Sc. Philadelphia. 1910. Nr. 4. Ref.: Münch. med. Wochenschrift 1910. Nr. 35. S. 1852.

Cushing, H., The functions of the pituitary body. Amer. Journ. of med. scienc. 1910. p. 473.

Derselbe, The hypophysis cerebri. Clinical aspects of hyperpituitary and of hypopituitarism. Journ. of Amer. Med. Assoc. Vol. 53. p. 249. July 24. 1909.

Derselbe and Goetsch, E., Concerning the secretion of the infundibular lobe of the pituitary body and its presence in the cerebrospinal fluid. Amer. Journ. of Physiol. Vol. 27. Nr. 1. p. 61.

Dieselben, Hibernation and the pituitary body. Proc. soc. exp. biol. and med. Vol. 11. p. 25. 1913. und Journ. of exp. Med. Vol. 22. 1915.

Cushing, H. and Reford, Lewis L., Is the pituitary gland essential to the maintenance of life? John Hopkins Bull. Vol. 21. p. 105. 1909.

Delille, A., L'hypophyse et la médication hypophysaire. Paris 1909. Daselbst zitiert mehrere Arbeiten desselben Autors mit Rénon, Monier-Vinard, Vincent. 1907—1909.

Edinger, Die Ausfuhrwege der Hypophyse. Arch. f. mikr. Anat. Bd. 78. 1911.

Eiselsberg, A. v., Operierte Akromegalie. Wiener klin. Wochenschr. Bd. 25. S. 183. 1912.

Derselbe, Zur Operation der Hypophysisgeschwülste. Arch. f. klin. Chir. Bd. 100. Heft 1. 1912.

Derselbe, Über operative Behandlung der Hypophysentumoren. Wiener klin. Wochenschrift 1907.

Derselbe und v. Frankl-Hochwart, Operative Behandlung der Tumoren der Hypophysisgegend. Neurol. Zentralbl. 1917. Nr. 21.

Dieselben, Neuer Fall von Hypophysisoperation. bei Degeneratio adiposogenitalis. Winer klin. Wochenschr. 1908.

Erdheim, Über Hypophysenganggeschwülste und Hirncholesteatome. Sitzungsber. d. kais. Akad. d. Wissensch. in Wien. 1904. Absatz 3. Bd. 113. S. 537.

Derselbe, Über einen neuen Fall von Hypophysenganggeschwulst. Zentralbl. f. allgem. Path. u. path. Anat. Bd. 17. S. 209. 1906.

Derselbe, vgl. Erdheim und Stumme, Über die Schwangerschaftsveränderung der Hypophyse. Zieglers Beitr. z. path. Anat. u. z. allgem. Path. Bd. 46. S. 1. 1909.

Erdheim, J., Über einen Hypophysentumor von ungewöhnlichem Sitz. Zieglers Beitr. Bd. 46. S. 233. 1909.

Exner, A., Exstirpation der Hypophyse bei malignem Adenom, gefolgt von Besserung. Wiener klin. Wochenschr. 15. Januar 1909 und 81. Versamml. d. Naturf. u. Ärzte. Ref. in Münch. med. Wochenschr. 1909. Nr. 39. Verhandl. d. Deutsch. Gesellsch. f. Chir. 39. Kongr. 1909.

Falta, Diskussionsbemerkung zur Demonstration Aschners in der k. k. Gesellsch. d. Ärzte zu Wien. Ref.: Wiener klin. Wochenschr. 1909. Nr. 49. S. 1731.

Falta, W., Weitere Mitteilungen über die Wechselwirkungen der Drüsen mit innerer Sekretion. Wiener klin. Wochenschr. 1909. Nr. 30.

Fischer, B., Hypophysis und Akromegalie. Frankf. Zeitschr. f. Path. Bd. 11. S. 130. 1912.

Derselbe, Zur Hypophysenfrage. Virchows Arch. Bd. 210. S. 455. 1912.

Derselbe, Hypophyse, Akromegalie und Fettsucht. Wiesbaden, Bergmann. 1910.

Fichera, Sur l'hypertrophie de la glande pituitaire consécutive à la castration. Arch. Ital. de biol. T. 1. p. 43. F. III. 1905.

Frankl-Hochwart, v., Die Diagnostik der Hypophysentumoren ohne Akromegalie. 16. Internat. med. Kongr. Budapest 1909.

Derselbe, Über den Einfluß der inneren Sekretion auf die Psyche. Med. Klinik 1912. Nr. 48.

Derselbe, Zur Diagnostik der Zirbeldrüsentumoren. Deutsche Zeitschr. f. Nervenheilk. Bd. 37. 1909.

Fröhlich, Fall von Tumor der Hypophysis cerebri ohne Akromegalie. Wiener klin. Rundschau 1901. S. 883.

Glinski, L. K., Über die Hypophyse im allgemeinen und ihre Veränderungen während der Schwangerschaft. Klin.-therap. Wochenschr. Bd. 20. S. 710, 742, 769. 1913.

Goetsch, E., Critical rewiew: The pituitary body. Quart. Journ. of med. Vol. 7. p. 173. 1914.

Goetsch, E. and Cushing, H., The pars anterior of the hypophysis and its relation to the reproductive glands. Proc. Soc. exp. biol. and med. Vol. 11. p. 26. 1913.

Goetsch, E., Cushing, H. and Jacobson, C., Carbohydrate tolerance and the posterior lobe of the hypophysis cerebri. Bull. of John Hopkins Hosp. Vol. 22. Nr. 243. Juni 1911.

Goldstein, K.. Die Meningitis serosa unter dem Bild hypophysärer Erkrankungen. Arch. f. Psych. Bd. 47. S. 129. 1910.

Goldstein, K., Ein Fall von Akromegalie nach Kastration bei einer erwachsenen Frau. Münch. med. Wochenschr. Bd. 60. 1913.
Goldzieher, M., Über Sektionsbefunde bei Diabetes insipidus. Verhandl. d. Deutsch. path. Gesellsch. Bd. 17. S. 200. 1914.
Gramegna, A., Un cas d'acromegalie traité par radiothérapie. Rev. Neurol. 1909.
Gschwind, C., Systematische Untersuchungen über die Veränderungen der Hypophysis in und nach der Gravidität. Inaug.-Diss. 1914.
Gunsett, Ein mit Röntgenstrahlen behandelter Fall von Akromegalie. Strahlentherapie Bd. 5. Nr. 1. 1914.
Haberfeld, Die Rachendachhypophysengangreste usw. Zieglers Beitr. z. path. Anat. u. z. allgem. Path. Bd. 46. S. 133. 1909.
Derselbe, Zur Pathologie des Canalis craniopharyngeus. Frankf. Zeitschr. f. Path. Bd. 4. Heft 1. 1910.
Hahn, E., Über den reinen partiellen Riesenwuchs. Zentralbl. f. d. Grenzgeb. d. Med. u. Chir. Bd. 16. 1912. Sammelreferat.
Handelsmann und Horsley, Preliminary note on experimental investigations on the pituitary body. British med. Journ. 4. Nov. 1911.
Herring, P. T., a) The origin of the active material of the posterior lobe of the pituitary body. Quart. Journ. exp. Phys. Vol. 8. p. 245. 1914. b) The physiological activity of the Pars intermedia and Pars nervosa of the ox pituitary quantitatively compared. Ibid. Vol. 8. p. 267. 1914.
Derselbe, Further observations upon the comparative anatomy and physiology of the pituitary body. Quart. Journ. exp. Physiol. Vol. 6. p. 73. 1913.
Hirsch, O., Die operative Behandlung von Hypophysistumoren nach endonasalen Methoden. Arch. f. Laryngol. u. Rhinol. Bd. 26. S. 529. 1912.
Hochenegg, J., Zur Therapie der Hypophysentumoren. Zeitschr. f. Chir. Bd. 100. S. 317. 1910.
Hofbauer, Hypophysenextrakt als Wehenmittel. Zeitschr. f. Gyn. 1910. S. 137.
Holzbach, Über Amaurose in der Schwangerschaft. Zentralbl. f. Gyn. 1908. Nr. 21. S. 709.
Höser, E., Über die Hypophyse in ihren Beziehungen zu den weiblichen Geschlechtsorganen. Diss. Erlangen 1912.
Iscovesco, H., Contribution à la physiologie du lobe anterieur de l'hypophyse. Le lipoide (Bd. 2) du lobe antrieur. Compt. rend. Soc. biol. T. 75. p. 450. 1913.
Jutaka, Kon, Hypophysenstudien. Zieglers Beitr. z. allgem. Path. u. path. Anat. Bd. 44. Heft 2. S. 233. 1909.
Kalledey, L., Schwangerschaft und Akromegalie. Zentralbl. f. Gyn. Bd. 37. S. 1030. 1913.
Karplus, J. P. und Kreidl, A., Eine Methode zur Freilegung des Hirnbasis. Wiener klin. Wochenschr. 1910. Nr. 28 und Zeitschr. f. biol. Technik Bd. 2. S. 14. 1910. Siehe auch Kap. V.
Kohn, A., Über die Hypophyse. Münch. med. Wochenschr. 1910. Nr. 28.
Kolde, W., Untersuchungen von Hypophysen bei Schwangerschaft und nach Kastration. Arch. f. Gyn. Bd. 98. Heft 3. 1912.
Kollarits, Hypophysentumoren ohne Akromegalie. Deutsche Zeitschr. f. Nervenheilk. Bd. 28. S. 88. 1905.
Kraus, E. J., Die Lipoidsubstanzen der menschlichen Hypophyse und ihre Beziehung zur Sekretion. Zieglers Beitr. Bd. 54. S. 520. 1912.
Lagane, L., La médication hypophysaire. Presse méd. Nr. 59. 1912. p. 613.
Launois, Les cellules sidérophiles de l'hypophyse chez la femme enceinte. Compt. rend. de la soc. de biol. de Paris. 1903. p. 450.
Launois et Mulon, Etudes sur l'hypophyse humaine à la fin de la gestation. Arch. de gyn. et d'obstétr. 1904.
Dieselben, Les cellules cyanophiles de l'hypophyse chez la femme enceinte. Compt. rend. de la Soc. de biol. de Paris. 1903. p. 448.
Launois et Roy, Etude biologique sur les géants. Paris 1904.
Leri, A., Die Akromegalie in Lewandowskys Handb. d. Neurol. Bd. 4. S. 283. 1913.
Levy, L. et Boulud, R., Glycosurie provoquée chez le chien par l'injection intraveneuse du liquide céephalorachidien d'un acromégalique. Rev. de méd. T. 34. p. 464. 1914.
Lewis, D. D. and Miller, The relation of the hypophysis to growth and the effect of feeding anterior and posterior lobe. Arch. ital. Med. T. 12. 1913.
Lewis, D., Miller, J. L. and Matthews, S. A., The effects on blood-pressure of intravenous injections of extracts of the various anatomical components of the hypophysis. Arch. of intern. med. Vol. 7. p. 785. 1911.
Livon, Pénétration par la voie nerveuse de la sécrétion interne de l'hypophyse. Ibid. T. 65. p. 744. 1908.

Livon, Hypophyse. Richet. Dictionn. de phys. 1909.
Livon, Ch., Sur le rôle de l'hypophyse. Compt. rend. Soc. Biol. 17 juin 1907.
Derselbe, Inexcitabilité de l'hypophyse. Ibid. T. 64. p. 177.
Derselbe, Presentation d'un chien hypophysectomé. Ibid. T. 64. 18 févr. 1908.
Madelung, Über Verletzungen der Hypophysis. Archiv f. klin. Chir. Bd. 73. S. 1066. 1904.
Mairet et Bosc, Recherches sur les effects de la glande pituitaire admiminstrée aux animaux à l'homme sain et à l'épileptique. Compt. rend. Soc. biol. 1896. p. 348. Arch. d. phys. 1896. p. 600.
Mandri, K., Wechselbeziehungen zwischen Prostata und Hypophyse. Wiener med. Wochenschr. 1913. Nr. 45.
Marburg, Zur Frage der Adipositas universalis bei Hirntumoren. Wiener med. Wochenschrift 1907. S. 2512.
Marie, P., Acromégalie. Brain T. 12. p. 59. Juillet 1890 und Soc. méd. Hôpit. 1896.
Martius, K., Hypophysistumor ohne Akromegalie. Frankf. Zeitschr. f. Path. Bd. 11. S. 192. 1912.
Mayer, E., Über die Beziehungen zwischen Keimdrüsen und Hyphopysis. Arch. f. Gyn. Bd. 90. Heft 3. S. 600. 1910.
Meyer, E., Über den gegenwärtigen Stand der Pathologie und Therapie des Diabetes insipidus. Samml. zwangl. Abhandl. a. d. Geb. d. Verdauungs- u. Stoffwechselkrankh. Bd. 5. 1913.
Miller, J. L. and Lewis, D. D., The relation of the hypophysis to growth and the effect of fee'ing anterior and posterior lobe. Congr. of applied Chemistry. Vol. 19. p. 231. 1913.
Münzer, Die Hypophysis. Sammelreferat. Berl. klin. Wochenschr. 1910. Nr. 8 u. 9. S. 341—392.
Naegeli, O. E., Über die neueren Forschungen auf dem Gebiete der Physiologie und Pathologie der Hypophysis cerebri auf Grund eigener Beobachtungen. Inaug.-Diss. Freiburg i. B. 1914.
Neu, Über einen durch Pituitrin günstig beeinflußten Fall von Osteomalazie. Zentralbl. f. Gyn. Bd. 12. 1911.
Neurath, R., Über Fettkinder. Hypophysäre und eunuchoide Adipositas im Kindesalter. Wiener klin. Wochenschr. 1911. Nr. 2.
Pal, J., Diskussion in der k. k. Gesellsch. d. Ärzte Wiens. Sitzg. v. 9. Juni. Wiener klin. Wochenschr. 1912. Nr. 24. S. 938.
Paltauf, R., Diskussion zum Vortrage Erdheim. Wiener klin. Wochenschr. 1906.
Derselbe, Diskussion zu Aschners Demonstration. K. k. Gesellsch. d. Ärzte in Wien. Wiener klin. Wochenschr. Dez. 1909.
Paulesco, L'hypophyse du cerveau. Paris 1908.
Derselbe, Recherches sur la physiologie de l'hypophyse du cerveau. L'hypophysectomie et ses effets. Journ. de phys. et de path. T. 9. p. 441. 1907.
Petrén, Über das gleichzeitige Vorkommen von Akromegalie und Syringomyelie usw. Virchows Arch. Bd. 190. S. 1. 1907.
Peritz, G., Hypophysenerkrankungen. Monatsschr. f. Psych. Bd. 33. S. 404. 1913.
Pick, L., Über Dystrophia adiposogenitalis bei Neubildungen im Hypophysengebiet, insbesondere vom praktisch-chirurgischen Standpunkte aus. Deutsche med. Wochenschrift 1911. Nr. 42—45.
Quadri, G., Sull influenza dell estratto del lobo infundibulare dell' ipofisi sulla glicosuria alimentare, adrenalinice e diabetica. Ann. di clin. med. Vol. 5. p. 151. 1914.
Reuß, v., Sehnervenleiden infolge von Gravidität. Wiener klin. Wochenschr. 1908. Nr. 31. S. 1116.
Roeßle, Über die Hypophyse nach Kastration. Naturw.-med. Gesellsch. zu Jena. 27. Febr. Münch. med. Wochenschr. Nr. 17. S. 952.
Derselbe, Das Verhalten der menschlichen Hypophyse nach Kastration. Virchows Arch. Bd. 216. Sr. 240. 1914.
Rosenthal, H., Über Hypophysentumoren und ihre Beziehungen zur Akromegalie und Dystrophia adiposo-genitalis. Diss. Berlin 1913.
Schäfer, E. A., a) On the effect of pituitary and Corpus luteum extracts on the mammary gland in the human subject. Quart. Journ. exp. Phys. Vol. 6. p. 17. 1913. b) The effects upon growth and metabolism of the addition of small amounts of ovarian tissue, pituitary, an thyroid to the normal dietary of white rats. Quart. Journ. of exp. Phys. Vol. 5. p. 203. 1912.
Derselbe, The structure of the pituitary body. Proc. Roy. Soc. Med. 1913. p. 34.
Schaefer, E., Die Funktionen des Gehirnanhanges (Hypophysis cerebri). Berner Universitätsschriften 1911. Heft 3.

Schlesinger, W., Über die Beziehung der Akromegalie zum Diabetes mellitus. Wiener klin. Wochenschr. 1908. Nr. 15.

Schlimpert, H., Experimentelle Untersuchungen zur Physiologie der Hypophyse. Monatsschr. f. Geb. u. Gyn. Bd. 38. S. 8. 1913.

Schloffer, Zur Frage der Operationen an der Hypophysis. Bruns Beitr. z. klin. Chir. Bd. 50. S. 767.

Schmincke, Zur Frage der angeborenen Akromegalie. Verhandl. d. Deutsch. path. Gesellsch. Bd. 17. S. 224. 1914.

Schönemann, Hypophyse und Thyreoidea. Virchows Arch. Bd. 129. S. 310. 1892.

Schüller, Keimdrüsen und Nervensystem. Arb. a. d. Neurol. Institut an d. Wiener Universität. Bd. 45. 2. Teil. S. 208. 1907.

Schwartz, Th., Beitrag zur Dystrophia adiposogenitalis (Typ Fröhlich) verursacht durch Meningitis serosa. St. Petersburger med. Zeitschr. Bd. 38. S. 310. 1913.

Schwoner, Über hereditäre Akromegalie. Zeitschr. f. klin. Med. Bd. 32. Suppl. S. 202.

Simmonds, Zur Pathologie der Hypophysis. Ärztl. Ver. in Hamburg. 10. Dez. 1912.

Derselbe, Hypophysis und Diabetes insipidus. Münch. med. Wochenschr. Bd. 60. S. 127. 1913.

Derselbe, Über sekundäre Geschwülste des Hirnanhangs und ihre Beziehungen zum Diabetes insipidus. Münch. med. Wochenschr. Bd. 61. S. 180. 1914.

Derselbe, Über Hypophysenschwund mit tödlichem Ausgang. Deutsche med. Wochenschr. 1914. Nr. 7. S. 322.

Derselbe, Über syphilitische Erkrankungen der Hypophysis, insbesondere bei Lues congenita. Dermat. Wochenschr. Bd. 58. Erg.-Heft. S. 104. 1914.

Derselbe, Zur Pathologie der Hypophyse. Verhandl. d. Deutsch. path. Gesellsch. Bd. 17. S. 208. 1914.

Sprinzels, Demonstration eines Falles von Hypophysentumor mit Zwergwuchs. Wiener klin. Wochenschr. 1912. S. 937.

Stendell, W., Zur vergleichenden Anatomie und Histologie der Hypophysis cerebri. Arch. f. mikr. Anat. Bd. 82. Abt. I. S. 289. 1913.

Derselbe, Betrachtungen über die Phylogenesis der Hypophysis cerebri nebst Bemerkungen über den Neuroporus der Chordonier. Anat. Anz. Bd. 45. S. 406. 1914.

Sternberg, Die Akromegalie. Nothnagels Handb. d. spez. Path. u. Therap. Wien 1897. Bd. 7. S. 2.

Derselbe, Vegetationsstörungen und Systemerkrankungen der Knochen. Wien 1899. Nothnagels Handb. d. spez. Path. u. Therap. Bd. 7. S. 2.

Strauß, Diabetes insipidus und Entwicklungshemmungen usw. Folia urologica Vol. 6. p. 389. 1912.

Strümpell, v., Ein Beitrag zur Pathologie und pathologischen Anatomie der Akromegalie. Deutsche Zeitschr. f. Nervenheilk. Bd. 11. S. 87.

Stumme, Akromegalie und Hypophyse. Arch. f. klin. Chir. Bd. 87. S. 437. 1908.

Tandler, Diskussionsbemerkung zur Demonstration von Aschner in der Gesellsch. der Ärzte zu Wien. Ref.: Wiener klin. Wochenschr. 1909. Nr. 49. S. 1731.

Derselbe und Groß, Untersuchungen an Skopzen. Wiener klin. Wochenschr. 1908. Nr. 89. S. 277.

Thomas, E., Über riesenwuchsähnliche Zustände im Kindesalter. Zentralbl. f. Kinderheilk. Bd. 5. S. 401. 1912.

Thumim, Beziehungen zwischen Hypophysis und Eierstöcken. Berl. klin. Wochenschr. 1909. Nr. 14.

Tilney, F., An analysis of the juxta-neural epithelial portion of the hypophyse cerebri, with an embryological and histological account of a hitherto undescribed part of the organ. I. M. Vol. 30. p. 258. 1913.

Tourneux, J. P., Pédicule hypophysaire et hypophyse pharyngée chex l'homme et chez le chien. Journ. de l'anat. et de physiol. T. 48. p. 233. 1912.

Trautmann, Die makroskopischen Verhältnisse der Hypophyse einiger Säuger. Arch. f. wiss. u. prakt. Tierheilk. Bd. 35. 1909.

Trögele, Fr., Über die normale und pathologische Physiologie der Hypophysis cereb i. Diss. Rostock 1913.

Uthy, L., Akromegalie verursachendes Hypophysengumma. Budapesti Orvosi Ujsag. Vol. 2. p. 14. 1912.

Uhthoff, Ein Beitrag zu den Sehstörungen bei Zwergwuchs und Riesenwuchs resp. Akromegalie. Berl. klin. Wochenschr. 1897.

Vassale, G., L' ipofisi nel mixedema e nell' acromegalia. Riv. sper. di freniatr. Vol. 28. p. 25. 1902.

Wassing, H., Zur Frage der Ausführwege der Hypophyse. Wiener klin. Wochenschr. Bd. 26. S. 1270. 1913.

Weed, L. H., Cushing, H., Jacobson, C., Further studies on the role of the hypophysis in the metabolisme of carbohydrates. The autonomie control of the pituitary gland. Amer. Journ. of Physiol. Vol. 31. Proc. 1913 und John Hopkins Hosp. Bull. T. 24. p. 254. 1913.

Wehrli, E., Hypophysentumoren, medikamentöse und Organotherapie. Klin. Monatsbl. f. Augenheilk. Bd. 52. S. 653. 1914.

Weicksel, J., Über Dystrophia adiposogenitalis. Münch. med. Wochenschr. 1914. Nr. 22.

Wijn, C. L., De Hypophysis cerebri by diffuse sclerodermy. Nederl. Tijdschr. v. Geneesk. Vol. 56. 1912.

Wittek, J., Über das Verhalten der Rinderhypophyse bei den verschiedenen Geschlechtern in der Gravidität und nach der Kastration. Arch. f. Anat. u. Phys. (Anat. Abt.) Suppl. S. 127. 1913.

Zuberbiller, A. W., Über die Wirkung von Hypophysenextrakt auf die Entwicklung von jungen Tieren. Medicinskoje Obosrenije Vol. 78. 1912.

Zuckermann, H., Über einen Hypophysenbefund bei Schilddrüsenaplasie. Frankf. Zeitschr. f. Path. Bd. 14. S. 143. 1913.

Anhang zu 4. Pituitrin.

Achard, Ch. et Desbouis, L'insuffisance glycolitique provoquée par l'extrait d'hypophyse et par l'adrenaline. Compt. rend. Soc. biol. T. 74. Nr. 9. 1913.

Airils, Y., Zur Kenntnis der Pituitrinwirkung. Skandin. Arch. f. Phys. Bd. 31. S. 384. 1914.

Allers, R., Zur Kenntnis der wirksamen Substanz in der Hypophyse. Münch. med. Wochenschr. 1909.

Ancel, P. et Bouin, P., Sur une deuxième méthode d'extraction du principe actif du lobe postérieur hypophysaire. Comp. rend. Soc. biol. T. 76. p. 110. 1914.

Anderes, E., Hypophysenextrakt des Pituitrins resp. Pituglandols als Wehenmittel. Korr.-Bl. f. Schweiz. Ärzte Bd. 42. S. 454. 1912.

Bab, H., Pituitrin als gynäkologisches Styptikum. Münch. med. Wochenschr. 1911. Nr. 29.

Derselbe, Die Behandlung der Osteomalazie mit Hypophysenextrakt. Wiener klin. Wochenschr. 1911. Nr. 27. S. 997.

Bandler, S. W., Beobachtungen über Pituitrinextrakt. Med. Rec. Oct. 9. 1914. p. 607.

Derselbe, Pituitrinextrakt in der Geburtshilfe. Amer. Assoc. of Obst. Gyn. Sept. 14.—16. New York Med. Rec. 1914. p. 721.

Baudouin, A., Sur la recherche du principe actif de l'hypophyse. Compt. rend. Soc. Biol. T. 74. Nr. 20. 1912.

Beco, L., Recherches sur l'action cardio-tonique et diurétique de la pituitrine. Bull. de l'acad. roy. de méd. de Belgique. T. 27. p. 851. 1913.

Beco, L. et Plumier, L. L., Recherches expérimentales sur les actions physiologiques cardio-vasculaires et diurétique de l'extrait du lobe postérieur de l'hypophyse (pituitrine) chez le chien. Bull. de l'acad. roy. de méd. de Belg. T. 27. p. 369. 1913.

Behrenroth, E., Über die Einwirkung des Hirnanhangextraktes auf den Blutdruck des Menschen nebst Bemerkungen über einige Injektionsversuche am wachsenden Tier. Deutsch. Arch. f. klin. Med. Bd. 113. S. 393. 1914.

Benthin, W., Über Wehenerregung durch Hypophysenextrakt. Therap. d. Gegenw. Bd. 14. S. 156. 1912.

Biach, P., Pituitrintherapie des Diabetes insipidus. Mitteil. d. Gesellsch. f. inn. Med. u. Kinderheilk. Wien. Bd. 13. S. 8. 1914. (Ref.: Wiener klin. Wochenschr. 1914.)

Blair-Bell, W., The pituitary body and the therapeutic value of the infundibular extract in shock, uterine atony and intestinal paresis. Brit. med. Journ. 4. Dec. 1909 und Liverpool med. Chir. Journ. Jan. 1910.

Derselbe, Infundibulin in primary uterins inertia and in the induction of Labour. Roy. Soc. of Med. Sect. of Obst. an Gyn. May 6. Journ. of Obstr. a. Gyn. Brit. Emp. Vol. 27. 2. p. 100.

Borchardt, L., Asthmabehandlung mit Hypophysenextrakten. Therap. d. Gegenw. Bd. 54. S. 536. 1913.

Claude, H. et Baudouin, A., Sur la glycosurie hypophysaire chez l'homme. Compt. rend. Soc. biol. T. 72. 1912.

Claude, H. A., Baudouin et Porak, R., L'épreuve des extraits hypophysaires chez les basedowiens. Bull. et mém. Soc. med. des hôpit. Paris. T. 30. p. 1094. 1914.

Druskin, S. J., Hypophysenextrakt in der Geburtshilfe. Amer. Journ. of Obst. 1914.

Eisenbach, M., Über Erfahrungen mit Pituglandol in der Geburtshilfe. Wiener med. Wochenschr. Bd. 59. S. 2445. 1912.

Ertl, F., Klinische Versuche mit wehenerregenden Mitteln. Münch. med. Wochenschr. Bd. 18. S. 937. 1913.
Foges, A., Pituitrinanwendung in der Geburtshilfe. Arch. f. Gyn. Bd. 99. Heft 3. S. 455.
Derselbe und Hofstätter, R., Über Pituitrinwirkung bei post partum-Blutungen. Zentralbl. f. Gyn. 1910. Nr. 46. S. 1500.
Fraenkel, L., Wirkung von Extrakten endokriner Drüsen auf die Kopfgefäße. Zeitschr. f. exper. Path. Bd. 16. S. 177. 1914.
v. Frankl-Hochwart und Fröhlich, Zur Kenntnis der Wirkung des Hypophysins auf das sympathische und autonome Nervensystem. Siehe: Arch. f. exper. Path. u. Pharm. Bd. 63. S. 347. 1910. Wiener klin. Wochenschr. 1909. Nr. 27. S. 982.
Frey, W. und Kumpieß, K., Die Beeinflussung der Harnausscheidung beim Menschen durch Pituglandol. Zeitschr. f. exper. Path. Bd. 2. S. 380. 1914.
Friedmann, L. J., Pituitary Extract in Obstetrics. New York med. Journ. Oct. 2. Vol. 102. Nr. 14. p. 289—736. 1914.
Friesse, Klinische und poliklinische Erscheinungen mit Pituitrin als wehenanregendem und wehenstärkendem Mittel. Münch. med. Wochenschr. 1911. S. 2438.
Derselbe, Die Behandlung der Wehenschwäche mit besonderer Berücksichtigung der Hypophysenextraktpräparate als Wehenmittel. Deutsche med. Wochenschr. 1912. S. 1730.
Fröhlich, A., Zur Pharmakologie der Hypophysensubstanz. Wiener med. Wochenschr. Bd. 20. 1914.
Derselbe, Neue Methode zur Ausführung pharmakologischer Untersuchungen am isolierten Splanchnikus und Portalgefäßgebiete bei Kaltblütlern. Zentralbl. f. Physiol. Bd. 27. S. 206. 1913.
Fröhlich und Pick, Die Folgen der Vergiftung durch Adrenalin, Histamin, Pituitrin, Pepton, sowie der anaphylaktischen Vergiftung in bezug auf das vegetative Nervensystem. Arch. f. exper. Path. Bd. 71. Heft 1. S. 23. 1912.
Fröhlich, A. und Pick, E. P., Zur Kenntnis der Wirkungen der Hypophysenpräparate. I. Mitteilung. Arch. f. exper. Path. Bd. 74. S. 92. 1913. Zur Kenntnis der Wirkungen der Hypophysenpräparate. II. Mitteilung. Ibid. S. 107. 1913. Zur Kenntnis der Wirkungen der Hypophysenpräparate. III. Mitteilung. Ibid. S. 114. 1913.
Fuchs, A., Erfahrungen mit Pituglandol in der geburtshilflichen Praxis. Zeitschr. f. Geb. u. Gyn. Bd. 73. Heft 2. S. 517.
Fühner, H., Über die Wirkung von Pituitrin und Histamin an der isolierten Gebärmutter. Therap. Monatsh. Bd. 27. S. 202. 1913.
Derselbe, Über die isolierten wirksamen Substanzen der Hypophyse. Deutsche med. Wochenschr. 1913. Nr. 11. S. 491.
Derselbe, Das Pituitrin und seine wirksamen Bestandteile. Münch. med. Wochenschr. 1912. Nr. 16. S. 853.
Derselbe, Pharmakologische Untersuchungen über die wirksamen Bestandteile der Hypophysis. Zeitschr. f. d. ges. exper. Med. Bd. 1. S. 397. 1913.
Derselbe, Die Hypophyse und ihre wirksamen Bestandteile. Zugleich eine Erwiderung. Berl. klin. Wochenschr. 1914. S. 248.
Gavin, W., On the effects of administration of extracts of pituitary body and corpus luteum to milk cows. Quart. Journ. exp. Physiol. Vol. 6. p. 13. 1913.
Guggenheim, M., a) Proteinogene Amine. Therap. Monatsh. Bd. 27. S. 508. 1913. b) Zur Kenntnis der Wirkung des p-Oxyphenyläthylamins. Therap. Monatsh. Bd. 26. 1912. c) Beitrag zur Kenntnis des wirksamen Prinzips der Hypophyse. Biochem. Zeitschr. Bd. 65. S. 189. 1914.
Derselbe, Beitrag zur Kenntnis der Wirkung von Hypophysenextrakten (Pituglandol). Med. Klinik Bd. 9. S. 755. 1913.
Guggisberg, Über Wehenmittel. Korrespondenzbl. f. Schweiz. Ärzte. Nr. 2. 1914.
Hager, G., Pituitrin als Mittel zur Unterbrechung der Schwangerschaft bei Übertragung der Frucht. Zentralbl. f. Gyn. 1912. Nr. 12.
Hamm, A., Hypophysenextrakt als Wehenmittel bei rechtzeitiger und vorzeitiger Geburt. Münch. med. Wochenschr. 1912. Nr. 2.
Hammond, J., The effect of pituitary extract on the secretion of milk. Quart. Journ. of exp. Physiol. Vol. 6. S. 311. 1913.
Hell, Über die Anwendung von Pituitrin bei Abort. Münch. med. Wochenschr. 1911. S. 2651.
Herring, P. T., The origin of the active material of the posterior lobe of the pituitary body. Quart. Journ. of exper. Physiol. Vol. 8. p. 245. 1914.
Derselbe, Further observations upon the comparative anatomy and physiology of the pituitary body. Quart. Journ. exp. Physiol. Vol. 6. p. 73. 1913.
Hill, R. E. and Sutherland, Simpson, The effect of pituitary extract milk secretion in the goat. Quart. Journ. exp. Physiol. Vol. 8. p. 103. 1914.

Hill, R. E. and Sutherland, Simpson, The effect of pituitary extract on the secretion of milk in the cow. Proc. soc. exp. biol. and med. Vol. 11. p. 82. 1914.
Hofbauer, J., Die Verwertung der Hypophysenextrakte in der praktischen Geburtshilfe. Münch. med. Wochenschr. Bd. 59. S. 1210. 1912.
Derselbe, Hypophysenextrakt als Wehenmittel. Zentralbl. f. Gyn. 1911. Nr. 4. S. 137.
Hofstätter, R., Pituitrin. Diskussionsbemerkung. Wiener klin. Wochenschr. 1911. Nr. 27.
Derselbe, Die Behandlung der post partum-Blutungen. Ibid. 1910. Nr. 45—46.
Derselbe, Über Mißerfolge und Schädigungen durch die Hypophysenmedikation. Monatsschrift f. Geb. u. Gyn. Bd. 38. Erg.-Heft. S. 142. 1913.
Derselbe, Die Anwendung der Hypophysensubstanzen in der inneren Medizin und Gynäkologie. Münch. med. Wochenschr. 1914. S. 1894, 1937, 1970. (Daselbst Literaturangaben.)
Derselbe, Pituitrin als Blasentonikum. Wiener klin. Wochenschr. 1911. S. 1702.
Derselbe, Hypophysenmedikation bei Pubertätsblutungen. Gyn. Rundschau Bd. 8. Nr. 15. 1915.
Houssay, B. A. et Berutti, J., Sur l'emploi de la médication hypophysaire comme agent enterocinétique. Presse méd. T. 61. p. 613. 1913.
Houssay, S. A., Guisti, L. und Maag, C., Wirkung von Hypophysenextrakt auf die Milchsekretion (spanisch). Rev. de la soc. med. argentinia. Vol. 21. p. 365. 1913.
Howell, A., The use of pituitary extract in the control of some of the associated symptoms of pneumonia which favour hypotension. Amer. Journ. of med. Assoc. Vol. 148. Nr. 4. October 1914.
Hüssy, P., Wehenschwäche und Wehenmittel. Monatsschr. f. Geb. u. Gyn. Bd. 42. S. 477.
Huisgen, D., Über die Anwendung der Hypophysenextrakte in der Geburtshilfe unter besonderer Berücksichtigung des Pituglandols. Diss. Bonn 1914.
Jaeger, F., Über synthetisch hergestellte Wehenmittel. Deutsche med. Wochenschr. 1916. S. 194.
Jaschke, R. T., Pituitrin als postoperatives Tonikum mit besonderer Berücksichtigung der Blasenfunktion. Münch. med. Wochenschr. Bd. 59. Nr. 30. 1912.
Kehrer, E., Physiologische und pharmakologische Untersuchungen an den überlebenden und lebenden inneren Genitalien. Arch. f. Gyn. Bd. 81. S. 129. 1907.
King, C. E. and Stoland, O. O., The effect of pituitary extract upon renal activity. Amer. Journ. of Physiol. Vol. 32. p. 405. 1913.
Klotz, Über die Behandlung der akuten Blutdrucksenkung mit Hypophysenextrakt. Med. Klinik Bd. 9. S. 992. 1913.
Köhler, R., Organextrakte als Wehenmittel. Zentralbl. f. Gyn. 1915. S. 891.
Krömer, Pituitrin als Vorbereitung zum Kaiserschnitt und als Mittel gegen Wehenschwäche. Zentralbl. f. Gyn. 1911. Nr. 39.
Lagagne, L., La médication hypophysaire. Presse méd. 1912. p. 613.
Lereboulet, P. et Faure, B., Les effets des injections sous-coutanées d'extrait hypophysaire. Bull. et mém. soc. méd. hôpit. Paris. T. 30. p. 517. 1914.
Lewis, D. J. and Miller, The relation of the hypophysis to growth and the effect of feeding anterior and posterior. lobe Amer. Journ. of med. Assoc. Vol. 12. 1913.
Liepmann, W., Der Hypophysenextrakt in der Geburtshilfe. Therap. Monatsh. Bd. 26. S. 569. 1912.
Madill, D. G. und Allan, R. M., Die Anwendung des Hypophysenextraktes während der Geburt. (Surgery, gynecol. and obstet. Vol. 19. Nr. 2.) Zentralbl. f. Gyn. Nr. 11.
Lindemann und Aschner, Über Natur und Verbreitung wehenerregender Substanzen. im Körper. Münch. med. Wochenschr. 1913. Nr. 50.
Malinowsky, Tokodynamometrische Untersuchungen über die Wirkung des Pituitrins auf die Uteruskontraktionen unter der Geburt. Monatsschr. f. Geb. u. Gyn. Bd. 40. S. 1.
Miller, J., The frequency of experimental glycosuria following injections of extracts of the hypophysis. Amer. Journ. of med. Assoc. Vol. 9. p. 601. 1912.
Miller, J. L. and Dean, D. L., The relation of the hypophysis to growth and the effect of feeding anterior and posterior lobe. Congr. of applied chemistry. Vol. 19. p. 231. 1913.
Neu, Über einen durch Pituitrin günstig beeinflußten Fall von Osteomalazie. Zentralbl. f. Gyn. 1911. S. 1233.
Niculescu, P., Über die Beziehungen der Wirkungen von Hypophysenextrakt, Adrenalin sowie Mutterkornpräparaten und Imidazolyläthylamin. Mit einem Nachtrag von H. Boruttau. Zeitschr. f. exper. Path. Bd. 15. S. 1. 1914.
Oppenheimer, H., Pituitrin in der Geburtshilfe. Arch. f. Gyn. Bd. 101. S. 2.
Parisot, J. et Mathieu, Action des extraits de lobe postérieur d'hypophyse sur les organes à fibres musculaires lisses. Comp. rend. Soc. biol. T. 76. p. 225. 1914.

Parisot, J. et Mathieu, Les substances extraites du lobe postérieur de l'hypophyse. Etude comparative de leurs effets. Compt. rend. soc. biol. T. 76. p. 222. 1914.
Popielski, L., Hypophysis und ihre Präparate in Verbindung mit ihren wirksamen Substanzen. Berl. klin. Wochenschr. Bd. 50. S. 1156. 1913.
Procopio, Hypophysenextrakt in der praktischen Geburtshilfe. Società ital. di ostetr. e gin. Vol. 17. 1913. Zentralbl. f. Gyn. Nr. 1.
Puppel, E., Geburtshilfliche Indikationen und Kontraindikationen der Hypophysenpräparate. Monatsschr. f. Geb. u. Gyn. Bd. 38. S. 399.
Quadri, G., Sull' influenza dell' estratto de lobo infundibulare dell' ipofisi sulla glicosuria alimentare, adrenalinica e diabetica. Ann. di clin. med. Vol. 5. p. 151. 1914.
Rübsamen, W., Klinisch-experimentelle Untersuchungen über die Wirksamkeit synthetischer Wehenmittel. Münch. med. Wochenschr. Bd. 60. Nr. 49. S. 2724. 1913.
Sachs, E., Weitere Erfahrungen mit Pituglandol in der Geburtshilfe. Monatsschr. f. Geb. u. Gyn. Bd. 40. S. 5.
Santi, E., Vergleichendes Studium über die Wirkung des Hypophysenextraktes von trächtigen und nichtträchtigen Tieren auf die glatte Muskelfaser. Arch. f. Gyn. Bd. 102. S. 432. 1914.
Schäfer, H. A., On the effects of pituitary and corpus luteum extracts on the mammary gland in the human subject. Quart. Journ. exp. Physiol. Vol. 6. p. 17. 1913.
Schäfer, P., Erfahrungen mit Pituglandol. Münch. med. Wochenschr. 1912. Nr. 2.
Schiffmann, Pituitrin als wehenerregendes Mittel. Wiener klin. Wochenschr. 1911. S. 1498.
Schickele, G., Über die Herkunft der blutdrucksteigernden Substanz in der Hypophysis. Zeitschr. f. exper. Med. Bd. 1. S. 545. 1913.
Derselbe, Wehenerregende Substanzen und ihre Beziehungen zur inneren Sekretion. Verhandl. d. Deutsch. Gesellsch. f. Geb. u. Gyn. Bd. 74. Teil 2. S. 146. Zentralbl. f. Gyn. Nr. 24. S. 880.
Schlimpert, H., Experimentelle Untersuchungen zur Physiologie der Hypophyse. Monatsschr. f. Geb. u. Gyn. Bd. 38. S. 8. 1913.
Schmid, Über die Anwendung von Pituitrin und Pantopon in der Geburtshilfe. Gyn. Rundschau. Jahrg. V. Heft 15.
Senström, Th., Das Pituitrin und die Adrenalinhyperglykämie. Biochem. Zeitschr. Bd. 58. S. 472. 1914.
Stiassny, Eine neue Indikation zur Anwendung von Pituitrin. Gyn. Rundschau 1911. Jahrg. V. Heft 13.
Stocker, S., Über die Vorbedingungen zur Anwendung der Hypophysenextrakte in der Geburtshilfe. Korrespondenzbl. f. Schweiz. Ärzte 1914. Nr. 52.
Tigerstedt, C. und Vrjö, Airila, Über die Einwirkung des Pituitrins auf die durch die Aorta strömende Blutmenge. Skandin. Arch. f. Physiol. Bd. 30. S. 302. 1913. Blutdrucksteigernde Wirkung beruht auf Gefäßverengung.
Velden, R. van den, Die Nierenwirkung von Hypophysenextrakten beim Menschen. Berl. klin. Wochenschr. 1913. Nr. 45 und 81. Versamml. d. Naturf. u. Ärzte 1914.
Vogelsberger, E., Über die künstliche Einleitung der vorzeitigen und rechtzeitigen Geburt durch Galvanisation in Verbindung mit Pituitrin. Arch. f. Gyn. Bd. 99. Heft 3.
Vogt, E., Indikationen und Kontraindikationen für die Anwendung der Hypophysenpräparate in der Geburtshilfe. Zeitschr. f. Geb. u. Gyn. Bd. 76. S. 746.
Derselbe, Geburtshilfliche Erfahrungen mit Pituitrin. Münch. med. Wochenschr. 1911. S. 2734.
Watson, B. P., Hypophysenextrakt in der geburtshilflichen Praxis. Montly cyclop. Philad. 1914. August.
Weiß, K., Zur Frage der Hypophysentherapie bei Rachitis. Therap. Monatsh. Bd. 27. S. 490. 1913.
Wellmann, E., Resultate mit Hypophysenextrakten als wehenerregende und blutstillende Mittel bei der Geburt. Diss. Freiburg i. Br. 1913.
Wolf, K., Zirbeldrüsenextrakte in der geburtshilflichen Landpraxis. Deutsche med. Wochenschr. Bd. 39. S. 1557. 1913.
Zuberbiller, A. W., Über die Wirkung von Hypophysenextrakt auf die Entwicklung von jungen Tieren (poln.). Meicynskoje Obosremije Vol. 78. 1912.

5. Zirbeldrüse.

Aschner, B., Schwangerschaftsveränderungen der Zirbeldrüse. Verhandl. d. Gesellsch. f. Gyn. 1913. Vgl. ferner Kap. I u. V.
Askanazy, M., Teratom und Chorionepitheliom der Zirbeldrüse. Verhandl. d. Deutsch. path. Gesellsch. 1905. S. 58.

Biach, P. und Hulles, E., Über die Beziehungen der Zirbeldrüse. Glandula pinealis, zum Genitale. Wiener klin. Wochenschr. 1912. Nr. 10.
Borsch, Die Pathologie und Operabilität der Tumoren der Zirbeldrüse. Berl. klin. Wochenschr. Bd. 83. S. 451. 1913.
Cutore, G., Il corpo pineale di alcuni mammiferi. Arch. Italiano di Anatomia e di Embriologia. p. 402, 599. 1910.
Cyon, v., Zur Physiologie der Zirbeldrüse. Pflügers Arch. f. d. ges. Physiol. Bd. 98. 1903.
Dimitrowa, Z., Recherches sur la structure de la glande pinéale chez quelques mammifères. Nevrose. Vol. 2. Heft 3. 1901.
Dixon, W. E. and Halliburton, D. W., The action of the Choroid Plexuses on the secretion of cerebrospinal fluid. Journ. of Physiol. Vol. 40. Proc. p. 30.
Exner, A. und Boese, J., Über experimentelle Exstirpation der Glandula pinealis. Neurol. Zentralbl. 1910. Nr. 14. S. 745.
Dieselben, Über die experimentelle Exstirpation der Glandula pinealis. Deutsche Zeitschr. f. Chir. Bd. 107. S. 182. 1910.
Falckson, R., Ein Chondrocystosarkom im dritten Ventrikel. Virchows Arch. Bd. 75. S. 550. 1879.
Feilchenfeld, Ein Fall von Tumor cerebri (Gliosarkom der Zirbeldrüse). Neurol. Zentralblatt 1885. Nr. 18. S. 409.
Flesch, M., Über die Deutung der Zirbel bei den Säugetieren. Anat. Anz. Bd. 3. S. 173. 1888.
v. Frankl-Hochwart, Über die Diagnose der Zirbeldrüsentumoren. Zeitschr. f. Nervenheilk. Bd. 37. S. 455. Wiener med. Wochenschr. 1910. S. 506.
Foà, C., Ipertrofia dei testicoli e del la cresta dopo l'asportazione della ghiandola pineale nel gallo. Path. Nr. 90. 1912. Nouvelles recherches sur la fonction de la glande pinéale. Arch. ital. de biol. T. 61. p. 79 und Zentralbl. f. Path. Bd. 8. S. 29. 1914.
Fukuo, J., Über die Teratome der Glandula pinealis. Diss. München 1914.
Funquist, H., Zur Morphogenie und Histogenese des Pinealorgans bei den Vögeln und Säugetieren. Anat. Anz. Bd. 42. S. 111. 1912.
Goldzieher, M., Über eine Zirbeldrüsengeschwulst. Virchows Arch. Bd. 213. S. 353. 1913.
Derselbe, Über Sektionsbefunde bei Diabetes insipidus. Verhandl. d. Deutsch. path. Gesellsch. Bd. 16. S. 281. 1913.
Gouget, A., Les fonctions de la glande pinéale. Presse méd. 1913. Nr. 77. p. 769.
Gutzeit, Ein Teratom der Zirbeldrüse. Diss. Königsberg 1896.
Hart, Ein Fall von Angiosarkom der Glandula pinealis. Berl. klin. Wochenschr. 1909. Nr. 51. 2298.
Heide, C. van der, Tumor der Glandula pinealis s. ephysis cerebri. Nederl. Tijdschr. v. Geneesk. Bd. 58 (I). p. 1021. 1914.
Hempel, Ein Beitrag zur Pathologie der Glandula pinealis. Diss. Leipzig 1901. Zitiert nach Marburg.
Heubner, Tumor der Glandula pinealis. Deutsche med. Wochenschr. 1898. Ver.-Beil. 29.
Hößlin, Tumor der Epiphysis cerebri. Münch. med. Wochenschr. 1894.
Hofstätter, Über organotherapeutische Versuche mit Epiglandol und Pinealtabletten. Med. Klinik 1914. Nr. 38. S. 1460.
Joukowsky, Revue mensuelle de maladies de l'enfance T. 19. p. 197. 1901. Zitiert nach Marburg.
Kidd, L. J., Pineal experimentation. Brit. med. Journ. 24. Dez. 1910.
Derselbe, The pineal body. A review. Review of Neurology and Psychiatry. Vol. 11. p. 1. u. 55. 1913.
Derselbe, Review of our knowledge of the pineal body. Medical Chronicle. Dec. 1912.
Kny, Fall von isoliertem Tumor der Zirbeldrüse. Neurol. Zentralbl. 1889. Nr. 10. S. 281.
Leotta, N., Beschreibung eines Falles von Hypophysentumor mit hypertrophierter Zirbel. Ann. del r. ist. di clin. chir. di Roma Vol. 4. 1912.
Loewy, P., Die Sekretwege der Zirbeldrüse. Arb. a. d. Neurol. Inst. Wien Bd. 20. S. 130. 1912.
Magendie, Recherches physiologiques et cliniques sur les liquides céphalo-rachid. Paris 1842.
Marburg, O., Die Adipositas cerebralis usw. Deutsche med. Wochenschr. 1908. S. 2009. Deutsche Zeitschr. f. Nervenheilk. Bd. 36. 1909 und Wiener med. Wochenschr. 1907. S. 2512.
Derselbe, Zur Kenntnis der normalen und pathologischen Histologie der Zirbeldrüse. Die Adipositas cerebralis. Arb. a. d. neurol. Inst. d. Wiener Univers. Bd. 17. S. 217. 1909.
Derselbe, Die Klinik der Zirbeldrüsenerkrankungen. Ergebn. d. inn. Med. u. Kinderheilk. Bd. 10. 1913.

Marburg, O., Die Epiphyse. Ergebn. d. Neurol. Springer 1913. (Daselbst Literatur.)
Minot, Ch., The pineal region. Amer. Journ. of Anat. 1901.
Müller, Ed., Über die Beeinflussung der Menstruation durch zerebrale Herderkrankungen. Neurol. Zentralbl. 1905. S. 790.
Münzer, A., Die Zirbeldrüse. Berl. klin. Wochenschr. 1911. Nr. 37.
Nassetti, Dell' operabilità e delle vie di accesso ai tumori della ghiandola pineale. Policlin. Vol. 20. p. 497. 1913.
Neumann, M., Zur Kenntnis der Zirbeldrüsengeschwülste. Monatsschr. f. Psych. u. Neurol. Bd. 9. S. 337. 1901.
Neurath, Die vorzeitige Geschlechtsentwicklung. Ergebn. d. inn. Med. u. d. Kinderheilk. Bd. 4. S. 46. 1909.
Nothnagel, Geschwulst der Vierhügel. Wien. med. Klinik 1888. S. 162, 193. 225.
Novak, J., Über künstliche Tumoren der Zirbeldrüsengegend. Wiener klin. Wochenschr. Bd. 27. 1914.
Oestreich und Slawyk, Riesenwuchs und Zirbeldrüsengeschwulst. Archiv Bd. 157. S. 475. 1899.
Ogle, C., Sarcoma of pineal body. Transact. of the Path. society of London Vol. 1. p. 4. 1899.
Pappenheimer, Über Geschwülste des Corpus pineale. Virchows Arch. Bd. 200. Heft 1.
Pellegrini, R., Gli effetti della castrazione sulla ghiandola pineale. Arch. sc. med. Vol. 38. p. 121. 1914.
Polvani, Studio anatomico della ghiandola pineale umana. Folia neurobiologica Vol. 7. p. 655. 1913.
Raymond et Claude, Les tumeurs de la glande pineale chez l'enfant. Bull. Acad. d. méd. T. 64. Ann. 1910. S. 265.
Rorschach, Die Pathologie und Operabilität der Tumoren der Zirbeldrüse. Beitr. z. klin. Chir. Bd. 83. S. 451. 1913.
Schüller, A., Die Erkrankungen der Zirbeldrüse. Lewandowskys Handb. d. Neurol. Bd. 4. Berlin 1913.
Schulz, Tumor der Zirbeldrüse. Neurol. Zentralbl. 1886. S. 439.
Seigneur, P., Etude critique sur la glande pineale normale et pathologique. Thèse de Paris. 1912.
Studnicki, J. B., Die Parietalorgane. Lehrb. d. vergl. Anat. Jena 1905.
Todaro, Sur l'épiphyse et l'hypophyse des Ascidiae. Arch. de biol. 1881.
Walter, F. K., Beiträge zur Histologie der menschlichen Zirbeldrüse. Zeitschr. f. d. ges. Neurol. u. Psych. Bd. 17. S. 65. 1913.
Weigert, Zur Lehre von den Tumoren der Hirnanhänge. Teratom der Zirbeldrüse. Virchows Arch. Bd. 65. S. 212. 1875.
Zinner, A., A case tumour of the pineal gland. The alienist and neurologist Vol. 13. Heft 4. p. 470. 1892.

6. Nebennieren.

Abderhalden, E., Adrenalinwirkung. Zeitschr. f. physiol. Chemie Bd. 78. Heft 2. S. 159. 1912.
Albrecht, H. und Weltmann, O. (Wien), Über das Lipoid der Nebennierenrinde. Wiener klin. Wochenschr. 1911. Nr. 14. S. 483.
Asher, L., Beiträge zur Physiologie der Drüsen. 17. Mitteil. Die innere Sekretion der Nebenniere und deren Innervation. Zeitschr. f. Biol. Bd. 58. Heft 6. S. 274.
Bayer, G., Die normale und pathologische Physiologie des chromaffinen Gewebes der Nebennieren. Lubarsch-Ostertags Ergebn. Bd. 14. 1910.
Bortz, Nebenniere und Geschlechtscharakter. Arch. f. Gyn. Bd. 88. S. 448. 1909.
Bossi, L. M., Die Nebennieren und die Osteomalazie. Arch. f. Gyn. Bd. 83. S. 505. 1907.
Derselbe, Nebennieren und Osteomalazie. Zentralbl. f. Gyn. 1907. Nr. 3. S. 69. Andere Publikationen vgl. Novak, Arch. f. Gyn. Bd. 93.
Derselbe, L' influenza delle capsule surrenali sull' ossificazione dello scheletro. Gin. mod. 1908.
Braun, Die Lokalanästhesie, ihre wissenschaftlichen Grundlagen und praktische Anwendung. Leipzig 1905. Barth.
Bulloch und Sequeira, On the relation of the suprarenal capsules to the sexual organs. Transact. Path. Soc. London Vol. 56. p. 189. 1905.
Cristofoletti, Zur Pathogenese der Osteomalazie. Gyn. Rundschau 1911. Nr. 4 u. 5.
Cramer, H., Über die Verwendung des Adrenalins in der Gynäkologie. Deutsche med. Wochenschr. 1903.
Ecker, Blutgefäßdrüsen. In R. Wagners Handwörterbuch d. Physiol. Bd. 4. 1853. Zitiert nach Zander.

Eppinger, Falta und Rudinger, Über die Wechselwirkungen der Drüsen mit innerer Sekretion. Zeitschr. f. klin. Med. Bd. 66. S. 1. 1809 und Bd. 67. S. 380. 1909.
Falta und Ivcovic, Über die Wirkungsweise des Adrenalins bei verschiedener Applikation usw. Wiener klin. Wochenschr. Bd. 22. S. 1780. 1909.
Falta und Priestley, Beiträge zur Regulation von Blutdruck und Kohlehydratstoffwechsel durch das chromaffine System. Berl. klin. Wochenschr. 1911. Nr. 47.
Gallais, Le syndrôme génito-surrénal. Thèse de Paris 1912.
Gallais, A., Diagnostic anatomo-clinique du syndrôme génito-surrénal. Rev. de gynécol. T. 22. p. 1. 1914.
Glynn, The adrenal cortex, its rests and tumours, its relation to other ductless glands, and especially to sex. The quaterly Journ. of Med. Vol. 5. p. 157. 1912.
Glynn, E. and Hervetson, J. T., Adrenal hypernephroma in an adult female associated with male secondary sex characters. Journ. of Path. Vol. 18. Nr. 1. 1913.
Guieysse, Les capsules surrénales chez la femelle du cobaye en gestation. Compt. rend. de la Soc. de Biol. Vol. 51. p. 898. 18. November 1899.
Hofbauer, Die Graviditätsveränderungen der Organe in klinischer Beleuchtung. Volkmanns Samml. klin. Vortr. Neue Folge. Nr. 586. Gynäkologie Bd. 40. S. 210.
Hymans van den Bergh, A. A., Hypernephroom-hypergenitalisme. Nederl. Tijdschr. v. Geneesk. Heft 2. Nr. 20.
Kermauner, Die Mißbildungen der weiblichen Geschlechtsorgane. In der Morphologie der Mißbildungen des Menschen und der Tiere von E. Schwalbe. Bd. 3. Lief. 1. Jena 1909.
Kern, Über den Umbau der Nebennieren im extrauterinen Leben. Deutsche med. Wochenschrift Bd. 37. S. 471. 1911.
Kolde, Wolfgang, Veränderungen der Nebenniere bei Schwangerschaft und Kastration. Arch. f. Gyn. Bd. 99. S. 272.
Kolmer, W., Beziehungen von Nebennieren und Geschlechtsfunktion. Pflügers Arch. Bd. 144.
Landau, M., Nebenniere und Fettstoffwechsel. Deutsche med. Wochenschr. 1913. Nr. 12. S. 546.
Langstein, L., Behandlung der Rachitis mit Nebennierensubstanz. Jahrb. f. Kinderheilk. Bd. 53. 1901.
Latzko, W., Über Nebennieren und Osteomalazie. Wiener klin. Wochenschr. 1907. S. 239.
Linser, Über die Beziehungen zwischen Nebennieren und Körperwachstum, besonders Riesenwuchs. Beitr. z. klin. Chir. Bd. 37. S. 282.
Marassini, Über die Nebennierenveränderungen bei genitalen und renalen Funktionsänderungen. Lo Sperimentale 1906. 60. Jahrg. Heft 2.
Marchand, Über allgemeine Hyperplasie der Nebennieren und einer akzessorischen Nebenniere im Ligamentum latum bei Pseudohermaphroditismus feminis. Festschr. f. Virchow Bd. 1. S. 554. 1891.
Derselbe, Über akzessorische Nebennieren im Ligamentum latum. Virchows Arch. Bd. 92. S. 11.
Morlat, Infantilisme et insuffisance surrénale. Thèse de Paris. 1903.
Neu (Heidelberg), Untersuchungen über die Bedeutung des Suprarenins für die Geburtshilfe. Arch. f. Gyn. Bd. 85. S. 617. 1908.
Derselbe, Bemerkungen zur Adreninämie des Blutes in der Gestationsperiode des Weibes. Münch. med. Wochenschr. 1910. Nr. 48.
Neubauer, E. und Novak, Zur Frage der Adrenalinämie und des Blutzuckers in der Schwangerschaft. Deutsche med. Wochenschr. 1911. Nr. 49.
Neurath, Die vorzeitige Geschlechtsentwicklung. Ergebn. d. inn. Med. u. Kinderheilk. Bd. 4. S. 46. 1909.
Neusser und Wiesel, Die Erkrankungen der Nebennieren. Nothnagels Handb. d. spez. Path. u. Therap. Bd. 18. 2. Aufl. Wien 1910. (Literatur.)
Novak, J., Nebennieren und Genitale. Verhandl. d. Deutsch. Gesellsch. f. Gyn. 1913.
Derselbe, Über den Einfluß der Nebennierenausschaltung auf das Genitale. Arch. f. Gyn. Bd. 101. S. 36. 1913.
Derselbe, Nebennieren und Kalkstoffwechsel. Gyn. Rundschau Bd. 8. S. 123. 1914.
Derselbe, Zur Adrenalinbehandlung der Osteomalazie. Arch. f. Gyn. Bd. 93. Heft 2.
Porges, O., Über den Einfluß der Nebennieren auf den Kohlehydratstoffwechsel. Zentralblatt f. inn. Med. Bd. 27. S. 591. 1910.
Raineri, Le capsule surrenali in rapporto alla ovariectomia, all' ovaristerectomia e all'isterectomia. Folia gynecologica Vol. 1. Fasc. 2. 1908. Ref.: Berl. klin. Wochenschrift 0909.
Schenk, F., Über die Veränderungen der Nebennieren nach Kastration. Beitr. z. klin. Chir. Bd. 67. 1910. Festband für Wölfler, ref.: Zentralbl. f. Chir. 1910. S. 1103.

Schenk, F., Kastration und Adrenalingehalt der Nebennieren. Arch. f. exper. Path. u. Pharm. Bd. 64. Heft 5—6. 1911.

Schmidt, R., Nebenniere und Schmerzempfindung. Kongr. f. inn. Med. 1914.

Schwarz, O., Über einige Ausfallserscheinungen nach Exstirpation beider Nebennieren. Wiener klin. Wochenschr. 1909. S. 1783.

Steinschneider, Adrenalin bei Gebärmutterblutungen. Münch. med. Wochenschr. 1905. Nr. 2. S. 73.

Sternberg, H., Die Nebennieren bei physiologischer (Schwangerschafts-) und artifizieller Hypercholesterinämie. Zieglers Beitr. Bd. 60. S. 91. 1915.

Tandler, Über den Einfluß der innersekretorischen Anteile der Geschlechtsdrüsen auf die äußere Erscheinung der Menschen. Wiener klin. Wochenschr. 1910. Nr. 13.

Thumim, Geschlechtscharaktere und Nebennierenrinde in Korrelation. Berl. klin. Wochenschr. Bd. 46. S. 35. 1909.

Tomaszewski und Wilenko, Beitrag zur Kenntnis der antagonistischen Wirkungen des Adrenalins und der Lymphagoga. Berl. klin. Wochenschr. 1908.

Trendelenburg (Freiburg i. B.), Zur Bestimmung des Adrenalingehaltes im Blute. Münch. med. Wochenschr. 1911. Nr. 36. S. 1919.

Vogt, E., Morbus Addisoni und Schwangerschaft. Münch. med. Wochenschr. Bd. 60. S. 1821. 1913.

Werdt, v., Status lymphaticus, bzw. thymicolymphaticus und Morbus Addisoni. Berl. klin. Wochenschr. 1910. Nr. 52.

Wiesel, Die Pathologie des chromaffinen Systems. Virchows Arch. Bd. 176. S. 103. Zahlreiche andere Arbeiten angeführt bei Neusser und Wiesel, Erkrankungen der Nebennieren. Wien 1910.

Zander, R., Über funktionelle und genetische Beziehungen der Nebennieren zu anderen Organen, speziell zum Großhirn. Zieglers Beitr. Bd. 7. S. 439.

Zuckerkandl, O., Über Nebenkörper des Sympathikus. Verhandl. d. anat. Gesellsch. 1901. S. 95.

7. Das Pankreas.

Aschner, B., Über das „Stoffwechsel- und Eingeweidezentrum im Zwischenhirn", seine Beziehung zur inneren Sekretion (Hypophyse, Zirbeldrüse) und zum Diabetes insipidus. Berl. klin. Wochenschr. 1916. Nr. 28. Vgl. ferner Kap. I.

Byrom - Bramwell, Case of pancreatic infantilisme. Results of treatment. Scott. med. Journ. 1905. p. 321.

Calmann, Myom und Glykosurie. Münch. med. Wochenschr. 1910. Nr. 38. S. 1999.

Carnot et Amet, De la dégénérescence des ilots de Langerhans en dehors du diabète. Compt. rend. Soc. biol. T. 57. II. p. 359. 1905.

Evelt, Glykosurie als Folge von Abdominaltumoren. Monatsschr. f. Geb. u. Gyn. Bd. 26. S. 798. 1907.

Falta, W., Über die Gesetze der Zuckerausscheidung beim Diabetes mellitus. X. Mitteilung. Zeitschr. f. klin. Med. Bd. 66. 1908.

Fürth, V. und Schwarz, Über Hemmung der Adrenalinglykosurie durch Pankreaspräparate. Wiener klin. Wochenschr. 1911. Nr. 4. S. 115.

Giles, Uterine myoma associated with temporary glycosuria and umbilical hernia. Brit. Gyn. Journ. Vol. 16. 1900.

Graefe, Die Einwirkung des Diabetes mellitus auf die weiblichen Sexualorgane und ihre Funktionen. Samml. zwangl. Abhandl. a. d. Geb. d. Frauenheilk. u. Geb. Bd. 2. 1897.

Henkel, Beitrag zur Glykosurie bei Frauen mit experimentellen Untersuchungen über ihre Ätiologie. Deutsche med. Wochenschr. 1909. Nr. 46. S. 2003.

Hirschfeld, Über die Beziehungen zwischen Geschwülsten des Genitalapparates der Frauen und Zuckerkrankheit. Berl. klin. Wochenschr. 1910. Nr. 51. S. 2335.

Hofmeier, Über den Einfluß des Diabetes auf die Funktion der weiblichen Geschlechtsorgane. Berl. klin. Wochenschr. 1883. S. 641.

Derselbe, Über seltenere Indikationen zur Unterbrechung der Schwangerschaft infolge innerer Krankheiten. Deutsche med. Wochenschr. 1906. Nr. 17. S. 672.

Jahreiß, Ein Fall von Uterusmyom, kompliziert durch Diabetes. Zentralbl. f. Gyn. 1902. Nr. 2. S. 40.

Kleinwächter, Der Diabetes vom gynäkologischen Standpunkt aus betrachtet. Zeitschr. f. Geb. u. Gyn. Bd. 38. S. 191.

Liepmann, Diabetes mellitus und Metritis dissecans nebst einem Beitrag zur Pathologie der Metritis dissecans. Arch. f. Gyn. Bd. 70. S. 426.

Loeb, Über den Zusammenhang von Diabetes mit Erkrankungen der weiblichen Sexualorgane. Berl. klin. Wochenschr. 1881. Nr. 41. S. 601.

Nebel, Kasuistischer Beitrag zur Atrophie der weiblichen Genitalien bei Diabetes mellitus. Zeitschr. f. Gyn. 1888. Nr. 31. S. 499.

Neumann, Schwangerschaft und Zuckerkrankheit, ihre Wechselbeziehungen und Behandlung. Berl. klin. Wochenschr. 1909. Nr. 47. S. 2096.
Nilßen, A., Akute Pankreatitis oder Pankreasnekrose in der letzten Hälfte vom Puerperium. Verhandl. d. obst.-gyn. Sekt. d. Gesellsch. Schwed. Ärzte. Hygiea.
Noorden, v., Die Zuckerkrankheit und ihre Behandlung. 5. Aufl. Berlin 1910.
Novak und Porges, Über die Ursache der Azetonurie bei Schwangeren. Berl. klin. Wochenschr. 1911. Nr. 39.
Offergeld, Zuckerkrankheit und Schwangerschaft in ihren Wechselbeziehungen. Arch. f. Gyn. Bd. 86. S. 160.
Prochownik, L., Gynäkologie und Pankreas. Monatsschr. f. Geb. u. Gyn. Bd. 42. Heft 3.
Rebaudi, Eierstock, Corpus luteum und Langerhanssche Zellinseln. Zentralbl. f. Gyn. 1908. Nr. 41. S. 1332.
Sänger, Zur Ätiologie und operativen Behandlung der Vulvitis pruriginosa. Zentralbl. f. Gyn. Bd. 1894. Nr. 7. S. 153.
Senator, Die Zuckerkrankheit bei Eheleuten (Diabetes conjugalis) und ihre Übertragbarkeit. Berl. klin. Wochenschr. 1908. Nr. 4. S. 133.
Sirtori, Sul conteguo delle isole del Langhans in gravidanza e in puerperio. Annal. de ostetricia e ginecologia. 28. Jahrg. Bd. 1.
Stolper, L., Pankreas und Ovarium in ihren Beziehungen zum Zuckerstoffwechsel. Gyn. Rundschau Bd. 6. 1912.
Zülzer, Untersuchungen über den experimentellen Diabetes. 24. Kongr. f. inn. Med. 1907.

8. Die Milz.

Anufrijew (Moskau), Zur Frage über die Veränderungen der Milz während der Geburt. XI. Pirogowscher Kongr. russ. Ärzte in St. Petersburg 1910. Ref.: Zentralbl. f. Gyn. 1910. Nr. 42. S. 1357.
Asher, L. (Bern), Die Funktionen der Milz. Deutsche med. Wochenschr. 1911. Nr. 27.
Derselbe, Die Milz, ein Organ des Eisenstoffwechsels. Zentralbl. f. Physiol. Bd. 22. S. 375. 1908.
Derselbe, Beiträge zur Physiologie der Drüsen. 18. Mitteilung. Fortgesetzte Beiträge z. Funktion d. Milz als Organ d. Eisenstoffw. B. Z. Bd. 43. S. 386. 1912.
Derselbe und Ebnöther, G., Das Zusammenwirken von Milz und Leber, ein Beitrag zur Lehre von der Funktion der Milz. Zentralbl. f. Physiol. Bd. 30. S. 62. 1915.
Derselbe und Sollberger, H., Beiträge zur Physiologie der Drüsen. Mitteilung 19. Über die Kompensationsvorgänge nach Milzexstirpation. Biochem. Zeitschr. Bd. 55. S. 13. 1913.
Bayer, R., Untersuchungen über den Eiweißstoffwechsel nach der Splenektomie. Mitteil. a. d. Grenzgeb. d. Med. u. Chir. Bd. 21. S. 335.
Bayle, L'opothérapie splenique. Rev. Méd. T. 31. Heft 6. 1911.
Bauereisen (Kiel), Über die perniziöse Anämie in der Schwangerschaft und ihre Behandlung. Zentralbl. f. Gyn. 1911. Nr. 33. S. 1180.
Bovermann, H., Über unerwünschte Nebenwirkungen bei Hormonal- und Pituitrininjektionen. Münch. med. Wochenschr. Bd. 59. S. 1553. 1912.
Chevallier, P., Die Milz als Organ der Assimilation des Eisens. Virchows Arch. Bd. 217. Nr. 3. 1914.
Dröge, K., Über Veränderungen in der chemischen Konstitution des Tierkörpers nach Exstirpation der Milz, der Hoden und des Schilddrüsenapparates. Pflügers Arch. Bd. 152. S. 437. 1913. Einfluß der Milzexstirpation auf die chemische Konstitution des Tierkörpers. Pflügers Arch. Bd. 157. S. 486. 1914.
Engel, Fr., Klinische Untersuchungen über das Hormonal (Peristaltikhormon) an Haustieren. Diss. Gießen 1912.
Eppinger, H., Zur Pathologie der Milzfunktion. Berl. klin. Wochenschr. Bd. 50. S. 52. 1913.
Frey, W., Der Einfluß des vegetativen Nervensystems auf das Blutbild. Zeitschr. f. exper. Med. Bd. 2. S. 38. 1913.
Derselbe, Zur Frage der funktionellen Milzdiagnostik mittels Adrenalins. Zeitschr. f. exper. Med. Bd. 3. S. 416. 1914.
Frischberg, D., Über die Nebenerscheinungen bei Hormonalanwendung. Münch. med. Wochenschr. 1912. S. 990.
Glitsch, R., Weitere Erfahrungen mit dem Peristaltikhormon (Zülzer). Arch. f. Verdauungskrankh. Bd. 18. S. 466. 1912.
Großenbacher, H., Untersuchungen über die Funktion der Milz. 11. Mitteilung. Biochem. Zeitschr. Bd. 17. S. 78. 1909.

Groth, Über die Anwendung des Hormonals in der Chirurgie. Med. Klinik Bd. 8. S. 1425. 1912.

Harrower, Die physiologische und therapeutische Wirkung des Sekretins. Arch. f. Verdauungskrankh. Bd. 20. 1914.

Hesse, F. A., Klinisches über das Hormonal. Therap. Monatsh. Bd. 27. S. 698. 1913.

Jurasz, A., T., Ein Todesfall nach intravenöser Hormonalinjektion. Deutsche med. Wochenschr. 1912. S. 1037.

Kausch, W., Über Hormonaldurchfall. Berl. klin. Wochenschr. Bd. 49. S. 1608. 1912.

Kreuter, Zur Frage der funktionellen Milzdiagnostik. nach Erfahrungen an entmilzten Menschen. Zeitschr. f. exp. Med. Bd. 2. S. 411. 1914.

Mohr, R., Über Hormonalwirkung. Berl. klin. Wochenschr. Bd. 49. S. 1225. 1912.

Penkert, (Freiburg i. B.) Zur Frage der Leukozytose post partum bei gleichzeitiger Splenektomie. Zentralbl. f. Gyn. 1906. Nr. 19. S. 543.

Pugliese, A., Neuer Beitrag zur Physiologie der Milz. Das Eisen der Galle und des Blutes bei entmilzten Tieren. Biochem. Zeitschr. Bd. 52. S. 423. 1913.

aar, Über das Peristaltikhormon Zülzer. Med. Klinik 1910. Nr. 11.

Schmidt, M. B., Der Eisenstoffwechsel nach Milzausschaltung. Verhandl. d. Deutsch. path. Gesellsch. Bd. 17. S. 156. 1914.

Strisower, R. und Goldschmidt, W., Experimentelle Beiträge zur Kenntnis der Milzfunktion. Zeitschr. f. exper. Med. Bd. 4. S. 237. 1914.

Schmincke, A., Über die normale und pathologische Physiologie der Milz. Münch. med. Wochenschr. 1916. Nr. 28—31. (Ausführl. neuere Literatur.)

Verzár, F., Die Größe der Milzarbeit. Biochem. Zeitschr. Bd. 53. S. 69. 1913.

Vincent, S. and Harrison, Spleen and lymphatic glands. Journ. of Anat. and Physiol. Bd. 31. 1887.

Weiland, W., Zur Kenntnis der Entstehung der Darmbewegung. Pflügers Arch. Bd. 147. S. 171. 1912.

Zesas, D. G., Über den physiologischen Zusammenhang zwischen Milz und Schilddrüse. Arch. f. klin. Chir. Bd. 31. S. 265. 1885.

Zuelzer, G., Zur Kenntnis der Hormonalwirkung. Münch. med. Wochenschr. Bd. 59. S. 706. 1912.

Derselbe, Über Kollapswirkung des Hormonales. Deutsche med. Wochenschr. 1912. S. 1233.

9. Die Leber.

Aschoff, Verhandl. d. Deutsch. path. Gesellsch. 1905.

Bar, Leçons de path. obstetr. Paris 1907. Zit.: nach H. W. Freund, v. Winckels Handb. Bd. 2. S. 2.

Blau, A., Die Beziehungen der weiblichen Genitalorgane zur Leber. Nothnagels Suppl.-Bd. 6. 1912.

Brauer, Über Graviditäts-Hämoglobinurie. Münch. med. Wochenschr. 1902. Nr. 20.

Braun, K. v., Über akute Schmelzung der Leber bei Schwangeren. Allgem. med. Ztg. 1863.

Bumm, Grundriß zum Studium der Geburtshilfe. 2. Aufl. 1903.

Carnot et Gilbert, Action d'extrait hépatique sur la glycosurie exp. Ibid. 1896.

Chvostek, F. (Wien), Die menstruelle Leberhyperämie. Wiener klin. Wochenschr. 1909. Nr. 9. S. 293.

Derselbe, Xanthelasma und Ikterus. Wiener klin. Wochenschr. 1910. Nr. 46. S. 1630.

Cohn, R., Akute gelbe Leberatrophie im Puerperium. Zentralbl. f. Gyn. 1904. Nr. 34.

Falk, F. und Saxl, Zur funktionellen Leberdiagnostik. Zeitschr. f. klin. Med. Bd. 73. 1911.

Fellner, O., Die Beziehungen innerer Krankheiten zu Schwangerschaft, Geburt und Wochenbett. 1903.

Derselbe, Menstruelle Leberhyperämie. Schwangerschaftsleber. Med. Klinik 1909. Nr. 21. S. 771.

Fischler, F., Weitere Mitteilungen zu den Beziehungen zwischen Leberdegeneration und Pankreasfettgewebsnekrose an Tieren mit Eckscher Fistel und über die Möglichkeit ihrer Verhütung. Deutsch. Arch. f. klin. Med. Bd. 103. S. 16. 1910.

Frerichs, Klinik der Leberkrankheiten. 1861.

Freund, H., Welche Bedeutung hat die Durchschneidung der Leberarterie und der sie begleitenden Lebernerven für den Zuckerstich? Arch. f. exper. Path. Bd. 76. S. 311. 1914.

Freund, H. W., Leberkrankheiten bei Schwangeren. v. Winckels Handb. d. Geb. Bd. 2. S. 1.

Derselbe, Über Leber- und Gallenblasenadhäsionen bei Geschwülsten der weiblichen Geschlechtsorgane. Deutsche med. Wochenschr. 1898. Nr. 18.

Garnier, M. et Bory, L., Toxicité des extraits de foie et de reins normaux et autolysés. Compt. rend. Soc. biol. T. 74. p. 344. 1912.

Gerhard, Volkmanns Vortr. Nr. 17. Zit. nach H. W. Freund, v. Winckels Handb. d. Geburtsh.

Grafe, E. und Fischler, Das Verhalten des Gesamtstoffwechsels bei Tieren mit Eckscher Fistel. Deutsch. Arch. f. klin. Med. Bd. 104. Heft 3. u. 4. 1911.

Heß, L. und Saxl, P., Hämoglobinzerstörung der Leber. Biochem. Zeitschr. Bd. 19. S. 274. 1909.

Heynemann, Th., Zur Frage der Leberinsuffizienz und des Kreatinstoffwechsels während der Schwangerschaft und bei den Schwangerschaftstoxikosen. Zeitschr. f. Geb. u. Gyn. Bd. 71. S. 110. 1912.

Derselbe, Die Entstehung des Icterus neonatorum. Zeitschr. f. Geb. u. Gyn. Bd. 76. S. 3.

Hofbauer, J., Beiträge zur Ätiologie und zur Klinik der Graviditätstoxikosen. Zeitschr. f. Geb. u. Gyn. Bd. 61. 1908.

Derselbe, Über Relationen weiblicher Generationsvorgänge zur Klinik der Cholelithiasis. Med. Mlinik 1909. Nr. 7.

Derselbe, Die Graviditätsveränderungen der Organe in klinischer Beleuchtung. Volkmanns Samml. klin. Vortr. 1910. Nr. 586. Gynäkologie Nr. 210.

Derselbe, Deutsche med. Wochenschr. 1910. Nr. 36.

Derselbe, Arch. f. Gyn. Bd. 43. Heft 2.

Kehrer, E., Die Bedeutung des Ikterus in der Schwangerschaft für Mutter und Kind. Arch. f. Gyn. Bd. 81. 1907.

Derselbe, Zur Lehre von der embryogenen Toxaemia gravidarum. Samml. klin. Vortr. Nr. 398. Gynäkologie. Nr. 147. 1905.

Derselbe, Der Einfluß der Galle auf die Uterusbewegungen. Arch. f. Gyn. Bd. 84.

Derselbe, in P. Müllers Handbuch der Geburtshilfe Bd. 1. Zit. nach Mayer.

Kühn, Ikterus und Gravidität. Der Frauenarzt. 1909. Heft 10.

Leersum, van, Über die Ausscheidung von Aminosäuren während der Schwangerschaft und nach der Entbindung. Biochem. Zeitschr. Bd. 2. 1908.

Lelle, Einige Untersuchungen über die Lipoide der mütterlichen und der fötalen Leber. Ref.: Monatsschr. f. Geb. u. Gyn. Heft 4.

Léopold-Lévi, Insuffisance thyroïdienne et fonctions hépatiques. Ibid. T. 70. p. 996. 1911.

Mayer, August, Schwangerschaftsikterus als echte eingeschlechtliche Krankheit. Med. Klinik 1906. Nr. 45.

Michaud, Über den Kohlehydratwechsel bei Hunden mit Eckscher Fistel. Verhandl. d. 28. Kongr. f. inn. Med. 1911. S. 561.

Neu, M. und Keller, Fs., Zur Funktion der Leber in der Gravidität. Monatsschr. f. Geb. u. Gyn. Bd. 38. Heft 4.

Neubauer, O. und Fischer, H., Beiträge zur Kenntnis der Leberfunktion. Zeitschr. f. physiol. Chemie Bd. 67. S. 230. 1910.

Niemeyer, Pathologie und Therapie. 1863. Zit. nach Chvostek.

Olshausen, Zeitschr. f. Geb. u. Gyn. Bd. 40. S. 524.

Olshausen-Veit, Lehrbuch der Geburtshilfe. Bonn 1899.

Opitz, E., Über Leberveränderungen in der Schwangerschaft. Zeitschr. f. Geb. u. Gyn. Bd. 9. S. 351. 1913.

Opoterapia epatica, biliare e pancreatica. Rivista critica di clinica medica. Nr. 3. 20. Jan. 1912.

Pinard, ref. Zentralbl. f. Gyn. 1910. S. 53.

Quincke, in Nothnagels Handb. d. spez. Path. u. Therap. Bd. 18.

Reichenstein, Wiener klin. Wochenschr. 1909. Nr. 42.

Rißmann, Die Gelbsucht bei Schwangeren, Gebärenden, Wöchnerinnen und Neugeborenen. Zeitschr. f. Geb. u. Gyn. Bd. 68. Heft 1.

Rißmann (Osnabrück), Gibt es eine den Frauen eigentümliche Form der Gelbsucht? Zeitschr. f. Geb. u. Gyn. Bd. 65. S. 325. 1910.

Rößle, R., Die Leber beim Diabetes. Verhandl. d. Deutsch. path. Gesellsch. Bd. 11. 1907.

Rosthorn, v., Anatomische Veränderungen des Organismus in der Schwangerschaft v. Winckels Handbuch Bd. 1. S. 1.

chmorl, Arch. f. Gyn. Bd. 65. 1893.

chickele, Beiträge zur Physiologie und Pathologie der Schwangerschaft. Arch. f. Gyn. Bd. 92. Heft 2.

Schoenborn, Gravidität und Leber. Sammelref. Monatsschr. f. Geb. u. Gyn. Bd. 29. 1909.

Senator, Über menstruelle Gelbsucht. Berl. klin. Wochenschr. 1872. S. 615.

Veit, in P. Müllers Handb. d. Geburtsh. Zit. nach Mayer.

Velden, v. d., (Heidelberg), Icterus gravidarum. Hegars Beitr. z. Geb. u. Gyn. Bd. 8. S. 448. 1904.
Wohlgemuth, J., Pankreas, Leber und Kohlehydratstoffwechsel. Berl. klin. Wochenschr. 1913. Nr. 8. S. 339.

10. Die Niere.

Backmann, E. L., Einige Versuche über das Verhalten des Blutdruckes nach Nierenentfernung und Nierenverkleinerung. (Zur Kenntnis der nephritischen Blutdrucksteigerung.) Zeitschr. f. exper. Med. Bd. 4. S. 63. 1914.
Bingel, A. und Claus, R., Weitere Untersuchungen über die blutdrucksteigernde Substanz der Niere. Deutsch. Arch. f. klin. Med. Bd. 100. S. 412. 1910.
Blandeau, Albuiminurie des multipares. Thèse de Paris. 1897.
Bondi, J. und Bondi, S., Experimentelle Untersuchung über Nierenveränderungen in der Schwangerschaft. Arch. f. Gyn. Bd. 102. Heft 1.
Budin und Chavane, Über das Stillen albuminurischer Frauen. Bull. de la soc. d'obst. de Paris. 1899. 16. März.
Christin, E. F., Albuminurie et menstruation. Thèse de Paris. 1905.
Frank, E., Der renale Diabetes des Menschen und der Tiere. Verhandl. d. Deutsch. XXX. Kongr. f. inn. Med. Wiesbaden 1913.
Derselbe, Über experimentelle und klinische Glykosurien realen Ursprungs. Arch. f. exper. Path. Bd. 72. S. 387. 1913.
Galambos, A., Renaler Diabetes. Deutsche med. Wochenschr. Bd. 38. 25. Juni 1914.
Herzen, P. A., Über das Nephrolysin. Berlin 1912.
Herxheimer, Niere und Hypertonie. Verhandl. d. Deutsch. path. Gesellsch. Bd. 15. 1912.
Holzbach, E., Functioning of the kidneys during Pregnancy. Zeitschr. f. Geb. u. Gyn. Stuttgart. Nr. 1.
Katz, A. und Lichtenstern, R., Experimentelle Untersuchungen über Autoimplantation von Nierengewebe. Pflügers Arch. Bd. 159. S. 415.
Konschegg, v., Über die Zuckerdichtigkeit der Nieren nach wiederholten Adrenalininjektionen. Arch. f. exper. Path. Bd. 70. Heft 5. S. 311. 1912.
Lewandowsky, M., Zur Frage der inneren Sekretion von Nebenniere und Niere. Zeitschr. f. klin. Med. 37. 1899.
Lüdke, H. und Schüller, L., Untersuchungen über die Nephrolysine. Deutsch. Arch. f. klin. Med. Bd. 108. 1912.
Mann, Die Schwangerschaftsglykosurie, eine Form des renalen Diabetes. Zeitschr. f. klin. Med. Bd. 78. S. 488. 1913.
Miller, R. und Parsons, L., Renal Infantilism. Brit. Journ. of children dis. Vol. 9. 1912.
Mosler, E., Über Blutdrucksteigerung nach doppelseitiger Nierenexstirpation. Zeitschr. f. klin. Med. Bd. 74. S. 297. 1912.
Nowicki, Anatomischer Stand der Nieren bei Störungen des Kohlehydratstoffwechsels unter Einfluß von Adrenalininjektionen. Lwowski tyg. lek. 1912. Nr. 22.
Novak, J. und Porges, O., Über Azetonurie bei Extrauteringravidität und bei gynäkologischen Erkrankungen. Berl. klin. Wochenschr. 1912. Nr. 48.
Dieselben und Strisower, R., Über eine besondere Form von Glykosurie in der Gravidität und ihre Beziehungen zum echten Diabetes. Verhandl. d. Deutsch. Gesellsch. f. Gyn. 1913.
Stern, B., Innere Sekretion der Niere. Trav. de labor de phys. de Genève. 1901—1902.
Stoeckel, W., Die Erkrankungen der weiblichen Harnorgane. Veits Handb. d. Gyn. 2. Aufl. Bd. 2. S. 257 ff. 1907.
Veiel, Th., Pruritus cutaneus bei Erkrankung der Niere und Nebenniere. Arch. f. Derm. u. Syph. Bd. 80. 1906.
Werner, P., Untersuchungen über die Nierenfunktion bei gesunden und kranken Schwangeren und Wöchnerinnen. Arch. f. Gyn. Bd. 104. S. 471.
Windaus, Über die quantitative Bestimmung des Cholesterins und der Cholesterinester in einigen normalen und pathologischen Nieren. Zeitschr. f. physiol. Chemie Bd. 65. S. 110. 1910.

11. Die Brustdrüse.

Adler, Leo, Versuche mit Mamminum Poehl. Münch. med. Wochenschr. 1912/13.
Derselbe, Über innere Sekretion der Brustdrüse. Zugleich ein Beitrag zur Wirkung des Adrenalins und Normalserums auf den überlebenden Meerschweinchenuterus. Monatsschrift f. Geb. u. Gyn. Erg.-Bd. 36. S. 133. 1912.

Aschner, Über brunstartige Erscheinungen (Hyperämie und Hämorrhagie am weiblichen Genitale) nach subkutaner Injektion von Ovarial- oder Plazentarextrakt. Arch. f. Gyn. Bd. 99.

Aschner und Grigoriu, Plazenta, Fötus und Keimdrüse in ihrer Wirkung auf die Milchsekretion. Arch. f. Gyn. Bd. 94. 1911.

Bamberg, Zur Physiologie der Laktation mit besonderer Berücksichtigung der chemischen Zusammensetzung der Frauenmilch milchreicher Frauen und des Einflusses der Menstruation. Zentralbl. f. Kinderheilk. Bd. 6. S. 424. 1913.

Basch, Die Physiologie der Milchabsonderung. Ergebn. d. Physiol. Bd. 1. S. 326. 1903.

Derselbe, Die Innervation der Milchdrüse. Verhandl. d. Naturforscherversamml. zu Hamburg 1901.

Basch, K., Die Brustdrüsensekretion des Kindes als Maßstab der Stillfähigkeit der Mutter. Münch. med. Wochenschr. 24. Oktober 1911. Nr. 43.

Derselbe, Über experimentelle Auslösung der Milchabsonderung. Monatsschr. f. Kinderheilk. Bd. 8. Nr. 9. Dez. 1909.

Derselbe, Über experimentelle Milchauslösung und über das Verhalten der Milchabsonderung bei den zusammengewachsenen Geschwistern Blazek. Deutsche med. Wochenschr. 1910. Nr. 21. S. 987.

Below, Glandula lutea und Ovarium in ihrem Verhalten zu den normalen physiologischen und pathologischen Vorgängen im weiblichen Organismus. Monatsschr. f. Geb. u. Gyn. Bd. 36. S. 679. 1912.

Biedl und Königstein, Untersuchungen über das Brustdrüsenhormon in der Gravidität. Zeitschr. f. exper. Path. Bd. 8. S. 538. 1910.

Bouchacourt, Nouvelles sur l'opothérapie placentaire. Compt. rend. de la soc. biol. de Paris. T. 54. p. 133. 1902.

Brughatelli, E., Cellule lipoidifere e Mastzellen nella mammella. Path. Vol. 5. p. 106. 1913.

Derselbe, Cellules interstitielles et sécrétion interne de la mammelle. Arch. ital. di biol. Vol. 61. p. 337. 1914.

Cavagnia, G., Contributo clinico e sperimentale allo studio della secrezione interna mammaria. Ann. di ostetr. ginecol. Vol. 35. p. 563. 1913.

Cohn, Franz, Die innersekretorischen Beziehungen zwischen Mamma und Ovarium. Greifsw. med. Verein. 7. Juni. Deutsche med. Wochenschr. 1912. Nr. 47. S. 2245.

Derselbe, Die innersekretorischen Beziehungen zwischen Mamma und Genitale. Zentralbl. f. Gyn. Bd. 37. S. 93. 1913.

Cramer, Zur Physiologie der Milchsekretion. Münch. med. Wochenschr. 1909. Nr. 30.

Donati, Über einen Fall von Hypertrophie der weiblichen Brustdrüse. Zentralbl. f. Gyn. 1900. Nr. 35. S. 913.

Ebeler, E., Zur Pathologie der Brustdrüsensekretion. Med. Klinik 1914. S. 1070—1074.

Eckhardt, Die Nerven der weiblichen Brustdrüse und ihr Einfluß auf die Sekretion. Beitr. z. Anat. u. Physiol. Bd. 1. S. 18. Zit. nach Basch.

Erdheim, S., Über Graviditätshypertrophie der Mammae und der akzessorischen Brustdrüsen. Wiener klin. Wochenschr. Bd. 26. S. 1571. 1913.

Fingerling, G., Einfluß organischer und anorganischer Phosphorverbindungen auf die Milchsekretion. Biochem. Zeitschr. Bd. 39. S. 239. 1912.

Foges, A., Zur physiologischen Beziehung zwischen Mamma und Genitale. Zentralbl. f. Physiol. Bd. 19. 1915. Wiener klin. Wochenschr. 1908. S. 137.

Derselbe, Beiträge zu den Beziehungen zwischen Mamma und Genitale. Wiener klin. Wochenschr. 1901. Nr. 51.

Derselbe, Schwangerschaftshypertrophie der Mamma und Nebenmamma. Wiener klin. Wochenschr. 1901. Nr. 51.

Frank, Zur Frage der experimentellen Milchauslösung. Arch. f. Gyn. 1912.

Frank, R. T. und Unger, A., An experimental study of the causes which produce the growth of the mammary gland. Arch. of intern. med. Vol. 7. p. 812. June 1911.

Freund, W. A., Jahresbericht der Schlesischen Gesellsch. f. vaterländische Kultur. 1860. S. 139. Ref.: in Lubarsch-Ostertag Bd. 3. S. 179.

Gaines, W. L., Physiology of Lactation. Amer. Journ. of Physiol. Baltimore. Vol. 38. Nr. 2.

Götzl, A., Über eine biologische Beziehung zwischen Prostata, Mamma und den Geschlechtsdrüsen. Zeitschr. f. Urol. Beiheft 3. S. 403. 1914.

Goltz und Ewald, Der Hund mit verkürztem Rückenmark. Pflügers Arch. Bd. 63. S. 363.

Grasmück, Ein weiterer Fall von Hypertrophie der weiblichen Brustdrüse. Zentralbl. f. Gyn. 1901. Nr. 1. S. 6.

Grigoriu, M. Chr., Beitrag zur Milchsekretion. Gyn. Rundschau 1910. 4. Jahrg. Nr. 20. S. 740.

Grünbaum, Milchsekretion nach Kastration. Deutsche med. Wochenschr. 1907.
Halban, Die innere Sekretion von Ovarium und Plazenta und ihre Bedeutung für die Funktion der Milchdrüse. Arch. f. Gyn. Bd. 75. S. 353. 1905. (Literatur.)
Healy, D. J. and Kastle, J., The internal secretion of the mammae as a factor in the onset of labor. Journ. of infect. dis. Vol. 10. 1912.
Hedinger, E., Zur Bedeutung der präsenilen Involution der Brustdrüse. Berl. klin. Wochenschr. Bd. 51. S. 517. 1914.
Helbich, H., Zur Physiologie der Milchsekretion. II. Die Variationen der Milchmenge und ihre Beziehungen zum Fettgehalt. Monatsschr. f. Kinderheilk. Bd. 10. S. 649. 1912.
Derselbe, Bedarf es des physiologischen Reizes zur Anregung und Erhaltung der Laktation? Monatsschr. f. Kinderheilk. Bd. 10. S. 391. 1911.
Hildebrandt, Zur Lehre von der Milchbildung. Hofmeisters Beitr. Bd. 5. S. 463. 1904.
Hoeven, P. C., van der Mammine tegen baarmoeder bleedingen. Nederl. Tijdschr. v. Geneesk. Vol. 1. S. 606. 1913.
Hughes, R. C., Zirbeldrüsenextrakt als milchförderndes Mittel. The Therapeut. Gaz. Vol. 31. Nr. 5.
Jaschke, Th. und Ludwig, P., Zur Biologie des Kolostrums. Zentralbl. f. Geb. u. Gyn. Bd. 78. Heft 1.
Kalabin, Über die Behandlung der Fibromyome mit Mammin. Russ. Journ. f. Geb. u. Gyn. Ref.: Gynäkologie Rundschau 1911. S. 61.
Knöpfelmacher, Über die Auslösung der Milchsekretion bei Mutter und Kind. Jahrb. f. Kinderheilk. Bd. 56. S. 791. 1902.
Lane - Claypon and Starling, An experimental inquiry into the factors which determine the growth and activity of the mammary gland. Proc. Roy. Soc. Biol. Vol. 87. 1906.
Dieselben, Proceeding to the Royal Society Vol. 77. p. 505. 1906. Zit. bei Bayliss und Starling, Ergebn. d. Physiol. 5. Jahrg. 1906. S. 664.
Lederer, R. und Pribram, E., Experimenteller Beitrag zur Frage über die Beziehungen zwischen Plazenta und Brustdrüsenfunktion. Pflügers Arch. Bd. 134. S. 531. 1910.
Lindig, P., Zur Pathologie der Brustdrüsensekretion. Zeitschr. f. Geb. u. Gyn. Bd. 76. Heft 3.
Loredan, L., Action of mammary extract on the circulatory system. Ann. di ost. e gin. Febr. 28. 1913.
Mackenzie, K., An experimental investigation of the mechanism of milk secretion, with pecials references to the action of animal extracts. Quart. Journ. of exp. Phys. Vol. 4. Nr. 4. p. 305. 1911.
Mandl und Kreidl, Die klinische Bedeutung der Milchsekretion bei bestehender Schwangerschaft. Wiener klin. Wochenschr. 1905. Nr. 3 u. 4. S. 73 u. 98.
Marchal, J., Contribution à l'étude de l'hypophysaire mammaire au cours de la gestation. Thèse de Paris. 1912.
Martin, E., Die mammäre Theorie über die Entstehung des Eklampsiegiftes. Zentralbl. f. Gyn. 1911. Nr. 2. S. 54.
Meckerttschiantz, Aram. jun., Mammin Poehl als neue Behandlungsmethode bei Fibromyomen und chronischen Entzündungen der Gebärmutter. Monatsschr. f. Geb. u. Gyn. Bd. 31. Heft 1.
Mercier, L., A propos du déterminisme de la sécrétion mammaire chez la lapine. Compt. rend. Soc. biol. T. 74. S. 646. 1913.
Derselbe, Etat de nos connaissances sur le déterminisme de l'apparition du lait chez la lapine gestante. Compt. rend. Soc. biol. T. 74. p. 887. 1913.
Meyer, A., Beitrag zur Kenntnis der Milchfunktion. Zentralbl. f. d. Grenzgeb. d. Med. u. Chir. Bd. 18. S. 41. 1914.
Niklas, F., Zur Frage der Plazentarhormone und der Verwendung von Plazentarsubstanzen als Laktagoga. Monatsschr. f. Geb. u. Gyn. Bd. 38. S. 60. 1913.
Novak, J., Die Rolle der Brustdrüsen in der Lehre von der inneren Sekretion. Zentralbl. f. d. ges. Gyn. u. Geb. Bd. 4. S. 49. 1914. Sammelreferat. (Literatur.)
Nunberg, M., Experimentelle Untersuchungen über die Wirkung der Röntgenstrahlen auf die Mamma. Zeitschr. f. Röntgenk. Bd. 12. 1910.
Ott, J. and Scott, J. G., Note on the galactagogue action of the thymus, corpus luteum and the pineal body. Monthly Cyclop. 24. Febr. 1911.
Dieselben, The action of animal extracts upon the secretion of the mammary gland. Therapeutic. Gazette. Oktober 1911.
Dieselben, The galactagogue action of the thymus and corpus luteum. Proc. Soc. for Exp. Biol. and med. Vol. 7. p. 49. 1910.
Dieselben, Milk and the internal secretions. Therapeutic Gazette. Nov. 1912.
Dieselben, Note an the action of corpus luteum upon the mammary glands. Proc. soc. exp. biol. and med. Vol. 12. Nr. 2. 1914.

Pasquier, A., L'hypertrophie mammaire de la puberté. Thèse de Paris 1913.
Pfister, Über die reflektorischen Beziehungen zwischen Mamma und Genitalia muliebria. Beitr. z. Geb. u. Gyn. Bd. 5. S. 421. 1901.
Ponsoye (Lyon), Contribution à l'étude des rapports réciproques de la lactation et de la menstruation. Inaug.-Diss. Lyon 1906.
Rabuteau, De l'influence de la menstruation sur la nutrition. Gazette de Paris 1870. Nr. 51.
Ribbert, Transplantation von Ovarium, Hoden und Mamma. Arch. f. Entwicklungsmech. Bd. 7. 1898.
Röhrig, Experimentelle Untersuchungen über die Physiologie der Milchabsonderung. Virchows Arch. Bd. 67. S. 119.
Sänger, H., Über ein primäres und ein metastatisches Ovarialkarzinom mit Milchbildung in den Brustdrüsen. Monatsschr. f. Geb. u. Gyn. Bd. 36. S. 436. 1912.
Sainton, P. et Fernet, J., Corps thyroïde et glande mammaire. Progr. méd. 1908.
Santi, E., Zu Sellheims Mitteilung: Die mammäre Theorie über die Entstehung des Eklampsiegiftes. Zentralbl. f. Gyn. 1911. Nr. 2. S. 55.
Schäfer, A. E., On the occasional existence of galactagogue hormone in normal blood (with demonstration of method of investigating the effect of organ extracts upon milksecretion). Proc. of the 17th intern. Congr. Med., London Section II. p. 622. 1913.
Derselbe, On the effect of pituitary and corpus luteum extracts on the mamary gland in the human subject. Quart. Journ. exp. physiol. Vol. 6. p. 17. 1913.
Schaefer, E. A. and Mackenzie, K., The action of animal extracts on milk secretions. Proc. Roy. Soc. Vol. 84 Ser. B. p. 26. 1911.
Schauta (Wien), Die Pygopagen-Schwestern Blazek. Gyn. Rundschau 1910. Heft 12. S. 437.
Schenk, F., Über gesteigerte Reaktionsfähigkeit gravider Tiere gegen subkutane Gewebsinjektionen. Münch. med. Wochenschr. 1910. Nr. 17.
Schein, M., Anregung der Milchsekretion durch Massage der Bauchdecken. Wiener klin. Wochenschr. 1898. Nr. 18. S. 444.
Derselbe, Die Kontinuität der Funktion der Milchdrüsen. Wiener klin. Wochenschr. 1910. S. 1337.
Scherbak, A. L., Versuche über innere Sekretion der Brustdrüse. Wiener klin. Wochenschrift 1912. Nr. 5.
Schickele, Der Einfluß der Ovarien auf das Wachstum der Brustdrüsen. Zeitschr. f. Geb. u. Gyn. Bd. 74. S. 332.
Schiffmann, J. und Vystavel, A., Versuche zur Frage einer inneren Sekretion der Mamma. Wiener klin. Wochenschr. Bd. 26. S. 261. 1913.
Schil, L., Recherches sur la glande mammaire. Thèse. Nancy 1912.
Schlichter, Über den Einfluß der Menstruation auf die Laktation. Wiener klin. Wochenschrift 1889. S. 978, 1004. 1890. S. 66, 88.
Schüßler, Über Hypertrophie der weiblichen Brustdrüse. Arch. f. klin. Chir. Bd. 43. S. 403.
Scott, J., The effect of infundibulin on mammary secretion. New York Med. Journ. Vol. 45. p. 1268. 1912.
Sellheim, H., Die mammäre Theorie über die Entstehung des Eklampsiegiftes. Zentralbl. f. Gyn. 1910. Nr. 50. S. 1609.
Solowjow, Th., Die Wirkung von Eierstock- und Corpus luteum-Extrakten auf die Milchdrüse. Russki Wratsch. Vol. 11. 1912.
Sommerfeld, Handbuch der Milchkunde. Wiesbaden, Bergmann. 1910. Atrikel von Pfaundler, Physiologie der Laktation.
Voigt, E., Ein Fall von Galactorrhoea post combustionem. Zentralbl. f. Gyn. 1911. Nr. 46.
Wolff, Br., Über fötale Hormone. In: Oppenheimer, Handb. d. Biochemie. Erg.-Bd. Jena 1913.

V. Hirn und Genitale.

Anders und Jameson, The relation of glycosuria to pituitary disease and the report of a case with staistics. Amer. Journ. med. scienc. September 1914.
Anton, G., Nerven- und Geisteserkrankungen in der Zeit der Geschlechtsreife. Wiener klin. Wochenschr. 1904.
Derselbe, Über Geistes- und Nervenkrankheiten in der Schwangerschaft, im Wochenbett und in der Säugungszeit. In Veits Handb. d. Gyn. Wiesbaden 1910. Bd. 5.
Derselbe, Wahre Hypertrophie des Gehirns usw. Wiener klin. Wochenschr. Bd. 15. S. 1321. 1902. Siehe auch unter Hypoplasia ovarii und Infantilismus.

Aschner, B., Zur Physiologie des Zwischenhirns. Wiener klin. Wochenschr. 1912. Nr. 27. S. 1042.

Derselbe, Über die Funktion der Hypophyse. Pflügers Arch. Bd. 146.

Derselbe, Über die Beziehung zur Hypophysis und Genitale. Arch. f. Gyn. Bd. 97.

Derselbe, Über das „Stoffwechsel- und Eingeweidezentrum" im Zwischenhirn, seine Beziehung zur inneren Sekretion (Hypophyse, Zirbeldrüse) und zum Diabetes insipidus. Berl. klin. Wochenschr. 1916. Nr. 28.

Derselbe, Hypophyse und Diabetes insipidus. Münch. med. Wochenschr. 1917. Nr. 3.

Derselbe, Über den Einfluß der Ovarialnervendurchschneidung auf das Ovarium. 85. Vers. d. Naturf Wien 1913. Ref. Zentralbl. f. Gyn. 1913.

Derselbe, Praktische Folgerungen der Lehre von der inneren Sekretion. Prakt. Ergebn. d. Gebh. u. Gyn. 1916.

Baisch, Über den Einfluß von Genitalaffektionen auf die Entstehung von nervösen Erkrankungen. (82. Versamml. deutsch. Naturf. u. Ärzte in Königsberg 1910). Münch. med. Wochenschr. 1910. S. 2321.

Babonneix, L. et Spanowsky, Deux cas d'adipose douloureuse. Bull. et mém. Soc. méd. des hôpit. de Paris. T. 29. p. 432. 1913.

Bartolotti, C., Distrofia endocrino-simpatica: ipogenitalismo con emilipomatosi diffusa della cute. Rif. med. Vol. 29. p. 790.

Basch, K., Beiträge zur Physiologie und Pathologie des Thymus. II. Über die Beziehungen des Thymus zum Nervensystem. Ibid. Bd. 68. 1908.

Bauer, J., Neuere Untersuchungen über die Beziehungen einiger Blutdrüsen zu Erkrankungen des Nervensystems. Zeitschr. f. d. ges. Neurol. u. Psych. Bd. 3. Heft 3. u. 4. 1911.

Bechterew zit. nach Nagels Handb. d. Physiol.

Benario, J., Zur Pathologie und Therapie des Diabetes insipidus. Münch. med. Wochenschrift Bd. 60. S. 1768. 1913.

Berblinger, a) Diabetes insipidus und Tumor in der Hypophyse. Verhandl. d. Deutsch. path. Gesellsch. Bd. 16. 1913. b) Über experimentell hervorgerufene Hypophysisveränderungen. Ibid. Bd. 17. 1914.

Bernard, Cl., Vorlesung über Diabetes. Übers. Berlin 1878.

Bettmann, Zur Frage der reflektorisch bedingten Hauterkrankungen. Arch. f. Derm. u. Syph. Bd. 84. 1907.

Biach, P., Pituitrintherapie des Diabetes insipidus. Mitteil. d. Gesellsch. f. inn. Med. u. Kinderheilk. in Wien Bd. 13. S. 8. 1914.

Bianchi, G., Osservazioni isto-patologiche su un caso di insufficienza pluriglandolare endocrina. Path. Vol. 6. p. 74. 1914.

Biedl, A., Über die Centra der Splanchnici. Wiener klin. Wochenschr. 1895. S. 915.

Bigler, W., Über einen Fall von erworbenem Riesenwuchs der rechten unteren Extremität. Berl. klin. Chir. Bd. 89. S. 269. 1914.

Binswanger, Die Hysterie. Nothnagels Handb. d. Path. u. Therap. Wien 1904. Bd. 12. 1. Abt.

Derselbe, Die Pathologie und Therapie der Neurasthenie. Jena 1896.

Blumenthal, F., Über die nichtdiabetischen Glykosurien. Halle 1909.

Bond, Earl D., Symptoms suggesting pituitary disorder. Amer. Journ. of med. Assoc. Bd. 147. p. 575. 1914.

Bonnet, Sclérodermie oedémateuse généralisée guérie par le traitement thyroïdien. Bull. de la soc. franc. d. dermat. et d. syphiligr. Mai 1914.

Bonnier, P., ses centres gonostatiques et le rythme mensuel. Compt. rend. Soc. biol. T. 72. p. 781. 1912.

Derselbe, Les centres gonostatiques et la diaphylaxie génitale. Ibid. p. 818. 1912.

Derselbe, Les centres gonostatiques bulbaires et l'aménorrhée. Ibid. p. 699. 1912.

Derselbe, La muqueuse nasale et les vers intestinaux. Ibid. p. 207. 1912.

Bossi, Ein typischer Fall von hysterischer Lähmung infolge Eierstocks- und Uterusläsionen. Gyn. Rundschau Bd. 22. 1911.

Bossi, L. M., Chorea genitalen Ursprungs. Zentralbl. f. Gyn. 1911. S. 1666.

Bregmann und Steinhaus, Zur Kenntnis der Geschwülste der Hypophyse und der Hypophysengegend. Virchows Arch. Bd. 188. S. 360. 1907.

Brennecke, Zeitschr. f. Geb. u. Gyn. Bd. 12. S. 56. 1886.

Brill, W., Untersuchungen über die Nerven des Ovariums. Aus dem Neurol. Institut in Frankfurt a. M. Direkt. Prof. Edinger. Arch. f. mikr. Anat. Bd. 86. Heft 3/4. S. 338 bis 344.

Brind, Z., Ein Fall von Riesenwuchs mit Atrophie der Geschlechtsorgane. Arch. f. klin. Chir. Bd. 103. Heft 3. 1913.

Bröse, Sensibilität der Genitalorgane. Zentralbl. f. Gyn. 1910. S. 1532.

Bucura, Nerven in der Nabelschnur. Zentralbl. f. Gyn. 1910. S. 169 und Zeitschr. f. Heilk. Bd. 28. 1907. Abt. f. Chir. S. 12.

Bucura, C., Therapie der klimakterischen Störungen und der Dyspareunie. Münch. med. Wochenschr. 1909. Nr. 43.

Camus, J. et Roussy, G., Polyurie expérimentale par lésions de la base du cerveau. La polyurie dite „hypophysaire". Compt. rend. Soc. de biol. 1913. p. 628.

Cassirer, R., Die vasomotorisch trophischen Neurosen. S. Karger, Berlin. 1912.

Derselbe, Die Rolle des vegetativen Nervensystems in der Pathologie der vasomotorisch trophischen Neurosen. Vortrag a. d. VI. Jahresversamml. d. Gesellsch. deutsch. Nervenärzte. Hamburg. 27.—29. Sept. 1912.

Castro, A. de, Das thyreo-testikulo-hypophysäre Syndrom. Brazil medico T. 26. p. 82. 1913.

Derselbe, Sur la coexistence della maladie de Recklinghausen avec l'acromégalie. Nouvelle iconogr. de la salp. 1912.

Derselbe, Le syndrôme thyréo-testiculo-hypophaiysaire. L'Encéphale T. 7. p. 329. 1912.

Derselbe, Acromégalie et tabes. Nouv. iconogr. de la salp. T. 6. p. 469. 1914.

Ceni, C., Sur les rapports fontionels intimes entre le cerveau et les testicules. Arch. ital. biol. Vol. 49. p. 368. 1908.

Derselbe, Il cervello e la funzione ovarica. Riv. sperim. di freniatria. Vol. 38. p. 213. 1912.

Derselbe, L' involuzione degli organi genitali maschili nella commozione cerebrale. Path. Vol. 6. p. 95. 1914.

Curschmann, H., Über zerebrale Symptome der Tetanie und die Kalziumtherapie. VI. Jahresversamml. deutsch. Nervenärzte. Hamburg, 27.—29. Sept. 1912.

Champonière, Des reflexes observés après les opérations utéro-ovariennes surtout du reflexe guttural. Anat. de gyn. T. 19. 1888.

Charcot, Sur l'ostéomalacie sénile. Paris 1890.

Chiari, R. und Fröhlich, A., Erregbarkeitsveränderungen des vegetativen Nervensystems durch Kalkentziehung. Arch. f. exper. Path. Bd. 64. S. 214. 1911.

Claude, H. et Baudouin, A., Le mécanisme de la glycosurie hypophysaire. Compt. rend. Soc. biol. T. 73. Nr. 34. p. 568. 1912.

Claude et Gougerot, H., Insuffisance pluriglandulaire endocrinienne. I. Journ. d. Phys. et de path. T. 10. p. 468. II. Ibid. p. 505. 1908.

Dieselben, Les synarômes d'insuffisance pluriglandulaire, leur place en nosographie. Rev. de méd. 1908. Nr. 10. p. 861; Nr. 11. p. 950.

Claude, H. et Schmiergeld, A., L'appareil parathyroïdien dans l'épilepsie (IIe note). Ibid. 1908. p. 139.

Dieselben, Les glandes à sécrétion interne chez les épileptiques (IIIe note). L'hypophyse, les surrénales, les ovaires. Compt. rend. Soc. biol. T. 65. p. 106. 1908.

Dieselben, Les glandes à sécrétion interne chez les épileptiques. L'Encephale. ann. IV. 1909.

Claude, H. et Sézary, A., Adipose douloureuse, asthénie. Action remarquable de l'opothérapie thyroïdienne. Gaz. d. hôpit. T. 86. p. 69. 1913.

Costa, S., Syndrôme d'insuffisance pluriglandulaire, gigantisme, eunuchoïde, hypothyroïde, troubles acromégaliques frustes. Paris, méd. T. 43. p. 378. 1913.

Csépai, K., Beiträge zur Diagnostik und Pathologie des polyglandulären Systems. Deutsch. Arch. f. klin. Med. Bd. 111. S. 271. 1913.

Curschmann, Ein Fall von myasthenischer Paralyse mit Aplasie der Genitalen. Zeitschr. f. d. ges. Neurol. u. Psych. Bd. 7. S. 318. 1911.

Curschmann, H. und Hedinger, Über Myasthenie bei sexualem Infantilismus. Deutsch. Arch. f. klin. Med. Bd. 85. 1906.

Cushing, H., a) The Shattock lecture. Concerning Diabetes insipidus and the polyurias of hypophysian origin. Boston med. a. surg. Journ. Vol. 168. p. 901. 1913.
b) Psychic disturbances associated with disorders of the ductless glands. Amer. Journ. of insan. Vol. 69. Nr. 5. 1914.

Czerny, A., Hydrozephalus und Hypoplasie der Nebennieren. Zentralbl. f. allgem. Path. Bd. 10. S. 281. 1899.

Dalché, P., Quelques accidents généraux de la vie génitale de la femme, leurs rapports avec les dystrophies polyglandulaires. Pathogénie, Traitement. Gaz. des hôp. 1912. Nr. 48. S. 689.

Debove, Du diabète hypophysaire. Journ. de prat. Nr. 50. 12. Dec. 1908.

Dercum, F. X., A case of adiposis dolorosa with joint changes. Journ. of nerv. a. ment. dis. Vol. 39. S. 338. 1912.

Derselbe, Adiposis dolorosa. Univers. med. Magaz. 1888.

Diepgen und Schroeder, Über das Verhalten der weiblichen Geschlechtsorgane bei Hysterie, Herzleiden und Chlorose. Zeitschr. f. klin. Med. Bd. 59. S. 154. 1906.

Dietlein, M., Ein Fall von halbseitigem Riesenwuchs. Münch. med. Wochenschr. Bd. 61. S. 130. 1914.

Dubois, Die Psychoneurosen und deren Behandlung. Bern, Franke & Co. 1904.

Düring, Th., Über Störungen des Flüssigkeits- und Salzgleichgewichtes bei gewissen Fällen von sog. „konstitutioneller Fettsucht". Korrespondenzbl. f. Schweiz. Ärzte Nr.46. 1914.

Dziembowski, S. v., Über den ursächlichen Zusammenhang zwischen Hypophysis cerebri und Diabetes insipidus. Diss. Breslau 1914.

Ebstein, Über Eunuchoidismus bei Diabetes in sipidus. Mitteil. a. d. Grenzgeb. d. Med. u. Chir. Bd. 25. S. 441. 1912.

Eckhardt zit. nach Nagels Handb. d. Physiol.

Egger, F., Fieber bei vasomotorischen Neurosen. Schweiz. Neurol. Gesellsch. Ref.: Zentralbl. f. Neurol. 1911. S. 218.

Elias, H., Wärmestich und Nebenniere. Zentralbl. f. Physiol. Bd. 27. S. 152 (IV. 1382)

Elliot, T. R., Ductless glands and the Nervous System. Brain. London. Vol. 35. p. 306. 1913.

Engelhorn, Über Behandlungserfolge bei gynäkologisch-nervösen Störungen. Münch. med. Wochenschr. 1910. S. 2136.

Eppinger, H. und Heß, L., Die Vagotonie. Noordens Samml. klin. Abhandl. Bd. 9/10. Berlin 1910.

Eppinger, Falta und Rudinger siehe Kap. I.

Erdheim, J,, Sitzungsberichte der kaiserlichen Akademie der Wissenschaften zu Wien. Mathem.-naturwiss. Klasse Bd. 116. Abt. III. S. 311. 1907.

Derselbe, Über einen Hypophysentumor von ungewöhnlichem Sitz. Zieglers Beitr. Bd. 46. 1909.

Eulenburg und Guttmann, Die Pathologie des Sympathikus. Berlin 1873.

Ewald, E. A., Dercumsche Krankheit. Enzykl. Jahrb. Bd. 16. 1909.

Falta, W., Späteunuchoidismus und multiple Blutdrüsensklerose. Berl. klin. Wochenschr. Bd. 49. S. 1412 u. 1477. 1912.

Derselbe, Zur Theorie und Behandlung des Diabetes mellitus. Med. Klinik Bd. 10. S. 9. 1914.

Derselbe, Correlation of organs of internal secretion and their disturbances. XVIIthe Intern. Congr. of Med. Sect. VI. p. 137. London 1913.

Fellner, O., Die wechselseitigen Beziehungen der innersekretorischen Organe, insbesondere zum Ovarium. Volkmanns Samml. klin. Vortr. 1908. Nr. 508.

Derselbe, Zentralblatt für medizinische Wissenschaften 1887. S. 258.

Derselbe, Über Bewegungs- und Hemmungsnerven des Uterus. Arch. f. Gyn. Bd. 80. S. 237. 1906.

Derselbe, Die Beziehungen innerer Krankheiten zur Schwangerschaft. Wien und Leipzig. 1903.

Fink, N., Ein Fall von Akromegalie mit Diabetes mellitus. Diss. Berlin 1913.

Fischer, B. siehe Kap. Hypophyse.

Fischer, H., Ein Fall von Dercumscher Krankheit und seine Beziehungen zu den Blutdrüsen. Monatsschr. f. Psych. Bd. 35. S. 307. 1914.

Fischer, M. H., Über die Hervorrufung und Hemmung von Glykosurie durch Salze. Pflügers Arch. Bd. 109. 1905.

Fließ, Wiener klin. Rundschau 1895. Nr. 1—10.

Fontaine, L., D'une pathogénie endocrinienne du syndrôme de Raynaud et de divers syndrômes vaso-moteurs. Thèse. Toulouse 1912.

Frankenhäuser, F., Die Nerven der Gebärmutter und ihre Endigung in den glatten Muskelfasern. Jena. Verlag von Friedrich Mauke. 1867.

Derselbe, Die Nerven der weiblichen Geschlechtsorgane des Kaninchens. Jenaische Zeitschr. Bd. 66.

Freund, Ein Fall von Schwangerschaftsmyelitis. Prager med. Wochenschr. 1908. Nr. 25.

Freund, H. und Schlagintweit, E., Über Zuckerstichwirkung und Wärmeregulation. Arch. f. exper. Path. Bd. 76. S. 304. 1914.

Fraenkel, L., Frauenkrankheiten bei Irren. Med. Klinik 1915. Nr. 29.

Derselbe, Beziehungen zwischen Geistes- und Frauenkrankheiten. Berl. klin. Wochenschrift 1915. S. 929.

Frank, E., Über Diabetes insipidus als Zeichen gesteigerter Funktion des Hinterlappens der Hypophyse. Berl. klin. Wochenschr. 1910. Nr. 26. S. 1256.

Derselbe, Über Beziehungen der Hypophyse zum Diabetes insipidus. Berl. klin. Wochenschrift 1912. S. 393.

v. Frankl-Hochwart, Über den Einfluß der inneren Sekretion auf die Psyche. Med. Klinik 1912. S. 1953.

v. Frankl-Hochwart und Fröhlich, A., Pflügers Arch. Bd. 81. S. 420. 1900 und Neurol. Zentralbl. 1904. Nr. 14. S. 646.

Derselbe und Zuckerkandl, O., Die nervösen Erkrankungen der Blase. Nothnagels spez. Path. u. Therap. Bd. 19. 1. Hälfte und Handb. d. Urol. Bd. 2.

Freund, W. A., Über die durch Parametritis chronica atrophicans hervorgerufene Hysterie. Festschr. f. Chrobak. Bd. 2. Wien 1903.

Derselbe, Über Neurasthenia hysterica und die Hysterie der Frau. Moderne ärztliche Bibliothek. Berlin 1904.

Fröhlich, A., Die Pharmakologie des vegetativen Nervensystems. Ref.: XVI. Intern. med. Kongr. Budapest. Bd. 5. S. 205. 1909.

Derselbe, Das vegetative (sympathische und autonome) Nervensystem. Med. Klinik. 1911. Nr. 8.

Derselbe und Loewi, O., Untersuchungen zur Physiologie und Pharmakologie des autonomen Nervensystems. Arch. f. exper. Path. Bd. 59. 1908.

Futcher, T. B., Recent advances in our knowledge concerning the causes of glycosury. Journ. of Amer. med. Assoc. Vol. 59. Nr. 25. p. 2238. 1912.

Derselbe, Diabetes insipidus with a report of five cases. John Hopkins Hosp. Rep. Vol. 10. p. 197. 1902.

Gall zit. nach Moebius.

Gallais, Launois et Pinard, Syndrôme adiposo-gén. avec hypertrichose, troubles nerveux et mentaux d'origine surrénale. Gaz. des hôpit. T. 85. Nr. 43. 1911.

Gibson, G., Gynäkologische Operationen bei Geisteskranken. New York med. Journ. Vol. 13. II. 1915.

Gierke, v., Hypophysis und Epiphysis bei Diabetes insipidus. Verhandl. d. Deutsch. Gesellsch. f. Gyn. Bd. 17. S. 200. 1914.

Gläßner, K., Über nichtdiabetische Glykosurien. Wiener klin. Wochenschr. 1909. S. 919 u. 1042.

Götzl und Erdheim, Zur Kasuistik der trophischen Störungen bei Hirntumoren. Zeitschr. f. Heilk. 1905.

Goltz, Einfluß des Nervensystems auf die Vorgänge während der Schwangerschaft. Pflügers Arch. Bd. 9. 1874.

Derselbe und Ewald, Der Hund mit verkürztem Rückenmark. Pflügers Arch. Bd. 63. S. 362. 1896.

Günther, H., Anhidrosis und Diabetes insipidus. Zeitschr. f. klin. Med. Bd. 78. S. 53. 1913.

Hart, C., Konstitution und Krankheit. Mit besonderer Berücksichtigung des weiblichen Genitalapparates. Zeitschr. f. Geb. u. Gyn. Bd. 74.

Head, Die Sensibilitätsstörungen der Haut bei Viszeralerkrankungen. Übersetzt von Seiffer. Berlin 1898.

Hegar, A., Der Zusammenhang der Geschlechtskrankheiten mit nervösen Leiden. 1885.

Herff, v., Über den feineren Verlauf der Nerven im Eierstock des Menschen. Zeitschr. f. Geb. u. Gyn. Bd. 24. S. 289. 1892.

Derselbe, Über das anatomische Verhalten der Nerven im Uterus und in den Ovarien des Menschen. Münch. med. Wochenschr. 1892. S. 54.

Hoeven, van der, Die Asthenie und die Lageanomalien der weiblichen Genitalien. Jena 1909.

Jakobi, Über die Beziehungen der Blutdrüsen zu den Lymphdrüsen mit besonderer Berücksichtigung der Hypophysis und der Gehirnventrikel als Teile des Wärmeregulationsapparates. Therap. Monatsh. 1911. Nr. 5.

Jacobi, C. und Roemer, C., 4. Beitrag zur Erklärung der Wärmestichhyperthermie. Arch. f. exper. Path. Bd. 70. S. 149. 1912.

Jaksch, R. v., Über Adipositas cerebralis und über Adipositas cerebrogenitalis. Med. Klinik Bd. 8. 1912.

Jaworski, v., Über den Einfluß der Menstruation auf die neuro-psychische Sphäre der Frau. Wiener klin. Wochenschr. 1910. S. 1641.

Jolly, Chorea gravidarum mit tödlichem Ausgang. Zentralbl. f. Gyn. 1901. S. 1169. (Gemeinsame Sitzung der Sektion für Geburtshilfe u. Gynäkologie mit der Sektion für Neurologie u. Psychiatrie. 73. Versamml. d. Deutsch. Naturforsch. u. Ärzte. „Über die Indikation des künstlichen Abortus bei der Behandlung von Neurosen und Psychosen". Diskussion: Martin, Zweifel, Lomer, Kron, Binswanger, Winkler, Löwenthal.)

Jolly, Ph., Menstruation und Psychose. Habilitationsschrift. Halle. Febr. 1914.

Jung, Innervation der weiblichen Geschlechtsorgane. Monatsschr. f. Geb. u. Gyn. Bd, 21. S. 1. 1905.

Jungmann, P., Über die Beziehungen des Zuckerstiches zum sog. Salzstich. Arch. f. exper. Path. Bd. 77. S. 122. 1914.

Kaufmann, M., Nervensystem und Stoffwechsel. Lewandowskys Handb. d. Neurol. Bd. 1. S. 1157.
Derselbe, Über hysterisches Fieber. Zeitschr. f. Neurol. u. Psych. Bd. 5. S. 706. 1911.
Karplus und Kreidl, Gehirn und Sympathikus (I. u. II. Mitteil.). Pflügers Arch. 1911. u. 1912.
Kehrer, E., Experimentelle Untersuchungen über Reflexe auf die Blase und die gegenseitigen reflektorischen Beziehungen zwischen Harnapparat und Uterus. Zeitschr. f. gyn. Urol. Bd. 1. S. 299. 1909.
Derselbe, Experimentelle Untersuchungen über nervöse Reflexe von verschiedenen Organen und peripheren Nerven auf den Uterus. Arch. f. Geb. u. Gyn. Bd. 90. 1910.
Derselbe, Arch. f. Gyn. Bd. 81. S. 160. 1907 und Arch. f. exper. Path. u. Pharm. Bd. 58. 1908.
Kehrer, F. A., Über die Zusammenziehungen des weiblichen Genitalkanals. Inaug.-Diss. (zur Erlangung der Venia legendi). Gießen 1863.
Derselbe, Beiträge zur vergleichenden und experimentellen Geburtskunde. Gießen 1864. Heft II. S. 48 u. 49.
Derselbe, Über einige seltene Reflexe bei Rückwärtsbeugung der Gebärmutter. Beiträge zur klinischen und experimentellen Geburtskunde 1892. S. 305.
Derselbe, Über gewisse synchrone Nervenerscheinungen und zyklische Vorgänge in den Genitalien und anderen Organen. Beitr. z. Geb. u. Gyn. Bd. 4. S. 228. 1901.
Keiffer, Recherches sur la physiologie de l'utérus. Thèse 1896.
Derselbe, Le système nerveux intrautérin. Société de biologie de Paris de 1900. 19. Mai.
Derselbe, La fine anatomie nerveuse de l'utérus. Soc. belg. de gynéc. et d'obstr. 1900. 30. Juni.
Klebelsberg, E. v., Über plötzliche Todesfälle bei Geisteskranken. Zeitschr. f. d. ges. Neurol. u. Psychiatr. Bd. 25. S. 253. 1914.
Klieneberger, O., Über Adipositas dolorosa. Med. Klinik Bd. 9. S. 1924. 1913.
Kloninger, Über Adipositas dolorosa. Berl. klin. Wochenschr. Bd. 50. S. 1347. 1913.
Koblanck und Roeder, Tierversuche über Beeinflussung des Sexualsystems durch nasale Eingriffe. Berl. klin. Wochenschr 40. Bd. 1912.
Koch, Über Virchows Leontiasis ossea und Pagets Ostitis deformans. Berl. med. Gesellsch. Juli 1910.
Kölle, W., Kasuistisches und Therapeutisches zur Sklerodermie. Münch. med. Wochenschrift Bd. 59. 1912.
Krafft-Ebing, Psychosis menstrualis. Enke, Stuttgart. 1902.
Kramer, S. P., On the function of the chorioid glands of the cerebral ventricles and its relation to the toxity of cerebrospinal fluid. Brain Vol. 34. Heft 1. 1911.
Krantz, H., Über den Zusammenhang zwischen gynäkologischen Operationen und Psychosen. Inaug.-Diss. Bonn 1914.
Krasser, K., Vermutungen über die Pathogenese der genuinen Epilepsie und ihre wissenschaftlichen Grundlagen. Wiener klin. Rundschau 1912. Nr. 22.
Krönig, B., Über die Bedeutung der funktionellen Nervenkrankheiten für die Diagnostik und Therapie in der Gynäkologie. Thieme, Leipzig. 1902.
Derselbe, Eulenburgs Realenzyklopädie. 4. Aufl. 1909. Bd. 6. S. 864.
Derselbe, Über die Beziehungen der funktionellen Nervenkrankheiten zu den weiblichen Geschlechtsorganen in ätiologischer, diagnostischer und therapeutischer Hinsicht. (Verhandl. d. 75. Versamml. deutsch. Naturf. u. Ärzte in Kassel. 1903.) Medizinische Hauptfächer. Leipzig 1904. S. 188 und Neurol. Zentralbl. 1903. S. 977.
Krüger, Zur Kenntnis der Ostéoarthropathie hypertrophiante pneumique. Virchows Arch. Bd. 185.
Kschischkowski, Die Veränderungen in der Funktion der oberen Abschnitte des Nervensystems bei der Hündin während der Brunst. Zentralbl. f. Physiol. Bd. 24. Nr. 11. S. 471. 1910.
Küstner, Lage- und Bewegungsanomalien des Uterus und seiner Nachbarorgane. Veits Handb. d. Gyn. Wiesbaden 1887.
Derselbe, Grundzüge der Gynäkologie. 1893.
Kufs, Hugo, Beiträge zur Diagnostik und pathologischen Anatomie der tuberösen Hirnsklerose und der mit ihr kombinierten Nierenmischtumoren und Hautaffektionen. und über den Befund einer akzessorischen Nebenniere in einem Ovarium bei derselben. Zeitschr. f. d. ges. Neurol. u. Psychol. Orig.-Bd. 18. Heft 3. p. 291.
Kurdinowski (Berlin), Über die reflektorische Wechselbeziehung zwischen den Brustdrüsen und dem Uterus und über die wichtige Rolle der reflektorischen Einflüsse im allgemeinen, sowohl in der Physiologie als auch in der Pathologie des graviden und nichtgraviden Uterus. Arch. f. Gyn. Bd. 81. S. 340. 1907.

Kyri, Über Störungen im Sympathikus und deren Beziehungen zu den Psychoneurosen. Med. Klinik 1909. Nr. 42—44.

Kyri, J., Beziehungen des zerebrospinalen Nervensystems zu den Funktionen und Erkrankungen der Geschlechtsorgane und insbesondere die Beziehungen des Sympathikus zum Gesamtnervensystem. (Verhandl. d. Deutsch. Gesellsch. f. Gyn.) V. Kongreß 1893. S. 385.

Derselbe, Über Störungen im Sympathikus und dessen Beziehungen zu den Psychoneurosen. Med. Klinik 1909. Nr. 42—44.

Laignel-Lavastine et Jonesco, Recherches histologiques sur l'hypophyse de psychopathes. L'Encéphale. T. 8. Heft 1. 1913.

Landolfi, M., Sindromi pluriglandolari e geroderma genito-distrofico o sindrome di Rummo e Ferrannini. Rif. med. Vol. 29. p. 1111. 1913.

Langley, Ergebnisse der Physiologie (von Asher und Spiro) 1903. II. Jahrg. Abt. 2.

Derselbe und Anderson, Journ. of physiology a) Vol. 18. 1895; b) Vol. 19. p. 85 ff. 1895/96; c) Bd. 20. 1896.

Launois, Pinard et Gallais, Syndrôme adiposo-génital avec hypertrichose, troubles nerveux et mentaux d'origine surrénale. Gaz. des hôpit. 1911. Nr. 43.

Lenk, R., Akute Leukämie und Diabetes insipidus bei Status thymicolymphaticus. Wiener klin. Wochenschr. 1911. Nr. 31.

Lennander, (Upsala) Leibschmerzen, ein Versuch, einige von ihnen zu erklären. Mitteil. a. d. Grenzgeb. d. Med. u. Chir. Bd. 16. S. 24. 1906.

Leopold-Lévi et Barthélemy, Un cas d'obésité colossale avec infantilisme (syndrôme adiposo-génital sans tumeur hypophysaire). Bons effets de l'opothérapie hypophyso-testiculaire. Bull. de la soc. méd. des hôp. de Paris. T. 28. p. 151. 1912.

Léopold-Lévi, H. et de Rothschild, Sur un cas de myopathie atrophique progressive ou de myotonie amélioré par l'opothérapie hypophysaire. Ibid. 6 juin 1907.

Lereboullet, P., Faure-Beaulieu et Vaucher, E., Diabète insipide et infantilisme. Rôle probable de l'hypophyse. Nouv. iconogr. salpetr. T. 26. p. 410. 1913.

Levy, J., Über das Verhalten der Nebennieren bei Hydrocephalus congenitus. Diss. Berlin 1913.

Lewis, D. D. and Matthews, S. A., The pars intermedia; its relation to diabetes insipidus. Transact. of the Chicago Pathol. Soc. Vol. 11. Nr. 1. 1913.

Lichtenstern, Über ein Blasenzentrum im Zwischenhirn. Wiener klin. Wochenschr. 1912.

Lichtwitz, L., Über einen Fall von Sklerodermie und Morbus Addisoni nebst Bemerkungen über die Physiologie und Pathologie des Sympathikus und der Nebennieren. Deutsch. Arch. f. klin. Med. Bd. 94. 1908.

Livon, Ch., L'hypophyse est-elle un centre réflexe circulatoire? Marseille médical T. 45 p. 745. 15 déc. 1908.

Loeb, Hypophysis cerebri und Diabetes mellitus. Zentralbl. f. inn. Med. 1898.

Lomer, G., Über einige Beziehungen zwischen Gehirn, Keimdrüsen und Gesamtorganismus. Arch. f. Psych. Bd. 51. S. 578. 1913.

Derselbe, Zur Beurteilung des Schmerzes in der Gynäkologie. Wiesbaden 1899. Bergmann.

Magnus, Über das anatomische Verhalten der Nebennieren der Thyreoidea, Thymus und des Sympathikus bei Hemizephalen. Diss. Königsberg 1889.

Mandl, L., Über Anordnung und Endigungsweise der Nerven im Ovarium. Arch. f. Gyn. Bd. 48. S. 376. 1894.

Mann, v., Über die Sensibilität der weiblichen Geschlechtsteile. Zentralbl. f. Gyn. 1911. S. 184.

Marburg, O., Über einige Beziehungen der Blutdrüsen zum Nervensystem. Jahresk. f. ärztl. Fortbild. Mai 1912.

Derselbe, Die Adipositas cerebralis usw. Deutsche Zeitschr. f. Nervenheilk. Bd. 36. S. 114. 1909.

Maresch, R., Zur Kenntnis der polyglandulären Erkrankungen (multiple Blutdrüsensklerose). Verhandl. d. Deutsch. path. Gesellsch. Bd. 17. S. 212. 1914.

Marie, P. und Leri, A., Die Pagetsche Knochenkrankheit. In Lewandowskys Hand. d. Neurol. Bd. 4. 1913.

Marie et Parhon, Note sur l'état des glandes à sécrétion interne dans quelques cas d'aliénation mentale. Arch. d. neurol. T. 34. p. 341. 1912.

Martinet, A., Syndrôme hypophysique et insuffisance pluriglandulaire. Presse méd. 1913. Nr. 34. p. 339.

Mathes Der Infantilismus, die Asthenie und deren Beziehungen zum Nervensystem. Berlin 1912.

Mayer, August, Hypoplasie und Infantilismus in Geburtshilfe und Gynäkologie. Hegars Beitr. z. Geb. u. Gyn. Bd. 15. S. 377. 1910.

Mayer, W., Über Psychosen bei Störung der inneren Sekretion. Zeitschr. f. d. ges. Neurol. u. Psychiatr. Bd. 22. S. 7. 1914.

Meyer, A., Thymustumor und Myasthenie. Münch. med. Wochenschr. 1908.
Meyer, E., Über den gegenwärtigen Stand der Pathologie und Therapie des Diabetes insipidus. Samml. v. Abhandl. a. d. Geb. d. Verd.- u. Stoffwechselkrankh. Bd. 5. Heft 2. 1913.
Meyer, H. H., Pharmakologie des vegetativen Nervensystems. Med. Klinik 1912. Nr. 44.
Derselbe, Stand der Lehre vom Sympathikus. Referat. VI. Jahresversamml. d. Gesellsch. deutsch. Nervenärzte. Hamburg 1912.
Moebius, Die Migräne. In Nothnagels spez. Path. u. Therap. Wien 1899. Bd. 12. 2. Hälfte.
Derselbe, Zentralbl. f. Nervenheilk. 1884.
Derselbe, Über die Tabes. S. Karger. Berlin 1897.
Morawski, J., Die Durchtrennung des Hypophysenstieles beim Affen. Zeitschr. f. d. ges. Neurol. u. Psych. Bd. 7. Heft 2. 1911.
Müller, Friedrich, Die Beziehungen der weiblichen Geschlechtsorgane zu inneren Krankheiten. Vortrag, gehalten in der Gesellsch. d. deutschen Ärzte von New-York am 15. April 1907. Ref.: Monatsschr. f. Geb. u. Gyn. Bd. 30. S. 253. 1909.
Müller, L. R., Stand der Lehre vom Sympathikus. Referat. VI. Jahresversamml. d. Gesellsch. deutsch. Nervenärzte in Hamburg. 1912.
Derselbe, Über Reflexe im vegetativen Nervensystem. Sitzungsber. d. phys.-med. Gesellsch. in Würzburg. 1914. Nr. 4. Ref.: Zentralbl. f. Gyn. S. 870.
Münzer, A., Über die ätiologische Bedeutung psychischer Insulte bei Erkrankungen der Blutdrüsen. Berl. klin. Wochenschr. Bd. 49. S. 1165. 1912.
Derselbe, Pubertas praecox und psychische Entwicklung. Berl. klin. Wochenschr. Bd. 14. S. 448. 1914.
Derselbe, Über die zerebrale Lokalisation des Geschlechtstriebes. Berl. klin. Wochenschr. 1911. Nr. 10.
Derselbe, Über die Einwirkungen der Blutdrüsen auf den Ablauf psychischer Funktionen. Berl. klin. Wochenschr. 1912. Nr. 13, 14.
Derselbe, Innere Sekretion und Nervensystem. Berl. klin. Wochenschr. 1913. Nr. 7, 8, 9. S. 302, 349, 396.
Neu, Monatsschr. f. Geb. u. Gyn. Bd. 26. S. 27. 1907.
Neumann, A., Über die Sensibilität der inneren Organe. Zentralbl. f. d. Grenzgeb. d. inn. Med. u. Chir. 1910. S. 401.
Noorden, C. v., Über neurogenen Diabetes. Med. Klinik 1912. Nr. 1.
Nothnagel, H., Geschwulst der Vierhügel. Wiener med. Klinik 1888. S. 162.
Novak, J., Zur Behandlung der Dysmenorrhöe. Zentralbl. f. Gyn. 1911. Nr. 15.
Nußbaum, Innere Sekretion und Nerveneinfluß. Ergebn. d. Anat. u. Entwicklungsgesch. Bd. 15.
Obregia, M. C., Parhon, et Urechia C., Recherches sur les glandes génitales testicules et ovaires dans la démence. Encephale T. 8. p. 109. Ref.: Zentralbl. f. ges. Gyn. Bd. 1. Heft 9. S. 368.
Offergeld, Ovarialkrisen im Verlaufe der Tabes dorsalis. Hegars Beitr. z. Geb. u. Gyn. Bd. 16. S. 373.
Opitz, Über einige Ursachen der Schmerzempfindung auf dem Gebiete der Gynäkologie. Med. Klinik 1909. S. 49.
Oppenheim, H., Über Vortäuschung von Tabes und Paralyse durch Hypophysistumor. (Pseudotabes pituitaria etc.) Zeitschr. f. d. ges. Neurol. u. Psych. Bd. 25. S. 527. 1914.
Orzechowski, K., Nervenkrankheiten und innere Sekretion. Vortrag, 2. Kongr. poln. Neurol. u. Psych. u. Physiol. Krakau 1912.
Derselbe und Meisels, E., Untersuchungen über das Verhalten des vegetativen Nervensystems in der Epilepsie. Epilepsia Bd. 4. S. 181 u. 293. 1913.
Oser und Schlesinger, Experimentelle Untersuchungen über Uterusbewegungen. Med. Jahresb. Bd. 1. 1872.
Päßler H., Sind die sogenannten Diathesen Konstitutionsanomalien? Münch. med. Wochenschr. Bd. 60. S. 264. 1913.
Parhon C. J. et Odobesco Gr., Sur un syndrôme psycho-endocrinien par un état paranoïde et des troubles thyro-ovariens. Ibid. T. 9. p. 489. 1914.
Parodi, U., Sui tumori della regione infundibulare del cervello. Sperimentale Vol. 66. p. 155. 1912.
Paulesco, Effets des tumeurs artificielles introduites à la base du cerveau dans la région hypophysaire. Ann. de biol. T. 1. Fasc. 3/4. p. 221. 1911.
Penkert, Tabes dorsalis im Geschlechtsleben der Frau. Monatsschr. f. Geb. u. Gyn. Bd. 19. S. 141. 1909.
Pflüger, E., Ob die Entwicklung der sekundären Geschlechtscharaktere vom Nervensystem abhängt? Pflügers Arch. Bd. 116. 1907.

Pick, L., Zur Einteilung und pathologischen Anatomie des partiellen Riesenwuchses. insbesondere über sein Vorkommen beim Säugetier. Zieglers Beitr. Bd. 57. S. 1. 1913.

Pineles, Weiblicher Geschlechtsapparat und Nervensystem. Nothnagels Suppl. Bd. 7. 1913.

Derselbe, Über die Beziehungen der Akromegalie zum Myxödem und zu anderen Blutdrüsenerkrankungen. Volkmanns Samml. klin. Vortr. 1899. Neue Folge. Nr. 242.

Derselbe, F., Über die Beziehungen der Akromegalie zum Diabetes mellitus. Jahrb. d. Wiener Krankenanstalten. 1899.

Derselbe, Zur Pathogenese der osteomalazischen Lähmungen. Neurol. Zentralbl. 1912.

Plönies, Die diätetische und medikamentöse Behandlung der von Magenerkrankungen abhängigen zerebralen Funktionsstörungen und Psychosen. Arch. f. Psychiatr. u. Neurol. 1911.

Pollitzer, H., Über alimentäre Galaktosurie nervösen Ursprungs. Wiener klin. Wochenschrift 1911. Nr. 40.

Probst zit. nach Nagels Handb. d. Physiol.

Profanter, Über Tussis uterina. Wien 1894.

Raimann, Zur Frage der kausalen Beziehungen zwischen Frauenleiden und Geisteskrankheiten. Beitr. z. Geb. u. Gyn. 1903. (Festschr. f. Chrobak.)

Rasch, C., Sklerodermie mit Affektion der Mundschleimhaut und Basedow-Addison-Symptomen. Dermatol. Zeitschr. Bd. 19. 1912.

Redlich, R., Tetanie und Epilepsie. Monatsschr. f. Psych. u. Neurol. Bd. 30. 1911.

Reichardt, M. (Würzburg), Hirn und Körper. Sitzungsber. d. Würzb. med.-phys. Gesellsch. 1910—1912.

Rémond et Sauvage, Emotions et endocrines. L'encéphale T. 8 (I). p. 279. 1913.

Renon, L., Dellile, A. et Monier-Vinard, R., Syndrôme polyglandulaire par dyshypophysie et par insuffisance thyro-testiculaire. Soc. méd. des hôpit. T. 5. Février 1909.

Römer, C., Die Beziehungen zwischen der Hypophysis cerebri und dem Diabetes insipidus. Deutsche med. Wochenschr. Bd. 108. 1914.

Roith, O., Die Innervation des Uterus. Monatsschr. f. Geb. u. Gyn. Bd. 25. Heft 1; ferner: Arch. f. Gyn. Bd. 81. S. 459. 1907.

Rol, L., Contribution à l'étude des syndrômes pluriglandulaires. Thèse de Paris. 1911.

Rothfeld, J., Über Dystrophia adiposogenitalis bei Hydrocephalus chronicus und bei Epilepsie. Jahrb. f. Psych. u. Neurol. Bd. 34. S. 137. 1913.

Rosenfeld, Über den Einfluß psychischer Vorgänge auf den Stoffwechsel. Allg. Zeitschr. f. Psych. u. psych. ger. Med. Bd. 63. Heft 3. u. 4. S. 367.

Rosthorn, v., Die Beziehungen der weiblichen Geschlechtsorgane zu inneren Erkrankungen. Verhandl. d. 25. Kongr. f. inn. Med. 1908. S. 29.

Derselbe, Über die Bedeutung des Schmerzes in der Gynäkologie. Antrittsvorlesung Wiener klin. Wochenschr. 1908. S. 1480.

Roux, J., Sclérodermie et corps pituitaire. Rév. névrol. 1902. p. 721.

Sainton, P. et Rol, L., Le diabète hypophysaire. Gaz. des hôp. T. 86. Nr. 99. p. 1553. 1913 und La clinique 26 Sept. 1913.

Derselbe, Contribution à l'étude des syndrômes polyglandulaires, diabete juvenil, tumeur de l'hypophyse et infantilisme. Rev. neurol. T. 21. p. 785. 1913.

Schäffer, Bewegungszentra des Uterus. Winckels Handb. d. Geb. 1904. I. 2. S. 853 ff.

Schiller, Ignaz, Über somatische Induktionen auf die Keimdrüsen bei den Säugetieren. 1. Mitteil. Arch. f. Entwicklungsmech. d. Organism. Bd. 38. Heft 1. S. 136.

Schiötz, C., Die Beziehungen der Blutdrüsen zur Pathogenese der Parkinsonschen Krankheit. Zeitschr. f. d. ges. Neurol. u. Psych. Bd. 23. 1913.

Schlesinger, H., Zur Lehre von der sensiblen Innervation des Uterus. Wiener klin. Wochenschr. 1909. Nr. 5.

Schmalfuß, Zur Kastration bei Neurosen. Arch. f. Gyn. Bd. 26. S. 1. 1885.

Schmiergeld, A., Les glandes à sécrétion interne dans la paralyse générale. L'Encéphale T. 2. 1907.

Schnyder, Über den Einfluß des Nervensystems auf die Funktionen der weiblichen Genitalien. (IV. Versammlung der schweizerischen neurol. Gesellsch. in Basel. 12. u. 13. November 1910.) Neurol. Zentralbl. 1911. S. 223.

Schüller, A., Bemerkungen über die sellare Trepanation. Wiener med. Wochenschr. 1911. Nr. 47.

Derselbe, Keimdrüsen und Nervensystem. Arb. a. d. neurol. Institut d. Wiener Univers. Bd. 16. S. 208. 1907.

Derselbe, Dystrophia adiposogenitalis. In Lewandowskys Handb. f. Neurol. Bd. 4. Innere Sekretion und Nervensystem. Berlin 1913.

Schultze und Fischer, Zur Lehre von der Akromegalie und ostéoarthropathie hypertrophiante. Mitteil. a. d. Grenzgeb. d. Med. u. Chir. Bd. 24. S. 607. 1912.

Schuppius, Über psychotische Erscheinungen bei Tumoren der Hypophyse. Zeitschr. f. d. ges. Neurol. u. Psych. Bd. 8. S. 514. 1912.

Schwaer, G., Zur Ätiologie des Späteunuchoidismus. Deutsche med. Wochenschr. 1914. Nr. 19.

Schwartz, T., Beitrag zur Dystrophia adiposogenitalis (Typ Fröhlich), verursacht durch Meningitis serosa. St. Petersburg. med. Zeitschr. Bd. 38. S. 310. 1913.

Sherrington zit. nach Nagels Handb. d. Physiol.

Siegmund, A., Schilddrüse und Epilepsie. Med. Klinik Bd. 18. S. 702. 1910.

Sourdel, M., Etude anatomo-clinique des syndrômes pluriglandulaires. Thèse. 1912. Ref.: Presse méd. T. 10. p. 100. 1913.

Soula, L. C., Influence de la castration sur les processus de protéolyse et d'aminogénèse dans les centres nerveux. Compt. rend. des séanc. de la soc. de biol. T. 74. p. 758.

Spencer, Wells., Die Operationen von Gebärmuttergeschwülsten und die Kastration der Frauen bei Geistes- und Nervenkrankheiten. Volkmanns Samml. klin. Vortr. Neue Folge Nr. 32.

Stern, Über körperliche Kennzeichen der Disposition zur Tabes. 1912.

Stern, H., Fettleibigkeit im Jugendalter. Berl. klin. Wochenschr. 1910. Nr. 30.

Stiller siehe Kap. I.

Strümpell, v., Akromegalie und Diabetes. Deutsche Zeitschr. f. Nervenheilk. Bd. 11. 1897.

Stumpf, Untersuchungen über das Verhalten des Hirnanhanges bei chronischem Hydrozephalus und über den Ursprung der Pigmentgranulation in der Neurohypophyse. Virchows Arch. Bd. 209. S. 399. 1912.

Tarabini, L., Neuro-miastenia acutissima in una donna allattante guarita rapidamente dietro l'uso della paraganglia. Gazz. degl. osp. 1911. Nr. 35.

Thaon, P. et Paschetta, Un cas du syndrôme pluriglandulaire thyro-ovarien avec inversion viscérale totale. Ref.: Neurol. Vol. 20. 1912.

Theilhaber, Die Ursachen und die Behandlung der Menstrualkolik (Dysmenorrhöe). Münch. med. Wochenschr. 1901. Nr. 22 u. 23 und 1902. Nr. 3 und Arch. f. Gyn. Bd. 62. S. 415. 1901.

Trendelenburg, P. und Fleischhauer, K., Über den Einfluß des Zuckerstiches auf die Adrenalinsekretion. Zeitschr. f. exper. Med. Bd. 1. S. 369. 1913.

Trögele, F., Über die normale und pathologische Physiologie der Hypophysis cerebri nebst einem Beitrag zur Differentialdiagnose der mit Störungen der Hypophysenfunktion verlaufenden intrakraniellen Prozesse. Mitteil. a. d. Hamb. Staatskrankenanst. Bd. 13. S. 201. 1913.

Umber, Konstitutionelle Fettsucht und innere Sekretion. Med. Klinik Bd. 9. S. 2014. 1913.

Veit, B., Nebennieren bei Großhirndefekten. Deutsche med. Wochenschr. 1912. S. 629.

Veit, J., Pruritus vulvae im Handb. d. Gyn. von J. Veit. Wiesbaden 1910. 2. Aufl. Bd. 4. 2. Hälfte. S. 592. (Daselbst reichliche Literaturangaben.)

Wagner, A. G., Multiple Sklerose und Gravidität. Zentralbl. f. Gyn. 1907. S. 191.

Wagner v. Jauregg, Bemerkungen zu dem Aufsatz Bossis. Wiener klin. Wochenschr. 1912. Nr. 47.

Derselbe, Die psychiatrischen und neurologischen Indikationen zur Unterbrechung der Schwangerschaft. Wiener klin. Wochenschr. 1905. S. 244 u. 268.

Wallart, Die Nerven des Ovariums. Arch. f. Gyn. Bd. 101.

Walter, F. K., Über die Bedeutung der Schilddrüse für das Nervensystem. Zeitschr. f. Neurol. Bd. 4. S. 67. 1910.

Walthard, Über die sogenannten psychoneurotischen Ausfallserscheinungen. Zentralbl. f. Gyn. 1908. S. 654.

Derselbe, Der Einfluß des Nervensystems auf die Funktionen der weiblichen Genitalien. Prakt. Ergebn. d. Geb. u. Gyn. II. Jahrg. 2. Abt. S. 253.

Derselbe, Über den psychogenen Pruritus vulvae und seine Behandlung. Deutsche med. Wochenschr. 1911. S. 831.

Webb, H. Gordon, Ovarian dyspepsia. Practitioner Vol. 90. p. 897.

Wille, Nervenleiden und Frauenleiden. Stuttgart, Encke. 1902.

Williams, T. C. and Dunlop, J., Adiposis pituitary syndrome of Lannois with narcoleptic fits, but without genito-urinary symptoms. Journ. of Amer. med. Assoc. Vol. 58. 1912.

Winckel, v., Die Chorea gravidarum in v. Winckels Handb. d. Geb. Wiesbaden 1904. Bd. 2. 1. Teil. S. 647.

Windscheid, Über hysterische Schmerzen und deren Behandlung. Monatsschr. f. Geb. u. Gyn. Bd. 2. S. 478. 1895.

Derselbe, Neuropathologie und Gynäkologie. Eine kritische Zusammenstellung ihrer physiologischen und pathologischen Beziehungen. Berlin 1896.

Derselbe, Über genitale Reflexneurosen. Zentralbl. f. Gyn. 1901. S. 1316.

Windscheid, Die Beziehungen zwischen Gynäkologie und Neurologie. Zentralbl. f. Gyn. 1896. Nr. 22.
Wolfsohn, G. und Markus, E., Neurofibromatosis und Akromegalie. Berl. klin. Wochenschr. Bd. 49. S. 1088. 1912.
Yoshimura, K., Das histochemische Verhalten des menschlichen Plexus chorioideus, zugleich ein Beitrag zur Frage der Plexus-Sekretion. Arb. a. d. neurol. Institut Wien. Bd. 18. S. 1. 1909.
Zuckerkandl, O., Über eine Form der irritablen Blase beim Weibe. Wiener med. Presse 1894. S. 757.
Zuntz, L., Über das Verhalten der Nerven in der Substanz des Uterus. Arch. f. Gyn. Bd. 80. 1906.

Erklärung der Tafelbilder.

Fig. 2. Ovarium eines 4 monatlichen jungen Hundes (Gefrierschnitt). Interstitielle Eierstocksdrüse rot. (Fettfärbung mit Sudan.)

Es sei auf die Ähnlichkeit des interstitiellen (rotgefärbten) Eierstocksgewebes mit den gleichfalls rotgefärbten Zwischenzellen des Hodens in Fig. 1 hingewiesen. Zwischen den Ureiern und Follikeln sind die mit Sudan rot gefärbten Zellen teils im Stroma eingelagert, teils bilden sie in kreisförmigen Flächen die Endstadien atretischer Follikel oder umgeben halbmondförmig die Reste der Eizelle und der Membrana granulosa. Mehr langgezogene spindelförmige Zellzüge sind durch Verschmelzung und durch Deformation infolge des Wachstumsdruckes der neugebildeten Follikel und des fibrillären Bindegewebes entstanden. Es handelt sich also trotz des auf den ersten Blick wenig drüsenartigen Aussehens (Unterschied gegenüber der dicht angeordneten Eierstocksdrüse des Kaninchens in Fig. 3) zweifellos um die Äquivalente einer interstitiellen Eierstocksdrüse.

Fig. 3. Ovarium eines 5 monatlichen Kaninchens. (Gefrierschnitt mit Hämatoxylin und Sudan gefärbt.) Interstitielle Eierstocksdrüse rot.

Man sieht die drüsenartige Anordnung und ihre Entstehung aus der Theca interna atretischer Follikel in Form von ring-, halbmond- oder kreisflächenartigen Gebilden, welche zu Nestern und Strängen zusammenfließen.

Fig. 4. Ovarium eines 4 monatlichen virginellen, noch nicht ganz geschlechtsreifen Meerschweinchens. (Gefrierschnitt mit Hämatoxylin und Sudan gefärbt.) Interstitielle Eierstocksdrüse rot.

Man sieht, daß ebenso wie bei Fig. 3 weitaus der größte Teil des Ovariums von drüsenartig angeordneten Fettkörnchenzellen erfüllt ist. Die einzelnen, durch Septa voneinander geschiedenen Läppchen (früher Corpora lutea falsa oder spuria genannt), sind Reste der bei Meerschweinchen besonders großen atretischen Follikeln.

Fig. 5. Ovarium eines 8 monatlichen geschlechtsreifen, virginellen Meerschweinchens. (Dieselbe Färbung wie Fig. 4.)

Zwei große Corpora lutea der Brunst (rotgefärbt) nehmen einen großen Teil des Raumes ein. Die interstitielle Eierstocksdrüse ist im Gegensatz dazu stark reduziert, enthält nur sehr wenig Fettkörnchen und ist deshalb nur sehr schwach rötlich gefärbt.

Fig. 6. Ovarium eines 1 jährigen virginellen Hundes im Beginne der Brunst. (Gefrierschnitt mit Sudan gefärbt.)

Das Gewebe der interstitiellen Eierstocksdrüse besteht aus ganz dicht gedrängten rotgefärbten Fettkörnchenzellen. Die Anordnung in Nester und Stränge ist nur mehr sehr schwer zu erkennen. Zwei sprungreife Follikel sind sichtbar. Trotzdem noch kein Corpus luteum vorhanden ist, ist die Brunstveränderung im Uterus und am übrigen Genitale schon in vollem Gange. D a h e r k a n n d i e B r u n s t v e r ä n d e r u n g d e r U t e r u s s c h l e i m h a u t n i c h t v o m C o r p u s l u t e u m a u s g e l ö s t s e i n, s o n d e r n v i e l m e h r v o n d e r i n n e r e n S e k r e t i o n d e r r e i f e n d e n F o l l i k e l.

Fig. 7. Ovarium eines 1jährigen virginellen Hundes am Ende der Brunst. (Gefrierschnitt mit Sudan gefärbt.)

Die interstitielle Eierstocksdrüse ist bis auf verschwindend geringe Reste reduziert. Neben einem noch nicht geplatzten sprungreifen Follikel sieht man ein spontan entstandenes Corpus luteum der Brunst (rot). Die menstruellen Veränderungen an der Uterusschleimhaut sind schon im Abklingen begriffen.

Fig. 8. Ovarium eines 3jährigen Hundes am Ende der Schwangerschaft. (Gefrierschnitt mit Sudan gefärbt.)

Entsprechend der Anzahl von 8 Jungen, welche der Hund geworfen hat, finden sich in dem abgebildeten Ovarium 5 Corpora lútea der Schwangerschaft. (Die übrigen 3 gelben Körper waren in dem Ovarium der anderen Seite enthalten.) Die interstitielle Eierstocksdrüse ist von den gelben Körpern ganz verdrängt worden.

Fig. 9. Ovarium eines 4monatlichen Hundes, dem 2 Monate vorher die Hypophyse exstirpiert worden war. (Gefrierschnitt mit Hämatoxylin und Sudan gefärbt.)

Von einer rotgefärbten interstitiellen Eierstocksdrüse ist im Gegensatz zum normalen Ovarium dieses Stadiums (vgl. Fig. 2) hier nichts mehr zu sehen. Ganz analoge Befunde von Schwund der interstitiellen Eierstocksdrüse erhält man nach Durchschneidung der zuführenden Nerven des Ovariums.

Tafel-Fig. 10. Ovarium einer 5monatlichen Katze. (Gefrierschnitt mit Sudan und Hämatoxylin gefärbt.

Sehr deutlich ausgebildete (rotgefärbte) interstitielle Eierstocksdrüse bei einem halbwüchsigen, noch nicht geschlechtsreifen Tiere. Man kann deutlich die Entstehung des interstitiellen Gewebes aus den Zellringen der Theca interna erkennen. An manchen Stellen tritt Verschmelzung und mehr drüsenartige Anordnung dieser Gebilde ein.

Tafel-Fig. 11. Ovarium eines 1jährigen, noch nicht geschlechtsreifen weiblichen Affen. (Gefrierschnitt mit Sudan und Hämatoxylin gefärbt.)

Das Bild entspricht ungefähr dem Ovarium eines (menschlichen) Kindes aus den ersten Lebensmonaten. Man sieht deutlich die verschiedenen Formen atresierender Follikel, aus deren Verschmelzung bei niederen Säugern die interstitielle Drüse hervorgeht. Ring- und kreisflächenartige Zellanhäufungen, welche obliterierenden und zystisch atresierenden Follikeln entsprechen, sind deutlich rotgefärbt und unterscheiden sich dadurch von dem übrigen Bindegewebsstroma. Zu einer Verschmelzung der einzelnen Elemente in drüsenartige Gebilde kommt es bei diesen Tieren nicht.

Tafel-Fig. 12 und 13. Ovarien von 3 Monate alten Kindern. (Gefrierschnitte mit Sudan und Hämatoxylin gefärbt.)

Die rotgefärbten Zellringe entsprechen den Elementen, aus welchen sich die interstitielle Eierstocksdrüse zusammensetzt (Theca interna atresierender Follikel). Sie stehen ziemlich dicht angeordnet und bieten eine gewisse Ähnlichkeit mit dem Ovarium der Säugetiere, namentlich der Affen.

Tafel-Fig. 13 zeigt außerdem kleinzystische Erweiterung der Follikel.

Tafel-Fig. 14. Ovarium eines 14jährigen Mädchens vor der Geschlechtsreife. (Gefrierschnitt mit Sudan und Hämatoxylin gefärbt.)

Man sieht verhältnismäßig nur mehr wenig deutlich rotgefärbte Zellringe. Vielmehr überwiegt schon das blaugefärbte Bindegewebsstroma, welches sich zwischen die atresierenden Follikel in breiten Massen eingeschoben hat. Dieses Ovarium ist dem der erwachsenen Frau dadurch schon viel ähnlicher, als den in Fig. 12 und 13 abgebildeten kindlichen Ovarien. Es ist daraus zu ersehen, daß die Rückbildung der interstitiellen Eierstocksdrüse schon lange vor der Geschlechtsreife einsetzt.

Tafel-Fig. 15. Ovarium eines 16jährigen Mädchens 3 Monate nach Eintritt der ersten Menstruation. (Gefrierschnitt mit Sudan und Hämatoxylin gefärbt.)

Man sieht zwei in Rückbildung begriffene Corpora lutea (links und unten in der Mitte). Rechts oben mehrere sehr dünnwandige atretische Follikel (rotgefärbt). Dazwischen weitaus überwiegend das blaugefärbte Stromagewebe. In diesem Ovarium eines im Beginne der Geschlechtsreife stehenden Mädchens sind in einem gleich großen Gesichtsfeld nur mehr ganz bedeutend weniger atretische Follikel zu sehen als auf den kindlichen Ovarien in Fig. 12 und 13. Dieser Befund zeigt, daß die interstitielle Eierstocksdrüse zur Zeit der Pubertät schon stark reduziert ist.

Tafel-Fig. 16. Ovarium einer 20jährigen Frau. Nullipara, Genitale normal. (Plötzlicher Tod durch Überfahren.) (Gefrierschnitt mit Sudan und Hämatoxylin gefärbt.)

Man sieht in der Rindenschichte zahlreiche Primordialfollikel, ferner mehrere Corpora albicantia als Reste von gelben Körpern. Von einer interstitiellen Drüse keine Spur. Nicht ein einziger rotgefärbter atretischer Follikel ist zu finden.

Tafel-Fig. 17. Ovarium einer 23jährigen Frau mit chronischer Entzündung der Adnexe. Operative Entfernung beider Tuben und des abgebildeten Ovariums wegen schmerzhafter Adnextumoren. (Gefrierschnitt mit Sudan und Hämatoxylin gefärbt.)

Man sieht in der Rindenschichte zahlreiche Primordialfollikel und mehrere Corpora albicantia in ähnlichem Ausmaße, wie bei Tafel-Fig. 16. Außerdem sieht man jedoch eine Anzahl von Gebilden, die mit einem rotgefärbten Luteinzellensaum umgeben sind. Es handelt sich teils um atretische Follikel, teils um jüngere Rückbildungsprodukte von gelben Körpern. Die stärkere Ausbildung der Luteinzellensäume ist offenbar auf die chronische Hyperämie zurückzuführen.

Tafel-Fig. 18. Ovarium einer 54jährigen klimakterischen Frau, gewonnen durch Uterusexstirpation wegen Totalprolaps. (Gefrierschnitt mit Sudan und Hämatoxylin gefärbt.)

In der Rindenschichte sind Primordialfollikel nur mehr schwer aufzufinden. An der abgebildeten fettreichsten Stelle des Ovariums sind zwei mit Luteinzellensaum umgebene Reste von gelben Körpern zu sehen. Atretische Follikel sind keine vorhanden.

Tafel-Fig. 19. Ovarium einer 42jährigen Frau am Ende der Schwangerschaft. Sectio caesarea mit Sterilisation. (Gefrierschnitt mit Sudan und Hämatoxylin gefärbt.)

Das Corpus luteum der Schwangerschaft war im linken Ovarium enthalten, füllte dasselbe fast vollständig aus, so daß von atretischen Follikeln oder sonstigen Gebilden fast nichts darin zu sehen war. Das abgebildete rechte Ovarium enthält kein Corpus luteum, dagegen sieht es schon bei Betrachtung mit freiem Auge wie siebartig durchlöchert aus, was von den überaus zahlreichen zystisch atresierenden Follikeln herrührt, ein Befund, wie man ihn so ausgeprägt nur gegen Ende der Schwangerschaft finden kann. Bei mikroskopischer Betrachtung sieht man dicht gedrängt zystische und obliterierende atretische Follikel von roten Theka-Luteinzellensäumen umgeben, ein Bild, das an die Ovarien des Kindes (vgl. Tafel-Fig. 12 und 13) und der höheren Säugetiere (vgl. Tafel-Fig. 10 und 11) erinnert.

Tafel-Fig. 20. Kleinzystisch degeneriertes Ovarium (6fach vergr.) von einem 18jährigen chlorotischen Mädchen herstammend, bei welchem wegen lebensbedrohlicher ovarieller Blutungen die Ovarien bis auf einen kleinen Rest operativ entfernt werden mußten. (Gefrierschnitt mit Sudan und Hämatoxylin gefärbt.)

Man sieht fast den größten Teil des Ovariums von den kleinzystisch degenerierten Follikeln ausgefüllt. Letztere sind von rotgefärbten Thekaluteinzellen eingesäumt. Vereinzelte Anhäufungen von Fettkörnchenzellen daneben deuten auf Rückbildungsvorgänge (Atresie) von Follikeln hin, welche Hand in Hand mit der überstürzten Follikelreifung gehen dürfte.

Tafel-Fig. 22 a und b zeigen den auffallenden Unterschied zwischen zwei virginellen Meerschweinchen gleichen Wurfes, von denen Tafel-Fig. 22 a das unbehandelte normale Kontrolltier mit dem blassen, schmalen Uterus darstellt.

Das in Tafel-Fig. 22 b abgebildete Tier wurde 10 Tage lang jeden zweiten Tag mit ca. 5 ccm wässerigem Plazentarextrakt subkutan injiziert und zeigt einen tiefblauroten, etwas verdickten und sukkulent veränderten Uterus, blutig-schleimigen Ausfluß aus der Vulva und Hyperämie der Ovarien. Der Darm war im Gegensatz zum Genitale auffallend blaß. Daneben bestand hochgradige Schwellung und Hyperämie der Leber und Milz. (Analogie zur Menstruations- und Schwangerschaftsveränderung der Leber und Milz.)

Tafel-Fig. 23 a und b zeigen die mikroskopischen Durchschnitte der Uteri von Tafel-Fig. 22 a und b.

Tafel-Fig. 23 a entspricht dem normalen geschlechtsreifen Endometrium des Kontrolltieres zur Zeit der Geschlechtsreife, etwa analog einer ruhenden menschlichen Intervallmukosa. (Auch die Uterusschleimhaut der Amenorrhoischen und junger Mädchen vor der Pubertät zeigt ein ähnliches Bild.)

Tafel-Fig. 23 b dagegen zeigt strotzend gefüllte Blutkapillaren und Blutgefäße. Blutextravasate an der Oberfläche der Uterusschleimhaut ganz nach Art der Menstruation, nebst Abhebung des Oberflächenepithels, Schwellung und seröser Durchtränkung der ganzen Uteruswand. Auch dieser Effekt kann mit Corpus luteum-Extrakt oder Lipoiden nicht erzeugt werden, sondern nur mit Ovarial- oder Plazentarextrakt.

Tafel-Fig. 25 a und b. Mikroskopische Schnitte durch die Brustdrüsen zweier virgineller dreimonatlicher Meerschweinchen.

a) Virginelles unbehandeltes Kontrolltier mit sehr spärlicher Brustdrüsenentwicklung. Hauptsächlich Drüsengänge. Acini noch nicht gut ausgebildet.

b) Tägliche Injektion von 5 bis 10 ccm Plazentarbrei unter die Rückenhaut, hat innerhalb von 2 Wochen zu der abgebildeten reichen Entwicklung von Drüsenläppchen und zu ausgesprochener Milchsekretion geführt, wie sie in dieser Intensität durch keine andere Art von Organextrakt bei virginellen Tieren erreicht werden kann.

Grundriss
zum
Studium der Geburtshilfe
in
achtundzwanzig Vorlesungen und sechshundert-vierundzwanzig bildlichen Darstellungen.

Von

Geh. Med.-Rat Dr. **Ernst Bumm,**

Professor und Direktor der Universitäts-Frauenklinik der Charité in Berlin.

Elfte verbesserte Auflage.

Preis geb. Mk. 19.—, Teuerungszuschlag Mk. 1.90.

Normale und abnorme Entwicklung des Menschen.
Ein Hand- und Lehrbuch der Ontogenie und Teratologie
speziell für praktische Ärzte und Studierende der Medizin.

Bearbeitet von

Professor Dr. med. **Ivar Broman,** Lund.

Mit 642 Abbildungen im Text und 8 Tafeln.

Preis geb. Mk. 18.65, Teuerungszuschlag Mk. 1.90.

...So ist das Werk von Broman eine wichtige wertvolle Bereicherung unserer Literatur, nicht nur als Lehr- und Handbuch, sondern auch für die Wissenschaft. Für den praktischen Arzt und den Studierenden aber ist es ein hoher Schatz, eine Fundgrube für die für ihn wichtigen Tatsachen und Bilder, die die meisten wohl kaum bis zum Grunde leeren dürften. Der Preis ist für die Menge und Art des Gebotenen niedrig. *Anatom. Anzeiger.*

Das Stillverbot bei Tuberkulose und Tuberkuloseverdacht.
Von Privatdozent Dr. med. **C. T. Noeggerath** in Berlin. Preis Mk. 2.—, Teuerungszuschlag 20 Pfg.

Der Schlaf im Kindesalter und seine Störungen.
Von Dr. **G. Aschaffenburg,** Professor an der Akademie in Köln.
Preis 60 Pfg., Teuerungszuschlag 10 Pfg.

Über Ammenwahl und Ammenwechsel
vom Standpunkt einer Physiologie und Pathologie des Milchapparates. Von Dr. **K. Basch** in Prag.
Preis Mk. 1.80, Teuerungszuschlag 20 Pfg.

Über natürliche und künstliche Säuglings-Ernährung.
Von Dr. **Karl Oppenheimer,** Kinderarzt in München.
Preis 80 Pfg., Teuerungszuschlag 10 Pfg.

Lehrbuch
der
Medizinischen Gymnastik.

Von San.-Rat Dr. **J. H. Lubinus,**
Leiter der staatlich genehmigten Lehranstalt für Heilgymnastik in Kiel.

Mit 177 Abbildungen im Text.

Preis geb. Mk. 4.60, Teuerungszuschlag 50 Pfg.

Aus dem Inhalt:

Allgemeiner Teil: **Die Technik der Massage und ihr Einfluss auf den Körper. — Die Massage der einzelnen Körperteile. — Die Technik der Heilgymnastik. — Physiologie der Gymnastik.**

Spezieller Teil: **Heilgymnastik und Massage bei der Behandlung orthopädischer, chirurgischer, innerer und Nierenkrankheiten.**

Orthopädische Krankheiten: I. Schiefhals: Torti collis, caput obstipum. II. Deformitäten des Brustkorbes. III. Die Verkrümmungen der Wirbelsäule. IV. Deformitäten an den Extremitäten.

Chirurgische Krankheiten.

Innere Krankheiten: I. Erkrankungen der Atmungsorgane. II. Erkrankungen des Herzens. III. Magen- und Darmerkrankungen. IV. Konstitutionelle Krankheiten. V. Erkrankungen des Gehirns, Rückenmarks und der peripheren Nerven.

Geburtshilfliche Operationslehre.

Bearbeitet von

K. Baisch in Stuttgart, **A. Döderlein** in München, **M. Hofmeier** in Würzburg und **W. Zangemeister** in Marburg.

Ergänzungsband zum Handbuch der Geburtshilfe.

Herausgegeben von

A. Döderlein in München.

Mit 137 Abbildungen.

Preis Mk. 16.—, Teuerungszuschlag Mk. 1.60.

Inhalt: Die Narkose in der Geburtshilfe. Von **K. Baisch**, Stuttgart. **Die künstliche Unterbrechung der Schwangerschaft.** Von **M. Hofmeier**, Würzburg. **Künstliche Erweiterung der Weichteile. Die Wendung. Künstliche Veränderung der Kindeshaltung. Störungen und Operationen der Nachgeburtsperiode. Inversio uteri puerperalis. Kollapsartige Zufälle, plötzlicher Tod nach der Entbindung.** Von **W. Zangemeister**, Marburg. **Expression, Zangenoperation und Extraktion am Beckenende.** Von **M. Hofmeier**, Würzburg. **Die zerstückelnden Operationen. Die beckenerweiternden Operationen. Der Kaiserschnitt.** Von **A. Döderlein**, München.